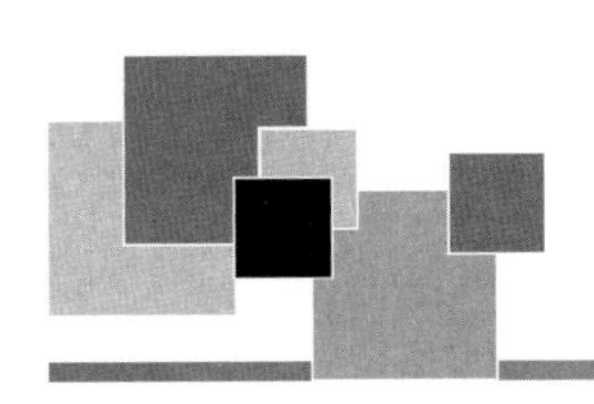

国家卫生和计划生育委员会“十二五”规划教材
全国高等医药教材建设研究会规划教材

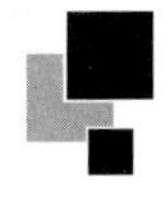

全国高等学校研究生规划教材｜供口腔医学类专业用

口腔生物材料学

第2版

主　　编　孙　皎

副 主 编　赵信义

编　　者（以姓氏笔画为序）

马　健（同济大学口腔医学院）
朱　松（吉林大学口腔医学院）
孙　皎（上海交通大学口腔医学院）
李　伟（四川大学华西口腔医学院）
张修银（上海交通大学口腔医学院）
陈亚明（南京医科大学口腔医学院）
林　红（北京大学口腔医学院）
赵信义（第四军医大学口腔医学院）

编写秘书　刘　昕（上海交通大学口腔医学院）

人民卫生出版社

图书在版编目（CIP）数据

口腔生物材料学/孙皎主编．—2版．—北京：人民卫生出版社，2015

ISBN 978-7-117-21803-0

Ⅰ．①口…　Ⅱ．①孙…　Ⅲ．①口腔科材料－生物材料－研究生－教材　Ⅳ．①R783.1

中国版本图书馆CIP数据核字（2015）第282299号

口腔生物材料学

第2版

主　　编：孙　皎
出版发行：人民卫生出版社（中继线 010-59780011）
地　　址：北京市朝阳区潘家园南里19号
邮　　编：100021
E－mail：pmph @ pmph.com
购书热线：010-59787592　010-59787584　010-65264830
印　　刷：北京人卫印刷厂
经　　销：新华书店
开　　本：787×1092　1/16　　印张：30
字　　数：730千字
版　　次：2011年3月第1版　　2016年3月第2版
　　　　　2016年3月第2版第1次印刷（总第2次印刷）
标准书号：ISBN 978-7-117-21803-0/R·21804
定　　价：136.00元
打击盗版举报电话：010-59787491　E-mail：WQ @ pmph.com
（凡属印装质量问题请与本社市场营销中心联系退换）

出版说明

根据国家社会事业发展对口腔医学人才的需求，以及口腔医学人才培养规律，人民卫生出版社30多年来，在全国高等医药教材建设研究会口腔教材评审委员会和教育部口腔医学专业指导委员会的指导和支持下，组织全国口腔医学专家陆续规划编辑出版了口腔医学专业的中职（第3版）、高职高专（第3版）、本科（第7版）、住院医师规范化培训教材（第1版）、研究生（第2版）共5个系列教材，广泛应用于口腔医学教育教学的各个层次和阶段。其中，研究生教材是目前口腔医学教育最高水平的临床培训教材，2010年出版了第1版，深受广大研究生培养单位、研究生导师、研究生以及高级临床医师的欢迎。

国家卫生计生委全国高等院校研究生口腔医学专业"十二五"规划教材即第2版口腔医学研究生教材是住院医师规培教材的延续，也是口腔医学专科医师培训教材的雏形，更接近临床专著的水平。第2版研究生教材以"引导口腔研究生了解过去，熟悉现在，探索未来"为宗旨，力求对口腔研究生临床能力（临床思维、临床技能）和科研能力（科研思维、科研方法）的培养起到科学的指导作用，着重强调实用性（临床实践、临床科研中用得上）和思想性（启发学生批判性思维、创新性思维）。

本套教材有以下几大特点：

1. 更关注临床型研究生的需求　根据第1版教材的调研意见，目前国内临床型研究生所占比例较大，同时学习方向更为细化，因此做了以下调整：①调整品种，如针对临床型研究生的实际需求，将《口腔修复学》拆分为《口腔固定修复学》、《可摘局部义齿修复学》、《全口义齿修复学》；②大幅增加图片数量，使临床操作中的重点和难点更清晰、易懂。

2. 纸质版教材彩图随文，铜版纸印刷　更大程度展现图片中的细节信息。

3. 数字版教材增加视频、动画等　数字版教材同时出版，在纸质版全部内容基础上，充实了更多图片以及大量视频、动画、链接等多媒体形式内容。灵活的形式更符合口腔操作性强的特点。同时，读者购买后可随时在线更新。

4. 编者权威，内容严格把关　本套教材主编均由目前各学科较有影响和威望的资深专家承担。教材编写经历主编人会、编写会、审稿会、定稿会，由参加编写的各位主编、编者对教材的编写进行了多次深入的研讨，使教材充分体现了目前国内口腔研究生教育的成功经验，高水平、高质量地完成了编写任务，确保了教材具有科学性、思想性、先进性、创新性的特点。

5. 教材分系列,内容划分更清晰 本版共包括2个系列17个品种,即口腔基础课系列3种、口腔临床课系列14种。

(1) 口腔基础课系列:主要围绕研究生科研过程中需要的知识,从最初的科研设计到论文发表的各个环节可能遇到的问题展开,为学生的创新提供探索、挖掘的工具与技能。特别注重学生进一步获取知识、挖掘知识、追索文献、提出问题、分析问题、解决问题能力的培养。正确地引导研究生形成严谨的科研思维方式,培养严肃认真的科学态度。

(2) 口腔临床课系列:以临床诊疗的回顾、现状、展望为线索,介绍学科重点、难点、疑点、热点内容,在临床型研究生临床专业技能、临床科研创新思维的培养过程中起到科学的指导作用:①注重学生专科知识和技能的深入掌握,临床操作中的细节与难点均以图片说明;②注重思路培养,提升临床分析问题和解决问题的能力;③注重临床科研能力的启迪,相比上版增加了更多与科研有关的知识点和有研究价值的立题参考。

全国高等院校研究生口腔医学专业规划教材（第2版）目录

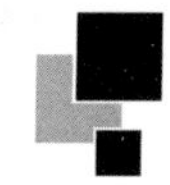

	教材名称	主　编	副主编
基础课系列	口腔分子生物学与口腔实验动物模型（第2版）	王松灵	叶　玲
	口腔颌面部发育生物学与再生医学（第2版）	金　岩	范志朋
	口腔生物材料学（第2版）	孙　皎	赵信义
临床课系列	龋病与牙体修复学（第2版）	樊明文	李继遥
	牙髓病学（第2版）	彭　彬	梁景平
	牙周病学（第2版）	吴亚菲	王勤涛
	口腔黏膜病学（第2版）	周曾同	程　斌
	口腔正畸学（第2版）	林久祥	王　林
	口腔颌面-头颈肿瘤学（第2版）	俞光岩	郭传瑸、张陈平
	正颌外科学（第2版）	王　兴	沈国芳
	口腔颌面创伤外科学（第2版）	李祖兵	张　益
	唇腭裂与面裂畸形（第2版）	石　冰	马　莲
	牙及牙槽外科学（第2版）	胡开进	潘　剑
	口腔种植学（第2版）	刘宝林	李德华、林　野
	口腔固定修复学★	于海洋	蒋欣泉
	可摘局部义齿修复学★	陈吉华	王贻宁
	全口义齿修复学★	冯海兰	刘洪臣

★：新增品种

全国高等学校口腔医学专业第五届教材评审委员会名单

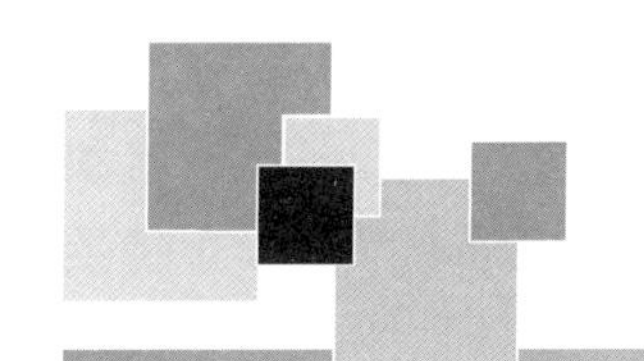

2 版前言

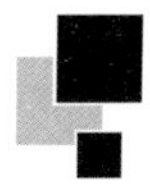

随着现代医学、生物学和材料学的迅猛发展，生命科学与材料科学相互渗透所形成的生物医用材料学已被列为《国家中长期科学与技术发展规划纲要（2006—2020 年）》重点领域“人口与健康”中优先发展的主题之一。毫无疑问，口腔作为人体重要的组织器官在临床诊断和治疗中始终离不开材料，而这些无生命的材料用于修复或替代口腔病（缺）损组织或器官以增进某种功能时即称为口腔生物材料。口腔生物材料学是生物医用材料学科的重要组成部分。生物医用材料领域中的任何新突破、新技术、新发现、新进展都会直接影响、引领或推动口腔生物材料的发展。

口腔生物材料几乎渗透到口腔临床医学的各个领域，学习口腔生物材料学的相关理论，了解其研究与应用的国内外发展动态，熟悉材料的基本分析与检测技术将有助于理解、解释和解决临床上遇到的一些问题。作为口腔专业的研究生，本科阶段所学的口腔材料学知识尚不能完全满足蓬勃发展的口腔临床和科研工作的需要。为了更好地给口腔专业的研究生提供当今比较前沿的口腔生物材料的相关信息，进一步拓展研究生的知识面，帮助研究生掌握和运用生物材料领域的新理论和新技术，引导研究生在自己所从事的专业领域中的创新性思维，启发研究生去发现材料与临床结合的切入点，并运用材料学的知识去解决临床应用中的难题，使研究生尽快适应现代口腔医学发展的需要，我们编写了这本教材。

本书内容包括口腔生物材料的研究进展以及口腔生物材料的分析与检测方法两大部分。第一部分共分九章，其中第一章简要阐述了与口腔生物材料生物相容性相关的一些基本知识、研究方法及研究动态；第二章至第五章对目前与临床应用和研究紧密相关的复合树脂充填材料、根管充填材料、盖髓材料、口腔粘接材料、全瓷修复材料、树脂修复材料、金属修复材料和牙齿防龋材料进行了介绍，重点探讨其应用现状、存在问题、研究热点和发展趋势；第六章至第八章分别围绕口腔颌面部植入材料、口腔生物可降解材料和组织工程支架材料、口腔纳米材料与技术这三大类覆盖应用面广、知识较新、发展较快速的领域，着重叙述其基础知识以及相关的研究进展；第九章简要介绍口腔生物材料市场准入所属领域——口腔医疗器械的相关标准及法规。第二部分共分七章，系统介绍口腔生物材料的各种分析与检测方法以及相应的参考标准，内容主要包括：材料组成成分分析、表面分析、物理与化学性能测试、机械性能测试、应用性能测试、粘接性能测试、生物学评价与试验等。

作为口腔医学的研究生教材，本书结合研究生科学研究的特点，选择近年来口腔临床和科研中重点发展的口腔生物材料,有目的地补充本科阶段缺乏的、研究生科研需要掌握的知识点,提供适用于口腔生物材料研究及其表征、性能检测方面的分析测试技术和方法,特别是针对不同口腔专业的学生,通过凝练相关领域材料应用或研究中的瓶颈问题,为学生提供科研立题的参考思路。

本教材不仅适用于口腔医学(包括科研型和临床型)专业的硕士生和博士生在读期间的教材,而且可作为口腔医学博士后研究者、临床科研工作者在科研立题和研究中的参考。同时,还为从事生物医学材料研究的学者们拓宽应用领域、寻求与口腔医学的结合点,提供学科交叉的新思路。

本教材为第2版,在第1版的基础上根据学科的最新发展动态,补充和更新了相关的知识点,希望能使读者受益,更期待能得到各位前辈、老师、同行和学生批评指正。

孙 皎

2016年1月

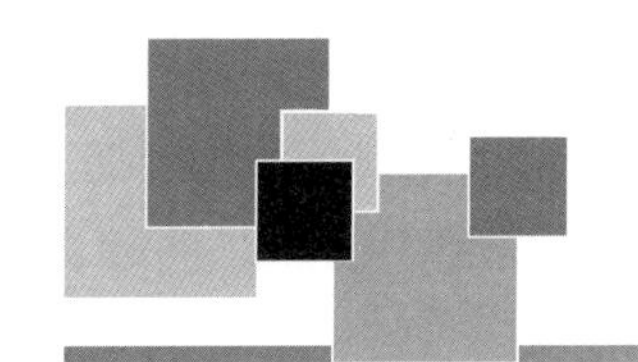

1版前言

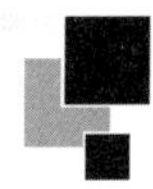

随着现代医学、生物学和材料学的迅猛发展，生命科学与材料科学相互渗透所形成的生物医用材料学已列为《国家中长期科学与技术发展规划纲要(2006—2020年)》重点领域“人口与健康”中优先发展的主题之一，毫无疑问，口腔作为人体重要的组织器官在临床诊断和治疗中始终离不开材料，而这些无生命的材料用于修复或替代口腔病(缺)损组织和器官或增进某种功能时即称为口腔生物材料，口腔生物材料学是生物医用材料学科的重要组成部分。在生物医用材料领域中的任何新突破、新技术、新发现、新进展都会直接影响、引领或推动口腔生物材料的发展。

口腔生物材料几乎渗透到口腔临床医学的各个领域，学习口腔生物材料学的相关理论、了解其研究与应用的国内外发展动态、熟悉材料的基本分析与检测技术将有助于解释和解决临床上遇到的一些问题。作为口腔专业的研究生，由于本科阶段所学的口腔材料学知识尚不能完全满足蓬勃发展的口腔临床和科研工作的需要，为了更好地给学生提供当今比较前沿的口腔生物材料领域的相关信息，进一步拓展研究生的知识面，帮助学生掌握和运用生物材料领域的新理论和新技术，引导研究生在自己所从事的专业领域中的创新性思维，启发学生去发现材料与临床结合的切入点，并运用材料学的知识去解决临床应用中的难题，使学生尽快适应现代口腔医学发展的需要。为此，编写了这本教材。

本书内容包括口腔生物材料的研究进展以及口腔生物材料的分析与检测方法两大部分。第一部分共分九章，其中第一章简要阐述与口腔生物材料生物相容性相关的一些基本知识和研究动态；第二至第五章选择目前与临床应用和研究紧密相关的复合树脂充填材料、根管充填材料、盖髓材料、口腔粘接材料、全瓷修复材料、增强树脂材料、金属材料和牙齿预防材料，重点探讨其应用现状、存在问题、研究热点和发展趋势；第六至第八章分别围绕口腔颌面部植入材料、口腔生物可降解和组织工程支架材料、口腔纳米材料与技术这三大类覆盖应用领域相对较广、知识较新、发展较快速的领域，着重叙述其基础知识以及相关的研究进展；第九章简要介绍口腔生物材料市场准入所归属的领域——口腔医疗器械的标准及法规。第二部分共分七章，主要是较系统地介绍口腔生物材料的各种分析与检测方法以及相应的参考标准，内容包括：材料组成成分分析、表面分析、物理与化学性能测试、机械性能测试、应用性能测试、粘接性能测试、生物学评价与试验等。

作为口腔医学的研究生教材，本书立足于结合研究生科学研究的特点，选择近年来口腔临床和科研中重点发展的口腔生物材料,有目的地补充本科阶段缺乏的、研究生科研需要掌握的知识点,提供适用于口腔生物材料研究及其表征、性能检测方面的分析测试技术和方法,特别是针对不同口腔专业的学生,通过凝练目前该领域材料应用或研究中的瓶颈问题,为学生提供科研立题的参考思路。

本书不仅适用于口腔医学(包括科研型和临床型)专业的硕士生和博士生在读期间的教材,而且也适用于口腔医学博士后研究者、临床科研工作者在科研立题和研究过程中的参考。同时,更希望此书能为从事生物医学材料的学者们拓宽其应用领域、寻求与口腔医学的结合点提供学科交叉的思路。

由于本教材为首版,受学识、才能、知识面、经验、阅历和时间等方面的局限,书中难免存在不妥之处,敬请各位前辈、老师和同仁批评指正。

孙 皎

2010年6月

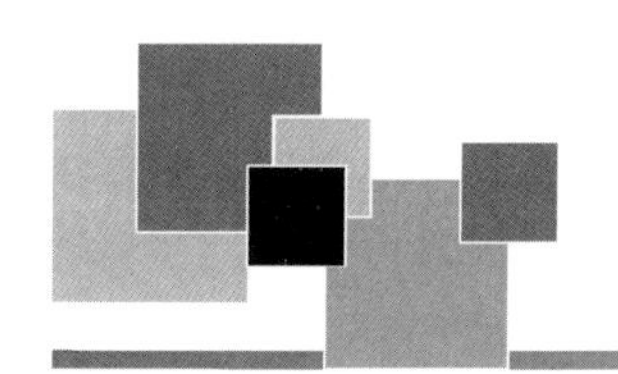

目 录

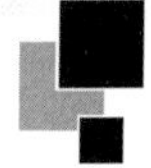

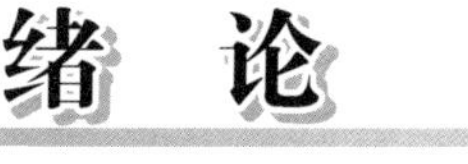

绪 论

口腔生物材料学（science of dental biomaterials）是蓬勃发展的生物医用材料学科（science of biomedical materials）的重要组成部分。生物医用材料（biomedical materials），一般简称为生物材料（biomaterials），是一类以材料学为基础，以医学或人体应用为最终目标，用于对人体进行诊断、治疗、修复或替代其病（缺）损组织和器官或增进某种功能的无生命材料。口腔生物材料学是材料科学中的一个重要分支，也是当代科学技术中涉及学科最为广泛的交叉学科。口腔生物材料可以简单地理解为直接或间接与人体口腔或颌面部组织接触的所有生物材料。近年来，随着生命科学与材料科学的不断发展与相互渗透，生物新技术的不断突破，生物医用材料在临床医学、整形美容、日常生活中发挥着极其重要的作用，同时也给口腔生物材料的开发与应用带来了契机，更为新一代具有生物功能的口腔生物材料的发展奠定了基础。

第一节 生物医用材料的发展对口腔生物材料的影响

众所周知，生物医用材料学的形成有赖于材料科学、化学、物理学、生物学、医学、工程学等多学科知识的相互交融和结合，生物医用材料的发展水平和应用程度是衡量一个国家医疗健康水平的重要标志之一。有人非常形象地将生物医用材料比喻成“一棵大树”，树根各分叉代表了各个不同的学科领域，树根能吸收来自多种学科的“营养成分”，这些营养能使“树干”由一开始的单一材料向复合材料、智能材料、仿生材料等方向茁壮成长，与此同时，“树干”还能长出“树枝”以此衍生出适用于不同生物医药领域的新学科，例如：生物可降解材料既可以作为组织工程支架材料，又可以用做药物载体，而前者经发展衍生出一门新的学科——再生医学，后者经吸纳多学科知识后衍生出一类药物缓释系统。

大量资料表明：当前生物医用材料在人体的应用已几乎涵盖了除了大脑以外的全身各个部位，特别是人体重要的组织器官——口腔及颌面部，这是一个需要使用材料数量多、应用材料种类最全的部位，口腔及颌面部包括牙、颌骨、黏膜、肌肉、皮肤、颞下颌关节等各类软硬组织，其结构决定了一旦某部分缺损或缺失，就需要使用不同特性的材料来进行修复与治疗。比如，仅仅牙体组织的修复就可能会用到金属或合金材料、高分子材料、陶瓷材料和复合材料等所有种类的材料；而口腔颌面部的肿瘤切除术后、颞下颌关节损伤、颌骨缺损等也都需要借助生物材料来达到恢复形态和功能的治疗目的。众所周知，口腔材料是人类历史上最早应用到人体的材料，比如，316L 和 317L 不锈钢、钴铬合金、聚甲基丙烯酸甲酯等，这些早期在口腔应用的材料被逐渐延伸扩展到人体其他部位的应用，从某种意义上讲，口腔材料是生物医学材料学发展的重要基础。

然而，随着生命科学、人体科学和材料科学的交叉与渗透，生物医学材料的迅猛发展对口腔生物材料的影响已成为不可否认的事实。可以认为，几乎 90% 以上的生物医用材料都有望被应用于口腔临床，口腔及颌面缺损或缺失的修复、治疗与重建均需要应用各种生物材料，无论是具有悠久历史的牙体充填材料和义齿修复材料，还是如今广泛应用的种植牙和植入类材料，或是近年来处于研究热点的组织工程支架材料，这些已充分证实了生物材料每一阶段的发展都会迅速渗透到口腔医学领域，直接促进和引领口腔材料的研究、开发与应用。因此，口腔生物材料的发展，除了要针对口腔颌面部的组织结构特点进行设计研究以外，还必须掌握生物医用材料的相关基础理论、技术关键以及发展动态，因为口腔生物材料是生物医用材料在口腔和颌面部特定环境和部位中的应用。

第二节　口腔生物材料学与口腔医学的关系

口腔生物材料学是一门界于口腔临床医学与生物材料科学之间的界面交叉学科，口腔医学的发展与口腔生物材料的发展密切相关。在口腔医学的历史沿革中，材料始终起着先导作用，这是因为发生在牙齿及其周围组织上的绝大部分口腔疾患，可造成这些组织的缺损或缺失，而至今有效的治疗手段主要还是应用各种天然或人工合成的材料以达到恢复形态和功能的目的。因此，可以说，材料学上的每一次突破或更新，口腔医学就会出现一次变革而进入一个崭新的发展阶段。

回顾历史，许多资料已充分证实了这一点。例如：19 世纪中期出现的银汞合金成为了龋病治疗非常重要的充填材料；20 世纪 30 年代后期出现的丙烯酸树脂成为牙列缺失修复重要的基托材料；20 世纪 50 年代起出现的第一代牙本质粘接剂明显增强了修复体的固位，延长了修复体的使用寿命；20 世纪 60 年代推出的复合树脂修复材料在一定程度上满足了龋病治疗用充填材料在颜色和美观上的要求，之后出现的金属烤瓷修复牙，因其初步解决了金属与陶瓷之间相互匹配以及优势互补的问题，使修复牙兼有金属材料的强度和韧性以及陶瓷材料的美观和逼真，显著提高了口腔固定义齿修复的质量和效果；20 世纪 70 年代起相继出现的玻璃离子水门汀、多晶氧化铝陶瓷、玻璃陶瓷、单晶氧化铝陶瓷、羟基磷灰石陶瓷等，极大促进了口腔修复技术的发展，而钛和钛合金种植体的应用又使口腔修复由传统方法难以修复的无牙牙合以及游离端缺牙发展到可以修复所有类型的缺失牙；20 世纪 80 年代逐渐推出的氧化锆陶瓷进一步改善了全瓷修复材料的脆性问题，使修复体兼有高韧性、高强度、耐化学腐蚀性、长期化学稳定性、与牙色相近、良好的生物相容性和生物力学性能的特性，更适合口腔应用；另外，以磷酸钙为代表的降解类陶瓷材料的出现又为颌骨缺损修复的生物化以及后续的口腔组织工程研究创造了前提；20 世纪 90 年代以后相继开发的纳米修复材料及纳米涂层材料、功能化的陶瓷基复合材料等等均使口腔临床修复迈进了一个又一个新的发展时

期，这些在各个不同的历史阶段出现的材料为治疗口腔临床各种疾患、提高治疗修复效果和延长使用寿命等方面均发挥着重要的作用，即使有的传统材料一直沿用至今，但也已经过多次改进，使之更适合口腔生理和治疗修复的要求，更满足口腔医学发展的需要。总而言之，材料的进步推动了整个口腔医学不断向前发展。

第三节　口腔生物材料学的特性

大多数传统的牙科（口腔）材料使用的目的是为了解决牙体缺损或牙列缺损（缺失）的替代问题，因此，在过去相当长的一段时间里，口腔材料发展的重点更多是聚焦在对材料的化学组成、物理和机械性能方面，主要考虑材料如何去替代缺失或缺损牙齿的形态和功能，关注口腔应用中材料本身所发生的尺寸变化、热膨胀系数改变、强度和硬度等变化，目标是形成与自然牙理化性能相近的口腔材料，恢复牙齿的咀嚼和美观功能，最早牙科（口腔）材料的质量标准同样也只提出材料化学组成成分、物理和机械性能上的要求。直到 1979 年 6 月，美国牙科材料协会与美国国家标准局（American National Standard Institute，ANSI）共同发布了 ADA/ANSI 文件 No. 41—1979“牙科材料生物学评价推荐标准”，1982 年又增加了一份补遗（ANSI/ADA 文件 No. 41a—1982），这些文件内容涉及了牙科材料的分类和生物学性能评价项目选择以及试验方法，由此表明：人们对牙科（口腔）材料的认识已经由原来只需要满足理化性能方面的要求，逐步转变为不仅具有良好的物理、机械和化学性能，还强调应该具有良好的生物学性能，也就是说，将“生物”的概念引入到口腔材料学的内涵之中。之后的 30 多年来，人们不断重视材料与口腔生物组织的相互适应性、组织相容性以及生物安全性，逐渐促使传统牙科（口腔）材料学向口腔生物材料学的发展。目前国外有相当一部分医学院校的牙科材料学专业已改名为（牙科）生物材料学专业，即口腔生物材料学。

与口腔材料学相比，现代口腔生物材料学的特性除了重视材料本身的物理、机械和化学性能以外，还体现在以下几个方面：①更关注材料的生物学性能及生物安全性；②更强调材料与生物体组织之间的相互作用（生物相容性和力学相容性）；③更重视材料的生物活性和生物功能化；④更强调材料的生物结构以使其在体内能调动并发挥生物体的自我修复和完善能力；⑤更需要多学科之间的交叉以及医工之间的结合。总之，现代口腔生物材料学已经将口腔医学、材料科学和生物学紧密结合在科学理论的基础上，成为具有高度学术水平的基础应用学科。

第四节　口腔生物材料面临的挑战

2005 年，Stephen C. Bayne 曾经用一个非常简单而形象的直线图来描述口腔生物材料的过去、现在和未来，其中对于未来的发展被认为是：在继续开发人工合成的口腔生物材料的同时，具有真正生物学特性的生物材料，包括组织工程和干细胞技术、纳米工程与技术以及自组装体系等将成为今后的主要研究和发展方向。

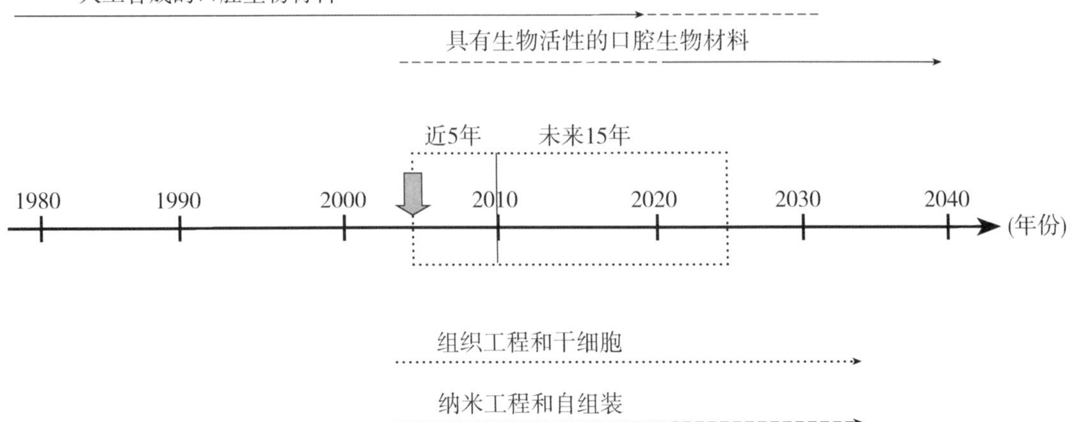

分析目前口腔生物材料的发展现状,不难发现:虽然许多口腔材料已经经历了长期的临床使用史,但在生物相容性和力学相容性方面仍将经受新的挑战,比如材料的长期降解性、化学稳定性、高负荷下的力学相容性、体内长期使用后的有效性,特别是对于金属和高分子类材料,在口腔复杂生理环境中小分子物质或金属离子的溶出及其累积效应对生物体的安全性等问题。

从目前口腔生物材料临床前各项物理机械性能和化学性能指标的确定上来看,还很难直接与临床实际或者最普遍的材料修复失败或继发龋联系起来,这是因为现有产品标准体系中确定一种新材料的性能要求,往往是参照当前市场同类使用有效的材料来确定相关的性能要求,而这些指标是否真正适合该新材料临床实际情况?是否能体现新材料的使用特性等却常常未经充分的分析与求证。因此,建立与实际应用直接相关的材料理化和应用性能的评价指标是对口腔生物材料临床前评定系统的一个新挑战。

就现行口腔生物材料性能检测的标准而言,尽管标准对材料的研究、产品的入市和市场监管起到举足轻重的作用,但是,标准本身具有时效性,即一份标准的建立往往只能反映制定标准当时的科学技术水平和人们的认知能力,随着科技的进步,一些新概念、新理论、新技术、新方法等不断得以发展,既定的标准内容很可能不适合新材料或新产品的要求,甚至在一定程度上阻碍新材料的研发和入市。因此,如何让标准从"滞后创新"或"阻碍创新"转变为"同步于创新"和"促进创新",这是新材料入市前对产品标准体系的又一大挑战。

针对目前口腔临床应用的各类材料,依然面临诸多方面的挑战,例如:①复合树脂是牙体缺损临床使用最普遍的修复材料,尽管有逐步取代银汞合金充填材料的趋势,但现有材料仍存在的一些缺陷,比如,聚合收缩导致的微渗漏和继发龋、力学性能(耐磨性)不够使其后牙应用受限等临床问题;②氧化锆陶瓷虽然被称为"陶瓷钢",且显示出优异的综合性能,但作为一种理想的全瓷修复材料仍需要解决与牙体组织的粘接和封闭性能(防止微渗漏)、老化、修复体的美观以及作为基台的磨损等问题,以完善和提高临床修复效果;③牙齿粘接系统已历经七代产品的更新和发展的,然而,临床应用仍存在粘接后的纳米渗漏现象以及材料溶解或降解导致的长期稳定性差等问题;④就目前临床应用最广泛的金属种植体来讲,如何结合材料科学、组织工程和生物学等方面的知识,运用仿生技术,设计和优化种植体的表面结构和表面化学成分,使种植体不仅能够产生最佳的骨结合界面,而且还能够对种植体周围组织提供生物信号以诱导合适的生物学反应,这将是种植材料面临的最主要的挑战;⑤尽管各种天然或合成的生物可降解材料已被广泛用于组织损伤的修复与治疗,但是组织工程应

用的支架材料，目前仍需要解决的问题是如何使材料的降解速率与预期应用部位组织的生长相匹配；如何让材料具有主动调控细胞和组织反应的能力、促进靶细胞的黏附与激活；如何使材料的降解产物为机体所利用而对局部或全身组织无不良反应。⑥随着纳米科技的飞速发展，纳米材料已逐渐被应用于口腔医学领域，然而，纳米材料的生物安全性仍然是一个值得关注的重要方面。

最后，口腔生物材料未来的开发与应用模式也将面临新的挑战。即如何打破旧模式下由医生去寻找材料或者由材料学家"盲目"的研发新材料后再去寻找适合的临床应用；如何建立起一种新的口腔生物材料开发与应用模式：即首先根据临床需求由医生对材料提出性能要求，然后再由材料学家有针对性地对材料进行设计与开发，经过系列性能检测和体外及动物实验评价其安全性，最终由医生的临床研究结果来证明材料的有效性。

（孙　皎）

参考文献

1. 顾其胜，侯春林，徐政. 实用生物医用材料学. 上海：上海科学技术出版社，2005
2. 黄嘉华. 医疗器械注册与管理. 北京：科学出版社，2008
3. 孙皎. 牙科氧化锆陶瓷材料的应用及前景. 中华口腔医学杂志，2008，43(2)：69-72
4. 孙皎. 近五年我国口腔材料的研究概括. 口腔材料器械杂志，2014，23(1)：1-8
5. Bayne SC. Dental Biomaterial：Where Are We and Where Are We Going? J Dent Educ，2005，69(5)：571-585
6. Duarte LT，Biaggio SR，Rocha-Filho RC，et al. Influence of hydroxyapatite on the corrosion resistance of the Ti-13Nb-13Zr alloy. J Mater Sci Mater Med，2009，20(5)：1009-1015
7. Ellakwa A，Cho N，Lee IB. The effect of resin matrix composition on the polymerization shrinkage and rheological properties of experimental dental composites. Dent Mater，2007，23(10)：1229-1235
8. Guo Z，Ng HW，Yee GL，et al. Differential scanning calorimetry investigation on vinyl ester resin curing process for polymer nanocomposite fabrication. J Nanosci Nanotechnol，2009，9(5)：3278-3285
9. Hebling J，Pashley DH，Tjäderhane L. Chlorhexidine arrests subclinical degradation of dentin hybrid layers in vivo. J Dent Res，2006，85(4)：384
10. Imazato S，Tay FR，Kaneshiro AV，et al. An in vivo evaluation of bonding ability of comprehensive antibacterial adhesive system incorporating MDPB. Dent Mater，2007，23(2)：170-176
11. Imazato S. Bio-active restorative materials with antibacterial effects：new dimension of innovation in restorative dentistry. Dent Mater J，2009，28(1)：11-19
12. Krupa D，Baszkiewicz J，Mizera J，et al. Effect of the heating temperature on the corrosion resistance of alkali-treated titanium. J Biomed Mater Res A，2009，88(3)：589-598
13. Rochet N，Balaguer T，Boukhechba F，et al. Differentiation and activity of human preosteoclasts on chitosan enriched calcium phosphate cement. Biomaterials，2009，30(26)：4260-4267
14. Wear-corrosion performance of Si-DLC coatings on Ti-6Al-4V substrate. J Biomed Mater Res A，2008，86(1)：41-47
15. Xu HH，Moreau JL，Sun L，et al. Strength and fluoride release characteristics of a calcium fluoride based dental nanocomposite. Biomaterials，2008，29(32)：4261-4267

第一章　口腔生物材料生物相容性的研究进展

生物相容性(biocompatibility)是生物材料最基本的特征,它是材料评价的核心,也是设计和改进生物材料的基础。随着材料科学和医学技术的不断发展,对材料生物相容性的认识也在不断地加深。一般认为生物相容性是指材料在宿主的特定环境和部位与宿主直接或间接接触时所产生相互反应的能力,是材料在生物体内处于静动态变化过程中,能耐受宿主各系统作用而保持相对稳定,不被排斥和破坏的生物学性质,又称为生物适应性和生物可接受性。生物相容性至少应包含两层含义:①生物材料对宿主不产生有害作用,如无局部和全身毒性、无细胞毒性,无致畸、致癌、致突变能力等;②宿主环境对材料不产生不利的影响,如腐蚀、溶解、变色、老化、降解(降解材料除外)等。目前,对生物相容性的理解,不仅要求材料具备生物安全性(biosafety),还要求材料具备生物功能性(biofunctionality),即材料和机体间相互作用达到协调,能够在其应用部位行使特定功能。

第一节　口腔生物材料与机体组织细胞界面的关系

当生物材料植入到人体后,与机体组织形成的作用界面称为种植界面(植入界面),该界面是材料与细胞间产生相互作用和交换的界面。随着现代生命科学的崛起,有关界面的研究已从早期的形态学深入到当今的分子生物学水平,并使观察生命现象和探索生命过程的研究达到了一个新的水平。

一、材料与细胞界面的关系

(一)材料-巨噬细胞(异物巨细胞)界面

将材料无论植入到口腔的任何部位,都首先要与血液相接触而形成材料-血液界面。材料与血液中的血浆蛋白、免疫因子、细胞成分、凝血因子和血小板等产生相互影响。血液-材料相互作用后,植入区急性和慢性炎症相继发生。由中性粒细胞介导的急性炎症反应的时间主要取决于植入区损伤的程度,通常时间较短(<1 周)。随后,由单核细胞和淋巴细胞介导的慢性炎症开始占主导地位。材料的慢性炎症反应通常被局限在植入区,对于生物相容性较好的材料,这种反应一般不超过 2 周。接下来的损伤愈合阶段包括肉芽组织形成、异物反应和纤维囊形成。其中巨噬细胞(异物巨细胞)介导的异物反应发生在生物材料植入后的慢性炎症和损伤愈合反应的末期,异物反应的强度和范围取决于生物材料的大小、性状、化

学组成及表面拓扑结构等物理性能，因此，材料周围组织的异物反应程度和炎性纤维层的厚度被认为是植入材料生物相容性的一个指征。植入材料的异物巨细胞反应主要包括以下阶段：

1. 蛋白吸附

（1）血浆蛋白吸附：一旦生物材料植入机体，在与宿主产生反应之前，生物材料会迅速吸附一层宿主蛋白。吸附蛋白的类型、水平和表面构象主要取决于材料的表面性能。吸附的蛋白（白蛋白、纤维蛋白原、补体、纤连蛋白、玻连蛋白）与炎症细胞（单核-巨噬细胞、多形核巨细胞）的黏附受体相互作用构成植入材料的主要细胞识别系统。

（2）材料表面补体激活：在体内，补体系统被认为是和异物相互作用并清除异物的主要防御系统。但在某些情况下，如血液-材料相互作用发生在心血管植入器械（导管、假体、支架、人造血管等）表面时，补体激活和随后的反应被认为会引起有害反应。

2. 巨噬细胞黏附

（1）巨噬细胞募集：在血液-材料相互作用以后，血小板和凝血块会释放趋化物［转化生长因子-β（TGF-β）、血小板来源生长因子（PDGF）、血小板因子4（PF4）、白三烯-B4（LTB4）和白介素-1（IL-1）］，募集巨噬细胞达到损伤区域。此外，肥大细胞脱颗粒和组胺的释放也可趋使巨噬细胞到达植入材料的部位。有学者发现围绕聚乙烯植入物周围渗出的巨噬细胞可表达趋化因子配体2（CCL2）。CCL2不仅是一种趋化因子，还可诱导巨噬细胞向破骨细胞分化。在这些因子的作用下，更多的巨噬细胞被募集到材料-组织界面。

（2）巨噬细胞细胞骨架重排：材料表面吸附的血液蛋白是募集单核-巨噬细胞并发生反应的基础。巨噬细胞的整合素与材料表面黏附的蛋白结合可激活细胞内的信号转导通路，影响细胞骨架重排。巨噬细胞在材料表面黏附后的细胞骨架重排是为了充分在材料表面铺展。不同性能的材料表面吸附蛋白的差异，会导致巨噬细胞整合素结合的蛋白也不同，从而引起巨噬细胞不同的生物学反应。

3. 异物巨细胞形成　巨噬细胞在植入区聚集之后可通过伪足互相接触，融合成异物巨细胞。一般来说，巨噬细胞可以吞噬非常小的颗粒（<5μm），而较大颗粒（>10μm）或大块材料，会诱导吞噬能力更强的异物巨细胞形成。现有研究显示多种Th2辅助T淋巴细胞释放的细胞因子(IL-4和IL-13)在巨噬细胞融合过程中发挥了重要的促进作用。此外，巨噬细胞表达的CD44和CD47可高度诱导并促进多形核细胞形成，树突状细胞特异跨膜蛋白（DC-STAMP）对于巨噬细胞融合也是必要的，而骨桥蛋白（OPN）对异物巨细胞的形成具有抑制作用。

材料表面吸附的蛋白对于巨噬细胞融合起到关键性的作用。有研究将聚苯乙烯表面涂覆不同蛋白基质，发现玻连蛋白可强烈促进巨噬细胞黏附和融合，由此提示异物巨细胞的形成依赖两个条件：适当的融合诱导刺激物以及材料表面吸附合适的黏附蛋白。巨噬细胞在材料表面融合成异物巨细胞与材料的组成、表面拓扑结构、比表面积等密切相关。在材料组成和表面粗糙度相同的情况下，溶解性或降解性越高的材料可以诱导更多单核-巨噬细胞和异物巨细胞；而高比表面积的材料表面发生异物巨细胞反应多于平滑表面。有研究报道酸碱蚀刻加喷砂的二氧化锆种植体比单纯喷砂的种植体表面更易增强异物巨细胞的形成。

巨噬细胞和异物巨细胞在生物材料表面的黏附可使细胞膜和生物材料表面之间形成一种特别的微环境，细胞大量释放的生物活性物质如活性氧化酶，可加速材料的降解或腐蚀。另一方面，材料表面化学对巨噬细胞或异物巨细胞也有影响，某些材料可能会诱导巨噬细胞凋亡,导致巨噬细胞对入侵的外源性微生物的抵抗能力下降,继而引起植入区感染。但也有学者认为巨噬细胞发生凋亡可避免形成异物巨细胞,从而提高植入材料的稳定性。目前关于异物巨细胞的作用仍存在争议。一种观点主张:异物巨细胞的出现有利于材料的生物相容性,原因在于:①异物巨细胞是正常损伤愈合反应的一部分;②异物巨细胞的存在对于骨形成没有破坏作用;③异物巨细胞存在提示植入材料具有较低的可降解性;④异物巨细胞和巨噬细胞介导生物可降解植入材料的吸收。而另一种观点则认为:异物巨细胞是材料生物相容性不佳的一种标志,因为:①生物相容性较差的材料可诱导特异的巨噬细胞融合;②避免单核或巨噬细胞黏附和异物巨细胞形成,可能会使炎症反应程度最小化;③巨噬细胞和异物巨细胞的存在可导致植入体的结构破坏和功能丧失。

4. 纤维囊形成　在植入材料不能被巨噬细胞和异物巨细胞吞噬的情况下,材料周围通常可形成一种纤维囊包绕(图1-1),这是宿主隔离异物的一种保护反应。纤维囊通常由内层的巨噬细胞或(和)异物巨细胞以及外层的成纤维细胞和结缔组织构成。在生物相容性好的植入体界面,纤维囊壁很薄且仅有少量巨噬细胞聚集。纤维囊的质量和厚度取决于外科植入的技术和所用的材料。纤维囊的存在对限制炎症反应具有积极作用,但纤维囊过厚或长期存在可影响组织营养供应及骨整合的过程,导致植入失败。一般来说,随着炎性渗出的消退,纤维囊将逐渐变薄,周围组织将与植入材料表面密切接触。然而,在许多情况下,炎性细胞将存在相当长一段时间,时间的长短因材料的不同而不同。有研究表明:镍、钽、不锈钢、Ti-6Al-4V植入骨组织后,巨噬细胞、异物巨细胞将存在数月,而纯钛、锆种植体则不会。因此,根据植入材料的性能特点,Hench将材料与周围组织的反应类型分为以下四级:①有毒性的材料,周围组织会发生坏死;②无毒性且生物惰性的材料,其表面可形成各种厚度的纤维组织包绕;③无毒性且具有生物活性的材料,可与组织形成结合界面;④无毒性且可降解的材料,周围组织将逐渐取代材料。

(二)材料-成骨细胞界面

骨植入材料植入机体后,不仅会与周围组织发生上述炎症异物反应,同时还会发生骨组

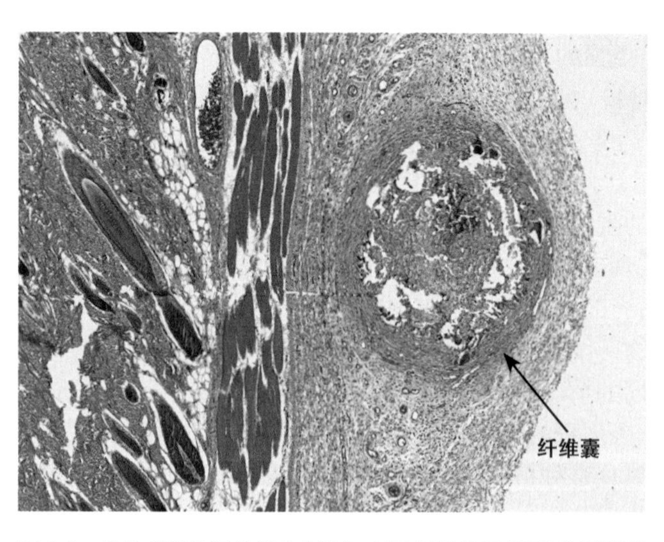

图1-1　生物材料(蚕丝蛋白)植入皮下组织7天后形成纤维囊
(上海交通大学口腔医学院　孙皎供图)

织再生反应，与这种异物排斥反应竞争，最终，植入材料-骨界面产生结合，主要分为骨性结合和纤维骨性结合，其中骨性结合较为理想，即种植体与骨组织直接结合，无任何纤维组织介入其间，又称骨整合，这对于材料在机体的稳定性有较大影响。成骨细胞的迁移、黏附并生长到植入体表面对骨结合界面的形成具有至关重要的作用。材料和成骨细胞的相互作用过程如下：

1. 材料表面吸附层的建立　材料植入后，水分子在纳秒之内，通过氧原子或氢键结合到材料表面。选择吸附的水分子可以解离成羟基，形成一个羟基化的表面。水分子层或羟基层可以是有序的或无序的。这一层水分子有利于蛋白和其他分子吸附到种植体表面。在第二个阶段，植入后 30 秒到数小时内，胞外基质（extracellular matrix，ECM）蛋白吸附在材料表面，这些蛋白首先来源于血液和损伤区组织液，后期是由植入材料周围活性细胞所分泌。在第三个阶段，植入后的数小时到数天，细胞到达材料表面，通过吸附的蛋白层与种植体表面相互作用，进一步影响界面的进化和发展。

胞外基质（ECM）能介导细胞的黏附并影响细胞的形状、细胞骨架排列、细胞活性以及相关基因的表达。一些 ECM 蛋白（如层粘连蛋白、纤连蛋白、胶原、玻连蛋白、骨桥蛋白、骨涎蛋白）由于其结构中含有 RGD 序列，能与成骨细胞细胞膜上的整合素受体特异性结合，进而参与成骨细胞的黏附；而另一些蛋白（如糖蛋白、白蛋白、免疫球蛋白、转铁蛋白）不参与成骨细胞的黏附，但与骨基质的矿化有关。

2. 成骨细胞黏附　细胞黏附是发生在整合素、黏着斑（focal adhesion，FA）和丝状伪足作用下的一系列复杂过程，包括以下四个阶段：细胞附着、细胞扩展、肌纤蛋白骨架的重排和黏着斑形成。在植入第 1 天，在植入区吸附的水分子、血小板分泌的生长因子等信号作用下，成骨细胞可通过纤连蛋白介导的黏着斑黏附到植入体表面。对于骨传导性植入材料而言，因含有大量的磷钙成分和结构，如生物玻璃、玻璃陶瓷、磷灰石陶瓷以及磷酸钙等，这些成分与骨的无机成分和结构相类似，亲骨性能好，所以成骨细胞在其表面黏附较稳定、牢固。比如：将羟基聚磷酸钙钠（hydroxyl poly-calcium sodium phosphate，HPPA）与 SD 乳鼠颅骨成骨细胞共同培养，结果发现成骨细胞在 HPPA 表面增殖，附着良好，细胞形态正常，具有良好的细胞相容性（图 1-2）。

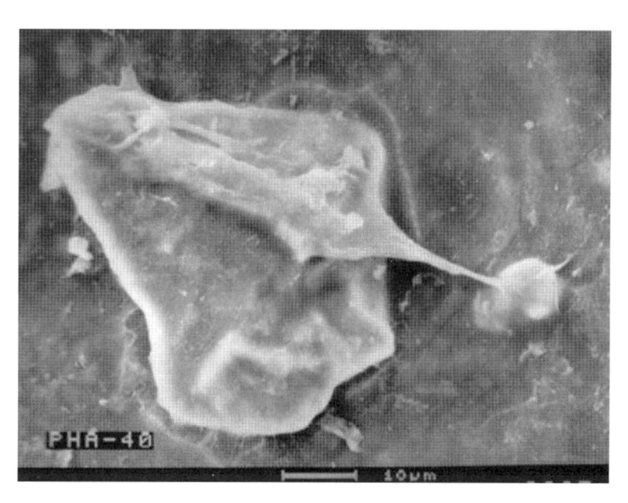

图 1-2　SD 鼠成骨细胞在 HPPA 上培养 14 天有丝分裂成一个子细胞

除了成骨细胞以外，骨髓间充质干细胞也可移向材料表面，这些细胞能够分化成功能性的成骨细胞，分化能力取决于局部氧张力、合适的营养供应、局部生长因子调节以及材料性能。如在低氧作用下，这些干细胞可分化为软骨细胞；而某些骨诱导材料可诱导干细胞分化为成骨细胞。如生物材料中含有骨形态发生蛋白(bone morphogenetic protein，BMP)，BMP既能与骨基质中的胶原和羟基磷灰石相结合，又能刺激脱氧核糖核酸(DNA)的合成和细胞复制，并通过未分化的间质细胞膜或细胞质内受体的作用，诱导间质干细胞分化为软骨细胞和骨细胞，最后形成新生骨，其中新生骨形成量与材料中所含的BMP量成正比。将含有BMP的材料植入骨内后，既存在骨传导生长，又存在骨诱导生长作用。研究已证实，凡含有骨诱导物质的材料，植入骨内都可能发挥类似的效果。此外，现有研究发现硅酸盐类陶瓷材料具有诱导骨髓间充质干细胞向成骨分化的潜能。

3. 成骨细胞的骨架重排、铺展和增殖　一旦成骨细胞的整合素受体胞外段与ECM中配体(如RGD多肽片段)结合后聚集成簇形成细胞黏附位点，即与细胞外基质中的粘连蛋白形成黏着斑(focal adhesion，FA)，将细胞与细胞外基质进行连接。整合素胞内段会募集一系列相关的结构蛋白[包括辅肌动蛋白(actinin)、黏着斑蛋白(vinculin)、踝蛋白(talin)、张力蛋白(tensin)及桩蛋白(paxillin)等]和蛋白激酶[如黏着斑激酶(FAK)、Shc、Cas和丝裂原活化蛋白激酶(MAPK)等]，并通过这些蛋白和蛋白酶与细胞骨架系统相连。整合素与其胞内段结合的蛋白激酶根据ECM的构象和成分激活多条胞内信号途径，共同将细胞外环境的信号传递给细胞骨架蛋白(如F-actin、vinculin等)，使得细胞骨架重组，并最终将外界刺激传递进入细胞核，调控与细胞的伸展、增殖、功能分化等行为相关的基因转录和表达。

4. 成骨细胞促进基质矿化　在钙、磷离子等多种信号作用下，植入材料周围成骨细胞的转录因子RUNX2被激活，分泌小泡内基质(含有机和无机成分)，其中有机成分含有骨涎蛋白、骨桥蛋白，可在种植体表面形成一层0.5μm厚的非矿化区，即骨样黏合线，黏合线通过矿化基质骨涎蛋白和骨桥蛋白等起到天然骨组织和植入体之间桥梁的作用，随后材料表面类骨质样磷灰石晶体(CHA)生长并复合胶原纤维重排，随着CHA中的胶原矿化，富含细胞的无序的编织骨逐渐形成，最后材料表面和成熟的板层骨之间形成紧密接触，即形成骨整合，对于钛种植体，骨整合约发生在植入后12周。

(三) 材料-牙龈上皮细胞界面

在种植体-上皮细胞界面，高倍镜下可观察到龈沟上皮约有5~6层细胞在龈沟底紧贴种植体表面并向根方逐渐变细。进一步研究发现这些上皮细胞并非直接黏附在底物上，而是必须通过底物表面所吸附的蛋白层锚合在底物上。细胞黏附常常是细胞膜表面上特异性蛋白多糖及底物表面所吸附的蛋白之间相互作用的结果。透射电镜结果显示结合上皮具有正常的层状上皮细胞，细胞内含有微丝、粗面内质网，内容物为深染色的分泌囊及半桥粒。冰冻蚀刻技术研究表明：种植体表面结合上皮细胞膜上有半桥粒及外层的基底板，而半桥粒是一种致密斑状结构，为上皮细胞膜分化的特化区以及上皮细胞与相邻组织的连接结构。目前研究认为：半桥粒在上皮细胞与种植体表面的附着中起着媒介物的作用，半桥粒-基底板亚结构组成的附着复合体是上皮组织与种植体形成良好生物封闭的关键结构之一。

虽然植入体颈部与牙龈组织基底层之间的上皮细胞的细胞膜也存在半桥粒的结合形式，但是连接层很薄而不完全，再加上植入体周围上皮组织的胶原纤维的方向不像天然牙周纤维那样的排列，没有形成类似天然牙周组织的龈纤维和沙比(Sharpey)纤维那种结合。所

以,植入体颈部的纤维性附着和上皮结合是非常脆弱的。为了解决这个问题,目前有两种观点,一是认为植入体颈部必须是非常致密而光滑的表面,并具有良好的润湿性能,这样既可减少对牙龈组织的物理机械刺激,又有利于上皮细胞的吸附和结合,而且因表面的润湿性好,可以与蛋白质和细胞产生强烈的吸附作用,使上皮组织紧密附着于材料表面。另一种看法是,植入体颈部应形成粗糙或微孔表面,被吸附的细胞可生长到材料的表层中,为材料与软组织界面提供细胞结合的条件,在此基础上达到早期稳定的目的。此外,还可在植入体与牙龈组织之间采用吸收性或非吸收性的膜结构,既增加两者的附着,还可发挥阻止上皮向植入体的体部移行的作用。

二、种植体与组织界面的关系

(一) 种植体-骨组织界面

1. 界面的基本理论　在种植界面的研究中,由于生物体环境的复杂性和多变性,至今仍没有形成系统的界面理论。目前已报道的有关界面基本理论有:润湿理论、吸附理论、化学键合理论、机械结合理论以及应力传导理论等,下面简要做一介绍。

(1) 界面润湿理论:当种植体植入后首先是与骨组织界面的血液、组织液相接触,再与组织细胞相接触。若要获得良好的材料与细胞界面关系,要求材料表面具有良好的润湿性。通常润湿性愈好,亲水性愈高,分子接触机会愈多,血液和体液细胞在材料表面的附着愈紧密和愈均匀,界面的结合性能也愈佳。这种理论是将固体表面能、液体表面能和界面能的概念及测定方法引入种植学研究。

(2) 界面吸附理论:借助于物理和化学吸附原理,通过研究种植体与细胞界面的分子、原子和离子之间的相互吸引作用来分析界面结合水结构层的形成和作用,并对各种细胞、氨基酸、蛋白质、多种离子的吸附进行综合评价。近年来,人们已逐渐形成了特定的界面吸附理论用以解释材料与细胞结合界面的形成机制,特别是对吸附过程中各种细胞的吸附顺序、吸附力变化的条件、分子间距离的影响以及材料的成分、结构、性能与细胞吸附的各种规律等提出了一些理论,这些都为材料表面改性提供了依据。

(3) 界面化学键合理论:当种植体植入后,材料与骨组织同处于人体复杂的化学环境中,由此存在以共价键、离子键或金属键形式的化学键合反应的可能性,最理想的结合是在界面形成键合关系,即材料中的某些化学成分与骨组织产生化学反应形成化学结合键。然而,要获得真正的化学键通常是非常困难的。近年来,围绕如何提高植入材料-骨组织界面间的化学结合力(chemical bonding)已成为研究的重点,其研究内容主要包括:①提高植入材料的表面能以促进材料表面化学键的形成;②在材料表面形成生物活性层,如自排列单分子层技术(self assembled monolayers,SAM)、电化学沉积、纳米技术、等离子喷涂、仿生法、电化学结晶法等,以利于化学键的形成;③研发新型的具有生物活性的骨植入材料,如羟基磷灰石、生物活性玻璃陶瓷等,这些材料可在植入机体后不仅能诱导骨再生,而且还能与骨组织界面上形成化学键合,使种植体更快地获得稳固。

(4) 界面机械结合理论:口腔种植体与骨结合首先是机械结合。只有在材料表面进行粗化或微孔化处理或采用多孔体,机体组织细胞才能生长入其中,产生机械嵌合(mechanical interlocking)作用而增强细胞的附着。有关微孔的大小必须满足纤维组织细胞和骨细胞均能长入的要求,微孔的比例一般在20%～30%之间,这种细胞附着效果不是界面结合的本质,但临床有效性已被人们所接受。最近,有关多孔种植体的回顾性研究发现:只有极少部分的微孔与骨组织之间能形成嵌合,因此,机械性结合在维持种植体稳定性中并非起到主导作用。

(5)界面应力传导理论:口腔植入体植入体内后,均需承担功能,应力通过种植体传导到界面,再传导到机体。由于种植体的形态不同,应力传导的方向、大小也不同,其力学效应存在很大差异,加上材料的刚性、边缘作用和应力松弛效应等,对界面细胞的吸附和生长、抑制和破坏均产生明显的影响。因此,各种形态的种植体问世,力求获得最佳的应力传导效果,保证机体细胞在界面的生长和稳定,避免因应力集中而造成对机体组织的破坏和吸收。

2. 界面结合形式

(1)暂时附着界面:这种界面是因采用了生物性能差的材料,当种植体被植入体内后,机体组织立即产生强烈的异物反应或毒性反应,该暂时性附着在短时间内就产生排斥现象,这是一种失败的界面附着形式。

(2)纤维结合界面:当采用生物性能不佳或材料表面形态不适合植入部位所要求的条件,种植体植入内后将在材料表面形成很厚的纤维结缔组织包裹层,该包裹层愈厚,减薄和消失过程则愈慢,其界面结合效果就愈差。这是因为材料被厚厚的纤维膜包裹后,材料与纤维膜之间容易形成死腔造成积液,其结果是纤维膜逐渐趋于瘢痕化而变硬,导致在材料周围的细胞产生坏死,界面关系受到破坏,是一种不良的界面结合形式。

(3)纤维骨结合界面:材料与骨组织形成的接触界面有薄层纤维组织存在或伴有不同程度的钙盐沉积。这种界面往往处于不稳定状态,但随植入时间的延长,纤维层逐渐变得很薄或消失,而且还可能在界面上出现薄层骨,但仍缺乏明显的新生骨细胞生长,骨形成缓慢,是一种较为有效的界面结合形式。

(4)骨结合界面:材料与周围骨组织直接接触,无任何纤维组织介于其间。这种界面在承受负荷的情况下,界面保持稳定,或可能仅仅出现约1～2μm的间隙,但能随植入时间的延长而形成完全的骨性结合状态,是一种比较理想的界面结合形式。

(5)生物性结合界面:这种结合界面要求材料必须具有人体组织的多相结构或含有生理活性物质,能参加到生命过程中的分子、原子的运动变化之中,不断交换物质能量或产生相互组合,进入正常的人体代谢,使材料与机体组织界面形成生物性的结合,成为机体的一部分而长期发挥生理功能作用,这是最理想的界面结合形式。

(二)种植体-软组织界面

研究种植体与软组织结合界面的关系,主要是指种植体作为人工牙根植入颌骨内后,材料与牙龈组织的相互关系问题。天然牙与牙龈组织之间存在着紧密的结合上皮,牙周膜纤维形成环状封闭状态,这种结合既能够承担咀嚼应力和不受外来的机械性损伤,又能完全隔绝与口腔的感染通道,从而获得稳定的环境条件。同时天然牙颈部的表面能够与上皮内层细胞形成连续性结构,在釉质与牙本质的交界处,构成了完整的龈沟底,其间还存在100Å厚度的多糖类和蛋白质的复合基底层,而形成了一种生理性界面。种植体-软组织界面主要由牙龈结合上皮、牙龈纤维黏附于种植体表面而形成,理想情况下,应该与天然牙结合上皮附着的结构类似,形成紧密的上皮"袖口",成为一种功能性生物封闭屏障,保护种植体在复杂的口腔环境中免受细菌及其他致炎因子侵入,从而维持种植体体内长期稳定、行使功能及保

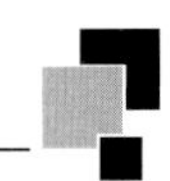

持良好的美学效果。

1. 种植体-上皮界面　种植体周围上皮的功能与牙龈上皮类似，它包括口腔上皮，沟内上皮和结缔组织上方的结合上皮。当放置种植体或基台穿过口腔黏膜时，口腔上皮将越过纤维蛋白凝块或肉芽组织迁移到达种植体表面，继续向根方迁移，形成结合上皮，以基底膜和半桥粒的方式与种植体之间形成附着。如果结合上皮继续向植入体的体部移行，将影响体部与骨组织的结合。结缔组织与种植体表面的黏附可以防止上皮向下生长，此外种植体表面性能也能够影响上皮的迁移，有研究发现种植体表面 TiO_2 层可以预防上皮根向生长。种植体材料这种促进上皮愈合并形成结合上皮的能力对于种植成功是非常重要的。一般来说，种植体表面结合上皮附着可在植入后 1 ~ 2 周观察到，而成熟的上皮屏障则在植入后 6 ~ 8 周形成。

2. 种植体-结缔组织界面　天然牙的牙周膜纤维可以一端插入牙骨质，另一端连接牙槽骨，形成坚固的附着，作为上皮根方生长的一个屏障，对于牙龈的封闭和保护骨组织是非常重要的。牙种植体表面并不含有牙骨质，结缔组织纤维无法插入到种植体的钛表面，围绕种植体表面的胶原纤维和上皮附着大多会形成一个袖口样封闭的结构，这种屏障对于保持种植体周围结构和种植系统稳定性很关键。种植体周围的结缔组织与天然牙周膜纤维相比有较高的纤维含量（细胞成分较少），胶原纤维排列方向是平行于钛表面的，这也与牙周膜的沙比（Sharpey）纤维排列不同。种植体表面改性可以影响其周围的胶原纤维的走向，如种植体表面粗糙度能提供不同的分化刺激，允许更多的结缔组织嵌入到粗糙表面。有学者观察到激光制备的具有微槽表面的种植体，其周围胶原纤维是定向垂直于表面的，与天然牙更接近。

三、影响材料与组织细胞界面结合的相关因素

（一）材料的表面性能

生物材料的生物相容性与接触到其表面的细胞行为尤其是细胞黏附紧密相关。材料的表面性能（表面粗糙度和拓扑结构、表面化学成分、电荷、润湿性等）决定了其表面分子的吸附，这一吸附过程影响了随后的细胞黏附行为。附着、黏附和铺展是细胞与材料相互作用的第一个阶段，并且此阶段的质量将影响细胞在植入材料表面的增殖和分化能力，从而决定了骨组织或软组织结合界面的形成。

1. 材料表面拓扑结构

（1）对骨组织界面影响：材料表面拓扑结构和粗糙度可以影响细胞骨架结构的改变、细胞信号系统的传导、细胞外基质的表达，调节黏附分子的活性，从而在细胞和分子水平上影响细胞的附着、生长及功能等。根据材料表面的不规则尺寸，可以分为宏观粗糙度（100μm 以上）、微米粗糙度（100nm ~ 100μm）以及纳米粗糙度（小于 100nm）。宏观粗糙度被认为是有利的，因为它可以增强植入体与天然组织之间的锚定，有利于形成细胞与材料之间的机械锁合，同时并不限制细胞的附着和铺展。微米粗糙度的作用尚有争论，有学者认为在微米结构表面，细胞可以被限制在材料表面拓扑结构内从而直接影响细胞的功能。而另一些学者报道在微米粗糙度表面，成骨细胞的增殖及矿化水平均比生长在平滑表面细胞增加。这种争议使得粗糙度的定义变得更加复杂。以往的研究大多数使用 Ra 作为粗糙度的参数，这种

测量方法不能给出表面拓扑结构的类型和形状。不规则的拓扑结构也有不同的形状,如凹槽、圆孔、网格等,因此很难将不同研究组的数据进行比较分析。

由于天然的细胞外基质具有丰富的纳米尺度上的拓扑结构,纳米结构的生物材料更接近天然骨组织形貌和化学特性,因此可为骨组织的再生提供更加理想的生长支持环境。目前众多研究焦点都关注在材料表面纳米级拓扑结构对于细胞的黏附、生长、分化等行为的影响。材料表面纳米结构可增加表面能,有利于细胞的黏附。纳米结构表面被认为在促进成骨细胞反应上具有积极作用,有研究发现对纯钛表面进行纳米结构改性后(图1-3),不仅可以促进纯钛表面成骨细胞的黏附、增殖以及成骨分化标志的表达,还能增强纯钛的抗菌性能。此外,纳米结构表面还可选择性吸附某些蛋白。研究发现在纳米结构表面玻连蛋白吸附显著增加。这是由于玻连蛋白分子较小且呈线型,与其他较大的ECM分子如层粘连蛋白相比更适合材料的纳米结构。玻连蛋白可被成骨细胞最先识别,从而预防种植后纤维组织形成并加快骨整合。目前,学者们已制备出纳米晶、纳米羟基磷灰石、静电纺纳米纤维丝和钛表面纳米结构,并发现成骨细胞在具有纳米拓扑结构的材料表面分泌的矿化基质增多,且纳米拓扑结构也可诱导骨髓间充质干细胞表达更多的成骨相关基因,促进其向成骨方向分化。

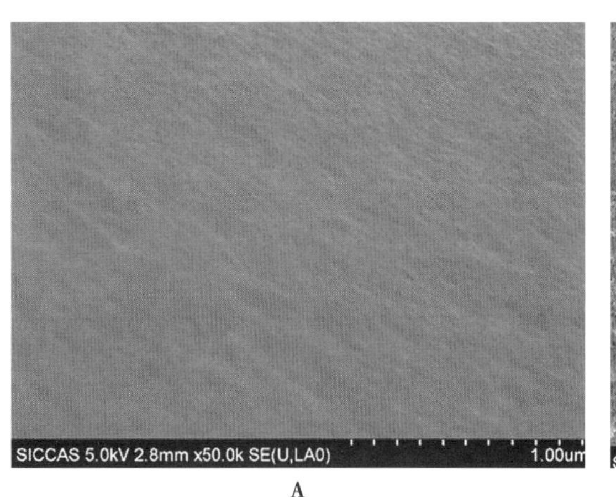

A

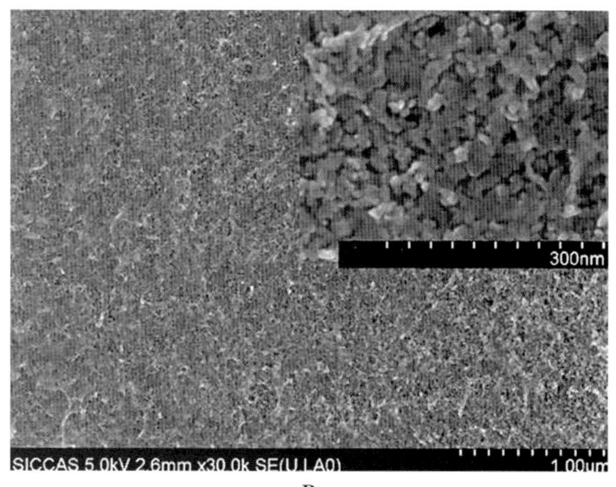

B

图1-3 扫描电镜观察纳米结构改性的纯钛表面(上海交通大学口腔医学院 孙皎供图)
A. 纯钛表面 B. 纳米结构改性的纯钛表面

(2)对软组织界面影响:在经蚀刻技术制造粗糙面的镀钛试件上培养人牙龈细胞,观察到上皮细胞及成纤维细胞沿沟槽长轴生长。多孔粗糙表面有利于牙龈成纤维细胞的移行、吸收及排列,并形成垂直或成角连接,而光滑表面有利于上皮细胞的附着。人牙龈上皮细胞在光滑的钛表面平铺生长,并且细胞之间可见细胞间桥,细胞层较厚而且增殖较快,但无明显的方向性;可是在粗糙的钛材表面则发现细胞沿着平行、规则的微槽移行,提示光滑或带有微槽的表面有利于牙龈纤维的附着并形成良好的生物封闭。许多学者认为不规则的牙种植表面使种植体周围形成纤维包囊,其纤维方向与牙龈纤维方向无关。但是,另一部分学者认为,如果牙种植体颈部为多孔状,结缔组织的胶原纤维就能长入其内,纤维的方向与种植体表面相垂直,有利于阻止上皮迁移及炎症扩散。此外,许多临床试验报道,种植体表面粗糙度与牙龈菌斑微生物的定植有很大关联。研究证明细菌会首先定植在点、隙、

沟、槽处，为了提高种植体成功率及减小清洁的难度，有学者建议种植体龈上部分应尽量采用光滑表面。

2. 材料表面化学成分　植入材料表面化学成分受材料主体化学成分的影响，但与主体化学成分并不完全一致。材料植入体内后和周围体液环境相互作用会形成一个反应层，例如，钛种植体表面易形成 TiO_2 氧化膜，从而增强材料的耐腐蚀性及与骨组织的亲和性；对于 Ca-P 基传统生物陶瓷，如 HAp、磷酸钙等都具有生物活性，其在体液环境中，通过溶解沉淀形成新的类骨 HAp 层，然后与骨组织形成化学键合。除了钙、磷外，骨组织中还含有多种参与调节骨骼发育及生长的微量营养元素，影响酶的活性和蛋白的合成，调节骨矿化和组织重建，例如硅（Si）、锶（Sr）、锌（Zn）、镁（Mg）等微量元素。目前可通过离子注入法、微弧氧化法、电化学沉积法等方法将这些元素掺入到骨植入材料表面，通过离子缓释达到刺激成骨和促进组织修复的目的，这些表面改性技术也会导致表面化学成分的变化。

（1）对骨组织界面的影响：植入材料表面离子释放可影响材料与骨组织的结合界面。硅作为人体和动物结缔组织中存在的一种微量元素，其吸收水平直接影响到骨的质量。硅与骨骼的生长及结构有关，尤其是在骨组织的早期矿化阶段发挥着重要作用。研究表明，硅酸钙陶瓷具有很好的生物活性和诱导沉积类骨羟基磷灰石层的能力，能够促进间充质干细胞（mesenchymal stem cells，MSCs）和成骨细胞的增殖及碱性磷酸酶（alkaline phosphatase，ALP）的活性。锶元素是生物体内的一种必需微量元素，其在元素周期表中与钙同族，化学结构和极性与钙相似，人体吸收的锶元素总量的99%存在于骨骼中。研究发现掺锶元素的 HA 陶瓷能刺激骨髓间充质干细胞的成骨分化，增强细胞内碱性磷酸酶（ALP）和骨桥蛋白的表达，表明锶元素的存在能促进骨形成。锌元素在成骨过程中具有关键作用，人体内的锌将近 1/2 位于骨骼中。骨组织中锌元素主要集中在钙化前的类骨质中，矿化开始后结合于骨组织，锌元素在骨矿化过程中起重要的调节作用。研究报道含锌的磷酸三钙具有缓释锌离子的能力，在体外环境中对成骨细胞的增殖和分化有显著的促进作用，但锌元素的含量应控制在适当的范围内，当其含量超过 1.20wt% 后显示有细胞毒性。镁元素也是骨代谢中至关重要的微量元素之一，人体中超过半数的镁分布于骨骼中。镁元素能促进成骨和骨质矿化，骨质中的镁缺乏会降低成骨细胞功能，并会引起破骨细胞增加，进而导致骨质疏松及脆化。有学者利用等离子体浸没离子注入法（plasma immersion ion implantation，PIII）分别在纯钛表面注入锌离子或镁离子，结果发现其表面骨髓间充质干细胞（BMSCs）ALP 的表达明显高于未改性的纯钛表面，且骨钙素（OCN）蛋白的表达也显著增高，提示等离子体浸没注入锌离子或镁离子的纯钛可有效释放锌离子和镁离子，从而促进骨间充质干细胞（BMSCs）的初期黏附、成骨分化及矿化。

（2）对软组织界面的影响：材料本身的化学成分不同会导致其表面化学成分的差异，从而影响软组织结合。通过体外实验对比上皮细胞在不同材料的种植体表面的附着，发现上皮细胞在纯钛、钛合金（Ti6A14V）、金合金等金属材料表面的黏附和铺展优于陶瓷类材料。还有研究报道成纤维细胞在钛合金表面的附着及伸展比纯钛表面差，其原因可能是合金成分中的钒或铝具有一定的细胞毒性。此外，有研究在纯钛、钛合金及氧化铝陶瓷种植体表面均观察到排列有序的黏着斑和半桥粒桥体的结构，而钴铬合金接触组织液后会产生腐蚀性产物，有一定的细胞毒性，可抑制结合上皮细胞及其附着的生长。

理论上，上皮细胞能够紧密附着在类似于牙骨质这类矿化的羟基磷灰石结构上，因此材料表面的类骨磷灰石层对材料与软组织的结合有着非常积极的作用。羟基磷灰石喷涂是一种常用的表面处理方法,可以增强细胞的附着,实验发现上皮细胞在羟基磷灰石喷涂的钛种植体表面附着较好,有黏着斑及半桥粒样结构形成。此外,还有研究者分别对纯钛种植体表面进行处理使其形成一层氮化钛膜和亚硝酸钛膜,观察发现这两种表面均能促进成纤维细胞的附着及增殖。

3. 材料表面润湿性和表面能　材料表面润湿性是生物材料重要的理化性质之一,它对材料表面吸附层的建立起着非常重要的作用。材料表面润湿性在很大程度上取决于材料表面自由能。根据杨氏方程,表面接触角越小,材料的表面自由能就越大,表面亲水性越好。不同的表面处理方法会影响表面自由能的大小。有研究表明微弧氧化水热处理的钛表面所产生较高的表面能使成骨细胞的早期黏附细胞数多于光滑钛。也有研究表明:经紫外线处理的纯钛表面具有更高的表面能,而高表面能表面可通过影响蛋白在材料表面的吸附,从而促进成骨细胞在生物材料表面的黏附。

一般来说,吸附在材料表面的蛋白应该保持合适和灵活的空间构象,以便暴露细胞黏附受体结合的配体。在极度亲水表面,介导细胞黏附的蛋白与材料表面结合十分疏松,不能保证细胞在材料表面的进一步的黏附和铺展。而在疏水的表面,一方面,非黏附蛋白(如白蛋白)在疏水性材料表面的优先吸附阻碍了黏附蛋白的吸附;另一方面,吸附在高疏水材料表面的黏附蛋白由于吸附行为不可逆,其分子链的天然构象遭到破坏,致使蛋白分子链中与细胞膜表面黏附受体结合的活性位点(RGD)无法完全暴露,也不利于细胞的黏附。因此,细胞更优先黏附在中度亲水性表面。例如,CHO 细胞在水接触角 50°表面其黏附率达到最高。有研究选择一组成分相同、表面形貌相同而表面润湿性不同的材料,研究成纤维细胞在其表面上的黏附情况。结果发现,表面亲水性越强的材料,成纤维细胞早期黏附得多,细胞的铺展范围也广,但细胞的增殖不明显,在亲水性材料上可观察到大量纤连蛋白吸附,而疏水材料的表面主要是白蛋白。

4. 材料表面电荷　通常,细胞膜表面带负电,带正电的材料表面与带负电的细胞由于静电吸引作用而有利于细胞黏附,因此表面电荷对细胞的黏附也有重要影响,各种黏附蛋白如层粘连蛋白、纤维粘连蛋白和生长因子可被选择性地吸附在带电区域,从而调节细胞与材料表面之间的黏附。血清中的蛋白质在材料表面的正电荷区和负电荷区的吸附行为差异很大,在极性和带正电荷的表面,纤连蛋白可通过-OH 和-NH_2结合连结到材料表面,而在非极性和带负电荷的表面,则是通过-CH_3和-COOH 结合到材料表面,研究发现:在极性和带正电荷材料表面的纤连蛋白空间构象有利于成骨细胞的整合素受体识别。极性基团的存在还导致材料亲水性增加。许多研究认为羟基、羧基等含氧基团的引入可调节材料表面的亲水性而促进细胞的黏附和生长,而胺基等含氮基团的引入不仅能调节材料表面的亲疏水性,而且能使材料表面带上一定的正电荷,并且可以与蛋白质链发生官能团之间的作用,从多角度来促进细胞的生长。

5. 材料表面生物功能化　细胞与材料之间的相互作用主要是通过材料表面吸附的蛋白和细胞膜上的受体跨膜蛋白整合素的结合来实现的,因此,可以通过表面化学的方法控制细胞与材料的界面。在材料表面模拟细胞外基质来引导细胞的行为。整合素的配体通常含有一些 RGD、PH-SRN 等短肽序列,因此有学者采用 RGD 和 PH-SRN 多肽序列表面修饰 PEG 基聚合物,体内研究它们在介导炎症反应中的作用。结果证实,经过多肽修饰的材

料表面引起较小的炎症反应；RGD 和 PH-SRN 在体内介导巨噬细胞行为方面具有时间和方向依赖性。

（1）对骨组织界面的影响：RGD 被认为是成骨细胞识别的位点，RGD 改性的材料可促进成骨细胞的黏附和增殖。有学者利用嵌段共聚物自组装纳米图案化技术控制 PEG 水凝胶表面 RGD 的空间分布，发现 RGD 的间距对于干细胞分化有重要的调控作用，且较大的 RGD 间距可以促进间充质干细胞成骨方向分化。

近年来，骨植入材料表面进行多巴胺（DOP）修饰改性也被认为可以促进骨结合。DOP 最先发现于海洋生物贻贝分泌的黏性蛋白中，黏性蛋白具有邻二苯酚官能团，在碱性环境下，可以通过共价键或非共价键黏附在任何物体上面。Lee 等研究发现：只需简单将材料放入碱性 DOP 溶液中，便可在表面制得均匀完整的 DOP 改性膜层。因其改性范围广，几乎可以在金属、高分子及陶瓷材料等表面均能成膜，同时由于 DOP 本身来自于海洋贝壳类黏附蛋白的提取物，具有较好的生物安全性，因此在生物医用材料领域备受关注。有学者将具有超强黏附性能的聚多巴胺（PDA）加入磷酸钙骨水泥（CPC），发现 PDA 不仅可以提高 CPC 的抗压强度，还可以提高 CPC 与宿主骨的早期（2 周）结合强度。此外，还有学者利用 DOP 与 Ca 离子共同沉积修饰在钛合金表面，在提高生物相容性的同时，还能补充骨矿化沉积所需的 Ca 元素，起到了很好的生物诱导作用。

（2）对软组织界面的影响：用 RGD 序列改性的材料也可以促进上皮细胞和成纤维细胞在其表面的附着。上皮细胞和成纤维细胞对细胞外基质中的黏附蛋白有不同的亲和力，因此，有研究者尝试将与细胞附着相关的细胞外基质蛋白，如纤维结合蛋白（fibronectin）、层粘连蛋白（laminin）或胶原（collagen）等包被在种植体表面，观察对细胞附着的影响，结果显示：用纤维结合蛋白包被种植体表面后，牙龈成纤维细胞的附着增强了 2 ~ 3 倍，但是上皮细胞的附着无明显变化；与之相反，用层粘连蛋白包被钛种植体表面后，牙龈上皮细胞的附着增强了 3 ~ 4 倍，且上皮细胞的附着、伸展及半桥粒组装均有增强，而成纤维细胞附着无明显变化上皮细胞的附着、伸展及半桥粒组装均有增强。此外，还发现Ⅳ型胶原可以促进上皮细胞在钛表面附着，而玻连蛋白（vitronectin）对上皮细胞的附着有抑制作用。

（二）材料的力学性能

材料的生物相容性包括组织相容性和力学相容性。在种植界面的力学关系中，种植材料本身的力学性质和在应力作用下的力传导性质，必须与机体组织，特别是骨的力学性质和力的传导性质相匹配，才能获得良好的力学相容性，提高种植的成功率。

骨结合的建立就其实质是要形成稳定的种植体与骨的直接接触，所以材料的力学相容性对骨结合而言极为重要。目前用于口腔种植的材料主要有 3 类：金属与合金类，生物玻璃陶瓷和高分子聚合物。不同材料的特性会影响种植体-骨界面的应力分布及种植体与骨界面的相对位移。金属和陶瓷种植材料与天然骨和牙相比，弹性模量高、刚性大，两者存在明显差异。高分子聚合物与金属和生物玻璃陶瓷比较，其弹性模量较低，有研究认为，高分子聚合物向周围骨组织的应力传递更合理，能降低种植体颈部的应力峰值，但作为种植材料，尚存在强度较低，在体内容易产生小分子物质溶出、老化而变质，至今还未完全得到解决，因此，在应用方面受到了一定的限制。所以，发展复合材料受到高度重视。在牙种植中，因种植界面没有牙周膜存在，当弹性模量高和刚性大的种植材料在受垂直或水平应力时，应力不能得到分散和缓冲，再加上骨组织又是多相而非均一的多孔黏弹体，在这种情况下,就很容易造成种植体周围的应力集中,而导致骨吸收和破坏。有研究认为,在种植体承受垂直向动态和静态载荷为主时,随着材料弹性模量由大变小,界面骨支持组织的应力强度也随之由大变小,且当材料的弹性模量区间在27~10GPa时,界面骨支持组织的应力强度可达到相对较小值。

在同一载荷的水平应力与垂直应力相比,水平应力明显大于垂直应力对种植界面的影响,特别是应力的作用点愈高,影响愈大,若将种植体在口腔内的基桩按上中下三等分选A、B、C三个作用点,在相同应力作用下B点水平应力是C点的1.7倍,A点是B点的3倍(图1-4)。

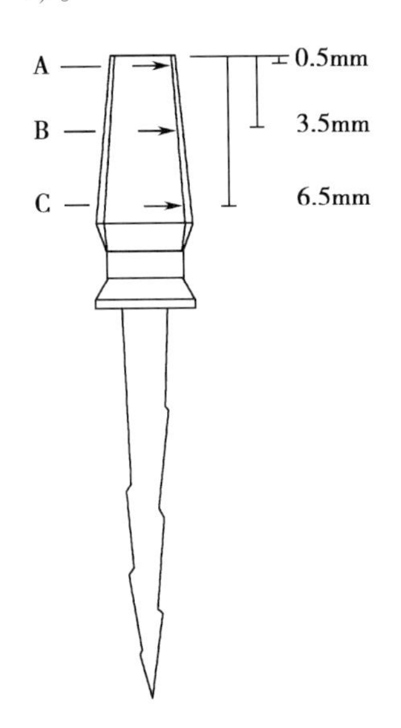

图1-4　水平应力对种植体的影响
A、B、C分别为口内基桩上、中、下不同部位的作用点

因此,一般要求口腔种植体植入骨内深度不得小于5mm,才能减小水平应力的影响。为解决应力的影响问题,一方面可从材料合成时就设法降低材料的弹性模量和刚性,采用多孔体或添加微量元素进行改性等方法,均可收到良好效果。比如在羟基磷灰石陶瓷材料合成时加入氧化钇,不仅可获得较好的力学性质,而且还可以提高材料的生物性能和对X射线的阻射性。也可根据不同种植部位,设计种植体大小和形态,以及进行材料表面改性来达到上述目的。

(三)材料的降解性能

生物材料在机体环境中的稳定性是决定其生物相容性的一个重要参数。生物材料的降解对机体有两个方面的影响。一方面,如果材料基于惰性设计应用的,降解就可能导致材料结构完整性的丧失,或材料降解释放的产物影响局部或全身组织,例如金属可释放金属离子或颗粒状腐蚀产物,聚合物由于解聚产生或析出小分子、聚合过程中添加剂和残留的催化剂,这些降解成分在长期应用过程中对周围组织都会产生副作用,从而影响骨组织或软组织结合界面的愈合,这种情况是不希望发生的;另一方面,如果材料本身是设计为生物可降解的,或降解的产物具有预期的生物功能性,降解行为则是期望发生的情况。在这种情况下,随着材料的降解,周围新生组织将逐渐取代材料。

(四)其他非材料相关的因素

1. 植入部位　植入材料的生物相容性不仅取决于材料的组成和表面结构,还取决于植入部位的组织。同一种材料植入不同的组织可能引起不同的反应。因此,当评价材料的生物相容性时,其适宜应用的独特的环境应该被考虑。对于骨植入材料而言,植入区骨的解剖生理学,包括骨代谢特点、骨密度、血供、生长因子、成骨细胞来源等均可影响界面形成,骨密度越高,种植体与骨的结合率也就越高。有学者将骨代用品分别植入兔的股骨、颅骨和胫骨,观察4周,发现骨愈合在兔股骨是48.5%,颅骨是22.9%,胫骨是12.6%。这可能是由于不同部位的骨结构不同,包括皮质骨和松质骨分布特点不同。不同的骨质结构导致了不同的骨愈合骨改建能力。同一植入部位不同区域的骨愈合能力也有所差异。对于有骨质疏松症、糖尿病等全身系统性疾病以及正在接受放化疗、服用免疫抑制药物的患者,因其机体骨、矿物质代谢异常,使骨生成率降低,骨改建发生改变,骨密度及种植区窗口愈合受到影

响，所以应谨慎评估患者的状态再确定相应的修复计划。另外，如缺损区几何形状和尺寸也会影响植入材料的骨整合。

2. 外科手术操作　如果植入材料植入组织时创伤越大，由之引起的炎性反应也越重，愈合过程会延长，则不易形成骨整合或软组织愈合。对于牙种植体应注意备洞时钻头的转速，避免持续产热，一般应将钻速控制在 2000r/min 以下，并持续用 4℃ 生理盐水降温。另外，制备种植床的精度也与骨结合的形成密切相关。若种植体表面与骨组织之间间隙 >0.5mm，骨痂组织便不能将两者联系起来，从而形成纤维骨性结合界面。

3. 加载负荷情况　负荷是决定种植体骨组织界面结合的重要因素。成骨细胞和成纤维细胞都是由间充质细胞分化而来，若种植体植入早期负载，会出现一定的动度，界面区细胞会受到种植体松动的机械性刺激，促进成纤维细胞的形成，最终形成纤维骨结合界面。随着组织学、生物力学的进一步研究，人们发现：种植体在一定的生理性载荷下，也能形成骨性结合。完成骨结合的种植体正常状态下会有 30μm 的微动，若负荷超过生理性范围，使微动超过 150μm 时，则有可能使已形成的骨性结合转变为纤维骨性结合。因此，在种植体植入时，应特别注意种植体的植入方向，尽量减少水平或扭转力，以便使新形成的骨性结合得以长期维持。然而，过高的机械刺激常常会造成软组织界面的破坏，形成血肿而导致组织坏死。重复的机械应力常常会引起植入体表面软组织的撕裂，会引起慢性炎性反应而导致组织与材料界面结合的破坏。

4. 全身因素　口腔植入材料与机体组织细胞界面关系，虽然是局部的问题，但这种界面的形成和转归还与机体全身的状态有着密切的关系。当宿主患有心脏病、糖尿病、肾病、血液病以及骨质疏松症等疾病时，不仅影响细胞界面的形成和稳定，而且对界面结合的成败也起着重要作用。体内激素水平也可以影响病人的免疫系统，它可以影响组织-材料免疫反应的强度，同时也受组织-植入材料反应的影响。研究发现，较高的类固醇激素能够显著下调免疫反应，高浓度的睾丸素或低浓度的雌激素也能抑制免疫功能。此外，吸烟被报道可导致牙种植体的失败，其机制未明，可能与血管收缩有关。因此，要获得良好的细胞界面就必须考虑全身因素对局部的影响，即使在正常情况下，也应了解材料植入体内后的一切反应是受机体大脑神经的支配和控制，同时也受机体各系统的相互促进和制约的，不能孤立地研究材料与细胞的界面关系。特别是对无生命的材料和有生命的机体，同时处于动态变化的这样极为复杂的生长和发育过程中应予以高度重视。

四、科研立题思考

1. 种植体-骨组织结合界面的研究。
2. 种植体-软组织生物学封闭屏障的研究。
3. 生物材料表面修饰降低炎症反应的研究。
4. 骨植入材料与成骨细胞间信号通路的研究。
5. 生物材料与机体蛋白相互作用的研究。
6. 生物材料材料表面结构改性的研究。
7. 经表面化学修饰的生物材料诱导组织再生的研究。
8. 生物材料植入后的微环境研究。

9. 金属离子成分对成骨效应及其机制的研究。

10. 种植体力学相容性的研究。

(孙皎　陈治清)

第二节　口腔生物材料与机体组织的相互作用

一、材料对口腔组织的影响

(一) 材料对牙髓组织的影响

口腔充填修复材料如水门汀、银汞合金、复合树脂和牙本质粘接材料等均可直接影响牙髓组织,引起组织的病理性改变。

1. 水门汀　水门汀(cement)通常是指由金属盐或其氧化物作为粉剂与专用液体调和后能够发生凝固的一类具有粘固作用的材料,主要用于各种修复体的粘固、乳牙和恒前牙的充填、暂封、衬层、垫底、盖髓、保髓和根管充填治疗等。

(1) 氢氧化钙水门汀:氢氧化钙水门汀因其具有诱导再矿化和抑制细菌生长的作用,故被推荐应用于盖髓治疗。氢氧化钙混悬液的 pH 值较高(12~13),而固化后水门汀的 pH 值降低(10~11)。由于其高 pH,该水门汀本身细胞毒性较大,对牙髓组织的生物相容性并不理想。当与暴露的牙髓组织接触后,可引起牙髓细胞死亡,形成厚度不一的坏死层。接着,坏死层下方牙髓组织形成硬组织屏障(钙化层),5~8 周后仍可观察到轻度炎性反应,数周至数月内牙本质桥形成。

诸多研究表明:硬组织屏障不仅可预防外来刺激和防止细菌入侵,还代表一种生物性修复的标志,包括成牙本质细胞活化。有研究发现:牙髓细胞分化为成牙本质细胞是由纤连蛋白介导,与应用氢氧化钙直接盖髓后最初形成的钙化层有关。此外,氢氧化钙的高 pH 还能够溶解和释放牙本质中的蛋白和转化生长因子如 TGF-β,从而诱导牙髓细胞分化为成牙本质细胞,促进修复性牙本质形成。氢氧化钙的主要缺点是溶解性较大,无法形成长期有效的封闭。因此,临床上推荐氢氧化钙与玻璃离子水门汀联合使用。

(2) 硅酸三钙水门汀:目前临床应用的硅酸三钙类水门汀主要有 MTA(ProRoot-MTA)和 Biodentine,这一类材料力学稳定性较好,在固化期间和固化后可释放氢氧化钙,具有诱导再矿化能力。MTA 材料有传统的灰色 MTA(GMTA)和白色 WMTA(ProRoot-MTA)2 种,它们主要差异在于 WMTA 粉体颗粒粒径比 GMTA 要小,颜色更美观,镁元素含量也有所降低。有研究比较氢氧化钙和 GMTA 材料盖髓 6 个月后的牙髓组织反应,结果显示:氢氧化钙组可见到 0.15mm 厚的牙本质桥伴明显的牙髓坏死,且有明显的牙髓炎症反应;而 GMTA 组可形成 0.43mm 的牙本质桥,无明显的牙髓组织炎症反应。而另一项研究比较 WMTA 和氢氧化钙的直接盖髓效果,发现在盖髓处理 4 周和 8 周后,WMTA 组都可形成更均质和连续的牙本质桥,且牙髓炎症轻。

在体外实验中,有研究比较 GMTA、银汞合金和 ZOE 的浸提液对人牙周膜成纤维细胞的细胞活力的影响,发现在新鲜混合时,低浓度浸提液的细胞毒性顺序为:银汞合金>氧化锌丁香油水门汀>MTA;而 24 小时固化状态时,低浓度浸提液的毒性顺序为:氧化锌丁香油水门汀>MTA 和银汞合金;高浓度浸提液的毒性顺序为:氧化锌丁香油水门汀>银汞合金>MTA。

而另一项研究则认为 WMTA 与氢氧化钙和氧化锌丁香油水门汀封闭剂相似，均不会影响小鼠巨噬细胞和成纤维细胞细胞活力以及 PGE2 合成。此外，WMTA 还被报道与牙髓细胞作用 24 小时后，并不诱导细胞凋亡。

由于 MTA 的固化时间过长，有学者将树脂成分添加到硅酸三钙水门汀中，使易于操作，并大大缩短固化时间，相关产品 Biodentine 已进入市场。研究显示：Biodentine 和 MTA 可刺激牙髓细胞与矿化相关的蛋白表达，如碱性磷酸酶、牙本质唾液蛋白（DSP）和 TGF-β_1。在盖髓效果方面，有研究显示 MTA 和 Biodentine 均可诱导形成修复性牙本质，两者之间无显著的差异。根据材料安全性数据分析认为：两者的合适比例应为 MTA>60%，树脂单体<50%，然而，当这些材料暴露在生理环境中仍需要更多研究证明其盖髓效果和生物相容性。

（3）磷酸锌水门汀：磷酸锌水门汀在刚开始混合时细胞毒性较大，完全固化后细胞毒性逐渐降低。有实验将磷酸锌水门汀应用鼠牙髓中的试验中观察到局部坏死，但该反应会随凝固时间延长而降低。当深窝洞充填后，前 3 天内可使牙髓产生中～重度的局限性牙髓损害，这是由于最初凝固过程中的低 pH 值（3 分钟时为 4.2）所致。凝固后 48 小时水门汀的 pH 值接近中性。5～8 周时，只有轻度慢性炎症存在，此时修复性牙本质已基本形成。磷酸锌水门汀在应用于中等深度或较浅的窝洞垫底，并没有长期牙髓损伤的报道。由于磷酸锌水门汀充填后初期的疼痛，以及这种水门汀用于深窝洞时对牙髓的损害作用，使用该水门汀时应该采用一层牙本质粘接保护层、ZOE、洞衬剂或氢氧化钙做洞衬垫底。

（4）玻璃离子/树脂改性玻璃离子水门汀：玻璃离子水门汀在 1970 年左右引入牙科应用领域，具有释放氟离子、与釉质和牙本质粘接性较好且热胀系数和弹性模量与牙本质相近等优点。然而，由于其存在对失水的敏感性、高溶解性及低固化速率等问题，传统的玻璃离子（GIC）作为牙体充填修复材料应用还是受到限制。于是在 GIC 的基础上发展出现了光固化树脂改性玻璃离子（RMGIC），该水门汀引入聚合水溶性单体如 HEMA 到传统的 GIC 中，可增强其挠曲强度、径向拉伸强度、弹性模量和耐磨性。然而，与传统 GIC 相比，其生物相容性有所降低，原因主要是未聚合的单体，如 HEMA 能够通过牙本质小管扩散到牙髓细胞，从而对牙髓产生刺激效应。体外实验也证实 RMGIC 比传统 GIC 对牙髓细胞、成牙本质细胞的细胞毒性大。另一类金属增强型玻璃离子水门汀，它对牙髓组织的有害反应主要是由于 Cu^{2+} 和 Ag^{+} 在较高浓度时也会产生细胞毒性效应。RMGIC 中的其他元素，如氟、铝、银、锶、硅、锌等，也会在固化和水解过程中被释放出来，这些元素的毒性效应究竟如何还有待进一步研究。

传统的玻璃离子水门汀与磷酸锌水门汀相比，细胞毒性更低，在应用至浅、中度甚至较深的窝洞时，均未发现其牙髓损伤报道。有报道称 RMGIC 充填Ⅴ类洞时并不会引起牙髓炎症反应，这可能是由于在光固化 RMGIC 和牙髓细胞之间存在牙本质屏障所致。然而，如果玻璃离子水门汀直接与暴露的牙髓接触可以观察到严重的炎症反应。另有研究表明：玻璃离子水门汀在充填较深窝洞数周后未观察到修复性牙本质的形成。因此，深龋的窝洞充填时，仍推荐使用氢氧化钙水门汀盖髓。

（5）聚羧酸锌水门汀：聚羧酸锌水门汀在刚凝固和完全凝固时的细胞毒性与锌离子和氟离子释放入培养介质及较低的 pH 有关。此外，在组织培养试验中，高于 1% 的聚丙烯酸浓度可能具有细胞毒性。另一方面，超过一年的皮下及骨植入试验并未显示出这些材料具有长期细胞毒性。聚羧酸锌水门汀造成的牙髓反应与 ZOE 相似，3 天后为轻～中度，5 周后只有轻度、慢性炎症。

(6) 氧化锌丁香酚水门汀(ZOE):氧化锌丁香酚水门汀可释放丁香酚,具有细胞毒性。然而,由于丁香酚的亲脂性,它在通过亲水性的牙本质扩散后浓度可稀释好几个数量级。因此,如果ZOE置于完整的牙本质层表面,在光镜下并不会观察到牙髓反应。在ISO推荐的牙髓牙本质试验中,ZOE通常作为无毒性的对照材料。临床上,ZOE可以封闭神经传递,具有镇静效果,还可形成暂时的封闭,阻止细菌的侵入。在乳牙窝洞使用试验中,ZOE第一周只造成轻~中度炎性反应,5~8周内这一反应会减轻至轻度慢性炎性反应,当窝洞深时会有修复性牙本质形成。而将ZOE直接应用到暴露的牙髓组织可能导致牙髓坏死,因此不推荐用于直接盖髓。

2. 树脂基复合材料　树脂基复合材料主要由无机填料和有机基质构成,可包括修复充填类复合树脂和树脂粘接系统。树脂粘接系统可以促进复合树脂和窝洞壁边缘密合(降低微渗漏),避免细菌入侵。目前尽管树脂基复合材料的理化性能日益增强,但其生物相容性并未得到太多的改善。大量研究发现:复合树脂或树脂粘接系统可导致牙髓刺激、坏死甚至牙周组织损伤。树脂复合物在开始固化时细胞毒性最高,固化后其毒性显著降低,且光固化树脂的细胞毒性小于化学固化树脂。将复合树脂充填入保留牙本质厚度大约为0.5mm的窝洞内3天后,牙髓出现轻~中度炎性反应,5~8周后反应减小,并伴随有修复性牙本质形成。使用保护性垫底或粘接剂,可减小牙髓对复合树脂材料的反应。体内研究发现:与MTA和氢氧化钙相比,应用树脂粘接系统牙髓炎症反应更加明显,可观察到巨噬细胞和异物巨细胞介导的异物反应。其他研究也发现应用抗菌性粘接剂盖髓不会形成牙本质桥,无继发成牙本质细胞聚集。因此,树脂粘接剂不能用于直接盖髓。

树脂材料对组织的有害反应与其有机基质成分相关,包括Bis-GMA、Bis-DMA、UDMA、TEGDMA、HEMA等。研究认为:有机基质中最主要的细胞毒性单体是Bis-GMA和UDMA,可导致不可逆的细胞代谢障碍,TEGDMA和HEMA也被报道可导致成纤维细胞毒性,高浓度HEMA可以诱导牙髓细胞毒性反应。其他成分如树脂中光引发剂樟脑醌,也会产生活性氧自由基,对组织造成损伤。有研究表明:樟脑醌不仅可诱导细胞毒性,还是一种致突变原。引起树脂基复合材料的单体成分析出的主要原因有以下三点:①单体转化率过低,树脂聚合不完全;②水解;③酶解。由于氧阻聚效应,树脂基复合材料很难达到完全聚合。释放的单体由于分子量较小,会通过牙本质小管扩散至牙髓,从而引起牙髓反应。体外研究表明:未聚合或部分聚合的树脂粘接剂可诱导巨噬细胞、未分化的牙髓细胞、成牙本质细胞凋亡。这可能由于树脂单体可诱导细胞活性氧(ROS)增高,从而导致DNA损伤和细胞凋亡。

除了树脂基质成分,还应考虑树脂固化产热对牙髓组织的影响。固化产热与2方面因素有关:①光源:目前对树脂进行光固化系统主要有卤素灯和LED灯。一般认为LED灯的产热量低于卤素灯,但高功率LED灯可达1000mW/cm^{2}以上,有些可超过3000mW/cm^2,可以增加树脂固化反应的发热;②充填技术:对于整体充填技术,其树脂固化产热温度高于逐层充填的产热温度。另外,牙髓温度升高与剩余牙本质厚度有关,在相同光固化条件下,剩余牙本质厚度为0.5mm要比1mm以上厚度更易增加牙髓温度。因此,在深的近髓窝洞充填时,第一层树脂注意不要使用高功率的固化模式(超过1000mW/cm^2),以避免牙髓损伤。

3. 银汞合金　银汞合金对牙髓组织的影响与其腐蚀产物的释放有关。银汞合金腐蚀的程度取决于银汞合金的类型、是否含有r_2相以及银汞合金的组成。新鲜混合的银汞合金

具有明显的细胞毒性，固化后其毒性显著下降。在细胞培养试验中，银汞合金中游离的或未反应的汞是有毒的，但汞齐化24小时后的银汞合金并不影响细胞生长。含锌银汞合金和高铜银汞合金细胞毒性大于不含锌和低铜银汞合金。在使用试验中，牙髓组织对浅窝洞银汞合金或垫底的深窝洞银汞合金的反应最小，应用数月后，通常仅少量或无炎症反应。在牙本质厚度为0.5mm或更薄的深窝洞内，若未垫底而充填银汞合金则会造成牙痛，3天后及5周后可见牙髓组织炎性反应。因此，对于保留牙本质厚度在0.5～1.0mm之间的窝洞应垫底，以保护牙髓组织。

4. 口腔用漂白剂　口腔用漂白剂通常为含有某种过氧化物形式的凝胶，主要可分为家用型和医用型两大类。家用型漂白剂一般为低浓度的过氧化氢（3%～7%）或过氧化脲（10%～20%），治疗周期较长；医用型漂白剂一般为高浓度（30%～35%）过氧化氢或过氧化脲类，主要由医师在诊室操作完成，治疗周期较短。漂白剂引起的最常见的副作用是牙齿对冷刺激的敏感度提高。研究显示，当应用10%过氧化脲处理活髓牙时，15%～65%的病人表示会有敏感。同样很多研究者发现在接受30%～35%过氧化氢专业漂白治疗后患者也会产生过敏症状，这些症状会随时间而减退。体外研究表明，大多数漂白剂的过氧化物成分可以穿通釉质层和牙本质层扩散进入牙髓。然而，造成牙齿敏感或疼痛的生理机制目前并不清楚，流体动力学假说可能应用于此。根据电镜显示应用35%过氧化氢类漂白剂治疗会增加牙面的多孔性，导致釉质表面出现溶融、脱矿现象；还可见管周牙本质轻微脱矿，管间牙本质胶原纤维网架塌陷。因此，有学者认为漂白剂损伤作用形式与用磷酸或盐酸等处理牙面类似，均可导致牙本质小管暴露，使得刺激传导至小管内或牙髓内的神经纤维末梢产生疼痛。

动物实验结果发现，35%的过氧化氢凝胶使用30分钟后可诱导严重的牙髓反应，表现为成牙本质细胞层减少甚至消失，前期牙本质消失，牙髓表面可观察到炎症细胞。炎症反应可存在15天，伴随局部血管扩张、渗出现象。但这些反应是可逆的，2个月后自行消失。此外，还有研究报道10%的过氧化脲可以诱导中度牙髓反应。此外，还有研究报道10%的过氧化脲可以诱导中度反应。目前尚未报道漂白剂会对牙髓产生永久性损伤。

（二）材料对口腔软组织的影响

口腔修复材料可造成牙龈及其他口腔黏膜等口腔软组织的反应，如灼口综合征（burning mouth syndrome，BMS）、牙龈炎症和增生、牙龈灰线以及口腔黏膜苔藓样斑块等。这些症状取决于材料与口腔软组织的相互作用，主要可分为以下几种情况：

1. 细菌的黏附和生长　菌斑聚集是造成牙龈炎症的首要原因，诸多因素均可影响材料表面细菌的黏附、集聚和菌斑形成，主要影响因素如下：

（1）材料的表面性能：材料表面理化性能参数如疏水性、zeta电位、表面自由能、表面粗糙度对于细菌黏附是很重要的。大量体外实验表明：表面自由能高、表面粗糙度大的材料可以促进细菌的黏附。因此，高表面自由能的钛基台被认为比天然牙吸附更多的菌斑。有研究发现：与喷砂后的表面相比，抛光后的钴铬合金表面口腔链球菌、黏放线菌及白色念珠菌的黏附显著降低。此外，还有研究比较黏放线菌、伴放线放线杆菌和牙龈卟啉单胞菌在纯钛和钛合金表面黏附情况，发现在纯钛表面的细菌黏附数量比钛合金表面少，这两种材料经白蛋白涂层钝化处理后，细菌的黏附均大大降低，提示材料表面粗糙度与细菌黏附呈正相关。

（2）材料的组成：菌斑沉积量与材料的成分密切相关。牙科铸造合金中的某些元素

(如银、铜)被认为具有一定的抗菌效应。研究发现:银钯合金可抑制口腔内需氧菌的生长,但对于牙周致病厌氧菌的增殖无明显抑制作用。有学者比较钛、银汞、铜(Cu)、锡(Sn)的抗菌活性,结果显示钛仅轻微降低微生物(血链球菌、梭杆菌属、内氏放线菌、中间普氏菌)的活性,而银汞和铜可以显著抑制所有的细菌活性。

有学者将热凝甲基丙烯酸甲酯、烤瓷用合金基底、瓷这3种牙科材料进行高度抛光后测试其对菌斑滞留的影响,发现滞留菌斑的能力由低到高依次为瓷<金合金基底<甲基丙烯酸甲酯,且各自的菌斑组成不同;由此提示在临床选择修复材料时应首选陶瓷和金合金。早在20世纪70年代即有报道发现聚甲基丙烯酸甲酯(PMMA)和其他义齿软衬材料可能促进真菌和细菌生长,如白色念珠菌、大肠埃希菌和铜绿假单胞菌。

一些单体、领苯二甲酸盐和交联剂也被发现可促进微生物生长。例如,增塑剂(苯甲酸苄酯和水杨酸苄酯)被认为可促进真菌繁殖,交联剂如EGDMA也可刺激两种重要致龋菌(变形链球菌和乳酸杆菌)生长,这些过度繁殖的微生物均可导致口腔黏膜炎症。

(3) 修复体的部位:菌斑的沉积还与口腔内修复体的不同部位有关。一般来说,修复体颊侧菌斑比舌侧菌斑要厚,主要是由于受到口腔环境中机械作用的影响。尽管口腔陶瓷修复体表面不易沉积菌斑,然而,其不容易被清洁的部位如固定桥桥体的龈面、全冠邻面的颈部表面吸附的菌斑仍然可能会引发一些炎症反应。

2. 细胞毒性效应

(1) 口腔金属材料:金属离子的释放与牙科金属和合金的生物学行为密切相关,然而,其他参数如表面结构和电化学性能也具有重要作用。因此,合金的浸提液和金属离子盐溶液通常被用来研究金属离子本身的毒性效应。此外,合金与细胞的直接接触实验也被用来研究释放的金属离子以及材料表面性能对细胞毒性的作用。

1) 金属离子的毒性效应:研究显示:锌以离子形式存在时具有较高的细胞毒性,比如,含锌的银汞合金比不含锌的银汞合金细胞毒性更大。有研究比较金(Au)、钯(Pd)、钛(Ti)、铜(Cu)的潜在细胞毒性,结果显示:铜的细胞毒性最大,而金、钯、钛的细胞毒性最低。通常,合金的铜元素含量与细胞毒性明显相关。体外实验表明:铜片可以诱导人牙龈成纤维细胞非凋亡性细胞坏死,并被认为可能与氨基酸代谢紊乱有关。小型猪皮下植入钯铜合金也可激发强烈的组织反应,然而,银钯合金和高贵金属仅激发轻微反应。对于非贵金属合金而言,Cr^{6+}和Be^{2+}对人牙龈成纤维细胞存在重度细胞毒性,Ni^{2+}具有中度细胞毒性,而Cr^{3+}和Mo^{6+}的细胞毒性较小。

2) 表面拓扑结构:一般来说,牙科铸造合金在抛光后显示更好的生物相容性。金属基底的拓扑结构可影响细胞生长和定向排列。例如,有研究观察到牙龈成纤维细胞在平滑的钛表面随机排列,但是可以沿着钛表面V型槽生长。而无规则的表面拓扑结构(未抛光的铸造表面)能够干扰牙龈组织重排,甚至导致组织炎症。

3) 腐蚀:合金的生物相容性与腐蚀紧密相关,由于腐蚀作用,合金的毒性成分被溶出,继而发生金属-蛋白或金属-细胞相互作用。有学者研究高贵合金、贵金属和非贵金属合金的金属元素的释放特性,结果显示:铜、锌和镍元素比金和铂元素更容易释放。含铍的镍铬合金耐腐蚀性较低,导致较高浓度的铍离子和镍离子的释放。有研究报道:牙科铸造合金对牙龈成纤维细胞的细胞毒性顺序是Ni-Cr>Au-Pt>Cr-Co。钴铬合金显示比高贵金属金钯合金具有更好的生物相容性主要是由于高含量的铬元素能够抗腐蚀。

（2）树脂基复合材料：复合树脂、树脂粘接剂和树脂改性玻璃离子水门汀在离体试验中，直接与成纤维细胞接触初期呈现很强的细胞毒性，主要原因是由于在单体-聚合物转换过程中自由单体的释放。这些单体如 Bis-GMA、HEMA、TEGDMA、UDMA 和光稳定剂（HMBP）可通过抑制谷胱甘肽的水平和产生活性氧（ROS）导致牙髓或牙龈细胞凋亡。此外，复合树脂或树脂改性玻璃离子水门汀中所析出的离子也可干扰其生物相容性。一般来说，析出 F^- 和 Sr^{2+} 的浓度并未达到细胞毒性水平，而释放的 Cu^{2+}、Al^{3+} 和 Fe^{2+} 等金属元素可通过 Fenton 反应产生 ROS，从而导致细胞毒性。

义齿基托材料，尤其是甲基丙烯酸酯类材料中的丙烯酸及二丙烯酸单体、某些引发剂、抗氧化剂、胺和甲醛具有一定的细胞毒性和致敏性，容易引发牙龈和黏膜的免疫过敏反应。由于这些材料中的大多数成分在聚合反应中已经参加了反应，因此，患者发生过敏反应的几率相当低。此外，可见光固化义齿基托树脂和义齿基托树脂封闭剂在体外试验中显示对上皮细胞有毒性作用。软组织对义齿软衬材料和义齿黏附剂的反应非常重要，因为这些材料与口腔黏膜紧密接触。有些类型的义齿软衬材料中含有增塑剂，增塑剂的释放会产生极大的细胞毒性，影响许多细胞的代谢反应。

（3）口腔陶瓷材料：口腔陶瓷材料具有非常好的化学稳定性和物理机械性能，在口腔环境条件下通常不会析出有害的成分，表面光滑，结构致密，显示出很好的细胞相容性。临床资料中也很少有关口腔陶瓷材料引起口腔软组织毒性的报道。

3. 亚毒性效应　很多临床反应并不能全部用细胞毒性数据来解释。材料对口腔软组织的不利影响除了细胞毒性（如细胞坏死、细胞凋亡）方面以外，还包括亚毒性效应（细胞代谢紊乱）和致敏反应。

（1）口腔金属材料：金属材料释放的一些金属离子能够干扰细胞代谢，影响炎症相关的细胞因子的表达。有学者发现铜基合金可以增加淋巴细胞合成 IL-2 的水平，提示体内可能会提高 B 淋巴细胞的活性。另外，有学者通过将成纤维细胞和上皮细胞共培养后发现：铜、钴、铟和锌离子均能显著增加 PGE2（前列腺素）的合成和分泌，从而增加血管内皮的通透性并改变免疫功能。利用该共培养模型进一步研究发现：在无细胞毒性或轻微毒性浓度下，铜、锌、钴、镍和钯离子可诱导 IL-6 合成。IL-6 也是介导炎症反应的主要细胞因子，可以增强各种免疫反应，包括 B 细胞和 T 细胞的增殖等。有报道在炎症牙龈组织中的成纤维细胞、内皮细胞和巨噬细胞表达 IL-6，健康牙龈组织中却未检测到。此外，非常低的亚毒性浓度的 Zn、Ni 和 Co 离子均可增加内皮细胞黏附分子的表达（E-selectin，ICAM-1），提示金属材料通过腐蚀释放低剂量的金属离子可能诱导组织炎症。

（2）义齿基托：树脂义齿基托树脂可导致邻近软组织或其下方的口腔黏膜严重刺激反应。在临床研究实验中，有学者发现基托树脂残留单体的释放和口腔黏膜刺激密切相关。释放的单体 MMA、甲醛以及微生物均是义齿性口炎的主要诱因。有临床研究显示在 22 个灼口综合征患者中有 5 个对 MMA 过敏的患者，对这 5 名 MMA 过敏的患者更换新的树脂基托（残留单体含量低）后，其中的 3 名患者症状消失。除了过敏，残留的 MMA 还可导致口腔黏膜炎症反应。

（三）材料对骨组织的影响

植入于口腔骨组织的材料包括生物陶瓷、金属和有机高分子。这些材料的性质在很大程度上决定了骨组织的反应程度，并受植入材料的组成结构、表面性质（粗糙度、孔隙率、形态)、机体状况及种植技术等多种因素的影响。

1. 陶瓷植入材料　生物陶瓷植入材料处于被氧化状态,具有耐腐蚀、低毒性、非免疫源性及非致癌性的特点,对组织的毒性作用很低。在骨组织缺损修复中应用最广泛的有钙磷类生物活性陶瓷,它们的性能取决于钙磷比、晶体结构及孔径大小等。一般而言,这类材料的生物相容性较好,具有骨传导性和可降解性,降解时间与材料类型相关,最长可持续数年;然而,它们对于疲劳断裂却高度敏感,因此,在复杂应力负载区的应用受限。

磷酸钙骨水泥(calcium phosphate cement, CPC)多以糊剂的形式注射进入骨缺损区域,可以适应不同形状的骨缺损。它们在固化时没有温度的上升,根据组成成分和 pH 值差异,固化产物可分为磷酸氢钙(brushite, pH=4.2)或磷灰石(apatite, pH>4.2)两大类。磷酸氢钙类骨水泥降解速度较快,它们是酸碱反应的产物,显示良好的骨传导性能。尽管固化时 pH 较低,但并未观察到植入后的组织坏死,主要应用于材料需要被吸收的骨缺损修复部位。

另一类羟基磷灰石是一种磷酸钙不易被吸收的形式,可应用于钛种植体的涂层材料及牙槽嵴的增高材料。研究表明,骨组织对磷灰石反应形成骨性结合界面,一般认为是当环境 pH 下降时,形成碳酸磷灰石层,然后碳酸磷灰石晶体和非胶原蛋白有机基质偶联,形成无定形区域,成骨细胞与无定形区域基质结合,分泌胶原基质,并和上述复合微晶体整合在界面形成骨组织。因此,羟基磷灰石涂层的植入体骨整合能力较好。然而,有学者报道当它暴露在骨髓和软组织时,可以导致骨质溶解。羟基磷灰石磨损颗粒被认为是种植体失败的主要原因,由于颗粒被吞噬后可刺激细胞因子释放,随后导致炎症、骨重建紊乱和局部骨溶解。

2. 金属植入材料　纯金属和合金是口腔植入材料中历史最久的类型。根据植入材料的物理和化学性质,人体的组织反应程度有所不同,某些纯金属(除贵金属外)有可能引起严重的组织反应。金属中的自由电子极易与氧等发生氧化反应,可直接导致细胞毒性作用。

钛和钛合金(Ti-6A1-4V)的表面能形成由各种氧化钛组成的、非常完整而致密的氧化物层,该氧化层阻止了金属离子和气体(氧气)在金属表面进一步的扩散,显示很好的耐腐蚀性和生物相容性。钛表面的氧化层经过一定处理后,可以在其表面形成碳酸磷灰石层,与骨组织形成骨性结合。虽然钛及钛合金的腐蚀速率比其他金属材料低得多,但钛及钛合金可能释放出钛或铝和钒元素对机体局部和全身的影响却有待进一步研究。有文献报道:在短期细胞毒性(48 小时)研究中,Cr^{6+}可导致骨髓间充质干细胞坏死,Ti^{4+}、Al^{3+}、V^{5+}和 Mn^{2+}则仅显示轻度细胞毒性;而在长期研究中,V^{5+}显示重度细胞毒性,其他金属离子仅为轻度或无细胞毒性。此外,体外实验表明,即使为亚毒性浓度,Ni^{2+}、Co^{2+}、Ti^{4+}和 V^{3+}都可影响成骨细胞 DNA 合成、碱性磷酸酶表达及成骨钙化。

除了研究金属离子的释放效应外,纯钛、钛合金和钴铬钼合金粉末也被用来研究合金和细胞的直接相互作用,研究发现:即使是生物相容性较好的块状金属材料,若呈颗粒状时可出现不同的生物学反应,当粒径在 5～10mm 以下,很可能会导致不同程度的细胞损伤。有报道显示:纯钛颗粒(粒径<3mm)可导致成骨细胞Ⅰ型和Ⅲ型胶原合成下降,还可以刺激牙周巨噬细胞 IL-1 和 PGE2 的分泌,并显著增强骨吸收活性(粒径 1～3mm 时),提示纯钛磨损颗粒可能导致邻近区域的骨吸收,且颗粒尺寸和表面积对于细胞行为的影响是非常重要的。

3. 高分子植入材料　许多高分子材料本身对组织是生物惰性的,毒性反应是由聚合物中的一些辅助添加成分如抗氧化剂、增塑剂、着色剂等以及活性的单体引起。由于单体不可能达到 100% 的聚合,残余单体和一些小分了物质就可能逸出,引起严重的组织反应。所以,

组织反应与材料聚合的程度密切相关。高分子材料在植入体内后因体内各种因素的影响而使其表面积增加或自由基产生，性能随之降低，导致组织发生的反应性变化。例如，PMMA是一种临床常用的高分子类骨植入材料，鉴于它的惰性性能，在骨愈合和重建过程中，其骨整合能力较差，固化时的大量产热（80℃）会导致邻近组织坏死，释放的单体具有细胞毒性。该材料植入骨组织后由于最初的不稳定性，可导致界面纤维膜形成以及随后发生无菌性松弛。

二、材料对全身组织的影响

口腔生物材料对生物体的影响不仅仅局限于应用的局部组织，而有可能会对全身组织产生影响。机体对材料的反应程度与材料的化学成分、材料的微观和宏观结构、修复材料应用的位置、与口腔组织接触的时间因素等都有关系。比如，从口腔金属材料中溶出的金属离子及其衍生物，有可能会产生全身的毒性作用和过敏反应等。从高分子聚合材料中溶出的一些小分子物质也有可能会引起全身性系统反应。

（一）全身毒性作用

1. 口腔金属材料　口腔金属修复体在口腔环境中，其腐蚀产物释放到口腔后，经消化系统或口腔组织直接进入体内，然后随组织液扩散、淋巴和血液循环在机体内广泛分布。以银汞合金为例，其汞元素可以通过以下途径进入人体：①以单质汞的形式（汞蒸气）释放到空气中由呼吸道吸入；②机械磨损产生的磨损颗粒由消化道吞咽进入人体；③在唾液中溶解腐蚀产生的无机汞由消化道吞咽进入人体。元素进入机体的途径、金属的氧化状态和化学形式将影响其吸收、分布、血液半衰期和排泄。

有研究表明银汞合金的汞元素主要通过汞蒸气持续释放到口腔中，从而被人体吸入进入组织，氧化成离子汞，并最终与细胞中蛋白共价结合。释放率依赖于多种因素，包括年龄、饮食、个体习惯、修复体的面积、组成以及表面氧化层的质量等。有研究发现应用银汞合金修复体后汞元素主要蓄积在脑组织，也有文献显示在肾组织中有高水平蓄积，其他器官如肺、肝、脾以及胃肠道，外分泌腺中汞蓄积也有报道。值得注意的是，汞含量增加并不是意味着上述器官生化功能会发生改变。WHO宣称每周吃一次海产品可导致尿汞水平升高到5～20μg/L，高于牙科合金汞释放量（1μg/L）。另一方面，美国职业安全与健康组织规定的环境中可接受的汞蒸气水平也远高于9个牙科银汞合金修复体在口腔中的释放量。

有临床研究比较了应用银汞合金和复合树脂充填龋齿的儿童，经过5年随访研究显示：两组儿童肾功能和神经生理方面并无差异。因此，尽管汞蒸气从银汞合金修复体中持续释放，过去十多年研究并不确定其对健康存在有害的效果，这可能是由于汞的释放量太低，还不足以导致医学问题。大多数情况下，从修复体合金中释放出的元素量远远低于每天饮食中的摄入量。

2. 聚甲基丙烯酸甲酯　聚甲基丙烯酸甲酯（PMMA）释放的单体MMA在体内吸收、分布及代谢过程对全身毒性影响具有关键作用。有研究表明：口服应用MMA 5分钟后，即可在血液中检测到甲基丙烯酸（一种由非特异性羧基酯酶作用的MMA降解产物），在10～15分钟达到高峰，而器官的改变（肝、肾、心、脾、脑、肺及胆）并未发现。MMA在人体血液中半衰期是20～40分钟。另外还有研究表明MMA对大鼠的LD50（半数致死量）为8.4～9g/kg，如此之高的浓度提示MMA具有非常低的急性全身毒性。这可能是由于MMA在血清中快速降解为酸性产物并随后通过三羧酸循环代谢为毒性更低的产物如丙酮酸。PMMA树脂析出的单体除了通过口腔吞咽进入人体,其挥发产生的蒸气对人体也有影响,尤其对牙医和牙科技工。有报道称MMA蒸气可以导致眩晕。在国外,MMA在空气中最大允许暴露量为50ppm或210mg/m^3。

3. 复合树脂 复合树脂释放的单体TEGDMA是亲水性的,可以穿透细胞膜与细胞内分子反应,形成谷胱甘肽-TEGDMA复合物,降低细胞排毒潜能,也有报道发现单体TEGDMA和HEMA对葡萄糖生成也具有显著的毒性效应。在体内,TEGDMA的吸收、分布和消除已被广泛研究。结果表明,通过胃管或皮内注射给药放射性标记的单体(^{14}C-TEGDMA),24小时后发现约60%~65%由肺部呼出,通过粪便(<1%)和尿液(15%)排出的量较少。此外,还发现丙酮酸是TEGDMA的中间产物。因此,肺部呼出可能是单体消除的主要途径。研究还显示通过消化道、皮肤及静脉应用^{14}C-TEGDMA大多在1天内排出,肾、血液和肝脏中可发现,但组织中TEGDMA水平远小于已知毒性效应的1000~100 000倍。

(二) 过敏反应

具有抗原性的口腔材料可能会引起口腔牙龈和黏膜免疫性过敏反应。抗原部分黏附到淋巴细胞、嗜碱性粒细胞、巨噬细胞以及皮肤的朗格汉斯细胞和口腔黏膜上皮,可诱发Ⅰ型或Ⅳ型变态反应,这类反应又可称为接触性黏膜炎(contact mucositis)。

1. 口腔金属材料 腐蚀导致金属离子的析出,金属离子作为半抗原,结合到宿主分子上,如蛋白质、核酸、蛋白多糖等,形成致敏复合物。牙科金属修复体释放的金属离子能够诱导全身和局部过敏反应。有研究经分析139例牙科金属材料过敏反应的文献后得出病人局部过敏反应多表现为牙龈炎或口腔黏膜炎症、口腔软组织和唇部的苔藓样反应、肿胀和疼痛,仅有33例显示全身反应。

到现在为止,仅有1例病例报告发现应用镍合金全冠后可能导致IgA肾病。研究指出Ni具有最高的致敏潜能,其次是K、Co、Ag、Cu、Pd、Pt以及Au。近年来,钛诱发的接触过敏反应也被报道,并逐渐受到关注。不同患者对同一致敏复合物的反应可能不同,有研究表明,普通人群中15%对镍过敏,8%对钴过敏,8%对铬过敏。另外,明确的致敏金属还有汞、铜、锡和锌等。其他未明确的致敏金属也有导致过敏反应的可能。人群对金属离子过敏反应的频率取决于人群暴露于金属的频率、金属离子的释放以及离子与组织间的相互作用。不同金属离子之间有交叉过敏反应,例如钯和镍,已有的研究表明34%~64.5%的患者对镍过敏同样也对钯过敏。

2. 聚甲基丙烯酸甲酯 皮肤接触MMA和PMMA可能导致过敏反应。MMA也是一种重要的接触过敏原。对牙科医师或技工而言,最常见的对MMA过敏反应可表现为中~重度的手部皮肤的皮炎。最近有报道:约3%牙科医患有牙科丙烯酸树脂接触性皮炎。除了局部反应,应用义齿基托树脂PMMA后,也可观察到无明显口内症状的荨麻疹。此外,其他添加成分如引发剂BPO、EGDMA和对苯二酚也能产生过敏反应。

(三) 基因毒性及致癌作用

合金的致突变作用和致癌作用与其腐蚀直接相关,研究金属的基因毒性,应具体分析金属的腐蚀产物、金属的分子形式和元素的氧化状态等。如$NiCl_2$和$NiSO_4$是弱突变原,但Ni_2S_3是强突变原;又如Cr^{6+}是突变原,但Cr^{3+}却不是;有研究证明Cr^{6+}的致突变性和致癌性

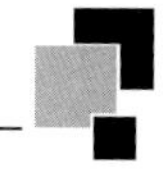

作用并不是直接效应，而是进入细胞核后变成 Cr^{3+} 引起 DNA 裂变；相反，Cr^{3+} 却不能通过细胞膜及细胞质进入细胞核，而是和细胞膜上分子或细胞质内蛋白质结合而致细胞死亡。

国际癌症研究会(IARC)将金属合金腐蚀产物的致突变性及致癌性归纳为两类：一类是已经证明有潜在可能性致突变及致癌性的金属成分；另一类是不能归纳为有致突变性的金属成分。已经证明有致癌性的有：Ni 的衍生物、Cr^{6+}、Cd 及其衍生物、Be 及其衍生物。可能致癌的有：Ni 和 Co。不致癌但有致突变性的有：Sn^{2+}、Cu^{4+} 和 Fe^{2+}。

贵金属成分化学性质稳定，不易在体液中腐蚀，其析出量极少或不析出，通常不会引起机体细胞的毒性。正确认识和掌握口腔医学中常用合金材料的性能特点，对于材料的改性、新材料的开发和临床上合理地选用合金材料都十分重要。

三、机体环境对材料的影响

无论哪一类材料，一旦被应用于口腔组织，势必处于机体口腔环境之中，唾液和体液(植入材料)以及咀嚼应力等多因素将对材料的性能产生影响，使材料发生变化，甚至缩短其使用寿命。一般来说，机体环境对材料的影响主要有使材料发生腐蚀、磨损、老化、降解等变化。

(一) 腐蚀

口腔是含有多种电解质且存在多种菌群定植的复杂微生态环境，牙科金属材料可与口腔环境中的组分发生化学反应，而化学反应发生的结果可导致牙科金属材料的破坏，这种材料由于周围环境的化学侵蚀而造成的破坏或变质称为腐蚀。牙科金属材料的腐蚀主要有两种类型：化学腐蚀(chemical corrosion)和电化学腐蚀(electrochemical corrosion)，其中电化学腐蚀在口腔环境中最为普遍。牙科修复合金材料发生腐蚀后，不仅影响修复体的美观(颜色)和功能(改变材料强度)，更主要的是由于金属离子的释放和随后金属-蛋白或金属-细胞的相互作用从而导致细胞毒性、过敏等不良的生物学作用。临床上腐蚀的过程可限制疲劳寿命和最终材料的强度，导致植入体的机械性能丧失。

影响口腔金属发生腐蚀的环境因素主要包括以下几方面：

1. 唾液 pH 值变化　唾液是一种低浓度的电解质，正常人新鲜唾液的 pH 的范围是 5.7～7.0。然而，口腔进食和饮水会使唾液的 pH 发生变化，一般会引起唾液 pH 的降低。另外，由于口腔中细菌对食物残渣的分解代谢作用形成的酸性产物也会引起唾液 pH 值的降低。有研究表明，在菌斑中，细菌代谢形成的酸性产物可以使龈沟液内的 pH 值达到 4 甚至更低。体外实验显示：不同 pH 值的人工唾液引起腐蚀的程度不同，同种镍铬合金在 pH 2.3 的人工唾液中释放的镍离子量均远大于在 pH 7.0 的人工唾液中的释放量(图 1-5)。另有研究显示银、铜、铁在酸性溶液中更易腐蚀而释放出来，但贵金属受 pH 值变化的影响较小。还有研究表明：纯钛在酸性和中性环境中均有较强的耐腐蚀性，钴铬合金和镍铬合金在酸性介质中的耐腐蚀性较差，3 种金属的耐腐蚀性由大到小依次为纯钛、钴铬合金和镍铬合金。

2. 细胞和蛋白质作用　口腔中会对金属和合金腐蚀产生影响的蛋白质等生物大分子主要包括：口腔中的唾液含有少量淀粉酶、溶菌酶、黏蛋白等生物分子；龈沟液中还含有 SIgA 等分泌性抗体；摄入口腔的食物经唾液初步的消化作用后分解出的少量糖类等大分子物质

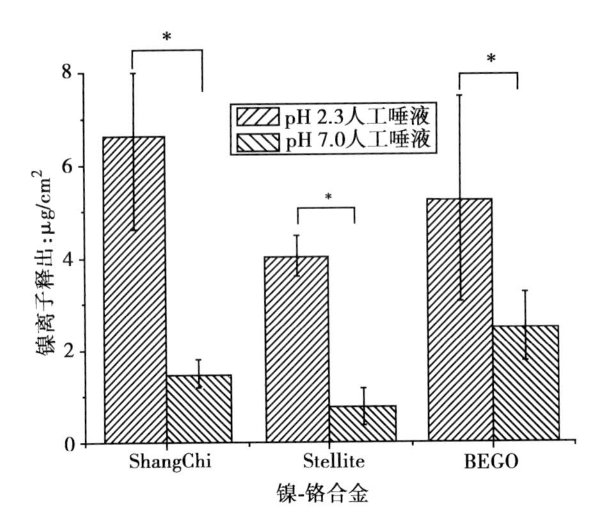

图1-5　不同pH值人工唾液对镍铬合金镍离子释放的影响($^{*}P<0.05$)

(上海交通大学口腔医学院　孙皎供图)

以及细菌分解代谢作用的产物等。不同的蛋白对合金腐蚀性能产生不同的影响,有实验发现黏液素、SIgA、尿素、溶解酵素可促进钛表面和钴铬钼合金表明钝化膜的形成,从而抑制腐蚀。而卵清蛋白、人血浆蛋白会干扰合金表面钝化处理,加剧腐蚀。此外,腐蚀可以被巨噬细胞加速,如中性粒细胞。

3. 微生物作用　口腔中以微需氧菌居多,这些细菌的存在对牙科金属材料的失泽起了重要作用,主要是由于细菌的新陈代谢产物可影响金属修复体表面或界面的pH值变化及介质组成的变化,从而影响金属的电化学反应过程,促进腐蚀发展。有学者研究发现在口腔环境中,修复体合金对口腔微生物的存在很敏感,Ni、Cr、Cu、Al、Fe、Pd、Zn均发生了失泽变化,牙周袋中的放线共生放线杆菌对金属失泽起了重要作用。另外有研究发现黏性放线菌对镍铬合金(Ni-Cr)、金合金的电化学腐蚀行为有显著影响。黏性放线菌的作用可能因为导致了金属-电解质界面的氧气消耗,产生氧浓差电池,从而促进了腐蚀。此外,有研究证实,变异链球菌能降低纯钛、316不锈钢、Ti-6Al-4V、镍钛(Ni-Ti)的开路电位,同时会降低纯钛、Ti-6Al-4V、Ni-Ti的腐蚀电位从而加剧腐蚀。

4. 局部应力　牙科合金暴露于口腔后,在口腔行使咀嚼功能时对颌牙齿的𬌗力对合金的作用,也是合金受到诸多口腔环境因素中的另一个重要方面。通常,合金在内应力或者固定外应力作用下,应力集中区晶格发生畸变,电势降低,在腐蚀中成为阳极,先遭到破坏。牙科合金在咀嚼中还承受剪切力和屈应力,并且磨光面有时存在局限集中的形变,这些因素均可导致应力腐蚀。体外研究表明在pH 2.3的人工唾液中牙合力加载的因素能促进镍铬合金中镍离子的释放(图1-6)。此外,口腔在长期行使咀嚼功能的同时,由于局部承受应力而导致材料的表面磨损,磨损是另一个加速腐蚀的重要因素,尤其在氧化层被磨损崩溃以后,腐蚀和磨损是发生在口腔环境中的一个连续行为。有学者研究发现,刷牙应力可使合金抗腐蚀的性能明显降低。

5. 异种金属间的接触　口腔中异种金属接触可促进腐蚀的发生,理论上应避免口腔中异种金属的同时存在。如果口腔内存在不同的金属修复体,就可能发生异种金属与合金间的接触性腐蚀。有研究测定了人工唾液中几种异种金属接触时,由于腐蚀电位不同而产生

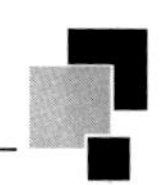

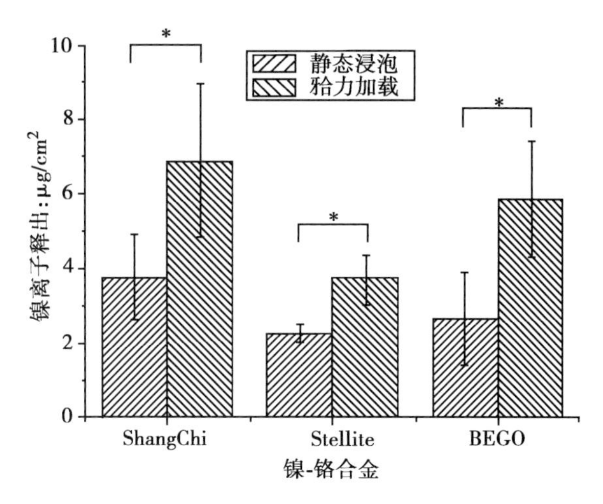

图 1-6　动态殆力加载对镍铬合金镍离子释放的影响($^*P<0.05$)

(上海交通大学口腔医学院　孙皎供图)

电偶电流,电位较低的金属溶解速度增加,造成接触处的局部腐蚀;电位较高的金属溶解速度反而减小,这就是电偶腐蚀。实质上是由两种不同的电极构成宏观原电池的腐蚀。有学者发现纯钛与贵金属(Au-Ag-Pd 合金)组成的电偶对较耐腐蚀,Ti/Ni-Cr-Be 对电偶腐蚀高度敏感。因此,临床上纯钛或钛合金需与其他金属修复体接触时,应考虑慎用 Co-Cr-Mo、Ni-Cr 基合金。有学者研究合金材料的电偶序及其与腐蚀倾向的关系,提出材料间的电偶序相差越大,电偶腐蚀的可能性就越大。测定一定条件下金属(或合金)的电偶序对临床材料的选择有一定的指导意义。

(二) 磨损

在口腔咀嚼过程中牙和牙、牙和修复体、修复体与修复体以及它们和食物间不可避免地产生摩擦磨损现象,耐磨性不良的修复材料长期磨损后必然影响患者的咀嚼功能和美观。理想的口腔修复材料应具备与天然牙近似但又略低于天然牙的摩擦学性能。磨损是一个复杂的过程,是机械压力同化学腐蚀共同作用下产生的结果。影响口腔金属发生腐蚀的环境因素主要包括以下几方面:

1. 咀嚼压力　咀嚼压力是材料耐磨损性能最重要的动力影响因素。一般情形下,两者呈正相关系,咀嚼压力越大,材料磨损越严重。咀嚼运动的方向和速度都会对材料耐磨性能产生影响。垂直运动时,修复体受到的力主要是正压力;侧向滑行运动时,受到的力主要是剪切力。同时,咀嚼力受牙周组织、咀嚼肌及其他组织情况制约,年龄、性别差异也影响咀嚼力的大小。研究表明人类磨牙在咀嚼不同食物时的垂直压力为 20 ~ 120N,食物的硬度影响人类咀嚼的方式和压力。牙体修复材料必须有足够的强度抵抗最大咀嚼压力而不会崩裂。

2. 湿度　口腔是一个湿性环境,其相对湿度为 78% ~ 90%,而水对大部分树脂基复合材料机械性能可产生不利影响,主要是由于基质吸收水分而水解,从而破坏填料-基质粘接界面。研究表明水环境显著增加复合体三体摩擦磨损率,这正是因为复合体基质吸收了少量水分,硅氧键被破坏,材料更易受到应力破坏。同时在湿性环境中更易导致氟离子的析出,复合体氟离子的大量丢失必然造成材料机械强度的下降。研究发现腐蚀性磨损在材料的磨损中起重要作用。腐蚀性磨损开始于材料的水降解。当水通过基质、填料表面、微孔及

其他薄弱环节渗透,填料和基质界面发生降解,产生一层松软层,在材料承受咀嚼压力时该层易于剥脱,从而产生磨损。

3. 温度　口腔内的冷热变化同样影响着口腔修复材料的耐磨性能。有研究表明传统商业用丙烯酸型树脂在口腔环境下聚合,短期内挠曲强度等机械性能有所提高,这可能是因为环境温度升高导致单体转化率提高。但在长期的口内高温湿性环境下材料的机械性能下降,这可能由于热循环加速了材料的疲劳。实验也证实热循环能显著降低树脂材料耐磨性。口内温度长时间的变化,易使材料产生疲劳磨损,引发表面裂纹,最后断裂剥落。

4. pH值　口腔修复材料在口内不断地暴露于唾液、食物、饮料等的化学环境下。由于口腔环境pH值的变化,化学性腐蚀对材料耐磨性起了重要作用,导致材料表面粗化和软化。研究显示酸性环境降低了复合体的耐磨性能。食物常含有的乙醇可使树脂基质软化从而破坏基质与填料间的结合,使填料脱落,增大树脂材料的磨损。口腔中的酯酶等也有增加树脂磨损量的作用。众多研究表明化学降解在树脂材料的磨损中起着重要作用。

(三)老化

口腔有机高分子材料在加工、贮存和使用过程中,由于受到光、热、氧、水、高能辐射、化学以及生物侵蚀等内外因素的综合作用,高分子材料的化学组成和结构会发生一系列变化,物理性能也会相应受损,如发硬、发黏、变脆、变色、失去强度等,这种现象就是高分子材料的老化。高分子材料老化的本质是指物理结构或化学结构发生的改变,表现为材料的性能逐渐下降,并失去其应有的使用价值。其影响的因素如下:

(1)温度的影响:温度升高,高分子链的运动加剧,一旦超过化学键的离解能,就会引起高分子链的热降解或基团脱落。

(2)湿度的影响:湿度对高分子材料的影响可归结于水分对材料的溶胀及溶解作用,使维持高分子材料聚集态结构的分子间作用力改变,从而破坏了材料的聚集状态,尤其对于非交联的非晶聚合物、湿度的影响极其明显,会使高分子材料发生溶胀甚至聚集态解体,从而使材料的性能受到损坏;对于结晶形态的塑料或纤维,由于存在水分渗透限制,湿度的影响不是很明显。

(3)氧气的影响:氧是引起高分子材料老化的主要原因,由于氧的渗透性,结晶型聚合物较无定型聚合物耐氧化。氧首先进攻高分子主链上的薄弱环节,如双键、羟基、叔碳原子上的氢等基团或原子,形成高分子过氧自由基或过氧化物,然后在此部位引起主链的断裂,严重时,聚合物分子量显著下降,玻璃化温度降低,而使聚合物变黏,在某些易分解为自由基的引发剂或过渡金属元素存在下,有加剧氧化反应的趋势。

(4)化学介质的影响:化学介质只有渗透到高分子材料的内部,才能发挥作用,这些作用包括对共价键的作用与次价键的作用两类。共价键的作用表现为高分子链的断链、交联、加成或这些作用的综合,这是一个不可逆的化学过程;化学介质对次价键的破坏虽然没有引起化学结构的改变,但材料的聚集态结构会改变,使其物理性能发生相应改变。环境应力开裂、溶裂、增塑等物理变化,是高分子材料的化学介质老化的典型表现。当双向受力的聚合物表面存在少量的非溶剂的液体介质时,会出现微小的裂纹或银纹,称为环境应力开裂,这种表面现象是在化学介质的增塑和材料表面应力集中作用下,材料局部地方的表面应力超过其屈服应力的结果。

(5)生物老化:由于高分子材料在加工过程中几乎都使用了各种各样的添加剂,因而常

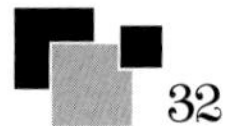

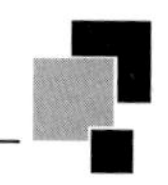

常成为霉菌的营养源。霉菌生长时的代谢物中含有有机酸和毒素，会使高分子材料的表面出现发黏、变色、变脆、光洁度降低等现象。此外，聚合物材料长期处于某种环境中，由于微生物具有极强的遗传变异性，会逐步进化出能够分解利用这些高聚物的酶类，从而能够以其为碳源或能源生长，尽管降解速率极低，但这种潜在危害是确实存在的。

（四）降解

口腔材料暴露在由多种内源性因素（蛋白、酶、多糖、细菌）和外源性因素（摄入的饮食）共同作用的口腔环境中，这些因素构成复杂的相互作用，从而导致口腔材料的生物降解现象。对于某些牙体充填修复材料（如丙烯酸类树脂），或并非设计为可降解的植入材料，该降解过程可长期改变材料的性能并影响其功能，同时还会释放小分子物质诱导一系列的细胞和组织反应，目前对于这类材料的降解行为的关注日益增多。影响口腔材料的降解行为的口腔环境因素主要如下：

（1）唾液成分：牙科材料在口腔环境一般可通过两种途径降解——水解和酶解反应。①水是唾液中最丰富的成分，同时也是导致材料降解的主要因素。口腔环境有利于促进树脂等极性材料对唾液中水的吸收，材料吸水后会发生膨胀和浸析，在溶胀过程中材料体积增大，结构产生空隙，水分子随之进入材料内部，材料的主链在水溶液的作用下导致化学键断裂，形成一个个大分子齐聚物片段最终被水解成相应的小分子单体。②对于高分子材料而言，唾液酶可通过攻击聚合物链端或侧链使得交联的聚合物网络破坏，从而导致材料降解，并同时产生有害的副产物。单体的成分是决定聚合物酶解程度的主要因素。对于一些因为溶胀过程不明显而降解缓慢的材料，先期水解和酶等物质对材料表面的腐蚀会造成材料上出现较深的孔洞，低分子物质如自由基和过氧化物等借此渗入材料内部，造成材料的整体浸蚀，加速材料的降解。已有研究证实酶解可影响材料的机械性能（如表面硬度和耐磨性）。一般来说，材料的降解过程是在水解和酶解两种作用下进行的。

（2）局部应力：①咀嚼力：在持续循环的咀嚼力作用下，材料可发生进行性降解。有研究显示，与静态环境相比，义齿软衬材料在口腔应力加载条件下可导致更多的增塑剂释放。②热应力：日常饮食可导致口腔内温度变化，这种温度变化有可能是一种不利的环境。由于材料与天然牙有不同的热胀系数，温度变化可诱导材料与牙齿界面产生应力，从而加速材料降解。

（3）微生物：体外研究显示树脂基牙科材料表面的细菌克隆可导致材料表面粗糙度的增加，提示细菌增殖可诱导材料表面降解。口腔中微生物含量丰富，其种类对材料的降解具有很大的影响，如能降解脂肪族聚酯的主要是能产脂肪酶的微生物（如真菌、假单胞菌及某些放线菌），其他微生物种类对脂肪族聚酯几乎没有降解作用。

（4）环境的pH值：饮食等因素也能改变口腔环境中的pH值，从而影响材料的降解。有研究发现，聚乳酸（PLA）在不同的pH溶液中降解速率如下：碱液>酸液>去离子水>pH为7.4磷酸缓冲液。在碱液中的降解速率最快，是因为PLA水解生成羧酸产物与碱中和，促进了水解反应向正反应方向进行。

（5）炎症细胞：材料植入体内后，从生物免疫的角度分析，植入时的创伤、材料及其降解产物的异物刺激必定会引起机体的炎症反应，机体环境中的炎症细胞是决定降解材料反应的关键细胞，可产生大量的自由基、过氧化物、超氧阴离子和酶，导致材料的降解。随着生物功能性材料及药物载体的发展，理解和评价生物材料的降解过程和机体对降解产物的反应变得越来越重要。关于生物材料的降解机制和影响因素详见第七章。

四、科研立题思考

1. 牙体充填修复材料对牙髓组织的影响。
2. 牙体充填修复材料对口腔软组织的影响。
3. 牙科植入材料对骨组织的影响。
4. 牙体充填修复材料及牙科植入材料的全身毒性效应。
5. 口腔漂白剂对口腔组织和全身组织的影响。
6. 牙体充填修复材料诱发的过敏反应及机制。
7. 牙科金属材料腐蚀行为及影响因素。
8. 牙体充填修复材料磨损的机制及影响因素。
9. 口腔有机高分子材料老化的机制及影响因素。
10. 牙科植入材料的降解行为及影响因素。

（孙皎　陈治清）

第三节　口腔生物材料的生物相容性研究方法

任何生物材料在应用于临床前都必须进行充分的生物相容性评价。早在1970年，Autian就提出一系列研究来确定新材料临床应用的安全性，随着生物材料的发展日趋多元化，对生物相容性评价的要求也日益增高，评价水平从“可接受”(acceptable)提高到“安全应用”(safe to use)，研究方法从整体动物、细胞水平发展到分子水平，研究内容从生物学效应的观察深入到分子机制的探讨。

一、细胞水平

细胞水平上评价生物材料的生物相容性，主要指以细胞作为基本单位，研究生物材料对细胞的结构和功能的影响。根据生物相容性的两大原则，可从生物安全性和生物功能性两大方面来考虑选择实验项目。

（一）生物安全性

1. 细胞形态学评价　这是最早发展的一种细胞损伤的定性检测方法，材料导致细胞损伤从而使其发生形态学的改变，通过显微镜下观察到变圆或裂解细胞所占的百分比来估算细胞毒性级别。这种将细胞/克隆计数作为检测终点(endpoints)的方法主观性相对比较大，尽管人们通过建立标准来对检测终点进行分级，以最大程度上降低细胞毒性评价的主观因素，但目前该方法仍仅作为辅助研究手段。

2. 细胞膜完整性评价

(1) 台盼蓝染料排斥试验：台盼蓝(trypan blue)染料排斥试验是基于活细胞对非渗透性的外源性染料排斥而拒染的原理，当细胞损伤或死亡时，台盼蓝染料可穿透变性的细胞膜进入细胞内和解体的DNA结合，使细胞着色。台盼蓝染色检测的是细胞膜的完整性，通常

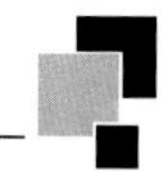

认为细胞膜完整性丧失，即可认为细胞已经死亡。因此，可以运用显微镜观察被台盼蓝染色的死细胞，进行细胞计数，计算死细胞与活细胞比例，获得计数资料。该方法的缺点是操作过程较费时，计数时可能存在人为因素的干扰。通常该方法适用于大多数牙科材料，如牙科粘接剂、金属材料和根管封闭材料等。

（2）琼脂覆盖法：琼脂覆盖试验原理基于未受损的细胞可以摄取中性红活性染料并储存于细胞溶酶体内，细胞受损越严重，中性红摄取率越低，细胞染色越浅。其方法是：将含有培养液的琼脂层平铺在有单层细胞的培养皿中，再在固化的琼脂层上放上试样进行细胞培养。琼脂在细胞及其上面的材料之间形成一屏障，营养、气体及可溶性毒性物质可扩散穿透琼脂。它是一种半定量的测试方法，通过肉眼或电镜观察细胞溶解区和脱色区范围来直接评价材料对细胞膜的破坏程度，快速简便、价廉、易推广，适合筛选毒性大的大批量材料，适用于多种类型的材料，因琼脂层可以模拟体内牙本质屏障，尤其适合牙科材料的细胞毒性筛选，目前该方法已被我国行业标准 YY/T0127.9 收录（详见第十六章）。

（3）乳酸脱氢酶法：乳酸脱氢酶（LDH）是一种细胞胞质内酶，正常时仅存在于细胞胞质内，当细胞膜受到损伤时即释放到细胞外，所以通过测定进入培养介质中 LDH 的活性，可检测细胞膜完整性。LDH 释放法操作简单、客观且克服了形态学法的主要缺点。此外，由于 LDH 是一种糖醇解酶，广泛存在于各种细胞中，这种酶仅在靶细胞变性时释放出胞外，易检测，无标记过程，不存在防护问题，自发释放率也小。有报道认为：LDH 测试不如 MTT 法敏感，但两者在材料评价时均显示了相似的细胞毒性等级。因此，在细胞毒性影响方面两者结合应用将更有价值。

3. 细胞代谢活性评价

（1）滤膜扩散法：该实验原理是通过评价材料对单层细胞琥珀酸脱氢酶活性的影响来检测细胞毒性。将单层细胞覆盖在一层丙烯盐制成的微孔滤膜上，然后，细胞面朝下，试样放在滤膜上，使材料毒性成分通过滤膜作用于其下的细胞。由于滤膜微孔直径约 0.45μm，因此该法适合评价毒性成分分子量小的材料的生物相容性，目前也适用于牙科复合树脂等材料的细胞毒性评价。该方法已被我国行业标准 YY/T0127.9 收录（详见第十六章）。

（2）MTT/XTT 法：MTT 法的原理是活细胞线粒体中的琥珀酸脱氢酶能使外源性 MTT 还原为水不溶性的蓝紫色结晶甲臜（formazan），并沉积在细胞中，而死细胞无此功能。该试验过程简便，数据客观，无需复杂、昂贵的仪器，已是目前应用最广泛的细胞毒性评价方法之一。但是在测定过程中产生不溶于水的结晶产物，需要用 DMSO 溶解后才能测定光吸收值，若结晶物溶解不完全，会影响测定结果，所以 MTT 试验法重复性相对略差。

XTT 试验法是在 MTT 试验法的基础上发展起来的一种方法。XTT 是一种与 MTT 类似的四唑氮衍生物，为线粒体脱氢酶的作用底物，可被活细胞还原形成水溶性的棕黄色的甲臜产物，与电子耦合剂如硫酸酚嗪甲酯（PMS）共同使用形成甲臜产物，该甲臜属于水溶性产物，其生成量与活细胞数量成正相关。有学者采用 XTT 体外细胞增殖和药敏检测，所得出的细胞生长曲线与 MTT 法检测结果相似；研究表明 XTT 法产生的甲臜多于 MTT 法，且实验时间短、步骤简便，认为 XTT 比色法优于 MTT 法。XTT 已广泛用于生物材料的相容性评价。此外，与 XTT 类似的四唑氮衍生物还有 MTS、WST-1，它们经活细胞线粒体脱氢酶转化亦形成水溶性有色物质，可直接进行比色，从而减少了实验操作误差。

(3) 牙本质屏障模型结合 MTT 法评价:牙科充填修复材料在未露髓时主要通过牙本质间接接触到组织细胞(牙髓细胞、成牙本质细胞),为了模拟体内情况,牙本质屏障模型被提出,这是口腔材料生物相容性体外试验方法的一大进步,它可以提供与体内环境较接近的实验条件。利用牙本质屏障模型评价氧化锌丁香油水门汀的细胞毒性,结果显示该材料无明显细胞毒性,而利用细胞直接接触模型检测时,却显示具有较大的细胞毒性,这与体内实验结果不完全相符。诸多研究发现用离体牙制备牙本质片作为屏障用于体外细胞毒性试验,其结果与动物试验及临床试验的相关性有明显的提高。

现有学者利用 transwell 小室和釉质/牙本质片构建人工髓室,模拟过氧化氢美白凝胶穿过釉质和牙本质扩散到牙髓的情况,并检测对牙髓细胞和成牙本质细胞的细胞毒性效应,结果提示 35% H_2O_2凝胶应用 45 分钟即可达到快速的美白效果,但同时对牙髓细胞产生强烈的氧化应激并降低细胞活力。然而,由于离体牙的牙本质通透性因牙齿不同而变化很大,甚至同一颗牙齿不同部位的牙本质的渗透性也不同,为了实验的标准化,人们正在积极寻找牙本质片的替代物。有学者推荐使用具有渗透特性的人工羟基磷灰石陶瓷片作为牙本质片的替代物。最近有研究利用 0. 65μm、0. 45μm 或 0. 22μm 孔径的 transwell 小室作为屏障模型检测牙本质粘接剂的细胞毒性,结果发现:与牛牙本质片建立的屏障模型接近,由此提示具有合适孔径的 transwell 小室可以作为牙本质屏障模型来评价牙科材料的细胞毒性。

由于材料应用于机体后所处的微环境是动态的,Schmal 等首先利用 Minucells & Minutissue GmbH 梯度灌注培养系统尝试建立一种动态标准化的人工髓室:将 0. 5mm 厚的牛切牙牙本质片代替原装置上的聚纤膜,细胞培养小室被牙本质片分隔成两个部分,细胞接种在牙本质片的下方(髓室侧),测试物放在牙本质片的另一侧,以 0. 3ml/h 流速灌流,MTT 结果显示传统玻璃离子、氧化锌丁香油水门汀、磷酸锌水门汀对 L929 细胞无明显细胞毒性,但光固化玻璃离子具有明显的细胞毒性。最近也有学者利用这种动态 3D 牙本质屏障模型来检测牙本质粘接剂的细胞毒性,结果发现粘接剂中的活性成分会穿通牙本质从而干扰牙髓细胞代谢,进一步证实在近髓情况下应用牙本质粘接剂之前还是需要生物相容性好的洞衬材料进行洞衬或垫底。

4. 细胞凋亡评价　细胞凋亡是致细胞死亡的重要机制之一,凋亡是指为维持内环境稳定,由基因控制的细胞自主的有序的死亡。细胞凋亡与细胞坏死不同,细胞凋亡不是一个被动的过程,而是主动过程,它涉及一系列基因的激活、表达以及调控等的作用。有研究报道金属材料引起细胞的死亡方式主要是凋亡,并具有浓度依赖性及时间依赖性特性。另外,也有许多研究发现:生物材料作用于细胞后,可诱导细胞发生凋亡。因此,有学者提议可以通过检测材料作用于细胞后的细胞凋亡率来评价生物材料的细胞相容性。

细胞凋亡的检测方法很多,如形态学检测、流式细胞术(FCM)分析、DNA 降解分析、凋亡细胞膜改变分析、细胞凋亡相关蛋白分析、细胞凋亡酶学分析等等。采用 FCM 分析细胞凋亡有以下优点:①能快速、灵敏地对细胞生物学变化中的多参数进行测定;②重复性好,结果准确;③测定细胞数量多(10^4 ~ 10^5);④可对活体细胞进行分析,结果真实而客观;⑤可定量检测凋亡细胞数和凋亡指数(AI),并能测定凋亡细胞发生的特定周期时相;⑥可同时测定细胞增殖率/死亡率;可利用 FCM 的荧光激活细胞分类器(FACS)对细胞群体中某一种或多种细胞进行分选,以对其进行深入研究。

5. 线粒体损伤评价　线粒体是细胞能量的主要来源,对维护细胞正常生理功能起着重

要作用。线粒体与氧自由基的产生、细胞死亡进程的调控有关。有研究表明材料可以通过脂质过氧化作用对线粒体膜、膜蛋白造成损伤。对受损线粒体的检测包括对线粒体渗透转换孔(mitochondria permeability transition pore,MPTP)的检测、膜磷脂的检测及膜电位的检测等等。

(1) MPTP检测:MPTP是线粒体渗透转换功能的结构基础,是线粒体内外膜结合处的一种蛋白性通道。MTPT对细胞内多种离子浓度变化非常敏感,特别是对在细胞内信号传导系统有重要作用的Ca^{2+}的浓度变化敏感,MPTP的大量开启能引起膜电位的崩解并导致细胞的凋亡。MPTP的检测方法有活性物质标记法、膜片钳法、分光光度法等,其中分光光度法较为简单易用。

(2) 膜磷脂检测:通常脂质过氧化作用可以导致膜磷脂的减少,检测线粒体膜磷脂对判定线粒体功能具有重要意义,采用高效液相色谱仪可以检测经差速离心法分离出的线粒体膜磷脂,也可用毛细血管电泳联合荧光显微镜技术检测。

(3) 膜电位检测:采用膜片钳技术或荧光探针法可检测受损线粒体膜电位的变化。

(二) 生物功能性

1. 细胞黏附功能评价　当生物材料的细胞毒性被排除后,细胞黏附可能是细胞和生物材料表面相互作用重要的参数之一。细胞黏附功能可以用光镜、荧光显微镜以及扫描电镜来观察。此外,细胞黏附分子检测也是一个方面。细胞表面黏附分子表达数量的调节方式主要有诱导贮存在细胞内的黏附分子转移到细胞表面和诱导黏附分子的重新合成两种方式。

2. 细胞铺展功能评价　细胞铺展是细胞黏附材料表面以后细胞骨架重排的一个现象。细胞与细胞外基质之间的相互作用在细胞的增殖、分化、凋亡等生理过程中起着重要的作用,细胞铺展作为细胞与细胞外基质作用的第1步,受到了人们的广泛关注。很多研究发现生物相容性较好的材料,细胞铺展得更好,可通过扫描电镜、免疫荧光或激光共聚焦显微镜等方法观察。

3. 细胞增殖功能评价　除了作为生物安全性风险评估的重要方法,细胞增殖能力测定也是评价某些材料与宿主组织整合能力的关键指标之一。体外实验所使用的细胞类型应与临床应用密切相关。比如,在研究骨水泥等骨修复材料时,可采用成骨细胞、与成骨相关的前体细胞或骨髓间充质干细胞,首先需要评估材料对细胞增殖功能的作用。

4. 细胞生物合成功能评价　材料可以在不降低细胞增殖能力情况下降低细胞重要的生物合成功能。例如,镍离子可以在不影响细胞形态和增殖能力的浓度下显著抑制软骨基质的合成。对于植入材料而言,细胞因子和生长因子(GM-CSF)的释放通常可用来评价其对细胞生物合成功能的影响。细胞因子(如IL-1、IL-6、TNF-α)是免疫和炎症反应的重要调节介质,能够由多种细胞产生,可以激活和抑制生物过程,对于控制植入材料的宿主反应也具有重要作用。这些细胞因子和生长因子可以通过酶联免疫吸附试验(ELISA)等方法检测。

二、分 子 水 平

在细胞和组织水平上检测材料与机体短期和长期的相互作用是以往评价生物材料的主要内容和手段,这种方法检测的是材料对机体产生作用和影响的最后结果。近年来,随着分子生物学技术的应用与发展,材料的生物相容性评价已逐渐向分子水平迈进。由于细胞水平乃至整体水平的变化是由生物体细胞在分子水平上的改变而引起,且分子水平上的改变往往早于细胞和整体水平上的表现,因此,开展分子生物相容性研究与评价,既有助于早期、快速、灵敏地去发现材料对机体的影响,又能在一定程度上揭示材料与机体相互作用的机制。分子水平上评价生物材料的生物相容性,主要指以生物大分子如DNA、mRNA、蛋白质作为基本单位,研究生物材料对基因表达影响的过程。下面简单介绍一下常用的运用分子生物学技术研究材料生物相容性的评价指标和方法。

(一) 主要评价指标

1. 细胞应激反应

(1) 氧化应激相关基因和蛋白:通过检测细胞氧化应激反应可以评价材料的生物相容性,因此氧化应激相关的基因被视为一种重要的生物学标志。比如对于金属材料而言,金属离子可以与各种金属离子螯合剂结合(如ADP、组氨酸、EDTA等),然后通过Fenton反应生成活性氧(ROS)。ROS是生物体内一些氧化反应中形成的氧自由基,常见的有超氧化阴离子(O_2^-)、过氧化氢(H_2O_2)、过氧化自由基(ROO^-)和氢氧自由基(OH^-)等形式。ROS可以诱导脂质过氧化或者与DNA骨架发生反应,导致DNA破坏。细胞(如巨噬细胞、中性粒细胞等在炎症反应状态下)在产生氧化应激时会出现ROS生成的增加。因此,ROS形成可以被认为是评价材料生物相容性的重要参数。

通常可以利用流式细胞仪或激光共聚焦显微镜检测ROS,其原理是通过不发荧光的荧光探针在ROS作用下生成发荧光的探针,此时ROS的含量与荧光探针的荧光强度成正比,由此可以定性定量地检测ROS的动态变化。在基因水平上,可以通过检测超氧化物歧化酶(SOD1)基因的表达量来反映ROS产生的情况。SOD1是一种抵抗ROS的抗氧化物酶,常以两种形式存在,含有Cu或Zn的催化中心,广泛分布在胞质、核、过氧化物酶体以及线粒体的膜间隙中。有学者选择SOD1基因评价4种不同牙科树脂单体的生物相容性(HEMA、Bis-GMA、UDMA、TEGDMA),结果显示与其他3种材料相比,TEGDMA可诱导SOD1表达显著增加,因此,被认为生物相容性较差。

(2) 热休克蛋白家族:热休克蛋白(heat shock protein,HSP)是一种急性时相反应蛋白,与材料和细胞间反应密切相关,也是细胞反应的一个标志性分子,当细胞在受到外界刺激时,HSP参与细胞自我保护和细胞损伤的修复,其表达水平是细胞与材料间反应的一个重要指标。Oshima等采用HSP70 mRNA含量检测法评价含汞牙科材料的细胞毒性,结果证明该方法比传统的中性红染色法更灵敏,且提出HSP70含量检测可以作为有效的细胞毒评价方法。此外,有学者采用RT-PCR的方法检测了与不同材料接触的Hela细胞的HSP70A/HSP70B/HSP90和HSP47的mRNA表达水平,结果发现:生长在亲水性材料表面的细胞其HSP mRNA表达水平相比生长在疏水性材料表面的细胞明显升高,因此认为检测细胞mRNA表达水平是研究细胞-材料间反应以及评价材料生物相容性的极有效手段。

2. 细胞凋亡相关基因和蛋白　细胞凋亡是多基因严格控制的过程。这些基因在种属之间非常保守,如Bcl-2家族、caspase家族、癌基因(如*C-myc*)、抑癌基因P53等,因此,目前有不少研究针对凋亡相关基因进行检测,试图用于反映材料的生物相容性。

(1) caspase家族:caspase即半胱天冬蛋白酶在凋亡过程中起着必不可少的作用,细胞凋亡的过程实际上是caspase不可逆有限水解底物的级联放大反应过程,到目前为止,至少

已有 14 种 caspase 被发现，caspase 分子间的同源性很高，结构相似，都是半胱氨酸家族蛋白酶。参与细胞凋亡的 caspase 较多，包括 caspase-2、3、6、7、8、9、10，其中 caspase-3 和 caspase-9 是凋亡相关的线粒体途径中的关键性分子，caspase-3 是 caspase 家族中的凋亡执行因子，可直接导致细胞凋亡。有学者利用检测 caspase-3 的表达强度来分析新型医用高氮无镍奥氏体不锈钢的生物相容性，结果显示表达强度依次为：空白对照组<金合金组<新型医用高氮无镍奥氏体不锈钢<钴铬合金<317L 不锈钢，提示高氮无镍奥氏体不锈钢具有更优异的生物相容性，优于钴铬合金及 317L 不锈钢，并提出 caspase-3 的表达可能成为金属合金生物相容性评价的指标。

（2）原癌基因和抑癌基因家族：外界损伤、金属离子、异物等因素都能诱导细胞发生氧化应激，从而导致 DNA 损伤，甚至诱导癌细胞基因突变。这些可以导致细胞过度增殖的基因被称为原癌基因，如 *c-fos*、*c-myc* 和 *c-jun* 等。Huang 等人从原癌基因的角度研究牙本质粘接剂的生物相容性，研究发现：被检测的所有商业用的牙本质粘接剂的浸提液都能诱导牙龈成纤维细胞 *c-fos* 和 *c-jun* 表达，分析原因被认为可能是由于树脂单体释放所致。

P53 是一种可导致细胞周期阻滞和细胞凋亡的抑癌基因，其基因表达产物 P53 蛋白是一种定位于细胞核的蛋白，它通过诱导 *p21* 基因表达，干扰细胞周期依赖蛋白激酶和细胞周期蛋白激活复合物的形成。*P53* 基因产物的存在能导致 G1-S 期阻滞，允许 DNA 修复。阻滞的细胞周期可以是暂时或永久的，如果严重的 DNA 损伤发生，*P53* 基因将导致程序性细胞坏死或凋亡。Kato 等曾提出 *P53* 基因可以作为材料生物相容性评价的标志。有学者报道铁植入体的降解产物亚铁离子可诱导平滑肌细胞 *P53* 基因表达增加；部分牙科金属材料致 *P53* 基因表达增加的顺序依次为：Ti<钴铬合金<镍铬合金，说明镍铬合金的生物相容性相对最差。还有研究发现：纳米羟基磷灰石（nHA）处理的巨噬细胞其 P53 表达呈阳性，凋亡率增高，且随纳米颗粒浓度的增加而增加。

此外，有学者应用 RT-PCR 的方法检测人成纤维细胞与不同的生物材料（聚苯乙烯、高密度聚乙烯、尼龙和再生纤维）共培养时细胞的原癌基因（*c-fos* 和 *c-myc*）和抑癌基因（*P53*）的表达情况，结果显示原癌基因和抑癌基因的表达随着材料亲水性和疏水性不同而异，亲水性材料表面的成纤维细胞 *c-fos* 和 *c-myc* 呈低表达，而 *P53* 高表达；与此相反，疏水性材料表面的可诱导成纤维细胞 *c-fos* 和 *c-myc* 高表达，而 *P53* 低表达，提示原癌基因和抑癌基因的表达是研究生物材料与细胞交互作用的有效评价指标，可考虑作为评价材料生物相容性的潜在标志。

3. 细胞因子　细胞因子是活细胞分泌的可溶性蛋白的总称，它作为细胞间的信使分子，可与靶细胞上的受体结合产生特定的生物学效应。在感染、损伤或抗原存在的情况下，由激活的巨噬细胞、单核细胞、成纤维细胞以及内皮细胞可产生低分子量蛋白，即细胞因子。能够促进炎症的细胞因子称为促炎性细胞因子（proinflammatory cytokines），而起相反作用的称为抗炎性细胞因子（anti-inflammatory cytokines）。IL-1 和 TNF 是急性炎症反应阶段的主要促炎性细胞因子，在炎症、脂质代谢、凝血、胰岛素抵抗和内皮细胞功能方面发挥重要作用。抗炎性细胞因子有 IL-1、IL-4、IL-6、IL-10、IL-11 和 TGF-β 等，它们可以抑制促炎性细胞因子生成，决定炎症反应程度。

Miler 等比较几种聚合物［聚乙烯（PE），聚乙硅甲烷（PDMS），编织涤龙（dacron），膨体聚四氟乙烯（ePTFE）以及聚氨酯］在脂多糖作用下诱导单核细胞产生 IL-1 和 TNF-α 的能力,结果显示:PDMS和聚氨酯是低炎症诱导物,ePTFE效果居中,dacron和PE被认为具有相当高的炎性诱导潜能。有学者通过RT-PCR技术检测金属材料对巨噬细胞IL-1α、IL-1β、IL-6和TNF-α的基因表达,结果发现巨噬细胞在Ti-6Al-4V和钴铬合金上能够释放相对高水平的促炎性细胞因子。

此外,有报道利用半定量RT-PCR方法检测吸附于生物材料亲水表面和疏水表面的炎症细胞和周围分泌细胞的细胞因子表达,研究表明:亲水性材料和阴离子表面能降低促炎性细胞因子IL-6、IL-8及抗炎性细胞因子IL-10、TGF-β的表达;而在阳离子表面IL-10的表达明显下降,原因可能是由于亲水表面和阴离子表面能通过抑制吸附于材料上的单核细胞和巨噬细胞融合成异物巨细胞从而减轻炎症反应,这种选择性的细胞因子产物决定了材料亲水表面和阴离子表面抗炎症的反应类型。这些研究提示:通过检测细胞因子可用来评价材料的生物相容性。

4. 细胞外基质合成相关基因和蛋白　金属基质蛋白酶(matrix metalloproteinase,MMP)基因是细胞外基质蛋白降解酶家族的基因,负责降解细胞外基质如胶原和糖蛋白,在此过程中需要金属离子Zn^{2+}的催化。MMP参与宿主多项功能,如骨重建、损伤愈合以及免疫方面。同时也包含在一些病理过程,如肿瘤的生长、纤维化,慢性炎症和组织毁坏。基质金属蛋白酶抑制因子(tissue inhibitor of metalloproteinase,TIMPs)是一类特异的基质金属蛋白酶的组织抑制因子,它能特异地抑制基质金属蛋白酶的表达。有学者采用RT-PCR、酶联免疫吸附等技术分析早期的人成骨细胞对钛、氧化锆、矾土陶瓷的反应及MMP-2和MMP-9、TIMP-1及TIMP-2表达情况,认为人成骨细胞和材料相互作用后可改变MMP-2/-9和TIMP-1/-2的表达,并可能会影响骨整合和骨重建。此外,MMP还可降解组织周围ECM,促进巨噬细胞向炎症区域移动,因此,MMPs可用来评价植入材料和其降解物对机体反应的活性和严重程度。

(二)主要研究方法

1. DNA水平

(1) DNA合成率检测技术:通过直接测定进行有丝分裂的细胞数来评价材料对细胞的增殖能力的促进或抑制作用,主要有5-溴脱氧尿嘧啶核苷(Brdu)掺入法和胸腺嘧啶核苷(^{3}H-TdR)掺入法,^{3}H-TdR掺入法因放射性核素^{3}H具有放射性污染、操作复杂等缺点,没有得到广泛的应用。5-溴脱氧核苷尿嘧啶为胸腺嘧啶的衍生物,在DNA合成期(S期)可代替胸腺嘧啶而被摄入合成DNA,测定结合了荧光染料的抗BrdU单克隆抗体得出Brdu的摄入量,通过流式细胞仪或细胞酶联反应测定带有标记DNA的细胞(S期)所占比率,可以反映与材料接触后的细胞的增殖能力受到的影响。有研究对MTT法及5-溴脱氧尿嘧啶核苷(Brdu)掺入法定量检测方法进行比较,发现虽然5-溴脱氧尿嘧啶核苷(Brdu)掺入法比较敏感,但重复性略差。

(2) DNA断裂检测技术:某些材料可直接或间接造成DNA损伤,检测DNA链的断裂是测定DNA损伤程度的有效技术,目前常用彗星试验(comet assay)即单细胞凝胶电泳试验(single cell gel electrophoresis,SCGE)来检测,该方法具有灵敏、简便、快速及样品用量少、不需放射性等优点。其原理是正常细胞的核DNA分子量很高且具有致密的超螺旋结构,在电泳中只能留在原位。当细胞DNA受损伤产生链断裂时,DNA的超螺旋结构受到破坏;在电泳电场中DNA的断链和片段就可以离开核DNA在凝胶中向阳极移动,形成彗星状图像。

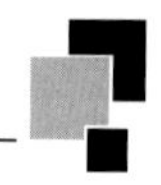

DNA 受损伤越严重,产生的断链和变性片段就越多,在相同电泳条件下迁移的 DNA 量就越多(彗星尾部),迁移的距离就越长。因此,通过测定 DNA 损伤迁移部分的光密度或迁移长度、面积就可定量测定 DNA 损伤程度,确定材料与 DNA 损伤效应之间的关系。

2. mRNA 水平

(1) Northern blot 技术:Northern blot 是一种通过检测 mRNA 的表达水平来检测基因表达的方法,该技术可以检测到细胞在生长发育特定阶段或者胁迫或病理环境下特定基因表达情况。实验首先需要从组织或细胞中提取总 RNA,通过电泳的方法将不同的 RNA 分子依据其分子量大小加以区分,随后凝胶上的 RNA 分子被转移到膜上,再通过与特定基因互补配对的探针杂交来检测目的片段。基因芯片常和 Northern blot 一起使用,但通常情况下,Northern blot 的灵敏度要好于基因芯片实验,而基因芯片优势在于它可在一次实验中同时反映出几千个基因表达量变化的信息。但与定量 PCR 的高灵敏度相比,Northern blot 还是要逊色不少,但 Northern blot 较高的特异性可以有效地减少实验结果的假阳性。

(2) RT-PCR 技术:RT-PCR 为反转录 PCR(reverse transcription PCR)和实时 PCR(real-time PCR)共同的缩写。反转录 PCR,是将 RNA 的反转录(RT)和 cDNA 的聚合酶链式扩增(PCR)相结合的技术。首先经反转录酶的作用从 RNA 合成 cDNA,再以 cDNA 为模板,扩增合成目的片段。实时 PCR 属于定量 PCR(Q-PCR)中的一种,以一定时间内 DNA 的增幅量为基础进行 DNA 的定量分析。real-time PCR 与 reverse transcription PCR 相结合,能用微量的 RNA 来找出特定时间、细胞、组织内的特别表达的遗传基因。这两种 RT-PCR 的组合又被称之为“定量 RT-PCR(quantitative RT-PCR)”。该方法非常灵敏,特别适合于低丰度 mRNA 的检测。它所需要的 RNA 量要比 Northern blot 少得多。由于 PCR 的高扩增倍数及较高的特异性,在检测特定基因的存在及表达时是非常有效的,但由于它的扩增倍数高达 10^6 以上,影响扩增效率的因素很多,准确定量较困难。

(3) 基因芯片技术:基因组学是研究生物基因组的组成、组内各基因的精确结构、相互关系和表达调控的科学。基因芯片(gene chip)技术是基因组学研究的一种有效手段,其原理是采用 cDNA 或寡核苷酸片段作探针,固化在芯片上;将待测样品(处理组)与对照样品的 mRNA 以不同颜色的荧光分子进行标记,然后,同时与芯片进行杂交,通过分析样品与探针杂交的荧光强度的比值,来检测基因表达水平的变化。该技术可对组织或细胞内基因的表达状况进行高通量平行分析,为大规模研究基因调控及其机制,揭示不同层次多基因协同作用的生命过程提供了手段,已经在毒理学、疾病相关基因的鉴别和药物筛选等领域得到了广泛应用。目前,国内有研究组采用基因表达谱芯片技术结合生物信息学分析对镍离子的细胞毒性分子机制进行了研究,发现镍离子:①可能对细胞外基质、葡萄糖转运及肌动蛋白细胞骨架产生影响,引起细胞形态变化;②可能导致细胞氧化性损伤,影响蛋白质的合成;③可能诱导 DNA 损伤,抑制 DNA 损伤的修复机制,对细胞周期的进程产生延缓或停滞作用。

3. 蛋白水平

(1) ELISA 法:酶联免疫吸附试验(enzyme linked immunosorbent assay,ELISA)为免疫学中的经典实验,指将可溶性的抗原或抗体结合到聚苯乙烯等固相载体上,利用抗原抗体结合专一性进行免疫反应的定性和定量检测方法。ELISA 结合了酶反应的高效性和免疫反应的特异性,是定量研究细胞蛋白的表达和分泌最重要的分析方法之一。但是,将 ELISA 用于研究细胞和生物材料的相互作用时,由于细胞在材料界面上分泌的蛋白量非常少,而 ELISA 的灵敏度又相对较低,往往给检测带来困难。

(2) Western blot 技术:蛋白质印迹法(免疫印迹试验)即 Western blot,与 Northern blot 杂交方法类似,但 Western blot 技术采用的是聚丙烯酰胺凝胶电泳,将经过 SDS-PAGE(聚丙烯酰胺凝胶电泳)分离的蛋白质样品,转移到固相载体(例如硝酸纤维素薄膜)上,以固相载体上的蛋白质或多肽作为抗原,与对应的抗体起免疫反应,再与酶或放射性核素标记的第二抗体起反应,经过底物显色或放射自显影以检测电泳分离的特异性目的基因表达的蛋白成分,通过分析着色的位置和着色深度获得特定蛋白质在所分析的细胞或组织中表达情况的信息。该技术是分子生物学、生物化学和免疫遗传学中常用的一种实验方法,目前已广泛应用于检测蛋白水平的表达。

(3) 蛋白芯片技术:蛋白质组学是一门对某一生物或细胞在特定生理或病理状态下表达的所有蛋白质的特征、数量和功能进行系统性研究的科学。与在 mRNA 水平上检测基因表达的基因芯片技术不同,蛋白芯片是以蛋白质代替 DNA 作为检测对象,直接在蛋白水平上检测基因表达模式。其主要的研究手段是将来源于不同刺激下的细胞内的蛋白质样品提取出来,然后采用高通量双向凝胶电泳进行分离,形成一个蛋白质组的二维图谱,通过图谱扫描和计算机图像识别系统对各蛋白质点进行计算和分析,筛选出与正常对照组细胞中提取的蛋白质相比发生差异表达的蛋白质点,再结合质谱技术和蛋白质信息学技术进行蛋白质的分析和鉴定,通过检索蛋白质数据库获得差异表达蛋白质的详细信息。蛋白质组学技术已经应用于基础生物学、临床诊断和疾病标志物的鉴定、药物开发等研究中。

有研究者采用基因组学中表达谱芯片技术和蛋白质组学技术联合研究羟基磷灰石(HAp)对小鼠骨髓间充质干细胞(MSCs)的成骨诱导机制,发现天然 HAp 可以通过影响一些关键基因,如 BMP-1、BMP-2、BMP-4、Spp1 和 TGF-β_2 等来激活 TGF-β 信号通路,调节 MSCs 的成骨分化。除此之外,Notch、MAPK、Wnt 等细胞生长、增殖、分化过程中十分重要的信号通路也可能在 HAp 诱导 MSCs 成骨分化过程中发挥作用。研究者还比较了 HAp 和碳纳米管增强 HAp 表面成骨细胞的蛋白质表达谱,鉴定出 60 个差异表达蛋白质,发现细胞骨架蛋白及细胞黏附和增殖相关的蛋白质在两种材料表面发生差异表达,且在 HAp 表面培养的细胞中这些蛋白质表达普遍较高,表明这些细胞的增殖水平较高。

有文献报道,利用基因芯片和蛋白芯片的联合应用技术,探讨金、银纳米粒子与人皮肤成纤维细胞的相互作用机制,发现两种纳米粒子对细胞的影响较为相似,它们都会影响细胞骨架、细胞黏附、能量代谢、基因表达调控过程、细胞周期等生物学行为,使细胞产生氧化应激,然而,它们所影响的基因/蛋白质的种类、作用的通路并不完全相同。这些研究均提示:利用生物组学技术不仅可以高通量对生物材料分子生物相容性进行评价,而且还可阐明生物材料与生物体的相互作用机制。

三、整体动物水平

整体动物水平的研究是生物材料用于人体前必须考虑的关键内容之一,对材料的生物相容性评价需要借助动物试验的研究数据给予支撑。由于不同材料的临床应用特性不同,因此建立合适的动物模型,以此获得模拟预期临床应用的一系列相关信息,这对最终评价材料的有效性和安全性具有重要意义。

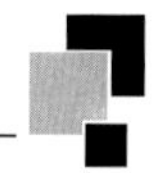

（一）动物模型的建立

1. 牙周炎模型　牙周炎是口腔疾病中的常见病、多发病，是发生在牙齿支持组织的炎症破坏性疾病。由于牙周炎的发病机制及临床表现的复杂性，建立稳定、可靠、模拟人牙周炎临床表现的牙周炎动物模型对于引导组织再生膜等牙周应用材料的生物相容性评价是非常关键的。

（1）实验动物的选择：合理选择实验动物对牙周炎动物模型的建立至关重要，一般要求所选用的动物不仅形体适中便于实验，而且由其得出的实验结果，要能够较好地反映或模拟人类牙周病的变化过程。近年来常用于牙周炎模型的实验动物主要有猴、狗、小型猪、大鼠等。

（2）建立模型的方法

1）局部接种致病原：随着牙周致病菌的研究认识深入，特异菌的培养、细菌代谢产物（如脂多糖）的提取、细胞因子（如 IL-6、TNF-α）的提取，大大地提高了建模的特异性及针对性。有研究在 C57BL/6 小鼠上颌第二磨牙的腭侧牙龈组织中注射伴放线放线菌，术后 30 天牙槽骨的吸收达到高峰期，成功建立了牙周炎模型。内毒素是革兰氏阴性菌细胞壁外膜中的脂多糖成分，对牙周组织有很高的毒性和抗原性，被认为是牙周炎症的重要病因之一。有学者在 Wistar 大鼠右侧第一、第二磨牙间的牙间乳头处注射沙门杆菌脂多糖。结果发现 7 天和 10 天时均出现骨丧失，破骨细胞数目和活性的增加。牙龈越隔组胶原纤维破坏，结合上皮根向移位，并出现牙间乳头火山口状破坏等类似人牙周炎症的组织学表现。

2）多因素致牙周炎动物模型：牙菌斑的存在是产生牙周炎的始动因子，而某些因素又会促进或利于牙菌斑的堆积，从而造成牙周炎的产生。如局部的促进因素：丝线结扎法、高糖饮食、植入牙石等在建立牙周炎模型中已经取得了很好的成效。然而，如果单独使用某一种方法，就会出现建模时间长、建模可控性差的缺点。因此，许多研究利用多因素协同作用构建牙周炎动物模型，如丝线结扎+高糖饲料、丝线结扎+接种细菌、丝线结扎+高糖饮食+接种细菌，均取得较好的效果。

3）手术建立实验性牙周炎模型：牙槽骨的吸收是牙周炎的一个重要的病理表现，也是导致牙脱落的主要原因。随着牙周骨缺损修复材料的发展，手术建立各种牙周骨缺损的模型显得尤为重要。根据牙槽骨吸收的形式及部位，一般将其分为牙槽骨的水平吸收、垂直吸收，根分叉病变和骨开窗，不同形式的缺损有不同的修复方法。有学者在比格犬的下颌尖牙至第二磨牙的颊舌侧分别做沟内切门，翻开黏骨膜瓣，去除第二、第四前磨牙釉牙骨质界至根方的牙槽骨约 6mm，并磨去根面牙骨质，成功建立了第二与第四前磨牙区骨缺损模型，为牙周组织再生的研究提供了条件。

2. 根尖周模型　根尖周炎是口腔临床的常见多发病。长期以来，国内外学者通过建立根尖周炎动物模型来研究其发病机制，评价根管治疗药物和充填材料等的生物相容性。目前常用的动物有猴、大鼠、犬等，其中猴的仿真性最好，但因代价较高且来源有限，难以广泛应用。大鼠第一磨牙形态虽然和人类磨牙相近，但由于根管狭小，不易利用，故大鼠根尖病模型并不适合用于观察治疗效果和愈合。犬因其牙齿的解剖形态、组织结构及生理特点等诸多方面与人的牙齿有着相似之处，适合作为根尖周模型，并利于愈合观察。

（二）动物研究的趋势

实验动物的使用一直是一个有争议的并被广泛讨论的话题，主要是伦理的问题，尤其是在国外,由于政府和公众的压力,动物实验的使用是逐渐减少的,甚至一些欧洲国家考虑立法禁止动物实验。然而,必须承认,不是所有的临床前实验都可以用体外实验模拟代替的,如对全身系统性影响的研究、炎症和致癌等。在血液材料相互作用、慢性炎症反应和骨再生的研究中,动物实验比体外试验能提供更相关的科学数据。当然,积极发展其他可替代动物实验的体外试验方法来降低动物实验的使用,是临床前研究的方向之一。但就目前科技现状而言,由于生物体的复杂性,要在体外完全模拟体内环境还难度很大,因此,可以预见,未来动物实验的持续应用还将是一个重要的保障来避免新型材料对人体健康的危害。

四、科研立题思考

1. 牙本质屏障模型建立。
2. 牙科材料对牙髓细胞活力和功能影响的分子机制。
3. 牙科材料对成骨细胞活力和功能影响的分子机制。
4. 牙科材料对牙周膜细胞活力和功能影响的分子机制。
5. 牙周炎动物模型的建立。
6. 根尖周炎动物模型的建立。
7. 可替代动物试验的体外试验模型的建立。
8. 动态3D体外培养细胞模型评价生物相容性。
9. 细胞、分子及整体水平上研究牙科材料的生物相容性。
10. 基因组学和蛋白组学评价牙科材料的生物相容性。

(孙　皎)

参考文献

1. 陈治清,主编. 口腔生物材料学. 北京:化学工业出版社,2004
2. 阮建明,邹俭鹏,黄伯云,编著. 生物材料学. 北京:科学出版社,2004
3. 赵信义,易超,译. 牙科修复材料学(第11版). 北京:世界图书出版公司,2006
4. Anselme K. Biomaterials and interface with bone. Osteoporos Int,2011,22(6):2037-2042
5. Anderson JM,Rodriguez A,Chang DT. Foreign body reaction to biomaterials. Semin Immunol,2008,20(2):86-100
6. Geurs NC,Vassilopoulos PJ,Reddy MS. Soft tissue considerations in implant site development. Oral Maxillofac Surg Clin North Am,2010,22(3):387-405,vi-vii
7. Ventre M,Causa F,Netti PA. Determinants of cell-material crosstalk at the interface:towards engineering of cell instructive materials. Journal of the Royal Society,Interface/the Royal Society,2012,9(74):2017-2032
8. Gautam R,Singh RD,Sharma VP,et al. Biocompatibility of polymethylmethacrylate resins used in dentistry. Journal of biomedical materials research Part B. Applied Biomaterials,2012,100(5):1444-1450
9. Modena KC,Casas-Apayco LC,Atta MT,et al. Cytotoxicity and biocompatibility of direct and indirect pulp capping materials. J Appl Oral Sci,2009,17(6):544-554
10. Purnama A,Hermawan H,Couet J,et al. Assessing the biocompatibility of degradable metallic materials:state-of-the-art and focus on the potential of genetic regulation. Acta biomaterialia,2010,6(5):1800-1807
11. Geurtsen W. Biocompatibility of dental casting alloys. Crit Rev Oral Biol Med,2002,13(1):71-84
12. Ucar Y,Brantley WA. Biocompatibility of dental amalgams. Int J Dent,2011:981595

13. de Souza Costa CA, Hebling J, Scheffel DL, et al. Methods to evaluate and strategies to improve the biocompatibility of dental materials and operative techniques. Dent Mater, 2014, 30(7): 769-784
14. Schmalz G, Schuster U, Nuetzel K, et al. An in vitro pulp chamber with three-dimensional cell cultures. J Endod, 1999, 25(1): 24-29
15. Murray PE, Garcia Godoy C, Garcia Godoy F. How is the biocompatibilty of dental biomaterials evaluated? Med Oral Patol Oral Cir Bucal, 2007, 12(3): E258-266
16. Brodbeck K, Neubauer M, Schnitzer S, Det al. Real-time PCR as a new in vitro biocompatibility method to measure leukocyte response to surface contact in dialysis filter devices. Int J Artif Organs, 2013, 36(4): 240-250
17. Mutoh N, Tani-Ishii N. A biocompatible model for evaluation of the responses of rat periapical tissue to a new zinc oxide-eugenol sealer. Dent Mater, 2011, 30(2): 176-182
18. McGinley EL, Fleming GJ, Moran GP. Development of a discriminatory biocompatibility testing model for non-precious dental casting alloys. Dent Mater, 2011, 27(12): 1295-1306

第二章　牙体牙髓病治疗用材料的研究进展

牙体牙髓病是指牙体硬组织及牙髓的疾病，主要包括龋病、牙体硬组织非龋性疾病、牙髓炎以及根尖周炎等。牙体牙髓病的治疗不仅需要高超的临床技术，更重要的是需要借助与天然牙组织结构类似的修复材料。目前，临床上用于牙体牙髓病治疗用材料或多或少还存在一定的缺陷，所以，近年来，特别是随着生物材料学和口腔医学的发展，大量的研究已集中在对临床现有材料的改进以及新材料的开发方面，其最终目的是为了进一步提高牙体牙髓病治疗的效果。为此，本章将就目前牙体牙髓病治疗用材料中的复合树脂、根管充填材料以及盖髓材料的研究进展作一概述。

第一节　复合树脂的研究进展

复合树脂是一种由有机树脂基质和经过表面处理的无机填料以及引发体系等组合而成的牙齿修复材料。自从1962年美国学者Bowen发明以Bis-GMA（双酚A双甲基丙烯酸缩水甘油酯）为基质、以二氧化硅为填料的牙科复合树脂以来，牙科复合树脂的发展经历了由早期的化学固化复合树脂到如今广泛应用的光固化复合树脂，由早期使用大颗粒的无机填料逐步成为现在的纳米级无机填料，由早期的单一颜色到如今与自然牙色泽几乎相近的多色系列复合树脂。复合树脂所具有的操作简便、色泽逼真和价格较低等优点已被临床所接受。然而，复合树脂的力学性能和耐磨性相对较差以及聚合收缩等缺点也一直是限制其更广泛应用的主要因素。近年来，围绕复合树脂的这些缺陷，大量的研究工作从未间断，通过材料、技术和工艺的改进和突破，一些新型的复合树脂相继问世，复合树脂的应用和发展前景仍然十分广阔。

一、种类与现状

（一）分类

复合树脂有各种不同的分类方法。国际标准（ISO 4049—2009）和我国行业标准（YY 1042—2011）将复合树脂归类为聚合物基修复材料，并根据其用途分为两型：Ⅰ型为适用于牙𬌗面修复的材料，Ⅱ型为除了Ⅰ型以外的其他聚合物基修复材料。临床上将直接充填修复用的复合树脂根据其固化方式分为化学固化型、光固化型和双重固化型复合树脂；根据操作性能分为流动性和可压紧复合树脂；根据填料的粒度特性分为传统型复合树脂或大颗粒

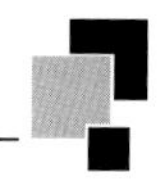

(填料粒径从10到100μm)、超微填料(平均粒径0.04μm)和混合填料(不同粒径的填料)复合树脂。然而,随着复合树脂的迅速发展,这种传统的分类方法已经不能涵盖所有的种类,如目前临床上常用的纳米复合树脂。此外,由于各种基质成分的发展,越来越有必要将其添加到材料的分类中。有学者主张可按照基质成分分为传统基质(二甲基丙烯酸酯类)、有机改性陶瓷(organically modified ceramic,Ormocers)、环氧硅氧烷(silorans)以及聚酸改性复合树脂等。表2-1列举了目前临床上常用的一些复合树脂的主要性能。

表2-1　几种复合树脂的性能

	填料粒度			操作性能		基质成分		
	微混合填料	超微填料	纳米填料	流动性	可压紧	聚酸改性	环氧化物	有机改性陶瓷
无机填料尺寸(μm)	0.6~1,0.04	0.04	0.02~0.075	0.6~1.0	0.01~3.5	0.8	0.04~1.7	0.02~1
无机填料(体积分数%)	60~65	20~59	58~60	30~55	48~67	47	55	—
无机填料(质量分数%)	75~80	40~50	70~78.5	40~60	65~81	73	76	77~87
压缩强度(MPa)	350~450	250~350	300~400	—	—	250~350	200~300	—
拉伸强度(MPa)	50~70	40~60	40~60	—	40~45	40~60	40~65	—
弹性模量(Gpa)	11~15	3~6	10~15	4~8	3~13	6~10	8~12	—
挠曲强度(MPa)	120~160	80~120	100~140	—	—	100~140	100~140	80~120
线胀系数(10~6/℃)	30~40	50~60	—	—	—	—	—	—
吸水率(%)	0.5~0.7	1.4~1.7	1.5~1.7	—	—	2~3.5	—	—
努氏硬度(KHN)	50~90	25~35	50~60	—	—	30~50	40~50	60~80
固化体积收缩(体积%)	2~3	2~3	1.5~2.5	3~5	2~3	3~3.5	1~1.5	—
X线阻射性(等效铝板厚度mm)	2~4	0.5~2	—	1~4	2~3	—	—	—

(二)发展历程和应用现状

1. 大颗粒填料复合树脂(macrofill composite resins)　19世纪60年代,以Bis-GMA为基质的传统型复合树脂开始应用到牙科领域,又名大颗粒填料复合树脂,填料质量百分比占70%以上或体积百分比在60%~65%。其粒度分布较广,粒度较大,填料平均粒径超过10μm,主要填料粒径接近或超过人的头发丝直径(50μm)。这类材料虽然强度很高,但很难抛光并且不能保持表面的光滑度,易着色,耐磨性差,目前已很少在临床使用。

2. 超微填料复合树脂(microfill composite resins)　20世纪70年代末,为了改善传统型复合树脂的美学性能,超微填料复合树脂被引入市场,又称第二代复合树脂,其所含无机填料粒度较小,平均粒径0.04μm,这类材料的特点是固化后材料可以高度抛光,耐磨性较好。

在当时,对纳米领域认知还比较有限,为了强调填料颗粒在显微镜下才可见的这个事实,将这类材料命名为超微填料复合树脂,而如今这样的命名被认为并不适合,因为增强的球形二氧化硅颗粒平均粒径接近40nm,确切地说,这类材料实质上应属于纳米复合树脂。由于它们的无机填料含量非常低,一般最高不超过50%(体积分数),往往需要通过掺入预聚合的树脂填料来增加填料的比例,所以,固化后材料的弯曲强度和拉伸强度比较低,且聚合收缩、热膨胀率和吸水率等都比较大,一般适用于Ⅲ、Ⅳ、Ⅴ类洞(非应力承受区)的充填,贴面、瓷及复合树脂修复体的修补,牙间隙的关闭,制作牙周夹板以及直接贴面修复等。

3. 混合填料复合树脂(hybrid composite resins) 20世纪80年代早期,即有学者通过掺入不同尺寸的颗粒填料来获得一种力学性能优异而美学性能尚可的复合树脂,填料包括大颗粒(粒径10~40μm)和超微颗粒(平均粒径0.04μm)两种无机颗粒。由于选择一定粒度分布的微小填料可明显改善复合树脂的耐磨损性能,到了90年代中期,微混合填料(micro-hybrid)复合树脂被引入市场。这类复合树脂无机填料含量较高,可达85%(质量百分比)。混合型复合树脂的优点是:能模拟牙本质结构,固化收缩更小,吸水性较低,高强度和高耐磨性,热膨胀系数与牙齿也较接近,其中超微填料的应用,可使材料的颜色更加丰富,透明程度更接近釉质,基本能满足临床上大多数牙位牙体缺损的修复,故又称前后牙通用型复合树脂。

4. 流动性和可压紧复合树脂 20世纪90年代中期,复合树脂操作性能的改进逐渐得到人们的关注。由此出现了流动性复合树脂和可压紧复合树脂。

(1) 流动性复合树脂(flowable composite resins):流动性复合树脂与传统型复合树脂相比,其无机填料含量较低,黏度低,流动性较大。该复合树脂的最大优点是应用时只需用注射管加针头直接将材料推注到所需要修复的部位,特别是一些通常充填不易到达的部位,比如微小窝洞或窝洞的倒凹处,因此,流动性复合树脂适用于牙齿微创修复及点隙窝沟封闭。然而,这种材料也存在一定的缺陷,主要表现为材料固化收缩相对较大、固化后其强度和弹性模量较低,力学性能只能达到通用型复合树脂的60%~90%,因而,一般不能用于受力部位的牙体充填,适应于Ⅰ、Ⅱ类洞的洞衬或垫底(0.5~1.0mm厚),Ⅴ类洞修复,磨损的颈部、较小𬌗面缺损的修复等。

尽管流动性复合树脂固化过程中存在较大的体积收缩,但是由于其弹性模量较低,可将树脂聚合初期界面形成的应力通过自身的弯曲变形加以释放,减少边缘微渗漏,保证了充填体的边缘完整性。此外,流动性复合树脂还具有以下一些特点:①在牙齿表面润湿性较好,能够完全充填到窝洞线角和不规则的洞壁处;②能够形成较薄的树脂层,避免复合树脂充填时空气的进入或气泡的发生;③高柔性,不可用于应力集中区域(窝洞区域)的充填;④具有X线阻射性;⑤颜色选择范围较广。

(2) 可压紧复合树脂(condensable composite resins):可压紧复合树脂是一种含有高百分比填料的、容易充填压实的复合树脂。它的特点是具有可压紧性(似银汞合金),更容易形成好的接触点,有利于𬌗面解剖形态的重建,其物理和力学性能类似于银汞合金。然而,根据临床随访研究表明,该材料的临床行为与混合填料复合树脂接近,主要的缺点是复合树脂的层与层之间难以粘接、操作性欠佳以及前牙应用时美学效果比较差等。因此,可压紧复合树脂主要适应于为获得较好邻面接触点的Ⅱ类洞充填。

5. 纳米复合树脂(nanocomposite)　2000年左右,随着纳米技术的发展,纳米复合树脂被引入市场,它被认为具有良好的力学性能和抛光性能,因此,许多制造商开始改进微混合填料复合树脂的配方,使其包含更多的纳米颗粒。目前,纳米复合树脂可分为纳米混合复合树脂(nanohybrid composite resins)和纳米填料复合树脂(nanofill composite resins),前者的填料成分主要是由磨碎的玻璃填料和分散的纳米颗粒(40～50nm)组成,后者的填料成分主要由纳米粒子(nanomers)和纳米簇(nanocluster)组成。纳米粒子由单分散的粒径在20～75nm之间的非团聚的二氧化硅纳米颗粒组成。纳米簇一般有两种类型,一种由原始粒径在2～20nm左右的氧化锆-二氧化硅纳米颗粒组成的团聚体,其平均粒径不超过0.6μm;另一种由原始粒径在75nm的二氧化硅纳米颗粒组成,其平均粒径在0.6μm左右。其中无机填料含量可达58%～60%(体积比)。此外,还有些纳米复合树脂含有三种不同类型的填料构成:离散的未结合的20nm大小的球形二氧化硅纳米粒子,30～50μm大小的预聚合填料和约0.4μm钡玻璃填料。三种填料成分的最佳组合可以使填料比例达到体积比69%和重量比84%。

与纳米混合复合树脂以及超微填料复合树脂相比,纳米簇可以提供不同的增强机制导致纳米填料复合树脂的力学强度明显增加。有报道称纳米填料复合树脂的强度与微混合填料复合树脂相当,而纳米混合复合树脂的挠曲强度和弹性模量均低于微混合填料复合树脂,比超微填料复合树脂略高。纳米复合树脂具有与超微填料复合树脂相似的美学性能以及与微混合填料复合树脂相似的力学性能,同时还能降低聚合收缩,因此,可用于前后牙的直接充填修复、桩核、牙周夹板以及贴面等。

6. 聚酸改性复合树脂(polyacid-modified composite resins,PMCR)　聚酸改性复合树脂又名复合体(compomers),属于玻璃离子-复合树脂混合型材料,该材料无论从组成上还是性能上都更接近复合树脂,具有较好的力学性能、美学性能及释氟性能,克服了传统玻璃离子材料力学强度低、美观性略差、固化时间长和对潮湿敏感性大等缺点。由于玻璃离子的固化是在水分子存在下的酸碱反应,复合体单体分子结构中含有特殊的2个双键和2个羧基,它既能与传统的丙烯酸单体(Bis-GMA、UDMA等)交联聚合,又能同玻璃填料发生离子交联反应。复合体的最大优点是在聚合反应后,吸水产生膨胀,由此可以抵消一部分固化收缩,降低收缩应力,故其边缘密合性要优于复合树脂。此外,复合体的活性玻璃填料中含有氟,在一定条件下氟会释出,可发挥防龋的作用。复合体的力学强度低于复合树脂,尤其低于混合填料复合树脂和可压紧复合树脂,所以,一般只适用于低应力承受区域的修复,比如:恒牙Ⅲ类洞或Ⅴ类洞修复、牙颈部缺损及根面龋修复、乳牙Ⅰ类洞及Ⅱ类洞修复,还可用做窝沟封闭剂和正畸粘接材料。

7. 低聚合收缩系统复合树脂(low-shrink composite resins)　近年来,低聚合收缩系统的复合树脂开发应用成为趋势。目前已应用于临床的低聚合收缩复合树脂主要有环氧化物基质型和有机改性陶瓷基质型两大类。

(1) 环氧复合树脂(ring opening epoxide based composite resins):Silorane是一类阳离子开环单体系统,具有低收缩性、高反应性以及良好的生物相容性。其反应原理是通过脂环族环氧单体开环反应生成酸性阳离子,产生一个新的酸性中心,一种碳正离子,添加到环氧树脂以后可使环打开并形成含有2个或多个官能团的主链,且互相交联形成网络(图2-1)。目前,具有代表性的环氧化物基复合树脂是Filtek Silorane,该树脂的基质成分是由硅氧烷

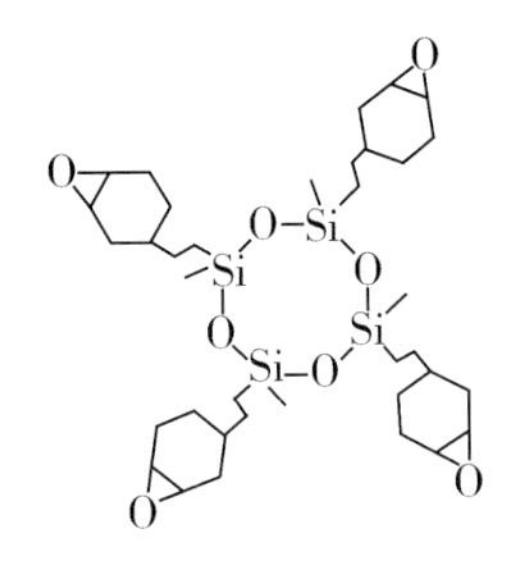

图 2-1 Silorane 分子结构式
(上海交通大学口腔医学院 孙皎供图)

(siloxanes)和环氧乙烷(oxirans)发生化学反应结合而成。由于硅氧烷有强疏水性,环氧乙烷有较低的聚合收缩,且在多种物理及化学因素影响下具有良好的稳定性,使 Silorane 兼具两者的优点,即具有较强的疏水性和较低的聚合收缩。有研究表明 Filtek Silorane 聚合收缩率可小于 1%,而它的光稳定性是甲基丙烯酸基质树脂的 7 倍。此外,Silorane 的吸水率和溶解性以及表面链球菌的黏附率均比较低,并且具有良好的色稳定性和抛光性能。由于目前可选的半透明颜色较少,这种材料在临床应用还局限在后牙。使用时必须使用合适的配套粘接系统,现研究发现该材料最大的缺点是 X 线阻射性低,给临床读片带来困难。

(2) 有机改性陶瓷基质复合树脂(ormocers based composite resins):有机改性陶瓷与传统复合树脂不同的是其树脂基质不仅含有有机成分,还含有无机成分,因此,单体能够更好地包埋在基质中从而降低释放率,其优势在于能降低聚合收缩,提高边缘适应性、耐磨性和生物相容性,结合相关的粘接技术,其边缘适应性可以与传统的复合树脂媲美。它是由有机物和无机物混合而成的牙科材料,有机改性陶瓷的合成是以烷氧基硅烷(alkoxy silane)为底物,其中加入能聚合的甲基丙烯酸酯官能团,水解缩聚最终形成线性的 Si-O-Si 无机网络结构(图 2-2),这种结构类似于玻璃。然后,有机成分再通过官能团的聚合形成三维网状结构。

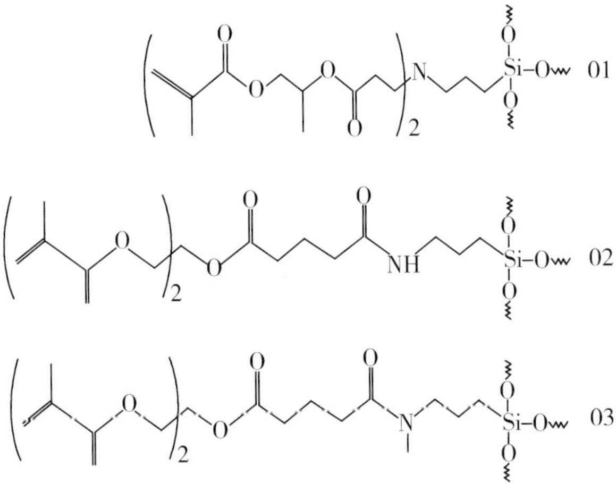

图 2-2 有机改性陶瓷分子结构式
(上海交通大学口腔医学院 孙皎供图)

有机改性陶瓷有三种基本成分:有机部分、无机部分以及聚硅氧烷。这些成分的比例可以影响到此类树脂的力学、热学和光学性能:①有机聚合物可以影响树脂的极性、交联能力、硬度以及光学行为;②玻璃或陶瓷成分(无机部分)决定树脂的热膨胀性能和化学稳定性;③聚硅氧烷可以影响树脂的柔性和有机无机界面的结合。聚合反应后,甲基丙烯酸甲酯的有机部分可以形成一个三维网络。与现在的混合填料复合树脂相比,有机改性陶瓷能明显降低聚合收缩,但是其颈部以及咬合边缘适应性稍差,这可能与该类树脂低的粘接性有关。此外,有研究发现该类树脂存在明显的变色趋势。而关于 Ormocers 的硬度、耐磨性和细胞毒性,目前尚存在争议。

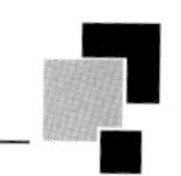

二、研究热点

复合树脂的快速发展促使具有高力学性能、低热膨胀系数、低聚合收缩和优良美学效果的修复材料不断涌现。然而，随着在临床的广泛应用，复合树脂的一些不足也逐渐被暴露出来，其中较突出的是复合树脂在聚合过程中伴随体积收缩，导致复合树脂与牙体之间产生边缘微渗漏而不密合，继而容易形成继发龋；复合树脂修复体的力学性能和色泽稳定性不够理想；复合树脂的生物安全性也是人们长期关注的一个问题。这些在性能上存在的缺陷可能与复合树脂本身的组成及其含量有关，具体主要受以下3方面因素的影响：①树脂基质的种类和相对含量；②无机填料的性质和含量；③基质和填料之间的偶联程度。

无机填料是影响复合树脂性能的关键因素。填料的种类、颗粒大小、含量、与树脂的结合强度等都会对复合树脂的最终性能产生很大的影响。填料颗粒愈小，复合树脂的抛光性能和美观效果愈好，耐磨性相对愈高；相反，填料颗粒愈大，修磨抛光愈困难，表面愈粗糙，美观效果愈差。复合树脂的无机填料含量愈高，物理性能愈好，耐磨性愈高。

树脂基质的聚合度也是影响复合树脂最终性能的重要因素。随着基质聚合度的增加，复合树脂的硬度和强度都会相应增加，树脂的不完全固化可能会刺激修复体周围病菌的生长，或者对某些患者会引发过敏反应。另外，任何未反应的残留在树脂中的官能团都可能会起到软化剂的作用，降低材料的力学性能。一般来说，影响树脂基质聚合度的因素包括：基质的成分、单体的黏稠度、聚合链的柔性、填料的尺寸、光引发剂的含量、光的强度和波长、有机与无机成分折射率的差异、固化温度等。

综上所述，鉴于目前尚没有一种理想的复合树脂充填材料，因此对复合树脂的有机基质、无机填料、偶联剂以及引发体系进行改进和开发就成为复合树脂研究的热点。

（一）树脂基质

1. 降低聚合收缩　聚合收缩是影响材料使用寿命的重要因素之一。树脂单体在聚合时会伴随一定的体积收缩，这主要是由于树脂单体转化为高分子后占据的空间减少。单体的聚合收缩与其本身的性质有关，单体的相对分子质量越大，聚合收缩就越低。聚合收缩时材料内部会产生内应力，从而引发材料的微裂纹或是在材料和牙齿界面之间产生微缝隙，这些缝隙中很容易使细菌入侵，导致继发龋。因此，如何减少材料的聚合收缩是目前研究的重点之一。

（1）甲基丙烯酸酯基质系统：树脂基质是树脂基体的主体成分，目前复合树脂广泛使用的树脂基质单体主要有双酚A-双甲基丙烯酸缩水甘油酯（bisphenol-A diglycidyl methacrylate，Bis-GMA）、双甲基丙烯酸氨基甲酸酯（urethane dimethacrylate，UDMA）以及双甲基丙烯酸二缩三乙二醇酯（triethylenegly dimethacrylate，TEGDMA）（图2-3）。Bis-GMA的聚合收缩度较小，但本身过于黏稠，一定程度上限制了填料的加入量，也会导致聚合转化率降低，并产生大量未反应的单体，这样不仅影响材料的力学性能，还会引起长期的生物相容性问题。因此，通常需要加入稀释单体TEGDMA。然而，加入的稀释单体能使树脂的聚合收缩和吸水性增加。由此可见，树脂单体的分子量与聚合收缩、黏性等重要性质密切相关：分子量低的单体聚合收缩率往往高于分子量高的单体；但随着分子量增高，单体黏性却变大，流动性及操作性变差。因此，理想的复合树脂应当具有较低的聚合收缩率、适当的黏性，且不影响材料的力学性能、耐磨性和生物相容性等。

为了进一步提高复合树脂的性能,满足临床需要,学者们正尝试使用其他有机单体作为树脂基体,希望能找到性能更优越的单体来改进或代替 Bis-GMA,例如 Bis-EMA(bisphenol A ethoxylated dimethacrylate)单体(图 2-3)。Bis-EMA 的化学结构与 Bis-GMA 相似,但是比 Bis-GMA 少了 2 个亲水的羟基官能团,所以使 Bis-EMA 比 Bis-GMA 复合树脂的疏水性增高且黏度下降。此外,有研究用氢原子、甲基、三甲基硅氧烷、二甲基异丙基硅氧烷等取代 Bis-GMA 分子上的羟基,开发出黏性较低的 Bis-GMA 的衍生单体:HBis-GMA、CH_3 Bis-GMA、$OSi(CH_3)_3$Bis-GMA、$OSi(CH_3)_2CH(CH_3)_2$Bis-GMA。实验证明,这些衍生单体的黏性有所减低,与 Bis-GMA/TEDMA 基质系统相比,聚合收缩性及吸水性显著降低,硬度、聚合深度及双键转化率都有所提高。

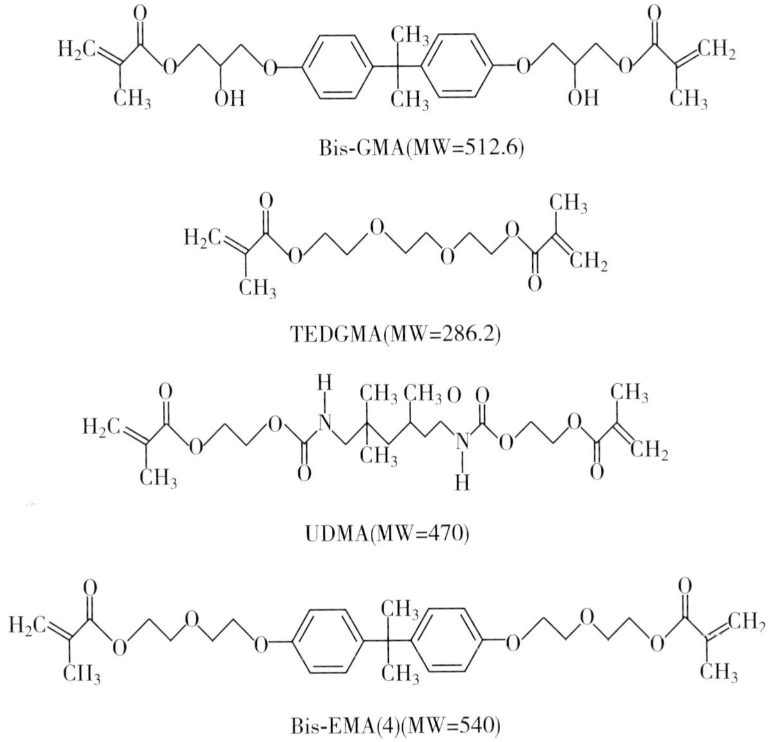

Bis-GMA(MW=512.6)

TEDGMA(MW=286.2)

UDMA(MW=470)

Bis-EMA(4)(MW=540)

图 2-3 Bis-GMA、UDMA 和 Bis-EMA 的分子结构式

(上海交通大学口腔医学院 孙皎供图)

研究发现,在树脂基质中引入高分子量单体和降低反应双键浓度可有效减少聚合反应中的体积收缩。二聚酸型二甲基丙烯酸酯单体(dimer acid-based dimethacrylates)是一种亚油酸衍生物,与传统的 Bis-GMA(512g/mol)和 UDMA(471g/mol)相比,该单体分子量较大(673~849g/mol),且具有更低的反应双键浓度(图 2-4A),因此,其黏性较低,聚合收缩大大减小。二聚酸型二甲基丙烯酸酯单体相对低的交联密度可使生成的树脂柔性增加,弹性模量减小。目前市场上已出现含有二聚酸衍生物基质的纳米杂化复合树脂(N' Durance,Septodont,France)。同类产品还有 Dupont 公司研制的改性二甲基丙烯酸氨基甲酸酯单体,其分子量可高达 895g/mol,这种新的单体由一个较长的刚性主链和多个柔性链段组成,其 C=C

双键数目较少，黏性更低（图 2-4B）。此外，TCD（tricyclodecane）-氨基甲酸酯单体，一种新的甲基丙烯酸衍生物最近也被引入到复合树脂（Venus Diamond）。该单体主链结构刚度较大，黏度较低，因此掺入的稀释单体较少，聚合收缩降低（图 2-4C）。

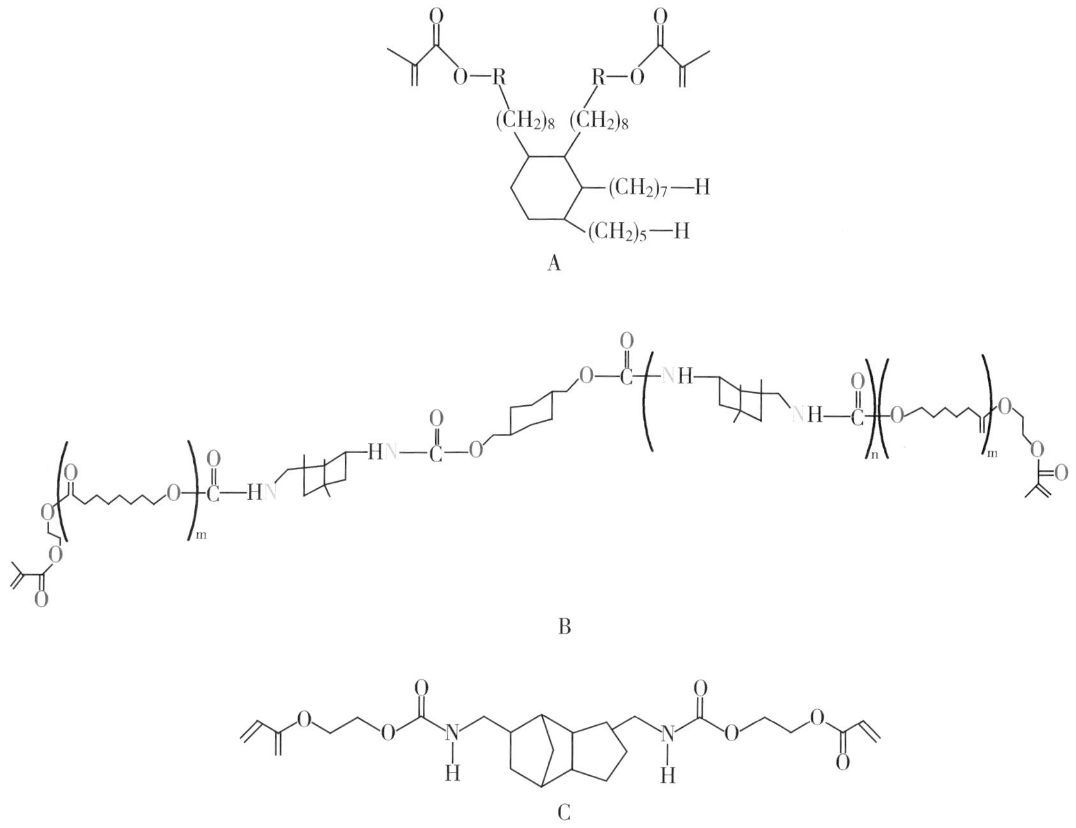

A

B

C

图 2-4　几种甲基丙烯酸甲酯单体的分子结构式（上海交通大学口腔医学院 孙皎供图）
A. 二聚酸型二甲基丙烯酸酯单体（dimer acid-based dimethacrylates）；B. Dupont 技术改性的尿烷二甲基丙烯酸单体；C. TCD-氨基甲酸酯单体

（2）环氧树脂基质系统：

1）环氧树脂多羟基系统（epoxy/polyol resin matrix）：这一类树脂基质系统与传统的双甲基丙烯酸酯基质相比有很大优势，主要体现在：①聚合收缩小；②无氧阻聚层；③较高的强度；④具有暗固化（dark cure）性能。其固化方式可采用传统的光固化方式，但是反应机制并不是由自由基引发，而是由活性阳离子引发。由于阳离子的产生并不受氧的阻聚作用，因此，在其固化表面无氧阻聚层。另外，阳离子在聚合物基质内具有很高的流动性，即使在光照结束后，仍可以引发单体间的聚合，使单体聚合转化率得以提高，这就是所谓的暗固化或活化固化，这类树脂基质具有终身聚合的特性，而这种反应在自由基聚合反应中是很少见的。

此外，开环聚合可以在聚合反应中通过阳离子的开环反应获得空间，由此能补偿聚合反应中的体积损失，减少聚合体积收缩，降低收缩应力。因此，与 Bis-GMA 为主体的树脂相比，这种树脂不仅可以减少固化后的体积收缩，而且在固化深度、强度、硬度等方面都有了很大

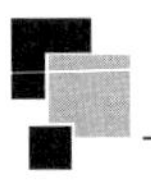

的提高。由于脂环族环氧树脂的反应活性低,固化时间长,因此不适合临床的应用;若加入了多羟基化合物(polyol)后,树脂的固化时间可以大大缩短。但环氧树脂多羟基聚合物在水合反应中析出单体数量较多(约为丙烯酸酯树脂的2倍),且吸水率较大,干燥失水易裂。

2) 环氧树脂/膨胀单体复合系统:由于环氧树脂固化时其体积收缩率仍在5%以上。所以,为了消除树脂体积收缩带来的缺陷,人们通过添加膨胀单体来解决这一难题。通常膨胀单体在引发剂的作用下进行开环聚合反应的同时伴有体积膨胀,用膨胀单体改性环氧树脂,可有效降低树脂固化时的体积收缩率。膨胀单体包括螺环原碳酸酯(spiro orthocarbonate,SOC)、螺环原酸酯(spiro orthoester,SOE)、双环原酸酯(bicyclic orthoester,BOE)以及双环内酯(bicyclic lactone)和环缩醛(cyclic acetal)等类型。其中SOC是非常重要的一类膨胀单体,它在聚合时伴随着双环的开环反应,发生较大的体积膨胀。加入SOC的树脂其聚合收缩和聚合后的残余应力会显著减小,而强度却大幅度提高。然而,SOC的反应活性较低,需要延长光照时间,对水、酸性化合物及填料等敏感,不利于保存,聚合后会对紫外光起反应,容易变色等。

有研究将SOC和环氧树脂共聚物形成共聚体(图2-5),采用活性阳离子引发剂引发聚合反应,其聚合收缩大大降低。随后的生物相容性试验中发现,SOC的加入可减少环氧树脂的细胞毒性和毒理学性能,生物相容性优于Bis-GMA。此外,还有学者进一步研制出一种含有硅氧基团的原碳酸酯类膨胀单体,它与硅氧烷有很好的相容性,据称,将其加入到Silorane基复合树脂中后,其收缩率可达到近乎理想的零收缩,但是这种单体的掺入有可能影响复合树脂的力学性能。

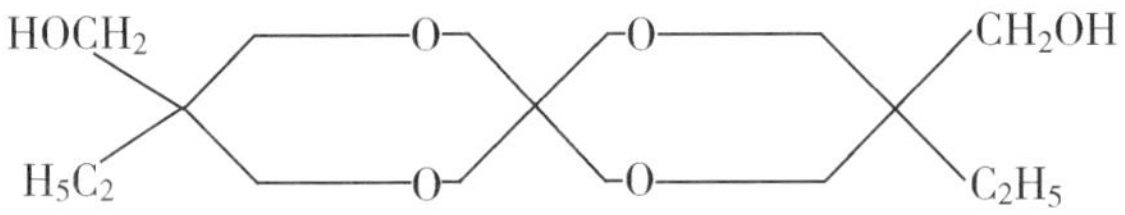

螺环原碳酸酯(SOC)

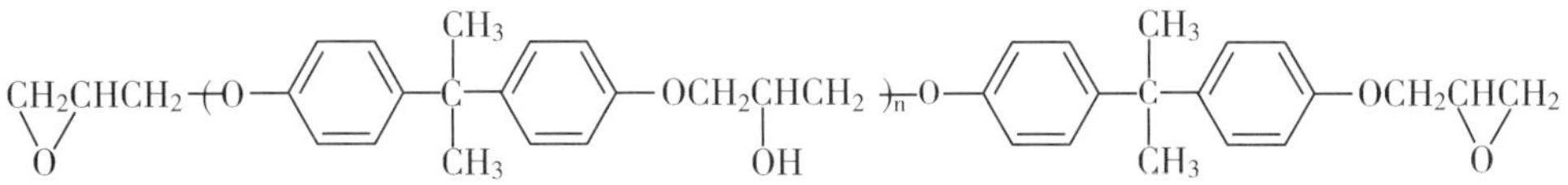

环氧树脂

图2-5 螺环原碳酸酯(SOC)和环氧树脂的分子结构式(上海交通大学口腔医学院 孙皎供图)

(3) 液晶基质系统(liquid crystalline matrix):液晶基质是由液晶高分子的单体在一定条件下(如光照)引发聚合,有序机构被打乱,形成网络结构,分子间的排列从紧密而有序的各向异性态向随机排列的各向同性态转变,聚合过程中产生的膨胀可以弥补普通的树脂基质单体聚合时引起的收缩,有望合成只有零收缩的树脂基质系统。美国得克萨斯大学健康中心已经研制出一种新型的液晶基质即甲基丙烯酸液晶单体,与传统的甲基丙烯酸树脂基质相比,其最大优势在于:在保证聚合后复合树脂力学强度的同时,聚合收缩率极低,且临床操作方便。该液晶单体可以在室温及口腔环境内稳定地保持液晶相态,并且可以用引发传统单体聚合的可见光固化引发体系引发聚合,研究结果显示:这种液晶单体基质树脂引起的聚合收缩为2vol%,而传统复合树脂的聚合收缩为8vol%左右,其聚合转化率可达到77%,与

传统复合树脂相当。

2. 提高力学性能　复合树脂的磨损率与树脂基质的吸水性以及基质与填料之间的脱粘接有关。因此,应用疏水性单体可能会使复合树脂的力学性能得到改善。其中含碳氟化物的聚合物其表面能较低,疏水性高,能与多种化学物质产生较好的结合,生物相容性良好。有报道一种以氟元素取代二甲基丙烯酸主链上甲基的新型单体,其作用原理是氟能够提高固化的二甲基丙烯酸和固化的复合树脂的疏水性。另有研究使用 a-氟化丙烯酸的衍生物系统(Bis-DFA/TEGDFA)(图 2-6)作为树脂基质,结果发现该基质能够提高复合树脂的力学性能,降低磨损率以及减少单体残留。

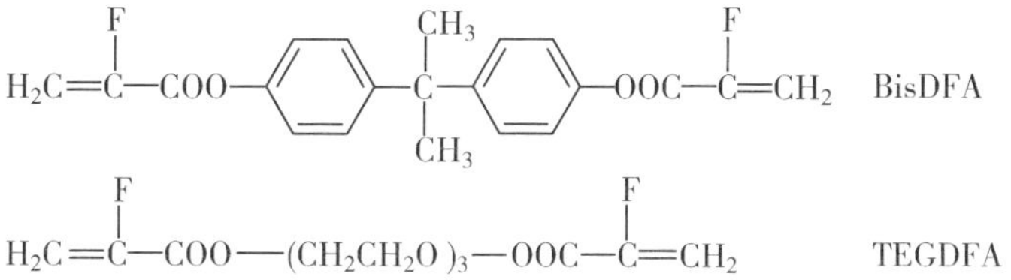

$$H_2C{=}C(F){-}COO{-}C_6H_4{-}C(CH_3)_2{-}C_6H_4{-}OOC{-}C(F){=}CH_2 \quad \text{BisDFA}$$

$$H_2C{=}C(F){-}COO{-}(CH_2CH_2O)_3{-}OOC{-}C(F){=}CH_2 \quad \text{TEGDFA}$$

图 2-6　Bis-DFA 和 TEGDFA 的分子结构式

(上海交通大学口腔医学院 孙皎供图)

3. 赋予抗菌性能　口腔环境中,主要致龋菌是变形链球菌和厌氧菌。树脂与牙体的结合界面因各种原因可以导致缝隙或裂隙,这一缺陷是导致复合树脂修复失败的常见原因,缺陷的出现,细菌将会由此侵入间隙,引起继发龋。因此,近年来,具备抗菌性能的牙科复合树脂研究已成为热点之一。由于目前复合树脂所应用的树脂基质成分 Bis-GMA、TEGDMA、UDMA 等均无明显抗菌能力,引发体系樟脑醌(camphorquinone,CQ)、N,N-二甲基对甲苯胺(N,N-dimethyl-p-toluidine,DMPT)以及 N,N-甲基丙烯酸二甲氨基乙酯(N,N'-dimethylaminoethyl-methacrylate,DMAEMA)等虽有一定的抗菌作用,但它们从复合树脂中溶出的量远不足以达到抗菌有效的浓度。为此,很多研究者尝试对复合树脂基质进行抗菌目的的改性,赋予基质具有溶出性或接触性抗菌性能,以减少修复后继发龋的发生几率。

(1) 掺入可溶性抗菌剂:将可溶性抗菌剂加入到树脂基质进行复合树脂的抗菌改性,比如,选用氯己定作为抗菌剂,该制剂对口腔的致龋菌有明显的抑制或杀灭作用,且起效快,易于分散混合,因而它可以赋予复合树脂抗菌性能。研究已证实,添加氯己定的复合树脂可以减缓菌斑聚集,抑制微渗漏中细菌的侵入或生长。

(2) 加入抗菌活性单体:有研究将具有抗菌活性的单体添加到树脂基质中,该活性单体除具有抗菌功能基团外还具有碳碳双键,可以同基质的其他成分发生共聚反应,以共价键结合至树脂基质的高分子链,发挥接触性抗菌作用。比如,合成一种抗菌单体:甲基丙烯酰氧十二烷基溴吡啶(methacryloyloxydodecylpyridinium bromide,MDPB)(图 2-7),该单体由季铵盐基团和丙烯酰基团组成,前者可发挥抗菌作用,后者可以同基质其他单体交联,通过共价键接枝共聚于高分子网络。研究发现,MDPB 单体溶液对口腔细菌具有显著的杀灭作用,而细胞毒性与传统树脂单体相当。若将 MDPB 单体加入到复合树脂基质后,抗菌性能有所下降,但仍能赋予固化的树脂有效发挥接触性的抑菌作用,且不影响树

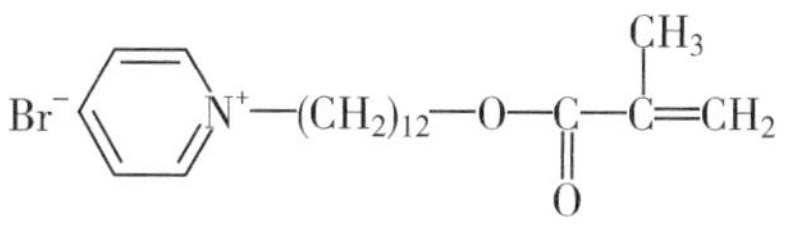

$$Br^{-}\ C_5H_5N^{+}{-}(CH_2)_{12}{-}O{-}C(=O){-}C(CH_3){=}CH_2$$

图 2-7　MDPB 的分子结构式

脂的聚合性能、力学性能、吸水能力和色泽等。复合树脂中添加0.2%的MDPB,可以明显抑制变形链球菌生物膜生长,抗菌作用持续3个月,且无衰减。

（二）无机填料

1. 提高力学性能　无机填料的主要作用是赋予复合树脂良好的力学性能,同时具有减少树脂聚合收缩、改善折光性能、降低热膨胀系数、X射线阻射、调节基质的黏度以便于临床操作等作用。由于粉末的性能很大程度上取决于粉末的粒度和形貌等特征,所以无机填料的种类、粒径大小和分布、表面缺陷等都会对复合树脂的最终性能产生较大的影响。无机填料除了要求对光线具有很好的透过性和较小的吸收率,以尽量减少光能量的损耗,保证基体对光能量具有较高的利用率以外,更重要的是要求满足增强树脂的目的。常用于光固化复合树脂的填料主要有:玻璃、陶瓷、石英、钡铝硅酸盐、硼酸盐、气相二氧化硅等,尺寸约0.01～100μm,加入量一般为50%～90%(质量分数)。目前,牙科光固化复合树脂在强度和韧性方面仍存在不足,不能达到自然牙的性能要求,在一定程度上也限制了其应用。因此,进一步改善无机填料、提高复合树脂的力学性能是当前该研究领域的热点之一。已有的研究主要包括以下几个方面:

(1) 添加其他增强材料或改变填料形貌:通过添加玻璃纤维或陶瓷晶须等途径来增强树脂的力学性能;或者通过改变填料颗粒的结构形貌来改善树脂的性能,如选用多孔状的玻璃陶瓷粉,以加强填料与树脂基体之间的结合强度。有研究将介孔二氧化硅和无孔的硅烷化二氧化硅颗粒混合作为填料,发现可以达到最佳的填料装载率,提供更稳定的直接机械锁合,提高复合树脂的力学性能。

(2) 应用纳米技术对填料进行改性:随着纳米科技的发展,近年来,人们试图将纳米技术应用于复合树脂的填料改性,利用纳米材料的一些特殊性能来提高复合树脂的物理机械性能。比如,纳米粒子所具有的巨大表面自由能,可以使其与其他物质或两种物质相互之间的连接非常紧密,纳米粒子的这种特性可用于复合树脂材料的设计,提高材料的物理性能。

1) 纳米纤维:有研究将定向排列的静电纺尼龙纳米纤维添加到复合树脂中以获得增强效果,纤维的小尺寸不仅提供了很大的比表面积,而且还加强了尼龙纤维和树脂基体分子之间氢氧键的结合,使复合树脂获得良好的界面性能。研究显示掺入较小质量分数(1%～2%)的纳米纤维可以提高复合树脂的力学性能,而较大质量分数(4%～8%)的纳米纤维掺入反而不理想,表现出低的弹性模量、挠曲强度以及断裂韧性。此外,研究还发现:定向排列而不是随机无序排列的静电纺纳米纤维可获得最佳的增强效果。还有学者通过湿化学法合成羟磷灰石纳米纤维,当该纤维占复合树脂2～10wt%时,可以提高树脂的双轴弯曲强度。

2) 纳米颗粒:有学者考虑模拟自然牙组成中的无机成分纳米羟基磷灰石,选用羟基磷灰石(hydroxyapatite,HAp)颗粒作为填料来研究复合树脂的力学性能。结果表明:添加了5%～10%(质量分数)的纳米HAp颗粒到silorane复合树脂中,发现其断裂韧性、挠曲强度及抗压强度都得到提高。此外,还有学者尝试在流体树脂中添加纳米颗粒,发现0.05%(质量分数)的二氧化硅纳米颗粒可以提高流动性复合树脂的机械强度,同时不影响其操作性能。此外有研究提示:有机硅烷处理的纳米TiO_2能够增强树脂基牙科复合树脂的维氏硬度和弯曲强度。此外还有研究表明:添加的纳米级Al_2O_3填料的复合树脂,其机械性能有显著提高。

3) 纳米颗粒熔附晶须:有学者将纳米二氧化硅颗粒熔附于氮化硅或碳化硅晶须表面形

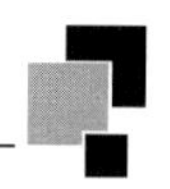

成纳米二氧化硅熔附晶须的新型填料，发现这类晶须填料可显著增强牙科复合树脂的机械性能；还有研究将无水磷酸二钙或磷酸四钙纳米颗粒和纳米二氧化硅熔附晶须联合作为填料，结果表明该复合树脂力学强度不仅比单独使用纳米颗粒高出2倍，并且还能释放钙或磷离子，具有一定的防龋再矿化效果。

（3）选择陶瓷填料：已有研究使用陶瓷填料来取代传统的硅酸铝钡玻璃，结果显示：含有白榴石的玻璃与含有硅酸铝钡的玻璃相比，前者更能提高复合树脂的耐磨性。此外，填料的孔隙率能显著增加复合树脂的弯曲强度，陶瓷填料的优势更加明显。

（4）多面低聚倍半硅氧烷（polyhedral oligomeric silsesquioxane，POSS）填料：多面低聚倍半硅氧烷（POSS）填料的树脂基复合材料是20世纪90年代后发展起来的、受到国际上广泛关注的聚合物增强材料，该材料由于具有良好的力学性能，已应用于航空航天领域。POSS单体是一类以Si-O为骨架连接成的环状纳米级笼状的有机无机杂化分子，其结晶无色无味无毒，具有良好的生物相容性，目前逐渐被应用到生物医药领域。POSS结构主要具有如下两个特点：①包含由Si和O组成的无机支架结构，赋予杂化材料良好的耐热及力学性能；②外部连接烷烃取代基或活性反应基团，有机基团能够改善POSS与聚合物之间的相容性，反应性基团可以实现POSS与聚合物之间的化学键合作用。由POSS改性聚合物后的有机-无机纳米杂化结构材料体系与传统的纳米复合材料相比有四大优点：①合成工艺简单有效；②无机纳米颗粒在体系中具有均匀的分散度；③材料合成属于化学过程，形成的颗粒与基体间的表面结合力大大强于传统的物理机械掺混的表面结合力；④可以通过控制合成条件来控制无机纳米颗粒的尺寸，进行分子组装，从而达到控制所需材料宏观性质的目的。POSS在口腔修复材料中不仅可以作为填料，更能与树脂单体发生化学反应，成为聚合物主链的一部分，进而有效地影响聚合物性能，这种新的改性传统聚合物的方法已经成为目前新一代聚合物的研究热点，但是POSS单体的合成复杂，反应条件要求高，反应物的产率低，结构表征和产物的纯度至今仍是材料学研究者面临的难题。

2. 降低聚合收缩　复合树脂固化前基质单体分子间靠范德华力和微弱的氢键连接，分子间距离约0.3～0.4nm，聚合后分子间以离子键形成网状连接，分子间距离仅为0.154nm。分子间距离的缩小是复合树脂聚合收缩的主要机制，无机填料并不参与聚合反应，因此，无机填料的含量越高，树脂的聚合收缩越小；无机填料的尺寸、形状以及无机相的分散状况对于复合树脂的聚合收缩均有影响。

近年来，已有许多文献认为：添加纳米颗粒的复合树脂能够降低聚合收缩。研究表明，比起其他不规则颗粒填料，球形颗粒填料的复合树脂能够产生较低的收缩应力值，这是由于球形填料的表面积小，表面润湿所需的基质少，允许加入的填料量就相对增多。此外，有报道采用不含甲基丙烯酸功能化的硅烷代替含有甲基丙烯酸功能化的硅烷对二氧化硅纳米颗粒表面进行处理，获得无粘接性的纳米颗粒，将其添加到复合树脂基质中，发现其具有与气孔相似的效果，分布于树脂基质中的纳米填料可以通过局部塑性形成应力释放点，有效地降低聚合收缩。另有研究显示：纳米填料添加到杂化型复合树脂中，可以有效降低聚合应力（降低31%），在一定的体积含量水平（10vol%），非粘接性纳米填料具有更明显的降低聚合应力的能力。

3. 赋予抗菌性能　复合树脂的抗菌性不仅可以通过增加抗菌单体的添加比例，而且还可以考虑复合树脂的另一主体——填料的选择来实现。长期的临床实践和大量的实验研究都已证实,与复合树脂相比,玻璃离子和银汞合金充填材料表面菌斑黏附都较少,由此提示这两种充填材料具有一定的抗菌作用,其原因可能与它们在潮湿环境下分别能释放氟离子或金属离子有关。因此,合成具有氟离子或金属离子溶出功能的复合树脂成为材料抗菌改性的新的尝试。

(1) 添加氟化物或含氟填料:复合树脂中增加可溶性无机氟化物,如氟化钠、氟化锡等,或微溶性无机氟化物,如氟化锶或氟化镱,可在树脂固化过程中及固化后释放氟离子,但同时也因氟离子的析出,材料的力学性能会有所降低。另外,复合树脂中增加含氟的硅酸盐玻璃填料,在赋予修复体抗菌性能的同时,也因该填料具有较高的溶解性而随着氟的溶出逐渐丧失良好的力学性能。最近有研究将 CaF_2 纳米颗粒添加到复合树脂中,使其在持续释放氟离子的同时还保持良好的力学性能。

(2) 加入金属银离子:通常银、锌、汞等金属离子具有一定的抗菌性能,其中以银离子的抗菌活性最强。银离子的细胞毒性选择性地作用于细菌等原核细胞,对真核细胞的影响相对较小,通过与细菌重要的酶或蛋白相结合,银离子可破坏细菌胞膜的完整性,损害 DNA 的功能,影响呼吸链和能量合成。作为有效的抗菌成分,银离子长期应用于医学领域,特别是近年来,在抗菌性骨替代材料和口腔修复材料中得到了广泛的研究。有研究报道:Novaron(N-5)和 Amenitop(AM)两种银基抗菌树脂填料,在6个月之内能抑制变异链球菌的生长,显示出持续的抗菌性能。然而,当将这类树脂储存于水后却发现:添加 AM 填料树脂的压缩强度和弯曲强度受到了影响,而加入 N-5 填料的树脂则无影响。

(3) 添加纳米颗粒:纳米银和氧化锌(ZnO)纳米颗粒被认为具有广谱抗菌作用,有研究将其添加到复合树脂以增强抗菌效果,结果显示两者对变形链球菌和乳酸杆菌都具有较高的抗菌活性,且 ZnO 纳米颗粒对于变形链球菌的抗菌作用优于纳米银颗粒;而对于乳酸杆菌而言,两者抗菌效果相似。高分子纳米颗粒也可选作抗菌单体加入复合树脂中。有学者制备了聚乙烯亚胺(polyethyleneimine,PEI)季铵盐纳米颗粒,以1%的比例分别混入流动型或混合型三种复合树脂中,直接抗菌实验显示:三种实验树脂的抗菌活性可持续1个月以上,且无抗菌成分析出。研究还证实:除了流动型复合树脂以外,改性后的树脂其力学性能无明显下降。

(三) 偶联剂

无机填料在与树脂基质混合前需要进行表面处理,其目的在于:①降低填料表面自由能,使树脂的黏稠度和亲水性下降,从而增强填料在基质中的分散性;②促使填料和树脂基质之间形成共价结合的功能性界面,以使填料与树脂基质能牢固连接在一起。这种能将填料与树脂基质结合在一起的物质称为偶联剂。钛酸酯、锆酸酯、有机硅烷等均可用做偶联剂。最早应用于牙科复合树脂中的偶联剂是乙烯基硅烷偶联剂,后来发现,由于甲基丙烯酰氧丙基三甲氧基硅烷(γ-methacryloxypropyltrimethoxy silane,γ-MPS)所含的双键能够与树脂基质共聚合,因此该偶联剂是复合树脂无机填料首选的表面处理偶联剂。这些偶联剂引入复合树脂后,是否影响复合树脂的性能,已逐渐受到关注。

1. 力学性能　研究表明:烯丙基三乙氧基硅烷表面处理的二氧化钛纳米颗粒(<20nm,1wt%)可以显著增加复合树脂的硬度和挠曲强度;另有实验显示:偶联剂表面处理的纳米颗粒和超高分子量的聚乙烯的短纤维填料均可以增强树脂的韧性,但其强度和弹性模量有所下降;一项针对 MPS 的含量范围(0~20wt%)对树脂性能影响的研究发现,较高含量 MPS 处

理的氧化锆玻璃填料会降低树脂的聚合转化率，原因在于甲基丙烯酸甲酯基团在硅烷层界面移动受限，反应较低，并且光照时该界面还会引起光衰减以及光散射增强，导致聚合转化率下降。此外，有学者比较 MPS、非功能的氟化硅烷结合 MPS、新型芳香族甲基丙烯酸甲酯这三种硅烷偶联剂对混合型复合树脂耐磨性的影响，结果提示，新型功能化芳香族硅烷具有更好的疏水性、基质相容性，与 MPS 相比，这种芳香族硅烷偶联剂处理的填料可增强树脂的耐磨性。

2. 溶解性　由于光固化复合树脂最终是在口腔环境中固化和使用，故研究光固化复合树脂的吸水性及溶解性对延长材料的使用寿命具有重要的意义。采用合适的偶联剂来处理无机填料会在一定程度上改善树脂的溶解性，比如用甲基丙烯酸酯作偶联剂处理羟基磷灰石颗粒，材料在潮湿环境中的质量变化小于 1%（质量分数）。曾有学者研究了不同结构的硅烷偶联剂[氨基甲酸乙酯二甲基丙烯酸甲硅烷，urethane dimethacrylate silane（UDMS），甲基丙烯酰氧丙基三甲氧基硅烷（γ-MPS），辛基三甲氧基硅烷（octyltrimethoxysilane，OTMS）]对纳米复合树脂溶解性的影响，结果认为 UDMS 偶联剂的复合树脂溶解率最高，MPS 最低。

（四）光引发体系及光固化条件

1. 光引发体系　在光固化复合树脂中光引发体系是不可缺少的关键组分，根据其产生活性自由基的作用机制不同，主要分为两大类：夺氢型光引发剂和裂解型光引发剂。

（1）夺氢型光引发剂：该体系通常由光引发剂和助引发剂组成，它们对材料的光固化速率起着决定性的作用。最常用的光引发剂是樟脑醌（camphoroquinone，CQ），加入量一般为 0.05% ~1%（质量分数）。樟脑醌吸收范围为 400 ~ 500nm 的蓝光，在光波长 470nm 处有最大吸收率，对人体无害。而最常用的助引发剂是 N，N'-甲基丙烯酸二甲氨基乙酯（N，N'-dimethylaminoethyl-methacrylate，DMAEMA），它又被称为光还原剂（photo-reducing agent）即供氢体，夺氢型光引发剂在激发态时和其联用会产生活性自由基。其他助引发剂还有：4-乙烷-N，N-双甲氨基苯甲酸乙烯（ethyl4-N，N-dimethylamin-obenzoate，4EDMAB），N，N-二甲基对甲苯胺（N，Ndimethyl-p-toluidine，DMPT），二甲基氨基苯甲酸乙酯（ethyl-4-dimethylaminobenzoate，EDAB）等。

CQ 也存在一些缺点，如它本身是黄色的，用于对颜色有要求的复合树脂时其添加量会受到限制，这同时也对材料的聚合度和固化程度产生影响。因此，人们试图研发一些新的光引发剂来代替它，例如：开发一种新的光引发剂 1-苯基-1，2-丙二酮（1-phenyl-1，2-propanedione，PPD）来代替 CQ，研究发现：同时添加 PPD 和 CQ 做引发剂的样品，其聚合度要大于单独添加 PPD 或 CQ 的样品。另有报道：采用 PPD 和 2，3-丁二酮（2，3-butanedione，BD）做光引发剂的光固化复合树脂，与使用 CQ 做光引发剂的样品相比，其力学性能有所提高。由于 PPD 和 BD 是黄色黏性液体，而 CQ 在室温下是固体，因此，PPD 和 BD 与树脂有更好的相容性，由此提示了 PPD 和 BD 作为新的光引发剂具有较好的应用前景。

（2）裂解型光引发剂：酰基氧化磷类引发剂可通过裂解机制在吸收光能以后直接产生活性自由基，不需要助引发剂的参与，但该类引发剂最小吸收波长在 420nm 左右，并不适合于目前临床上的常用的 LED 光源的光谱。最近，有学者合成了苯甲酰锗（benzoyl germanium）的衍生物并发现该衍生物也能通过光解作用直接产生自由基，并显示较强的吸收峰（450nm）。这类新型引发剂与 CQ/叔胺系统相比，具有更强的紫外稳定性、促进漂白效果，并能提高光固化的深度以及聚合转化率。

2. 光固化条件　光源会对复合树脂的固化收缩产生很大的影响。近年来,人们尝试发明一种光源既能够使复合树脂单体转化率最高,又可使其产生最小固化收缩,同时还能够增加复合树脂的功能和美学的效果。目前应用的光固化复合树脂的光源包括:卤素灯、等离子弧灯、激光以及发光二极管(LED)灯等。其中最常用的是卤素灯和LED灯。LED是一种发展潜力很大的固化光源。自从1990s蓝色二极管应用以来,即马上被引入到牙科领域。研究显示:LED灯对复合树脂的固化深度和树脂单体转化效果显著优于卤素灯。一般而言,"软启动(soft-start)"灯(卤素灯、高强度紫外固化灯以及LED固化灯),能够逐渐增加光强度,对于降低复合树脂的聚合收缩是非常有用的。

目前商业用的LED灯在功率上与卤素灯很相似,在755mW/cm^{2}左右。已有研究证实:光固化复合树脂的固化质量不仅仅取决于光的强度,还与引发系统的吸收值等其他一些因素有关,其中发射光谱对于固化灯的性能是一个重要的决定因素。传统固化灯95%的发射光谱分布范围较宽(400~510nm),蓝色LED灯的发射光谱较窄(440~500nm,峰值在465nm),并与当前常用的光引发剂樟脑醌的吸收光谱更接近(440~480nm,峰值在465nm),因此,与卤素灯相比,LED固化灯发射的光子更可能被樟脑醌吸收从而达到最佳固化效果。

三、存在问题与展望

(一) 存在问题

20世纪60年代,复合树脂被引入到牙体修复领域,这无疑是口腔材料学一次革命性的进步。复合树脂材料因其比较美观,外观类似牙体组织,在口腔环境中性能稳定,操作简便,可以通过光照射后立刻固化等诸多的优点而广泛应用于牙体缺损的修复。然而,在长期临床应用中复合树脂仍存在明显的不足,其使用寿命相对较短,聚合收缩较大、树脂-牙体界面处的缺陷容易导致继发龋、热膨胀系数较高,耐磨性相对较差,以及树脂中未固化单体析出对周围组织具有一定毒性等。此外,还有报道0.7%~2%的患者和牙科医师对复合树脂存在过敏反应。

目前,降低复合树脂聚合收缩的基质研究主要集中在:

1. 使用支化单体、液晶或高交链形态的树脂单体　这类单体的优点是黏度较低,聚合收缩低于通常的二甲基丙烯酸交链单体。基本上,由于这种高度分支或支化的甲基丙烯酸酯黏性较低且可有效合成到聚合物网状结构中,已成为很有前景的低收缩复合树脂单体。然而,遗憾的是,含这类单体的复合树脂,由于加入更多的柔性结构,其力学性能要明显低于商用齿科材料。这些单体要成功应用于齿科,必须合成在齿科填料中不结晶且能够形成具有良好力学性能的网状聚合物。

2. 使用环氧树脂基质单体　含这类单体的复合树脂也存在以下问题:①与现有广泛使用的树脂基粘接材料兼容性欠佳;②可见光固化的热效应较高,约为传统复合树脂(二甲基丙烯酸基复合树脂)的2倍;③硅氧烷基环氧化物与具有阻射性的齿科填料相比,具有较低的X线阻射性;④单体的纯度(与毒性密切相关),脂环族的环氧基复合体的存储稳定性等。

纳米胶体硅颗粒被应用在超微和杂化复合树脂中已超过10年历史。纳米颗粒充填复合树脂显示卓越的美观性能,并且易于抛光和耐磨性较好。然而,纳米复合树脂充填的患牙仍然会发生继发龋。另外一个重要问题是纳米颗粒与树脂的结合存在不可预知的风险。虽

然存在于树脂之中的纳米颗粒彼此牢固的结合对人体无害，但是，当这类复合树脂使用几年之后，经过磨损，纳米颗粒的脱落是否会对人体产生潜在的毒性，是值得高度关注的问题，因此，有必要对牙科纳米复合树脂的潜在危害进行详细的探讨和评估。

继发龋的发生是当今复合树脂面临的一个重要问题。尽管已有共识，认为发展抗菌性复合树脂是十分有必要的，然而，当前对抗菌性复合树脂的研究依旧较少。对于抗菌剂被加入到复合树脂中是否会带来一些负面的影响？比如添加的抗菌剂是否会影响单体聚合？是否会影响基质与填料的结合程度以至于造成材料力学性能显著下降？随着抗菌剂的释放，因复合树脂基质会出现空隙，而力学性能是否会进一步受到影响？此外，复合树脂的抗菌性能还将随着时间的延长而逐渐降低。这些都是目前无法回答的问题。鉴于抗菌性复合树脂确实能够帮助解决或减轻一些复合树脂相关的临床问题，所以有必要进一步继续深入地对复合树脂的抗菌性能与其他应用性能之间的关系进行研究。

（二）展望

随着生物材料学科的发展，具有刺激反应性、自我修复能力以及促组织再生或修复能力的材料不断出现，为新型复合树脂材料的开发奠定了基础。

1. 刺激反应性材料　刺激反应性材料也称为智能材料，能够根据外在刺激而相应改变其性能。这些刺激可以是温度的变化、机械应力、pH 值、湿度以及电磁场等。当前整个生物材料的发展领域倾向于对这类材料进行开发研究。刺激反应性材料的产生通常是从自然界中得到灵感，比如蛋白质、多糖和核酸，这些物质不仅构成细胞成分和结构，而且与细胞功能相关。外界刺激达到一定程度时，如达到临界温度，系统呈现强烈的非线性行为，结构和特性出现很大改变。

材料行为的改变是因为其内部生物大分子出现了重大的构象改变。所以有报道将很多聚合材料归为刺激反应性材料。例如，刺激反应性多孔水凝胶（N-异丙基丙烯酰胺），它在功能温度下可呈现快速收缩动力，目前已经被应用于药品和蛋白的释放载体。树脂在蓝光下的聚合过程也可以认为是一种刺激反应性。刺激反应性牙科树脂具有优势，例如可以根据要求释放抗菌成分、氟离子来防止继发龋。这些性能可能带来创新性的牙科治疗，用牙科智能材料可以显著提高临床治疗效果。当然，这类牙科智能材料还有待进一步去发现。

目前许多刺激反应性材料的基质都是聚合物，在正常情况下，该系统中的生物大分子具备一定的自由度，构象可以有一定程度的改变。而现在用于牙科修复材料的普通树脂是呈高度化学交联，该结构丧失了这种自由度，由此提示若想获得具有智能功能的树脂，必须对现有牙科复合树脂材料中的树脂进行彻底的改造或设计。

2. 自我修复材料　由于物理、化学或生物等诸多因素，限制了复合树脂材料的使用寿命，这些因素包括外界静态的（蠕变）和动态的（疲劳）力、内部应力、溶解、腐蚀和生物降解，导致材料结构衰退，性能下降，结果出现修复体的折裂，折裂主要是由树脂基质与填料界面遭到破坏而引起。临床上，在分析复合树脂修复失败原因时往往认为，修复后的前 5 年出现问题，可能原因是修复体问题（由修复技术或树脂材料本身所致），如果超过这段时间修复失败的常见原因是继发龋。此外，磨损也是重要原因之一。众所周知，自然骨组织终身都保持塑性的能力，即使发生严重骨折，也能自行修复（愈合），这一现象促使各国材料学家和工程师试图考虑采用类似原理去发展所谓的自愈合或自修复材料。

首先被报道的自我修复合成材料与牙科树脂基材料类似，也是树脂基质的。这是一种包含树脂微囊的环氧树脂系统。如果环氧树脂断裂,裂口附近的微囊损伤,就会释放出树脂。这些树脂立即充填裂纹,同时环氧树脂中格拉布(Grubbs)催化剂扩散,导致树脂聚合,微裂纹修复,这个设计思路和运用的技术应用于牙科复合树脂是比较乐观的。可以预期一旦牙科树脂应用了这类技术将能够延长其使用寿命,提高临床治疗效果。然而,树脂中加入微囊和催化剂后,其潜在的毒性等问题也会随之呈现出来,因此,在材料开发过程中,既要考虑这些成分和技术可以修复牙科复合树脂使用时出现的微裂,又不能忽视其生物安全性的问题,特别是使用量应该严加控制,尽可能小或低于毒性的阈值。总之,自修复微囊复合树脂的发展给新一代牙体充填材料的开发带来了新思路和新技术,值得进一步的探索和发现。

3. 牙齿硬组织再生材料　复合树脂应用的主要目的是代替缺失的牙体组织并保持美观的效果,由于与天然牙体组织相比复合树脂具有更合适的结构和更卓越的功能,因此,开发接近自然牙结构和功能、具有再生功能的牙科树脂材料是未来的发展方向,也是非常有意义的一项研究工作。牙齿结构中可以再生的是牙本质和釉质,对于牙本质再生,聚合陶瓷拟生态复合材料可能具有较大的发展潜力,但这方面尚需要更深入的实验来证明这种新材料的能力。近几年,有很多报道尝试合成釉质或者修复釉质。由体外实验证实,浸泡在再矿化溶液的釉质表面可见羟基磷灰石层的沉积。也有实验表明,可以人工合成与釉质结构相似的氟磷灰石晶体。然而,这些都是在远远超过口腔环境的温度下实现的(在200~600℃之间)。一些通过超分子釉基质蛋白组装到牙齿材料的釉质中形成仿生纳米复合树脂最近已有报道。因此,未来复合树脂修复材料发展为牙齿硬组织再生材料依然是很有希望的一种尝试。

目前,在牙体充填材料中复合树脂毫无疑问具有非常重要的地位。其美学效果提高了治疗的适应证,且依靠粘接方法固位而不是洞形设计从而能够更好地保留牙体组织。然而,这种优势也带有高度的技术依赖性,因此,在临床应用时需要选择正确的适应证,保证好的隔湿效果,使用规范操作流程。复合树脂的发展进步还有很大空间,随着未来材料科学和生物材料在复合材料方面的新发展,满足人们美观和健康要求的新型复合树脂的研发成功指日可待。

四、科研立题参考

1. 降低聚合收缩的复合树脂基质的研究。
2. 提高力学性能的复合树脂基质的研究。
3. 具有抗菌性能的复合树脂基质的研究。
4. 有机-无机杂化基质复合树脂的研究。
5. 无机填料的粒径和结构对复合树脂性能的影响。
6. 具有抗菌性能填料的研究。
7. 降低聚合收缩的无机填料的研究。
8. 不同结构的硅烷偶联剂对纳米复合树脂的溶解性研究。
9. 新型引导牙齿硬组织再生材料的研制。
10. 智能化材料或具有自我修复功能的复合树脂的研制。

(孙　皎)

第二节　根管充填材料的研究进展

自从根管治疗术广泛应用于牙髓病和根尖周病治疗以来，根管充填材料的研究也取得了长足的进步，然而，现阶段根管治疗在临床上依旧存在两大难题：一是由于根管解剖结构的复杂性及存在的众多分支，使其难以得到充分的消毒，并达到严密的充填封闭来隔绝细菌入侵；二是根管充填材料仍然不能满足理想材料的所有要求。理想的根管充填材料应具备以下性能：①生物相容性好，对根尖周组织无刺激，能促进根尖周组织的愈合；②粘接性强，具有封闭根管侧壁、副根管和根尖孔的能力，阻止组织液和细菌向根管内渗透；③化学性能稳定，充填后凝固时间短，不易被组织液破坏和溶解，在根管内长期不变性；④X 线阻射，便于即时检查根管充填情况及远期的吸收情况；⑤有抑菌作用，可以杀灭根管内残余的细菌；⑥操作简单，便于充填材料在凝固前有充分的可操作时间；⑦制备根管固位钉或桩核钉道时不易被带出，根管治疗失败需重治疗时可以较方便地从根管内取出；⑧不会造成牙齿变色；⑨凝固时无体积变化，既能防止收缩形成较大微渗漏影响封闭效果，又能防止过度膨胀导致根折；⑩价廉，利于市场推广。目前临床应用的根管充填材料尽管种类不少，但尚无一种材料能完全达到上述要求，因此，有必要进一步研发新一代的根管充填材料，以满足临床需要。

一、种类与现状

根管充填材料主要有主充填材料和封闭材料两类。

（一）根管主充填材料

1. 牙胶　牙胶作为口腔材料的历史可以追溯到 1847 年，康涅狄格州牙医 Asa Hill 博士首次研制出一种含有牙胶、碳酸钙和石英的混合物，称之为“Hill's Stopping”，它开始被用做修复材料。1867 年，G. A 博士报道使用牙胶来充填根管，直到 1887 年，S. S White 生产出真正意义上的牙胶尖。自 1914 年 Callahan 发明侧向充填技术以后，牙胶尖已经成为根管治疗的标准主充填材料。

牙胶是一种反式异戊二烯的天然聚合物（图 2-8），其结晶相一般存在两种形式：一种是 α 相，另一种是 β 相。α 相是牙胶的天然构象，将它加热到 65℃，会熔化成无定形形式，这种无定形材料如果经过缓慢冷却（0.5℃/h）将会重结晶到 α 相。反之，如果经过快速冷却则会结晶到 β 相。β 相牙胶熔点高，黏稠度大，常用于制作普通牙胶尖。α 相牙胶熔点低，黏稠度小，黏附性强，熔融后具有较好流动性，有利于更好充填根管。目前商业化的牙胶按照临床用途可分为标准牙胶尖和热牙胶两大类。

（1）标准牙胶尖：标准牙胶尖一般含有 20% 的有机成分（β 相牙胶，蜂蜡）以及 60% ~ 75% 的氧化锌，另外还有少量的金属硫化物、蜡和树脂等，这些添加物能够增加材料的强度、

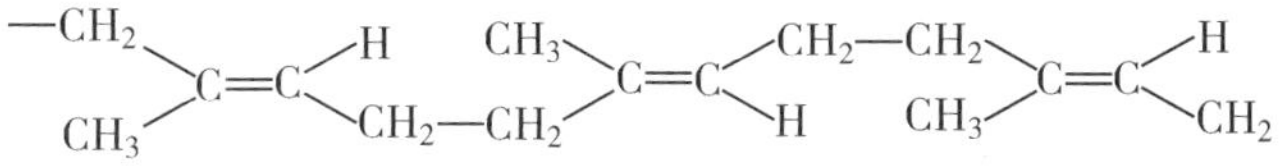

—CH_2　　H　　CH_3　　CH_2—CH_2　　H
C=C　　C=C　　C=C
CH_3　　CH_2—CH_2　　H　　CH_3　　CH_2

Gutta percha　　trans-Polysoprene

图 2-8　牙胶的反式异戊二烯聚合物的分子结构式

可塑性以及X线阻射性。牙胶的性能通常都比较稳定,但长期暴露在空气中、光照和高温下却容易变脆,其原因主要是氧化作用,也可能是由牙胶的β结晶相转化为天然α结晶相所致。

作为根管主充填材料,牙胶尖的优点在于具有一定的组织亲和性,容易压紧,生物相容性好,对X线阻射。缺点是无持续消毒作用,不易进入弯曲根管及侧副根管,超填后对尖周组织有一定的刺激性,根管封闭性不佳,容易形成微渗漏。

有学者用氯仿溶解使其具有流动性,以便于进入弯曲、细小的根管,但美国食品药品监督管理局(FDA)认为氯仿有致癌性,且液体牙胶不易控制其充填的深度和部位;也有学者提出用桉油或氯烷代替氯仿溶解牙胶尖,但溶剂挥发后,牙胶尖收缩会产生一定的间隙,影响根管的密封性。

(2)热牙胶:近年来,人们开始将研究热点集中于利用牙胶的热软化性和溶解性,改进充填方法以完善根管充填,这种充填方法也称之为热牙胶充填技术。目前临床常用的热牙胶充填方法有很多种,这里主要介绍热塑牙胶注射充填、连续波热牙胶充填以及热塑载体牙胶充填技术。

1)热塑牙胶注射充填技术:该技术是将加热后软化、流动性较好的牙胶用特制注射器注射充填根管,这样更适用于狭窄、弯曲、形态复杂、有器械折断的根管。目前热塑牙胶注射充填法所用的器械有两种并配有专门的牙胶尖,其中有一种是高熔点的牙胶尖"Obtura"(β相),另一种为低熔点的牙胶尖"Ultrafil"(α相)。

Obtura注射式热牙胶充填系统与根管壁的适应性较好,理论上而言,使用热牙胶充填时,随着温度的升高,牙胶质地变得越均一,其根管封闭效果越好;然而也要考虑到温度过高可导致牙胶软化过度从而超出根尖孔,超充是Obtura热塑牙胶注射充填技术的缺点之一。

低温热塑牙胶注射充填系统(Ultrafil技术)不同于ObturaⅡ的是所用牙胶是熔点低(70℃)、黏性高、流动性大,可以流进牙本质小管。该技术的根尖封闭能力较好,适用于根管内有器械折断、内吸收、C形根管等情况。但α相牙胶因黏性较大,细狭根管由于注射针头不能进入距根尖孔5~8mm处,容易造成欠充。

2)连续波热牙胶充填技术:连续波技术联合高温牙胶热塑注射充填技术的代表是SystemB/ObturaⅡ联合应用,是目前临床上最为普及的热牙胶充填技术。它的基本工作原理是选择合适的主牙胶尖放置于根尖1/3,准确封闭根尖,再通过加热装置(SystemB)对主牙胶尖进行冠根向连续加热加压,利用热牙胶流动效应产生的充填波一次完成根管的根尖1/3充填;结合使用ObturaⅡ热牙胶注射技术完成根冠段的充填。该法综合了冷侧压法和热牙胶垂直加压法的特点,使其既具备冷侧压法控制主尖防止根尖超充的优点,又具备了热牙胶垂直加压根管充填严密的优点,既能有效避免超填,又提高充填效率。

3)热塑载体牙胶充填技术:Thermafil充填系统是热塑载体牙胶充填系统中的一种。该系统由加热软化炉和一种带柄的外面包裹α相牙胶的金属尖(或塑料尖)组成。充填前,选用合适的金属尖(或塑料尖),在加热软化炉内加热使牙胶软化,趁热送入根管内达工作长度,约1分钟牙胶凝固后去除柄体和髓室内多余的充填材料,使一部分金属尖(或塑料尖)牙胶一并留在根管内完成根充。Thermafil充填系统所用的α相牙胶,与普通标准牙胶尖所采用的β相牙胶具有相同的化学分子式,不同之处在于α相牙胶经过特有的退火程序而获得不同于β相牙胶的晶体结构和物理性能,α相牙胶经热塑后具有很好的流动性、黏稠性和黏

附性。临床验证,热牙胶优于常规牙胶根管充填的封闭性能,前者根充后可形成一个均质致密的整体,空间稳定性好。热牙胶与根管糊剂联合应用,既可封闭热牙胶与管壁不规则微隙及侧副根管,还可润滑管壁,有助于牙胶的流动。

一直以来,上述这种金属或塑料核心载体充填系统被认为比传统的牙胶尖充填系统对根管壁的适应性要好,且软化的牙胶还可充填到侧支根管。然而,该系统还存在一些问题,如再治疗时去除较困难,牙胶从塑料核心上剥脱,以及不适用于不规则形、畸形或弯曲根管等。最近有研究对经典的核心载体系统进行改进:用加热不熔化的交联牙胶(GuttaCore)替换经典的塑料核心载体,其表面是常规的热牙胶涂层,可以允许加热牙胶进入成形根管的所有区域,形成三维致密充填,达到更好的封闭效果。若需要再治疗时,可通过机械钻孔、加热软化以及根管锉等方法去除这种改性后的封闭材料,且操作比较简单。到目前为止,这一新的核心载体系统的临床疗效尚未见相关评价报道。

2. 热塑性树脂材料　目前临床上应用的热塑性树脂材料主要指 Resilon 系统,它包括底涂剂、封闭剂以及 Resilon 核心材料三部分。Resilon 核心材料是一种热塑性聚酯塑料,由聚己酸内酯、双官能异丁烯酸基树脂以及生物活性玻璃和硫酸钡等组成。Resilon 核心材料又称 Resilon 尖(Resilon points),其操作性能类似于牙胶,也可形成多型号的主尖和副尖。由于 Resilon 核心材料的聚己酸内酯是一种可降解的低熔点聚酯。因此,Resilon 熔点较低,与牙胶接近(60℃),具有可操作性、遇热变软以及能够被有机溶剂如氯仿软化或溶解等特性。

与其他牙本质粘接系统类似,为达到化学性粘接的目的,Resilon 系统使用时也需要进行牙本质表面的酸蚀和预处理。首先用 17% EDTA 处理根管以去除根管壁玷污层,接着根管内涂上一层底涂剂和封闭剂,最后置入 Resilon 尖,并立刻在冠方进行光照使其固化,以达到快速的封闭效果。其中封闭剂是一种具有双重固化功能的复合树脂类材料,含有 Bis-GMA、UDMA 和亲水性双官能异丁烯酸(hydrophilic difunctional methacrylates),其无机填料含量占 70wt%,主要由氢氧化钙、硫酸钡、钡玻璃和二氧化硅组成。由于 Resilon 核心材料的树脂成分也含有双官能异丁烯酸基团,故能与封闭剂形成良好的化学结合。因此,应用该充填系统,Resilon 核心材料能与封闭剂形成化学粘接,封闭剂又与牙本质壁形成化学粘接,有效封闭牙本质小管,使得 Resilon 充填系统和根管壁形成“一体化”结构(monoblock),达到较强的抗渗漏性以及加强牙根抗折性的目的。

3. CPoint 根管充填材料　根管充填材料固化或吸水后膨胀可促进充填后的根管封闭性能,如牙胶在丁香油酚存在下可轻微膨胀,能够帮助降低由于氧化锌-丁香油酚封闭剂固化收缩或溶解导致的间隙。最近推出的 CPoint 根管充填系统也是利用膨胀机制来封闭根管内间隙。该充填系统是由预制的亲水性根管封闭尖 CPoint 以及相应的封闭剂组成。CPoint 尖是由丙烯腈和乙烯基吡咯烷酮交联的亲水性共聚物涂层和 X 线阻射的尼龙内芯组成,具有不同的尺寸和锥度。它被设计为吸水后可在预备后的根管和牙本质小管内发生横向膨胀而无轴向膨胀,该膨胀是各向异性的,膨胀程度取决于亲水性根管主充填材料预加应力的大小。最近有研究表明,这种新的亲水性 CPoint 尖在 20 分钟内完成膨胀,此期间内,大部分根管封闭剂仍然表现出流动性能,因此,可利用横向膨胀在根管封闭剂固化开始阶段推封闭剂与管壁紧密接触来提高根管充填的封闭性,从而减少根管再感染的可能。

(二)根管封闭材料

根管封闭剂是严密封闭根管的材料,它为根管空间提供流体密封,从某种意义上看,要获得一个成功的根管充填临床效果,封闭材料可能比主充填材料更为重要。表2-2列出了理想根管封闭材料的基本性能要求。

表2-2 理想根管封闭材料的性能要求及其相关解释

性能要求	相关解释
具有适度的黏性,固化后能够与根管壁形成良好粘接	封闭材料不仅能够与主充填材料粘接(通常是牙胶尖),而且还能够粘接到不规则根管壁并能完全充填根管间隙
具有良好的封闭性	因主充填材料自身不能与根管壁形成粘接封闭,因此封闭材料应形成并保持根管系统的密闭性
具有X线阻射性	封闭材料应该使充填后的根管具有X线阻射性,以利于评价侧支根管和根尖分叉口的充填效果
无固化收缩	封闭材料的任何收缩均可与牙本质界面或主充填材料间形成间隙,影响封闭效果
不易使牙齿结构着色	封闭材料的成分不易析出到牙本质内部导致牙冠或牙颈部变色
具有抑菌性,至少不促进细菌生长	尽管封闭材料的抑菌性是理想的,但是抗菌性能的增加也会导致其对宿主组织的毒性增大
具有缓慢固化效果	封闭材料应具有足够的工作时间,以顺利完成根管充填
不溶于组织液	封闭材料固化后的稳定性是保持根管长期封闭的基本要素。若组织液接触后能够溶解封闭材料,即破坏其封闭效果
具有组织相容性	封闭材料的生物相容性能促进根尖周组织的修复。大多数封闭材料在未凝固状态时组织毒性较大,完全固化后其毒性较小
易溶于一种普通溶剂	为了便于重新治疗或者桩道的预备,封闭材料和主充填材料应该是可以被某种溶剂溶解而被去除

注:摘自 Crossman L. Endodontic practice. 11th edition. Philadelphia:Lea and Febiger,1988:255

1. 氧化锌丁香酚类 氧化锌丁香酚(zinc oxide-eugenol,ZOE)类封闭剂具有很长的应用史,很多新型封闭剂的性能测试常以此为参照材料。

作为根管封闭剂,ZOE的优点在于其优异的抑菌能力和收敛作用。丁香酚可穿透细胞壁使菌体蛋白凝集沉淀,使细菌内酶失活;氧化锌作为基质时,具有一定的消毒和收敛作用,ZOE对白色念珠菌、金黄色葡萄球菌和变形链球菌均有抗菌作用。然而,ZOE的根管密封性不理想。有研究发现:以ZOE为主的根管糊剂在最初4周中的收缩率可达到0.13%~11%(通常1%的收缩率极易导致细菌的进入),由此而引起根管的再感染,最终导致根管充填失败。近年来,有报道认为几乎所有患上颌窦霉菌病的患者都有上颌后牙氧化锌丁香油糊剂根管治疗史,因此他们的观点是主张淘汰ZOE。

目前,临床常用的进口ZOE类根管封闭材料种类繁多,例如Cortisomol,主要含1.1%醋酸泼尼松龙、多聚甲醛、氧化锌、红色氧化铅及赋形剂,其工作时间为30分钟,凝固时间2~6小时,溶解度≤3%。该材料与国内常用的ZOE相比,主要增加了醋酸泼尼松龙、多聚甲醛、红色氧化铅及赋形剂成分。醋酸泼尼松龙为糖皮质类激素,根管内用药可减轻根充术后根尖周组织的肿胀和疼痛;多聚甲醛可使根尖残留的牙髓组织干燥硬化和消毒根管;红色氧化

铅便于清晰操作；赋形剂可增强封闭剂与根管壁的黏附，从而增强封闭剂封闭根尖孔的能力。Cortisomol 根管封闭剂不可吸收，吸水性小，能长期存在于根管中。有学者还报道 Cortisomol 的根尖封闭能力优于传统的氧化锌丁香酚类封闭剂。

2. 氢氧化钙类　1920 年，Hermann 报道了氢氧化钙具有较强的抑制细菌生长和杀菌的特性。氢氧化钙是一种强碱，充填根管后可以释放大量 OH^-，造成强碱性环境，一方面，可以水解细菌内毒素；另一方面，对细胞膜和蛋白质结构产生破坏作用，使根管内大多数微生物都难以生存。其中的钙离子还可以与牙本质中的磷灰石基质反应形成磷酸钙晶体，封闭牙本质小管，在根管内或根尖孔处形成一个“屏障”，减少细菌的存在。已有研究认为氢氧化钙糊剂对根管内细菌的抑制作用比樟脑对氯酚强，具有高效抗厌氧菌作用，尤其对某些能引起严重症状的细菌如产黑色素类杆菌有高效快速的抗菌效能，对使根管治疗疗程延长的放线菌也有杀菌效能。

氢氧化钙糊剂中的 OH^- 可促进矿物质吸收的酸性环境变为碱性环境；钙离子又可以促进三磷酸腺苷酶的形成和激活，使类牙本质和类牙骨质形成活跃，促进牙槽骨增生，封闭根尖孔。由于氢氧化钙促进硬组织形成的特性，氢氧化钙类尤其适合年轻恒牙的根尖诱导成形术。然而，单纯的氢氧化钙具有在临床使用中不易操作及 X 线透射的缺点。若碘仿与氢氧化钙联用，则明显增加 X 线阻射性，而且它还是一种杀菌防腐剂，有较强的收敛作用。

目前已形成制品的氢氧化钙类根管封闭剂种类较多，比如 Vitapex、Apexit、Sealapex、Sealer 26 封闭剂等。Vitapex 是 20 世纪 80 年代中期逐步应用于临床的一种氢氧化钙类根管封闭剂，其主要成分为：30% 氢氧化钙、40.4% 碘仿、22.4% 硅油及 6.9% 其他成分。由于其中含有硅油，使 Vitapex 在根管内不凝固，这样更有利于氢氧化钙的缓慢释放。

3. 硅酮类　硅酮是一种惰性的、生物相容性材料，作为植入材料广泛应用于医学领域。目前硅酮基根管封闭剂应用于临床的种类较多，如 Roekoseal、Guttaflow 及 Endo Fill 等。Roekoseal 主要由聚二甲基硅氧烷、硅油、液状石蜡、铂催化剂、二氧化锆等组成，流动性和生物相容性较好，近年来在此基础上通过添加含有纳米银颗粒的牙胶粉末形成了另一种硅酮基的封闭剂 Guttaflow，据报道该材料凝固时会有轻微的膨胀（0.2%），吸水性仅为 0.4%，溶解度为 0.13%，因此，能起到良好的根尖封闭作用。另外，Guttaflow 中含有的纳米银颗粒具有防腐杀菌作用，可以防止根管的再感染，而成分中含有的牙胶粉末，既可以作为根管封闭剂与牙胶尖结合使用，有时也可以单独作为根管充填材料。

4. 树脂类　大多数树脂类根管封闭剂是聚合物，其单体为相对分子质量较小的环氧树脂或甲基丙烯酸甲酯，如：AH26、AH Plus、EndoRez 及 Epiphany 等，其中 AH26 和 AH Plus 在临床上应用广泛。AH Plus 是 AH26 的改良形式，由环氧树脂、钨酸盐、氧化锆、二氧化硅、氧化铁等组成，比 AH26 有更好的 X 线阻射性、流动性及低溶解性，在凝固过程中显示了较低的收缩性，凝固时间为 8 小时。同时，它还具有长期的空间稳定性，这些特性使得 AHplus 能更好地渗透入牙本质小管，增强根管封闭性，提高抑菌作用。AH Plus 所致的微渗漏和微缝隙较小，这可能与树脂粘接力强、体积收缩小且热膨胀系数与牙体组织接近有关，该材料的生物相容性优良。

有学者比较了 AH Plus、Apexit 和 Ketac-Endo 三种材料封闭根管的效果，结果发现环氧树脂类根管充填糊剂比氢氧化钙类的充填材料更适合用做根管封闭材料，进一步说明 AH Plus 一方面能有效阻止根管与外界的交通，达到封闭根尖端，防止逆向感染的目的，另一方面，它对根尖周组织没有损害。EndoRez 的主成分是 UDMA，具有亲水性以致在潮湿的情况下其粘接性能也很好,常与树脂涂层的牙胶尖联用,从而达到良好的粘接和封闭效果。Epiphany是一种双固化的甲基丙烯酸甲酯基的树脂封闭剂,主要与Resilon核心材料联用组成Resilon系统。这些都是目前国外牙科领域应用较多的根管充填材料,而目前在国内临床上还没有推广应用。

5. 新型无机水门汀类

(1) 矿物三氧化物凝聚体:自1993年报道矿物三氧化物凝聚体(mineral trioxide aggregate,简称MTA)材料以来,至今已被广泛应用于口腔临床,其中包括活髓保存治疗、畸形中央尖的预防性治疗、修复根管的侧壁穿孔、根尖的倒充和根尖诱导成形术等。MTA的固化过程被认为是在潮湿条件下发生的水合反应,水化后会形成一种胶质状凝胶体,具有强碱性,其pH值为10.2,固化时间需要3~4小时,完全固化后pH值可以上升为12.5,并形成坚硬的屏障。此外,MTA组分中还含有少量其他的矿物质以调节它的物理和化学性质,如三氧化二铋使其具有X线阻射性,阻射性明显高于牙胶和牙本质,这一特性使其在X线片上很容易与周围的结构区分。

2002年,从美观的角度考虑,白色MTA(WMTA)被投入市场。WMTA与灰色MTA(GMTA)相比,其成分中的MgO和FeO含量减少导致颜色变浅(表2-3)。GMTA和WMTA的性能比较相似,GMTA含有更少的重金属成分,具有更长的可操作时间。在抗菌性能上,有学者用9种兼性厌氧菌和7种厌氧菌对MTA、Super-EBA、银汞合金和氧化锌4种根管倒充材料进行抗菌性测试,结果发现MTA只对其中5种兼性厌氧菌有抗菌效果,对厌氧菌无作用,其他几种材料测试结果与其大致相同。还有实验认为在浓度为50mg/ml和25mg/ml时,WMTA和GMTA有同样的抑制白色念珠菌的能力,而低浓度时只有GMTA有效。MTA具有良好的生物相容性,能够促进软硬组织的再生。有报道认为MTA可以促进牙髓细胞DNA合成增加,促进成骨细胞的生长,从而诱导骨性愈合。然而,也有人发现,新鲜混合GMTA的高pH值会诱导L-929小鼠成纤维细胞和巨噬细胞的裂解;而凝固后的GMTA则表现出良好的细胞相容性。

表2-3 GMTA和WMTA的化学成分分析(w%)

化学成分	WMTA	GMTA
CaO	44.23	40.45
SiO_2	21.20	17.00
Bi_2O_3	16.13	15.90
Al_2O_3	1.92	4.26
MgO	1.35	3.10
SO_3	0.53	0.51
Cl	0.43	0.43
FeO	0.40	4.39
P_2O_5	0.21	0.18
TiO_2	0.11	0.06
H_2O+CO_2	14.49	13.72

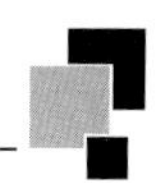

在动物模型的研究中显示：GMTA 根尖充填材料表面可见新生牙骨质生长，该牙骨质被推测可能是源于牙周膜和牙槽骨，由此进一步证实了 GMTA 能较好地诱导根尖周组织的愈合反应。还有学者比较了 GMTA 与玻璃离子水门汀在尖牙根周组织中两者的组织学反应情况，结果表明：6 个月后，充填 GMTA 材料的所有根管均可见新形成的牙骨质封闭了根尖，而玻璃离子水门汀充填组只在少量的根管中发现有部分牙骨质封闭了根尖。虽然这两种材料都表现出良好的生物相容性，但很显然 GMTA 的生物活性更好。

（2）磷酸钙水门汀（calcium phosphate cement，CPC）：CPC 是 20 世纪 80 年代中期由 Brown 和 Chow 研制出来的一种自固化型、非陶瓷型羟基磷灰石类生物活性材料，该材料为超细磷酸钙粉末与固化液的混合物，事先预装在专用注射器中，充入根管后与通过根尖孔以及根管壁内渗的水分结合发生反应而在 3～5 天内逐渐固化，最终转化为羟基磷灰石。该材料若超出根尖时不会引起不良反应，有时还可以作为药物缓释的载体，在根管内持久地产生抑菌作用。CPC 具有良好的生物相容性，在体内会缓慢降解并逐渐被吸收。

特别在治疗根尖孔尚未形成，呈喇叭口的年轻恒牙时，CPC 能明显地诱导根尖周组织再生，促使根尖孔进一步发育完整。CPC 在形成晶体结构的过程中，体积不会发生变化，由此就大大降低了根管充填后根尖孔处因为材料体积收缩而出现微渗漏的可能性。另外，由于 CPC 最终在根尖孔处转变成羟基磷灰石，所以使根尖的长期封闭效果可得到有效保障。然而，CPC 在使用时也存在一些不便，比如：①根管预备时要求尽量扩大根管口，否则注入材料时十分困难；②当根管形态不规则，尤其是扁平根管时，材料则难以保证能正常到达根尖，这在一定程度上限制了 CPC 的适用范围。

（3）iRoot SP：iRoot SP 主要由硅酸钙、氧化锆、氧化钽、一价磷酸钙和填料组成，可用于根管封闭和侧穿修补。其性能与 MTA 相似，具有良好的 X 线阻射性、生物相容性、封闭能力、生物活性和抗菌性。与 MTA 相比，具有更强的操作性、更短的凝固时间。iRoot SP 预先混合后被放置在注射器里，通过合适的输送头输送至根管内，约有 30 分钟的操作时间，遇水开始凝固，4 小时后凝固反应完成，凝固后体积稳定。其 iRoot SP 的凝固时间与根管内的水分含量有关，若根管过分干燥，凝固时间就会相对延长。

6. 玻璃离子水门汀　由于玻璃离子水门汀与牙本质有非常相似的物理性能，故有时被称为人工牙本质，并被认为它可作为丧失的牙本质的替代品，如 Ketac-Endo 是一种新型玻璃离子根管封闭剂，据报道它在流动性、X 线阻射、凝固时间及对根管壁的黏性等方面均优于 ZOE 糊剂。另外，它渗透性较小，能释放氟离子，具有抗菌性能，且能与牙本质形成化学粘接，封闭性较好。研究显示：用牙胶和含玻璃离子封闭剂充填根管要比使用其他封闭剂具有更强的抗折力。然而，作为根管充填材料，它的主要缺点是，临床上一旦重新治疗需要拆除时，因其硬度较高而难以拆除，且不溶于牙胶溶剂中。

二、研 究 热 点

目前的根管充填材料尚无一种能够达到理想根管充填材料的标准，因此，许多学者正尝试多种方法对现有的材料进行改良或者进行新材料的开发，主要集中在提高根管充填材料的根管封闭能力和抗菌效应这两大方面。

(一) 根管主充填材料

1. 提高根管封闭能力　为了增强主充填材料的封闭能力,目前还有研究在传统牙胶材料表面涂上特殊的树脂层——聚丁二烯异氰酸酯甲基丙烯酸酯,这种树脂含有与聚异戊二烯基化学相容的疏水部分和与甲基丙烯酸树脂相容的亲水基团组成,可使牙胶和丙烯酸树脂类封闭剂之间形成化学结合。这种树脂涂层的牙胶尖被推荐和甲基丙烯酸树脂基质类封闭剂如 EndoREZ 联用达到良好的封闭效果。另外有研究将生物活性玻璃粉掺入牙胶可以与玻璃离子类或生物陶瓷类封闭剂联用达到较好的封闭效果。

2. 增强抗菌性能　理想的根管充填材料的重要特性之一是使根管充填后有持续消毒作用。有学者在研制根管消毒药物控释系统的基础上,制备了一种药物控释根充尖,通过采用高效液相色谱仪,分析离体牙根尖孔渗出药物的情况,研究发现该制剂能在 2 周内持续释放氯己定,2 周后仍有微量药物继续释出。另有报道利用以牙胶尖为载体,吸附治疗药物甲硝唑,渗透活性物质葡萄糖、吐温 80 等制成药物贮库,外包含少量聚乙二醇(polyethylene glycol,PEG)-1500 的醋酸纤维素缓释膜,命名为甲硝唑控释牙胶尖。当将该复合物放入根管后,PEG-1500 遇到水分子溶解,在缓释膜上致孔,水分子通过缓释膜进入药物贮库内,使药物与葡萄糖溶解成饱和溶液,形成高渗透压,贮库内外存在着渗透压梯度,起到渗透泵样作用,通过调节缓释膜中 PEG-1500 的含量,可以调节药物持续释放的时间。

新型药物控释牙胶尖的优点是:根管药物控释系统能恒定地释放药物,材料本身无细胞毒性,生物相容性好,并且有一定的抑菌作用。若经临床充分验证,有望成为一种新型的根管充填材料。但是,根管充填材料释放药物后是否会导致根管微渗漏的产生还有待进一步证实。

(二) 根管封闭材料

1. 提高根管封闭能力　生物活性材料是指能够在材料/组织界面上诱导生物或化学反应,使材料与组织之间形成较强的化学键合,达到组织修复目的的一类材料。这是目前各类生物医用材料(包括根管充填材料)的研究热点和发展方向。

(1) 生物活性无机材料:生物活性无机材料包括羟基磷灰石陶瓷、磷酸钙陶瓷、生物活性玻璃及生物活性玻璃陶瓷、生物活性涂层以及通过活性陶瓷与非活性的有机材料复合而成的生物活性复合材料等。目前,无机生物活性材料一般都是以钙-磷($CaO-P_2O_5$)或者钙-硅($CaO-SiO_2$)体系为主。以 $CaO-P_2O_5$ 体系为基础的典型生物活性材料有羟基磷灰石(HAp)、HAp/TCP 陶瓷和磷酸钙骨水泥(CPC)等。以 $CaO-SiO_2$ 体系为基础的生物活性材料有 $CaO-SiO_2-M$($M=P_2O_5$、Na_2O、K_2O、MgO 或 Al_2O_3)玻璃、磷灰石-硅灰石(apatite/wollastonite,A-W)玻璃陶瓷和硅酸钙陶瓷等。

1) 纳米羟基磷灰石:HAp 是一种具有良好生物相容性的骨和牙的替代材料,现已广泛用于修复颌骨缺损及根管治疗等。HAp 作为根管充填材料主要优势在于:能提供新骨沉积的生理基质,引导周围骨组织再生;HAp 糊剂充填后,由于 HAp 与机体组织保持液相—固相离子平衡,能保持牙本质壁有一定的湿度,而不使根管充填充后牙体组织变脆折裂。近年来,随着纳米技术的迅速发展,纳米羟基磷灰石的应用受到重视,有报道将纳米羟基磷灰石与高分子材料复合形成一种新型的纳米羟基磷灰石/聚酰胺 66 根管充填材料,该材料被认为具有自固化、高强度、韧性强、耐腐蚀性、固化前的流动性及骨诱导性等特点,生物相容性及生物活性良好,有望对根尖周的骨组织有一定的促进修复作用。然而,目前还需要进一步

临床实验验证。

2）硅酸钙类材料：MTA 材料由于其优异的理化性能以及能刺激表面组织矿化的特性，已被用于根管充填、根管倒充和穿孔修补等。然而，MTA 还存在固化时间长、难以操作以及费用高等缺陷，近年来，已有许多报道主要集中在以波特兰水门汀（portland cement）为基础的研究，波特兰水门汀中的重要组分硅酸三钙也是 MTA 的主要化学组分，人们考虑到硅酸三钙凝固时间太长而不符合临床需要，同时发现氯化钙也能够有效促进波特兰水门汀水化和凝固，因此，研发了一种硅酸三钙与氯化钙复合的根管充填材料，结果显示：该材料的根管封闭效果优于氧化锌丁香油酚糊剂，并且具有诱导矿化的作用。

3）磷酸盐玻璃与聚合物复合：磷酸盐玻璃（P-glasses）是一种生物活性材料，其与周围生物环境的作用可以用水合机制来解释。有研究显示磷酸盐玻璃表面在模拟体液中能很快形成水合层。经拉曼光谱和 X 射线证实：该水合层主要由磷酸钙组成。由于 P-glass 是高脆性和低疲劳强度的生物材料，通过将其与聚合物如聚己内酯（PCL）复合能够增强玻璃的弹性和塑性。未来以 P-glass/PCL 复合物为基础的生物材料可能成为新型生物活性的根管充填材料的一个发展方向。

（2）生物活性有机材料：近年来，生物活性有机材料正逐渐被考虑用于根管充填领域，其中蓖麻油聚合物（castor oil polymer，COP）是目前一种具有潜力的根管倒充填材料。该聚合物的化学成分内含有脂肪酸链，其分子结构与人体的脂质类似，对人体细胞具有高反应能力和良好的生物活性。有研究显示 COP 与 MTA 和 GIC 相比，不仅具有优异的封闭性能，而且还能够刺激骨组织的再生。

2. 增强抗菌性能

（1）掺入抗菌成分的根管封闭剂：大量研究表明：根管治疗完成时根管内残留细菌的存在与根管治疗失败率密切相关。根管治疗失败的主要原因是由于残留细菌的感染以及根管系统的再感染。当前常用的根管主充填材料不能与牙本质形成良好的粘接，而根管封闭材料不仅可以减少微渗漏，其本身还可以与根管内残留微生物直接接触，因此，将抗菌成分引入到根管封闭材料能有效降低根管充填后的再感染。目前有研究将 MDPB 或氯己定类抗菌剂添加到树脂类根管封闭材料中，已取得良好的抗菌效果。还有学者将银离子添加到丁香油酚类根管封闭材料中，发现对变形链球菌具有较好的抗菌作用。此外，还有研究将氢氧化钙和壳聚糖混合，发现对粪肠球菌具有较好的抗菌效果，且并不影响根管封闭材料和牙本质的粘接强度。

（2）复方中药类根管封闭剂：近年来，以 $CaCO_3$ 为主要成分的天然生物材料如牡蛎粉、珊瑚等逐渐受到关注。牡蛎粉是甲壳类生物的外壳，经过研磨加工后所形成的粉剂，其 $CaCO_3$ 成分占 97% 以上，另含有微量的氨基酸、砷、钡、铅及盐酸等成分。牡蛎粉具有镇静安神的作用，在我国已经有近千年的使用史。珊瑚的主要成分是 $CaCO_3$，具有良好的组织相容性、生物降解性、骨引导活性，作为骨修复材料已应用于临床。最近有学者将珊瑚作为主要原材料与广谱抗生素（克林霉素）制成载药珊瑚糊剂充填根管，结果显示：超填部分的糊剂可被逐渐降解吸收，而在根管内部分的材料却可以长期存留。广谱抗生素对根管内可能残存的革兰氏阳性和阴性菌以及厌氧菌均有持久的杀灭作用。另外，珊瑚具有 X 线阻射性、若充填失败易取出等优点。但是，应用珊瑚糊剂不溶于水，故需要在根管充填前擦干根管，这样使操作既费时又费力。另外，此类糊剂根管充填后是否会出现变形、溶解而导致根管微渗漏

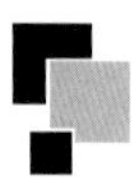

的发生,以及超充后抗生素有无可能对根尖周组织产生刺激,尚需作进一步的研究论证。

复方中药类根管封闭剂还包括碧兰糊剂、五倍子糊剂等,目前也均处在研制阶段,因配方不一致,难以进行标准化评价。

三、存在问题与展望

(一) 问题

目前,临床所应用的各种根管充填材料虽然都拥有各自的特点或优势,但尚没有一种材料能达到完全理想的要求,归纳起来大致的缺陷主要包括以下三方面:

1. 目前所应用的绝大多数根管充填材料均为油性材料,如氧化锌丁香油酚、氢氧化钙类糊剂等,它们不溶于水,无法与潮湿的根管壁紧密接触,致使材料与根管壁之间留有微缝隙,最终导致根管密封性欠佳。同时,这一缺陷也给临床操作带来不便,比如临床上需要将根管擦干,并要求对牙胶尖进行侧压或垂直加压,这样使根管治疗操作费时和费力。

2. 聚己内酯基热塑性根管充填材料和二甲基丙烯酸甲酯类树脂封闭材料并不能取得预期封闭的效果,原因主要是该材料缺少催化剂和共引发剂,同时树脂类封闭剂的聚合收缩以及聚己内酯基热塑性根管充填材料的降解,容易导致根管充填后封闭不完全。对于膨胀类的根管充填材料,还存在是否过度膨胀可能产生足够高的根管内应力,或产生微裂纹导致牙根纵裂的问题。

3. 根管充填材料尚缺乏持续的根管消毒作用,如MTA以及波兰特水门汀类根管封闭剂尽管其封闭能力较强,但抑菌性能却较弱,可能还略逊于氧化锌丁香油酚以及环氧树脂类封闭剂(如Sealer2),因此,临床应用时往往需要辅以抗菌性能好的其他物质。

4. 各种根管充填材料都存在一定的细胞毒性作用,其毒性大小与其组成成分密切相关。比如,氧化锌丁香酚类封闭剂含有丁香酚等刺激性成分;树脂类充填材料可释放未聚合的单体;氢氧化钙类和MTA类封闭剂因部分产品高pH值而导致局部呈碱性的环境;这些因素都可以引起明显的细胞毒性。当然,有些新型的玻璃离子类封闭剂及其他类型的根管充填封闭剂(如磷酸钙类和硅酮基类封闭剂Roekoseal等)的细胞毒性相对较低。与此同时,充填材料的用量与其毒性大小也有密切关系。对于根管充填材料的使用,原则上应该选择生物相容性好的材料。然而,由于成本问题,一些生物相容性较好的充填材料在目前还不能推广使用。在现有条件下,为确保治疗效果,需要在临床操作中尽量选用细胞毒性较小的封闭材料。

(二) 展望

随着根管治疗理念的不断更新,根管充填材料也面临新的挑战。近年来,根管充填的新概念“一体化(monoblock)”正逐渐成为根管治疗的最终目标。“monoblock”是指根管充填后,根管主充填材料、根管封闭剂与根管壁牙本质之间可形成“一体化”结构,即根管充填系统和牙根融为一个整体。

从材料学角度,希望材料能与根管壁形成结合良好的粘接,由此可以大大降低微渗漏的发生,达到良好的封闭效果,同时,还要求材料具备抑制或杀死残余的细菌、防止重新污染的功能,具有诱导根周组织愈合的能力。

从目前的研究现状来看,具有生物活性的无机材料与有机高分子材料的复合应用有望

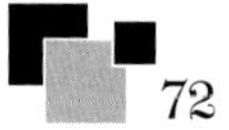

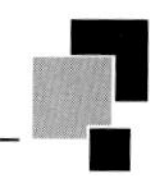

成为根管充填材料未来的一个发展方向，特别是以钙-磷（$CaO-P_2O_5$）或者钙-硅（$CaO-SiO_2$）体系为主的无机生物活性材料，可以利用这类材料优异的生物相容性和骨诱导作用，结合有机高分子材料特有的流动性、黏稠性和与根管壁之间的黏附性，再适当添加一些有效的抑菌成分，这样的设计所形成的根管充填材料可能会进一步提高临床治疗的效果。

目前在临床上应用的根管充填材料是基于当前科学技术发展的现状，经过综合性能的评估后而选择的。充分了解每种材料的特殊性能将有助于指导临床正确选择合适的根管充填材料。然而，不断跟踪材料在临床使用过程中的效果或不足，不断去发现生物材料领域新技术，将有助于推进开发新型的、更安全更有效的根管充填材料。通过研究、开发和应用效果反馈，如此周而复始地循环，必将使根管充填材料不断符合临床需要。根管充填的最终目的在于创造一个封闭的环境，使根管再感染的风险降低至最小的程度，并且能够预防根尖周病变的发生。既然目前还没有一种材料能够完全符合理想根管充填材料标准的要求，所以仍需要广大科研工作者不断探索。

四、科研立题参考

1. 新型主根管充填材料的研制。
2. 根管封闭材料与管壁和主充填材料之间的粘接性能研究。
3. 各种根管封闭剂封闭效果的基础与临床评价。
4. 根管封闭材料的固化收缩与再感染关系的探讨。
5. 根管充填材料的抑菌性能研究。
6. 钙-磷类生物活性根管封闭材料的研制及其性能。
7. 钙-硅类根管充填材料的骨诱导作用及其机制研究。
8. 新型复合根管封闭材料的研制及其综合性能的评价。
9. 药物缓释型自固化根管封闭剂的缓释作用及其机制。
10. 根管充填材料的生物相容性研究。

（孙　皎）

第三节　盖髓材料的研究进展

保存活髓是保证患牙健康的基础。盖髓治疗是一种保存活髓的方法，要使活髓保存治疗取得满意疗效，选择合适的盖髓材料至关重要。盖髓材料具有有效隔绝外界刺激、杀灭细菌、保护牙髓、提供牙本质生物矿化所需的微环境、诱导牙髓组织中具有分化潜能的细胞分化为成牙本质样细胞以及促进修复性牙本质桥形成的作用。为此，国内外许多学者开展了一系列的基础研究工作，以力图使盖髓材料完全满足临床治疗的要求。

作为一种理想的盖髓材料，除了应具有良好的生物相容性，对牙髓局部和全身无毒性、无致敏性、无致畸性、无致突变和致癌作用，不引起机体的免疫排斥反应等以外，还应具备下列一些基本特性：①能促进牙髓细胞的增殖；②增加牙髓细胞外基质的合成；③诱导牙髓细胞分化为成牙本质细胞，起始修复性牙本质的形成，因为修复性牙本质的形成是判断牙髓愈合及盖髓效果的主要指标之一；④能与牙本质和牙体充填材料形成良好的粘接；⑤具有一定

的抑菌和抗菌作用;⑥对牙髓有一定的镇痛安抚作用;⑦能阻射X线以便于临床检查。而目前临床使用的盖髓材料还没有一种具备上述所有的这些特性。为了全面了解盖髓材料的应用、研究和发展动态,本节将介绍各种盖髓材料的应用现状、研究热点、尚存在的问题及其发展趋势。

一、种类与应用现状

盖髓材料根据其是否直接与牙髓接触可以分为直接盖髓材料和间接盖髓材料两大类,前者是指将材料覆盖于牙髓的暴露处,后者是指材料覆盖于接近牙髓的牙本质处。目前临床常用的盖髓材料有氢氧化钙、MTA、氧化锌丁香酚水门汀、玻璃离子以及树脂改良型玻璃离子水门汀等。

(一) 氢氧化钙盖髓材料

自Hermann于1920年首次应用氢氧化钙作为盖髓材料用于盖髓治疗以来,已有近80年的历史,至今仍是临床应用最广泛的盖髓材料,被认为是其他盖髓材料研究比较的金标准。但对于氢氧化钙诱导和促进牙髓组织修复的机制尚未完全明确,通常认为氢氧化钙具有以下作用:

1. 直接接触牙髓组织后,表层牙髓组织发生凝固性坏死,坏死下方出现炎症反应,牙髓组织中的牙髓细胞分化为成牙本质细胞样细胞,分泌牙本质基质。

2. 高浓度的氢氧根离子能够维持牙髓组织的碱性环境,增强碱性磷酸酶的活性,碱性磷酸酶发挥效应的最适宜pH值为10.2。

3. 钙离子能增强钙依赖的焦磷酸酶活性,后者能分解矿化焦磷酸盐,维持矿化过程的进行,形成牙本质桥,使露髓孔得以封闭,保护牙髓。

4. 对牙髓表面的细菌具有一定的抑菌和杀菌作用,对牙髓组织中的细菌作用较小。

5. 氢氧化钙能溶解牙本质基质活性成分,并通过其溶解释放的生长因子等有效成分达到调控成牙本质细胞分化和形成修复性牙本质的作用。

氢氧化钙盖髓材料可分为两大类:不可固化的氢氧化钙糊剂和可固化的氢氧化钙制剂,后者又可根据固化方式分为化学固化型和光固化型两种。以往国内用于盖髓的氢氧化钙剂型多为氢氧化钙粉和蒸馏水(或生理盐水)调拌的糊剂,由于颗粒大,结合松散,黏固性差,无法形成良好的封闭,容易使得细菌入侵,导致牙髓病变的发生。为了改良其黏固性和封闭性,随之出现了化学固化型和光固化型氢氧化钙。

Dycal是目前化学固化型氢氧化钙制剂中的代表性产品,其中氢氧化钙含量为51%,呈弱碱性,可通过材料中的钙、锌离子和水杨酸螯合剂反应生成螯合物而固化,具有良好的边缘封闭性,可防止微渗漏。可见光固化型氢氧化钙主要由树脂基质(三缩四乙二醇双甲基丙烯酸酯、HEMA)和氢氧化钙组成,通过树脂基质的聚合而固化,固化后有一定的粘接力,抗压强度较高,不需调拌,操作简便。然而,对光固化型氢氧化钙的临床效果目前仍存在争议。有学者用光固化型氢氧化钙和水调型氢氧化钙作直接盖髓和间接盖髓,前者的疗效优于后者。而另有研究认为,光固化型氢氧化钙成分中树脂基质的细胞毒性以及树脂在光照聚合过程中产热的刺激,导致牙髓出现变性甚至坏死。此外,固化后树脂基质的聚合收缩形成微渗漏,易造成细菌感染,因此不主张用于直接盖髓,只用于间接盖髓或垫底。

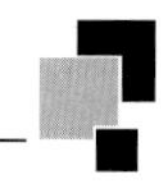

（二）硅酸钙类盖髓材料

1. MTA　MTA 不仅可以作为根管充填材料，而且已成功用于盖髓。MTA 的主要离子成分为钙和磷，而钙和磷是构成牙齿硬组织的主要成分，由于 MTA 水合反应后可释放氢氧化钙，因此，它有与氢氧化钙相似的很多优点，比如：抗菌性和生物相容性较好、高 pH 值、X 线阻射性以及能够帮助具有生物活性的牙本质基质蛋白的释放。然而，MTA 和氢氧化钙相比也存在一些差异，MTA 具有：①良好的封闭性能，材料的缓慢凝固防止了固化过程伴随的体积收缩；②较强的抗压强度；③能在潮湿环境下凝固，有利于临床操作，减少微渗漏的产生，这些性能都是氢氧化钙盖髓材料所不具备的。此外，MTA 不是强抑菌材料，仅对少数兼性厌氧菌有抑菌效果，其抑菌能力不如氢氧化钙糊剂。

临床研究中，有报道将 14 颗人上颌第三磨牙实验性露髓后分别用 MTA 和氢氧化钙盖髓，术后不同时间拔除试验牙进行组织学研究，结果证明 MTA 与氢氧化钙相比，表现为盖髓后炎性反应轻、坏死组织少、充血不明显、牙本质桥较厚、成牙本质细胞数量多等优点。还有报道利用猴牙模型比较 MTA 和氢氧化钙，结果发现，MTA 组几乎没有组织炎症出现，5 个月时已见较厚的、连续的牙本质桥形成，而相比之下，只有 1/3 的氢氧化钙组形成牙本质桥，同时所有的标本都显示出严重的组织炎症反应。另有资料显示：用 MTA 对 7 岁患儿的第一乳磨牙直接盖髓，1 年后复查 X 线片上未见异常，18 个月后临床检查也未发现病理表现。总之，相比较于氢氧化钙盖髓材料，大量的临床研究表明：MTA 具有更佳的密封能力、能刺激产生更高质和量的修复性牙本质，中期临床评估中显示 MTA 的成功率更高。

2. TheraCal™ LC　TheraCal™ LC 是一种光固化的树脂改良型的硅酸钙，可用于直接或间接盖髓材料，以及作为复合树脂、银汞合金、水门汀等的垫底材料。它的主要成分是在亲水性单体（HEMA）中加入硅酸三钙颗粒，通过释放大量的钙离子，使其在表面的下方形成羟基磷灰石。TheraCal™ LC 的最大特点就是具有持久的碱性及钙离子释放的特性，由此起到迅速封闭和抵御细菌侵入的作用。此外，它还具有一定的强度、能形成牙本质桥和诱导牙本质再矿化，这些性能均为直接盖髓提供有利条件。

TheraCal™ LC 可直接应用于机械损伤或外伤的牙髓暴露区，止血后，通过注射针将流动性的材料直接涂抹到潮湿的受侵牙本质或暴露的牙髓组织上，也可用于间接盖髓。由于省略手工调拌或机械混合的步骤，大大节约了临床操作时间。有研究将 TheraCal™ LC 与 ProRoot MTA 和 Dyca 进行比较，结果发现 TheraCal™ LC 具有较高的释放钙离子能力和较低的溶解性，可避免最终被溶解的风险。

3. Biodentin™　当前临床上最常用的硅酸钙类盖髓材料 MTA 的主要缺点是固化时间过长，MTA 层还会影响氧化锌丁香油酚类以及玻璃离子水门汀的固化。因此，作为一种新的生物活性水门汀，Biodentin™最近被投入到市场。Biodentin™是由装载粉末的胶囊和含有液体的吸管组成，粉末主要成分是硅酸三钙和硅酸二钙，氧化锆作为 X 线阻射剂；液体主要成分是氯化钙和聚羧酸酯的混合物。使用时将粉和液在混合机上混合 30 秒，混合后 12 分钟内即可固化，固化过程中可形成氢氧化钙。它的黏稠度和磷酸盐水门汀类似，一般可用于直接或间接盖髓、深龋的垫底充填、根尖诱导及根管倒充等。Biodentin™具有临床上可接受的固化时间和理化性能，它的水合作用及再矿化行为与 MTA 类似，有临床研究发现它也可以诱导形成牙本质桥。

(三) 氧化锌丁香酚水门汀

氧化锌丁香酚水门汀是常用的间接盖髓材料,它能否用于直接盖髓还存在异议。丁香酚是一种酚的衍生物,具有麻醉和镇痛作用,可以安抚缓解牙髓疼痛症状。氧化锌丁香酚水门汀固化前呈酸性,能够抑制细菌生长,并且能够与牙本质紧密贴合,提供良好的边缘密封性能。然而,丁香酚对细胞具有一定的毒性,有临床研究将氧化锌丁香酚水门汀作为直接盖髓剂运用,经过12周的随访发现,牙髓均有慢性炎症,无牙本质桥的形成,而氢氧化钙对照组在4周内即形成良好的牙髓愈合。

(四) 玻璃离子/树脂改良型玻璃离子水门汀

玻璃离子(GIC)主要成分为氟铝硅酸钙(盐)玻璃粉和聚烯烃酸或丙烯酸与衣康酸或马来酸的共聚物水溶液。由于其具有与牙体组织的粘接性和释氟防龋的能力,与牙本质可形成化学结合,可提供良好的细菌封闭能力,加之较传统氢氧化钙有较好的力学强度,且溶解性低,因此,有学者尝试将其用于近髓深龋或露髓处的盖髓治疗。然而,GIC具有一定的细胞毒性,有研究将树脂改良型玻璃离子水门汀(RMGIC)作为直接盖髓剂,观察发现牙髓出现慢性炎症以及未形成牙本质桥,而氢氧化钙对照组显示很好的牙髓愈合效果。

二、研究热点

活髓保存治疗作为口腔医学研究的重点之一,经过多年的研究虽然取得了一定的进展,但临床效果却并不满意,许多临床医师在活髓保存治疗仍有可能时,由于对盖髓术后的成功率缺乏把握而宁愿摘除牙髓。这虽然有多方面的原因,如牙髓病的诊断以及适应证的选择等问题,但是,现有的盖髓材料仍不理想也是造成缺乏尝试活髓保存治疗信心的主要原因,因为盖髓材料始终是盖髓术成功与否的关键因素之一。为此,近年来,国内外学者不断地在研究和探索新型的盖髓材料,以克服现有材料的不足。

(一) 磷酸钙类盖髓材料

磷酸钙类生物材料是一类含钙、磷元素的无机材料,主要包括HAp和CPC等,因其组成和牙本质矿物质构成相似,生物相容性好,对蛋白质、细胞等有一定的亲和性而被用于盖髓材料。

1. 羟基磷灰石　HAp具有良好的生物相容性,可为组织的修复提供支架,但对HAp是否能促进修复性牙本质形成和牙髓创面愈合的问题尚存在争议,有文献认为HAp体外并不促进牙髓细胞增殖和增强碱性磷酸酶活性,而体内盖髓研究发现能够有效诱导新的修复性牙本质形成,促进牙髓愈合。但也有研究报道:HAp盖髓后可出现组织坏死和牙髓炎症。近年来,为了进一步完善HAp在性能上的一些缺陷,提高HAp的盖髓成功率,许多学者试图以HAp为基础,通过复合各种抗菌药物、具有生物活性的生长因子及胶原等组分,形成了一系列65B0型的复合盖髓材料,并报道已获得了较好的抗菌效果、良好的牙本质形成和成骨作用以及较好的物理机械性能。

已有的研究报道:①将HAp/聚酰胺66复合材料(nHA-PA66)作为直接盖髓材料,体外微渗漏研究表明,nHA-PA66具有较好的机械封闭穿髓孔的能力;犬齿盖髓后组织学观察显示:在促进修复性牙本质形成能力方面似乎不如氢氧化钙盖髓材料;②将HAp/BMP复合物对犬牙直接盖髓后的扫描电镜观察发现,术后3周牙本质小管形成;术后8周牙本质钙化并完全覆盖受损的创面,因而被证明HAp/BMP复合物具有良好的牙本质形成和成骨作用;③将HAp与天然

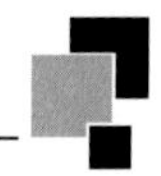

或合成聚合物(如胶原、凝胶、聚乳酸、羧基乙酸内酯)等结合,复合后可明显改善单纯 HAp 粉剂存在的松散、无抗压能力、临床操作不便等问题;④将自固化 HAp 复合去甲万古霉素后直接盖髓,临床研究发现其具有抗菌、消炎和止痛的作用;⑤研制一种氟羟基磷灰石(fluorohydroxyapatite,FHA)凝胶,发现可促进人牙髓细胞向成牙或成骨向分化,具有生物诱导活性。

2. 磷酸钙水泥　CPC 是一种非陶瓷型羟基磷灰石人造骨材料,它具有陶瓷型 HAp 良好的生物相容性,同时又具有可塑型性、自固化性、良好的密封性及理想的药物缓释载体的功能,是一种较好的骨修复材料。有研究将 CPC 作为直接盖髓材料与氢氧化钙进行比较,结果发现:CPC 与氢氧化钙直接盖髓治疗的成功率分别为 91.03% 和 72.55%,可见 CPC 的护髓作用较好。另有学者比较了 CPC 和 HAp 对猴牙的盖髓效果,发现 24 周后 CPC 组诱导形成的牙本质桥的矿化程度明显优于 HAp 组。有人尝试将具有自固化性能的 CPC 作为载体,与生长因子复合后进行动物盖髓治疗,同样取得了良好的效果。最近,有报道采用树脂基增强的 CPC(resin-based calcium phosphate cement,RCPC)作为盖髓材料,体内外实验都证明其良好的物理机械性能、轻微的细胞毒性及诱导牙本质再矿化的能力。

(二) 硅酸钙类盖髓材料

MTA 是目前临床上应用较广的一种材料,它所显示的优异性能与其组成中含有硅酸盐的成分有关,由于该材料价格相对比较昂贵,治疗成本比较高。近年来学者们推出一种新型硅酸盐类盖髓材料——波特兰水门汀作为 MTA 的替代材料。研究发现,该波特兰水门汀与 MTA 分别作为直接盖髓剂时,两者对牙髓细胞的反应基本一致,采用波特兰水门汀治疗牙髓切断术后犬的牙齿,形成了明显的牙本质桥,同时波特兰水门汀还具有一定的抗菌性能。

(三) 磷酸钙-硅酸钙复合盖髓材料

硅酸钙($CaSiO_3$)生物活性高,在模拟体液中其表面形成类骨磷灰石的速度比生物活性玻璃和 HAp 更快;而磷酸镁水泥(MPC)是一种无机反应型胶黏剂,在人体生理环境下能自行固化形成磷酸镁铵类生物矿石,具有固化速度快、早期强度高、胶黏性好的特点。有学者将 CPC 分别与 MPC 或 $CaSiO_3$ 复合制成磷酸钙-磷酸镁(CPMP)及磷酸钙-硅酸钙(CPCSBi)两种复合材料,研究表明:CPMP 的压缩强度显著高于 CPCSBi 和进口氢氧化钙盖髓材料(Dycal),且这三种盖髓材料的压缩强度均明显高于国产氢氧化钙糊剂(CH)(图 2-9),人工

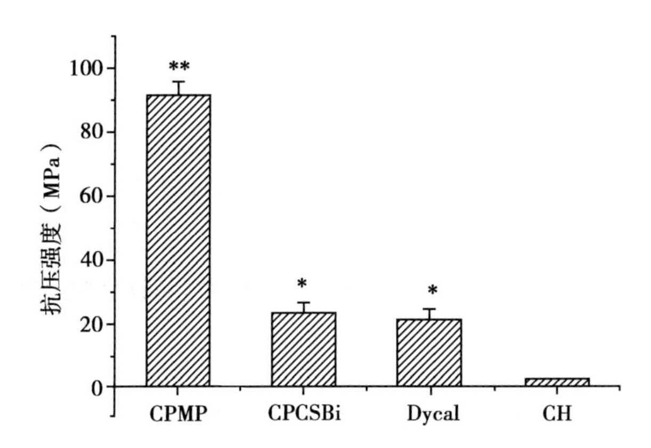

图 2-9　CPMP 和 CPCSBi 与 Dycal 和 CH 比较的压缩强度

(上海交通大学口腔医学院　孙皎供图)

注:* 抗压强度显著高于 CH($P \leqslant 0.01$);** 抗压强度显著高于 Dycal($P \leqslant 0.01$)

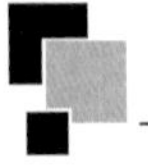

体液浸泡实验显示,上述2种复合材料浸泡后表面均有新的类羟基磷灰石样晶体形成,尤其是CPCSBi,显示了良好的体外生物活性(图2-10)。犬的30天盖髓试验进一步证明CPCSBi促进修复性牙本质矿化能力较CPMP和Dycal更强。

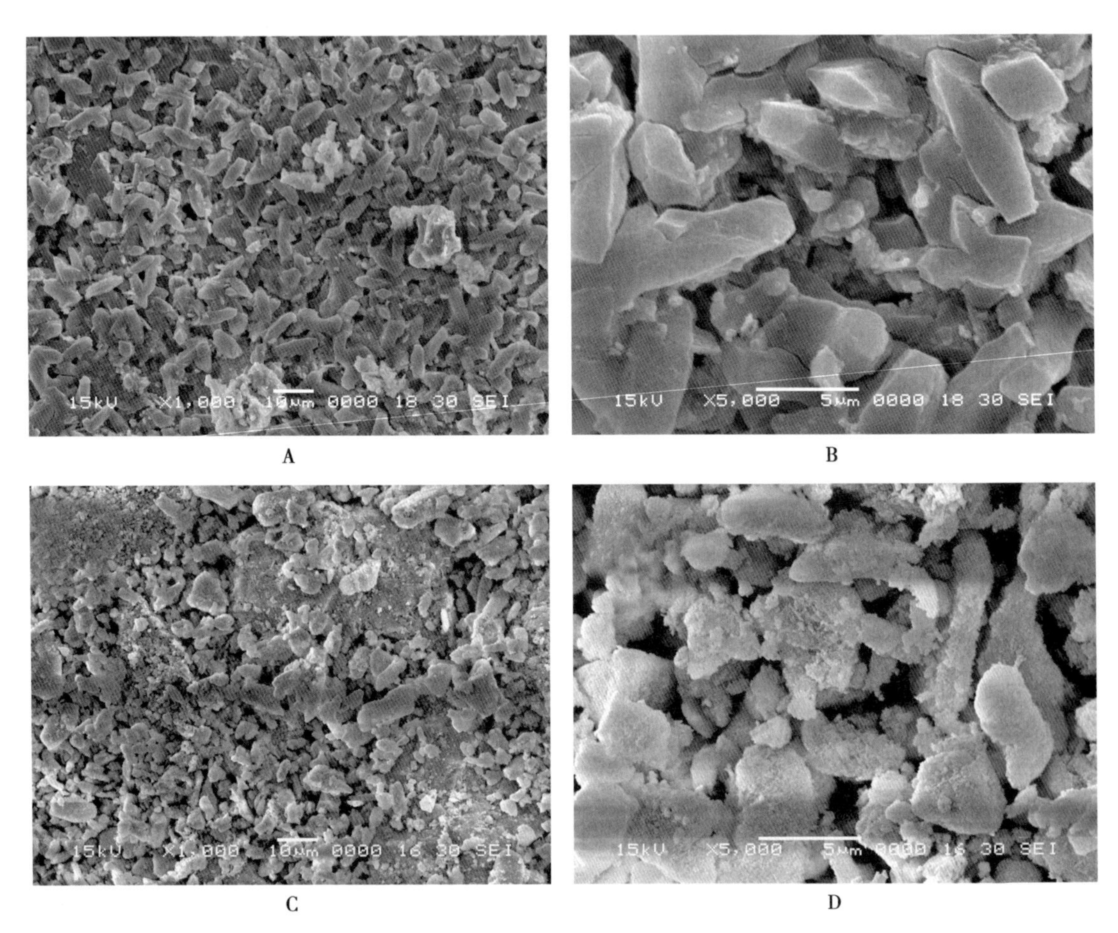

图2-10　CPMP及CPCSBi人工体液浸泡前后的SEM照片(上海交通大学口腔医学院　孙皎供图)

A. CPMP人工体液浸泡前;B. CPMP人工体液浸泡5天后;C. CPCSBi人工体液浸泡前;D. CPCSBi人工体液浸泡5天后

(四)复合各种生物活性因子的盖髓材料

目前临床上普遍使用的氢氧化钙盖髓剂属于化学制剂,具有强碱性,有较强的细胞毒性,在一段时间内会发生局部持续性炎症反应,甚至有报道会出现牙髓坏死和根髓内吸收。而HAp和磷酸钙类盖髓剂等主要起着牙髓组织修复的支架作用,不具备诱导牙髓细胞分化和增殖的功能。随着对活髓治疗生物学基础理论的深入和完善,以各种生物活性因子复合盖髓材料为代表的生物盖髓材料及技术应运而生。目前应用较多的是与修复性牙本质形成关系较为密切的生物活性因子如转化生长因子β(transforming growth factor-β,TGF-β)、骨形成蛋白(bone morphogenetic protein,BMP)、骨涎蛋白(bone sialoprotein,BSP)、釉基质蛋白(enamel matrix protein,EMP)、表皮生长因子(epidermal Growth Factor,EGF)及胰岛素样生长因子(insulin-like growth factors,IGF)等。

TGF-β在正常伤口愈合过程中可促进组织修复,在牙髓损伤时非活化部分被激活,参与牙髓修复,其调控机制与细胞表面受体有关。BMP 对体外牙髓细胞的增殖和分化具有促进作用,动物实验表明用其盖髓后能很好地诱导骨组织和修复性牙本质形成。BSP 有一个能介导细胞黏附的 RDG 特异序列,与胶原有亲和力,能调控体外矿化。EMP 是一种来源于 Hertwig 上皮根鞘的釉基质衍生物,主要由釉蛋白、非牙釉蛋白和蛋白酶等构成,其中釉蛋白约占总质量分数的 90%,对羟磷灰石和胶原具有高度亲和力,能够诱导骨组织形成,促进生物矿化,因此有研究将其用于盖髓治疗,发现 EMP 处理的牙齿硬组织形成是氢氧化钙对照组的两倍。

然而,外源性生长因子存在排斥问题及生长因子的掺入比例和结构问题。因此有学者研究了内源性生长因子——富含血小板血浆(platelet-rich plasma,PRP)复合 MTA 作为盖髓材料,动物实验也取得较好的效果[25]。尽管这些生物活性因子具有良好的组织相容性,能诱导牙髓细胞分化为成牙本质样细胞,无细胞毒性,但由于它们单独在体内应用时,很快被体内的酶破坏,作用于牙髓细胞时间短,无法提供支架作用,不能有效地发挥其生物性能。另外,其获得不易,用量较大及费用较高,因此,目前的研究较多地为将生物活性因子与一定的载体材料复合应用于直接盖髓术,常用的载体包括牙本质陶瓷粉、羟基磷灰石、牙本质基质、胶原蛋白及纤维蛋白粘接剂(fibrin sealant,FS)等。

1. 陶瓷牙本质粉(ceramic dentin powder,CDP)载体　将 BMP 与 CDP 复合用于犬齿的实验性盖髓,2 周后在 BMP/CDP 颗粒的周围可见新生的成纤维细胞以及成牙本质基质形成,4 周后发现有牙本质桥的形成。而单独使用 BMP 盖髓组,4 周后仅见很少量的骨样基质形成。由此表明 BMP/CDP 复合物的盖髓效果优于单纯 BMP。

2. 磷酸钙类载体　磷酸钙类生物材料与 BMP 复合后进行盖髓治疗,既有利于 BMP 的缓释,又可以提供牙本质沉积的支架。BMP 通过支架向牙髓缓慢释放,作用于牙髓细胞,这样的复合方式可延长 BMP 在局部的作用时间,减少 BMP 的用量。有报道将不同浓度的 TGF-β1(0、20、400ng)与经聚乳酸羟基乙酸(polylactide-co-glycolide,简称 PLGA)表面改性的磷酸钙复合进行成年山羊盖髓治疗,结果发现:含高浓度 TGF-β1 的磷酸钙复合盖髓材料可以刺激牙髓内的干细胞向成牙本质样细胞分化,诱导生成修复性牙本质。

3. 牙本质基质载体　采用脱矿牙本质基质复合 BMP 对大鼠牙齿进行盖髓,结果发现其对牙本质桥的形成有诱导作用。

4. 胶原蛋白载体　胶原是人牙髓和牙本质的有机成分,在牙本质形成中主要起着支架作用,它能促进羟基磷灰石晶体的沉积,刺激上皮分化,维持细胞附着及生长。有报道用胶原蛋白对小型猪牙进行盖髓治疗,发现大部分标本可形成修复性牙本质桥,表面是含细胞的骨样牙本质,深层为含小管结构的管样牙本质。胶原可以作为 BMP 的载体用于盖髓研究,胶原能提供适宜的细胞附着和分化的条件,细胞附着后 BMP 刺激其分化为成牙本质细胞样细胞。有学者用人重组的 BMP 复合胶原对猴牙进行直接盖髓,结果显示,术后 1 个月,修复性牙本质形成率为 75%;4 个月达到 95%,牙髓始终保持其活力。胶原蛋白除了作为载体以外,还可以与其他生物材料复合用于盖髓治疗。

5. 纤维蛋白封闭剂(fibrin sealant,FS)　纤维蛋白是一种人血源性的生物封闭剂。具有止血、封闭创面、粘接组织、促进创面愈合的作用,当作为直接盖髓材料时,其对牙髓细胞的黏附作用和牙本质沉积的支架作用都有助于牙髓组织自身修复功能的发挥,使暴露的牙髓组织在材料的保护下完成牙本质修复。有研究报道 FS 有利于细胞的黏着和伸展,为牙髓细胞提供良好的黏着表面,为其进一步分化为成牙本质细胞创造条件,同时,这一性能也能促进露髓面的愈合,促使牙髓组织恢复健康状态,行使自身的修复功能。因此,可以认为 FS 作为盖髓物质还是比较理想的。

然而,FS 促进牙本质形成的时间明显要晚于氢氧化钙盖髓材料,尽管 FS 在体内有良好的促进牙髓伤口愈合的作用,但其本身并无诱导牙本质形成的能力。若 FS 作为 BMP 的载体,它却可以使 BMP 沿纤维蛋白的支架缓慢释放,并能对抗 BMP 酶的降解作用,从而不仅延长 BMP 的有效作用时间,而且还为牙本质提供了沉积的支架。由此表明:FS 与 BMP 复合具有协同作用,该复合物既有良好的生物相容性,又有明显的诱导作用。唯一的缺陷是其抗压强度低,难以承受充填和咀嚼压力,因此,需要复合其他材料以增加抗压强度,满足临床应用的需要。

6. 生物可降解类缓释微球载体　随着以生物可降解聚合材料为载体制备微球技术的发展,对蛋白和多肽类运载系统的研究越来越多。聚乳酸-羟基乙酸共聚物[poly(lactic-co-glycolic acid),PLGA]因其生物相容性较好、可生物降解、无毒性;材料本身及其降解产物均对多肽类、蛋白等无明显的不良反应,已被公认为兼备有缓释和支架双重功能的载体材料。有研究以 PLGA 为载体材料,采用复乳溶剂挥发法制备载有 rhBMP2 的缓释微球,用于盖髓治疗的研究,动物实验结果表明:rhBMP2-PLGA 进行盖髓术后对牙髓细胞的诱导分化作用较单纯的 rhBMP2 组强,在相同时间内形成较厚且完整的牙本质桥,具有良好的盖髓效果。

(五) 抑菌类盖髓材料

研究表明穿髓孔处牙髓与材料界面间可存在隧道样间隙,充填材料与洞壁间也常发生微渗漏,这些微间隙可为口腔或残留于洞壁内的细菌提供入侵牙髓的通道。在有细菌存在的牙髓创面上,因持续的外界刺激而发生慢性炎症,最终导致盖髓治疗的失败。因此,理想的盖髓材料应具备一定的抗菌能力,这样有助于防止细菌入侵或残留细菌对牙髓组织的进一步损伤,使穿髓孔处受激惹的牙髓在无外界刺激的环境中能够发挥自身的修复潜能,恢复健康,形成修复性牙本质以封闭穿髓孔。氢氧化钙类盖髓材料已被证实对多种细菌具有抑菌和杀菌能力,但是它们的抑菌能力是依赖于 OH^- 释放的浓度,只有当周围环境的 pH 值保持在一个较高水平时,氢氧化钙才具有灭菌活性,而该活性随着时间延长而迅速减弱。目前,人们考虑将抗生素加入到盖髓材料中以形成具有抑菌功能的盖髓材料,这些材料包括氢氧化钙、羟基磷灰石、磷酸钙及 MTA 等,它们分别都已取得了较好的抗菌效果。

1. 抗生素及糖皮质激素　抗生素曾因能减轻或清除感染而用做盖髓剂,实际上抗生素在控制牙髓炎症或刺激牙本质形成方面作用很小。为了减轻疼痛和炎症,肾上腺皮质激素也被用做盖髓剂,但已证实,皮质激素可抑制修复性牙本质形成,虽然它可以缓解疼痛,但却掩盖了牙髓的慢性炎症,不利于控制炎症。而且,皮质激素与抗生素联合应用并不能产生更好的盖髓效果。

2. 蜂胶(propolis)　蜂胶是一种天然产品,又名俄罗斯青霉素,是由蜜蜂从植物芽胞或树干上采集的一种树脂类物质,颜色可以由黄棕色到深棕色,具有潜在的抗菌、消炎、抗氧化及促进细胞再生的作用。它的主要化学成分是黄酮类化合物,酚醛类物质、铁、锌等微量元素以及其他芳香族复合物。蜂胶被认为可以抑制前列腺素的合成,还可以通过刺激吞噬细胞的活性,促进细胞免疫以及组织愈合来增强人体免疫功能。此外,它含有微量元素铁和锌对于胶原的合成也是非常重要的。近年来,蜂胶被用于盖髓研究,与 Dycal 和 MTA 盖髓结果

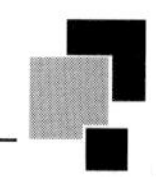

比较发现,蜂胶和 MTA 盖髓后的牙髓炎症反应较 Dycal 轻,牙本质桥的数量和厚度也更多和更厚。

3. 磷酸钙-泡铋矿-硅酸钙复合材料　最近有研究报道了一种新型的含抑菌成分的磷酸钙-泡铋矿-硅酸钙复合材料(CPCSBi),该材料不仅显示优异的生物活性和矿化诱导能力,更主要的是其中的泡铋矿成分对变形链球菌(Sm)、黏性放线菌(Av)、嗜酸乳杆菌(La)等龋病常见致病菌具有很好的抑菌作用,且明显强于含氢氧化钙盖髓材料(图 2-11)。另外,有学者研制了一种季铵盐羧甲基壳聚糖与氢氧化钙的复合盖髓材料,通过抑菌实验证明其对大肠埃希菌及金黄色葡萄球菌均有抑菌作用,同时通过动物实验发现这种复合材料与氢氧化钙比较,具有很强的诱导修复性牙本质形成能力。

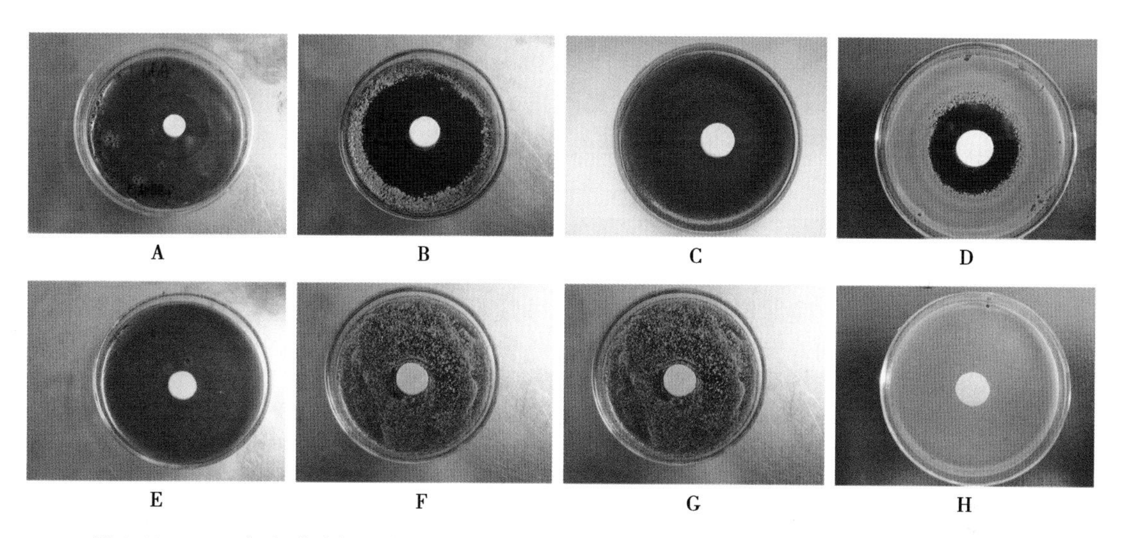

图 2-11　CPC 复合硅酸钙和泡铋矿(CPCSBi)对变形链球菌(*Sm*)、黏性放线菌(*Av*)、嗜酸乳杆菌(*La*)和金黄色葡萄球菌(*Sa*)的抑菌性能(上海交通大学口腔医学院　孙皎供图)

A、E. CPCSBi(A)和蒸馏水(E)对 *Sm* 的抗菌性;B、F. CPCSBi(B)和蒸馏水(F)对 *Av* 的抗菌性
C、G. CPCSBi(C)和蒸馏水(G)对 *La* 的抗菌性;D、H. CPCSBi(D)和蒸馏水(H)对 *Sa* 的抗菌性

(六) 树脂基类盖髓材料

1. 牙本质粘接剂　有学者认为,采用粘接材料可以阻断细菌进入牙髓组织,具有良好的抗微渗漏能力,可以提高直接盖髓的效果。体外细胞培养研究发现,牙本质粘接剂的细胞毒性较弱,不影响牙髓细胞的生长。但是体内动物直接盖髓的效果报道却不一。有研究表明牙本质粘接剂有较好的组织相容性,能促进修复性牙本质形成并封闭穿髓孔;尤其是在非污染的、机械损伤导致的牙髓暴露区使用粘接系统盖髓,通常可达到与氢氧化钙相似的愈合效果。而更多的学者发现:由于粘接剂较强的酸刺激以及光照的热效应固化不全导致残余单体的挥发,涂布后对牙髓组织产生一定的刺激,造成牙髓充血扩张和炎症反应,更严重的发生牙髓组织坏死,由此认为牙本质粘接剂不能用于直接盖髓术,较深窝洞的树脂充填时仍需要进行必要的盖髓,以保护患牙术后的牙髓活力。

2. MTYA1-Ca　MTYA1-Ca 是一种含有氢氧化钙的树脂类直接盖髓材料,由粉末和液体组成,其粉体含有 89% 微填料、10% 的氢氧化钙和 1% 的过氧化苯甲酰(BPO),液体是由 67.5% TEGDMA、30% 2-乙基己酸三甘油酯和 0.5% 樟脑琨组成。有研究表明:MTYA1-Ca

的理化性能优于Dycal,且两者都在168小时后仍能保持高的碱性。细胞实验结果显示:MTYA1-Ca浸提液的细胞活力明显高于Dycal,而ALP的活性与Dycal无明显差异。并且MTYA1-Ca也被认为可以诱导牙本质桥的形成,因此有望成为一种有前景的盖髓材料。

三、存在问题与展望

迄今为止,盖髓材料作为牙体牙髓病治疗中不可缺少的材料之一,已开展了一系列的基础研究工作,大量的临床实践也证实了现有材料能基本满足临床治疗的目的。然而,从生物功能化和远期疗效的角度,似乎目前临床所用的盖髓材料仍都存在一些缺陷。

(一)存在问题

1. 氢氧化钙类盖髓材料　尽管该材料应用历史悠久,是目前临床最常用的一种盖髓材料,且盖髓效果也较好,但它仍存在一定的局限性:①对牙髓有一定的刺激性,能使盖髓处下方的牙髓出现炎症和坏死,或长期处于慢性炎症状态,最终可能导致整个牙髓组织发生弥散性钙化或牙髓退行性改变,出现根管狭窄,继而给根管治疗带来困难;②盖髓后形成的修复性牙本质存在结构上的缺陷,结构内含少量牙本质碎屑或牙髓细胞,影响封闭效果;③抗压强度不足,在充填物下方形成裂隙,可继发充填物或牙体折裂;④仅对牙髓表面的细菌有杀菌作用,其杀菌能力随时间而迅速减弱;⑤与牙本质粘接较弱,封闭性能较差;⑥溶解性高,容易吸收。因此,从长期看,氢氧化钙不能预防微渗漏,有可能导致牙髓组织的慢性炎症以及牙髓坏死。

2. MTA盖髓材料　该材料是近年来活髓治疗领域相对比较新且被认为是一种具有良好应用前景的盖髓材料。它良好的生物活性和抗压强度显然优于氢氧化钙类盖髓材料。但是MTA同样存在一些不足:①材料的混合及填放有一定的难度,填放时需要一些特殊的器械;②材料的固化时间太长(通常需要4小时以上),由此在一定程度上会影响上面充填材料的加压操作;③溶解性较高,78天后显示可减少24%;④灰色MTA的铁元素还可导致牙齿变色;⑤抑菌效果相对还比较局限,仅对少数兼性厌氧菌有抑菌效果;⑥价格比较昂贵,成本较高。

3. 磷酸钙类盖髓材料　以CPC为代表的磷酸钙类材料,虽然具有自固化特性,能诱导骨组织生长,作为骨修复材料已应用于临床,而用做盖髓治疗的研究还不多。有报道发现CPC在抑菌能力、固化速度、抗压强度等方面的局限性,目前作为口腔材料,尤其在盖髓领域较难单独使用。

4. 树脂基类盖髓材料　以牙本质粘接系统为代表的树脂基类盖髓材料于12~15年前即被引入到盖髓治疗,然而尚存在诸多缺点:①牙本质粘接剂对牙髓细胞的直接细胞毒性;②牙本质粘接剂很难获得良好的封闭来对抗细菌污染,这可能是由于粘接剂的酸蚀剂和底涂剂可导致血管舒张,增加出血而污染邻近的牙本质,并降低树脂的聚合。树脂的聚合反应下降,不仅会减弱粘接效果,而且会促进更多的单体释放,增强牙髓细胞毒性效应,甚至引起牙髓组织慢性炎症。

(二)发展趋势

总之,尽管目前已报道的或临床应用的盖髓材料种类繁多,但迄今为止尚未有一种十分理想的盖髓材料问世。由于单一组分材料的性能都具有一定局限性,因此,探索具有生物诱

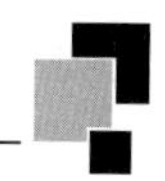

导活性、对牙髓组织无刺激、良好的生物相容性、抑菌性强、物理机械性能优异、能快速促进结构无缺陷的修复性牙本质形成的复合盖髓材料是盖髓材料未来研究和发展的方向。

盖髓材料的最终目的是为了提高活髓保存的成功率。根据目前的研究报道,可以从以下两大方面考虑盖髓材料未来的发展趋势:①以硅酸钙和磷酸钙复合为主体的材料,适当掺入一些抑菌成分,以保证盖髓材料的生物活性、力学性能和抑菌性能;②以氢氧化钙和羟基磷灰石复合为主体的材料,适当掺入一些生物活性因子,如 BMP 等。

四、科研立题参考

1. 新型生物活性复合盖髓材料的研制。
2. 生物活性盖髓材料促矿化诱导作用及其机制研究。
3. 抑菌类盖髓材料抑菌作用的研究。
4. 新型盖髓材料理化性能及操作性能的研究。
5. 新型盖髓材料促进牙髓细胞增殖与诱导分化能力的研究。
6. 新型盖髓材料的生物相容性研究。
7. 新型盖髓材料盖髓效果的基础与临床评价。
8. 盖髓材料对牙髓细胞基因表达的影响作用。
9. 生长因子在复合盖髓材料中缓释效应的研究。
10. 各种新型盖髓材料促进牙髓修复的机制。

(孙 皎)

参考文献

1. Shen Q,Sun J,Wu J,et al. An In Vitro Investigation of the Mechanical-Chemical and Biological Properties of Calcium Phosphate/Calcium Silicate/Bismutite Cement for Dental Pulp Capping. J BIOMED MATER RES B, 2010,94(1):141-148
2. Zimmerli B,Strub M,Jeger F,et al. Composite materials:composition,properties and clinical applications. A literature review. Schweiz Monatsschr Zahnmed,2010,120(11):972-986
3. Jandt KD,Sigusch BW. Future perspectives of resin-based dental materials. Dent Mater,2009,25(8):1001-1006
4. Aptekar A, Ginnan K. Comparative analysis of microleakage and seal for 2 obturation materials: Resilon/Epiphany and gutta-percha. J Can Dent Assoc,2006,72(3):245
5. Shanahan DJ,Duncan HF. Root canal filling using Resilon:a review. Br Dent J,2011,211(2):81-88
6. Gatewood RS. Endodontic materials. Dent Clin North Am,2007,51(3):695-712
7. Tai YY,Hsu SH,Chen RS,et al. Liquid crystalline epoxy nanocomposite material for dental application. J Formos Med Assoc,2014,doi:10. 1016/j. jfma
8. Beyth N,Yudovin-Farber I,Bahir R,et al. Antibacterial activity of dental composites containing quaternary ammonium polyethylenimine nanoparticles against Streptococcus mutans. Biomaterials,2006,27(21):3995-4002
9. Xu HH,Moreau JL,Sun L,et al. Strength and fluoride release characteristics of a calcium fluoride based dental nanocomposite. Biomaterials,2008,29(32):4261-4267
10. Cramer NB,Stansbury JW,Bowman CN. Recent advances and developments in composite dental restorative materials. J Dent Res,2011,90(4):402-416
11. Ferracane JL. Resin composite—state of the art. Dent Mater,2011,27(1):29-38

12. Chen MH. Update on dental nanocomposites. J Dent Res, 2010, 89(6): 549-560
13. Desai S, Chandler N. Calcium hydroxide-based root canal sealers: a review. J Endod, 2009, 35(4): 475-480
14. Kim YK, Grandini S, Ames JM, et al. Critical review on methacrylate resin-based root canal sealers. J Endod, 2009, 36(3): 383-399
15. Li GH, Niu LN, Zhang W, et al. Ability of new obturation materials to improve the seal of the root canal system: a review. Acta Biomater, 2014, 10(3): 1050-1063
16. Camilleri J, Sorrentino F, Damidot D. Investigation of the hydration and bioactivity of radiopacified tricalcium silicate cement, Biodentine and MTA Angelus. Dent Mater, 2013, 29(5): 580-593
17. Lotfi M, Ghasemi N, Rahimi S, et al. Resilon: a comprehensive literature review. J Dent Res Dent Clin Dent Prospect, 2013, 7(3): 119-130
18. Parirokh M, Torabinejad M. Mineral trioxide aggregate: a comprehensive literature review-Part Ⅲ: Clinical applications, drawbacks, and mechanism of action. J Endod, 2010, 36(3): 400-413
19. Roberts HW, Toth JM, Berzins DW, et al. Mineral trioxide aggregate material use in endodontic treatment: a review of the literature. Dent Mater, 2008, 24(2): 149-164
20. Zhang W, Walboomers XF, Jansen JA. The formation of tertiary dentin after pulp capping with a calcium phosphate cement, loaded with PLGA microparticles containing TGF-beta1. J Biomed Mater Res A, 2008, 85A(2): 439-444
21. Moazzami F, Ghahramani Y, Tamaddon AM, et al. A histological comparison of a new pulp capping material and mineral trioxide aggregate in rat molars. Iran Endod J, 2014, 9(1): 50-55
22. Qureshi A, E S, Nandakumar, Pratapkumar, Sambashivarao. Recent advances in pulp capping materials: an overview. J Clin Diagn Res, 2014, 8(1): 316-321

第三章 口腔粘接材料的研究进展

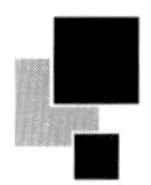

随着粘接技术在口腔医学的广泛应用，口腔粘接材料的发展日新月异，特别是在牙体充填修复用粘接剂、固定修复体粘接剂及正畸用粘接剂方面，近年来的发展更快，在口腔治疗中的作用也越来越大。

第一节 牙体充填修复用粘接剂的研究进展

一、应用现状

（一）发展历程

人们很早就认识到，如果牙齿修复材料能与牙齿硬组织形成有效的粘接，将对临床修复治疗产生极其重要的影响。有效的粘接可提高修复体与牙体组织之间界面的密合程度，减少或消除界面的微渗漏（microleakage），进而减少或消除牙髓的不良反应和继发龋的发生。此外，应用粘接技术可以最大限度地减少对牙体组织的切削，保存更多的健康牙体组织，也不必制备容易形成应力集中的固位形，提高修复后牙齿的整体强度，获得最佳的修复效果。

1955 年，Buonocore 首次将酸蚀处理技术从工业领地引入牙齿粘接，他用 85% 磷酸水溶液预处理釉质表面，使甲基丙烯酸自凝树脂与釉质的粘接强度得到显著提高。经过随后的不断研究和完善，到目前为止，20% ~37% 磷酸溶液仍然是临床上广泛应用的釉质粘接表面预处理剂。

1. 第一代粘接剂　第一代粘接剂出现于 1956 年，Buonocore 等介绍使用一种含粘接性单体二甲基丙烯酰磷酸甘油酯（glycerophosphoric acid dimethacrylate，GPDM）（图 3-1）的粘接剂将充填材料粘接到酸蚀后的牙本质上，这种粘接被认为是具有双官能团的粘接树脂分子和羟基磷灰石的钙离子结合所致。第一代粘接剂对牙本质的粘接强度只有 1 ~3MPa 左右，不足以克服树脂自身聚合收缩在界面产生的破坏力和使用过程中在界面产生的破坏力，限制了其在临床上的应用。

1962 年，Bowen 合成一种用于牙科的甲基丙烯酸树脂，即双酚 A-二甲基丙烯酸缩水甘油酯（bisphenol-A-glycodal-methacrylate，Bis-GMA），并以此树脂为基础研制了一种粉-液型自凝复合树脂。复合树脂的出现及其在临床的广泛应用极大地推动了牙齿粘接技术和粘接剂的发展。

2. 第二代粘接剂　出现于 20 世纪 60 年代末及 70 年代初期，其特征是在粘接剂中使用

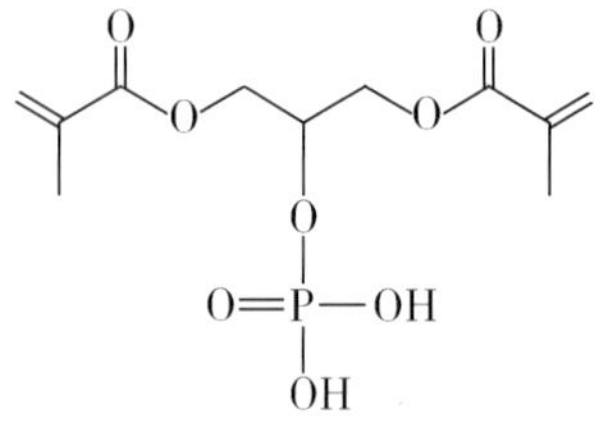

图3-1 二甲基丙烯酰磷酸甘油酯的分子结构式

Bowen合成的N-苯基甘氨酸-甲基丙烯酸缩水甘油酯(N-phenylglycine glycidyl methacrylate,NPG-GMA)和甲基丙烯酰氧乙基苯基磷酸酯(methacryloxy phenyl phosphoric acid,Phenyl-P)作为粘接性单体。由于NPG-GMA分子一端可和牙本质表面的钙离子形成配位键,而分子另一端(乙烯基)可和复合树脂发生共聚合,从而在牙齿硬组织和复合树脂之间形成桥梁性粘接效应(图3-2)

甲基丙烯酰氧基磷酸酯的磷酸基团同样可与牙齿中的钙离子形成配位键(图3-3)。

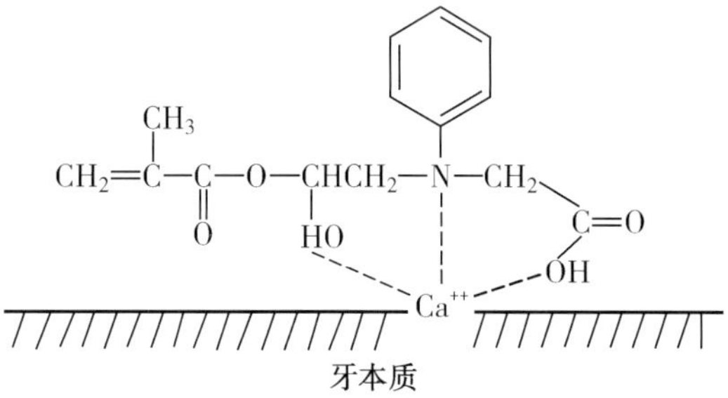

图3-2 NPG-GMA与牙本质的钙离子形成配位键示意图

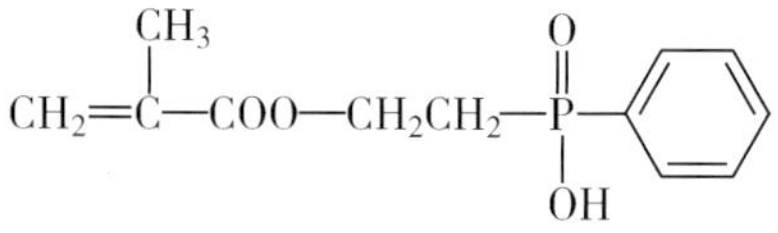

图3-3 甲基丙烯酰氧乙基苯基磷酸酯的分子结构式

表3-1 几种早期粘接剂对釉质和牙本质的剪切粘接强度

材料	牙体组织	未酸蚀	酸蚀
Clearfil	釉质	2. 20±0. 64	11. 06±1. 90
	牙本质	0	2. 47±0. 72
Adaptic	釉质	2. 08±0. 80	14. 84±0. 51
	牙本质	0	2. 75±0. 73
Cosime	釉质	1. 70±6. 10	10. 72±3. 27
	牙本质	0	3. 09±0. 38

第二代粘接剂在应用时并不用磷酸预处理牙本质,试图以粘接性单体与牙齿硬组织形成结合。第二代粘接剂对酸蚀釉质具有较高的粘接强度,但它对牙本质的粘接强度较低。这是因为临床制备后的牙本质表面有一层玷污层(smear layer),它是牙钻切割牙本质过程中无机矿物碎屑和胶原纤维碎屑黏附在牙本质表面的结构,其结构疏松,强度较低,并且与其下的牙本质结合较弱(图3-4)。未去除玷污层时,粘接剂实际上是与玷污层粘接。破坏大多发生在玷污层内或玷污层与粘接剂的界面。

3. 第三代粘接剂 第三代粘接剂的特征是用酸预处理牙本质以去除玷污层,或用预处理剂改性玷污层,并使用含有粘接性单体的底涂剂(primer)。预处理牙本质能部分地开放牙本质小管,提高牙本质渗透性。典型的牙本质预处理剂中含有亲水性单体甲基丙烯酸β-

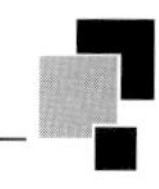

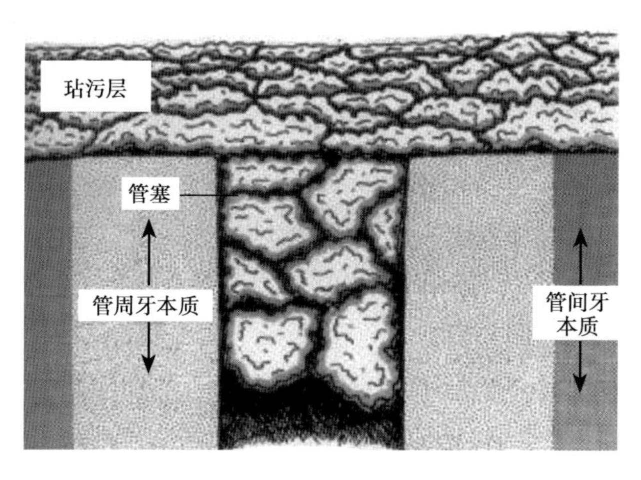

图 3-4　玷污层结构示意图

羟乙酯(hydroxyethyl methacrylate,HEMA)和能致脱矿的物质(如柠檬酸、马来酸、EDTA-2Na)。底涂剂中常用的粘接性单体有各种甲基丙烯酰磷酸酯、均苯四酸酐二甲基丙烯酸羟乙酯(pyromellitic dianhydride dihydroxyethylmethacrylate ester,PMDM)(图 3-5)。这些单体的分子结构上有亲水性极性基团(—OH、—COOH),能渗入并改性玷污层,与牙齿硬组织的钙及胶原纤维上的氨基($—NH_2$)、羧基形成较强的分子间作用力、配位键或化学键,同时单体分子的另一端为甲基丙烯酸酯基,能和粘接剂中的树脂共聚合。

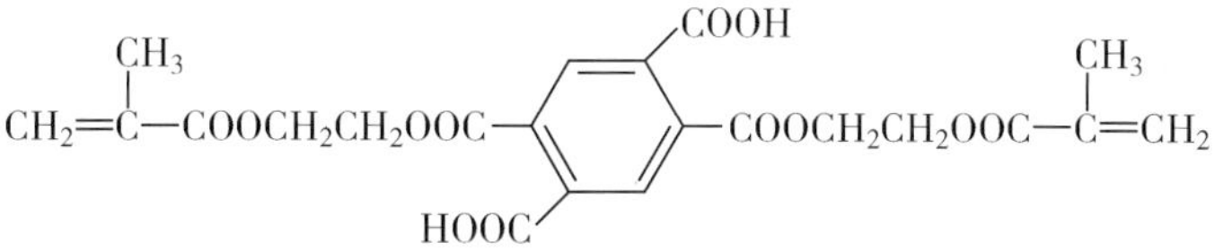

$CH_2{=}C(CH_3){-}COOCH_2CH_2OOC{-}C_6H_2(COOH)_2{-}COOCH_2CH_2OOC{-}C(CH_3){=}CH_2$

图 3-5　PMDM 的分子结构式(第四军医大学口腔医学院　赵信义供图)

1978 年,日本人 Takeyama 等人研制出 Super-Bond 冠桥用树脂粘接剂。它是一种粉液型自凝粘接系统,粉剂是低分子量的甲基丙烯酸甲酯聚合粉,液剂是甲基丙烯酸甲酯,含有粘接性单体 4-甲基丙烯酰氧乙基偏苯三酸酐(4-methacryloxyethyl trimellitate anhydride,4-META)(图 3-6),以三丁基硼为聚合引发剂。4-META 分子结构上的强极性羧酸酐基团具有亲水性,能提高粘接剂对牙面的润湿性,并且可与牙体硬组织中钙离子形成配位键,因而可形成较牢固的粘接。4-META 分子的另一端含有双键,可与烯类齐聚物或复合树脂共聚合。三丁基硼是一种活性很高的引发剂,它能引发液剂中的甲基丙烯酸甲酯与牙本质中的胶原接枝反应。因此,Super-Bond 树脂粘接剂对牙齿及各种修复体有很好的粘接效果。

1982 年,Nakabayashi 等通过粘接界面的透射电镜观察,对粘接牙本质的机制进行了深入的研究,认为在粘接界面形成一层牙本质与粘接剂的过度层-混合层(hybrid layer)结构是形成良好粘接的基础。混合层结构是当代牙本质粘

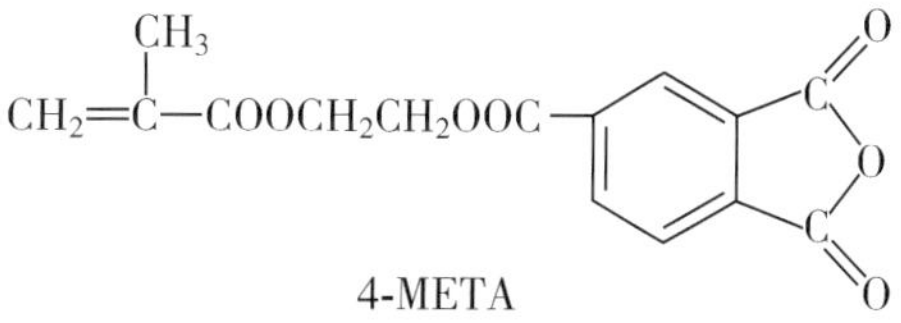

$CH_2{=}C(CH_3){-}COOCH_2CH_2OOC{-}C_6H_3(CO)_2O$

4-META

图 3-6　4-META 的分子结构式
(第四军医大学口腔医学院　赵信义供图)

接的结构基础。

另一个著名的第三代粘接剂是 Gluma 粘接剂,它由牙本质处理剂、底涂剂和粘接胶液组成。Gluma 的牙本质处理剂是 EDTA-2Na 水溶液,底涂剂是含有 5% 戊二醛、35% 甲基丙烯酸 β-羟乙酯的水溶液,而粘接胶液的组成与釉质粘接剂基本相同。一些学者认为该粘接剂中的醛可与牙本质胶原纤维蛋白质中的胺基或亚胺基反应形成一含羟基的复合物,然后该复合物能够再与甲基丙烯酸 β-羟乙酯发生脱水反应,以此在牙本质表面形成能与随后充填的复合树脂发生共聚反应的活性表面层,从而产生较强的粘接强度。

多数第三代粘接剂的底涂剂能渗入玷污层并使之改性,固化后形成一硬质表面,其上的粘接性树脂将底涂剂和复合树脂结合起来。由于玷污层的存在,这一类型粘接剂的牙本质粘接效果不够理想。

1980 年以后,人们对牙本质粘接面预处理剂及方法进行了多方面的研究,希望能从这些方面找出提高粘接强度的突破口,相继研究出了数种牙本质表面处理剂及方法,使粘接牙本质的水平有所提高。

1992 年以前,虽然使用的粘接剂添加了粘接性单体(adhesive monomer),也使用各种预处理剂处理牙本质粘接面,但是,由于强调吹干预处理后的牙本质粘接面,而粘接剂整体上仍是疏水性的,尽管粘接剂能在离体牙牙本质小管内形成较长的树脂突(图 3-7A),但是由于粘接剂不能渗入因塌陷而致密化的胶原纤维网内(图 3-7B),因此粘接剂对牙本质的粘接强度并不高。

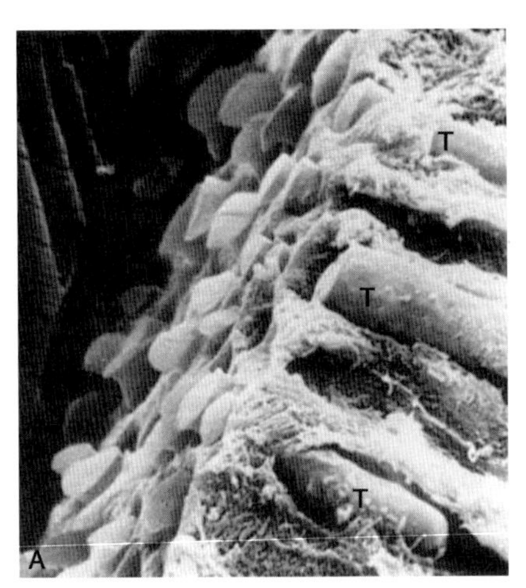

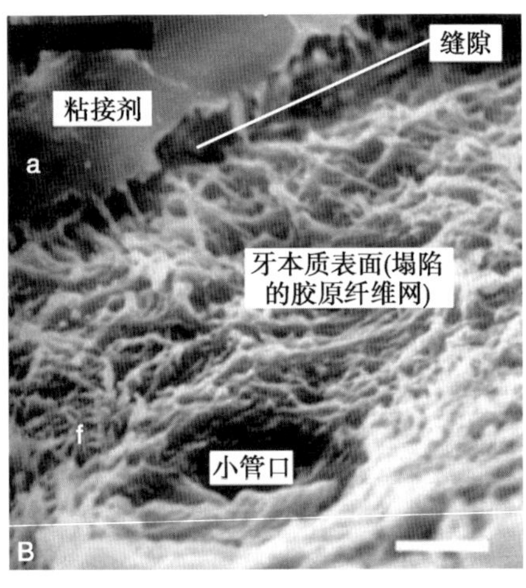

图 3-7 尽管疏水性的粘接剂能在牙本质小管中形成树脂突(A),但粘接剂很难渗入因塌陷而致密化的胶原纤维网中(B)(第四军医大学口腔医学院 赵信义供图)

4. 第四代粘接剂　1992 年,Kanca 在研究牙本质表面经酸蚀预处理后吹干与否对粘接强度的影响过程中发现,未完全吹干水分的牙本质粘接面显示出较吹干的牙本质表面高得多的粘接强度。由此,Kanca 提出牙本质湿粘接(wet bonding)的概念,在此基础上发展出第四代粘接剂。第四代粘接剂一般由酸蚀剂、底涂剂和粘接胶液构成。酸蚀剂一般为 20% ~ 37% 的磷酸水溶液,底涂剂含有能溶于水的甲基丙烯酸酯单体(如甲基丙烯酸 β-羟乙酯),粘接胶液为疏水性甲基丙烯酸酯齐聚物及单体。应用时釉质和牙本质均用磷酸酸蚀剂进行酸蚀,即所谓的“全酸蚀(total-etch)”。所谓“湿粘接”是指酸蚀、冲洗后的牙本质粘接面不

能吹干，要保持一定的水分，以防止脱矿后的牙本质胶原纤维网因失去水分的支撑而塌陷致密化。在润湿的牙面涂亲水性底涂剂，底涂剂渗透到暴露的胶原纤维网内，最终形成混合层。然而，临床上对牙本质的润湿程度不易控制，容易形成过度湿润或过分干燥。典型的第四代粘接剂产品有 All-Bond 2(Bisco)、OptiBond(Keer)等。

5. 第五代粘接剂　为了通过减少粘接步骤以简化临床操作，研究人员通过特殊技术将第四代粘接剂的底涂剂与粘接胶液合并成1瓶，这样就形成了第五代粘接剂。典型的第五代粘接剂产品有 Prime&Bond(Dentsply)、Single Bond(3M)、One-step(Bisco)。

6. 第六代粘接剂　第六代粘接剂是所谓的自酸蚀粘接剂(self-etching bonding agent)，是由 Watanabe 和 Nakabayashi 首先提出的。第六代粘接剂由底涂剂和粘接胶液组成，其特点是抛弃了单独的酸蚀剂，用具有较强酸性的底涂剂来溶解玷污层，底涂剂中含有酸性粘接性单体。由于不用单独的酸蚀剂，临床操作时间大为缩短，同时也避免了胶原纤维网塌陷的问题。典型的第六代粘接剂产品有：Clearfil SE Bond(Kuraray)、Contax(DMG)、Adper Prompt L-Pop(3M/ESPE)、Xeno Ⅲ(Dentsply)等。

自酸蚀粘接剂常用的酸性粘接性单体有甲基丙烯酰氧基磷酸酯(图 3-8)和甲基丙烯酰羧酸酯，如 Phenyl-P、GPDM、甲基丙烯酰氧基癸基二氢磷酸酯(methacryloyloxydecyl dihydrogen phosphate，MDP)、BPDM、4-META 等。

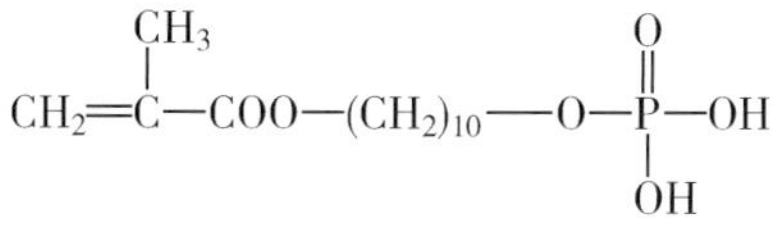

$$CH_2{=}C(CH_3){-}COO{-}(CH_2)_{10}{-}O{-}P({=}O)(OH){-}OH$$

图 3-8　甲基丙烯酰氧基癸基二氢磷酸酯的分子式(第四军医大学口腔医学院　赵信义供图)

7. 第七代粘接剂　第七代粘接剂是在第六代粘接剂基础上发展起来的。研究人员将第六代粘接剂的底涂剂和粘接树脂通过特殊技术合并成一瓶，形成了多合一瓶(all-in-one)装的自酸蚀粘接剂。典型的第七代粘接剂产品有：Clearfil S^3 Bond(Kuraray)、iBond(Heraus Kulzer)。

目前临床上广泛应用的粘接剂是第五代、第六代及第七代粘接剂。

(二) 种类及粘接机制

目前临床应用的牙齿粘接剂大多都是釉质、牙本质通用粘接剂，其粘接效力偏重于牙本质，对釉质也能取得良好的粘接效果。也有一些粘接剂专用于釉质的粘接。

按固化方式分，粘接剂又可分为光固化粘接剂和自固化粘接剂，前者为单组分液体或双组分液体，后者一般为双组分，有粉-液型及液-液型。

1. 釉质粘接剂

(1) 组成：釉质粘接剂的典型组成见表 3-2 及表 3-3，前者为单液光固化型，后者为粉-液化学固化型。

表 3-2　光固化釉质粘接剂的一般组成

成　　分	含量(wt%)	成　　分	含量(wt%)
树脂基质(如 Bis-GMA)	40～60	光敏剂(如樟脑醌)	0.3～0.5
稀释剂(如 TEGDMA)	40～60	光敏促进剂(如 DMAMA)	0.1～0.3
粘接性单体(如 4-META)	1%～5%	阻聚剂	微量

注：Bis-GMA：双酚 A 甲基丙烯酸缩水甘油酯；TEGDMA：二甲基丙烯酸二缩三乙二醇酯；DMAMA：甲基丙烯酸二甲氨基乙酯

表3-3 EM釉质粘接剂的组成

胶液		粉剂	
成分	含量(wt%)	成分	含量(wt%)
Bis-GMA	40	二氧化硅	99
TEGDMA	15	BPO(引发剂)	1.2
MMA	39	颜料	微量
4-META	5		
BHET(促进剂)	1.0		
BHT(阻聚剂)	0.03		

光固化釉质粘接剂在组成上与光固复合树脂相似,区别在于光固化粘接剂不含或含极少量的无机填料,而且粘接剂含有粘接性单体,黏度也较小,有利于在釉质表面充分润湿。化学固化釉质粘接剂在组成上与粉液型化学固化复合树脂相似,只是前者含有粘接性单体。当粉、液混合后,在口腔温度下,即可快速聚合固化。

釉质粘接剂是疏水性的,固化后吸水性小,具有良好的耐水性。

(2) 粘接机制:为了提高粘接剂与釉质的粘接,釉质表面通常需要进行酸蚀预处理,常用的酸蚀剂是37%磷酸溶液。釉质表面经酸蚀后,釉质中的无机物羟基磷灰石在磷酸作用下部分溶解,黏附于表面的各种牙垢、菌斑以及其他有机物也随之除去,暴露出新鲜的釉质。新鲜的釉质富含极性基团-OH,有利于粘接剂在釉质上润湿,也有利于形成化学键、氢键或较强的范德华力,从而提高粘接强度。同时,由于组成釉质的釉柱和柱间质的矿化程度不同,在酸的作用下表面溶解程度不一样,酸蚀后釉质表面呈蜂窝状结构(图3-9)。当粘接剂润湿、渗入到这种表面结构中并固化后,形成无数个树脂突(resin tag)(图3-10),有些树脂突像钩子一样,产生较强的机械嵌合力。

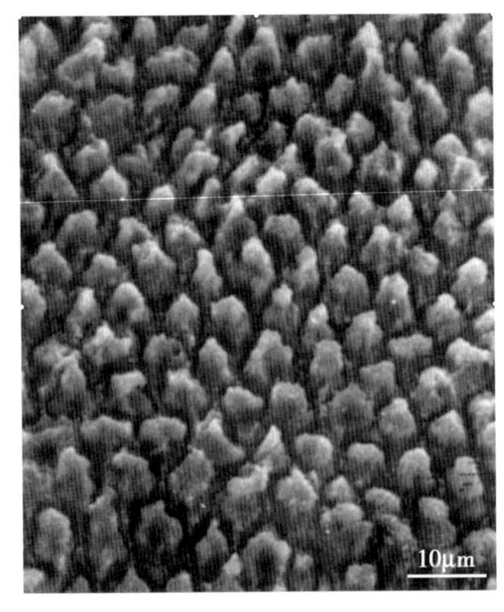

图3-9 酸蚀后釉质表面呈蜂窝状结构(第四军医大学口腔医学院 赵信义供图)

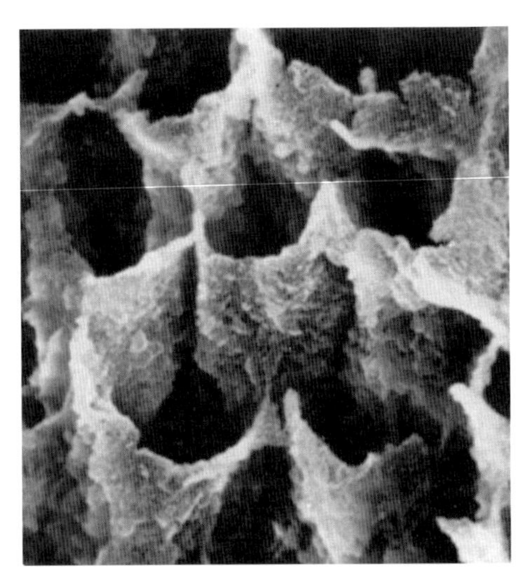

图3-10 粘接剂渗入酸蚀后釉质表面,固化后形成许多树脂突(第四军医大学口腔医学院 赵信义供图)

（3）釉质表面的酸蚀处理：釉质表面的酸蚀时间一般为 30～60 秒。对于儿童正畸治疗中粘接托槽时，牙面的酸蚀时间不应过长，以 20～30 秒为宜。氟斑牙的酸蚀时间一般为 2～3 分钟，这是因为氟斑牙有较强的抗酸蚀能力。

酸蚀时间对粘接强度有一定的影响。一般地，用 20%～37%磷酸水溶液酸蚀釉质，随着酸蚀时间的延长，釉质表面脱矿深度愈大。为形成良好的粘接，要求釉面的脱矿深度适当，酸蚀时间太短，釉面脱矿浅，粗糙度太小，不利于形成强大的机械嵌合；酸蚀时间过长，釉面脱钙过度，表面粗糙度反而减小。

釉质酸蚀后，其表面脱钙深度一般为 10～40μm，仅为釉质厚度的 1/200～1/50，一般不会对釉质的强度产生影响，况且酸蚀面在一个月内又能再矿化，恢复到原有状态。另一方面，酸蚀釉质不会对牙髓组织产生损害，所以，酸蚀釉质是可以接受的，也是安全的。

2. 釉质-本质粘接剂

（1）分类和组成：釉质-本质粘接剂又称做牙齿粘接剂（dental bonding agent），它主要用于牙本质粘接，也可用于釉质粘接。目前釉质-本质粘接剂分为两大类：酸蚀-冲洗（etch & rinse）类和自酸蚀（self-etch）类（表 3-4），前者有单独的酸蚀剂，能去除玷污层；后者没有单独的酸蚀剂，依靠底涂剂或粘接剂中的酸性单体溶解玷污层。根据应用步骤，酸蚀-冲洗类又分为"三步法"粘接剂和"两步法"粘接剂，自酸蚀类又分为"两步法"和"一步法"粘接剂。目前的牙齿粘接剂大多数是光固化的。

表 3-4　釉质-本质粘接剂的分类

	酸蚀-冲洗类		自酸蚀类	
	"三步法"粘接剂	"两步法"粘接剂	"两步法"粘接剂	"一步法"粘接剂
组分	-酸蚀剂 -底涂剂 -粘接树脂	-酸蚀剂 -底涂/粘接树脂	-自酸蚀底涂剂 -粘接树脂	-自酸蚀底涂剂/粘接树脂
玷污层	去除	去除	溶解	溶解
产品举例	Scotchbond Multi-Purpose (3M)	One-Step(Bisco)	Clearfil SE Bond (Kuraray)	Clearfil S^3 Bond(Kuraray)
	Clearfil Bond F(Kuraray)	Single Bond(3M)	Contax(DMG)	iBond(Heraus Kulzer)
	All-Bond 2(Bisco)	Prime & Bond NT(Dentsply)	Prompt L-Pop(3M)	
	Optibond FL(Kerr)		Xeno Ⅲ(Dentsply)	

1）"三步法"酸蚀-冲洗粘接剂：由酸蚀剂、底涂剂（primer）和粘接胶液 3 部分组成。有些粘接剂是将底涂剂分成 2 瓶，使用时等量混合。底涂剂一般由粘接性单体（如 HEMA、NTG-GMA、BPDM）、挥发性溶剂（丙酮、乙醇）、水等组成，具有亲水性及与水混溶性。粘接胶液在组成上与前述的光固化釉质粘接剂基本相同，具有疏水性。表 3-5 是目前临床上使用的某种双重固化粘接剂的组成。

双重固化粘接剂是指既有化学固化又有光固化作用的粘接剂，这类粘接剂的引发剂有 2 种，即引发化学固化的亚磺酸盐和引发光固化的樟脑醌。在粘接一些不透光的修复体时，可

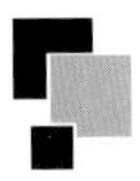

以自凝固化,不必光照固化。底涂剂中所含的端甲基丙烯酸聚羧酸酯(图3-11)的分子结构上含有多个羧基,能与釉质和牙本质形成较强的粘接力。

表3-5 双重固化粘接剂的组成

酸蚀剂	底涂剂	引发剂	粘接胶液
35%磷酸溶液	47% HEMA+水+端甲基丙烯酸聚羧酸酯	亚磺酸盐引发剂+樟脑醌+乙醇	Bis-GMA + HEMA + 光引发剂

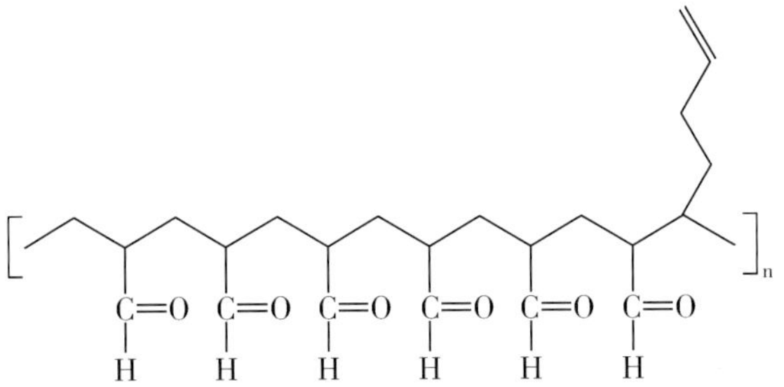

图3-11 端甲基丙烯酸聚羧酸酯的分子结构式
(第四军医大学口腔医学院 赵信义供图)

临床使用“三步法”酸蚀-冲洗类粘接剂时,先用酸蚀剂酸蚀牙本质粘接面,冲洗后不要吹干牙面,保持牙面有一薄层水,然后涂底涂剂,之后充分吹干,再涂粘接胶液,最后光照固化。底涂剂内含有粘接性单体,对润湿牙面的胶原纤维网有亲和性,能与其中的水分混溶,渗入胶原纤维网深处,随着底涂料中挥发性溶剂的挥发,胶原网中的水分也随之挥发,最终胶原纤维网中只有粘接性单体,使随后应用的疏水性粘接胶液能顺利在胶原纤维网中渗入,并充满其中,固化后形成混合层。粘接胶液在敞开的牙本质小管处形成与管壁紧密结合的树脂突,封闭牙本质小管。

2)“两步法”酸蚀-冲洗粘接剂:这是“三步法”粘接剂的改进型号,它将“三步法”粘接剂中的底涂剂与粘接胶液通过特殊技术合并成一瓶粘接剂,减少了临床应用步骤。例如,某粘接剂由一支酸蚀剂和一瓶粘接剂组成。酸蚀剂是增稠的35%磷酸水溶液。粘接剂由Bis-GMA、HEMA、二甲基丙烯酸酯、端甲基丙烯酸聚羧酸酯、水及乙醇组成。而另一种粘接剂由一瓶酸蚀剂和一瓶粘接剂组成。酸蚀剂是增稠的34%磷酸水溶液。粘接剂由二及三甲基丙烯酸酯、二甲基丙烯酸聚氨酯、二季戊四醇五丙烯酸单磷酸酯(pentaerithrtol triacrylate phosphate, PENTA-P)(图3-12)、纳米二氧化硅填料、光引发剂等组成,以丙酮、水为溶剂。

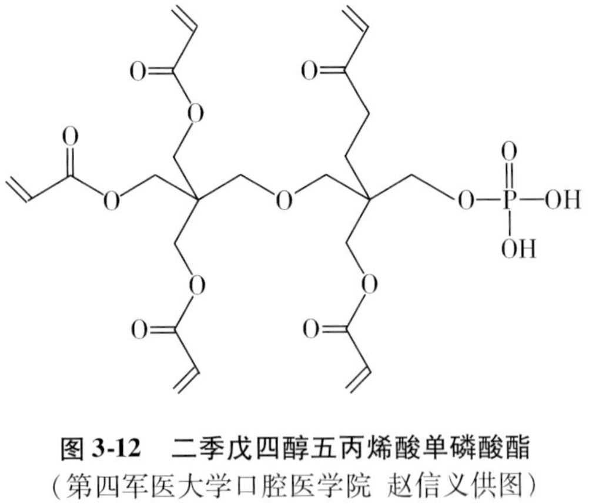

图3-12 二季戊四醇五丙烯酸单磷酸酯
(第四军医大学口腔医学院 赵信义供图)

3)“两步法”自酸蚀粘接剂:由一瓶自酸蚀底涂剂(self-etching primer)和一瓶粘接胶液(bonding resin)组成,底涂剂一般由酸

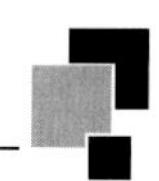

性可聚合单体(如甲基丙烯酰氧基磷酸酯)、甲基丙烯酸 β-羟乙酯和水组成。甲基丙烯酰氧基磷酸酯单体在有水的情况下呈现较强的酸性,对釉质及牙本质具有脱矿作用,它能完全或部分溶解玷污层,因此它是自酸蚀粘接剂常用的酸性单体。

使用时将底涂剂直接涂于牙本质玷污层表面,底涂剂会渗入玷污层内,逐步溶解玷污层,直至其下的牙本质,同时,粘接性单体也渗入其中,最终酸性物质与 Ca^{2+} 结合物被包埋其中。经吹干后,底涂剂脱去水分,酸性物质也不再显示酸蚀,然后再涂粘接胶液,完成粘接。该型粘接剂对牙本质的粘接强度及边缘封闭性能是比较好的。

4)"一步法"自酸蚀粘接剂:又称为"多合一"(all-in-one)自酸蚀粘接剂,它将底涂剂和粘接胶液合并成一瓶,进一步减少了操作步骤,应用更加方便。

(2)牙本质粘接机制:

1)酸蚀-冲洗类粘接剂:现在人们普遍认为,临床上制备后的牙本质表面所形成的玷污层阻挡了粘接剂与牙本质的直接紧密接触,影响牢固粘接的形成,应当采用酸蚀技术将其去除。牙本质表面酸蚀后,玷污层被去除,其下的牙本质表层脱钙,胶原纤维网暴露。未吹干水分时,因水的表面张力作用使胶原纤维网呈直立膨松状态(图 3-13A),若吹干牙面,胶原纤维网因失去水分支撑而塌陷,胶原纤维网因塌陷而致密化(图 3-13B),疏水性的粘接胶液很难渗入其中,至多只是与纤维层表面粘接。

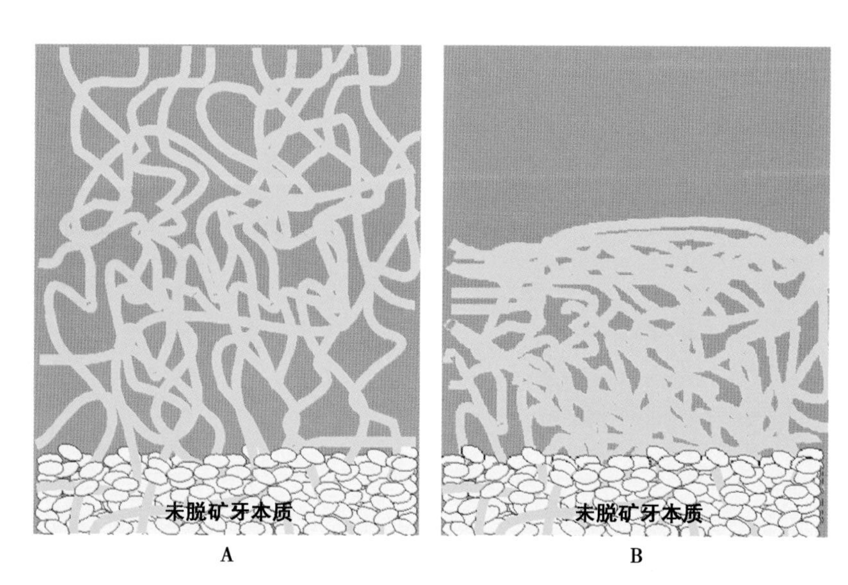

图 3-13　未吹干时胶原纤维网呈膨松状态(A),吹干牙面后胶原纤维网因塌陷而致密(B)(第四军医大学口腔医学院　赵信义供图)

这样,在粘接剂与牙本质间有纤维层隔离,而纤维层强度很低。纤维层内仍然有互通的孔隙,一旦水分进入其中,会慢慢引起胶原纤维降解,使粘接剂与牙本质间出现缝隙,产生微渗透,导致修复体边缘变色、术后牙齿出现敏感症状。

牙本质表面酸蚀、冲洗之后,轻吹 2～3 秒,此时牙面仍保留一薄层水膜,胶原纤维网维持膨松状态,然后将含有水分、粘接性单体、挥发性溶剂(如丙酮)的底涂剂涂于其上,底涂剂很快与胶原纤维网中的水分混溶(图 3-14)。之后,充分吹干,挥发性溶剂带着水分挥发,最终胶原纤维网中充满粘接性单体并保持膨松状态,粘接性单体也得以与牙本质直接粘接。

然后涂粘接胶液,粘接胶液能进一步渗入胶原纤维网中,光照固化后,粘接胶液和粘接性单体共聚,并在牙本质表面形成一层既有胶原纤维网,又有粘接剂的混合层(hybrid layer)(图3-15),从而消除了粘接剂与牙本质之间的界限,大大地提高粘接强度。

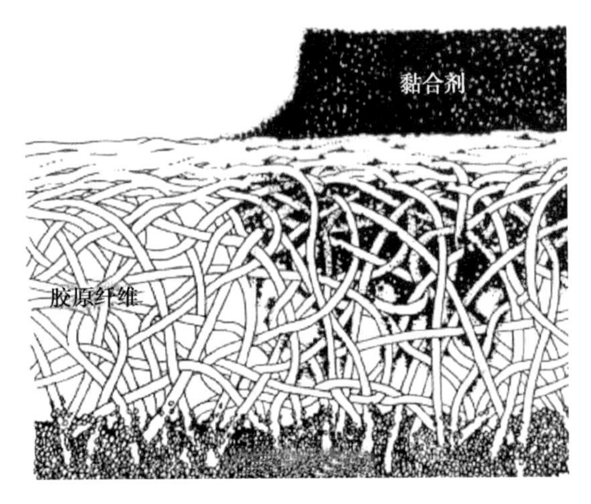

图3-14　亲水性底涂剂渗入膨松的胶原纤维网示意图(第四军医大学口腔医学院 赵信义供图)

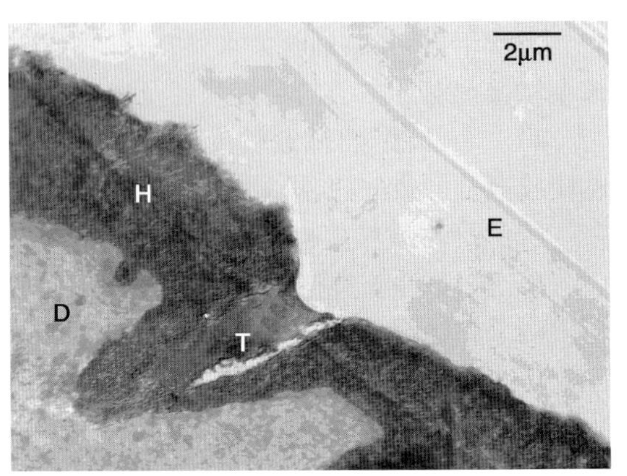

图3-15　牙本质粘接界面纵剖面透射电镜照片
D-牙本质;H-混合层;E-黏合剂;
T-伸入牙本质小管的树脂突
(第四军医大学口腔医学院 赵信义供图)

在牙本质小管口处,亲水性粘接剂能充分渗入小管口管壁的胶原纤维网中,与其下的管间牙本质紧密接触而形成粘接。尽管在小管处形成的树脂不长,但是,粗大的、与管壁结合牢固的树脂具有较高的粘接强度,而且粘接剂能很好地封闭牙本质小管(见图3-15),这对防止术后牙齿过敏、疼痛是极其重要的。另外,粗大的树脂突在管口的抗断裂能力也得到明显提高,这也进一步提高了粘接强度。

三步法酸蚀-冲洗型粘接剂和两步法自酸蚀粘接剂的粘接树脂具有疏水性,其凝固以后能够封闭底涂剂与牙本质粘接界面的结构(如混合层),减少这些结构与外界的相互渗透,能够显著提高粘接界面的长期耐水解性能,因此三步法酸蚀-冲洗型粘接剂和两步法自酸蚀粘接剂粘接牙本质的长期耐久性优于两步法酸蚀-冲洗型粘接剂和一步法自酸蚀粘接剂。

过去,人们对酸蚀牙本质普遍持反对意见,认为酸蚀会增加牙本质的通透性,增加刺激牙髓的风险,同时酸本身及酸作用于牙本质细胞突所产生的降解产物会引起牙髓的炎症反应。近二十年来,经过广泛研究及大量的应用表明,只有极少量的酸能穿透牙本质,刺激牙髓,而且酸作用时间很短,一般不会对牙髓造成直接损害。

2) 自酸蚀类粘接剂:"两步法"自酸蚀粘接剂的底涂剂含有酸性较强的丙烯酸酯单体及水分,典型的酸性单体有甲基丙烯酰氧基磷酸酯类单体和甲基丙烯酸羧酸酯类单体。当底涂剂涂于牙本质表面后,底涂剂中的酸性丙烯酸酯单体渗入玷污层中,将玷污层溶解或者部分溶解,并使玷污层下面的牙本质表层脱钙。之后,用气枪充分吹去挥发性溶剂及水分,此时,牙本质表面有溶解的玷污层碎屑、脱钙物碎屑、胶原纤维网层及充满其中的丙烯酸酯单体(图3-16)。然后,涂粘接胶液,粘接胶液能进一步渗入胶原纤维网中,光照固化后,粘接胶液和酸性单体共聚,并在牙本质表面形成一层既有胶原纤维、玷污层碎屑、脱钙物碎屑,又有粘接剂的混合层。

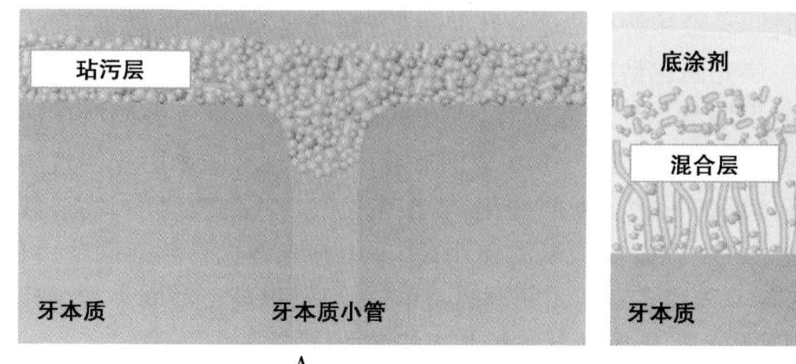

A

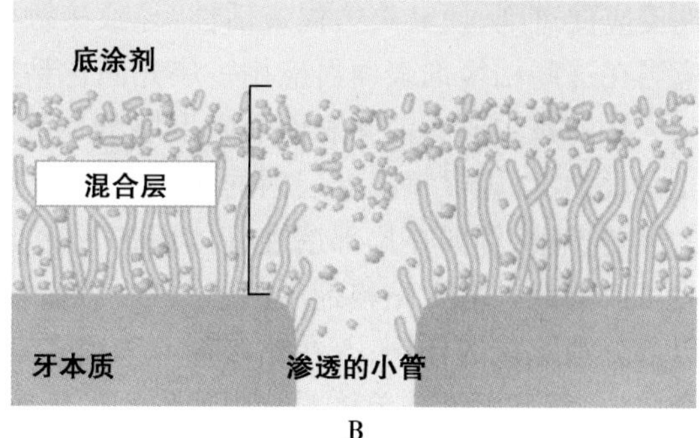

B

图 3-16 底涂剂中的酸性丙烯酸酯单体渗入玷污层中，将玷污层溶解，并使玷污层下面的牙本质表层脱钙（第四军医大学口腔医学院 赵信义供图）

A. 涂底涂剂前；B. 涂底涂剂后

早期的一步法自酸蚀粘接剂一般由两瓶组成，目的是将碱性的促进剂与酸性粘接性单体分开，以提高粘接剂的储存稳定性，用前混合两瓶液剂，然后涂布到牙齿表面。最新的“一步法”自酸蚀粘接剂将底涂剂和粘接胶液有机地合并成一瓶。当“一步法”自酸蚀粘接剂涂于牙本质表面后，粘接剂中的酸性丙烯酸酯单体渗入玷污层中，将玷污层溶解或者部分溶解，并使玷污层下面的牙本质表层脱钙。之后，用气枪充分吹去挥发性溶剂及水分，此时，牙本质表面有溶解的玷污层碎屑、脱钙物碎屑、胶原纤维网层及充满其中的丙烯酸酯单体和树脂，光照固化后，丙烯酸酯单体和树脂共聚，并在牙本质表面形成一层既有胶原纤维、玷污层碎屑、脱钙物碎屑，又有粘接剂的混合层（见图 3-16B）。

（三）性能

1. 釉质粘接剂

（1）固化时间：化学固化釉质粘接剂的固化时间不大于 5 分钟，不小于 90 秒，但是，固化时间受气温和调和比例影响很大。一般地，气温高则固化快，气温低则固化慢，夏天和冬天的固化时间可以相差很多。另外，液多粉少固化慢，液少粉多固化快。

若气温高，用前可将材料或调和用的玻璃板放于阴凉处，也可适当减少粉剂的加入量；若气温低，可将材料或调和用的玻璃板放于温暖处，也可适当增加粉剂的加入量。

（2）粘接强度：采用酸蚀技术，目前对釉质的粘接已取得较为满意的效果，粘接强度可达到 16～36MPa，而且粘接的耐久性也较好。

（3）表面氧阻聚层：不论是光固化还化学固化，粘接剂（包括树脂水门汀）在空气中固化后表面都有一薄层发黏的未固化层（即氧阻聚层），这是因为空气中的氧对丙烯酸酯类粘接剂来说是一种阻聚剂，氧分子扩散入粘接剂表层，与引发剂分解产生的活性自由基结合而消耗了活性自由基，进而影响了粘接剂的固化。虽然随后在厌氧层表面充填、覆盖树脂基材料（如复合树脂），氧阻聚层会随其上的树脂基材料固化而固化，将树脂基材料与已固化的粘接剂结合在一起。但是，氧阻聚层内的光引发剂因为先前的光照分解而含量下降，影响随后的固化，可能引起粘接剂固化程度降低，导致固化后的残余单体含量增加。在口腔环境中粘接剂层的残余单体会溶出而使粘接剂层出现结构缺陷，造成微渗漏，造成一系列问题。

对于一些 pH 值较低的两步法酸蚀-冲洗类粘接剂和一步法自酸蚀粘接剂，固化后的表面氧阻聚层呈酸性，会中和与其接触的自凝固化材料或者含有自凝固化机制的材料中的碱性反应促进剂,使其失去促进活性,导致接触界面固化不良。因此,与自凝树脂一起应用时,应当在这些粘接剂表面再应用一层光固化粘接树脂。

目前减少或者消除表面氧阻聚层的途径和方法有:①在粘接剂中加入具有表面活性的光引发剂,以确保氧阻聚层内的光引发剂的含量;②在表面形成一层物理屏障来阻止空气中的氧的扩散,例如在局部惰性气体保护下进行光照固化;③在粘接剂中添加较多的叔胺,叔胺可以消耗扩散入粘接剂中的氧,减少或者消除氧的作用;④采用高光强进行照射固化,可以部分消除氧的作用;⑤在粘接剂中采用多官能团的丙烯酸单体,通过提高交联度来减少残余单体,而且丙烯酸单体对氧阻聚作用的敏感性低于甲基丙烯酸酯。

(4) 释氟性能:有些釉质粘接剂含有氟化物,在口腔环境中可缓慢释放氟离子,在一段时间内能够预防继发龋的发生。

2. 釉质-本质粘接剂

(1) 粘接强度:自酸蚀粘接剂对牙齿的剪切粘接强度在15~23MPa范围,拉伸粘接强度在17~35MPa范围。粘接剂与被粘材料之间存在一定的相容性,有研究发现:用不同的粘接剂分别将两种复合树脂粘接到釉质或牙本质,其粘接强度有一定的差异,有些差异还是较大的(表3-6)。

表3-6 4种粘接剂粘接2种复合树脂到釉质及牙本质上的粘接强度(MPa)

复合树脂	Single Bond		Opti Bond FL		All-Bond 2		Clearfil SE Bond	
	釉质	牙本质	釉质	牙本质	釉质	牙本质	釉质	牙本质
Z100	30.8	12.2	40.3	21.5	23.6	12.8	31.0	19.8
Herculite	17.8	16.3	34.1	20.3	12.3	14.2	24.0	21.3

影响粘接强度的因素:

1) 酸蚀时间:酸蚀时间对酸蚀-冲洗类粘接剂的粘接强度有明显影响。酸蚀时间过长会导致胶原纤维变性,脱矿层过厚,胶原纤维网易出现粘接剂充填不全问题,而且过长时间的酸蚀可能对牙髓造成危害。一般牙本质酸蚀时间为15~30秒,酸蚀时间不应超过60秒,否则粘接强度会下降。用自酸蚀粘接剂粘接釉质时,事先打磨釉质表面或用EDTA处理,能使粘接强度明显提高。

2) 粘接面的润湿程度:应用酸蚀-冲洗类粘接剂时,牙本质表面酸蚀、冲洗后,表面应保持一定的润湿程度,吹干会使胶原纤维塌陷,形成致密纤维膜,不利于粘接。若粘接面水分过多,涂底涂剂后,水分不易完全吹除,固化后在胶原纤维网内及粘接剂内会有微小水珠存在,使粘接强度下降。

3) 粘接面离髓腔的远近:离髓腔越近,粘接强度越低。

4) 窝洞外形因子值:洞形因素值越小,可供凹陷变形的面积相对越大,树脂补偿收缩的能力便越强,最终粘结界面上因收缩而产生的收缩应力便越小,界面粘接效果越好。

5) 唾液污染:唾液污染会使粘接强度显著下降,合理充分的隔湿是十分必要的。

6) 底涂剂涂布次数:有的材料涂两遍底涂剂的粘接强度高于涂一遍的,而有的则涂一遍与涂两遍的效果一样,因此,应严格按照说明书进行,对于"一步法"自酸蚀粘接剂,涂多遍的效果优于涂一遍。另外,研究表明,自酸蚀底涂剂涂擦时间对粘接釉质有明显影响,涂擦

30 秒效果优于涂擦 20 秒。

7）粘接剂的固化程度：粘接剂固化不良不但影响粘接后的即刻粘接强度，而且也影响粘接的耐久性，因此应当确保粘接剂充分固化。

8）规范操作：牙本质的粘接强度受操作者资历、性别及工作环境等多种因素的影响，因而要求操作者应严格按照产品说明书进行操作。

（2）粘接的耐久性：如前所述，牙本质粘接界面形成的混合层结构含有水分，具有较强的亲水性，这样的结构在口腔环境中容易遭受外界水分的侵袭。由于有疏水性的粘接胶液层的密封保护，酸蚀-冲洗类粘接剂中的三步法粘接剂的粘接耐久性优于相应的两步法粘接剂，自酸蚀类粘接剂中的两步法粘接的耐久性优于相应的一步法粘接剂（表 3-7）。

表 3-7　4 种粘接剂粘接牙本质浸水后不同时间微拉伸粘接强度（MPa）

粘接剂	类型	浸水 24h	浸水 6 个月	浸水 6 年
All-Bong 2	三步法酸蚀-冲洗	44.8±8.9	48.9±17.7	37.2±10.5
Single Bond	两步法酸蚀-冲洗	69.2±18.7	59.5±20.8	14.3±13.9
Clearfil SE	两步法自酸蚀	49.4±13.1	63.2±17.6	46.3±13.1
iBond	一步法自酸蚀	59.5±16.9	42.7±15.2	制样中断裂

（3）牙髓反应：许多研究证明，酸蚀牙本质很少会引起牙髓不可逆损害。但是，如果酸把牙本质表面的玷污层清除掉，使小管暴露，液体流动增强，则有可能导致过敏。临床上大多数的术后过敏的原因，是酸蚀后空气吹干时间过长，把小管内的液体吸出，停止吹干后液体回缩，小管内形成空气栓子，咀嚼时空气栓子移动造成过敏。所以，酸蚀的时间应该控制在厂家建议的时间内，冲洗时间应该与酸蚀时间相同。

自酸蚀底涂剂凝固前呈现较强的酸性，有些底涂剂的 pH 值低至 1.6。一旦吹掉水分并固化后，对牙本质的刺激就很小了，很少会引起牙髓不可逆损害。如果未露髓，应用牙本质粘接剂在短期及长期，一般不会对牙髓组织造成显著的组织学改变。有些牙本质粘接剂应用于露髓的牙面，也能获得良好的牙髓反应，但有些却会造成牙髓组织的严重反应，因此，应慎重将牙本质粘接剂用于露髓处，最好先用盖髓材料盖髓。

牙髓组织对粘接剂的反应受多种因素影响，除了材料的组成外，保留牙本质厚度对牙髓反应也有影响，若保留牙本质很薄，可能引起牙髓暂时的炎性改变，长时间后会出现继发性牙本质。

（四）应用

1. 釉质粘接剂　釉质粘接剂主要用于仅涉及釉质的粘接修复，例如将正畸托槽粘接到牙齿唇颊面，将瓷贴面粘接到牙齿的唇面等。

应用时，先清除釉质表面黏附的牙结石或食物残渣，冲洗、吹干后涂酸蚀剂酸蚀 30～60 秒，然后冲洗、吹干、涂粘接剂、放置被粘物，如果是光固化粘接剂，则需要光照固化；若是化学固化粘接剂，固定被粘物直至粘接剂固化。

2. 釉质-本质粘接剂　酸蚀-冲洗类粘接剂用于牙本质粘接时，要特别注意保持牙本质粘接面润湿。保持牙面润湿的方法有二：一是酸蚀冲洗后，表面不彻底吹干；二是牙本质表面已干，可滴加水再润湿。润湿的程度以表面有一层光亮的水膜为佳，水分过多也不利于形成高强度的粘接。为了形成最佳水膜,可采用控制吹干时间的方法,如吹干2～3秒,或用小滤纸片轻轻吸一下牙面,或用小棉球轻轻吸一下牙面,使牙面保持一薄层水膜。

自酸蚀类粘接剂在涂布及保持过程中,可不断用小毛刷涂擦,以便充分溶解玷污层,提高粘接效果。自酸蚀粘接剂对釉质的脱矿作用较弱,粘接釉质时,一般需要额外用酸蚀剂酸蚀釉质,以提高粘接效果。

二、研究热点

(一) 牙本质粘接界面老化机制研究

如前所述,现代牙本质粘接技术是建立在粘接剂与牙本质间形成混合层基础上的,用这些粘接剂进行粘接修复,可确保粘接界面在很长时间内不会出现传统概念的微裂隙。Sano等在电镜下观察由酸蚀-冲洗类粘接剂粘接的无裂隙的牙本质粘接界面时,发现在界面混合层的底部有纳米尺度的示踪剂银颗粒存在,称之为纳米渗漏(nanoleakage),并认为是由混合层内的孔隙所致,而造成此处孔隙的原因是粘接剂未能完全充满酸蚀牙本质后所形成的胶原纤维网。

为什么示踪剂分子能够沿着没有裂隙的粘接界面渗漏呢?为了与富含水分的牙本质形成混合层结构。当代牙齿粘接剂的底涂剂或粘接剂均是亲水性的,而且大多数含有水分。它们形成的混合层结构中或多或少地存在一定量的水分,这些水分可以以分子状态分散于混合层内的粘接剂中,形成类似于水凝胶样结构;也可以因发生相分离而聚集在一齐,独立地存在于混合层中,形成颗粒状或树枝状含水结构。外界的水分子在这样的混合层结构中是可以扩散和渗透的,其他诸如银离子及放射性示踪剂这样极小的物质分子或离子也是可以扩散和渗透的,能够显示水沿着密闭的粘接界面的扩散。另外,对于酸蚀-冲洗类粘接剂,粘接剂很难完全充满酸蚀牙本质后所形成的胶原纤维网,容易在胶原纤维网的底部形成含水的孔隙结构,这一结构也是物质分子或离子扩散和渗透的通道。

许多研究表明,在短期内纳米渗漏对牙本质的粘接影响很小,但它对牙本质粘接的长期效果有很大的影响,会使粘接强度下降,粘接界面破坏。大量的研究表明,不但酸蚀-冲洗类粘接剂可形成纳米渗漏,自酸蚀类粘接剂也能在与牙本质的粘接界面形成纳米渗漏,而且纳米渗漏可位于界面混合层的任何部位,甚至混合层之上的粘接剂层内。

纳米渗漏导致牙本质粘接界面老化原因主要涉及两个方面:一是混合层结构中胶原纤维的降解破坏;二是混合层结构中粘接剂的降解破坏。

1. 胶原纤维降解　目前认为混合层结构中胶原纤维的降解破坏的原因主要是:①由纳米渗漏所致含水结构长期作用于粘接界面混合层内未被粘接剂包覆的胶原纤维,使其缓慢水解破坏,形成更大的缺陷,进入恶性循环,混合层内缺陷不断扩大,形成微渗漏,最终导致粘接界面破坏;②在未脱矿牙本质的表层内源性蛋白降解酶[主要是基质金属蛋白酶(matrix metalloproteinases,MMPs)]的活性因酸蚀剂或酸性单体的作用而被激活,在粘接完成后的长期使用中会对与混合层紧邻的未脱矿牙本质表层中的胶原纤维作用,引起胶原纤维缓慢降解。但是,牙本质内源性蛋白降解酶,除了MMPs外,还有一些其他的酶,例如半胱氨酸蛋白酶,它也被发现在牙本质深层龋中活性增加,这提示半胱氨酸蛋白酶可能参与了龋坏牙本质中的胶原纤维降解,那么除了MMPs外,其他诸如半胱氨酸蛋白酶这样的内源性蛋白降解酶

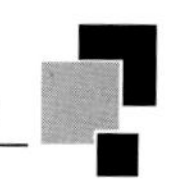

可能参与了粘接界面胶原纤维的降解。

2. 粘接剂降解　混合层内的粘接剂在纳米渗漏所致含水结构长期作用下，会逐渐发生水解，分解出小分子产物，同时使粘接界面的粘接剂力学性能下降。

上述两方面的结果是导致粘接界面出现更多的微小孔隙（纳米渗漏），形成恶性循环，最终使孔隙不断扩大，在粘接界面形成微裂缝。因此，在这一过程中，胶原纤维及粘接剂的水解降解是重要的一步，防止或延缓它们水解降解，显然可以提高牙本质粘接的耐久性。

（二）提高粘接耐久性的研究

1. 提高胶原纤维的耐水解性　最为常用的方法是对酸蚀脱矿后的牙本质表面应用外源性胶原纤维交联剂，研究的交联剂有戊二醛、乙醛酸、碳化二亚胺、京尼平（genipin）、叠氮二苯基磷、原花青素、橙皮苷等。交联后的胶原纤维强度和刚性均增加，胶原纤维上的酶结合作用位点也大多被封闭，其耐降解性能大幅提高。

2. 抑制牙本质内源性蛋白降解酶的活性　抑制牙本质内源性蛋白降解酶的活性，也可以延缓胶原纤维的降解，进而提高牙本质粘接耐久性。具有抑制牙本质内源性蛋白降解酶能力的化合物有：乙酰半胱胺、硫代硫酸钠、四环素、巯甲丙脯酸、硫酸锌、草酸锆、氟钼酸铵、EDTA、氯己定等。例如，有学者报告了用0.1M的EDTA代替酸蚀剂处理牙本质，然后用粘接剂粘接，并以次氯酸钠溶液作为加速胶原纤维降解的老化介质，结果表明，应用EDTA的粘接试样耐胶原纤维降解方面具有明显的优势，粘接强度下降较小。作者认为，尽管EDTA脱矿作用温和，保留了胶原纤维网内部的一些矿物质，减少了脱矿牙本质的孔隙，进而减少了随后形成的混合层内的孔隙，从而可能提高了粘接界面耐久性。但是，EDTA提高牙本质粘接耐久性的原理更可能是其所具有的抑制胶原酶作用，因为EDTA是活性较高的胶原酶抑制剂。

许多研究表明，用氯己定处理酸蚀面可显著提高粘接界面的中期耐久性，这可能是因为氯己定能提高胶原纤维的稳定性，进而改进粘接的长期稳定性。氯己定是一种金属离子螯合剂，可以通过对Zn的螯合作用或者破坏酶的蛋白质结构来抑制MPPs的活性。例如，在应用酸蚀-冲洗类粘接剂时，涂布粘接剂之前，用2%氯己定处理30秒，或者将氯己定加入到两步法自酸蚀粘接剂的底涂剂（primer）中，可以降低牙本质粘接界面的老化，提高耐久性。但是研究也显示氯己定的局限性：首先，氯己定与牙本质是以静电方式结合，可以被牙本质小管中液体或者唾液中的阳离子竞争性地替代，会被完全溶解释出，其抗MMPs持久性较差；其次，应用非特异性的MMPs抑制剂不能增强胶原纤维自身的机械强度，亦不能阻止粘接界面水解及亲水性树脂成分的析出，因而无法避免粘接界面稳定性的下降。

可见有较多的胶原交联剂和胶原酶抑制剂可供筛选，因此筛选出性能良好的胶原交联剂和胶原酶抑制剂是提高现有牙本质粘接剂耐久性的基础。

3. 引导混合层胶原纤维孔隙的再矿化　牙本质粘接界面主要原因是混合层及其与未脱矿牙本质结合处有裸露的胶原纤维，水解后形成较大的孔隙，引导混合层胶原纤维孔隙再矿化，保护裸露的胶原纤维免于降解，也是提高粘接界面耐老化的重要途径之一。

牙本质的生物矿化过程中，胶原纤维为磷灰石微晶在基质内的沉积提供组织框架和空间制约，其自身并不能引导磷灰石晶体的成核，而非胶原细胞外基质蛋白则对磷灰石微晶体成核、抑制、形态、生长调节或锚定，维持矿化组织的空间结构，并传导生物应力等作用，两者相互协调，使矿化的牙本质具有特殊的多级结构和组装方式，展现优异的力学性能。因此，在脱矿牙本质内引入非胶原细胞外基质蛋白或者具有其特定功能的蛋白类似物及无定形磷酸钙,前者可以引导后者在胶原纤维内部水间隔进行有序沉积,形成与自然牙本质结构类似的矿物质,此即所谓的引导组织再矿化(guided tissue remineralization,GTR)。有学者利用GTR机制分别诱导不同特征的正常树脂—牙本质粘接界面的再矿化,通过透射电子显微镜观察再矿化纳米级微观结构,进一步证实了GTR能诱导胶原纤维内和纤维外再矿化,为提高树脂-牙本质粘接的持久性提出了新的方向。但是,目前GTR尚处于体外模拟阶段,所需的时间较长,在达到最佳矿化前裸露的胶原纤维已经发生变性或降解,而且当粘接剂层较厚时,此矿化机制受到抑制,混合层下方的脱矿牙本质不能完全矿化,因此GTR离实用阶段还很遥远,还需要进行大量的研究和探索。

(三)新型粘接剂的研制

1. 研制操作更简单、粘接效果更好的釉质-本质粘接剂　从材料方面看,未来的牙齿粘接剂应当具有操作更简单、技术敏感性更低、粘接效果更好的特点。因此,研制并开发这样的粘接剂是未来的发展方向。

目前的牙齿粘接剂的组成设计着眼点偏重于牙本质,对釉质的粘接强度不是很高,特别是自酸蚀粘接剂对釉质的粘接强度有待提高。因此,研究一种既对釉质有较高粘接强度,又对牙本质显示较高粘接强度的牙齿粘接剂也是临床需要的发展目标。

目前研制新型粘接剂的热点集中在合成新的粘接性单体,这些单体的共同点是它们都是甲基丙烯酸酯类单体,分子一端的烯键能和树脂基质共聚合,分子另一端为功能性基团。这些功能性基团可分为三类:

酸性基团:

---COOH　　---P(=O)(OH)—OH　　---O—P(=O)(OH)—OH　　---S(=O)(OH)—OH

螯合基团:

---(苯环,邻位 COOH、OH)　　---N(CH₂COOH)₂

共价键耦合基团:

---CHO　　---OH　　---SH　　---(琥珀酸酐环)

这些功能性基团不但能与牙齿硬组织中的无机成分反应,形成离子键,还可与硬组织中的胶原纤维上的氨基、羧基、羟基形成氢键、配位键或共价键,从而提高粘接强度。但是,这些基团都有较强的亲水性,会影响粘接界面的耐久性。如何通过分子设计,合成出既具有良好亲和性,固化后又具有良好耐久性的粘接性单体成为粘接性单体研究的热点。

2. 具有更好耐久性的粘接剂　牙本质粘接界面的耐久性与固化后的粘接界面的亲水

性有关,而粘接剂凝固后的亲水性对粘接界面的亲水性有重要影响,粘接剂凝固后的亲水性越大,粘接界面越容易吸水,吸水后容易导致界面胶原纤维、粘接剂等水解,粘接界面的耐久性越差。因此,减小粘接剂层的亲水性能有效提高粘接的耐久性。

减小粘接剂层亲水性的途径有:①减少粘接剂中亲水性单体的添加量,适当增加疏水性单体的添加量,例如减少粘接剂底涂剂中亲水性单体 HEMA 的含量。②减小粘接性单体的亲水性。单体的亲水性大小可以用单体在脂、水中的分配系数(lipo-hydro partition coefficient)来表征。脂水分配系数越大的单体固化后疏水性越大,吸水性越小,形成的粘接界面的耐久性越好。表 3-8 是粘接剂中常用单体的脂水分配系数。③提高粘接剂层的固化程度,特别是交联程度。固化程度提高后,粘接剂层吸水性下降。这可以通过改进引发体系或添加多官能团单体来实现,例如,粘接性单体双季戊四醇五丙烯酸单磷酸酯(PENTA-P)有 5 个可聚合双键,反应活性高,固化程度高。

表 3-8　常用单体的脂水分配系数

单体	脂水分配系数	单体	脂水分配系数
Bis-GMA	5.1	PMDM	2.3
MDP	4.1	GPDM	2.0
BPDM	4.0	4-MET	1.7
PENTA-P	2.6	HEMA	0.26

注:BPDM:Bis-hydroxyethylmethacrylate ester of biphenyl dicarboxylic anhydride

3. 仿生粘接剂的研制　一些海洋动物(如贻贝、藤壶、牡蛎)所分泌的黏附蛋白(adhesive protein)不仅具有水下粘接的特殊能力,而且粘接强度较高,粘接界面耐水性极好。早在 20 世纪 70 年代,人们就对黏附蛋白的结构和组成产生了兴趣,并对其进行了研究。研究表明,藤壶等蚌类之所以能与船体及岩石形成极强的粘接,是因为它们能分泌多种羟基化的黏附蛋白,该蛋白在 6 小时内逐渐凝固成不透明的橡胶块。

贻贝分泌的黏附蛋白是多种蛋白的复合体,是贻贝黏附基体的主要成分。黏附蛋白 Mefp 含有大量的羟脯氨酸 HyP(13%)和二羟基苯丙氨酸(即多巴 DOPA,11%),是贻贝足丝起黏附作用的主要蛋白成分。黏附蛋白具有高强度、高韧性、高防水性和极强黏附基体的功能,有望成为一种新的广谱生物粘接剂在医学领域得到应用。

目前,获得贻贝黏附蛋白的主要方法有两种:一是从海洋贻贝足部直接提取黏附蛋白,该方法可以保持其天然的糖基化和羟基化修饰,使获得的贻贝黏附蛋白具有天然的特性;二是改善基因工程表达方案,获得具有天然黏附蛋白特性的基因工程产物,生产具有高度黏附强度、韧性、耐久性和防水性的新型贻贝生物粘接剂。美国 Genex 公司的科研人员提取 *M. edulis* 酚腺中的 mRNA 并构建了多酚蛋白的 cDNA 文库,然后克隆进入质粒载体中,最后在酵母中表达出来,成功地在微生物反应系统中生产出了贻贝黏附蛋白。

然而,海洋动物对基材的粘接过程是一个非常复杂的现象,其机制尚不完全清除。应用黏附蛋白用于牙齿粘接还是很遥远的事情,目前需要对许多相关的基础性问题进行研究。

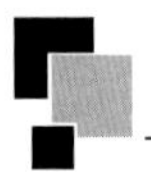

三、存在问题与展望

(一) 酸蚀-冲洗类粘接剂

酸蚀-冲洗类粘接剂是用磷酸溶液来去除玷污层。在此过程中,玷污层下方的正常牙本质表层不可避免地因酸蚀作用而脱矿,在随后应用底涂剂及粘接胶液过程中,底涂剂及粘接胶液并不能完全充满脱矿形成的胶原纤维网层,在胶原纤维网层中形成含水的空隙(图3-17),特别是在胶原纤维网层深部区域更容易形成微小的含水空隙,为外界物质分子或离子的扩散和渗透提供了通道,形成渗漏,这种现象被称为纳米渗漏。

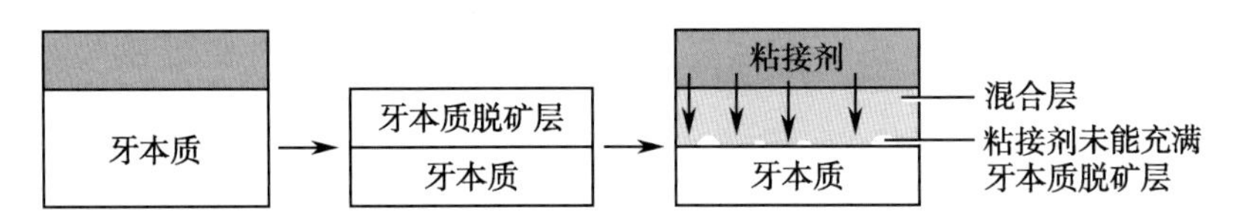

图3-17 混合层含水空隙形成示意图(第四军医大学口腔医学院 赵信义供图)

空隙处的胶原纤维暴露,在水的长期作用下,胶原纤维会逐渐水解而破坏,使空隙进一步扩大。如此反复,会使混合层逐渐破坏。另外,空隙还是混合层在受力作用下的应力集中点,容易引发整个混合层破坏。

(二) 自酸蚀粘接剂

1. 贮存期较短　单瓶装自酸蚀粘接剂存在着贮存期较短的问题,主要原因是光固化引发体系的促进剂叔胺在酸性溶液中不稳定,容易失去促进活性,贮存一段时间后,因叔胺活性降低而导致粘接剂聚合能力下降,进而影响粘接界面的粘接强度。

2. 纳米渗漏　如前所述,酸蚀-冲洗类粘接剂很难完全充满牙本质表面脱矿后的胶原纤维网,导致随后形成的混合层内出现纳米渗漏。为了消除纳米渗漏,人们又研制出自酸蚀粘接剂,该粘接剂含有酸性较强的丙烯酸酯单体及水分,将其涂于牙本质表面后,酸性单体渗入玷污层中,将玷污层溶解,并使玷污层下面的牙本质表层脱钙。之后,用气枪充分吹去挥发性溶剂及水分,光照固化后,在牙本质表面形成一层既有胶原纤维、玷污层碎屑、脱钙物碎屑,又有粘接剂的混合层。理论上讲,自酸蚀粘接剂对牙本质的酸蚀及粘接剂向脱矿牙本质内的渗入是同步进行的,不应存在粘接剂渗入不充分问题,因而也不应出现纳米渗漏现象。但是,大量研究表明,自酸蚀粘接剂粘接牙本质后仍然有纳米渗漏现象存在,而且即使即刻粘接的牙本质也存在纳米渗漏现象。目前的研究表明,导致自酸蚀粘接剂粘接界面出现纳米渗漏的原因是多方面的,主要有如下两点:①在涂自酸蚀粘接剂后吹去水分时,很难将所有水分去除,其固化后形成的粘接剂层和混合层结构中或多或少地存在一定量的水分,这些水分可以以分子状态分散于混合层内的粘接剂中,形成类似于水凝胶样结构,这种结构具有较强的吸水性,易于从未脱矿牙本质内所含水分(包括牙本质小管内水分)及口腔环境中吸收水分,最终在混合层内形成含水的微小空间;②含有水分的粘接剂会在随后的光照固化(聚合)过程中发生相分离现象,导致混合层和粘接剂层中的水分聚集,形成颗粒状或树枝状含水结构,外界的水分子在这样的结构中是可以扩散和渗透的,最终使胶原纤维暴露于能与外界相互扩散的水中。总之,目前自酸蚀粘接剂仍无法完全消除粘接界面的纳米渗漏。

3. 与釉质的粘接强度不高　由于自酸蚀粘接剂的组成设计着眼点偏重于牙本质，其所含酸性单体对釉质的脱矿能力远不及磷酸，因此，自酸蚀粘接剂对釉质的粘接强度不如釉质专用粘接剂那样高。

4. 与化学固化复合树脂及树脂基水门汀的兼容性差　自酸蚀粘接剂具有较强的酸性，因此，当用自酸蚀粘接剂作为化学固化复合树脂及树脂基水门汀的粘接剂使用时，自酸蚀粘接剂的酸性会使化学固化复合树脂及树脂基水门汀中的促进剂叔胺活性下降，进而影响其充分固化。

（三）耐久性不足

为了与富含水分的牙本质形成混合层结构，当代牙齿粘接剂的底涂剂或粘接剂均是亲水性的，而且大多数含有水分。尽管在光照固化前用气枪吹拂粘接剂以去除水分，但不可能将粘接剂中的水分完全吹除，固化后的粘接剂内或多或少地存在一定量的水分，这些水分可以以分子状态分散于粘接剂内，形成类似于水凝胶样结构；也可以因发生相分离而聚集在一起，独立地存在于粘接剂内，形成颗粒状或树枝状含水结构。另外，亲水性粘接剂固化后仍呈现亲水性，容易从周围吸收水分，例如从牙本质及牙本质小管吸收水分，吸收的水分在粘接界面的粘接剂层内可形成“水树”含水结构，这些含水结构均是结构缺陷，容易成为破坏的起始部位。粘接剂层吸水后强度会下降，长期吸水甚至会导致粘接剂层水解而破坏。吸收水分后甚至会使粘接剂包裹的胶原纤维发生水解而破坏，最终导致粘接界面破坏。

四、科研立题参考

1. 新型粘接剂与牙本质及釉质粘接强度的研究。
2. 新型粘接剂粘接修复体边缘密合性研究。
3. 临床操作因素对粘接强度的影响研究。
4. 牙本质粘接界面退化机制研究。
5. 牙本质粘接界面耐久性研究。
6. 牙齿粘接剂临床应用研究。
7. 牙本质粘接界面引导组织再矿化研究。
8. 海洋生物黏附机制方面的研究。
9. 海洋生物黏附蛋白的分离、纯化及粘接性能研究。
10. 采用生物工程方法制备黏附蛋白的研究。

第二节　固定修复体粘接剂的研究进展

一、应用现状

（一）金属修复体粘接剂

随着金属铸造支架和金属烤塑冠桥的广泛应用，金属与树脂之间的结合问题越来越受到重视。在被粘的金属修复体中，贵金属（如金、铂、钯及其合金）化学性能稳定，难于粘接，而非贵金属（如钴、铬、镍、钛、铁、铜及其合金）则相对容易粘接。

金属的粘接过程一般包括金属修复体的表面清洁、预处理、涂底涂剂及粘接剂等过程。

金属与树脂间的热膨胀系数差异是影响粘接的主要因素之一。

1. 表面处理

(1) 金属的表面特性:一般来说,无污染的金属表面,如刚打磨清洗过的金属表面,表面能较高,粘接剂能很好地在上面润湿。然而,金属表面通常被无机或有机物所污染,降低了表面能,不利于粘接剂的润湿。

大多数的金属表面容易被氧化,多数金属表面的氧化膜结构疏松,与金属基底结合较差,不易形成牢固的粘接。薄而致密的氧化膜才有利于与粘接剂形成稳定的结合。

锻造金属的表面结构致密,孔隙小且少,铸造金属表面相对含有较多孔隙。表面孔隙有利于粘接剂形成机械嵌合结构,进而形成较高的粘接强度。

(2) 金属的表面处理:金属的表面处理主要有两个方面,即表面粗糙化(surface roughening)和表面改性(surface modification)。表面粗糙化是牙科临床最基本和最常用的表面处理手段,经粗糙化处理后金属表面形成凹凸不平的粗糙面,提高了粘接面积,并且有利于形成机械嵌合固位力,提高粘接强度。金属表面粗糙化方法主要有打磨、喷砂、化学蚀刻(chemical etching)、电解蚀刻(electrolytic etching)等。

1) 化学蚀刻:蚀刻前需对金属表面进行机械打磨或喷砂,以破坏金属表层的致密结构,以便蚀刻剂的强酸成分和合金中的某些成分发生反应,使部分金属溶解而使表面形成蜂窝状结构。化学蚀刻主要采用强氧化性的酸来进行,常用的酸有:氢氟酸、浓硝酸、浓硫酸、1%的高锰酸钾和3%硫酸的混合物或者36%的盐酸和61%硝酸混合物。有学者用1%的高锰酸钾和3%硫酸酸蚀 Ni-Cr-Be 合金后,与树脂基水门汀粘接,可获得较理想的粘接强度。

2) 电解蚀刻:电解蚀刻是利用合金中各组分电极电位的不同,在同样电解条件下各自的溶解速度不一样,这样合金的表面就被选择性地蚀刻,使合金表面形成高低不平的蜂窝状结构(图3-18),这种结构不但增加了有效的粘接面积,而且又可形成许多机械固位形,提高粘接强度。

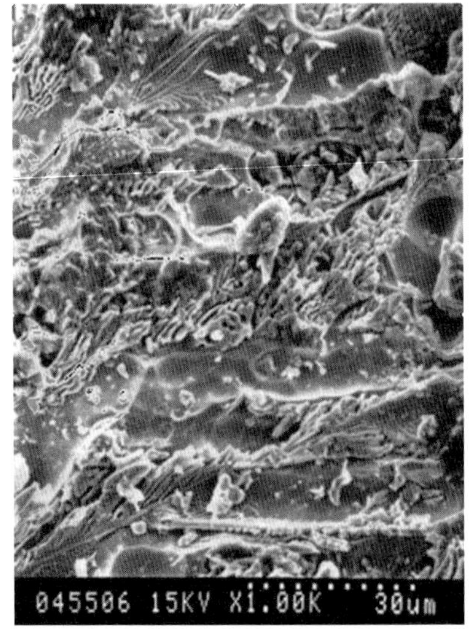

图3-18 Ni-Cr 合金电解蚀刻后表面结构(SEM 照片,×100)(第四军医大学口腔医学院 赵信义供图)

电解蚀刻效果受电解液配方、蚀刻时间、电流强度等因素影响,不同的金属或合金,最佳蚀刻条件不同。

3) 表面改性:金属的表面改性是较高级的表面处理手段,方法主要有表面镀锡、表面控制性氧化、表面形成二氧化硅涂层。

①表面镀锡:给贵金属表面镀一薄层锡可显著地增加粘接强度,镀锡后金属表面产生微小结晶体或针状物,增加了粘接表面积,提高了界面机械固位力,而且表面氧化锡层和树脂之间还可能产生某种化学性结合,形成耐水的粘接。镀锡层越薄,粘接强度越高。

②表面氧化膜:许多金属在空气中自然形成的

氧化膜结构疏松，与金属基体结合力弱，不利于粘接，而且金、银、钯等贵金属表面较难形成氧化膜，而致密的氧化层对于金属的湿润和粘接是很重要的。采用氧化液化学氧化法或电化学阳极氧化法，可使金属表面快速形成致密的氧化膜，氧化膜与基体金属结合紧密，强度高，能与粘接剂中的氢形成氢键及较强的范德华力。常用的氧化方法有酸性强氧化液氧化法、电化学氧化法等方法。表 3-9 列出了 Ni-Cr 合金表面经不同处理后的拉伸粘接强度。

表 3-9　Ni-Cr 合金表面经不同处理后的拉伸粘接强度

表面处理方法	拉伸粘接强度（MPa）	表面处理方法	拉伸粘接强度（MPa）
未处理	3. 9±1. 1	喷砂+酸处理	10. 1±3. 6
80 目氧化铝喷砂	9. 1±3. 4	电解蚀刻	30. 1±0. 8
喷砂+氧化液处理	10. 2±3. 0		

注：粘接材料为复合树脂

常温下贵金属表面难以氧化，但在高温下贵金属能形成氧化膜。例如，将金合金加热至 400℃并保持 10 分钟，能使合金中的铜析出表面，形成氧化铜皱褶，可以提高机械固位作用而增加粘接强度。

③二氧化硅涂层：在金属表面形成二氧化硅涂层，然后应用硅烷偶联剂，能有效提高粘接剂对金属的粘接强度。1984 年，Musil 和 Tiller 推出了一种通过火焰热解（flame hydrolysis）的方法将四乙氧基硅烷在丁烷火焰中热解，分解形成 SiOx-C 碎片。

$$Si(OCH_2CH_3)_4(\text{气体}) \rightarrow SiO_2(\text{固体}) + xCO_2(\text{气体}) + yH_2O(\text{气体})$$

当火焰接触到修复体表面时，SiOx-C 碎片就会通过范德华力附着在修复体表面，形成不超过 0. 1μm 厚的、具有玻璃样的涂层。该涂层能够与硅烷偶联剂反应，通过硅烷偶联剂粘接剂与金属修复体形成化学性粘接（图 3-19）。该技术成功地应用于粘接金合金、银钯合金、钴铬合金及钛合金，但是，这种方法需要价格昂贵的设备，成本高，不能在椅旁进行，技术敏感性强。

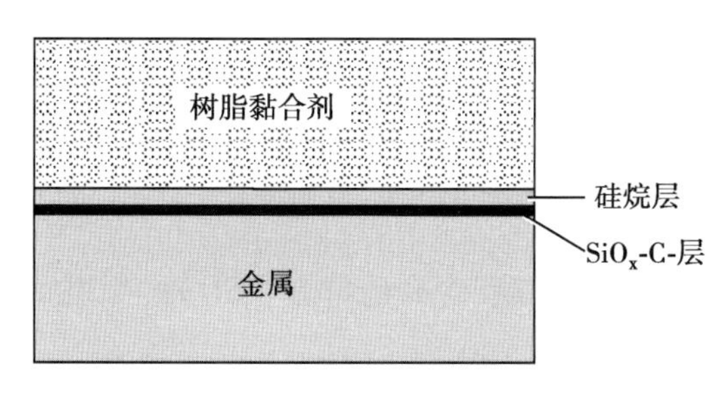

图 3-19　硅烷火焰热分解喷涂能在金属表面形成一层 SiOx-C 层（第四军医大学口腔医学院赵信义供图）

随后，Tiller 对上述火焰热解硅喷涂的设备进行了改进，研制出手持式火焰热解硅喷涂机 PyrosilPen，该设备能够在椅旁进行操作，大大地提高了可用性。

另一种在金属表面形成硅喷涂的方法是在喷砂处理后的金属表面涂布一薄层二氧化硅水溶胶，然后置于特制的加热箱中加热至 320℃进行烘烤 2 ~ 8 分钟，这样可在金属表面形成结合紧密的硅酸盐-氧化铬层（silicate-chromium oxide layer），最后，涂含硅烷偶联剂的底涂剂进行粘接。这种硅涂层系统使用的设备价格较低，形成的粘接牢固并有一定的弹性，有利于界面应力均匀分布。

为了进一步简化操作过程，又出现了一种粘接更牢固的硅涂层系统。在该系统中，金属

表面经喷砂处理后,涂含硅烷偶联剂的底涂剂和粘接剂,然后用特制的火焰热气枪吹拂加热以活化底涂剂和粘接剂,使硅烷偶联剂发生火焰分解,可在金属表面形成一薄层附着牢固的二氧化硅涂层,然后再涂硅烷偶联剂,硅烷偶联剂能与硅涂层表面的羟基发生反应。研究表明,该系统处理后的粘接强度得到明显提高。

通过高温形成硅涂层的方法存在一些不足,例如加热过程会使一些合金表层成分发生变化,导致合金颜色改变,特别是铜含量超过5%的合金。

1989年出现了另一类在金属表面形成硅涂层的技术——摩擦化学硅涂层(tribochemical silica coating)技术。该技术以高压将硅酸盐-石英介质砂(110~120μm大小)喷到金属表面。当接触到金属表面时,颗粒的动能转化为热能,其运动产生的热能可以使金属表层1~2μm范围内熔化,同时,一些微小砂粒也在高速碰撞中发生表面熔化,黏附在金属表面,形成附着牢固的二氧化硅涂层。摩擦化学硅涂层技术产生的硅涂层与火焰热解喷涂法产生的硅涂层相比,耐湿、热稳定性较差。

有学者对Ni-Cr-Be合金分别采用喷砂、Met-Etch和摩擦化学硅涂层技术三种方式处理,发现后两种的粘接强度均高于只用喷砂的这一组,其中采用摩擦化学涂层技术的粘接强度达到19.3MPa±1.8MPa。另有学者分别采用氧化铝喷砂、Silicoat硅喷涂和摩擦化学涂层技术对金合金和钛合金进行预处理,然后进行粘接,之后将粘接物在5~55℃水浴进行12 000次的冷热循环,结果发现采用摩擦化学涂层技术处理过的金合金和钛合金的粘接强度分别达30MPa、31MPa,远高于其他两组。

2. 金属粘接底涂剂　粘接金属的粘接剂一般由金属粘接底涂剂和粘接胶液组成,后者组成上与釉质粘接剂及树脂基水门汀基本相似。金属粘接底涂剂一般由对金属具有优良粘接性能的粘接性单体及挥发性溶剂组成。

粘接性单体一般都含有极性粘接性基团,对金属表面的氧化层有良好的亲和性(图3-20)。但是,这些粘接性基团对金属有一定的选择性,例如,羧基、磷酸基团对非贵金属有良好的粘接性,硫醇基对贵金属有良好的粘接性。

—COOH;　—C(=O)—O—C(=O)—;　—SH;　—P(=O)(OH)—OH;　—P(=O)(OH)—OR;

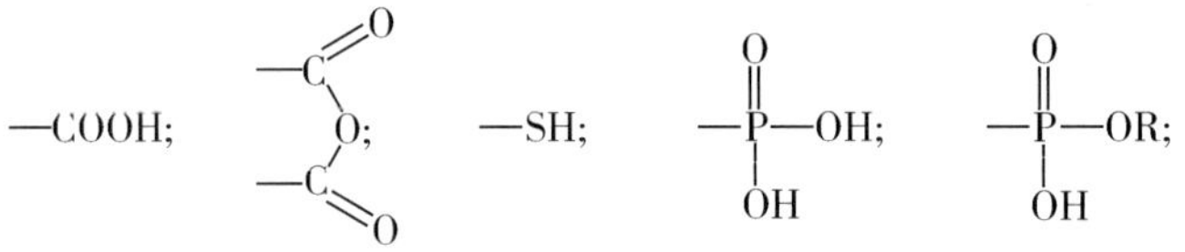

羧基　酸酐基　硫醇基　磷酸基　磷酸酯基

图3-20　常见的粘接性基团(第四军医大学口腔医学院 赵信义供图)

常用的粘接性单体有4-META、甲基丙烯酰氧基磷酸酯、含有硫醇基(-SH)的甲基丙烯酸酯等。

(1) 4-META:4-META是较早应用于临床的粘接单体,它及其水解产物4-MET(4-甲基丙烯酰氧乙基偏苯三酸酯)可与金属表面氧化膜中的氧原子及羟基形成配位键及氢键(图3-21)。

含有4-META和有机磷酸酯的底涂剂粘接不锈钢、钴铬合金、镍铬合金等非贵金属效果较好,但粘接贵金属效果较差,而且粘接接头易受湿、热破坏(表3-10)。底涂剂Metal Fast Bonding Liner就是一种含4-META的底涂剂。

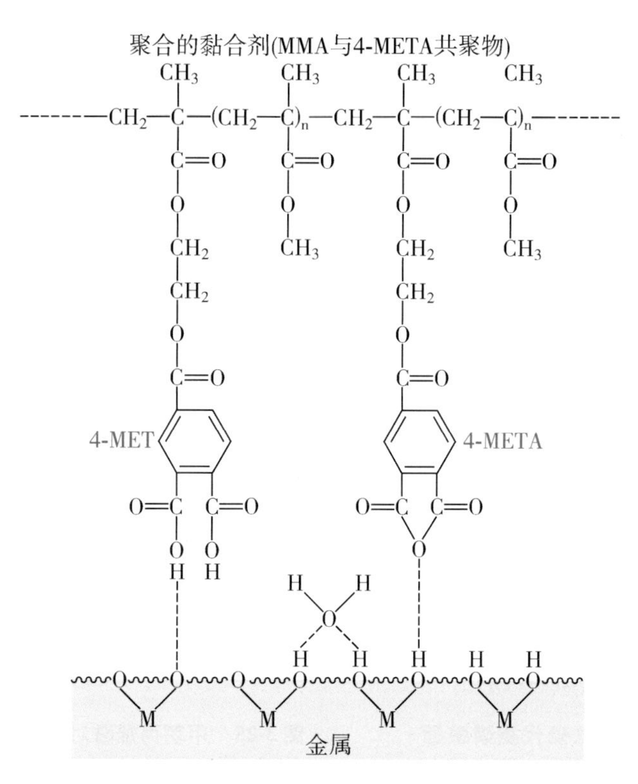

图 3-21　4-META 及 4-MET 可与金属表面氧化膜中的氧原子及羟基形成配位键及氢键(第四军医大学口腔医学院　赵信义供图)

表 3-10　Metal Fast Bonding Liner 粘接金属与丙烯酸树脂的效果(经 300 次冷热循环后)

金属	Co-Cr 合金	不锈钢	Ni-Cr 合金	Au-Ag-Pd 合金	Ag 合金	纯钛
粘接强度(MPa)	15	16	12	8	15	17

(2) 甲基丙烯酰氧基磷酸酯:甲基丙烯酰氧基磷酸酯的磷酸基团也能与金属表面氧化膜中的氧原子及羟基形成配位键及氢键。图 3-22 是粘接性单体甲基丙烯酰氧基己基二氢磷酸酯与非贵金属表面氧化膜中的氧原子及羟基形成配位键及氢键的示意图。

(3) 含有硫醇基的甲基丙烯酰酯:由于贵金属表面氧化膜很少或缺如,因此,甲基丙烯酰氧基磷酸酯类及羧酸酯类单体对贵金属的粘接效果低于非贵金属。然而研究表明,一些含有硫醇基(-SH)的甲基丙烯酸酯对各种贵金属,特别是金合金,具有良好的粘接性,而且粘接接头耐受湿、热破坏。这是因为硫醇基能与金、银、钯等元素反应,形成 Au-S 等化学键(图 3-23)。

常用含硫醇基的甲基丙烯酸酯有甲基丙烯酰硫代磷酸酯(图 3-24)、甲基丙烯酰硫代氯磷酸酯、甲基丙烯酰对巯甲基甲酯(图 3-25)、6-(4-乙烯苯甲基-正丙基)氨基-1,3,5-三氮杂苯-2,4-二硫酮[6-(4-Vinylbenzyl-N-propyl)amino-1,3,5-triazine-2,4-dithione,VBATDT]、甲基丙烯酰癸基-2-噻吩甲酸酯、甲基丙烯酰氧葵基硫辛酯。

VBATDT 在与金等贵金属元素接触过程中能产生硫酮-硫醇的互变异构(图 3-27):

VBATDT 结构上的硫酮基及 VBATDT 异构体上的硫醇基能与贵金属发生反应,而乙烯

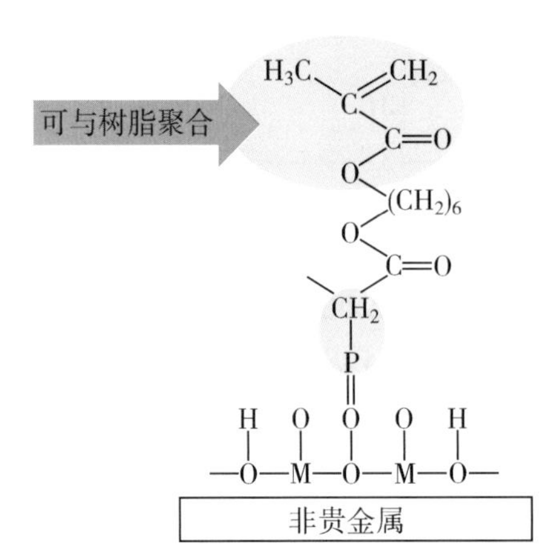

图3-22 甲基丙烯酰氧己基磷酸二氢酯可与非贵金属表面氧化膜中的氧原子及羟基形成配位键及氢键(第四军医大学口腔医学院 赵信义供图)

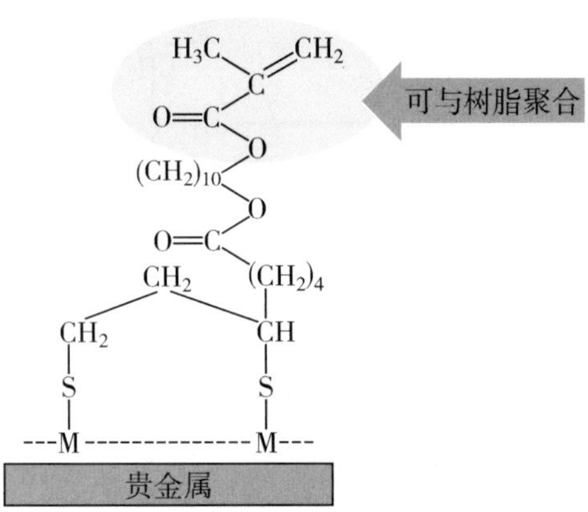

图3-23 甲基丙烯酰氧葵基硫辛酯可与贵金属表面形成化学键(第四军医大学口腔医学院 赵信义供图)

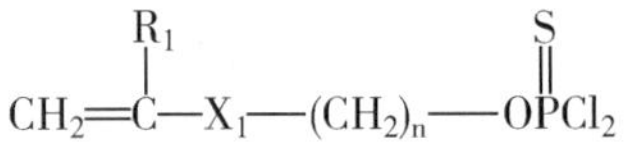

图3-24 甲基丙烯酰硫代氯磷酸酯的分子结构式(第四军医大学口腔医学院 赵信义供图)

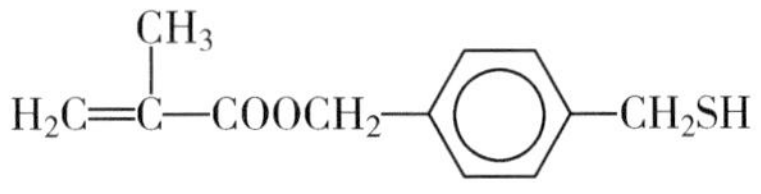

图3-25 甲基丙烯酰对巯甲基苯甲酯的分子结构式(第四军医大学口腔医学院 赵信义供图)

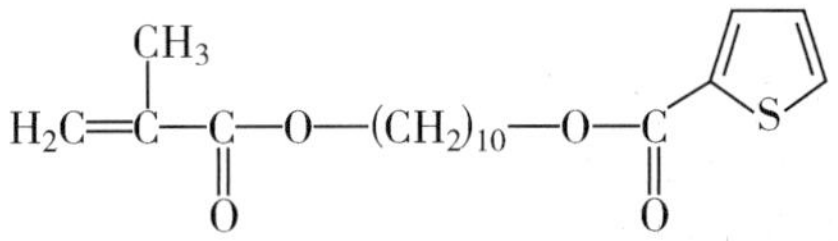

图3-26 甲基丙烯酰氧基癸基-2-噻吩甲酸酯的分子结构式(第四军医大学口腔医学院 赵信义供图)

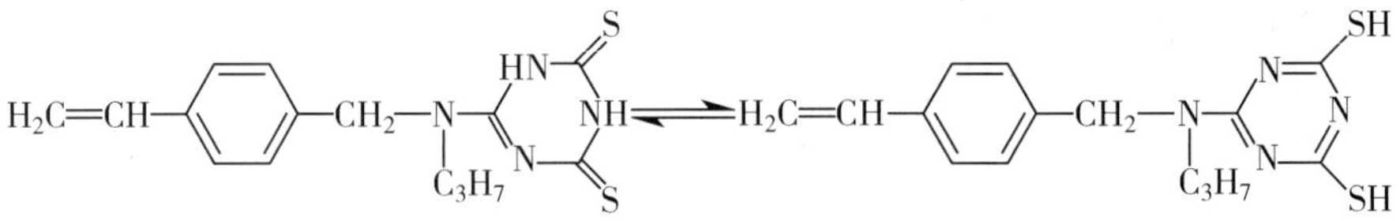

图3-27 VBATDT及VBATDT异构体(第四军医大学口腔医学院 赵信义供图)

基能与粘接剂共聚合。它们对贵金属形成化学键的原理与甲基丙烯酰氧葵基硫辛酯相似。

研究表明,底涂剂中单独使用甲基丙烯酰硫代磷酸酯,粘接的耐久性并不好,将甲基丙烯酰硫代磷酸酯和甲基丙烯酰氧基磷酸酯联合应用,能获得较好的粘接耐久性。例如,一种同时含有粘接性单体VBATDT和甲基丙烯酰氧基癸基二氢磷酸酯的金属粘接底涂剂,用于贵金属及非贵金属的粘接,能获得优异的粘接性能,特别是对贵金属的粘接强度较高。

(二) 陶瓷粘接剂

1. 表面处理

（1）陶瓷的表面特性：尽管陶瓷材料的表面能较高，但是不同陶瓷材料的表面能不同。陶瓷的表面能与组成陶瓷的离子极性有关，离子的极性越强，表面能越高。

陶瓷材料的表面结构是粗糙的，存在着大量的凹坑、微孔及裂纹，这些都为陶瓷粘接形成机械嵌合奠定基础。

（2）陶瓷的表面处理：陶瓷表面预处理主要有两个方面，即表面粗糙化和表面改性。表面粗糙化可以增加表面积，同时有利于粘接剂在表面形成机械嵌合固位力。当然，表面粗糙化处理也能去除表面污染物，提高粘接面的表面能。

1）表面粗糙化：常用的表面粗糙化处理方法有打磨、喷砂及氢氟酸蚀刻。打磨、喷砂对所有的陶瓷都有效，其中，喷砂的效果明显优于打磨。但是，不同陶瓷打磨、喷砂的技术条件不同。

氢氟酸蚀刻主要用于硅酸盐陶瓷，如长石质瓷、白榴石增强瓷和硅酸锂瓷，或者含有玻璃成分的其他陶瓷，例如玻璃渗透氧化铝陶瓷。一般用 2.5% ~10% 的氢氟酸增稠溶液。氢氟酸能与二氧化硅反应而溶解二氧化硅：

$$4HF+SiO_2=SiF_4\uparrow+2H_2O$$

这个过程主要破坏硅酸盐的硅氧键（—Si—O—），选择性地溶解陶瓷的玻璃相，使表面形成微观沟纹和小孔（图 3-28），为粘接剂的进入提供了机械锁结的条件并扩大了粘接面积，而非硅酸盐类陶瓷中硅氧键含量很少，因而效果不佳。

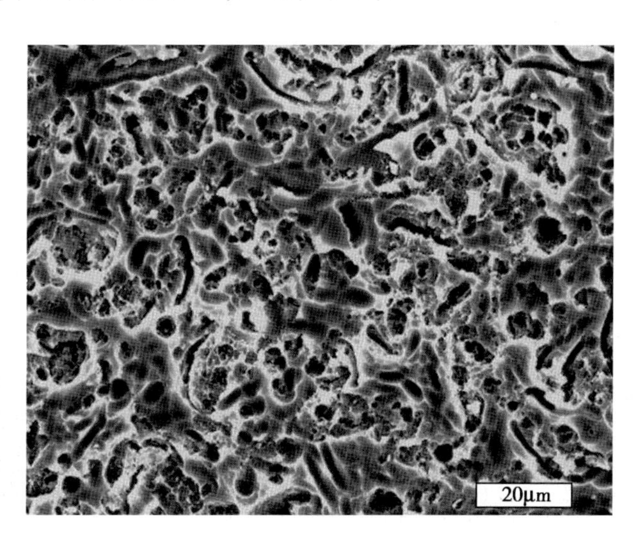

图 3-28　长石质烤瓷表面经 7% 氢氟酸酸蚀后形成的多孔状结构（第四军医大学口腔医学院　赵信义供图）

陶瓷表面经蚀刻后，不但使表面呈蜂窝状，增加粘接面积，有利于形成牢固的机械嵌合结构，而且还可增加陶瓷表面的羟基数量，提高陶瓷表面的反应性。但是对硅酸盐陶瓷过度蚀刻对提高粘接强度反而不利，因为过度蚀刻时，HF 与蚀刻反应产物 SiF_4 进一步反应，在界面形成白色六氟硅酸盐析出物（图 3-29），影响界面粘接。所谓过度蚀刻是指采用过高浓度的 HF 酸蚀过长时间。

诸如氧化铝和氧化锆这样的非硅酸盐陶瓷，氢氟酸酸蚀效果并不好，这是因为多晶氧化铝和氧化锆陶瓷耐受氢氟酸的酸蚀，因此非硅酸盐陶瓷的表面粗化以喷砂或打磨为主。

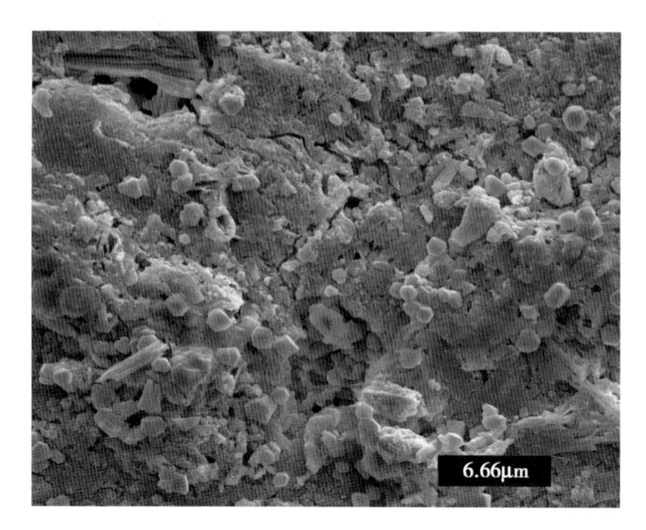

图3-29 过度酸蚀会在硅酸盐陶瓷表面形成白色六氟硅酸盐析出物(第四军医大学口腔医学院 赵信义供图)

对于硅酸盐类陶瓷来说,单独使用打磨或喷砂,提高粘接强度的效果不如单独用氢氟酸酸蚀。实际上,临床上常常将两者结合起来应用,先对瓷表面进行打磨或喷砂,然后再用氢氟酸酸蚀,两者结合的好处在于既可减小喷砂时间,最大限度地减少瓷的损失,保证瓷修复体的厚度,又可缩短蚀刻时间,同时保证了良好的粘接性能。

喷砂所用砂粉一般为50μm的氧化铝粉,喷气压力为0.4MPa左右,如果使用较小颗粒的氧化铝砂粉,则喷砂效果将变差。蚀刻剂一般为3%~10%的氢氟酸水溶液,蚀刻时间大多为2~7分钟。对长石质瓷如果仅用酸蚀处理,那么5%的氢氟酸处理2分钟左右获得的剪切粘接强度是最高的。

如果没有氢氟酸,陶瓷表面经打磨或喷砂后也可以用37%磷酸酸蚀剂进行处理,处理时间应延长至1分钟,然后冲洗吹干。磷酸溶液处理陶瓷表面,虽然不能对其蚀刻,但可进一步清洁粘接面,增加陶瓷表面的羟基数量,提高陶瓷表面的反应性。当然,用磷酸处理陶瓷表面的效果明显不如氢氟酸。

玻璃渗透氧化铝陶瓷(glass-infiltrated alumina oxide ceramic)是一种多晶氧化铝与玻璃的人工复合材料。它是将氧化铝粉浆涂塑于耐火代型上,在1120℃烧结2小时形成多孔的网络状氧化铝核型,然后在1100℃用熔融的稀土玻璃料渗透充满氧化铝核型的孔隙,形成一种氧化铝与玻璃连续交联互渗的复合结构。75%(体积)以上为氧化铝,仅25%左右为玻璃相,而氧化铝具有较强的耐蚀刻性。因此,用氢氟酸酸蚀刻仅能对渗透陶瓷的硅酸盐玻璃相产生作用,但是玻璃相的丧失,使表面氧化铝颗粒间的结合力下降,结构变松散,反而会影响粘接强度。另外,硅酸盐玻璃相的大量丧失会直接影响硅烷偶联剂与SiO_2之间的共价键的形成,同样会导致粘接强度的下降。因此,对玻璃渗透氧化铝陶瓷来说,表面处理应以喷砂为主。

由于渗透陶瓷80%~82%(质量)为氧化铝,所以,喷砂并不改变渗透陶瓷的组成。经喷砂处理的表面会有结合疏松的氧化铝颗粒吸附,结合疏松的氧化铝颗粒会使粘接力减弱,因此,须通过超声清洗将结合疏松的氧化铝颗粒去除。

氧化铝陶瓷及氧化锆陶瓷的密度及硬度均很大,采用喷砂处理时,所需砂的硬度及喷砂

压力都较高,否则表面粗糙化效果不佳。应当注意,氧化钇稳定的四方晶型氧化锆瓷有应力诱导相变现象,当喷砂压力较大时,容易引起氧化锆瓷局部发生相变,影响锆瓷以后受力时的增韧效果。

2）二氧化硅涂层技术:该技术是一种用于氧化铝瓷及氧化锆陶瓷表面改性技术,它可以提高氧化铝及氧化锆陶瓷表面的硅酸盐含量,以便发挥硅烷偶联剂的化学结合作用,提高粘接强度。

用于铝瓷和锆瓷的二氧化硅涂层技术,除了前面金属粘接中介绍的摩擦化学法和热喷涂法外,还有表面上釉法(glazing)。摩擦化学硅涂层法以含有纳米二氧化硅的磨料通过高压喷砂冲击陶瓷表面,局部瞬间形成高温(1200℃),使二氧化硅微粒熔结在氧化铝/氧化锆瓷表面,在这些瓷的表面形成含硅涂层,便于应用硅烷偶联剂。例如:Rocatec 系统中先用 110 μm 的氧化铝颗粒对粘接表面进行喷砂处理,然后用 Rocatec 系统以 Plus Powder 粉进行第二次喷砂。Plus Powder 粉是表面附着有纳米 SiO_2 的氧化铝粉(图 3-30),通过上述原理可将 SiO_2 结合到陶瓷表面(图 3-31)。

热喷涂硅涂层法是通过热喷涂的方法将二氧化硅紧密附着在氧化铝陶瓷表面,例如前面介绍的 Silicoater MD 系统是用含 Cr_2O_3 的 SiO_2 涂布于处理表面,并以烧结的方式使 SiO_2 结合到表面。

有学者对两种涂层方法处理后陶瓷表面 SiO_2 的含量进行了测定,并在模拟口腔环境下

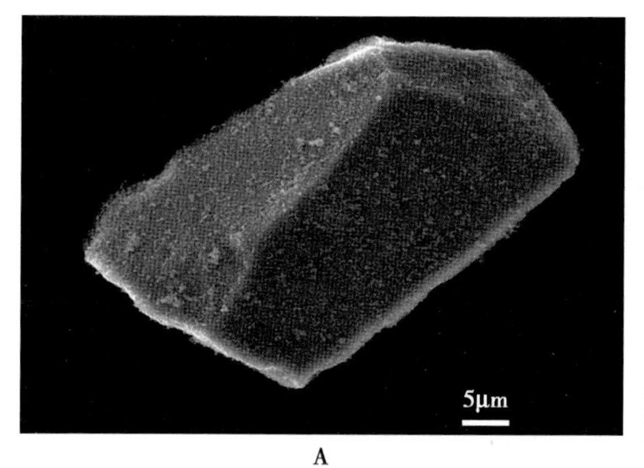

A

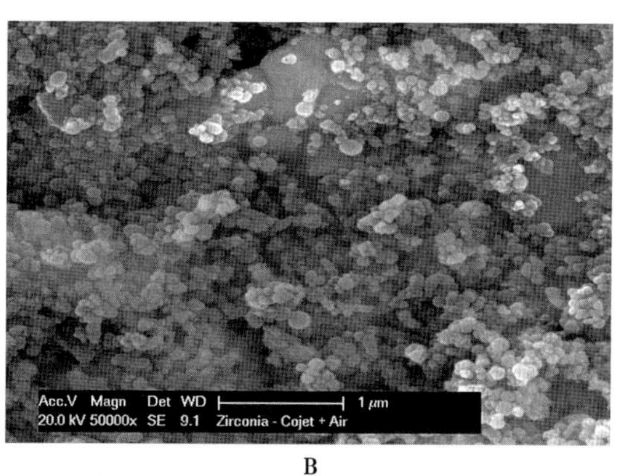

B

图 3-30　表面附着有纳米 SiO_2 的氧化铝颗粒(第四军医大学口腔医学院 赵信义供图)
A. 低倍;B. 高倍

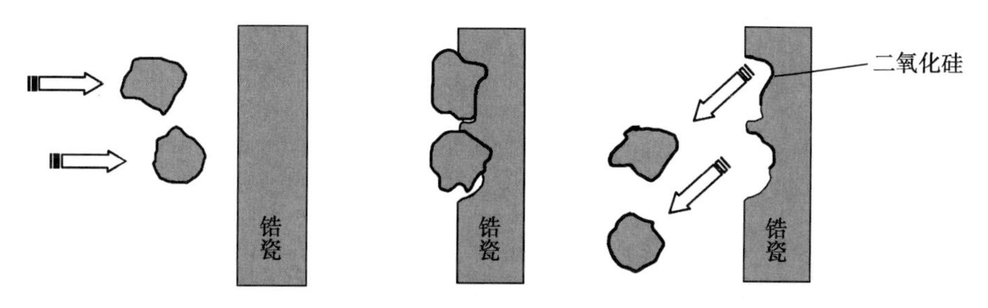

图 3-31　摩擦化学硅涂层法在锆瓷表面形成二氧化硅涂层过程示意图
(第四军医大学口腔医学院 赵信义供图)

进行拉伸粘接强度测试。结果表明,Rocatec 系统可将瓷面的 SiO_2 含量从 4.5wt% 提高到 19.7wt%,超声清洗以后仍可达到 15.8wt%。与常规树脂粘接后的拉伸粘接强度能达到 48MPa,且经过 150 天的模拟口腔环境后,粘接强度稳定。而 Silicoater MD 系统仅能使瓷面的 SiO_2 含量达到 6.74wt%,明显低于 Rocatec 系统。Silicoater MD 与常规树脂粘接后的拉伸粘接强度虽可达 46.8MPa,但经过 150 天的模拟口腔环境后,粘接强度明显下降,仅为 11.9MPa。另外,Silicoater MD 的设备和技术复杂,只能于技工室内完成操作,Rocatec 系统要求简单,可在口内直接利用口内喷砂机配以专用喷砂材料完成操作。

PyrosilPen 技术是基于 Silicoater MD 技术发展起来的,它用特殊的手持式火焰热解喷涂笔即可在瓷的表面形成硅涂层,可以椅旁操作,使用方便。

另一种在氧化铝/氧化锆陶瓷表面形成二氧化硅涂层的方法是溶胶-凝胶硅涂层法。该方法是将正硅酸乙酯制备的硅溶胶涂于经喷砂处理后的陶瓷表面,随后放置于一定湿度的密闭环境中干燥以完成凝胶的转变过程。24 小时后取出按如下程序热处理:20℃→210℃(升温速率 0.5℃/min)→保温 30 分钟→700℃(升温速率 10℃/min)→保温 30 分钟→缓慢冷却至室温。经过这一过程,可在陶瓷表面形成二氧化硅涂层。

涂层凝胶在热处理之前仅依靠物理作用与陶瓷附着,强度较差,热处理可以促使涂层微结构中的硅羟基发生缩合反应,脱去水分形成硅氧键,加强 Si-O-Si 网络。

溶胶-凝胶硅涂层法在形成硅涂层过程中,特别是在涂层干燥和热处理过程中易出现涂层开裂现象,造成涂层与基底陶瓷接合力下降。涂层厚度越大,界面膨胀系数差别的影响越大,大量溶剂挥发造成的收缩越严重,也就越容易产生涂层开裂。应用中可通过减少刷涂溶胶的量、缩短操作时间、在一定湿度的密闭环境中完成凝胶干燥等一系列措施来控制涂层厚度,抑制溶剂的挥发速度。

表面上釉法主要用于锆瓷,它是选择线胀系数与锆瓷相近的常规釉瓷,在锆瓷修复体粘接面薄薄地烧结一层硅酸盐釉瓷,通常要求厚度不大于 120μm。在烧结过程中,熔蠕的玻璃釉料能够渗入锆瓷表面孔隙中,甚至锆瓷晶粒间,形成较为牢固的结合。然后用 10% 的氢氟酸溶液蚀刻釉层表面,酸蚀、冲洗后涂布硅烷偶联剂,采用常规粘接剂进行粘接即可。实验室测试表明,表面上釉法的粘接强度高于广泛应用的摩擦化学法。当然,表面上釉法需要修复体与基牙间的间隙较大,这对于 CAD/CAM 加工的瓷修复体来说是很容易实现的。

选择性渗透蚀刻(selective infiltration etching, SIE)技术是一项由阿姆斯特丹大学的 Aboushelib 提出的新的硅涂层技术。该技术是先在锆瓷表面涂敷一薄层富含玻璃成分的涂剂,然后加热至玻璃化转变温度以上,熔化的玻璃能够使锆瓷表面晶粒滑移、分离,在锆瓷表面产生表面张力和毛细作用力,玻璃渗入锆瓷表面缝隙中,在锆瓷表面形成结合牢固的硅涂层,然后再应用传统的氢氟酸蚀刻和硅烷处理技术进行粘接。目前这种技术还存在着技术敏感性强、效果变异大等问题,正处于不断改进阶段。

2. 陶瓷粘接剂　目前可用于陶瓷修复体粘固的材料有四种:磷酸锌水门汀、聚羧酸锌水门汀、玻璃离子水门汀及树脂水门汀,前 3 种主要依靠粘接界面的机械嵌合力来形成粘接力,粘接力较低,通常要求瓷修复体具有较好的固位形。如果固位形不好,就需要进行粘接性粘固,即基牙表面需要使用牙齿粘接剂,瓷修复体表面需要粘接底涂剂,然后用树脂水门汀将瓷修复体粘固到基牙上。

(1) 硅酸盐陶瓷粘接底涂剂:硅酸盐类陶瓷(包括玻璃)用粘接底涂剂一般由硅烷偶联

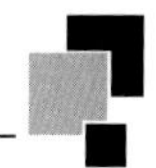

剂和有机溶剂组成。常用的硅烷偶联剂是γ-甲基丙烯酰氧丙基三甲氧基硅烷(γ-MPTS),常用的溶剂有乙醇、丙酮、甲基丙烯酸甲酯、醋酸乙酯等。γ-MPTS 的作用有两方面:一方面它可以改善粘接剂在陶瓷表面的湿润性;另一方面,其分子的一端为甲基丙烯酸酯基,可以和粘接剂交联聚合,另一端为—$Si(OCH_3)_3$,水解后变为—$Si(OH)_3$,—$Si(OH)_3$ 可以和陶瓷表面的-Si-OH 发生反应,形成化学键(图 3-32)。

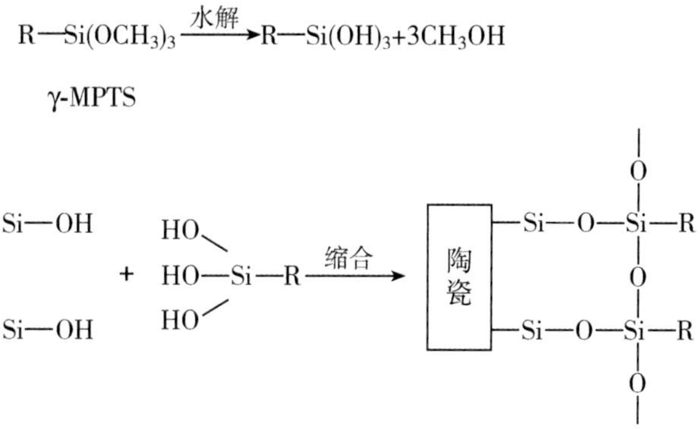

$$R—Si(OCH_3)_3 \xrightarrow{\text{水解}} R—Si(OH)_3 + 3CH_3OH$$

γ-MPTS

陶瓷 —Si—OH, —Si—OH + HO、HO、HO—Si—R $\xrightarrow{\text{缩合}}$ 陶瓷 —Si—O—Si(—O—)—R, —Si—O—Si(—O—)—R

图 3-32　硅烷偶联剂偶联作用原理示意图
(第四军医大学口腔医学院　赵信义供图)

以陶瓷粘接底涂剂 Monobond-S(Ivoclar)为例,它是一种用于玻璃及硅酸盐陶瓷粘接的底涂剂,含有硅烷偶联剂 γ-MPTS,以乙醇为溶剂。应用时涂于陶瓷表面并保持至少 60 秒,以便硅烷偶联剂的端基-$Si(OCH_3)_3$ 水解成-$Si(OH)_3$,然后涂粘接树脂或树脂水门汀。但是,在如此短的时间内硅烷偶联剂很难充分反应,用热气吹拂加热可以有效地加速反应,提高硅烷的偶联效果。

另一种硅烷底涂剂是将硅烷偶联剂进行预水解,例如陶瓷底涂剂 Porcelain Primer 就是一种含有预水解甲基丙烯酸硅烷偶联剂的底涂剂,以丙酮为溶液。但是,硅烷偶联剂水解后不稳定,储存时间长了容易自行发生聚合,在偶联剂中形成白色絮状物,聚合后失去偶联作用(图 3-33)。

为避免这一问题的发生,可以制备双组分硅烷底涂剂,其中一组分含有硅烷偶联剂,另一组分含有能促进硅烷偶联剂水解的酸性化合物,例如醋酸,这样含有硅烷偶联剂的组分能长期贮存而不变质。在涂布前,混合两组分,混合后硅烷偶联剂很快发生水解,水解后硅烷偶联剂能与陶瓷表面充分反应。底涂剂 Bis-Silane Porcelain Primer 就是这样的两瓶装陶瓷粘接用底涂剂,其 A 瓶是硅烷偶联剂的乙醇溶液,B 瓶是酸性水溶液。

但是,硅烷偶联剂与陶瓷表面形成的化学键含有硅氧键(—Si—O—)(见图 3-32),硅氧键耐湿热性能较差,长期处于湿热环境中会缓慢破坏,因此,单靠应用硅烷偶联剂很难获得耐久性良好的粘接,因此,在应用硅烷偶联剂之前,陶瓷表面需要经粗糙化处理,例如打磨、喷砂、氢氟酸蚀刻。氢氟酸不但能使陶瓷表面粗糙化,而且还使陶瓷表面富含—Si—OH 基团,有利于与硅烷偶联剂反应。

为了进一步提高底涂剂的粘接效果,某些底涂剂还加入了粘接性单体,如甲基丙烯酰氧癸基二氢磷酸酯(MDP)。由于大多数粘接性单体为酸性,它们还有助于硅烷偶联剂的水解。大量的研究表明,含有粘接性单体的底涂剂能大幅度提高粘接强度。

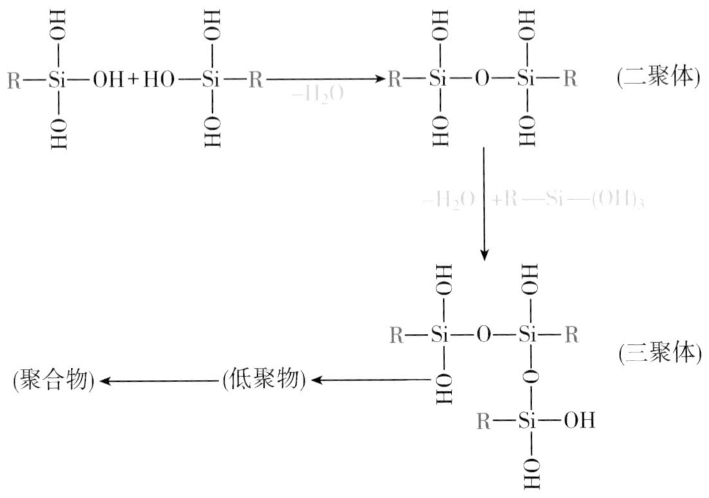

$R—Si(OH)_2—OH + HO—Si(OH)_2—R \xrightarrow{-H_2O} R—Si(OH)_2—O—Si(OH)_2—R$ (二聚体)

$\xrightarrow{-H_2O,\ +R—Si—(OH)_3}$ (三聚体) → (低聚物) → (聚合物)

图 3-33　硅烷偶联剂水解后容易自行聚合
(第四军医大学口腔医学院 赵信义供图)

Clearfil ceramic primer 是一种含有甲基丙烯酰氧癸基二氢磷酸酯的硅烷偶联剂类陶瓷粘接用底涂剂,不需要氢氟酸预酸蚀,适用于所有陶瓷,一般与树脂基水门汀配合使用。

(2) 非硅酸盐陶瓷粘接底涂剂:氧化铝及氧化锆陶瓷不含或仅含少量的硅酸盐,与硅烷偶联剂的反应性很低,所以传统的预涂硅烷偶联剂对提高氧化铝/氧化锆陶瓷的粘接强度效果不佳。目前用于氧化铝/氧化锆陶瓷的粘接底涂剂一般由粘接性单体和挥发性溶剂组成。常用的粘接性单体是甲基丙烯酰氧基磷酸/膦酸酯,例如甲基丙烯酰氧基己基二氢磷酸酯(MHP)、甲基丙烯酰氧基癸基二氢磷酸酯(MDP)、6-甲基丙烯酰氧基己基 3-膦酰乙酯(6-methacryloxyhexyl phosphonoacetate,6-MHPA)(图 3-34)、二甲基丙烯酰氧乙基磷酸酯(bis-methacryloxyethyl phosphate,Bis-MEP)(图 3-35)。

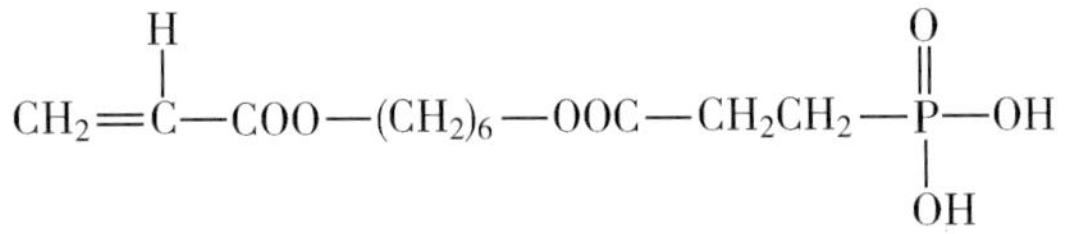

$CH_2=C(H)—COO—(CH_2)_6—OOC—CH_2CH_2—P(=O)(OH)—OH$

图 3-34　6-MHPA 的分子结构式(第四军医大学口腔医学院 赵信义供图)

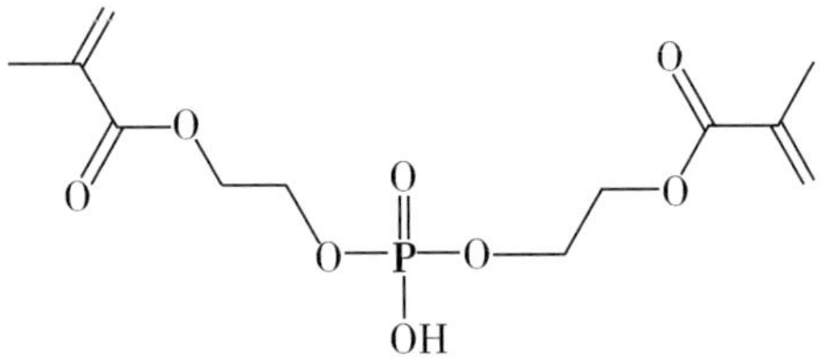

图 3-35　Bis-MEP 的分子结构式(第四军医大学口腔医学院 赵信义供图)

这些酸性单体能与氧化铝瓷和氧化锆瓷形成化学性结合(图 3-36),从而大大提高树脂高与氧化铝瓷/氧化锆瓷的粘接强度。

例如单瓶装金属/锆瓷两用粘接底涂剂 Metal/Zirconia Primer 就是一种含有甲基丙烯酰氧基磷酸酯类粘接性单体的底涂剂,适用于粘接金属、氧化铝陶瓷及氧化锆陶瓷。

甲基丙烯酰氧基磷酸酯类单体分子的一端为亲水性的磷酸基团,另一端为可聚合的双键,中间为疏水性的亚甲基(—CH_2—),调节亚甲基的数量,可以调节整个分子的亲水性,以

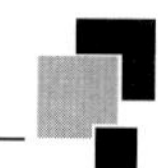

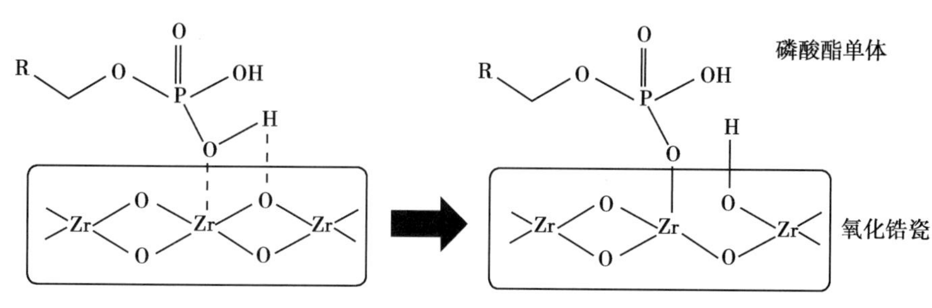

图 3-36 磷酸酯类单体与氧化锆陶瓷化学结合示意图
（第四军医大学口腔医学院 赵信义供图）

便单体能够与树脂单体充分混溶。单体的亲水性大小也影响其聚合后的吸水性和耐水解性，进而影响粘接界面的长期稳定性。一般来说，吸水性小的粘接界面长期耐久性较好。但是，总体上来说，单独使用含有甲基丙烯酰氧基磷酸酯类单体的底涂剂或者粘接剂，粘接的耐久性，特别是在口腔环境中的耐久性还不高，需要与瓷表面粗化预处理相结合。

二、研究热点

1. 优化不同表面处理方法与不同粘接剂应用组合　全晶化铝瓷、锆瓷强度高，硬度大，被广泛地应用于全瓷修复体基底。但是，全晶化铝瓷、锆瓷基本上没有玻璃成分，氢氟酸蚀刻和硅烷偶联剂均不能提高其粘接强度。现有的铝瓷、锆瓷粘接技术仍然形成不了硅酸盐陶瓷那样的粘接效果，因此，如何简单、有效地对它们形成良好的、持久的粘接，仍然是目前铝瓷、锆瓷粘接领域研究的焦点。大量的研究表明，单纯地应用粘接底涂剂/粘接剂来粘接铝瓷、锆瓷，难以获得耐久性良好的粘接效果，需要与瓷表面粗化处理、涂层技术结合，这样就会产生许多不同的技术组合。研究这些不同的技术组合对铝瓷、锆瓷的粘接强度、粘接耐久性的影响是近年来研究的热点之一。

2. 研究新的粘接剂　合成新的、能够与铝瓷、锆瓷形成化学性结合的粘接性单体一直以来是研究的热点，也是解决铝瓷、锆瓷粘接的终极目标。在这个方面，人们目前正在积累经验，积极探索、尝试各种可能的方案。尽管甲基丙烯酰氧基磷酸酯类单体在提高对铝瓷、锆瓷的粘接中表现不俗，但是关于它们对铝瓷、锆瓷的粘接机制还不清楚，这样就妨碍了新的粘接性单体的设计和合成。最近，有学者提出一种新型锆瓷粘接剂，该粘接剂的底涂剂除了含有甲基丙烯酰氧基磷酸酯类单体和溶剂外，还含有诸如氟化钛这样的多价金属盐。首先将多价金属盐涂布于瓷表面，然后涂布甲基丙烯酰氧基磷酸酯类单体，多价金属离子能够在瓷表面与甲基丙烯酰氧基磷酸酯类单体的酸性基团反应、交联，在瓷表面形成一层交联缩合物，离子交联提高了甲基丙烯酰氧基磷酸酯类单体对锆瓷的粘接力。这种全新的设计为提高锆瓷的粘接提供了一种途径。

3. 铝瓷、锆瓷粘接的耐久性研究　目前对铝瓷、锆瓷的表面预处理及粘接组合应用方案繁多，许多方案在粘接初始表现出不错的粘接强度，但是一旦浸入水中一段时间，粘接强度下降明显。因此，对表面预处理及粘接组合应用后粘接界面对耐久性研究成为近年来研究的热点。关于耐久性研究的方法，大多数的体外研究是进行温度循环疲劳试验或者浸水试验,但是不论是温度循环疲劳试验,还是浸水试验,循环次数和时间都比较少或者短,不能反映在口腔长期功能下的变化。因此需要进行更长期的耐久性研究。此外,耐久性试验的方法也较少,大多数没有考虑口腔咬合力对耐久性的影响。因此,在耐久性试验中施加模拟咬合力的外力势必成为粘接耐久性研究的热点。

三、存在问题与展望

关于金属及陶瓷修复体的粘接及粘接剂的研究已经进行了几十年了,尽管取得了许多成果与进步,但仍然存在着许多问题,主要表现在以下几点:

1. 许多粘接剂依赖于金属及陶瓷修复体表面的硅涂层,通过硅烷偶联剂将树脂粘接剂与修复体连接起来。但是硅烷偶联剂与硅涂层形成的化学键含有硅氧键(—Si—O—)(见图3-32),硅氧键耐湿热性能差,长期处于湿热环境中会缓慢破坏,因此,单靠应用硅烷偶联剂很难获得耐久性良好的粘接。

表面硅涂层技术虽然能够提高粘接剂对铝瓷、锆瓷的粘接强度,但是粘接强度仍然低于硅酸盐陶瓷的粘接强度。

2. 金属及陶瓷修复体表面的硅涂层形成的质量有待提高　目前公认效果相对较好的硅涂层形成方法是化学摩擦法和热解法,这两种方法仍然存在着在金属及陶瓷修复体表面产生的附着硅含量较少的问题,而且涂层与基底金属或陶瓷结合也不够好,导致所形成粘接的耐久性远远不能满足临床要求。

3. 相关设备、技术复杂　通过硅涂层表面改性增强金属及陶瓷与树脂粘接剂的粘接的做法虽已经得到普遍认可,然而目前现有的化学摩擦法和热解法两种硅涂层方式由于技术复杂、设备昂贵等缺点而难以在临床广泛推广应用。特别是热解法 Silicoater MD 的设备和技术更为复杂,相应的设备、耗材价格昂贵。

4. 一些新方法技术上不成熟、效果不佳　近来,有学者尝试以溶胶-凝胶法、等离子喷涂等方法在金属及陶瓷表面制备硅涂层,尽管取得了提高粘接强度的效果,但也存在着一些问题,例如等离子喷涂法技术复杂、成本高、长期效果不肯定,难以在临床推广应用。溶胶-凝胶法的溶胶涂层在干燥和热处理过程中极易出现剥脱而造成涂层与基片结合力下降,并且涂层厚度越大,界面膨胀系数差别的影响越大,由溶剂挥发引起的收缩越显著,剥脱也越严重。如何保证涂层均匀的厚度和稳定的结合是进一步研究的方向。

5. 各种陶瓷表面粗化方式均存在着影响修复体边缘和光洁面的风险,喷砂或酸蚀还会损伤陶瓷内部结构,产生微裂纹或引起微裂纹的扩展,导致修复体强度降低。氢氟酸蚀刻法虽是一种有效的硅酸盐陶瓷表面粗化方法,但它有强烈的腐蚀性,尤其是口内操作更增加对医师和患者的危害。

6. 粘接剂对金属及非硅酸盐陶瓷的化学性粘接机制目前尚不十分清楚,这导致了难以清楚地从分子结构上设计新的粘接剂单体,影响了新型金属及非硅酸盐陶瓷粘接剂的研制与开发。

7. 对于氧化铝陶瓷及氧化锆陶瓷,目前仍然没有找到一种简便、可靠、有效的粘接方法来保证粘接的耐久性。

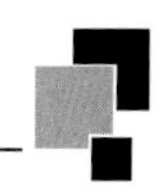

四、科研立题参考

1. 新型金属表面处理方法的研究。
2. 新型氧化铝陶瓷及氧化锆陶瓷表面处理方法的研究。
3. 硅烷偶联剂最佳应用条件研究。
4. 各种硅烷偶联剂水解效率及它们与陶瓷表面结合机制研究。
5. 新型粘接性单体的设计与合成。
6. 新型金属粘接剂的研制。
7. 新型氧化铝陶瓷及氧化锆陶瓷粘接剂的研制。
8. 金属、陶瓷粘接的耐久性评价及长期破坏的机制研究。
9. 各种硅酸盐陶瓷表面最佳蚀刻条件的研究。
10. 新型粘接剂的生物相容性评价研究。

第三节　正畸托槽粘接剂的研究进展

自从20世纪60年代人们首次将环氧树脂粘接技术用于粘接正畸附件以来，正畸托槽粘接剂(orthodontic bracket adhesives)已被广泛用于口腔正畸固定矫治技术中，并取得了长足的发展。目前已有多种成分、多种固化方式的正畸托槽粘接剂供临床医师选择使用。

优良的粘接剂必须在矫治期内保持稳定的粘接性能，托槽脱落率低，以保证矫治效果。研究表明，正畸托槽所需的拉伸粘接强度不低于6～7MPa，只要达到此粘接强度，即可满足临床的可用性。

一、应 用 现 状

目前应用于正畸托槽粘接的粘接剂主要有可聚合树脂和玻璃离子水门汀两大类。

(一) 可聚合树脂类

1. 化学固化双糊剂型粘接剂　此类粘接剂一般由酸蚀剂、底涂剂(A、B两瓶液体)、基质(base)糊剂和催化(catalyst)糊剂构成。酸蚀剂一般为37%的磷酸溶液。表3-11是底涂剂的典型组成，表3-12是双糊剂的典型组成。

表3-11　底涂剂的典型组成

A		B	
成分	质量分数(wt%)	成分	质量分数(wt%)
Bis-GMA	60	Bis-GMA	60
TEGDMA	39	TEGDMA	39
引发剂	1	促进剂	0.8
稳定剂	0.05	稳定剂	0.05

注：Bis-GMA：双酚A双甲基丙烯酸缩水甘油酯；TEGDMA：双甲基丙烯酸三甘醇酯

表3-12 双糊剂的典型组成

基质糊剂(base)		催化糊剂(catalyst)	
成分	质量分数(wt%)	成分	质量分数(wt%)
Bis-GMA	15	Bis-GMA	15
TEGDMA	15	TEGDMA	15
无机填料	65	无机填料	65
引发剂	1.2	促进剂	1.0
稳定剂	0.03	稳定剂	0.03
其他	余量	其他	余量

在这种粘接剂中,糊剂的稠度较大,对牙面的润湿性差,因此,需要流动性好的底涂剂。底涂剂的组成与糊剂相似,只是不含填料,稠度低、流动性好。有些产品的底涂剂中还添加了能提高粘接强度的功能性单体,例如4-甲基丙烯酰氧乙基偏苯三酸酐(4-META)和甲基丙烯酰氧基磷酸酯。

使用时,先用酸蚀剂处理釉质,并冲洗吹干。混合适量的底涂剂(底涂剂A和B),然后涂于釉质和托槽粘接面,再混合适量的双糊剂,并将混合后的糊剂涂于托槽粘接面,然后将托槽压于牙齿已涂底胶的部位,等待固化。

上述粘接剂组分较多,临床应用步骤多,费时费力。为了减少应用步骤,可将糊剂配制成稠度较低、流动性较好的稀糊状,这样可以不使用底涂剂,直接将糊剂应用于粘接面。

化学固化双糊剂型粘接剂粘接强度高,价格适宜。但由于两组分调和后很快就会固化,有效工作时间不够,往往来不及完成全部粘接操作而粘接剂已固化失效,尤其对口腔正畸治疗中多个矫治附件的粘接带来不便。特别是在夏季气温较高时,粘接剂的固化时间更短,不便于临床操作,使托槽尤其是后牙托槽粘接的准确率受到影响。

2. 化学固化非混合型粘接剂　非混合型(no-mix)粘接剂一般由酸蚀剂、液体底涂剂和糊剂三部分构成。底涂剂和糊剂的树脂组成基本相同,底涂剂含有引发剂,糊剂含有促进剂。底涂剂不含无机填料,呈液体状。酸蚀剂一般为37%的磷酸水溶液(表3-13)。

表3-13 化学固化非混合型粘接剂的典型组成

糊剂		液体底涂剂	
成分	质量分数(wt%)	成分	质量分数(wt%)
Bis-GMA	15	Bis-GMA	30
TEGDMA	15	TEGDMA	60
无机填料	65	引发剂	1.2
促进剂	1.0	稳定剂	0.03
稳定剂	0.03	粘接性单体	5.0
其他	余量	其他	余量

临床应用时,用小毛刷将适量液体底涂剂涂于经酸蚀处理过的牙齿粘接面上和托槽粘接面上,然后取适量的糊剂涂布于托槽粘接面上,然后将托槽粘贴到牙齿粘接面上,等待固

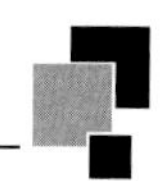

化以完成粘接。底涂剂中含有聚合引发剂(过氧化苯甲酰),糊剂中含有聚合促进剂,当两者接触时,由于糊剂和液剂的成分相似,因而具有很好的互溶性,它们互相扩散和溶解,导致引发剂与促进剂接触,产生化学反应,进而引发聚合,使粘接剂固化。

3. 光固化型粘接剂　可见光固化技术能否用于口腔正畸粘接一直是口腔正畸医师争论的问题。其中,粘接强度及不透光的金属托槽是否妨碍粘接剂的光照固化尤为引起临床正畸医师的关注。近年来,各种光固化正畸粘接剂相继被研发。

光固化型粘接剂一般由光固化树脂糊剂和液体底涂剂及酸蚀剂构成,光固化树脂糊剂在组成上与光固化复合树脂极为相似,只是无机填料较少,稠度较稀。底涂剂与一般的牙齿粘接剂相似,酸蚀剂大多为37%磷酸水溶液。应用时,先对牙齿粘接面进行常规的酸蚀,冲洗、吹干后涂底涂剂,并用气枪使其在牙齿表面分布均匀,之后取适量光固化树脂糊剂置于托槽基底面,将托槽轻置于牙齿表面,然后光照固化即可(图3-37)。

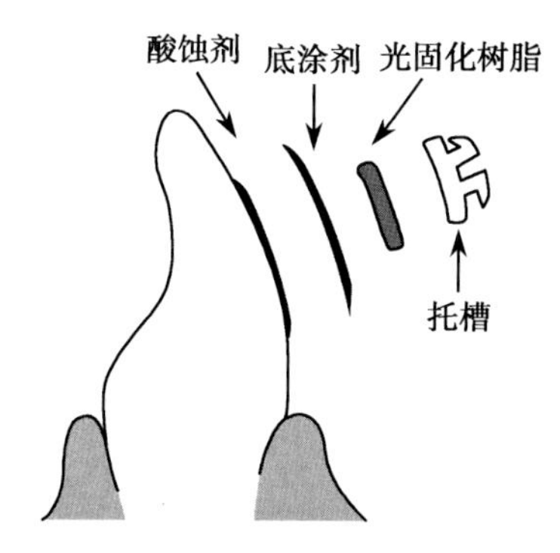

图3-37　光固化型粘接剂粘接托槽示意图(第四军医大学口腔医学院　赵信义供图)

光固化型粘接剂具有固化速度快、临床操作时间长、能准确定位托槽、不浪费材料、不粘器械等特点。而且托槽放置后不易漂移,可同时将多个托槽放置后再依次光照固化,固化后即可放置初期弓丝。

4. 自酸蚀底涂剂的应用　1998年Bishara将自酸蚀粘接底涂剂(self-etching adhesive primer)应用于托槽粘接,试图省去酸蚀剂酸蚀步骤,简化临床操作程序,节省时间。经过体外测试及在体应用,证实用自酸蚀底涂剂可以代替原来的酸蚀剂和底涂剂,所获得的粘接强度能满足临床需要。由于省去了单独的酸蚀步骤,也不必冲洗、干燥牙面,减少了牙面被污染的几率。

自酸蚀底涂剂一般只能和光固化型粘接剂配合应用,不能与化学固化型(自凝型)粘接剂配合应用。因为自酸蚀底涂剂的酸性会影响化学固化型粘接剂的固化。

一些研究表明,应用自酸蚀底涂剂粘接正畸托槽,粘接强度略低于酸蚀剂酸蚀型光固化粘接剂。可能是因为自酸蚀底涂剂所含的甲基丙烯酰氧基磷酸酯酸性较传统的磷酸酸蚀剂弱,因而它对釉质的蚀刻能力较弱,形成的树脂突短而细,从而减弱了粘接力。

在正畸治疗过程中,经常需要在易受唾液污染的环境中进行托槽粘接,传统的酸蚀粘接方法酸蚀后釉质表面以一定压力的气水冲洗,可以将酸蚀处理后釉质表面残留的酸处理液及在釉质表面沉积的可溶性钙盐冲洗干净,以获得与粘接剂之间最大的接触面,粘接时牙面必须进行彻底的吹干和严格的隔湿,否则会严重影响其粘接性能,粘接强度将平均下降50%左右,而正畸治疗面对的患者大部分是儿童,合作能力较差,加之特殊的操作环境和繁琐的粘接程序,污染的情况时有发生,而污染常常是造成粘接失败的最主要原因之一。

由于自酸蚀底涂剂具有较强的亲水性,这一特性赋予它一定的抗水污染性。如果牙齿粘接面在涂布自酸蚀底涂剂前有少量唾液污染,所得粘接强度下降地并不明显。因此,在不易充分隔湿的情况下自酸蚀底涂剂具有一定的优势。例如,潮湿不敏感型底涂剂(moisture insensitive primer)就是一种亲水性更强的自酸蚀底涂剂,口腔的潮湿环境几乎不影响它对牙齿的粘接效果。

(二) 玻璃离子水门汀类

以可聚合树脂为主要成分的正畸粘接剂具有良好的粘接性能,不过它们也有不足之处:①口腔隔湿情况不佳时粘接效果不好,特别是对一些唾液分泌旺盛的青少年粘接托槽时,保持干燥的粘接区域并不是一件容易的事情;②树脂粘接剂不能阻止釉质脱矿的发生,因为固定矫正器本身使得光滑牙面出现不易自洁区,容易造成牙面菌斑的堆积,进而导致釉质脱矿。

1. 传统玻璃离子水门汀　玻璃离子水门汀能与牙齿硬组织形成化学性粘接,而且还能持续释放氟离子,具有一定的防龋功能。因此,自从玻璃离子水门汀出现后,人们就尝试将其用于粘接正畸托槽。1986年White首次应用玻璃离子水门汀粘接正畸托槽,但是,由于玻璃离子水门汀稠度较大,不能充分在酸蚀后的牙面渗透、流动,难以形成良好的界面机械嵌合,而且传统玻璃离子体水门汀的内聚强度在凝固初期(3小时内)较低,这些导致了玻璃离子水门汀粘接正畸托槽的强度较低,临床托槽的脱落率较高,因此传统玻璃离子水门汀目前主要用于粘接带环。

2. 树脂改性玻璃离子水门汀　随着树脂改性玻璃离子水门汀(resin-modified glass ionomer cement)的出现,传统玻璃离子体水门汀那些不利于粘接正畸托槽的缺点得到很大的改进。

(1) 组成:树脂改性玻璃离子水门汀一般由粉、液两部分组成,为光固化和传统玻璃离子体水门汀酸碱反应的双重固化。粉剂的主要成分是氟铝硅酸盐玻璃粉,并含有聚合反应促进剂(有机叔胺),液剂中含有主链上接有多个甲基丙烯酸酯基的聚丙烯酸或丙烯酸与马来酸共聚物、甲基丙烯酸β-羟乙酯(HEMA)、光引发剂(樟脑醌)和水。

(2) 固化机制:当树脂改性玻璃离子体水门汀的粉与液混合后,水门汀的酸碱反应便开始,同时,由于材料中含有可聚合的单体及光敏剂,所以材料可以立即进行光照聚合,引发聚丙烯酸链上的甲基丙烯酸酯基快速聚合,使材料迅速固化,并达到一定的强度,实现可控性固化。光固化的速度比酸碱反应快,但酸碱反应在材料光固化后仍持续相当长时间,进一步提高材料的强度,并赋予材料的释氟性能(图3-38)。由于添加了可聚合的树脂成分,树脂改性玻璃离子水门汀的内聚强度,特别是早期的内聚强度得到很大的提高。

(3) 释氟性能:凝固后的玻璃离子水门汀能向其周围缓慢释放氟离子,不过,不同的玻璃离子体水门汀的氟释放量及模式不同。传统玻璃离子水门汀氟离子释放高峰在浸水最初24小时,以后逐渐减小,数月后,氟释放量会稳定在一较低水平。树脂改性玻璃离子水门汀早期暴发性释氟小于充填玻璃离子水门汀,氟离子释放量也较小,最大释放量在第1周,2周后快速减少,随后维持稳定。

树脂改性玻璃离子水门汀释氟量能否有效防止托槽周围釉质脱矿,抑制龋病的发生,还存在争议。有学者进行了一项为期12~14个月的临床研究,分别用玻璃离子水门汀和树脂粘接剂粘接托槽,结果表明,两种粘接剂粘接的托槽周围釉质脱矿发生率是一样的,并没有显著差异。国内学者的研究结果亦显示,玻璃离子水门汀只能在短期内释放较高水平的氟而促进釉质再矿化和抑制口腔致龋菌,并不能在较长时间内有效抑制托槽周围致龋菌的生长繁殖。因此,尚需要开展对玻璃离子水门汀类粘接剂预防托槽周围釉质脱矿性能的长期临床观察研究,以证明其临床的有效性。

研究表明,树脂改性玻璃离子水门汀与釉质的粘接强度可达8~14MPa,与牙本质的粘接强度可达3.5~5MPa。使用表面处理剂后,与釉质的粘接强度可达10.0MPa,与牙本质的

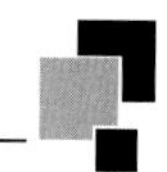

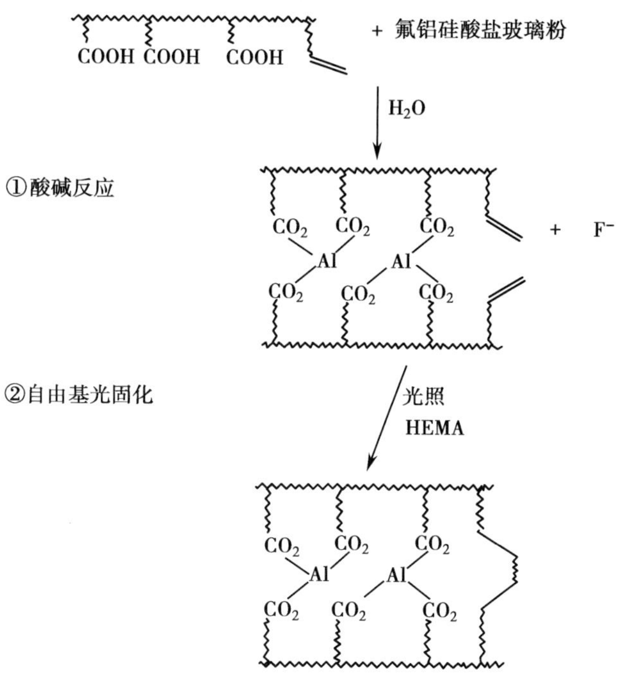

图 3-38　树脂改性型玻璃离子水门汀的凝固机制示意
（第四军医大学口腔医学院 赵信义供图）

粘接强度可达 7.5MPa。

（4）粘接性能:树脂改性型玻璃离子水门汀的粘接强度能否满足临床需要？粘接前是否需要酸蚀？用什么酸蚀剂？关于这些问题目前尚存在争议。有报道认为,树脂改性玻璃离子水门汀托槽粘接失败率为 10%,树脂粘接剂的失败率为 4%,差异明显。另有研究表明,用树脂改性玻璃离子水门汀粘接金属托槽时,粘接前釉质表面酸蚀(聚丙烯酸)并有唾液湿润时的粘接强度最高;粘接陶瓷托槽时,粘接前釉质表面酸蚀并有水湿润的情况下粘接强度最高;无酸蚀湿润时的粘接强度最低。研究发现,虽然树脂改性玻璃离子水门汀在湿润状态下能与釉质发生化学结合,但是粘接前如果牙面不酸蚀,其粘接强度远远低于树脂粘接剂。目前多数学者认为,树脂改性玻璃离子水门汀无酸蚀时的粘接强度能够满足临床需要,但是酸蚀可明显增高粘接强度。

与树脂改性玻璃离子水门汀联合应用的酸蚀剂主要有磷酸、聚丙烯酸和自酸蚀底涂剂。研究表明,在无唾液污染的情况下,磷酸和聚丙烯酸的效果是一样的,但在有唾液污染的情况下,磷酸酸蚀的粘接强度比聚丙烯酸的粘接强度高。

有学者比较了 10% 聚丙烯酸酸蚀剂、37% 磷酸酸蚀剂和自酸蚀底涂剂分别在干燥、水污染和唾液污染几种情况下改善树脂改性玻璃离子水门汀粘接强度的效果,结果表明自酸蚀底涂剂组的粘接强度最高,磷酸组在牙面干燥时的粘接强度高于水和唾液污染时的强度,聚丙烯酸组的粘接强度最低,但不受水和唾液污染的影响。

总之,在用树脂改性玻璃离子水门汀粘接托槽时,不对牙面进行酸蚀处理也能形成一定的粘接强度,但是经过酸蚀处理后,粘接强度更高。

二、研究热点

1. 研制较长工作时间、较短凝固时间的粘接剂　对于粘接正畸附件的粘接材料来说，临床上要求具有较长的工作时间和较短的凝固时间，这样操作者有充分的操作时间，同时粘接剂一旦开始凝固，就能够快速固化。光固化粘接剂在这方面具有优势。但是，现有的光固化正畸粘接剂在牙科照明灯照射情况下对工作时间不能满足要求。

光固化粘接剂对工作时间与其引发体系有关。3M 公司的 Michael 提出一种三元引发体系，除了传统的光敏剂和还原剂外，还添加有光敏剂二芳基碘鎓盐的氢供体。这种粘接剂具有比传统粘接剂更长的工作时间和更快的凝固时间。

2. 研制不需要底涂剂的粘接剂　粘接托槽到口腔中，通常需要预涂布粘接底涂剂(primer)。底涂剂黏度低，而且含有粘接性单体，能够充分渗入酸蚀过的釉质表面结构中，与釉质形成良好的机械嵌合和化学性粘接。但是，使用底涂剂增加了口腔内的操作步骤，进而增加了操作误差，而且，由于底涂剂黏度稀，容易使随后贴附的托槽发生移位，致使托槽定位发生变化。因此，研制不使用底涂剂的正畸托槽粘接剂成为研究的热点。例如，一种光固化正畸粘接剂含有 15wt% 的 Bis-GMA、7.5wt% 的 TEGDMA、2.5wt% 的 HEMA、5.0wt% 的粘接性单体(甲基丙烯酰氧基磷酸酯)、1.0wt% 的光固化引发剂和促进剂、75wt% 的无机填料(氟硅酸盐玻璃粉)。使用时，将粘接剂直接涂布于托槽粘接面，然后将托槽贴附于釉质粘接面。这种粘接剂与常规酸蚀釉质的剪切粘接强度(1 小时)为 14.7MPa，高于 3M 公司的光固化正畸粘接剂 Transbond(11.3MPa)。Transbond 是一种需要在釉质上涂布底涂剂的正畸粘接剂。

3. 研制预涂布粘接剂的托槽　在托槽生产过程中将粘接剂预涂布(pre-applied)在托槽的粘接面上，可以减少临床操作步骤，减少粘接剂的浪费，也减少粘接剂涂布不良造成的影响，提高粘接效果。预涂布粘接剂的托槽需要解决包装和运输的问题，因为粘接剂富有流动性和黏附性，容易黏附到其他物体上。通常通过在粘接剂层表面覆盖防粘纸来解决此问题，但是，在揭去防粘纸时，防粘纸容易带走少量的粘接剂，从而影响粘接。有学者提出在预涂的托槽粘接剂表面撒一层经过硅烷偶联剂处理过的无机填料或者聚合物粉末，可以降低托槽上预涂的粘接剂在储存、运输过程中的黏附性，同时不影响粘接剂在粘接时的黏附性，因为在粘接时表面撒的填料会被压入粘接剂中。

三、存在的问题及展望

(一) 托槽与陶瓷修复体的粘接

近年来，随着成年人正畸需求的增加，经常需要在瓷修复体上粘接正畸托槽，这些瓷修复体主要有如贴面、冠和桥，材质有硅酸盐类陶瓷、氧化铝陶瓷及氧化锆陶瓷。

正如陶瓷修复体粘接一节中介绍的那样，将托槽粘接到牙齿瓷修复体上的关键是对瓷修复体的表面处理。由于托槽粘接是在口腔内进行，对瓷修复体的表面处理方法有一定的要求，一些体外的表面处理方法不能用于口内。

对瓷修复体表面进行机械打磨是增加粘接强度常用的方法。瓷面打磨能去除烤瓷瓷面

的釉层，获得粗糙的表面，打磨后的粗糙瓷表面在为树脂粘接提供良好的机械固位同时也增加了粘接剂的接触面积，能有效地提高粘接强度。机械打磨常使用金刚砂车针、水砂纸或者绿石轮等。但机械打磨可能造成瓷面不光滑、颜色改变、光泽度降低等。

用酸蚀刻瓷修复体表面也是常用的处理方法。氢氟酸蚀刻是目前应用最广泛的手段之一，特别适用于诸如长石质烤瓷这样的硅酸盐类陶瓷表面的蚀刻，一般使用浓度为5% ~ 10%氢氟酸。氢氟酸的浓度不同，酸蚀时间对瓷的酸蚀效果也有明显影响，酸蚀时间过长反而会使瓷表面逐渐变平整，导致粘接强度下降。另外，高浓度氢氟酸容易对患者口腔黏膜和操作者皮肤造成灼伤。

经机械打磨或酸蚀刻后，在硅酸盐类瓷修复体表面涂布硅烷偶联剂能进一步提高托槽与瓷修复体的粘接强度。

对于氧化铝陶瓷及氧化锆陶瓷修复体，用氢氟酸酸蚀处理来增加粘接强度的效果并不理想，应当以打磨或喷砂为主要处理手段。

（二）释氟性正畸粘接剂

在固定正畸矫治过程中，由于粘固到牙齿上的托槽以及钢丝、结扎丝等影响牙齿的自洁作用，也影响刷牙等人工清洁，造成托槽周围牙面容易形成大量菌斑和由此造成的釉质脱矿，表现为釉质白斑，严重者还可发展成早期釉质龋。如何预防矫治过程中托槽周围釉质脱矿是当代正畸临床医师十分关注并正致力于研究攻克的热门问题之一。

随着氟化物防龋推广应用，近年来人们尝试应用诸如氟泡沫、氟保护漆等局部用氟方法来预防正畸矫正过程中的釉质脱矿。虽然这些方法都被证明能不同程度地减少正畸矫治过程中的釉质脱矿，但是这些方法都存在着一些不足，例如增加椅旁操作时间、患者依从性差等，因此不易广泛推广和应用。

鉴于釉质脱矿严重的区域主要出现在托槽的周边，如果能在粘接剂中加入可以长期缓释氟离子的氟化物，以达到预防托槽周边釉质脱矿的效果，无疑是一种简便而有效的方法。因此，研究具有长期缓释氟性能的口腔正畸粘接剂成为热点。

早在1983年，Rawls和Zimmerman首次成功研制出一种具有较稳定氟离子缓释性能的牙体修复用复合树脂，并证明其具有预防修复体周围釉质脱矿的作用。此后，国外已相继研制开发出多种具有释氟性的正畸粘接剂，如VP862、Rely-a-Bond、Sequence、Light Bond、FluoEver OBA等。

关于释氟性正畸粘接剂，目前争议较大的是它能否有效地预防矫治过程中托槽周围釉质的脱矿。一些研究表明，树脂基正畸粘接剂的长期释氟性能较差。例如，有学者测定了两种新型氟缓释釉质粘接剂的释氟性能，发现在粘接最初24小时内，氟离子的释放量最大，之后氟离子的释放量急剧下降，90天后，则检测不到氟离子的释放。其他学者的研究也得到了相似的结果。进一步的研究表明，释氟性正畸粘接剂释放氟离子的量少于玻璃离子水门汀，并不足以表现出抑制细菌生长的作用。然而，有文献对释氟性正畸粘接剂在正畸临床应用中减少釉质脱矿的临床效果进行了评价，结果表明释氟性正畸粘接剂能有效减少托槽周围釉质脱矿。

绝大多数玻璃离子水门汀类正畸粘接剂都具有缓释氟性能，问题是其缓释氟性能能否有效地预防矫治过程中托槽周围釉质脱矿。有学者发现，树脂改性型玻璃离子水门汀粘接剂在唾液中的释氟量比蒸馏水中少27%。体外pH循环实验显示，树脂改性玻璃离子水门

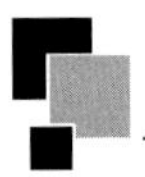

汀粘接剂的释氟量在粘接后第1天最多,以后逐渐减少,到第10天时就减少到比较平稳的水平。因此,树脂改性玻璃离子水门汀粘接剂的释氟性能否有效预防托槽周围釉质脱矿,尚有待进一步研究。

进一步的研究表明,树脂改性玻璃离于水门汀粘接剂不仅能够放氟离子,还能从周围环境中吸收氟离子,吸收以后可再释放,即所谓的再充氟性。

四、科研立题参考

1. 影响粘接效果的操作因素研究。
2. 瓷修复体表面处理方法对托槽粘接强度的影响。
3. 新型瓷修复体表面处理方法的研究。
4. 铝、锆陶瓷附件粘接面处理方法研究。
5. 释氟性粘接剂释氟性能性能研究。
6. 释氟性粘接剂抑制托槽周围釉质脱矿的体外评价。
7. 释氟性粘接剂临床抑制托槽周围釉质脱矿的研究。
8. 新型正畸粘接剂粘接托槽的实验研究。
9. 新型正畸粘接剂生物相容性评价。
10. 新型正畸粘接剂的临床应用研究。

(赵信义)

参考文献

1. 赵信义.具有氟离子缓释功能的新型牙科正畸粘接剂的合成及其应用.中国胶粘剂,2005,14(4):37-39
2. Koshiro K,Sidhu S,Inoue S,et al. New Concept of resin-dentin interfacial adhesion:The nanointeraction zone. J Biomed Mater Res Part B:Appl Biomater,2006,77B:401-408
3. Caeg C,Leinfelder KF. Effectiveness of a method used in bonding resins to metals. J Prosthet Dent,1990,64:37-41
4. Chikahiro O,Ikuya W. Shear bond strengths of polymethyl methacylate to cast titanium and cobalt-chromium frameworks using five metal primers. J Prosthet Dent,2000,83:50-57
5. Denis V,VjekoslavJ. Bond strengths of silicoated and acrylic resin bonding systems to metal. J Prosthet Dent,1999,81:1-6
6. Despain RR,Devries KL,Luntz RD. Comparison of the strength of barncle and commercial dental cements. J Den Res,1973,52(4):674
7. Ferrari M,Goracci G,Garcia-Godoy F. Bonding mechanism of three “one-bottle” systems to conditioned and unconditioned enamel and dentin. Am J Dent,1997,10:224-230
8. Gaworski M,Weinstein M,Borislow AJ,et al. Decalcification and bond failure:A comparison of a glass ionomer and a composite resin bonding system in vivo. Am J Orthod Dentofacial Orthop,1999,116(5):518-521
9. Gorton J,Featherstone JD. In vivo inhibition of demineralization around orthodontic brackets. Am J Orthod Dentofacial Orthop,2003,123(1):10-14
10. Hashimoto M,Ohno H,Kaga M,et al. In vivo degradation of resin-dentin bonds in humans over 1 to 3 years. J Dent Res,2000,79:1385-1391
11. Jeffrey C,Thomas LH. 4-META use in dentistry:A literature review. J Prosthet Dent,2002,87:216-224

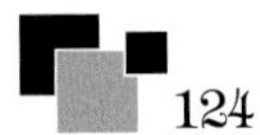

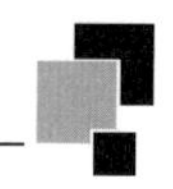

12. Kanca J. Resin bonding to wet substrates. I. Bonding to dentin. Quintessence Int,1992,23:39-41
13. Lin Q,Gourdon D,Sun C,et al. Adhesion mechanisms of the mussel foot proteins mfp-1 and mfp-3. Proc Natl Acad Sci USA,2007,104(10):3782-3786
14. Nakabayashi N,Kojima K,Masuhara E. The promotion of adhesion by the infiltration of monomers into tooth states. J Biomed Mat Res,1982,16:265-273
15. Samir E. The effect of saliva contamination on shear bond strength of orthodontic brackets when using a self-etch primer. Angle Orthod,2002,72(6):554-557
16. Sano H,Takatsu T,Ciucchi B,et al. Nanoleakage:leakage within the hybrid layer. Oper Dent,1995,20:18-25
17. Sano H,Yoshikawa T,Pereira PN,et al. Long-term durability of dentin bonds made with a self-etching primer, in vivo. J Dent Res,1999,78:906-911
18. Van Landuyt KL,Snauwaert J,De Munck J,et al. Origin of interfacial droplets with one-step adhesives. J Dent Res,2007,86:739-744
19. Van Landuyt KL, Snauwaert J, De Munck J, et al. Systematic review of the chemical composition of contemporary dental adhesives. Biomaterials,2007,28:3757-3785
20. Yoshiyama M,Sano H,Carvalho RM,et al. Adhesive mechanism of a self-etching adhesive resin to enamel and dentin. J Hard Tiss Biol,1996,5:31-35
21. Amaral R,Ozcan M,Valandro LF,et al. Effect of conditioning methods on the microtensile bond strength of phosphate monomer-based cement on zirconia ceramic in dry and aged conditions. J Biomed Mater Res B Appl Biomater,2008,85(1):1-9
22. Tanaka R, Fujishima A, Shibata Y, et al. Coopera-tion of phosphate monomer and silica modification on zirconia. J Dent Res,2008,87(7):666-670
23. Aboushelib MN,Kleverlaan CJ,Feilzer AJ. Selective infiltration-etching technique for a strong and durable bond of resin cements to zirconia-based materials. J Prosthet Dent,2007,98(5):379-388
24. Ozcan M,Nijhuis H,Valandro LF. Effect of various surface conditioning methods on the adhesion of dual-cure resin cement with MDP functional monomer to zirconia after thermal aging. Dent Mater J,2008,27(1):99-104
25. Kern M,Barloi A,Yang B. Surface conditioning influences zirconia ceramic bonding. J Dent Res,2009,88(9):817-822
26. Rüttermann S,Fries L,Raab WH,et al. The effect of different bonding techniques on ceramic/resin shear bond strength. J Adhes Dent,2008,10(3):197-203
27. Kern M,Barloi A,Yang B. Surface conditioning influences zirconia ceramic bonding. J Dent Res,2009,88(9):817-822
28. DiRenzo M,Ellis TH,Sacher E,et al. Adhesion to mineralized tissue:Bonding to human dentin. Progress in Surface Science,1995,50(1-4):407-418
29. Pashley DH,Carvalho RM. Dentine permeability and dentine adhesion. J Dent,1997,25(5):355-372
30. Swift EJ Jr,Perdigão J,Heymann HO. Bonding to enamel and dentin:a brief history and state of the art,1995. Quintessence Int,1995,26(2):95-110
31. Kanca J III. Improving bond strength through acid etching of dentin and bonding to wet dentin surfaces. J Am Dent Assoc,1992,123(9):35-43
32. Nakabayashi N,Kojima K,Masuhara E. The promotion of adhesion by the infiltration of monomers into tooth substrates. J Biomed Mater Res,1982,16(3):265-273
33. De Munck J,VanMeerbeek B,Yoshida Y,et al. Four-year water degradation of total-etch adhesives bonded to dentin. J Dent Res,2003,82(2):136-140
34. Fusayama T. Factors and prevention of pulp irritation by adhesive composite resin restorations. Quintessence

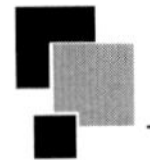

Int,1987,18(9):633-641

35. Van Landuyt KL, Snauwaert J, De Munck J, et al. Systematic review of the chemical composition of contemporary dental adhesives. Biomaterials,2007,28(26):3757-3785
36. Pashley DH,Tay FR,Breschi L,et al. State of the art etch-and-rinse adhesives. Dent Mater,2011,27(1):1-16
37. De Munck J,Van Landuyt K,Peumans M,et al. A critical review of the durability of adhesion to tooth tissue: methods and results. J Dent Res,2005,84(2):118-132
38. Yoshida Y,Yoshihara K,Nagaoka N,et al. Self-assembled nano-layering at the adhesive interface. J Dent Res, 2012,91(4):376-381
39. Suh BI,Chen L,Brown DJ. A novel concept:the introduction of crosslinking monomers into a self-etch adhesive to create a more hydrophobic and durable bond. Oral Health,2012,94:62-66
40. De Munck J, Van den Steen PE, Mine A, et al. Inhibition of enzymatic degradation of adhesive-dentin interfaces. J Dent Res,2009,88(12):1101-1106
41. Campos EA,Correr GM,Leonardi DP,et al. Chlorhexidine diminishes the loss of bond strength over time under simulated pulpal pressure and thermo-mechanical stressing. J Dent,2009,37(2):108-114
42. Zhang SC,Kern M. The role of host-derived dentinal matrix metal-loproteinases in reducing dentin bonding of resin adhesives. Int J Oral Sci,2009,1(4):163-176
43. Schittly E,Bouter D,Le Goff S,et al. Compatibility of five self-etching adhesive systems with two resin luting cements. J Adhes Dent,2010,12(2):137-142

第四章 义齿修复材料的研究进展

口腔修复的发展与口腔材料和工艺的发展密不可分,义齿修复材料主要有陶瓷、树脂和金属材料。陶瓷和树脂材料近二十年发展非常迅速,金属材料则着重于新成形工艺的应用、材料的表面改性、耐腐蚀性能的提高等研究。本章将介绍这三种材料的一些主要研究进展。

第一节 全瓷修复材料的研究进展

陶瓷材料具有色泽美观、性能稳定、耐磨损、生物相容性好等优点,成为前牙美学修复中的重要材料,近十多年来正越来越广泛地应用于临床。

陶瓷材料的性能特点:

1. 表面光泽、透明和半透明性佳,具有与天然牙相似的美观效果,可着色,没有金属烤瓷冠龈缘透青、黑线和变色的问题。
2. 具有近似硬组织的机械强度,耐疲劳、耐磨损,能抵抗咀嚼力,但拉伸强度、抗弯强度以及抗冲击强度较低。
3. 具有良好的化学稳定性,在口腔环境中,长期在各种食物、饮料、唾液、体液、微生物及其酶的作用下,不会产生变色、变性,因而具有良好的生物安全性。
4. 热传导低、不导电、重量比金属烤瓷轻。
5. 易成形,易修改。
6. 可形成化学粘接,因而粘接性能较金属好。
7. 磁共振、CT 等检查中无金属伪影。

陶瓷材料的组成、结构、性质与其性能密切相关。晶体结构、晶相分布、晶粒尺寸和形状、气孔、杂质、缺陷以及晶界等都可能成为影响其性能的因素。

一、应 用 现 状

(一) 全瓷材料的种类

牙科全瓷材料根据其材料成分和制作工艺不同有不同分类。

按材料成分不同可分为:硅酸盐类玻璃陶瓷和氧化物陶瓷。其中硅酸盐类玻璃陶瓷包括长石质玻璃陶瓷(feldspathic glass-ceramics)、石榴石增强玻璃陶瓷(leucite glass-ceramics)和二硅酸锂增强的玻璃陶瓷(lithium disilicate glass-ceramics)。氧化物陶瓷有氧化铝陶瓷

(alumina—Al_2O_3 ceramics)、氧化锆陶瓷(zirconia ceramics)和铝锆复相陶瓷等。

按照成形工艺的不同可分为烤瓷(sintered porcelain)、热压铸陶瓷(heat-pressed ceramics)、粉浆涂塑玻璃渗透陶瓷(slip-cast ceramics infiltrated with glass)和切削陶瓷(mechined ceramics)等(表 4-1)。

表 4-1 根据成形工艺和晶相成分的不同,现有的全瓷材料列表

成形工艺	晶　相
烤瓷	长石,石榴石
热压铸	石榴石,二硅酸锂
干压和烧结	三氧化二铝
粉浆涂塑和玻璃渗透	三氧化二铝 尖晶石【spinel($MgAl_2O_4$)】 三氧化二铝-氧化锆 (12Ce-TZP))
软质切削和玻璃渗透	三氧化二铝,氧化铝-氧化锆(12Ce-TZP)
软质切削和烧结	三氧化二铝,氧化锆(3Y-TZP)
软质切削、烧结和热压铸	氧化锆/氟磷灰(fluorapatite)-石榴石
硬质切削	透长石(sanidine),石榴石
硬质切削和热处理	二硅酸锂

(二) 全瓷材料的成型工艺及应用特点

1. 烧结成型(sintered ceram technique)　烧结成型工艺即常规粉浆涂塑烧结成型。在口腔修复治疗中,直接采用各种瓷粉用蒸馏水调拌成粉浆,涂塑在特殊耐火代型上,经过烧结制作全瓷修复体的一种工艺过程,又分长石质烤瓷和氧化铝质烤瓷等,瓷强度较低,一般用于制作冠、嵌体、贴面等修复体。

1903 年,美国密歇根州牙医 Charles Land 采用铂箔技术用长石瓷(feldspathic porcelain)在耐火模型上烧制出第一个色泽与自然牙近似的瓷甲冠(porcelain jacket crown,PJC),但抗弯强度仅为 60 ~ 70MPa,瓷冠易于碎裂,应用效果欠佳。

1965 年,Mclean 最先在牙科领域采用了分散强化的方法,他在传统长石瓷中加入 40% ~ 50% 氧化铝,利用其高弹性模量来分散了陶瓷承受的大部分负荷,从而使陶瓷强度得以提高,抗弯强度达 125MPa。

1973 年,Southan 等人发明了一种名为 Hi-Ceram 的瓷甲冠,第一次采用了在耐火代型上直接烧烤铝瓷技术,克服了在铂箔上烧烤时的困难,且提高了瓷甲冠的强度和适合性。

由于烤瓷材料制作时采用耐火代型技术,直接在耐火代型上上瓷,普通真空烤瓷炉内烧结,操作简单,不需特殊设备,成本相对较低,但其抗弯强度仍然较低。

2. 铸造成型(castable ceram technique)　玻璃在高温熔化后具有良好的流动性,可浇铸成任意形状的铸件,再将铸件置于特定温度下进行结晶化处理,然后析出结晶相而瓷化,使

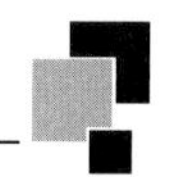

材料获得足够的强度，这种能用铸造工艺成型的陶瓷称铸造陶瓷。由于这种陶瓷的透光性好并能混合来源于自然牙和周围软组织的颜色，产生变色龙效应（chameleon effect），因而，修复体的表面仅需着色处理即可满足一般临床要求。

热压铸陶瓷（pressed ceram）是将预成瓷块在高温下熔化加压注入模型腔内，形成修复体的陶瓷。热压铸陶瓷色泽调配可通过在失蜡法热压铸而成的底层上表面饰瓷，或用与基体材料成分相似的表面釉瓷进行着色处理。如为双层结构，除选用相应颜色瓷块铸造底层瓷外，也可通过饰面瓷颜色的选择来调整。颜色主要由选择的瓷块和饰面瓷瓷粉颜色决定，小的调整可通过已成型的修复体内外表面着色来解决。

1983 年，Sozio 等发明了 Cerestore 铝瓷冠，采用一种收缩极小的铝瓷材料（含 85% Al_2O_3），用失蜡法形成铸腔，将铝瓷胚料软化，注塑形成内冠，经高温烧结体积膨胀来补偿收缩，然后表面常规上瓷而成。

Grossman 等于 1984 年介绍了商品名为 Dicor 的一种云母微晶玻璃（mica glass），其强度可达 152MPa，但其通过表面着色和粘固剂颜色调整修饰出的色泽仍不理想，且费时复杂。20 世纪 80 年代末期，临床医师开始利用 Dicor 铸造陶瓷制作基底冠，其表面用美学性能良好的长石瓷作饰瓷处理，制作出一种新型的陶瓷全冠（willis glass crown）。

1986 年，Empress 系统问世，IPS-Empress 是一种长石质陶瓷，它由 63% 的氧化硅（SiO_2）和 19% 的氧化铝及部分石榴石晶体组成，是一种可铸造的 SiO_2-Al_2O_3-K_2O 玻璃陶瓷，含有 35%（vol%）的石榴石晶体，其基本组成为 63% SiO_2、19% Al_2O_3、11% K_2O、4% Na_2O，还有少量的其他氧化物（0.6 B_2O_3，0.4 CeO_2，1.6 CaO，0.7 BaO，0.2 TiO_2 in wt%）。该陶瓷材料在长石瓷中加入白榴石晶体来增加强度，抗折强度约为 111MPa，表面上釉着色，具有美观、良好的半透明性，与釉质近似的折光性。此外，也具有良好的边缘密合性及与釉质相似的耐磨性能。该材料在工厂经过预烧结形成玻璃陶瓷块，应用时技师制作修复体的蜡型，包埋，瓷块在三氧化二铝坩埚中预热，1200℃融化后失蜡铸造成型。主要用于制作冠、嵌体、贴面。IPS-Empress Ⅱ是其后新一代热压铸陶瓷，其组成为 57.0% ~ 80.0% SiO_2，11.0% ~ 19.0% Li_2O，0 ~ 13.0% K_2O，0 ~ 11.0% P_2O_5，0 ~ 8.0% ZnO，0 ~ 5.0% MgO，0.1 ~ 6.0% La_2O_3，0 ~ 5.0% Al_2O_3，0 ~ 8.0%（wt%）。该材料抗弯强度更高，约为 290MPa，是 IPS-Empress 强度的 2 倍左右，热处理后可达 350MPa，可用于制作前后牙单冠、前牙及前磨牙桥。十多年前强度更好的 IPS e.max 全瓷系列面市，主要成分为二硅酸锂，强度为 400MPa 左右。陶瓷含 60% 二硅酸锂晶体，其压铸后形成相互缠绕锁结的结构增强陶瓷材料的抗折强度和断裂韧性（表 4-2）。氧化锂（Li_2O）和二氧化硅促进二硅酸锂的晶化，氧化钡（BaO）和氧化铯（Cs_2O）稳定剩余玻璃，三氧化二铝和氧化硼（B_2O_3）使陶瓷材料化学性能稳定。结晶化过程包括成核（650℃，1 小时）和晶体生长（850℃，4 小时）两个阶段。我们实验研究结果显示 IPS-Empress Ⅱ全瓷材料经树脂粘接后其碎裂载荷可达 800 ~ 1000N 左右，而 IPS emax 可达 2200 ~ 2700N 左右。

此外，热压铸 Finesse All-ceramic 全瓷材料，其透光性强，美学效果佳；且烧结时间大大缩短，节省了制作周期；热稳定性好，连续烧结 10 次无形变；具优良抗弯强度和抗折强度等。

常用的铸造陶瓷还有 Cera Pearl 和 Olympus 等。铸造陶瓷是目前色泽比较美观的陶瓷，是前牙美学修复的主要材料。目前可为单层或双瓷层结构，后者内层瓷由铸造而成，强度较高；外层瓷为长石质瓷烧结而成，强度较低。

表4-2 IPS Empress CAD 和 IPS e. max CAD 玻璃陶瓷的性能比较

性能	单位	IPS Empress CAD	IPS e. max CAD
双轴弯曲强度	MPa	160	300~420
断裂韧性(KIC)	MPa $m^{1/2}$	1.3	2.0~5
硬度	MPa	6200	5700~5900
弹性模量	GPa	62	90~100
热膨胀系数 CTE(100~500°C)	10^{-6}/K	17.0~18.0	10.2~10.7
化学稳定性(4%酸溶液中重量丢失)	μg/cm^2	25	30~50

3. 渗透成型工艺(infiltrated ceram technique) 熔融的玻璃基质通过毛细管作用逐渐渗入到多孔的氧化铝、氧化锆或 $MgAl_2O_4$ 核的网状孔隙中,从而形成一个氧化铝或氧化锆与玻璃相连续交织互渗的复合材料(continuous infiltrated penetrating composite,CIPC),称为渗透陶瓷。该成型工艺称之渗透成型工艺。其中玻璃基质的颜色和折射率对复合体的颜色和透光率起决定作用。玻璃基质封闭了氧化铝、氧化锆或 $MgAl_2O_4$ 核的所有空隙,能有效限制裂纹的扩展,极大地提高了其挠曲强度,为其他普通烤瓷材料的2~4倍,达到320~600MPa,甚至更高。

铝瓷修复体具有高强度的瓷核做底衬,但需要专门的瓷烧结设备,操作相对复杂,烧结时间较长,成本较高。而且,由于氧化铝晶体含量较多,材料的透明度及颜色不够理想,需用表面饰瓷来解决美观问题。

1988年,Sadoun 提出粉浆涂塑(slip-casting)的全瓷修复技术,即采用氧化铝低温烧结融接成骨架,再渗入镧(lanthanum,La)系玻璃,制成玻璃渗透氧化铝瓷。此后经过改进,以 In-Cram 为商品名推出。In-Ceram Alumina 全瓷系统以高强度铝瓷材料作为底层材料,用玻璃渗透增韧,增加了强度,并采用与天然牙颜色接近的低膨低熔饰面瓷,其边缘密合性和美观效果更为理想,磨耗性也与天然牙近似。In-Ceram Spinell 以 $MgAl_2O_4$ 为主要成分,材料在透光性上又有所提高,主要用于前牙美学修复。而 In-Ceram Zirconia 则强度最高,主要用于后牙修复。目前,该材料和工艺除直接成型修复体之外,也可形成预成瓷块用于 CAD/CAM 的切削。

4. 切削成型工艺(machinable ceram technique) 使用 CAD/CAM 系统,在计算机上进行全瓷修复体设计及计算机控制下全瓷修复体的微型机床加工成型的工艺。可切削陶瓷是专门用于 CAD/CAM 技术切削加工的陶瓷,不同系统根据牙位不同具有不同大小、颜色、透明度和成分的预成瓷块,满足患者的需求。CAD/CAM 可切削预成瓷块分软质切削瓷块和硬质切削瓷块。前者切削时预成瓷块未完全瓷化,强度较低,利于切削,可提高切削速度和降低刀具的损耗。切削成型的修复体需二次烧结瓷化,提高其强度。常用的切削瓷块有:玻璃陶瓷(Vita Mark Ⅰ、Vita Mark Ⅱ、IPS empress CAD、Dicor MGC、Dicor MGC-F、IPS emaxCAD)、渗透陶瓷(VitaIn-Ceram alumina block、Vita In-Ceram spinell block、Alumina-zirconia)、高纯度的氧化铝、氧化锆切削陶瓷等,用于制作嵌体、高嵌体、全冠和固定桥。

氧化锆陶瓷强度高(1000MPa 以上)(表4-3),质地硬,切削加工对刀具损伤大,因此通

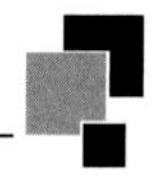

常加工时机在第一次烧结之后。这时材料比较疏松，强度比较低，硬度比较小，易于加工。切削成型之后再进行第二次烧结瓷化，达到最终的强度和硬度。瓷粉的烧结收缩可通过切削前数据模型尺寸的适当放大来补偿。

表 4-3　Lava™氧化锆的技术参数

抗弯强度(Punch Test)(ISO 6872)>1100MPa	威布尔(Weibull)强度(s0)(3-Punkt)1345MPa
应力耐受力(2%/5 Jahre)615MPa	杨氏模量(Youngs Modulus-E)>205GPa
威布尔模量(m)　10.5	裂纹扩展参数(n)　50
断裂韧性(KIC)　5～10MPa/$m^{1/2}$	热膨胀系数 CTE 10ppm
维氏硬度(HV 10)　1250	熔点 2700℃
晶粒尺寸　0.5μm	密度(p)6.08g/cm^3
溶解度(ISO 6872)0μg/cm^2	

二、研究热点

(一) 全瓷材料的增韧及其研究进展

1. 氧化锆陶瓷的相变增韧　氧化锆(ZrO_2)是目前应用于口腔修复的全瓷材料中机械性能最好的陶瓷，其抗弯强度超过 1000MPa，断裂韧性约为 9MPa/$m^{1/2}$。氧化锆的这些优点是由它三个相(立方晶相 C、四方晶相 T、单斜晶相 M)及之间的马氏效应转变引起的：纯 ZrO_2 在 1000℃附近有固相转变——T 相变成 M 相，将产生约 3%～5% 的体积膨胀。当裂纹扩展进入含有 T 相的晶粒区域时，在裂纹尖端应力场的作用下，T 相→M 相的作用表现为：①产生新的断裂表面而吸收能量；②因体积效应膨胀而吸收能量；③相变粒子的体积膨胀而对裂纹产生压应力，阻碍裂纹扩展。目前，已有许多针对氧化锆强度的研究，相比较 In-Ceram 氧化铝全瓷的桥体而言，由氧化锆陶瓷制作的桥体显示出了极佳的机械性能和长时间的可靠性。一些针对其微观结构、化学构成对力学性能的影响的研究也表明氧化锆陶瓷作为牙科陶瓷力学性能更佳；而氧化锆后牙固定桥临床研究报道中，3～5 个单位的氧化锆全瓷桥架 3 年的成功率可达到 100%，因此认为其拥有足够的强度，可以用于修复磨牙和前磨牙。

但是，氧化锆的力学疲劳和温度疲劳效应明显。有研究将钇部分稳定的氧化锆(Vita In-Ceram 2000 YZ Cubes)分别进行力学疲劳循环(15 000 000cycles/3.8Hz/200N)、冷热循环(6000cycles/5～55℃/30 秒)、冷热力学疲劳循环(1 200 000cycles/3.8Hz/200N，5～55℃/60 秒)、高压灭菌(12 小时/134℃/2bars)、蒸馏水中储存(37℃/400 天)。结果表明不同的人工老化条件对氧化锆的表面形貌、结构稳定性和力学性能有不同的影响。常温下蒸馏水中储存 400 天和 12 小时高压灭菌能增加四方相氧化锆向单斜相的转化，但不影响材料的挠曲强度；力学疲劳和冷热力学疲劳则降低材料的力学强度。氧化锆(Y-TZP-yttria-stabilized tetragonal zirconia polycrystal)在热等静压(HIP-hot isostatic pressing)状态下切削的瓷块、镁部分稳定氧化锆(Mg-PSZ)致密烧结后切削、Y-TZP 在烧结前切削然后烧结三种材料在醋酸

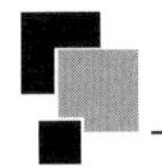

(80℃/4vol%)中浸没一周,检测浸提液中元素的含量和材料的双轴弹性强度。结果表明Y-TZP双轴弹性强度最高,醋酸中浸没1周后,三种氧化锆强度均降低100~200MPa,预烧结的瓷块切削比在HIPed state切削的变化小,Mg-PSZ的变化最小。表面喷砂的Al_2O_3粒径大小不同可使氧化锆产生不同的相变。小尺寸颗粒(30~50μm)产生4%~5%的单斜相,大颗粒(110~120μm和250μm)产生8.7%~10%单斜相。

2. 陶瓷纳米结构增韧　第二相增韧颗粒的尺度从微米级到纳米级,材料的性能会发生显著的变化。纳米颗粒的尺寸极小,结构缺陷较少,加入到陶瓷材料后不会影响材料本身的性能,同时能够使其韧性和断裂强度有很大的提高。一般认为纳米颗粒的增韧机制有:①组织的微细化作用抑制晶粒成长;②微裂纹的产生可使断裂韧性提高;③晶粒内产生亚晶界,使基体再细化而产生增强作用;④残余应力的产生使晶粒内的破坏成为主要形式;⑤控制弹性模量、热膨胀系数可改善材料的强度和韧性。由于第二相纳米颗粒的粒径细小,在基体中分布均匀,并进入基体颗粒内部,同时均匀分布于晶界,使颗粒与基体之间的热弹性失配导致的应力场更加复杂,相应地裂纹的扩展也更加复杂。In-Ceram Zirconia和IPS e. max ZirPress中的颗粒即为纳米级。

3. 纤维或晶须对陶瓷增韧　纤维作为一种增韧材料,其主要增韧效应为拔出效应,即复合体的断裂功随着纤维拔出产生的摩擦耗能增大而增大。目前常用的纤维有氧化铝纤维、碳纤维、石英纤维、氮化硅系列、炭化硅系列等。

晶须是一种具有很大长径比、结构缺陷少的微小陶瓷单晶体。其直径在纳米级,而长度能够达到微米级,是一种理想的增韧材料,加入到陶瓷材料中能够改善材料的性能,提高其断裂强度。晶须由于其自身的优异性能,对陶瓷基体材料的增韧机制如下:①裂纹桥接:当扩展裂纹尖端后方遇到其微结构单元时,晶须能够连接裂纹的两个表面并提供一个使两个裂纹面相互靠近的应力,导致应力强度随裂纹扩展而增加,使裂纹扩展受阻;②拔出效应:是指晶须在外界负载作用下从基质中拔出,因界面摩擦消耗外界负载的能量而达到增韧的目的;③裂纹偏转:当裂纹尖端遇到增强相的纤维或颗粒等高弹性模量物质时,其扩展就会偏离原来的前进方向,这种偏转就意味着裂纹的前行路径更长,因而吸收更多能量,起到增韧目的;④裂纹钉入。如果晶须能够达到单分散性的良好状态,那么增韧机制将以拔出效应为主;如果分散不是很理想,即多数晶须以小团聚颗粒的形式存在,那么增韧机制将以裂纹桥联增韧为主。常见的晶须种类有:氮化硅晶须、炭化硅晶须、硼酸铝晶须、氧化锌晶须、硫酸钙晶须、氧化镁晶须、碳纳米纤维等。

4. 玻璃渗透支架瓷增韧　渗透陶瓷结合了玻璃渗透后的高强度及与饰面瓷结合产生的良好美学特性,抗弯强度可达500MPa以上,断裂韧性约为3.9MPa/$m^{1/2}$。渗透陶瓷是在复制的专用耐高温代型上用氧化铝或氧化锆粉浆涂塑形成核冠雏型,置于专用炉内烧结后,再涂上玻璃浆料烧烤,利用毛细微孔在烧结过程中的渗透作用,支架的微裂或孔隙为熔化的镧系玻璃陶瓷所填充,形成以氧化铝或氧化锆、玻璃组成的两个连续交联相互缠绕的三维网络结构复合陶瓷材料。其高强度的原因为:①氧化铝或氧化锆晶粒作为颗粒增强材料分散于玻璃基质中,起弥散强化作用;②氧化铝或氧化锆和玻璃基质相互渗透的网络结构和它们之间的摩擦锁结能够阻止裂纹的产生和扩展;③两者的热膨胀系数不一致所产生的压应力导致强度的增加;④二次烧结和玻璃渗透可降低最初烧结的氧化铝或氧化锆基质的多孔性;⑤氧化铝或氧化锆颗粒周围裂纹前端偏转产生的无规则裂纹也提高了复合体的强度。现有

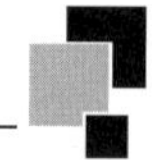

将 CAD/CAM 技术与传统的 In-Ceram 渗透技术结合，用于临床全瓷修复体的制作。其过程如下：将预成的氧化铝胚体，使用 CAD/CAM 技术加工形成底层冠，然后按 In-Ceram 技术进行玻璃渗透，最后利用饰面瓷恢复牙冠外形与色泽或采用玻璃渗透技术预成氧化铝、氧化锆和镁铝瓷块用于 CAD/CAM 切削。

5. 高纯度的原材料和高压力的成型工艺增韧　由 Anderson 发明的干烧结的高纯度铝瓷核冠，采用纯度大于 99.9% Al_2O_3 的粉末，以极高的压力将 Al_2O_3 细粉压在机制代型上形成坯体，巨大的压力使材料具有高堆积密度，明显降低气孔率，减少烧结时间，减缓晶粒长大，从而具有优良的力学性能。坯体经 CAD/CAM 技术加工成形后在 1550℃以上烧结，烧结体积收缩达 15% ~20%，最后用专用饰面瓷恢复修复体外形。高纯度致密氧化铝陶瓷的挠曲强度约为 601 ~687MPa，断裂韧性约为 4.48$MPa/m^{1/2}$，目前是仅次于氧化锆陶瓷强度的牙科陶瓷材料。主要的增强补韧机制：形成致密高纯的 Al_2O_3，晶粒尺寸仅 41μm 左右，当裂纹扩展时，周围都是高强度 Al_2O_3 的晶粒，即使沿相对薄弱的晶界断裂，也因晶粒小、晶界面极大，使得裂纹扩展路径漫长而曲折，从而增强了陶瓷优良的抗折性能。

6. 粘接增韧　全瓷材料尤其是硅酸盐类强度较差的材料制作的修复体经过树脂粘接后强度大大提高，我们的研究发现 Empress Ⅱ 双瓷层结构试件在树脂粘接前碎裂载荷仅为 200N 左右，树脂粘接后可达 1000N。

可见这类陶瓷材料粘接增强增韧效果十分明显。这种作用很大程度上取决于粘接材料和粘接技术。

（1）粘接剂厚度：全瓷修复体的应力状态的改变与粘接剂层的厚度、粘接剂材料的机械性能密切相关。粘接理论认为，粘接剂厚度越薄，冠修复体就位越完全，粘接剂内的缺陷越少，从而粘接强度越高。另外，对树脂粘接剂而言，厚度越薄，其收缩越小，对粘接界面的影响也越小，粘接剂固化也越完全，因而粘接强度越大，有研究表明粘接剂层厚超过 70μm 时，全瓷冠的抗折强度下降。我们以往对全瓷冠粘接剂厚度的有限元分析表明：90μm 粘接剂应力最小。过厚过薄都不利。

对粘接剂厚度的选择要综合考虑边缘封闭等其他其他因素。

（2）粘接剂的种类：目前用于全瓷修复的粘接剂主要有 4 种：

1）磷酸锌水门汀：传统的粘接剂，本身不具有粘性，主要靠机械固位，易溶解。可用于高强度的氧化锆全瓷修复体的粘固。但与其他粘接剂相比，其粘接强度比较低。

2）玻璃离子水门汀：能缓慢释放氟离子，具防龋作用，但是易溶于唾液，使粘接剂产生裂纹从而导致粘接失败。可用于高强度的氧化铝、氧化锆全瓷修复体的粘固，其粘接强度低于树脂。

3）复合树脂水门汀：有化学固化、光固化和双重固化三种类型，树脂突与粘接面微观突起形成机械锁结，同时偶联剂能与树脂聚合，对瓷修复体粘接面产生化学键结合，粘接剂也与牙本质中的无机和有机成分形成化学结合。和前两种粘接材料相比，具有较高的粘接强度和抗压强度，且不溶于唾液，粘接效果好。适用于所有全瓷修复体的粘接。但就全瓷贴面而言，由于比较薄，且全瓷比较透明，容易透出底色，化学固化树脂中的引发剂易引起树脂变色，因此全瓷贴面要用光固化树脂粘固。

4）树脂加强型玻璃离子水门汀：结合了复合树脂与玻璃离子的优点。可用于各类全瓷冠桥的粘固。其粘接能力优于玻璃离子，但不如树脂。

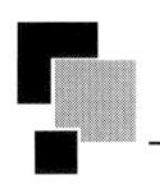

目前粘接强度最高、效果最好的仍属树脂,其粘接界面剪切强度可达30MPa以上。对于低强度(如长石质)的陶瓷,由于粘接增韧效应,应该使用复合树脂水门汀,而高强度的陶瓷(如氧化锆陶瓷)一般的粘接剂都可使用,当然树脂类粘接剂粘接效果会更好。我们以往对于全瓷修复体粘接增韧的研究表明,硅酸盐类陶瓷利用树脂粘接后,其碎裂载荷可提高4~5倍。树脂在水中老化6个月,自粘接树脂在钇稳定的四方相氧化锆表面的粘接力大大下降。

(3) 粘接技术:粘接剂作为修复体结合到釉质或牙本质上的媒介,具有稳定剩余牙体组织的作用,而粘接技术则直接影响到牙体硬组织与陶瓷之间粘接区域的使用寿命。有研究表明,依次采用氢氟酸(HF)和硅烷偶联剂处理后,再行复合树脂粘接剂粘接是硅酸盐类全瓷修复体最佳的粘接方法。喷砂对该类材料的粘接并无增强作用。而对于氧化铝、氧化锆类高强度陶瓷,氢氟酸(HF)和硅烷偶联剂处理无助于提高粘接力,喷砂和磷酸基团表面处理剂及被粘接瓷面硅涂层技术则有助于提高该类材料的粘接力。牙本质表面用激光进行处理可能提供相应陶瓷的粘接强度,这取决于粘接剂的类型。

1) 酸蚀刻技术:酸蚀的目的是为了产生瓷表面的粗化,增大粘接面积,并形成机械锁结,同时还可清洁粘接面,降低表面张力。目前用于硅酸盐类全瓷粘接最常用、最有效的酸蚀剂是氢氟酸。有研究表明,用4.9%的氢氟酸处理后粘接力(37.6MPa±4.6MPa)大于用37%的磷酸处理后的粘接力(19.1MPa±5.0MPa),可能是因为磷酸仅仅暴露了表面的孔状结构,氢氟酸能优先分解陶瓷基质中的硅玻璃相形成表面的小孔,这样大大增加了其表面积,同时增大了机械锁结作用,但是过度酸蚀将会降低陶瓷的强度。

2) 涂布偶联剂:用于牙科陶瓷粘接的偶联剂主要是硅烷类。其主要的作用机制是:分子中含有在特定环境下能水解的硅氧基团,水解后能与瓷材料中的无机成分形成稳定的Si-O-Si共价键,另一端则和树脂基质产生共聚反应形成化学键,从而增强粘接效果。研究表明使用硅烷偶联剂是增加硅酸盐类全瓷修复体粘接强度的一种重要手段。许多研究认为硅烷偶联剂对氧化铝或氧化锆陶瓷没有提高粘接强度的作用。

3) 氧化硅涂层技术:运用于喷砂后和涂布偶联剂之前。该步骤增加了陶瓷表面Si-OH基团的含量,从而增加了硅烷偶联剂的应用效果。由于In-Ceram氧化铝陶瓷和Procera All Ceram的特殊组分,HF酸蚀不能获得类似于硅酸盐陶瓷的微观粗化表面,从而不能与树脂形成机械锁结结构,过度酸蚀还可能造成玻璃陶瓷的玻璃相溶解、降低陶瓷强度。单纯依靠喷砂不足以获得足够的粘接强度,而Si-OH基团的缺乏又使得硅烷偶联剂的化学偶联作用难以发挥,因此利用硅涂层增加其表面Si-OH含量是有益的。有研究表明,将渗透陶瓷粘接前的不同表面处理分为三组:喷砂(P组)、喷砂+硅烷偶联(PO组)、喷砂+纳米硅涂层+硅烷偶联(PTO组),测得的粘接强度P组10.68MPa±2.07MPa,PO组11.73MPa±2.75MPa,PTO组26.70MPa±10.42MPa,经硅涂层处理的陶瓷粘接强度明显高于另两组。氧化锆表面喷涂硅颗粒有利于提高其与牙体组织的粘接能力。

粘接剂的应用使得全瓷修复体与基牙成为一个整体,应力得以传导和分散,修复体的抗折能力提高。粘接剂的粘接能力越强,则修复体的抗折能力越大。

7. 双层瓷结构增韧

(1) 核瓷/饰瓷厚度比:研究表明核瓷/饰瓷的相对厚度影响双层瓷的抗折强度、断裂模式和断裂起始位置,两者厚度比为2∶1时能承受较大外力。随着该比值的增大,裂纹起始点由饰瓷向核瓷移动。以往有研究报道对下颌第一磨牙双层全瓷冠的三维有限元应力分析表明

核瓷厚度极大地影响了冠各部分的最大主应力值:厚度从0.3mm增大到0.6mm时,核瓷、饰瓷、牙本质的应力峰值分别相应降低了23%、42%、3%,当厚度再增加到0.9mm时,应力又相应地降低了15%、49%、0%。故可以认为,在临床制作满足美观要求的前提下应当适当增大核瓷的厚度。另有研究认为产生放射状裂纹的临界载荷值与瓷层总厚度密切相关,当总厚度由1.5mm减小到0.5mm时,载荷值明显下降,但核瓷/饰瓷厚度比对其的影响不大。我们以往的研究表明,IPS EmpressⅡ的核瓷/饰面瓷的最佳厚度比为0.9∶1.1时,材料的应力最小。

(2)弹性模量:核瓷具有较高的弹性模量,起承担主要应力的作用,然而,这往往会导致它承受比较大的弯曲应力,易产生放射状裂纹,故有学者认为核瓷/饰瓷弹性模量比也是产生放射状裂纹的重要因素之一。有研究认为,由于弹性模量的差异,应力在核瓷和饰瓷间重新分布,弥补了低强度的饰瓷作用,从而阻止裂纹从核心层向饰瓷层的延伸。但临床工作中已经发现氧化锆的饰面瓷容易碎裂剥脱,一些研究工作也证实了这一点,这可能与两者的弹性模量悬殊太大有密切的关系。

(3)热胀系数(thermal expansion coefficient,TEC)差异:双层瓷之间的热胀系数对于两者的结合乃至整体强度相当重要。当饰面瓷TEC略小于核瓷时,在冷却过程中核瓷收缩较大,则饰面瓷受到向内的拉应力,增强了双层瓷的强度。以往饰面瓷和核瓷的结合强度的试验中发现,当饰面瓷的热胀系数高于核瓷时,其体积膨胀大于核瓷的体积膨胀,不能对后者产生压缩应力,因此两者就出现分层现象,并产生大量的微裂纹,导致饰面瓷的折裂和剥脱。

8. 修复体结构设计增韧

(1)基牙预备的形态:双层结构的氧化锆瓷冠中氧化锆支架的形状影响全瓷冠的断裂强度。氧化锆全瓷冠具有解剖结构的形态,较平坦外形具有更好的抗断裂能力。

(2)冠边缘形态:冠边缘的牙颈部是殆力的应力集中区,已有研究证明颈缘肩台的预备对全瓷冠的强度至关重要,预备有肩台的全瓷冠抗折性明显高于斜面预备的对照组,这是因为分散到颈缘区域的应力传至邻接点,当增大到一定的程度时邻接点就断裂了,而肩台恰能很好地分散颈缘的应力,故增强了修复体的抗折能力。同时,冠边缘的牙本质肩领(ferrule)的高度也十分重要,残留牙本质越多,界面应力越小。也有学者认为,不同形态的全瓷冠应力分布规律基本相似,二硅酸锂后牙冠刀边形和深凹槽形形状在树脂粘接后循环载荷无显著性差异。受载区域有明显的压应力集中,应力值高,而加载侧的颈缘应力亦较集中,良好的肩台外形就恰恰能分担了此处的应力。我们以往的研究也证实了这一点。图4-1~4-4展示了当IPS EmpressⅡ双层全瓷试件殆面载荷时,微裂纹产生、演化的过程及裂纹类型和分布情况。

(3)连接区:以往的研究表明,桥体受力时,连接体部位应力集中明显,因此全瓷固定桥比较容易被破坏的部分必然是相对薄弱的连接区,所以连接体一定要有足够的体积。通常至少4mm×4mm以达到足够的抗折强度。

(4)厚度:有研究表明,相同颈缘形态的全瓷冠,随着殆面厚度的增加,全瓷冠的应力值呈减小的趋势,其中殆面厚度1.0mm的全瓷冠的殆面张应力及剪切应力值均明显高于殆面1.5mm及2.0mm者。故建议临床医师在牙体制备时应磨除足够的牙体组织,其中殆面厚度不应低于1.5mm,使全瓷冠有较合理的应力分布,以提高全瓷冠的抗折能力,利于全瓷冠的修复。饰面瓷太厚也容易导致碎裂。目前,随着微创技术的不断发展,牙体预备的量逐渐减小,研究表明,随着IPS e.max press瓷层从1~0.5mm变薄,其碎裂载荷也降低。全瓷桥桥

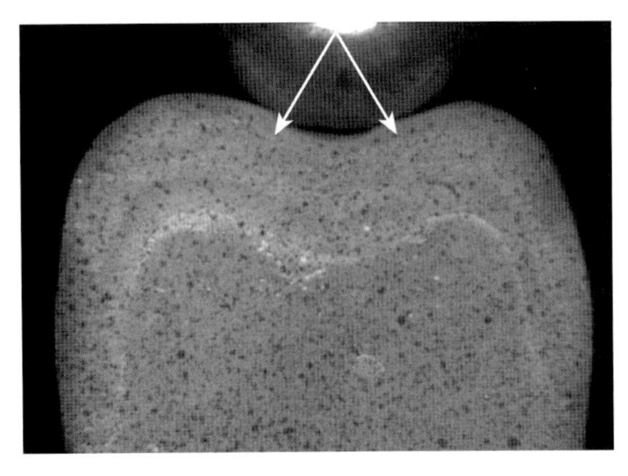

图4-1　全瓷试件殆面加载　(上海交通大学口腔医学院 张修银供图)

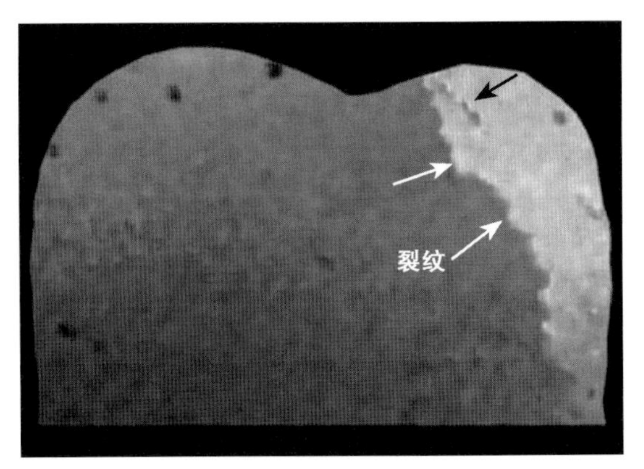

图4-2　全瓷试件殆面加载后试件的裂纹扩展(上海交通大学口腔医学院 张修银供图)

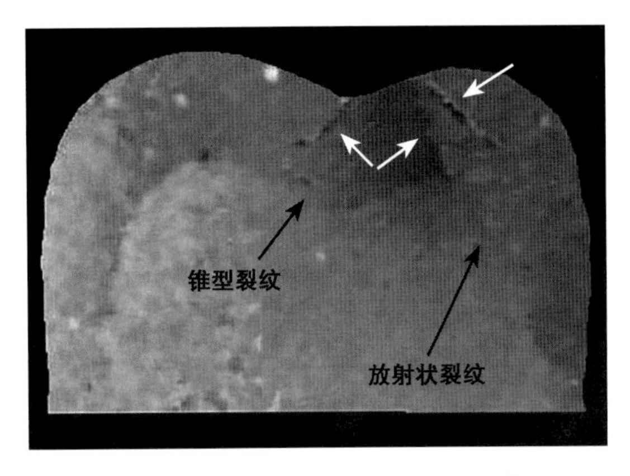

图4-3　全瓷试件锥型裂纹和放射状裂纹(上海交通大学口腔医学院 张修银供图)

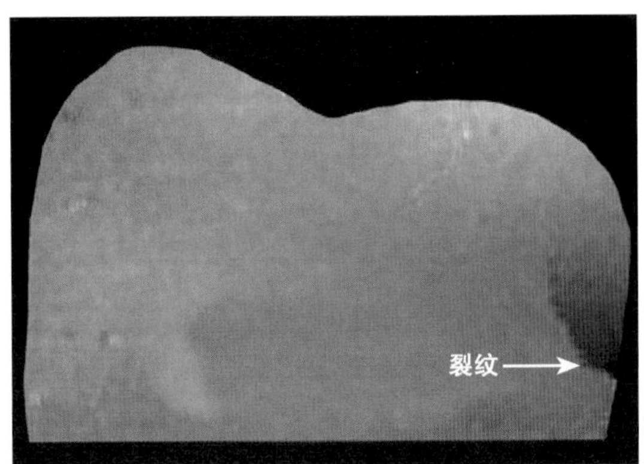

图4-4　全瓷冠颈部边缘裂纹(上海交通大学口腔医学院 张修银供图)

体核瓷支架不能太小,否则饰面瓷太厚容易折裂。邻接区也是如此。对氧化锆、氧化铝渗透陶瓷、VitaMark Ⅱ切削陶瓷进行生物力学分析的研究表明导致全瓷修复体失败的最主要因素是起自核瓷粘接面的放射状裂纹,而产生该裂纹的临界载荷值与整个瓷层厚度的平方成正比,同样,要求最小的殆面厚度不能低于1.5mm。

9. 制作工艺增韧

(1) 喷砂:通常认为,对内冠界面进行喷砂,增加了界面的粗糙度,提高了内外冠的结合强度。Al_2O_3颗粒越大,被喷的氧化锆表面粗糙度越大。Garry对经处理的界面呈不同粗糙程度的双层瓷材料进行了双轴弯曲强度测试,G组的粗糙程度低于E组和F组,其抗弯强度(82.6~135.2MPa)明显高于E组(75.1~120.2MPa)和F组(45.1~120.6MPa),同时,G组中有5例发生了分层,而F组发生了2例,E组为0。对此结果,Garry认为光滑的界面能增强双层瓷的抗折强度,但粗糙度增强了界面的机械锁结作用,阻止了界面裂纹的扩展,增强了双层瓷间的结合强度。也有学者认为界面越是光滑,越能增加结合强度,而另一部分研究结果却认为喷砂并不能增强或降低双层瓷的结合强度。此外,粘接前对内冠的组织面进行喷砂也能大大提高陶瓷与牙体组织的粘接强度。Guazzato的研究也证明了喷砂对Y-ZTP强度的有利影响。对于桥体与固位体之间的连接区的组织面进行喷砂处理,使得局部产生压

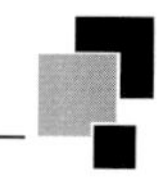

应力或者引起了晶相改变，从而能承受较大的拉应力。但是也有学者对喷砂的作用作出了负面影响的评价。喷砂对修复体强度的影响与喷砂介质颗粒的大小、喷砂速率及喷砂时间有关，大的喷砂颗粒或比较高的压力更易产生裂纹而降低强度。

基于目前的研究，喷砂对于影响瓷修复体强度的作用还没有统一的定论，不同的材料影响不一样。其作用大小取决于砂粒的类型、大小，喷砂的速度、压力和时间等因素。

（2）抛光：全瓷修复体表面的抛光也能显著增强全瓷修复体的强度。通过抛光不但能够产生高度光洁的表面，减少缺陷及微裂纹的产生，而且，抛光过程中在材料表面形成的压缩层也可以对抗拉应力，有助于阻止微裂纹的扩展，从而增加瓷体的强度。

（3）上釉：通常认为一般釉料的热胀系数较体层瓷小，在冷却时体瓷的收缩较釉层大，釉层形成了向内的压应力，阻止了表面裂纹的扩展，同时釉料在体瓷表面形成光滑致密的无定形表面，充填了一些体瓷表面裂纹并形成了对化学侵蚀的屏障作用。但是，目前对上釉增加强度的作用并不明确，有研究结果并不认为它能起作用，可能是因为加热使内部压应力释放造成的强度下降与锐裂纹减少对强度的改善相互抵消。

（4）烧结次数：有研究表明 Vita In-Ceram 全瓷试件分别烧结 3 次、5 次、7 次、9 次，然后测试其抗压强度，并对数据进行统计分析，结果显示烧结 7 次、9 次的试件比烧结 3 次、5 次的抗压强度降低明显，差异有统计学意义。烧结 7 次和 9 次、3 次和 5 次之间差异无统计学意义。结果提示超过一定的烧结次数后，烧结次数的增加对 In-Ceram 全瓷修复体强度有影响。

（二）全瓷材料的精度研究

1. 不同印模系统的全瓷修复体精度研究　数字印模技术近年应用越来越广泛，因其可弥补传统印模的一些不足。An S 等对使用 iTero 口内数字印模和普通硅橡胶印模制作的上颌中切牙氧化锆单冠边缘适合性进行了研究，结果显示两组间存在显著差异，使用数字印模制作全冠的边缘适合性明显优于传统印模制作的全冠，但两者均在临床可接受范围内。

Ng J 等将使用数字印模和 CAD/CAM 技术与使用传统制作方法制作的右上颌第二前磨牙二硅酸锂玻璃陶瓷全瓷单冠的边缘适合性进行了比较，结果显示数字印模制作的单冠的边缘适合性（48μm±25μm）明显优于传统制作的单冠（74μm±47μm）。

Schaefer 比较了使用不同系统的数字印模技术制作上颌第一磨牙近中-殆-远中三面二硅酸锂全瓷嵌体的边缘适合性。实验采用的数字扫描系统包括 iTero（ITE）、cara TRIOS（TRI）、CEREC AC with Bluecam（CBC）和 Lava COS（COS），结果显示各组间有显著性差异，说明不同的数字扫描系统对制作出的修复体的边缘适合性有影响，但均在临床可接受范围内。

Huang ZL 等临床研究结果表明选择性激光熔附（SLM）钴铬合金烤瓷冠边缘和内部精度明显高于 CAD/CAM 切削的氧化锆全瓷冠和 IPS e. max 铸瓷冠的边缘精度，后两者之间无统计学差异。SLM 组殆面间隙则大于 CAD/CAM 切削的氧化锆全瓷冠和 IPS e. max 铸瓷冠的殆面间隙，后两者之间无统计学差异。

2. 不同长度全瓷修复体的精度研究　Anunmana C 等就前磨牙和磨牙的 Lava™ 氧化锆全瓷单冠和三单位固定桥固位体的边缘及内部适合性进行了临床研究。使用钴铬合金模拟第二前磨牙和第二磨牙基牙形态，于其上制作 Lava™ CAD/CAM 氧化锆单冠或三单位固定桥。结果显示，前磨牙单冠的平均间隙为（43. 6±0. 4）μm，其作为三单位固定桥固位体的平均间隙为（46. 5±0. 5）μm。磨牙单冠的平均间隙为（48. 5±0. 4）μm，其作为三单位固定桥固位体的平均间隙为（52. 6±0. 4）μm，殆面间隙最大，而单冠与三单位固定桥固位体的间隙大小存在显著性差异,因此修复体的长度跨度可影响 CAD/CAM 氧化锆全瓷单冠和三单位固定桥固位体的边缘及内部适合性,其中,对𬌗面间隙的影响最大。

3. 不同修复体边缘形态设计的全瓷修复体精度研究　研究表明凹槽形边缘形态和圆钝肩台边缘形态对修复体的边缘适合性的影响无统计学差异。基牙预备的质量明显影响修复体的适合性。

(三) CAD/CAM 加工的材料

自20世纪70年代末由法国 Duret 教授将 CAD/CAM 的概念引入口腔修复领域,80年代进入临床应用后,其发展迅猛,伴随着技术发展的越来越成熟,材料的发展也越来越好。目前临床应用的主要是切削材料,包括玻璃陶瓷、氧化物陶瓷和瓷树脂复合材料(表4-4)。氧化物陶瓷包括氧化铝、氧化锆等。瓷树脂复合材料包括树脂基质中分散陶瓷颗粒填料和陶瓷基质网孔结构中聚合渗透树脂基质。预成陶瓷块又分为未烧结的软质瓷块和部分烧结或完全烧结的硬质瓷块。前者强度较低,易于切削且对刀具的损耗小。

表4-4　常用 CAD/CAM 材料

品　牌	陶瓷种类
Finesse(FIN)	石榴石增强
In-Ceram Zirkonia	氧化锆
In-Ceram(INC-AL)	玻璃渗透氧化铝(70%)
Zirkonia Blank for Celay(INC-ZR)	玻璃渗透氧化锆
IPS Empress 2(EMPII)	二硅酸锂
Procera AllCeram (PRO)	高氧化铝(99.9%)
Experimental alumina(EAL)	高氧化铝(99.7%)
DCS Precimill	二硅酸锂或氧化锆
LAVA™	瓷增强树脂;高透氧化锆
KaVoEverest	二硅酸锂;氧化锆;钛
ZENOTECH™	聚甲基丙烯酸甲酯(PMMA)99.5%;色素<1.0%
Cercon	氧化锆
Decim	氧化锆
CEREC 3	玻璃陶瓷

三、存在问题与展望

虽然陶瓷材料有诸多优点,但它同时存在着一些缺点,如抗弯强度低、烧结收缩大、氧化锆基底瓷与饰面瓷间的分离、氧化锆与牙体组织的粘接性能不佳、硅酸盐类全瓷材料的强度较低及氧化锆陶瓷的色泽不佳等都在不同程度上制约了其临床应用。氧化锆陶瓷虽然强度很高,但颜色透明度不够,不够美观,另外其质地坚硬,易对对𬌗釉质形成磨耗,单独使用需要高度抛光,因此通常作为全瓷修复体的内层支架材料。而饰面材料弹性模量小,强度低

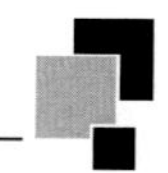

(100MPa 左右),因此饰面瓷和底层氧化锆陶瓷之间力学性能相差太大,力学匹配性不良,因此临床常出现饰面瓷剥脱、碎裂(chipping)导致修复失败。虽然有不少研究表明可通过核瓷/饰瓷比的控制来减少这种失败,但这种材料固有的缺陷可能会制约这类材料的临床应用。据临床研究报道全瓷冠的5年临床并发症约为8% ~12%,其中全瓷冠的冠裂占7%,脱位为2%,需要牙髓治疗占1%,继发龋为0.8%。对于这些存在的问题,一些新的方法正在研究和应用之中。

1. 铸瓷饰面技术　铸瓷技术目前在临床应用比较广泛,应用范围也在不断扩大。目前可以将铸瓷材料压铸到金属、氧化铝、氧化锆内冠表面作为饰瓷,增加外层饰面瓷的强度。

2. 无饰面瓷的氧化物陶瓷的应用　随着透明氧化锆陶瓷的出现,为了避免饰面瓷的剥脱和崩裂,全解剖结构的氧化物陶瓷修复体或承力区全氧化物陶瓷结构的修复体的应用可避免低强度饰面瓷的影响。

3. CAD/CAM 技术与全瓷技术的结合　目前临床应用的 CAD/CAM 技术主要用于制作全瓷修复体,特别是氧化锆的切削加工使全瓷长桥在临床的应用得以拓展。同时椅旁 CAD/CAM 技术缩短了修复体的制作时间,减少了制作过程的中间环节,也减少了患者的就诊次数,具有良好的应用前景。

4. 氧化锆陶瓷的表面处理　氧化锆存在与饰面瓷和粘接剂结合的两个结合界面。由于饰面瓷和底层氧化锆陶瓷之间力学性能相差太大,饰面瓷剥脱碎裂是其临床失败的一个重要原因。最新研究结果表明在饰面瓷与氧化锆基底的结合界面上存在单斜相和四方相两个相。界面的稳定有耐于这种不稳定的四方相氧化锆向单斜相氧化锆的转化。为了减少饰面瓷的剥脱或碎裂,可以通过氧化锆内冠的形态的设计、选用高强度的饰面瓷等方法在一定的程度上减少饰面瓷的破损。对于氧化锆与基牙之间的粘接,因为致密的氧化锆表面不含硅,氢氟酸酸蚀无效,硅烷偶联剂也无作用,因此氧化锆的粘接是临床应用中的另一个问题。目前的研究表明:使用新型磷酸酯和羧酸单体混合表面处理剂(如美国 bisco 公司的 Z-Prime™ Plus)或含功能单体(如10-MDP)的表面处理剂,涂抹于表面可使化学惰性较强的氧化锆陶瓷表面活化,与粘接剂的树脂基质之间发生化学结合,从而提高氧化锆陶瓷的粘接强度。此外,应用选择性酸蚀处理技术处理或应用合适的清洁方法彻底清洁被污染的瓷粘接面都可能有效提高氧化锆与树脂的粘接。激光对氧化锆材料粘接表面进行处理也有一定的作用。

相信随着技术的不断发展,也许会有新的方法改善两者的力学匹配性,拓展该类材料的临床应用。全瓷材料将成为牙科美学修复中的首选材料,全瓷冠桥修复也将被更多的应用于临床上。

四、科研立题参考

1. 全瓷材料颜色研究。
2. 双瓷层结构力学性能研究。
3. 氧化锆陶瓷的粘接性能研究。
4. 饰面瓷与氧化锆基底瓷结合强度的研究。
5. 全瓷材料裂纹产生、演化机制研究。
6. 全瓷材料成型工艺研究。

7. 全瓷材料加工精度的研究。
8. 全瓷材料切削性能的研究。
9. 全瓷材料烧结收缩的研究。
10. 全瓷粘接剂的研究。

第二节　树脂修复材料的研究进展

一、应 用 现 状

复合树脂是一种由树脂基质和经过表面处理的无机填料以及添加剂如引发体系、颜色调整剂等组合而成的材料。口腔修复中主要用于嵌体、贴面、桩核和冠桥等固定修复和活动义齿基托、人工牙、套筒冠义齿饰面材料、临时牙材料、固定修复体的粘接材料、全口义齿的软衬材料、殆垫、漂白牙套、活动矫治器等。

复合树脂的性能主要受树脂基质、填料以及两者间的界面所影响。

(一) 基质增强

树脂基质是复合树脂的主体成分,主要作用是将复合树脂的各组成部分黏附结合在一起,赋予可塑性、固化特性,并传递应力和增韧。使用最多的树脂基质是甲基丙烯酸酯类树脂基质系统。

1. 甲基丙烯酸甲酯均聚粉　它是由甲基丙烯酸甲酯(methylmethacrylate,MMA)经悬浮聚合而制成的,为无色透明的细小珠状,粒度在80目以上,其平均分子量一般为30万~40万。聚甲基丙烯酸甲酯(polymethylmethacrylate,PMMA)均聚粉能溶于MMA、氯仿、二甲苯、苯、丙酮等有机溶剂中,不溶于水和乙醇。常温下聚合粉很稳定,130℃以上可进行热塑加工,180~190℃开始解聚为MMA。

2. 甲基丙烯酸甲酯共聚粉

(1) MB牙托粉:是MMA与丙烯酸丁酯(butyl acrylate,BA)的嵌段共聚物,由于聚合物中含有BA链节,由此粉制作的义齿基托的冲击强度和挠曲强度均有所提高。

(2) MMA-MA牙托粉:是MMA与丙烯酸甲酯(MA)的共聚物,该牙托粉调和时所需的牙托水较少,面团期持续的时间较长,充填塑性较好,耐磨性和耐擦伤性有所提高。国产的YT牙托粉和国外的Palapont HS均为此种牙托粉。

(3) MMA-EA-MA三元共聚牙托粉:是MMA、丙烯酸乙酯(ethyl acrylate,EA)、丙烯酸甲酯(MA)的三元共聚物。该粉溶于MMA的速率快,所制作的义齿基托的机械性能有明显的提高。

(4) 橡胶接枝改性PMMA牙托粉:是MMA与橡胶(如丁苯橡胶)的接枝共聚物,其显著的特点是所制作的义齿基托的冲击强度大幅度提高,韧性明显增强。

3. 螺环原碳酸脂类膨胀单体(spiro ortho carbonates expansion monomer,SOC)　SOC加入到传统的Bis-GMA/TEGDMA系统中形成的新的树脂基质聚合收缩性几乎为零,聚合后的残余应力大大减小,树脂的强度也显著提高。但是,SOC也存在一些缺点,比如它的反应活性较差,需要延长光照时间;对水、酸性化合物及填料敏感,不利于保存;聚合后对紫外线起反应,容易着色等。

4. 环氧树脂类　这种树脂体系在聚合时伴有开环反应,聚合收缩小,相对以Bis-GMA

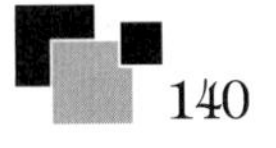

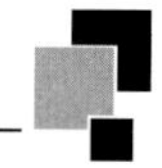

为主体的树脂来说，它在固化深度、聚合收缩性、强度、硬度等方面都有了很大的提高。由于其光照下的聚合反应并不是由自由基引发，而是由活性阳离子（如 H^+）引发，而阳离子的产生不受氧的影响，因此其固化表面无氧阻聚层。另外，H^+较小，在树脂基质内移动也较容易，因此在光照结束后仍可以引发单体间的聚合，使单体聚合的转化率得以提高。环氧树脂中最常用的树脂体系是 Cyracure UVR26105/pTHF-250，这种树脂不仅转化率高，而且在细胞毒性和致畸性实验中都显示了良好的生物相容性。但在室温下反应活性较低，固化时间较长，固化后析出单体较多（37℃水中约为传统丙烯酸树脂的 2 倍），是它的最大缺点。

5. 树脂化玻璃离子单体系统（compomers）　compomers 就是复合树脂和玻璃离子的结合体。由于玻璃离子的固化是在水分子存在下的酸碱中和反应，compomer 单体的结构中含有特殊的 2 个双键和 2 个羧基，它既能与传统的丙烯酸单体（Bis-GMA、UDMA 等）交联聚合，又能同玻璃离子发生中和反应。在湿性环境下，水分子进入树脂中发生反应，所以 compomer 的吸水膨胀性要比普通复合树脂大很多，对材料的聚合收缩会有一定的补偿。

6. 有机化陶瓷基质系统　这种基质是在分子水平上复合的一种有机无机化合材料。这体现在无机物通过缩聚反应形成聚 Si-O-Si 无机网络结构，这种结构类似于玻璃；同时，有机成分在光引发下加聚反应形成有机网络结构。体外实验研究证明有机化陶瓷基质系统的确显示了很好的硬度与耐磨性；其边缘密合性也可与传统树脂加粘接技术相媲美；如果不掺入稀释单体 TEGDMA，也可以达到很好的生物相容性。

（二）填料增强

填料（fillers）又被称为增强体（reinforcement）主要作用是赋予材料良好的物理机械性能，如强度、耐磨性、表面抛光性能、树脂的透明性等，并减少树脂的聚合收缩，降低热胀系数，某些填料还具有 X 线阻射的作用和生物活性。

1. 玻璃填料　以往常用的颗粒填料有石英、SiO_2 等矿物质，现代的复合树脂中所用的填料大都是一些玻璃型填料。玻璃型填料的透光性较好，与树脂基质的折射系数相匹配，有利于复合树脂的固化和美观性能的提高，另外玻璃填料还可以通过加入改性剂对其性能进行改善，常用的这类填料包括含钡锶等重金属的硅酸盐玻璃、气相 SiO_2 以及硅酸锂铝玻璃等。玻璃填料的缺点是强度不高，长期浸在水中易水解。

2. 纳米颗粒填料　近二十年来，为了增强复合树脂的强度、硬度、耐磨性、抛光性能和美观性能，出现了一些新型增强体，如纳米颗粒增强体、陶瓷颗粒和纤维增强体、连续纤维增强体、晶须增强体等。纳米颗粒增强的复合树脂兼有混合填料复合树脂的强度和超微填料复合树脂的美观性、表面抛光性和耐磨性。陶瓷颗粒增强的复合树脂多用来间接修复，被称为第二代修复用复合树脂，国外文献报道中多以 Ceromer（ceramic optimized polymer）命名，国内常翻译成瓷聚体或者超瓷。这种复合树脂是在原有玻璃填料的基础上加入一定比例的陶瓷颗粒，由于陶瓷颗粒的强度远大于玻璃填料，因此大大提高了复合树脂的强度。

3. 纤维增强体　以往主要应用于义齿基托的增强、咬合夹板、活动义齿的固位体，近些年用来制作固定义齿的底层支架，并得到了较快的发展，和 Ceromer 联合应用，已用于前牙固定桥和后牙冠桥的修复，尤其是基牙上有近缺牙区邻殆缺损的固定桥修复。现在市场上常见的几个纤维冠桥用复合树脂系统主要有 Targis/Vectris、Sculpture-Fibrekor、BelleGlass-Connect、EverStick、Ribbond 等系统。纤维增强树脂复合材料具有高强度、高模量及耐腐蚀等优点，在航天、造船、汽车制造等领域获得广泛使用。无色的玻璃纤维美观，价格低廉，经硅烷偶联剂处理可与树脂基质形成良好的化学结合。纤维的类型、大小、长度、分布、含量、粘接剂的选择与应用等均影响增强效果。

4. 晶须增强体　晶须(whiskers)是一种人工合成的单晶体,结构缺陷少,强度远远大于玻璃离子和玻璃纤维,晶须的另一个特点是长度远大于直径,直径达到纳米级,而长度则有数微米,这种结构能有效地阻止裂纹的扩展。如果把晶须加入到树脂内,可大大提高树脂的强度。由于晶须强大的增强效果,近十多年来在工业上其用于树脂基复合材料的增强有许多报道,用于牙科复合树脂的增强也有一些研究报道,Xu 把表面熔附上二氧化硅的碳化硅和氮化硅晶须与树脂基质混合,得到的复合树脂的强度远远高于常用复合树脂的强度。相对于碳化硅和氮化硅等高品质晶须,钛酸钾晶须虽然在一些性能上有些欠缺,但其力学性能却远远高于玻璃纤维和玻璃填料,并且价格低廉,近年来在工业上多用来增强一些热塑性树脂,用于牙科复合树脂的增强目前正在研究之中。

(三) 界面增强

对于复合树脂来说,在基质和增强体之间还存在着界面相。界面对于复合树脂具有很重要的作用。首先,施加在树脂整体上的力,由基质通过界面层传递到增强材料组元,这就需要有足够的界面粘接强度,粘接过程中两相表面能相互润湿是首要的条件。另一作用是在一定的应力条件下能够脱粘以及使增强体从基质拔出并发生摩擦。这样就可以借助脱粘增大表面能、拔出功和摩擦力等形式来吸收外加载荷的能量,以达到提高其抗破坏的能力。在牙科复合树脂中,硅烷偶联剂常被用来增强两相间的相互润湿性及界面粘接强度。硅烷偶联剂既含有能与增强材料起化学作用的官能团,又含有与树脂基质起化学作用的官能团,这样在树脂基质和增强体之间存在着化学性连接,结合强度高。牙科复合树脂中常用的硅烷偶联剂为γ-甲基丙烯酰氧丙基三甲氧基硅烷(γ-MPS),国内对应牌号为 KH-570。

(四) 牙科常用修复树脂填料的基本组成

1. Vectris Pontic　由玻璃纤维、二氧化硅、稳定剂、催化剂及颜料组成。玻璃纤维为平均直径 16μm 的纤维,呈束状单向分布于树脂基质中,其特点是玻璃纤维经过树脂单体的预侵染,与树脂基质有良好的结合,纤维束的单向分布有利于承受或传导外界的压应力和拉应力,起到增强的作用。二氧化硅作为无机微填料,含量在 3 ~ 4wt%,用于增加树脂强度,使树脂耐磨,具备良好的抛光性能。Vectris Pontic 可直接用于贴面和嵌体的修复,后牙固定桥的桥体可采用 Vectris 做支架,Targis(超瓷)为基质加强。

2. Tetric EvoCeram(充填和饰面材料)　钡铝硅玻璃填料、预聚物、氟化钇、球形氧化物。而钡铝硅玻璃填料为混合微填料,粒径为 700nm/400nm。其优点为反光指数(refractive index)与聚合物接近,因此树脂具有高的透明度和 X 线阻射效果。700nm 用于增加树脂强度。400nm 使树脂耐磨,抛光性能良好,表面光亮,细洁。

(1) 预聚物:由单体、玻璃填料、氟化钇组成。其中钡铝硅玻璃填料粒径为 400nm,氟化钇粒径为 200nm。400nm 粒径的钡铝硅玻璃填料减少收缩和收缩应力。200nm 粒径的氟化钇产生 X 线阻射和氟离子释放。

(2) 球形金属氧化物:粒径在 120 ~ 160nm,其作用为产生树脂基质相似的光反射,不影响材料的透明度,增加材料的变色龙效应。球形有一种理想的低增厚效应,即与小颗粒表面有最大的接触面积,以减小收缩。氧化物的单元颗粒及其继发集结颗粒共同产生一个理想的黏度。

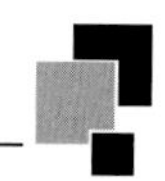

(3) 纳米优化技术(nano-optimized technology):有机物通过硅氧键化学结合到无机硅上再与纳米调色无机物结合。

(4) 树脂的X线阻射(radiopacity):以铝箔为参照标准,牙龈、龋损为0% AL,牙本质则为100% AL,釉质为200% AL。形成牙科X阻射的元素有:天然牙中H、C、O、F、Al、Si、Ca、Sr、Zr、J、Ba、Yb等;填料中O、F、Al、Si、Ca、Sr、Zr、Ba、Yb等;单体中有H、C、O等元素。

(5) 树脂的颜色(shade):填料和树脂基质的反光指数影响材料的透明度。填料和单体有不同的反光指数则材料的透明度低,反之则高。

(6) 树脂的添加剂:树脂固化引发剂,通常光固化树脂有光引发剂,其要求在一定的光强下才能充分发挥作用。不同的光固化灯有不同的光强,固化效率也会不同。近几年有一种蓝光(bluephase-二极管冷光光源)光固化灯固化效率比较高。化学固化树脂则含有化学固化引发剂,其颜色稳定性不如光引发剂,一段时间后容易使树脂变黄,因此对全瓷贴面粘接,只能用光固化树脂,因为全瓷贴面比较薄且透明,遮不住粘接树脂的颜色。双重固化的树脂则含有两种引发剂。

(五) 义齿基托树脂的增强

20世纪40年代以来,聚甲基丙烯酸甲酯(PMMA)是最常用的义齿基托材料,尽管色泽美观,操作简便,易于修理,但是由于机械强度不足常导致基托在使用过程中折断。通常有两种方法提高PMMA的机械性能:①PMMA化学成分的调整;②PMMA基质中加入增强物。

1. PMMA化学成分的调整　橡胶改性玻璃态的聚合物成为一种途径。橡胶中加入PMMA产生的树脂基质由PMMA和橡胶在PMMA的互穿聚合物网络(interpenetration polymer net work,IPN)组成,交联网络互相贯穿,起着“强迫互溶”的作用,最常用的是丁苯橡胶。裂纹顺着PMMA发展,在橡胶树脂界面减慢下来。橡胶改性或高冲击强度树脂在基托折裂前的高应变率吸收了大量的能量,阻止了折裂的发生,但冲击强度增加的同时,树脂的弹性模量下降,导致材料弹性太大。Stafford等报道与常规树脂相比,新树脂的抗冲击强度、尺寸稳定性提高,但疲劳强度和横向测试性能没有改变。低分子量(15~35 000Da)的丁苯橡胶改性PMMA,橡胶加入量可达30%而不改变树脂的操作性能。Jagger等比较了市售五种高强度树脂的横向强度和抗冲击强度,发现有三个品牌(Metrocryl Hi、Luctitone 199、N. D. S. Hi)的冲击强度明显高于对照组(Trevalon),最高达11.5kJ/m^2;Sledgehammer的横向强度最高,其他品牌的横向强度与对照组相比无差别。PMMA橡胶接枝改性是迄今最成功、最广为接受可替代常规PMMA义齿基托材料的方法,然而约20倍的高成本限制了它的使用。

2. PMMA基质中增强物的使用

(1) 金属增强物:金属增强物是应用最广泛的基托增强物,金属可以丝状、网状、板状和粉末状的形式加入基托中。加强物的厚度和位置影响增强体的性能,金属应垂直放置于义齿预期的应力折裂线,两根近距离平行放置的金属丝能够明显提高义齿的挠曲强度,减少义齿折裂的发生。Sehajpal等用不等量的银粉、铜粉和铝粉加入到PMMA中,材料的抗压强度增加而抗张强度下降,这主要由于承受加载的聚合物横截面积减少、充填颗粒导致应力集中、微裂纹扩展、混入的空气和水汽形成气泡以及树脂对填料的不完全润湿所引起。然而,由于金属与树脂缺乏可靠的粘接导致加强体周围应力集中,在很多情况下,放置增强体反而削弱了PMMA的强度。Vallittu等研究用喷砂、硅烷化和应用粘接性树脂提高金属树脂间的结合,结果表明:表面粗糙的金属增强体抗折强度增加,喷砂是最有效的方法。应用硅烷化

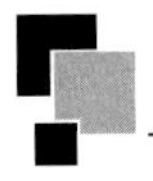

技术后金属树脂间的粘接性明显增加。金属粘接性树脂为普通粉液系统单体中含5%的4-Meta,有报道金属与粘接性树脂的结合优于金属与普通树脂间的结合,而 Polyzois 研究发现粘接性树脂并不能提高金属的增强效果。金属增强 PMMA 也有许多缺点,如基托重量增加、金属加入影响基托色泽、降低基托的适合性以及局部难以缓冲或加衬等。

(2) 碳素纤维:碳素纤维以松散丝状或织布网状两种形式增强义齿基托。干纤维难以操作,可用单体润湿改善操作性能。1971 年,Schreiber 尝试用碳素纤维增强义齿基托,结果材料的横向强度提高了 50%,几年后进入临床使用,初步观察效果良好。Bowman 调查了 28 位有过义齿折裂史的患者,采用碳纤维增强后义齿的平均使用寿命是常规义齿的 2 倍($P<0.001$)。定向排列纤维用于增强树脂在工业上应用已有几十年的历史,纤维的加入明显提高树脂的承载能力,且定向排列纤维的增强物比随机排列纤维的增强物的挠曲强度更大,当垂直于力加载方向排列时产生最大的弯曲强度与疲劳强度。然而,在树脂中定向放置纤维难度很高,操作不当不能获得预期的增强效果。另外,Ruyter 等报道碳素纤维增强体浸水后挠曲性能下降,可能是吸水影响基质纤维之间的粘接所致。Chow 讨论了要获得良好性能的碳素纤维增强体的必要条件:①基质和增强体之间良好的粘接;②基质对增强体良好的润湿性,使两者在分子水平上有最大的表面接触,既加强两者的粘接,又能防止形成空隙导致裂纹产生和扩展,在应力承受区内有序排列使之能够发挥最大作用;③增强物的放置量允许被基质完全包被,又不能太小以免局部应力集中。碳素纤维能有效提高树脂的挠曲强度,但其潜在的毒性值得考虑,Yazdems 等报道处理过的标本产生皮肤激惹症状。由于难以加工、抛光以及暴露出黑颜色影响美观,加上发展了替代的增强方法,最近相关的研究报道已经很少。

(3) 芳纶纤维:芳纶纤维的挠曲强度超过尼龙的 2 倍,弹性模量超过尼龙 20 倍,E-玻璃纤维的 2 倍。在工业上可用于防弹背心、汽车轮胎等。芳纶纤维具有比碳素纤维更好的润湿性而不需要偶联剂处理,目前也没有发现具有毒性,但其淡黄颜色限制了它在可视区域的使用,而且暴露在树脂外的纤维较硬,不能抛光,患者感觉不舒适。Grave 等用不同含量的芳纶纤维增强 PMMA,所有增强体横向强度均明显下降,可能是基质与纤维未形成粘接所致。Uzum 等采用经环氧树脂处理后织布状纤维增强 PMMA,冲击强度从 $1246.86N/m^2$ 提高到 $9325.7N/m^2$,弹性模量也显著提高,横向强度没有影响,而 John 等发现经过单体浸渍的芳纶纤维使 PMMA 的挠曲强度从 696MPa 提高到 849.9MPa。对纤维表面进行化学处理能够提高基质与纤维的粘接,改善增强效果。

(4) 玻璃纤维:玻璃纤维有很多种,包括 E-glass、S-Glass、R-glass、V-glass 和 Cemfil,其中 E-glass 具有最高的挠曲强度,用于增强基托的主要是 E-glass。纤维可用非连续的织布状、松散状和连续的缠绕形与纤维束形增强义齿基托。要达到良好的增强效果,纤维与基质之间必须具有良好的结合,研究发现对纤维进行硅烷化处理能够提高两者间的结合,其机制基于下列两种键合:①硅烷水解后的硅醇基团与玻璃表面的羟基发生缩合形成硅氧烷桥;②硅烷分子上的羧基在上述反应的同时形成氢键。除了树脂对纤维的润湿性差,PMMA 的聚合收缩也会破坏两者的界面。Vallittu 建议用预处理的纤维缠绕于 PMMA-MMA 混合物中,减少聚合收缩,以保证纤维经过每层 PMMA 时均相互粘接,使义齿的疲劳强度和挠曲强度增加。纤维的含量与增强效果密切相关,Vallittu 用经过硅烷处理的纤维束增强 PMMA,最高含量达 21.9wt%,材料的抗折强度随纤维含量的加大而增加。对于松散的纤维,存在一个比较合理

的含量(有报道1% ~5%)。含量过多或过少,材料的机械性能都可能下降。纤维的放置影响树脂的强度,纤维通常用手放置压入型盒,产生纤维的侧向扩展,导致纤维在树脂内的不同向分布。采用注射成型技术松散状玻璃纤维在树脂内分布更加均匀,材料的横向强度提高也越明显。Kanie 等发现织布状纤维的位置越靠近基托的表面,基托的抗冲击性能越高。大多数研究用同种纤维增强 PMMA,而 Vallittu 等研究了玻璃纤维和芳纶纤维混合加强体,含12.4%玻璃纤维自凝塑料的冲击强度从7.8kJ/m^2 提高到74.7kJ/m^2,再加另一种纤维并不能引起强度的增加,他还讨论了全部纤维增强体(total fiber reinforcement,TFR)和部分纤维增强体(partial fiber reinforcement,PFR)的概念,前者用纤维增强整个基托,后者只在义齿的薄弱区域放置增强体。体外实验显示 PFR 明显增强全口和局部义齿的机械性能,临床研究也发现 PFR 的增强作用优于 TFR,而且 TFR 外露的纤维也易于产生激惹症状。基托的残留单体量具有重要的临床意义,采用玻璃纤维增强体会显著增加材料残留单体的含量,但是否具有临床意义尚不清楚,值得进一步关注。Lassila 等测定了一种玻纤增强基托材料(Alldent Sinomer)的残留单体量,结果符合 ISO 标准。另外,Vallittu 研究发现纤维增强复合体浸水180周后,横向强度和弹性模量下降了27%,而且下降主要发生在前四周,提示玻璃纤维临床增强效果可能没有体外实验的结果那么好。

(5) 超高分子量聚乙烯纤维(UHMPE):乙烯具有导热性、浅灰色、低密度和生物相容性,可被加工成单丝状或编成织布状,经过电等离子体蚀刻,纤维的表面粗糙度增加,提高与树脂的机械性嵌合。王志刚等发现,加入 Ribbond 聚乙烯纤维带能显著提高 PMMA 的挠曲强度和弹性模量。在国外研究中,对聚乙烯是否有加强作用结论还不太肯定。Rahamneh 等用聚乙烯加强 PMMA,材料的抗冲击强度明显提高,而横向强度的增强效果令人失望,与 Braden 等报道相似。Gutteridge 等对0.5% ~4%的 UHMPE 的短切纤维(6mm)增强效果研究表明,超过3%就难以操作,1%含量的基托冲击强度显著增加。等离子蚀刻后,基托的弹性模量和横向强度不受影响,1%含量硬度没影响,而2%含量硬度下降。纤维的加入影响基托的吸水性,由于亲水的树脂与疏水的纤维界面阻止了水的浸入,基托的吸水量大大减少,稳定性提高。Ladizesky 等研究纤维树脂界面强度、浸水和解剖形态对 UHMPE 树脂增强体机械性能的影响,浸水对增强体的机械性能和界面强度几无影响,等离子蚀刻提高树脂纤维界面的结合,纤维的存在大大减少了义齿的薄弱环节。UHMPE 纤维增强体在各种修复体均可适用,纤维的放置也影响树脂的强度。尽管 UHMPE 纤维对 PMMA 的某些性能具有显著的增强效果,但由于 UHMPE 分子量很高,熔体黏度大,难以加工成型,义齿制作费时费力,限制了它的使用。

(6) 自体增强:聚合物自体增强的增强物与基质化学成分相同。用于基托自体增强的增强物包括 PMMA 颗粒和 PMMA 纤维,采用热加工牵拉形成的同向 PMMA 纤维比 PMMA 具有更高的抗张强度和折裂韧性,Gilbert 等用 PMMA 纤维增强 PMMA 基质,提高了树脂的机械性能。然而,Jagger 等研究发现,不管采用 PMMA 颗粒,还是 PMMA 短切纤维或者 PMMA 连续纤维均不能有效增强基托的横向强度和抗冲击强度。

目前的研究致力于提高基托材料的强度、刚度,良好的尺寸稳定性、耐磨性和 X 线阻射性,PMMA 通过化学成分的调整以及加入某些增强物使其同时具有良好的冲击强度和横向强度,但大多数材料由于加工困难或费用高昂而不能用于临床。目前最成功的基托材料是经过橡胶改性的高强度树脂,它与普通 PMMA 具有相似的操作性能,但材料的韧性仍较差,远期易形成义齿的疲劳性折裂,另外,材料的高成本也限制了它的使用。

二、研究热点

(一) 树脂的增强作用研究

1. 纳米增强体　纳米材料是指在三维空间中至少有一维处于纳米尺度范围(小于100nm)由它们作为基本单元构成的材料。材料细微化所产生的小尺寸效应、表面效应、量子效应、宏观量子隧道效应等使纳米材料出现许多不同于常规材料的新性能,而这些特性正被逐步应用于人类生产生活的各个领域。

(1) 纳米粒子:

1) 纳米 SiO_2:以纳米 SiO_2 作为增强材料,制备纳米复合材料,纳米 SiO_2 可以使环氧树脂增刚、增强、增韧。纳米 SiO_2 粒子使复合材料的冲击强度得以大幅度提高,说明纳米 SiO_2 可以与环氧树脂具有较好的相容性。纳米 SiO_2 均匀地分散于基体之中,当基体受到冲击时,粒子与基体之间产生微裂纹(银纹);同时粒子之间的基体也产生塑性变形,吸收冲击能,从而达到增韧的效果。随着粒子的微细化,粒子的表面积增大,填料与基体接触面积增大,材料受冲击时,产生更多的微裂纹,吸收更多的冲击能。另外,刚性无机粒子的存在产生应力集中效应,易引发周围树脂产生微裂纹,吸收一定的变形能。纳米 SiO_2 粒子的加入均使基体的拉伸强度得以提高。拉伸强度的增加,可能由于无机粒子与环氧树脂发生物理或化学的结合,增强了界面粘接,因而纳米粒子可承担一定的载荷,使复合材料的拉伸强度增加。

二氧化硅纳米颗粒用特殊的溶胶-凝胶法引入环氧基体可以达到很高的含量,同时保持较为理想的分散状态,粒子对于碳纤维与改性环氧基体的粘合强度有显著的增强效应。纳米颗粒对环氧树脂基体材料的增韧是碳纤维与基体间界面增强的一个重要原因。

除直接将纳米粒子作为树脂增强材料外,还可将硅石纳米粒子熔附到碳化硅晶须上以增强口腔成核树脂的强度,硅石纳米粒子通过增加晶须表面积和粗糙度来加强晶须与树脂基质的结合。在树脂基质中加入适宜的金属氧化物或硅石纳米粒子,不仅可以增加充填物强度,而且还能降低树脂的聚合收缩甚至使其为零,这将有助于减少充填后的边缘微漏,预防继发龋。

碳化硅晶须(SiCw)熔附 SiO_2 纳米粒子(β-SiCw/SiO_2)、硼酸铝晶须(ABw)熔附 SiO_2 纳米粒子(ABw/SiO_2)、四针状氧化锌晶须(ZnOw)均可以提高复合树脂的抗弯强度。

2) 碳纳米管:碳纳米管是一种高性能的有机物增强体,也是目前的一个研究热点。原生多壁碳纳米管和己二胺修饰的多壁碳纳米管分别对环氧树脂有增强作用。修饰后的碳纳米管比原生碳纳米管对环氧树脂有更明显的增强作用。单壁碳纳米管与多壁碳纳米管具有不同的形貌及结构,对碳纳米管/环氧树脂复合材料的性能也有不同的影响。

3) 纳米 TiO_2:经处理后对环氧树酯有增强、增韧作用,同时有广谱抗菌作用。

4) 纳米非晶金刚石薄膜:可以与义齿树脂表面形成理想的结合。极化处理法可以增强造牙粉材料表面与镀膜的结合力,较薄的镀膜与热凝义齿树脂材料的结合力优于较厚的镀膜。

(2) 纳米粒子的表面处理:表面处理的纳米粒子与分散纳米粒子一般以两种形式存在,单分散的一次粒子和团聚的二次粒子。一次粒子处于激发态,有极高的反应能力,二次粒子

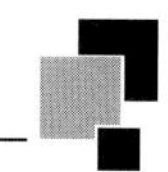

处于稳定状态。纳米粒子表面有大量羟基，表面结合能高，易于团聚。因此，制备纳米复合材料时，需要对纳米粒子的表面进行改性，使其处于一次粒子状态。表面改性的方法有：偶联、接枝和嵌段聚合、胶囊化聚合、使用相容剂等。对无机粒子而言，常常采用一些方法加强两相间的物理、化学作用，如范德华力、氢键、化学键、离子键等。所使用的处理剂有硅烷偶联剂、钛酸酯偶联剂。处理过的纳米粉必须充分分散在液态材料中。分散方法可采用超声粉碎机分散或采用球磨机分散，也可使用高速搅拌机分散。在固态材料中，应尽可能早地把纳米粒子添加到固态材料中，采用球磨机、密炼机和多次压延等方法，以确保纳米材料的均匀分散。

2. 晶须增强体　晶须的特点使其对树脂基复合材料也有很大的增强效果。晶须对于牙用复合树脂的增强近十多年来也有一些报道，所用的晶须为氮化硅和碳化硅，品质高，价格贵。钛酸钾晶须与高品质晶须相比虽然在强度上有一定的差异，但其价格低廉，在工业上应用较多。

用于牙科树脂增强的几种正在研究的晶须有：钛酸钾、硼酸铝、氧化锌、氮化硅、碳化硅等晶须。

（1）几种常见晶须的特性：

1）硼酸铝晶须：硼酸铝晶须以它优良的性能和相对低的造价而引人注目。硼酸铝晶须组成为 $xAl_2O_3 \cdot yB_2O$，常见的有3种形态，即 $9Al_2O_3 \cdot 2B_2O$、$2Al_2O_3 \cdot B_2O_3$ 和 $Al_2O_3 \cdot B_2O_3$。$Al_2O_3 \cdot B_2O_3$ 存在于天然矿物中，$9Al_2O_3 \cdot 2B_2O$ 和 $2Al_2O_3 \cdot B_2O_3$ 则为人工产品。

硼酸铝晶须的特性：①弹性模量高于碳化硅晶须，与氮化硅晶须相近，抗弯强度高于钛酸钾晶须；②晶须细小，直径在0.5～1.0nm，长度在10～30μm，其长度与玻璃纤维直径相当；③硬度相对碳化硅、氮化硅晶须低，与玻璃纤维相近；④耐热性能与钛酸钾晶须相当；⑤具有较高的性能价格比，其价格仅为 SiC 晶须或 SiN 晶须价格的1/30～1/10左右，其弹性模量高于 SiC 晶须和 SiN 晶须。用它制备的铝基复合材料的强度、模量、热膨胀系数等均可与 SiC 晶须或 SiN 相媲美；它还具有阻燃性，具有较大的应用前景。

硼酸铝晶须具有良好的机械强度、弹性模量、耐热性，它不仅应用于绝热、耐热和耐腐蚀材料，也可用做热塑性树脂、热固性树脂、水泥、陶瓷和金属的补强剂。用偶联剂（如硅烷）处理硼酸铝晶须用于牙科树脂中，可明显地提高树脂各种机械性能。

2）钛酸钾晶须：钛酸钾晶须首先是由美国杜邦公司于1958年开发的，它的性质能随着组成的变化而不同。其中四钛酸钾（$K_2O \cdot 4TiO_2$）具有很好的化学活性；六钛酸钾（$K_2O \cdot 6TiO_2$）具有优良的力学性能、物理性能，稳定的活性性质，优异的耐腐蚀性、耐隔热性、耐磨性、润滑性，高的电气绝缘性；并具有红外反射率高、高温下导热系数极低、硬度低等特点；价格仅为 SiC 的1/10～1/2，用做增强材料已显示出特有的优势，因而这两种钛酸钾晶须实用价值很大，应用最多。钛酸钾晶须能作为多种塑料的增强剂，它不增加熔体黏度，易与塑料复合，易制成形状复杂、细小、精度好、表面光洁度高的制品；有对成型设备和模具损伤小的优点。所制得的制品已用于许多领域，如可以制成齿轮、轴承、垫片、阀门等，可用于飞机、汽车、机器人、仪表、计算机和船舶等领域。钛酸钾晶须与高品质晶须相比虽然在强度上有一定的差异，但其价格低廉，在工业上应用较多，在牙科树脂中的应用正在研究中。

3）氧化锌晶须：氧化锌晶须（zinc oxide whisker，简写 ZnOw）为立体四针状单晶体，最早由日本松下产业株式会社于1989年研制成功。它有针状和多角状两大类。多角状 ZnOw 具有半导体性质，属于 N 型半导体，具有高比重特点。由于具有多功能性，这种晶须在复合材料中的应用正在受到越来越多的重视。ZnOw 为单晶体，具有导热、压电、压敏、吸声、减震、防噪、抗菌和催化等性能。由于其独特的立体四针状结构,可各向同性地改善材料的力学性能,如抗拉、抗弯曲、耐磨性能;同时,由于 ZnOw 的耐高温性、导热性和低膨胀系数,能提高材料在高温下的化学和尺寸稳定性。

4) SiC 晶须:具有较高的透光性,对固化反应影响小,是光固化成型材料比较理想的增强体。

5) 羟基磷灰石晶须:制备可促进牙齿再矿化且力学性能优良的牙科复合树脂。用正硅酸乙酯对羟基磷灰石(HAP)晶须进行表面改性后,通过硅烷偶联剂对填料进行处理,提高其与树脂的界面相容性,并用改性后的 HAP 晶须与树脂复合。

(2) 钛酸钾晶须对树脂增强的研究:研究硅烷偶联剂的用量、晶须的填充量、热处理时间对于钛酸钾晶须增强牙用复合树脂抗弯强度的影响,结合超微手段分析相关的机制。

1) 硅烷偶联剂的用量对钛酸钾晶须增强复合树脂的抗弯强度的影响:使用 0.5%、1%、2%、3%、4% 的质量分数的 KH-570 对钛酸钾晶须进行表面处理,把处理过的钛酸钾晶须和树脂基质按照一定的配方合成五组热固化型复合树脂,结果显示:硅烷偶联剂的用量为钛酸钾晶须的质量分数 3% 时钛酸钾晶须增强的复合树脂的抗弯强度(134.18MPa ± 12.90MPa)最高,与其他其他四组的抗弯强度的差异具有显著性($\alpha = 0.01$, Tukey 检验);扫描电镜结果显示硅烷偶联剂的用量为 3% 时对钛酸钾晶须的处理效果最好,钛酸钾晶须与树脂基质界面结合良好。

断裂面扫描电镜观察结果见图 4-5 ~ 图 4-15。

由图 4-5 可见断裂面上裸露的钛酸钾晶须表面很少有树脂粘连,晶须分散不均匀。空心箭头所指的晶须表面很光滑,实心箭头所指的钛酸钾晶须集结在一起,未被树脂润湿。

由图 4-6 可见晶须与树脂基质间的结合与 0.5% 处理组相比并没有太大的变化,断裂面上的晶须仍以光滑的较多,空心箭头所指的孔洞为晶须拔出时留下的孔洞,由图可见孔洞内表面很光滑,也很规整,说明晶须表面处理的效果不好,从基质内拔出时断裂面在晶须和基质的界面上,这样使得晶须在拔出过程中消耗的能量较少,与基质间的摩擦较小,晶须易于从基质中拔出。

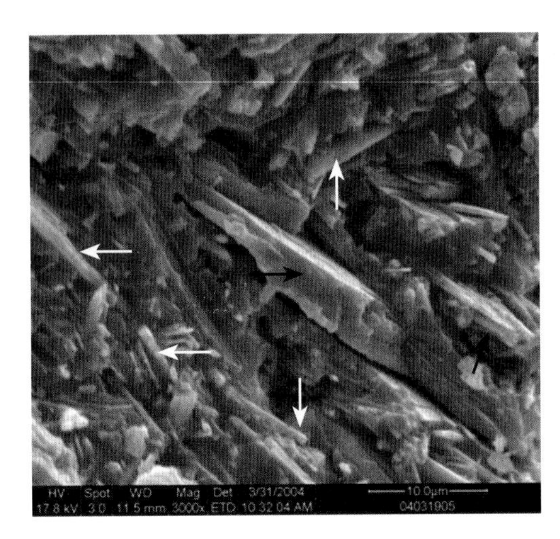

图 4-5 0.5% 硅烷偶联剂处理组(×3000)
(上海交通大学口腔医学院 张修银供图)

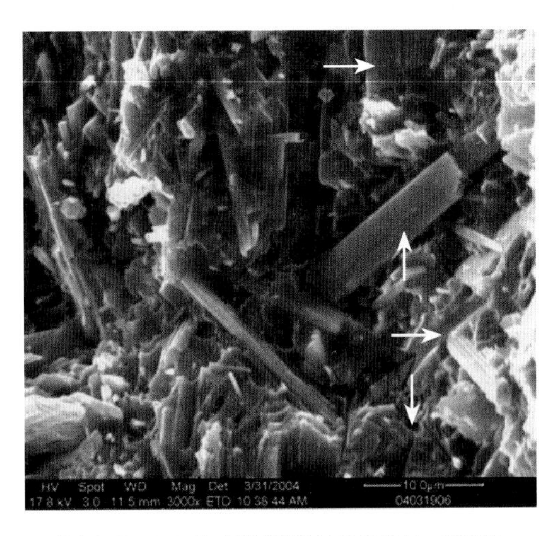

图 4-6 1.0% 硅烷偶联剂处理组(×3000)
(上海交通大学口腔医学院 张修银供图)

由图 4-7 可见表面粘连有树脂基质的晶须(实心箭头所指)相对于前两组明显增多，而空心箭头所指的晶须表面仍很光滑，并且分散也不好。

由图 4-8、图 4-9 可见晶须与树脂间的结合已非常好，晶须表面很不光滑，大多数晶须表面都粘连有树脂基质，图 4-9 中的晶须与树脂基质间结合牢固，并且晶须拔出后所留下的孔洞(图中下方实心箭头所指)很不规整，这表明晶须在从基质中拔出时，断裂面在基质内部，这样使得晶须在拔出过程中消耗的能量较多，并且与基质间的摩擦也较大。

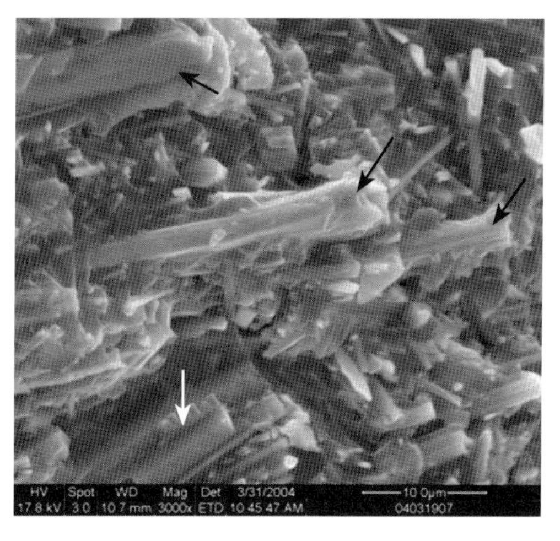

图 4-7　2.0%硅烷偶联剂处理组(×3000)
(上海交通大学口腔医学院 张修银供图)

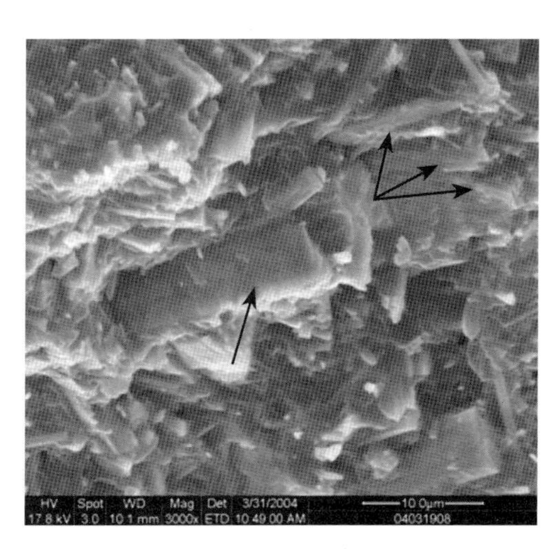

图 4-8　3.0%硅烷偶联剂处理组(×3000)
(上海交通大学口腔医学院 张修银供图)

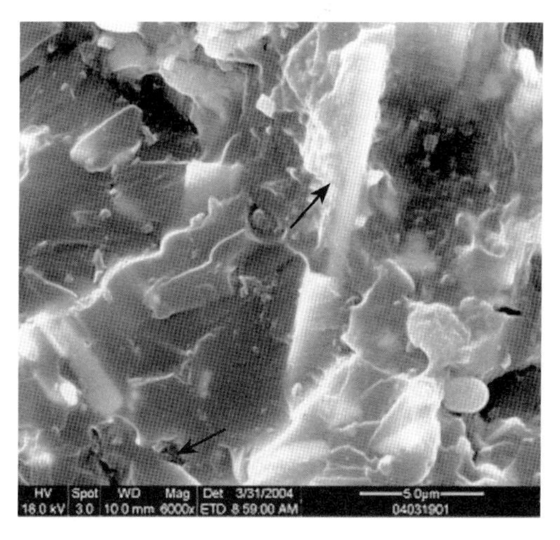

图 4-9　3.0%硅烷偶联剂处理组(×6000)
(上海交通大学口腔医学院 张修银供图)

由图 4-10 可见晶须表面光滑，从基质内拔出后所留下的孔洞也很规整，但晶须在基质内的分散很好。对比图 4-6、图 4-7、图 4-8 来看，晶须表面虽然光滑，但仍可以看出有一层薄薄的树脂附在晶须表面。

2）钛酸钾晶须的填充量对钛酸钾晶须增强复合树脂的抗弯强度的影响：优选出 3.0% 硅烷偶联剂处理的钛酸钾晶须，按照不同的填充量(40%、50%、60%、70%、75%)合成五组热固化型复合树脂。每组制作六个试件，在 120℃的烘箱内热固化 30 分钟后按照 ISO-10477 的标准进行三点弯曲测试。每组随机选出一个试件进行扫描电镜观察。结果显示：钛酸钾晶须填充量为 60% 时钛酸钾晶须增强的复合树脂的抗弯强度(145.30MPa±19.63MPa)最高，与 40%、70%、75% 三组的差异具有显著性，与 50% 组的抗弯强度的差别无统计学意义($\alpha=0.01$，Tukey 检验)；扫描电镜结果显示钛酸钾晶须的填充量为 60% 时晶须在树脂基质内分散均匀，与树脂基质界面结合良好，70% 处理组的钛酸钾晶须分散不好，晶须集中，气泡较多。

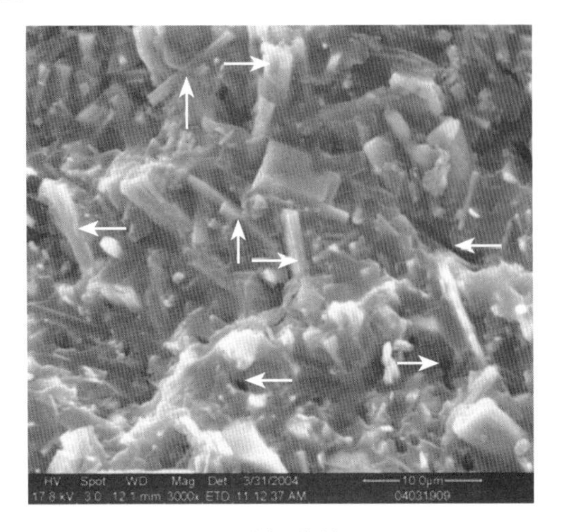

图4-10　4.0%硅烷偶联剂处理组(×3000)(上海交通大学口腔医学院 张修银供图)

断裂面扫描电镜观察结果:

图4-11～图4-15为不同钛酸钾晶须填充量的三点弯曲试件断裂面的扫描电镜照片。由图可见,随着填充量的增加,照片中的晶须增多,由图4-11～图4-14可见不同直径和长度的晶须均匀分散于树脂基质中,与树脂基质结合良好,晶须表面粘连有基质,照片中还可以看到大量的由晶须拔出后留下的孔洞,孔洞不规整。由图4-15可见晶须在树脂基质中的分散不均匀(实心箭头所指),晶须局部集中,未被树脂基质完全润湿,但集中的晶须表面粘连有树脂基质。

3）热处理时间对钛酸钾晶须增强复合

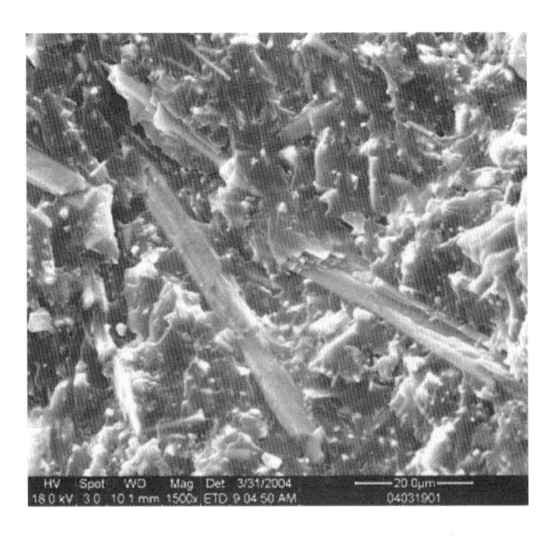

图4-11　40%填充量组(×1500)(上海交通大学口腔医学院 张修银供图)

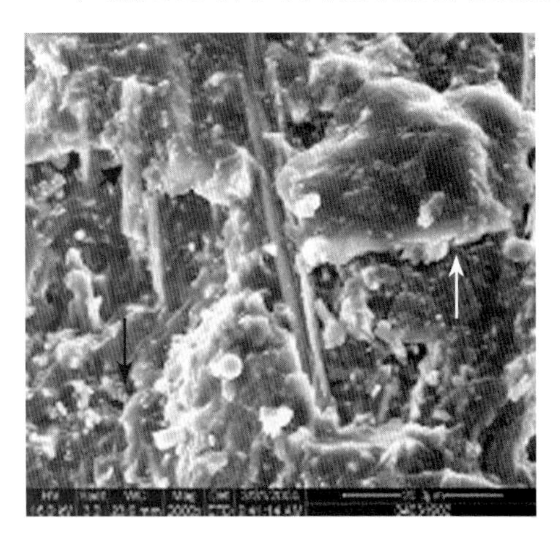

图4-12　50%填充量组(×2000)(上海交通大学口腔医学院 张修银供图)

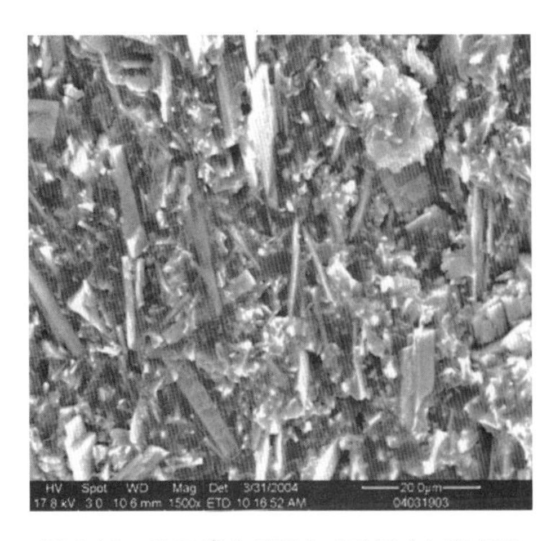

图4-13　60%填充量组(×1500)(上海交通大学口腔医学院 张修银供图)

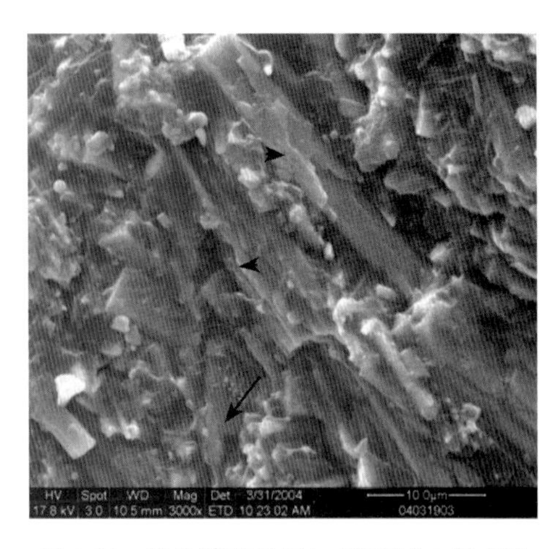

图4-14　60%填充量组(×3000)(上海交通大学口腔医学院 张修银供图)

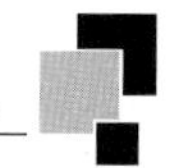

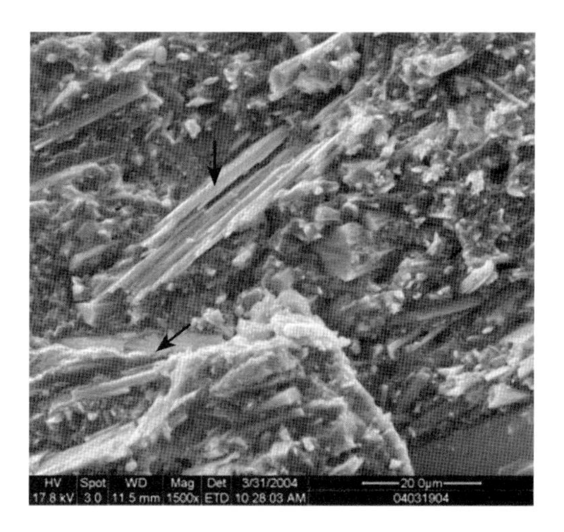

图 4-15　70%填充量组(×1500)(上海交通大学口腔医学院 张修银供图)

树脂的抗弯强度的影响:根据前两部分的实验结果,使用 3% 硅烷偶联剂处理的钛酸钾晶须以 60% 填充量合成热固化型复合树脂,每组制作六个试件,在 120℃ 的烘箱内分别热固化 30 分钟、45 分钟、1 小时、2 小时。按照 ISO-10477 的标准进行三点弯曲测试。结果显示:钛酸钾晶须增强的热固化型复合树脂的抗弯强度与间接修复用复合树脂 Artglass 的抗弯强度的差别具有显著性($\alpha=0.01$,Tukey 检验),前者的抗弯强度明显高于后者。钛酸钾晶须增强的化学固化型复合树脂的抗弯强度与 Z250 的抗弯强度相当,低于热固化型复合树脂的抗弯强度($\alpha=0.05$,Tukey 检验)。

4) 钛酸钾晶须增强复合树脂与其他常用复合树脂抗弯强度的比较:按照 ISO-10477 的标准,通过三点弯曲测试,比较 Artglass(间接修复用复合树脂)、Z250(直接充填用复合树脂)、化学固化型钛酸钾晶须增强的牙用复合树脂、热处理 1 小时的热固化型钛酸钾晶须增强的牙用复合树脂的抗弯强度。结果显示:钛酸钾晶须增强的热固化型复合树脂的抗弯强度与间接修复用复合树脂 Artglass 的抗弯强度的差别具有显著性($\alpha=0.01$,Tukey 检验),前者的抗弯强度明显高于后者。钛酸钾晶须增强的化学固化型复合树脂的抗弯强度与 Z250 的抗弯强度相当,低于热固化型复合树脂的抗弯强度($\alpha=0.05$,Tukey 检验)。

结论:

(1) 钛酸钾晶须对于牙用复合树脂具有很强的增强效果。

(2) 硅烷偶联剂的用量对钛酸钾晶须的增强效果有影响。硅烷偶联剂用量过多过少都会降低复合树脂的抗弯强度。

(3) 钛酸钾晶须的含量对钛酸钾晶须增强的牙用复合树脂的抗弯强度有影响。钛酸钾晶须的含量过少过多都会使复合树脂的抗弯强度降低。

(4) 热处理时间对复合树脂的抗弯强度有影响,热处理时间在一定范围内随着处理时间的延长,钛酸钾晶须增强的牙用复合树脂的抗弯强度会增加。

3. 复合增强

(1) 运用硅烷偶联剂(Z-6030)对纳米 ZrO_2 颗粒进行表面修饰,能够减少纳米颗粒的团聚,改善其分散性和润湿性,可以与 PMMA 基质形成良好结合。硅烷偶联剂的用量对纳米 ZrO_2/PMMA 复合材料的抗弯强度有较大影响,过多或过少均会影响纳米粒子的增强效果。

(2) 纳米 ZrO_2 的含量对纳米 ZrO_2/PMMA 复合材料力学性能有一定影响。经 1.5% 硅烷偶联剂修饰后的纳米 ZrO_2,添加量为 1.5% 和 2% 时,复合材料的表面硬度达到最大值,纳米 ZrO_2 的添加量为 1.5% 时,纳米 ZrO_2/PMMA 复合材料的抗弯强度最好。填料的含量的过多或过少均会产生负面影响。纳米 ZrO_2 对复合材料的热学性能有一定影响,但效果不明显,可能与添加量有关。

(3) 硼酸铝晶须的含量对晶须/PMMA 复合材料力学性能有一定影响。经 2% 硅烷偶联剂修饰后的硼酸铝晶须,添加量为15%时,复合材料的表面硬度达到最大值;添加量为5%时,晶须/PMMA复合材料的抗弯强度最好。硼酸铝晶须对复合物的热学性能影响较大,随着添加量的增加,其热分解温度升高,耐热性得到改善。

(4) 无机填料的含量和比例均会对PMMA复合材料的力学性能有一定影响,当纳米ZrO_2粒子和硼酸铝晶须的比例为1∶2,纳米颗粒的添加量为2%时,复合材料的抗弯强度最大;纳米颗粒的添加量为3%时,表面硬度最优。当复合填料的比例高于1∶2时,材料的力学性能呈下降趋势。

(二) 树脂的抗菌作用研究

树脂修复材料以其良好的加工性能、生物相容性、低廉的价格和优良的美学性能在口腔修复中占居重要地位,而现在常用的修复树脂均没有抗菌活性,并且实验结果表明树脂基质表面易于沉积菌斑,容易发生继发龋而致使修复失败,所以赋予其抗菌性能是口腔修复材料的一个重要的研究方向。近些年来,对于复合树脂抗菌剂,国内外的学者进行了很多尝试和研究,其分类也多种多样。根据其化学组分的不同可将其分为无机抗菌剂、有机抗菌剂和复合抗菌剂三大类。

1. 无机抗菌剂　无机抗菌剂是20世纪80年代中期发展起来的一类抗菌材料,具有许多优点,比如耐热性好、安全性高、无挥发、不产生耐药性等,但其难以均匀分散于基质材料中,易团聚,并容易引起材料变色。目前对无机抗菌材料的应用研究主要包括溶出型抗菌剂、光催化型抗菌剂和复合型的无机抗菌剂。

(1) 溶出性的离子:许多溶出性的金属离子均具有抗菌活性,如银离子、铜离子、锌离子等,还有一些非金属离子,如氟离子,还有近年来研究的一些纳米离子,如纳米银。这些离子通过物理吸附、离子交换等方法固定到一些多孔介质上(硅胶、羟基磷灰石等),从而制得一些具有抗菌性能的无机物,通过物理混合的方法加入到树脂基质中,起到抗菌作用。近年来,对银离子和氟离子抗菌性的研究比较多见,Peng JJY等关于银离子抗菌性的研究,Goda Holla等对载银磷酸锆增强树脂基质抗菌性能的研究表明银离子的抗菌机制包括两个方面:第一是接触反应,银离子带正电荷,细菌细胞膜带负电荷,银离子吸附于细胞膜上,进入细胞,使细胞无法增殖而死亡;第二是光催化反应,在光的催化作用下银离子可以激活水分子和空气中的氧离子,产生羟基自由基和活性氧离子,降解细菌细胞内的有机物,使细胞无法繁殖而死亡。Annette Wiegand等关于氟离子的抗菌性能研究中指出氟离子的抗菌机制可能是氟离子能减少釉质的脱矿作用并促进其再矿化,而且还能抑制菌斑生物膜中细菌的生长和代谢。

(2) 光催化型抗菌剂:关于氧化物的抗菌性能研究也有很多,比如TiO_2、ZnO、SiO_2等,这些都是光催化型抗菌剂,是非溶出性的无机抗菌剂,具有抗菌时效长、表面超亲水效应、红外线反射等多种功能,并且对革兰氏阳性菌和阴性菌均有抑制作用,是广谱的抗菌剂。Shaymaa EE等以及Wenyue Su等学者都有关于TiO_2增强树脂抗菌性能的研究。其抗菌机制为:二氧化钛粒子在光的作用下会生成电子对,与树脂表面的氧气和水分子发生化学反应,生成两种化学活性很强的自由基——氢氧自由基和超氧化物阴离子自由基,这两种自由基可以降解细菌细胞内的有机物,从而杀灭细菌,发挥抗菌作用。

(3) 复合型的无机抗菌剂:很多无机抗菌剂都有其独特的性能和特点,近年来很多研究整合了不同无机抗菌剂的优势,从而形成新型的复合抗菌材料,复合增强树脂的抗菌性能。

沈凌云等关于掺杂氟和银的二氧化钛抗菌复合剂的研究；葛亚丽等关于 Ag-TiO_2 抗菌树脂的研究。这些复合的抗菌剂结合的两种甚至三种无机抗菌剂的性能，进一步增强树脂基质的抗菌性。

2. 有机抗菌剂　有机抗菌剂是近些年来复合树脂抗菌剂的研究热点，其具有抗菌效能稳定、持久等特点，而且对基质材料的美观性能、力学性能等无显著影响。主要包括天然抗菌剂、传统的有机抗菌剂和高分子合成抗菌剂三大类。

（1）天然抗菌剂：天然的有机抗菌剂是人类早起较常使用的抗菌剂，是从动植物体内提取的具有抗菌活性的高分子有机物，最常用的是壳聚糖，前些年有很多关于这方面的研究和报道，如谢长志等研究壳聚糖衍生物的抗菌性。其抗菌机制目前推测有两点：①在酸性条件下，壳聚糖的氨基阳离子吸附带有负电荷的细菌，阻碍其代谢和繁殖。②低分子量的壳聚糖，可以通过细胞壁进入细胞内，阻碍遗传密码由 DNA 向 RNA 的复制，从而抑制细菌的繁殖。壳聚糖具有良好的生物相容性和广谱抗菌性，而且对人体无毒，但由于存在品种较少、耐热性差、加工困难、利用率低等缺点而限制了它的使用范围。

（2）传统的有机抗菌剂：主要是一些消毒剂和抗生素，比如氯己定（CHX）、万古霉素、甲硝唑等，直接添加到树脂中对其进行功能改性，增强其抗菌性能。Fatih Mehmet Korkmaz 等、Aline R 等对氯己定增强树脂加强型玻璃离子抗菌性能的研究指出 CHX 是一种阳离子广谱抗菌剂，其抗菌原理是阳离子的 CHX 可以吸附在细菌的细胞壁上，与磷脂结合，从而改变细胞膜的完整性，使细胞内小分子的离子析出，高浓度的 CHX 还可以引起细胞质内蛋白和核酸的沉积，从而引起细胞死亡。还有 Stefan Rupf 等对奥尼替丁（ODH）的抗菌性能的研究，指出 ODH 的释放能影响细菌生物膜的形成、生长和成熟，从而产生抗菌作用。

（3）高分子材料：高分子的抗菌材料现在已成为国内外学者的研究热点，其与树脂基质材料的结合不是单纯的物理结合，而是发生共价反应，产生化学结合，不影响基质材料的结构和性能，能够发挥持久稳定的抗菌作用。现在对于高分子抗菌材料的研究主要有三大类：季铵盐类、季鏻盐类以及吡啶盐类抗菌材料，而国内外研究最多的就是季铵盐类抗菌材料。季铵盐类抗菌主要由两部分组成，一是季铵基团，发挥抗菌作用；二是聚合基团，与树脂基质发生化学聚合反应。自 1994 年 Imazato 等首次将季铵基团与甲基丙烯酰基团结合，合成了具有优良抗菌性能的季铵盐型抗菌单体：甲基丙烯酰氧十二烷基溴吡啶（methacryloyloxydodecyl pyridinium bromide，MDPB），国内外对季铵盐类抗菌剂的研究层出不穷，Joseph MA 等将低黏度的二甲基丙烯酸酯与季铵基团结合形成季铵类抗菌剂（IDMA-1，IDAM-2），Li huang 等合成了二甲基丙烯酸十二烷基季铵盐（MAE-DB）和十六烷基季铵盐（MAE-HB），还有很多季铵盐改性的硅酸盐类高分子材料。这些季铵盐类抗菌剂都具有优良的抗菌性能而又不会引起树脂材料力学性能及细胞毒性的改变。关于季铵盐类抗菌材料的抗菌机制现在存在一些不同的看法。部分学者认为季铵盐抗菌材料可能是通过阳离子的吸附作用来发挥抗菌性的，即带正电的季铵盐基团将带负电的细菌细胞吸引到材料周围，破坏电荷平衡，使细菌活力下降、呼吸被抑制，最终导致细胞变形、破裂而死亡。另一部分学者认为，季铵盐抗菌材料吸附到细菌的细胞壁表面并穿透细胞壁，结合其细胞膜，干扰细菌的新陈代谢，从而使细菌内容物外漏而死亡，现在这些理论还处于推测阶段，真正的抗菌机制有待学者们进一步的研究。

3. 复合型抗菌剂　近年来，抗菌剂的研究和应用已经进入了复合抗菌剂时代，即无机、有机抗菌剂的复合。新型的复合抗菌剂集合了无机和有机抗菌剂的优点,既有无机抗菌剂的安全性和耐热性,又兼有有机抗菌剂的稳定性和持久性。关于这方面的研究也在不断地开拓和深入,Hockin HK Xu 等学者对不同季铵盐复合纳米银对树脂以及粘接剂抗菌性能的研究,对季铵盐复合纳米无定型磷酸钙(NACP)的研究以及对这两种材料(Ag 和 NACP)共同复合季铵盐抗菌剂对树脂抗菌性能的研究有着引导性的作用。这些研究从广度上包含了有机、无机抗菌剂的复合,以及不同种类的季铵盐与多种抗菌剂的复合,在抗菌性的研究深度上从宏观检测手段发展到微观基因分子水平,处在现阶段国内外复合抗菌材料的研究和发展的前沿。

良好的抗菌剂,应该具有长效、稳定的抗菌效果以及良好的生物相容性,并且不能影响基质材料的力学性能和美观性能。无机抗菌剂和有机抗菌剂均有其优势和缺点,所以结合两者的优点,扬长避短,发展新型的复合抗菌材料是现阶段的研究重点和发展方向,特别是无机抗菌剂中的纳米抗菌材料和有机抗菌剂中的高分子季铵盐类抗菌剂的复合增强抗菌是以后的研究重点。

三、存在问题与展望

尽管义齿修复复合树脂改进很多,树脂的强度也提高比较明显,但是临床应用中仍会遇到树脂基托折断,饰面材料表面染色,树脂收缩、吸水膨胀、老化、人工牙磨损等问题。通常树脂基托用金属加强为局部加强,两种材料间结合为机械结合,容易出现界面分离。另外,金属的颜色会使树脂基托发暗,影响美观。因此,树脂的整体增强应该是研究的方向。对树脂的整体增强,有赖于基质和填料的增强。

1. 基质的改进　除选用环氧树脂类做基质、将螺环原碳酸脂类膨胀单体加入到传统的 Bis-GMA/TEGDMA 系统中、有机化陶瓷基质系统、树脂玻璃离子复合等方法能提高树脂的机械性能和减少吸水膨胀、耐老化性能外,还可通过 Bis-GMA 的衍生单体系统来改进树脂的性能。由于 Bis-GMA 的黏稠性过高,限制了填料的加入,需要加入稀释单体 TEGDMA。但是加入的稀释单体却使树脂的聚合收缩性和吸水性增加。人们分别用氢原子、甲基、三甲基硅氧烷、二甲基异丙基硅氧烷等取代 Bis-GMA 分子上的羧基,获得黏度较低的 Bis-GMA 的衍生单体:HBi-2GMA、CH_3Bi-2GMA、OSi(CH_3)$_3$Bis-GMA、OSiCH$_3$)$_2$CH(CH_3)$_2$Bis-GMA 等。实验证明这些衍生单体的黏稠性有所减低,且其疏水性也好于 Bis-GMA。Bis-GMA/CH_3Bis-GMA 基质系统与 Bis-GMA/TEG-DMA 相比聚合收缩性及吸水性显著降低,硬度、聚合深度及双键转化率都有所提高。

2. 填料的增强　填料的种类、形状、尺寸、复合工艺,尤其是填料的表面改性和在基质中的均匀分散是重要的影响因素。复合填料的增强的研究将是发展方向。

纳米复合材料增强:由两种或两种以上的固相至少在一个方向以纳米级复合而成的复合材料,是继单组分材料、非纳米复合材料和梯度功能材料之后的第四代材料。由于各组分的协同作用,纳米复合材料具有单一材料无法比拟的优异综合性能。近年来,随着纳米材料的研究进展,聚合物纳米复合材料的研究也逐步深入,将无机纳米粒子加入聚合物中,可以对聚合物进行改性,提高聚合物的机械性能、光学、热学、电学等功能特性,如使材料更强韧、轻盈,更好的耐磨性、耐腐蚀性,更具导电性、超顺磁性等,在许多领域展示出广阔的应用前景。

(1) 氧化物/PMMA 纳米复合材料:SiO_2/PMMA 纳米复合材料是目前研究较多的

PMMA/氧化物纳米复合材料。纳米 SiO_2 作为添加物能够有效增进有机聚合物的性能,例如热稳定性、机械强度、透明度和绝缘性。目前还有对纳米 Al_2O_3、纳米 TiO_2、纳米 ZrO_2 等作为 PMMA 基托材料的无机填料的研究。纳米 TiO_2 具有抗菌广谱、抗菌时效性好、生物安全性好、热稳定性强等特点。在口腔材料中,纳米 ZrO_2 可作为陶瓷增韧,也可以作为弥散相来提高口腔充填复合材料的硬度、边缘适合性以及基托和人工牙的耐磨性和强度。

(2) 层状硅酸盐/PMMA 纳米复合材料:聚合物层状硅酸盐纳米复合材料由于具有常规聚合物材料没有的结构及更优异的物理性能而发展很快,其中蒙脱土(MMT)最常被用于制备聚合物——黏土纳米复合物。MMT 是一种天然层状结构的硅铝酸盐,由长 100～1000nm、厚 1nm 的硅酸盐片层所构成,其主要成分是 SiO_2 和 Al_2O_3。经适当的分层处理后的 MMT 纳米级片层具有较小的尺寸和较大的比表面积,均匀分散到 PMMA 基体中后可以产生量子效应和表面效应,并能在受力时均匀分布负荷,在复合材料中起到交联剂的作用,从而提高 PMMA 基体的强度。MMT 的加入能明显改变 PMMA 断裂机制和能耗方式,起到增强增韧的作用。MMT 精细的纳米级片层分散结构比粒状纳米填料有更好的增强增韧作用。

3. 抗菌材料的时效性及对口腔环境的益生菌的影响是目前存在的一些问题,同时材料的生物安全性也是需要研究的。

所有这些基质和填料的改进将带来树脂综合性能的提高,更好地应用于临床。

四、科研立题参考

1. 提高纳米颗粒与疏水性树脂单体的化学相容性的研究。
2. 纳米颗粒在基质中的分散方法的研究。
3. 混合填料粒径的研究。
4. 晶须在基质中的分散方法的研究。
5. 树脂聚合工艺的研究。
6. 增强树脂抗菌性能的研究。
7. 复合增强填料的研究。
8. 增强树脂生物安全性研究。
9. 增强树脂老化性能研究。
10. 增强树脂磨耗磨损性能研究。
11. 增强抗菌树脂颜色的研究。
12. 增强树脂抛光性能研究。
13. 树脂的抗菌性能研究。

第三节　金属修复材料的研究进展

一、应 用 现 状

金属材料是口腔修复常见材料,广泛应用于嵌体、全冠、桩核、固定桥、活动义齿金属支架、全口义齿金属基托等修复体中。常用材料有镍铬合金、钴铬合金、金合金、银钯合金、钛合金、纯钛等。尽管这些材料已在口腔修复中被广泛应用,但为了提高材料的加工性能、加工精度、耐腐蚀和与饰面材料的结合性能,许多金属材料表面改性技术被不断应用。同时,关于金属材料的成形工艺研究和应用特别是激光熔覆快速成形金属的应用产生了革命性的变化。

二、研究热点

(一) 金属材料的表面处理

1. 金属材料的表面喷砂　喷砂是采用压缩空气为动力,以形成高速喷射束将砂料(Al_2O_3、石英砂、金刚砂等)高速喷射到需要处理的物体表面,使其表面的结构或形状发生变化的过程。

(1) 喷砂的作用:由于磨料对物体表面的冲击和切削作用,使物体的表面获得不同的清洁度和一定的粗糙度,使其表面的机械性能得到改善,提高了物件的抗疲劳性,增加了它和饰面材料之间的附着力,由于改变了材料表面的接触角,有利于饰面材料的流平和修饰,也是去除铸件表面包埋料、杂质和氧化层的有效手段。与其他清理工艺(如酸洗、工具清理)相比,喷砂处理是通用、迅速、高效的清理方法。喷砂可以选择不同粒度的砂料形成被喷物体表面不同的粗糙度,而其他工艺难以实现这一要求。手工打磨可以使材料表面粗糙,但不均匀且速度太慢,化学溶剂清理则由于清理的表面过于光滑不利于与饰面材料的结合。

对于烤瓷冠桥或套筒冠义齿等需要用饰面材料的金属支架来说,增加金属表面与饰面材料的结合力十分重要。喷砂是其中常用的方法之一。其主要作用是使金属表面粗化,增加饰面材料尤其是树脂与金属基的机械结合,粗糙的金属表面不仅增加了金属与瓷/树脂的机械嵌合作用,也增加了金属与瓷/树脂的结合面积,金瓷结合面单位面积的氧化物增多,因而提高了金瓷间的化学结合。同时砂粒中的一些成分也可与金属产生化学结合。此外也能去除金属铸件表面的包埋料、杂质和金属表面的一些污物,能提高金属基底与饰面材料的结合力。

(2) 喷砂效果的影响因素:喷砂效果取决于砂粒大小,喷射速度、时间和距离等。常用的砂粒为 Al_2O_3,颗粒为 25~250μm,压力为 2~5bar,距离为 3~10mm,时间为 15~60 秒。对于种植体上部结构金属部分不能喷砂,可用超声波装置、水枪或玻璃纤维刷去除包埋料。对于金沉积技术制作的内冠,采用压铸陶瓷制作种植体基台饰面瓷时,铸件喷砂时应选择较小的压力,且喷砂不宜进入内冠的组织面,以免影响冠的强度和精度。对贵金属冠的喷砂通常用 110μm Al_2O_3 颗粒,2~3bar 压力。对非贵金属的喷砂应采用较粗的颗粒(250μm)和较大的压力(4bar)。

(3) 钛表面的喷砂处理:钛具有良好的生物相容性,价格便宜,是贵金属的良好替代品,但其成型比较困难,铸造流铸率较低,容易出现缺陷,与陶瓷的结合力较差,因此很多针对钛表面改性的技术被应用。其中喷砂也是常用方法之一。

1) 喷砂对钛瓷结合的影响:分别采用不同颗粒大小(50~250μm)的 Al_2O_3 在 2bar 压力下以 45°角对钛试件表面进行喷砂粗化处理后,Al_2O_3 颗粒尺寸越大,粗糙度越大,钛表面接触角也越大。Al_2O_3 颗粒大小对钛/瓷结合强度的影响不明显,采用该实验所选用的任何粒度的 Al_2O_3 颗粒,在该实验条件下对钛进行喷砂处理均可以达到较好的钛/瓷结合强度。

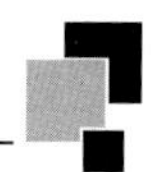

2）喷砂对纯钛铸件表面结构的影响：纯钛铸件表面经不同条件（0.2、0.4、0.6MPa 压力，10 秒、30 秒、60 秒和 90 秒时间，砂粒分别为 80#白刚玉（WA）和绿碳化硅（GC），喷嘴距试件 20mm，喷射角度 45°）喷砂后，纯钛铸件的重量减轻（Wt）随喷砂时间延长和所用压力增加而增加，且在相同的压力及时间下使用 80#白刚玉比绿碳化硅对纯钛铸件表面处理试件的重量减轻明显，两者相差达 6 倍多。

喷砂前铸件的表面粗糙度（Ra）值为 3.718μm，经 0.2MPa、0.4MPa、0.6MPa 三种压力下喷砂 10 秒后，结果随着压力增大，喷砂相同时间的铸件表面 Ra 值均有不同程度的降低，最小 Ra 值（0.915μm）为使用白刚玉喷料、在 0.6MPa 下喷砂 30 秒组。

钛铸件表面污染层的金相结构由外向内分为烧结层、氧化层、富 Si-P 层和树枝状结晶层，厚度约为 75μm。喷砂 90 秒后，使用绿碳化硅、3 个压力组的钛铸件表面氧化层均被喷除；富 Si-P 层仍存在，但随着喷砂压力增大而变薄。使用白刚玉的 0.4MPa 压力组则无残余富 Si-P 层存在，在 0.6MPa 压力下喷 30 秒后，氧化层和富 Si-P 层均已被去除，但树枝状结晶层依然存在且随喷砂时间延长而变薄。

（4）喷砂对金属表面化学结构的影响：金属表面采用失晶、喷砂和粗磨三种不同方法处理，失晶物化法处理后的金属表面化学元素种类增多、含量增加、峰值高、元素分布广泛均匀、波纹高且宽；喷砂处理后的金属表面化学元素种类减少、含量降低、峰值下降、元素分布不均、波纹低而窄；粗磨处理的金属表面元素种类及含量均明显下降，峰值低下，波纹几乎呈直线。因此认为失晶物化法能明显改变金属表面的化学结构，这种变化有利于金属和瓷/树脂合金之间的化学结合，提高金属和瓷/树脂合金之间的结合强度。

（5）氧化铝砂料的粒径及作用：氧化铝砂料质硬，具有锐利的棱缘，按粒度由小到大排列，具有由弱到极强的磨耗效应。德国 Cobra 砂料含氧化铝约占 99.7%，二氧化硅含量低于 0.06%。

常用的氧化铝砂料有 25μm（450 目）、50μm（270 目）、90 ~ 125μm（200 ~ 115 目）、250μm（60 目）等粒径。25μm 氧化铝砂料用于窝沟喷砂处理，去除铸瓷/嵌体上的包埋料；50μm、90μm、110μm、125μm 氧化铝砂料均具有轻柔磨耗力，用于去除轻度氧化层/型盒石膏、贵金属支架预备、瓷/树脂的表面处理，去除贵金属与非贵金属表面的水门汀，去除反应层/铸瓷酸蚀前的表面处理；250μm 氧化铝砂料具高强度磨耗力，用于去除重度氧化层/型盒石膏（非贵金属）。

另一种喷料是玻璃珠，能在金属表面形成无反光效应的丝质哑光效果，适宜于对贵金属或非贵金属表面做最精细的处理。

2. 金属表面的热处理　金属热处理是机械制造中的重要工艺之一，与其他工艺相比，热处理一般不改变物体的形状和整体的化学成分，而是通过改变物体内部的显微组织，或改变其表面的化学成分，赋予或改善物体的某些性能。

（1）热处理工艺：热处理工艺一般包括加热、保温、冷却三个过程，有时只有加热和冷却两个过程。加热是热处理的重要工序之一，金属加热时，物体暴露在空气中，常常发生氧化、脱碳等反应，这些表面性能的改变可能是我们不需要的，因而金属通常在可控或保护气氛中、熔融盐中或真空中加热，也可用涂料或包装方法进行保护加热。加热温度是热处理工艺的重要参数之一，一般是加热到相变温度以上，以获得高温组织。另外，物质转变需要一定的时间，要使其内外温度一致，显微组织转变完全，需要保温一段时间。冷却也是热处理工艺中不可缺少的步骤,主要是控制冷却速度。

(2) 表面热处理:为了不改变物质内部结构,只改变表面某些性能,可采用某些高能热源对物体表面快速加温,只对金属表面改性,称之为表面热处理。表面热处理是只加热金属表层,以改变其表层力学性能的金属热处理工艺。

(3) 化学热处理:另一种加热是置金属于某些化学介子中加热称之化学热处理方法。化学热处理是通过改变金属表层化学成分、组织和性能的金属热处理工艺。化学热处理的主要方法有渗碳、渗氮、渗金属等。

(4) 钛的抗高温氧化表面处理:钛易于氧化,在其表面形成一层氧化膜,常温下这层致密氧化膜性能稳定,因此这种钝化作用使钛具有良好的生物相容性。但是这层氧化膜的结构和厚度易受环境温度的改变而变化。随着温度的上升,钛表面的氧化膜会被破坏,氧开始向金属内部扩散。通常钛在400~700℃时,表面形成一层致密、稳定的氧化膜。若继续加温,则这层膜会被破坏,钛就失去保护作用。有实验研究将纯钛试件表面分别按300℃、400℃、500℃、600℃四种不同温度及5分钟、15分钟、2小时、24小时四种不同自然氧化时间进行预氧化,然后烤瓷并测试试件的钛瓷剪切结合强度。结果显示:500℃、600℃预氧化组间剪切强度无统计学差异,其剪切强度明显低于其他各组。结果提示500℃以上预氧化处理不适于纯钛烤瓷。

抗高温氧化表面处理:为了防止钛在高温下的急剧氧化,在钛表面形成钛硅化合物及钛铝化合物,可防止钛在700℃以上温度下的氧化,这种表面处理称之抗高温氧化表面处理。这种表面处理对钛的高温氧化的预防非常有效。

3. 金属表面的化学处理

(1) 金属的化学清洗和钝化:金属的化学清洗就是通过化学反应的方法,除去金属表面的污染层,暴露金属自身的材料的过程。清洗后进一步通过化学处理,使之生成致密的保护层,使金属表面达到所需要的性能。这一化学处理方法一般为磷化与钝化。金属表面除油、除污属于清洗的范围,而磷化和钝化则是金属表面化学处理的范围。化学介质可为酸、碱溶液或过氧化氢溶液。钛的表面电位比氢的电位还低,在酸性溶液中(HCl、H_2SO_4和HNO_3),只要有氧的存在,均会在钛表面形成一种致密、均匀的氧化膜。钛在NaOH碱溶液中表面形成一种含钛酸钠的氧化物凝胶层,经过适当的热处理后形成一层相当致密的无定型钛酸钠氧化膜,提高材料的耐腐蚀性能。

(2) 金属表面的化学清洗和酸刻蚀:喷砂能去除金属表面的圬物和部分氧化层,也能造成金属如钛表面的氧化铝的污染,因此,试件经喷砂处理后通常要经过高压热蒸气冲洗或丙酮、无水乙醇、氢氟酸等介质中超声清洗。有研究采用剪切强度的测试分析方法比较丙酮、乙酸乙酯、95%乙醇及1%氢氟酸对钛-瓷结合产生的影响。结果显示纯钛经丙酮、乙酸乙酯、95%乙醇及1%氢氟酸处理后再烤瓷,钛-瓷剪切强度分别为53.29MPa、52.54Mpa、50.69MPa及21.18MPa,而未经任何清洗处理的对照组剪切强度为26.75MPa。Ti-75合金烤瓷前经丙酮、乙酸乙酯、95%乙醇及1%氢氟酸处理后,其钛-瓷剪切强度分别为57.80MPa、55.75MPa、55.62MPa及25.98MPa,未经清洗处理的对照组剪切强度值为28.34MPa。这表明在烤瓷前用丙酮、乙酸乙酯及95%乙醇处理纯钛及Ti-75合金表面,可提高钛-瓷结合强度,而1% HF却没效果,故其常与HNO_3混合应用。

酸能对金属表面进行刻蚀,粗化金属表面,增加金属与饰面材料的结合力。纯钛的酸洗

通常用氢氟酸和硝酸低浓度混合液，研究结果表明经0.6MPa压力喷砂90秒的试件在1mol：5mol（HF：HNO_3）混合酸溶液中浸泡60秒即可将表面污染层完全去除。采用草酸刻蚀的方法对钛表面进行处理，也能得到良好的粗化效果。刻蚀1小时表面粗糙度（Ra）可达到1.50μm±0.30μm，2小时Ra为2.99μm±0.57μm，比单独喷砂的Ra（1.42μm±0.14μm）提高1倍多，其粘接强度提高了30%。

（3）化学抛光：化学抛光是通过金属在化学介质中的氧化还原反应而达到整平抛光的目的。其优点是抛光效果与金属的硬度、抛光面积和结构形状无关，凡与抛光液接触的部位均被抛光。此外，不须复杂设备，操作比较简便，适合于复杂结构义齿支架的抛光。但化学抛光的工艺参数较难控制，要求既不影响义齿的精度，又能够对义齿有良好的抛光效果。较好的钛化学抛光液是氢氟酸（HF）和硝酸（HNO_3）按一定比例配制，HF是还原剂，能溶解钛金属，起到整平作用，浓度<10%，HNO_3起氧化作用，防止钛的溶解过度和吸氢，同时可产生光亮作用。钛抛光液要求浓度高，温度低，抛光时间短，一般1～2分钟。

4. 金属表面的电化学处理　金属在电解液中通过电解产生离子吸附等作用在金属表面产生一层新的化学物质沉积层，这一过程称之金属表面的电化学处理。

（1）电解蚀刻对金属和瓷/树脂结合强度的影响：有研究通过胶体微电解池对金属底层进行电化学处理来获得金属表面微固位孔，然后树脂修复，采用剪切强度测试、扫描电镜观察并对临床应用效果进行评价，结果显示抗剪切强度平均值为8.5MPa；扫描电镜观察到合金表面可形成大量分布均匀的微孔，断裂试件断面可见金属表面有残余复合树脂以及断裂在微孔内的复合树脂。临床应用发现金属电化学处理组成功率高于未经处理组。因此认为运用胶体微电解池电化学方法即点式电解蚀刻的方法有利于直接在口腔内修补脱瓷的金属烤瓷冠桥。

（2）电解抛光：又称为电化学抛光或者阳极溶解抛光，电解抛光是以被抛工件为阳极，不溶性金属为阴极，两极同时浸入到电解槽中，通以直流电而产生的有选择性的阳极溶解，从而达到工件表面光亮度增大的效果的一种抛光工艺。电解抛光原理比较被公认的主要为黏膜理论。该理论认为工件上脱离的金属离子与抛光液中的磷酸形成一层磷酸盐膜吸附在工件表面，这种黏膜在凸起处较薄，凹处较厚，因凸起处电流密度高而溶解快，随黏膜流动，凹凸不断变化，粗糙表面逐渐被整平。由于钛的导电率较低，氧化性能极强，单独采用有水酸性电解液如HF-H_3PO_4，HF-H_2SO_4系电解液对钛几乎不能抛光，在施加外源电压后，钛阳极立刻发生氧化，使阳极溶解不能进行。阳极氧化的电解液一般采用H_2SO_4、H_3PO_4和有机酸水溶液。应用无水氯化物电解液在低电压下，对钛有良好的抛光效果，小型试件可得到镜面抛光，复杂修复体则仍不能达到完全抛光的目的。

（3）电镀（electroplating）：利用电解在制品表面形成均匀、致密、结合良好的金属或合金沉积层的过程。这种工艺过程比较繁杂，但是其具有很多优点，例如沉积的金属类型较多，可以得到的颜色多样，相比同类工艺价格比较低廉，如口腔非贵金属表面镀金。

1）镀金工艺：用镀金的方法将黄金（阳极）通过镀金液转移到以铸造合金制成的铸件（阴极）上，使铸件表面附上一定厚度的金镀膜。

①同质材料镀金：同质材料镀金是指对黄金试件的表面进行镀金处理，目的是提高试件的光亮性及色泽。

②异质材料镀金：异质材料镀金多为钴铬合金或镍铬合金等非贵金属表面镀金，是为了

提高钴铬合金或镍铬合金等非贵金属的生物相容性,并可增进美观。

镀金质量的优劣是视镀金层的厚度多少、光泽亮暗而定。镀金按其工艺特点,有无氰镀金与有氰镀金两种。氰化镀液又分为高氰和低氰镀液。无氰镀液以亚硫酸盐镀金液应用较多。

镀金层延展性好、易抛光、耐高温,具有很好的抗变色性能。在银层上镀金可以防止银的变色;金合金镀层可呈现多种色调,故常用做装饰性镀层,如镀首饰、钟表零件、艺术品等。

镀金具有较低的接触电阻、导电性能良好、易于焊接、耐腐蚀性强,并具有一定的耐磨性(指硬金),因而在精密仪器仪表、印制电路板、集成电路、管壳、电接点等方面有着广泛的应用。

③金属底层冠镀金处理过程:镀金的基本过程包括脱脂、镀金和增亮。将待镀金属底层冠置入超声波清洗器溶液中清洗完毕后取出进行脱脂。打开镀金仪,用鲤鱼架将待镀金属底层冠固定,在正负极装上导电板,将电压调至8V,往电解槽内加入脱脂液,时间设定为1分钟。脱脂完毕后将金属底层冠取出,流水冲净残留液体,然后镀金:往镀金槽内加入镀金液,将待镀金属底层冠完全浸入镀金液中,调整电压至3V,时间设定为30分钟。镀金完毕后将金属底层冠取出,流水冲净残留液体。增亮:将镀金后底层冠浸入增亮液中,调整电压至3V,时间设定为30分钟。增亮完毕后将底层冠取出,流水冲净,放置室温干燥。底层冠的镀金过程完成。

金层起到防止金属底层镍铬氧化/钝化作用。沉金原理为金水对镍铬表面溶蚀时所抛出的电子,供应金氰络离子使其还原为镀金层。沉金的厚度与板件的上锡性能相关联,金层沉积的太厚或太薄,都会影响板件的可焊性能,特别是金层太厚会引起镍层腐蚀过度,容易出现焊接后焊点脱落现象。

2)电刷镀技术:又称选择镀或局部镀或无槽镀,与有槽电镀不同的是其镀件不浸于镀槽的溶液中,而是将浸透镀液的作为阳极的电刷(镀笔)在经准备的镀件上刷动进行镀覆。它需配有一套专用的直流电源和一组供选择用的镀液。操作时镀件接电源负极,镀笔接电源正极,镀笔上的不溶性阳极包裹着蘸有金溶液的棉套,工作中还须不断加液。镀笔与镀件接触作相对运动,电流从阳极通过棉套中的液膜层到达镀件表面形成电流回路。镀液中的金离子以络合形式存在,在电场的作用下沉积到镀件表面形成金镀层,镀层厚度由刷镀时间与电流密度的函数决定。在刷镀过程中,从微观上看金络合离子到达阴极形成双电层后,部分金离子失去配位体及水,电荷在阴极中和并与阴极表面形成键连接,在连接时金离子进入晶格,并由单原子生长层扩展到宏观生长层后,其晶格位错畸变大,晶粒粗。金离子在电场的作用下进入冠的基体,被基体的晶格力所束缚,使得两者间的结合力接近于基体金属的结合强度。由于烤瓷基底冠的防腐处理是用金镀层将氧化层进行覆盖,因此,刷镀工艺的结合强度是完全可以满足要求的。

镍铬合金表面涂钛后,能提高金属的耐酸性能。涂钛可采用溶胶-凝胶沉积金属钛的表面涂层法。

3)电铸(electroforming):通过电解使金属沉积在铸模上制造或复制金属制品(能将铸模和金属沉积物分开)的过程。如金沉积烤瓷冠的金沉积内冠即利用金在电解液中电解成离子沉积到模型上而成致密、均匀的金沉积内冠。金沉积烤瓷冠(AGC)是通过特殊的电镀仪,利用电解沉积的原理,在预备体模型上离析出含99.9%纯金的金沉积基底冠,再在其表

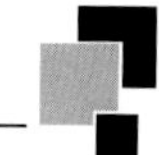

面进行烤瓷的修复体。传统铸造工艺制作的冠修复体由于工序复杂，往往边缘密合度差，其边缘缝隙一般在50～200μm，而金沉积基底冠是将预备体石膏代型直接置于纯金溶液中进行电镀，没有包埋、铸造等过程所带来的误差，因而边缘适合性平均在20μm。通过电镀沉积形成的纯金强度约是自然纯金的2～3倍，AGC冠既可避免颈缘黑线的发生，又可不必考虑遮盖金属基底色的问题，可取得满意的美观效果。传统的PFM冠是通过合金成分（如In、Ca、Zn、Fe）的氧化来增强金属与烤瓷界面的结合，而AGC冠则是通过一种由金粉和瓷粉微粒混合形成的金结合剂——金泥来增强其结合的。有学者在对金沉积烤瓷冠金瓷界面的研究发现：金结合剂中既含有纯金基底的元素成分（Au），同时又含有瓷粉的元素成分（Al、Si、K），这样在烤瓷时就可增强沉积金与瓷粉之间的机械结合作用。

4）真空镀（vacuumplating）：真空镀主要包括真空蒸镀、溅射镀和离子镀几种类型，它们都是采用在真空条件下，通过蒸馏或溅射等方式在试件表面沉积各种金属和非金属薄膜，通过这样的方式可以得到非常薄的表面镀层，同时具有速度快、附着力好的优点，但是价格也较高，可以进行操作的金属类型较少。

溅射喷金技术用于处理金属表面，具有操作方便、与金属结合紧密、操作时间短、价格低廉等优点。有研究将溅射喷金技术应用于牙科镍铬合金表面，以期提高金瓷结合力及改善烤瓷修复的美观效果。

采用电镀金的方法，在金瓷间形成一层中间介质，可在底层金属和瓷间形成化学结合，显著增强金瓷结合力，断裂为内聚性破坏，而当中间层厚度增加到720nm时，金瓷结合力下降，产生粘接性破坏。但是金沉积工艺很难准确控制中间介质层的厚度，当局部介质层过厚时则会导致结合力的下降。沉积液中杂质的成分、含量有可能对基底合金在预氧化中氧化膜形成的质量产生影响，如氧化膜的氧化程度，或者带来的杂质产生气泡，都将直接影响金-合金之间、金-瓷层之间的结合强度。

溅射过程使高能粒子冲击固体表面（靶），固体表面的原子或分子在与这些高能粒子交换了动能后，从固体表面飞出，因此这种工艺具有高速、低温、低损伤等优点。高速即沉积速度快，低温和低损耗使基片的升温低，对膜层的损伤小。溅射层具有膜层均匀、致密、纯度高、附着力强、应用的靶材广等优点。

金沉积目前在临床尚未广泛使用，主要因其操作流程时间较长，一般需沉积24小时才能达到要求的厚度，且金沉积电解液极易污染，同一电解液只能进行10次沉积，超过10次后一般因效果下降建议不再使用；同时也会导致制作成本升高，不易为患者所接受。目前全瓷材料和工艺的快速发展使该项技术的应用更为局限。

采用溅射金介质技术处理Ni/Cr合金表面可克服上述缺点，大大缩短操作时间，大约需30分钟。并且金溅射靶可以多次使用，直至金元素消耗完为止，避免了污染，也降低了制作成本。在同等增强金瓷结合力的情况下是一种理想的替代工艺。剪切试验测试溅射金介质层组Ni/Cr合金与瓷的结合强度为98.095MPa±2.73MPa，金沉积组结合强度为94.705MPa±2.62MPa，经t检验表明，两组间结合强度差异没有统计学意义（$P>0.05$）。

（4）金属表面氮化：采用等离子体渗氮、多弧离子镀、离子注入和激光氮化等化学热处理技术，在金属表面形成金黄色TiN渗镀层，从而提高金属的耐磨性、耐腐蚀性和耐疲劳性。用于钛表面和镍铬合金表面改性等。

（5）金属表面的硅涂层：用溶胶-凝胶法在表面形成钠米硅涂层，可明显提高钛瓷结合强度,提高镍铬合金耐腐蚀性能。

(6) 金属表面的阳极氧化(anodic oxidation):阳极氧化是指利用电解作用使金属表面形成氧化膜的过程。钛和氧的亲和性很高,在特定的电解液中电解时,随着工艺条件的变化可获得各种颜色膜层称之阳极氧化着色,又称电解着色。钛在含氧介质中阳极电解时,在阳极发生氧化反应,钛和氧结合形成钛的氧化膜。钛阳极氧化着色原理是由于氧化膜表面的反射光与氧化膜-钛界面的内部反射光发生光的干涉作用而产生的颜色。钛在不同电压下电解可生成不同厚度的氧化膜,由于光的干涉作用而显现出不同的颜色。钛的氧化膜强度较高,化学稳定性好,色彩鲜艳,颜色均匀。

有研究对纯钛片分别在 10V、24V、40V 电压下维持 10 分钟及在 24V 电压下维持 10 分钟、40 分钟、2 小时进行阳极氧化处理。X 线衍射图谱结果显示:随阳极氧化电压的增加,纯钛的 2. 55 峰和 2. 34 峰呈倒置趋势,表层钛氧化物的杂峰不多见;随着时间的延长,纯钛的 2. 55 峰与 2. 34 峰、1. 25 峰与 1. 23 峰、1. 72 峰与 1. 47 峰明显倒置,表层钛氧化物的杂峰则先增多后减少。阳极氧化处理的氧化膜开路电势明显正移,极化电流减小约 100 倍。因此认为控制一定的电压和反应时间可得到相应色彩和结晶度的氧化膜,阳极氧化可大大提高钛氧化膜的耐腐蚀性。

用阳极氧化法在纯钛表面可制备纳米二氧化钛管(TiO_2 nanotube),能够诱导羟基磷灰石(HA)的沉积。

5. pH 值变化对合金耐腐蚀性能的影响　合金在口腔中发生离子析出是由于合金在唾液环境中发生电化学腐蚀造成的。镍铬合金是一种可钝化金属,在腐蚀介质中可以在电化学腐蚀的阳极表面形成一层很薄的氧化物,这种钝化膜的存在使电化学腐蚀的阳极反应受到阻滞,提高金属的电化学稳定性,使金属在介质中的离子析出减少。当金属在酸性环境中,H^+在阴极发生还原反应,消耗掉由阳极金属溶解产生的电子,从而促进电化学反应的进行。当 H^+浓度增加到一定程度,金属的电极电位超过某一特定值,金属的钝化膜将受到破坏,发生腐蚀,金属离子析出增多。有研究表明口腔铸造镍铬合金在 pH 值 6. 8 的人工唾液中表现出较低水平的析出,但是当人工唾液的 pH 值降到 4 时,镍离子析出量的明显升高。pH 值变化明显影响合金的耐腐蚀性能,酸性环境会加速镍铬合金中镍离子的析出,降低该材料的生物安全性。

(二) 金属的选择性激光溶覆成形技术

选择性激光熔覆成形技术(selective laser melting,SLM)是一种直接快速成型任意复杂表面结构和内部腔隙试件的制造技术,具备高效率、高柔性、高度数字化等特点,随着数字化三维成像技术和 SLM 不断发展,该技术在口腔修复领域也有很好的应用。

1. 快速成型技术(RP)与选择性激光熔覆技术(SLM)

(1) 快速成型技术分类:快速成型技术分为:液态光敏树脂选择性固化(stereolithography, SLA);选择性激光烧结(selective laser sintering,SLS);熔融沉积成型(fuseddeposition modeling,FDM);分层实体制造(laminatedobject manufacturing,LOM);光掩膜或同体基础固化(solid ground curing,SGC)以及直接形壳制造(direct shell productioncasting,DSPC)等等。

(2) SLM 技术特点:SLM 技术是从 SLS 中演变而来,加工方式类似 SLS。基于快速成形的基本原理:SLM 在超高能量密度激光束的热作用下,将金属粉末原料逐层熔化-快速冷却,

循环进行,层层堆积增量,将复杂的 CAD/CAM 模型直接加工成型,其属于加法制造,避免了减法制造的原材料浪费和污染,制造出具备特定精密几何形状和复杂内部腔隙个性化的医用零件,增加了效率。通常用于 SLM 技术的材料有纯钛、钛合金、316L 不锈钢、金、氧化铝氧化锆复合材料、铁和生物复合材料等。

2. SLM 在口腔修复中的应用

(1) SLM 技术制作冠和固定桥:SLM 技术可以在不同的材料及参数下,制作出具有良好机械性能的高密度和高精度的修复体,可以制作出牙尖、点隙、裂沟等较为精细的表面形态,因此非常适合运用于冠桥等固定修复体的制作。

研究表明:以 SLM 制造的钴铬合金基底冠较传统失蜡法铸造的基底冠,克服了传统失蜡法中模型复制误差,与瓷层有良好的化学结合层,金瓷结合力优于铸造法,具备更优的边缘适合性,能够改进冠边缘间隙的宽度。在模拟进食后酸性环境以及含氟的口腔环境中,SLM 修复体具备更好的耐腐蚀性能。在细胞培养中也表现出良好的生物相容性,体外生物试验中 SLM 制作修复体在人工唾液释放较少钴离子、钼离子,而钴离子抑制成纤维细胞增殖,因此在其上有更多的成纤维细胞的定殖,也一定程度证明了其生物相容性。

通过测试 SLM 技术制作的钴铬合金试件部分的机械性能、表面显微结构、瓷熔覆后的界面情况,结果表明:SLM 制作的合金硬度高于铸造组,经过除气-预氧化处理后氧化膜细密均匀,界面没有发现明显裂纹,具备一定的技术优越性。

(2) SLM 技术制作可摘局部义齿:活动义齿制作在金属材料强度、弹性模量、延伸率、加工性能等方面均有要求,以保证支架坚固,抗变形,并防止基托断裂。对于钛基托而言,要求复杂细小的薄壁结构,拐点多,斜率曲面较大,表面质量要求高,SLM 技术利用激光光斑大小、切片层厚、铺粉设备运动精度控制等,能达到与原模型吻合度 75.95%。偏差为 0.1285mm。

3. SLM 技术不足 SLM 技术制造金属试件,由于阶梯效应存在表面粗糙、精度不足等问题,通过结合选择性激光蚀刻、激光重熔等技术进行表面再处理,以降低金属表面孔隙率,获得致密表面,改善金属表面粗糙度和精度。

(三) 金属的 CAD/CAM 切削成形技术

口腔 CAD/CAM 技术目前在国内外已有十几种 CAD/CAM 系统,比较完善的有 CEREC AC Bluecam 系统、E4D Dentist 系统、iTero 系统、Lava C. O. S. 系统等,它们均可在临床完成贴面、嵌体、全冠、固定桥等的制作。

目前可切削的口腔修复材料可以分为:陶瓷材料,复合材料,金属材料。适应于口腔 CAD/CAM 系统的可切削金属材料有纯钛、Ti-6Al-4V、Ti-Cu、钴铬合金等,其中纯钛因其具有良好的机械性能、极佳的生物相容性、优良的加工性能以及价格适中等优点受到了医师和患者的广泛欢迎。目前口腔 CAD/CAM 切削纯钛可以制作纯钛烤瓷修复体的基底冠、全解剖形态的纯钛金属冠、嵌体、种植个性化上部结构等。

口腔 CAD/CAM 在对金属进行切削的同时会通过持续喷水进行冷却,它属于一种冷切削法,具有更高的切削效率和切削精度,也有干磨法,其临床修复效果也得到普遍的认可。CAD/CAM 设计制作金属基底冠,可以快速、高效自动完成基底冠模型的设计,并且根据测量模型的实际形状特点,合理地控制基底冠内外表面的厚度以及内表面和外表面边缘的形态。不但和预备体的贴合程度比较理想,而且质量稳定、精度高。CAD/CAM 法制作的钛全冠不但适应性好,而且冠部粘接剂厚度较传统铸造法薄很多,修复效果佳。

切削纯钛金瓷结合强度仍不理想,分析原因可能有以下几点:

(1) 钛表面的氧化层:有学者研究发现在700~1000℃时,氧的压力要达到10~30—10~42个大气压时,Ti与O_2才能达到溶解平衡,现有的牙科真空烤瓷炉要达到如此低的氧压从而防止过度氧化几乎是很难实现的。Adachi等研究发现,当温度达到750℃时,氧化膜厚度已达到32nm。另外,目前使用的纯钛瓷粉烧结温度都在720~750℃左右,因此,切削纯钛虽然消除了在铸造过程中产生的过厚氧化膜,但是在上饰瓷时纯钛表面仍然会发生一定的氧化反应,形成氧化层。

(2) 钛瓷材料的热胀系数:金瓷结合理论要求金属的热膨胀系数大于瓷的热膨胀系数,并且两者之差不能超过$1.0 \times 10^{-6}/℃$。纯钛热膨胀系数($8.0 \sim 10.1 \times 10^{-6}/℃$)远低于传统瓷粉的热膨胀系数($14 \sim 15 \times 10^{-6}/℃$),因此如将传统瓷粉与纯钛配套使用时,修复体从瓷烧结温度下降至常温过程中,由于瓷收缩大于纯钛收缩,纯钛在瓷中形成张应力,瓷承受张应力能力较弱,因此容易引起瓷层碎裂。为了降低钛瓷粉的熔点和热膨胀系数,钛瓷粉成分中增加了碱金属及碱土金属氧化物(K_2O、Na_2O等)的含量,降低了氧化铝和白榴石的含量。然而,在降低瓷粉熔点和热膨胀系数的同时也降低了瓷的强度和化学稳定性。另外,碱性金属氧化物增加的同时也增加了瓷中水的含量,这也会降低钛瓷的机械强度。

(3) 表面饰瓷的均匀性:因烤瓷不耐拉伸力和剪切力,所以基底冠上的瓷层不能过厚,在传统的铸造烤瓷制作中为了避免形成厚度不均匀的瓷层,技师都先制作全解剖形态的蜡型,然后进行均匀回切,这样就能在基底冠的每个部位为瓷层预留均匀的上瓷空间,并保证了基底冠为瓷层提供足够的支持。相反,目前应用的CAD软件若技师将基底冠所有部位设计成同一厚度,这样设计的结果就是烤瓷冠一些部位的瓷层过厚、过薄以及由于基底冠厚度不均匀导致的材料应力,最终使饰瓷存在崩裂的风险。

三、存在问题与展望

金属材料广泛应用于口腔修复嵌体、冠桥、活动修复支架、全口金属基板等。尽管这些金属材料在临床使用广泛,基本上能满足临床需要,但仍存在一些问题。主要存在的问题有非贵金属的耐腐蚀性能差,金属如镍离子的析出,生物安全性差;钛的铸造缺陷,钛瓷结合强度低等。

在固定修复中,镍铬合金和钴铬合金等贱金属由于成本低廉、镍铬合金与烤瓷材料结合强度好等优点,至今仍是我国比较普遍应用的烤瓷合金,由于镍离子具有致癌、致敏、致畸的危害,因此其应用具有一定的局限性。铬、钼耐腐蚀能力强,铬13%以上即具有防腐蚀能力。钛的生物相容性比较好,因此钴铬合金和钛被用做烤瓷合金。另外,非贵金属内冠表面镀金、镀氮、镀钛也能在一定程度上改善基材的性能。

钛的铸造性能差。纯钛的熔点高达1677℃,钛在高温下化学性质活泼,极易与氧、氮、氢等物质发生剧烈反应,形成稳定化合物,破坏了钛的机械性能。因此,钛的铸造、焊接等热加工操作需要在真空或惰性气体环境下进行,且真空度要高于0.133×10^{-3}kPa,惰性气体常用氩气,其纯度要高于99.99%。研制和开发弹性模量低、耐磨性强和机械性能优异的钛合金也是一个重要的发展方向。

造成铸造缺陷的原因有以下两点：一是由于钛的熔点高达1600℃以上，而钛在高温下化学性质非常活泼，极易和氧、氢、氮、碳等元素以及包埋料中的物质发生反应，形成稳定的化合物，造成污染；二是由于钛的比重轻、惯性小、合金黏度大、熔化的流动性差，而钛液的冷却速度快，这样容易在铸型腔壁上形成壳层，使钛液流动受阻，容易产生缺陷。加之铸件的缺陷难以修补。因此，钛的铸造缺陷目前仍难以克服，这影响了钛在口腔修复领域的应用和发展，可通过铸造环境、条件的控制，切削加工（CAD/CAM）技术的应用，激光快速成型技术的应用等手段来解决。

口腔修复金属材料的研究多趋于提高材料的加工性能、耐腐蚀性能、机械性能等方面的研究。

1. 贱金属激光表面处理　电化学腐蚀实验结果表明激光表面处理可显著提高镍钛合金的耐蚀性。激光表面处理后，镍钛合金在500mV以下，在37℃ Hank's溶液中表现出来更好的耐蚀能力，镍离子溶出速度明显下降；激光气体氮化后的合金试样在37℃ Hank's溶液中浸泡15天后，只有极微量的镍离子溶出。

2. 贱金属表面镀金处理　在镍铬合金表面通过镀金来提高贱金属的耐腐蚀性能。

3. 溶胶-凝胶涂层技术　溶胶-凝胶涂层技术应用于金属表面，赋予了金属表面更高的抗氧化性、耐腐性、耐磨性、拒水性等性能。有研究将溶胶-凝胶 SiO_2 涂层施于镍片上，发现该涂层能大大降低镍片的电化学腐蚀活性，从而提高镍的耐蚀性能。另有研究采用溶胶-凝胶沉积法在镍铬合金表面涂钛，结果表明涂钛后材料的腐蚀速度显著降低。

4. 氮化钛镀膜处理　采用多弧离子镀法分别在镍铬、钴铬合金表面上沉积氮化钛涂层后，氮化钛涂层可降低贱金属的腐蚀倾向，提高其耐腐蚀性能。

四、科研立题参考

1. 钛瓷表面结合强度的研究。
2. 金属表面氮化钛涂层的研究。
3. 钛金属表面硅涂层的研究。
4. 非贵金属改性后耐腐蚀性能研究。
5. 镀金金膜与底层金属结合强度的研究。
6. 钛铸造性能的研究。
7. 钛合金材料的研究。
8. 金属材料电火花加工工艺的研究。
9. 钛的激光堆粉成型工艺的研究。
10. 金属表面粗化工艺的研究。
11. SLM成形材料和工艺的研究。

（张修银）

参 考 文 献

1. Cotes C, Arata A, Melo RM, et al. Effects of aging procedures on the topographic surface, structural stability and mechanical strength of a ZrO_2-based dental ceramic. Dent Mater, 2014, 30(12): e396-e404

2. Garcia Fonseca R1, de Oliveira Abi-Rached F, dos Santos Nunes Reis JM. Effect of particle size on the flexural strength and phase transformation of an airborne-particle abraded yttria-stabilized tetragonal zirconia polycrystal ceramic. J Prosthet Dent, 2013, 110(6):510-514
3. Kawai Y, Uo M, Wang Y. Phase transformation of zirconia ceramics by hydrothermal degradation. Dent Mater J, 2011, 30(3):286-292
4. Liu B, Lu C, Wu Y. The effects of adhesive type and thickness on stress distribution in molars restored with all-ceramic crowns. J Prosthodont, 2011, 20(1):35-44
5. Inokoshi M, De Munck J, Minakuchi S. Meta-analysis of bonding effectiveness to zirconia ceramics. J Dent Res, 2014, 93(4):329-334
6. Da Silva EM, Miragaya L, Sabrosa CE. Stability of the bond between two resin cements and an yttria-stabilized zirconia ceramic after six months of aging in water. J Prosthet Dent, 2014, 112(3):568-575
7. Yang R, Arola D, Han Z. A comparison of the fracture resistance of three machinable ceramics after thermal and mechanical fatigue. J Prosthet Dent, 2014, 112(4):878-885
8. Giray FE, Duzdar L, Oksuz M. Evaluation of the bond strength of resin cements used to lute ceramics on laser-etched dentin. Photomed Laser Surg, 2014, 32(7):413-421
9. Xiaoping L, Dongfeng R, Silikas N. Effect of etching time and resin bond on the flexural strength of IPS e. max Press glass ceramic. Dent Mater, 2014, 30(12):e330-e336
10. Rui Yang, Dwayne Arola, Zhihui Han, et al. A comparison of the fracture resistance of three machinable ceramics after thermal and mechanical fatigue. J Prosthet Dent, 2014, 112(4):878-885
11. Amaral M, Belli R, Cesar PF. The potential of novel primers and universal adhesives to bond to zirconia. J Dent, 2014, 42(1):90-98
12. Larsson C, El Madhoun S, Wennerberg A. Fracture strength of yttria-stabilized tetragonal zirconia polycrystals crowns with different design: an in vitro study. Clin Oral Implants Res, 2012, 23(7):820-826
13. Ferrari M, Giovannetti A, Carrabba M. Fracture resistance of three porcelain-layered CAD/CAM zirconia frame designs. Dent Mater, 2014, 30(7):e163-168
14. Juloski J, Apicella D, Ferrari M. The effect of ferrule height on stress distribution within a tooth restored with fibre posts and ceramic crown: A finite element analysis. Dent Mater, 2014, 30(15):1304-1305
15. Cortellini D, Canale A, Souza RO. Durability and Weibull Characteristics of Lithium Disilicate Crowns Bonded on Abutments with Knife-Edge and Large Chamfer Finish Lines after Cyclic Loading. J Prosthodont, 2014 Oct 15. doi:10. 1111/jopr. 12237. [Epub ahead of print]
16. Guess PC, Schultheis S, Wolkewitz M. Influence of preparation design and ceramic thicknesses on fracture resistance and failure modes of premolar partial coverage restorations. J Prosthet Dent, 2013, 110(4):264-273
17. Abi-Rached FO, Martins SB, Campos JA. Evaluation of roughness, wettability, and morphology of an yttria-stabilized tetragonal zirconia polycrystal ceramic after different airborne-particle abrasion protocols. J Prosthet Dent, 2014, 112(6):1385-1391
18. Renne W, McGill ST, Forshee KV. Predicting marginal fit of CAD/CAM crowns based on the presence or absence of common preparation errors. J Prosthet Dent, 2012, 108(5):310-315
19. Re D, Cerutti F, Augusti G. Comparison of marginal fit of Lava CAD/CAM crown-copings with two finish lines. Int J Esthet Dent, 2014, 9(3):426-435
20. Vichi A, Sedda M, Del Siena F. Flexural resistance of Cerec CAD/CAM system ceramic blocks. Part 1: Chairside materials. Am J Dent, 2013, 26(5):255-259
21. An S, Kim S, Choi H. Evaluating the marginal fit of zirconia copings with digital impressions with an intraoral digital scanner. J Prosthet Dent, 2014, 112(5):1171-1175

22. Ng J, Ruse D, Wyatt C. A comparison of the marginal fit of crowns fabricated with digital and conventional methods. J Prosthet Dent, 2014, 112(3):555-560
23. Huang Zl, Zhang L, Zhu J, et al. Clinical Marginal and Internal Fit of Crowns Fabricated Using Different CAD/CAM Technologies. J Prosthodont. 2014 Sep 14. doi:10. 1111/jopr. 12209. [Epub ahead of print]
24. Schaefer O, Decker M, Wittstock F. Impact of digital impression techniques on the adaption of ceramic partial crowns in vitro. J Dent, 2014, 42(6):677-683
25. Anunmana C, Charoenchitt M, Asvanund C. Gap comparison between single crown and three-unit bridge zirconia substructures. J Adv Prosthodont, 2014, 6(4):253-258
26. 谢海峰,陈晨,王小菲. 氧化锆处理剂对氧化锆陶瓷短期粘接强度的影响. 口腔医学, 2013, 33(8):505-508
27. 赵中令,连彦青. 新型抗菌型丙烯酸单体的合成及在牙科修复树脂中的应用. 高等学校化学学报, 2013, 34(3):708-713
28. 车小强,张松营,陈云平. 多种抗菌剂抗菌性及混合加入复合树脂的抗菌性能[J]. 中国组织工程研究, 2013, 17(16):3002-3009
29. Fengwei Liu, Ruili Wang, Yuyuan Shi. Novel Ag nanocrystals based dental resin composites with enhanced mechanical and antibacterial properties. Progress in Natural Science: Material International, 2013, 23(6):573-578
30. JJ-Y Peng, MG Botelho, JP Matinlinna. Silver compounds used in dentistry for caries management: A review. Journal of Dentistry, 2012, 40:531-541
31. Goda Holla, Ramakrishna Yeluri, Autar Krishen Munshi. Evaluation of minimum inhibitory and minimum bactericidal concentration of nano-silver base inorganic anti-microbial agent (Novaron®) against *streptococcus mutans*. Contemporary Clinical Dentistry, 2012, 3(3):288-293
32. Zhihui Han, Bangshang Zhu, Xiuyin Zhang. Effect of silver-supported materials on the mechanical and antibacterial properties of reinforced acrylic resin composites. Materials & Design, 2015, 65:1245-1252
33. Annette Wiegand, Wolfgang Buchalla, Thomas Attin. Review on fluoride-releasing restorative materials—Fluoride release and uptake characteristics, antibacterial activity and influence on caries formation. Dental Materials, 2007, 23:343-362
34. Shaymaa E. Elsaka, Ibrahim M. Hamouda, Michael V. Swain. Titanium dioxide nanoparticles addition to a conventional glass-ionomer restorative: Influence on physical and antibacterial properties. Journal of Dentistry, 2011, 39:589-598
35. Wenyue Su, Shichao Wang, Xuxu Wang. Plasma pre-treatment and TiO_2 coating of PMMA for the improvement of antibacterial properties. Suiface & Coating Technology, 2010, 205:465-469
36. 沈凌云,叶建芬. 掺杂氟和银的二氧化钛复合抗菌剂粉体的制备与性能研究. 塑料助剂, 2014, 1:27-31
37. 葛亚丽,刘杰,徐连立. Ag-TiO_2 树脂基托抗菌性及长效性的体外研究. 口腔医学研究, 2012, 28(2):129-135
38. 谢长志,刘俊龙. 壳聚糖衍生物抗菌塑料制备与性能评价. 塑料工业, 2006, 34(7):62-64
39. Fatih Mehmet Korkmaz, Tamer Tüzüner. Antibacterial activity, surface roughness, flexural strength, and solubility of conventional luting cements containing chlorhexidine diacetate/cetrimide mixtures. The Journal of Prosthetic Dentistry. 2013, 110(2):107-115
40. AlineRogéia Freire de Castilho. In vitro and in vivo investigation of the biological and mechanical behaviour of resin-modified glass-ionomer cement containing chlorhexidine. Journal of Dentistry, 2013, 41:155-163
41. Christian Apel, Andree Barg, Anke Rheinberg. Dental composite materials containing carolacton inhibit biofilm growth of Streptococcus mutans. Dental Materials, 2013, 29:1188-1199
42. Stefan Rupf, Markus Balkenhol, Tim O. Sahrhage. Biofilm inhibition by an experimental dental resin composite

containing octenidine dihydrochloride. Dental Materials,2012,28:974-984

43. Li Huang, Yu-hong Xiao. Antibacterial activity and cytotoxicity of two novel cross-linking antibacterial monomers on oral pathogens. Archives of Oral Biology,2011,56:367-373

44. Joseph M. Antonucci,Diana N. Zeiger. Synthesis and characterization of dimethacrylates containing quaternary ammonium functionalities for dental applications. Dent Mater,2012,28(2):219-228

45. Shi-qiang Gong,Li-na Niu,Lisa K. Kemp. Quaternary ammonium silane-functionalized,methacrylate resin composition with antimicrobial activities and self-repair potential. Acta Biomaterialia,2012,8:3270 3282

46. Fang Li,Michael D. Weir,Jihua Chen. Comparison of quaternary ammonium-containing with nano-silver-containing adhesive in antibacterial properties and cytotoxicity. Dental Materials,2013,29:450-461

47. Lei Cheng,Ke Zhang,Michael D. Weir. Effects of antibacterial primers with quaternary ammonium and nano-silver on *Streptococcus mutans* impregnated in human dentin blocks. Dental Materials,2013,29:462-472

48. Lei Cheng,Michael D. Weir. Antibacterial amorphous calcium phosphate nanocomposites with a quaternary ammonium dimethacrylate and silver nanoparticles. Dental Materials,2012,28:561-572

49. Fang Li,Michael D. Weir. Effect of salivary pellicle on antibacterial activity of novel antibacterial dental adhesives using a dental plaque microcosm biofilm model. Dental Materials,2014,30:182-191

50. Chen Chen,Michael D. Weir. Antibacterial activity and ion release of bonding agent containing amorphous calcium phosphate nanoparticles. Dental Materials,2014,30:891-901

51. Lei Cheng,Michael D. Weir. Dental plaque microcosm biofilm behavior on calcium phosphate nanocomposite with quaternary ammonium. Dental Materials,2012,28:853-862

52. Mary Anne S. Melo,Lei Cheng,Michael D. Weir. Novel dental adhesive containing antibacterial agents and calcium phosphate nanoparticles. Journal of Biomedical Materials Research B: Applied biomaterials,2013,101B(4):620-629

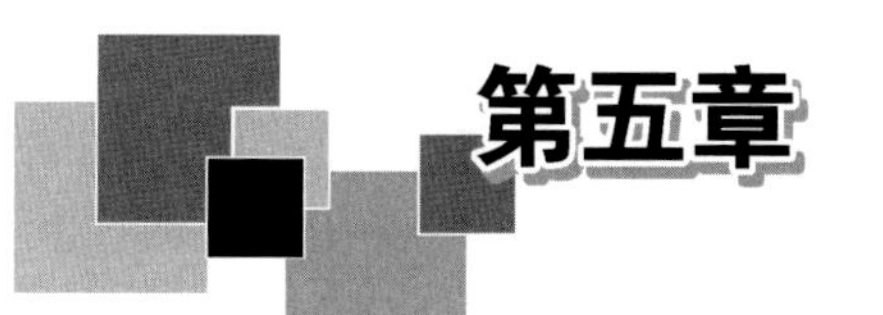

第五章　牙齿防龋材料的研究进展

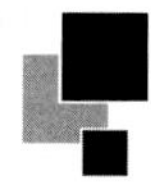

多年来，牙齿防龋材料一直是口腔医学研究的重点及热点。牙齿局部用防龋材料是临床上应用最广的防龋材料，它们具有诸多优点，容易推广应用。目前临床上广泛应用的局部用防龋材料主要有氟化物防龋材料和窝沟点隙封闭剂。近来，人们越来越重视釉质早期龋的治疗，其中采用树脂渗透封闭来终止龋坏的进一步发展并恢复牙齿外形的方法具有研究发展前景。

第一节　局部用氟化物防龋材料的研究进展

局部应用的氟化物防龋材料是一类直接应用于牙齿表面的材料，以便于牙的摄取，它通常含有氟化物防龋活性物质，作用于牙齿硬组织和致龋因子，提高牙齿硬组织的抗龋能力，降低致龋因子的致龋能力。这类材料包括牙齿局部用含氟凝胶、氟泡沫及局部用防龋涂膜材料，这些材料通常由专业人员或经过专业培训的人员应用。

一、应 用 现 状

1. 氟凝胶　氟凝胶(fluoride gel)是一种含有氟化物的水凝胶状物质，用于全牙列氟化防龋。氟凝胶中，氟化物水溶液被水溶性高分子物质增稠为流动性小的凝胶状半流体。根据 pH 值，氟凝胶分为酸性氟凝胶和中性氟凝胶，酸性氟凝胶一般使用酸性磷酸氟(即含有氟化钠和磷酸)作为活性成分。供专业人员使用的氟凝胶含氟浓度为 1.23%(12 300mg/L)，pH 值为 3～4，供个人自我保健使用的氟凝胶含氟浓度为 0.5%(5000mg/L)。中性氟凝胶一般使用氟化钠作为活性成分，氟化钠含量为 1.1%，pH 值接近中性。

表 5-1 所列为一种典型的酸性氟凝胶的组成。

表 5-1　一种典型的酸性氟凝胶的组成

成分	含量(wt%)	成分	含量(wt%)
水	85.5	氟化钠	2.7
甘油	3.4	黄原胶	3.2
磷酸	4.1	香料	0.1

组成中的甘油为保湿剂，黄原胶为增稠剂，磷酸与氟化钠反应形成酸性磷酸氟。

配制方法：先将黄原胶溶于部分水中，将氟化物、香料及磷酸溶于剩余水中，然后加入甘油，最后将其倒入前面黄原胶溶液中，所得的凝胶即为氟凝胶。氟凝胶一般装在塑料罐中。

氟凝胶的优点是一次使用可处理全口牙齿，花费时间少。目前氟凝胶一般提供有多种水果口味，宜于被龋齿易发人群——儿童所接受。应用时，先漱口清洗牙齿，然后用干纱布揩干牙齿，将凝胶挤入托盘内，戴入牙列，保持5分钟后取出，30分钟不漱口，不进食，通常每6个月做1次。

2. 氟泡沫　氟泡沫(fluoride foams)是一种含有氟化物的气溶胶泡沫，呈细腻浓密泡沫状，流动性小，具有触变性，使用后是以数以千计的气泡附着在牙齿表面，并连续不断地释放出氟化物。氟泡沫的基本性质、作用机制和用法与氟凝胶基本相同。与氟凝胶相比，氟泡沫密度小，相同体积的氟泡沫绝对含氟量小，只有氟凝胶的1/5～1/4，安全性更好，大大降低了口腔中残留氟离子的浓度，避免摄入过量氟化物的可能。另外，氟泡沫流动性小，在托盘中留滞性好，而且能完全溶于水，使用后清洗方便，不需要吸唾装置就可减少口内氟化物的滞留量，有效降低了氟化物被儿童误食的风险。

根据氟泡沫的pH值，氟泡沫分为中性氟泡沫和酸性氟泡沫(pH)。目前市售的中性氟泡沫大多以氟化钠(1.1wt%)为活性成分，而酸性氟泡沫大多以酸性氟磷酸盐为活性成分。表5-2所列组成为一种典型氟泡沫的组成。

表5-2　氟泡沫的基本组成

成分	含量(wt%)	成分	含量(wt%)
氟化物	1.25%	月桂醇硫酸钠	15.00%
乳酸钙	20.50%	香精	10.00%
亚油酸乙酯	0.60%	蒸馏水	余量

配制方法：将上述各种成分按配方规定的重量百分比混合均匀后，加入盛有蒸馏水的瓶内，然后注入占总量5%～10%的抛射剂丁烷，密封严实即成。

使用方法：使用前将瓶口朝下，摇晃数次，然后挤出白色泡沫，涂抹在牙托盘上，将牙托盘放入口中，咬合1～5分钟即可。

与氟凝胶相同，氟泡沫一年只需要使用两次，每次时间仅为1～4分钟，次数少、时间短，操作不需要任何器械，避免了交叉感染。

3. 氟化物涂膜

(1) 概述：氟化物涂膜(fluoride coatings)又称氟涂漆(fluoride varnish)，是一种局部用防龋涂膜(topical anticarious coatings)，由口腔专业人员进行应用实施和管理。

氟化物涂膜是在20世纪60年代晚期及70年代早期发展起来的一种局部用防龋材料，目前，氟化物涂膜在欧共体、加拿大已经成为一种广泛应用的防龋材料，并取得了显著的防龋效果。

1964年，Sehmidt首先研制出氟化物涂膜，其商品名为Duraphat，该材料含有50mg/ml氟化钠。1975年，Arends和Schuthof研制出另一种以有机氟化物为活性成分的涂膜材料，其商

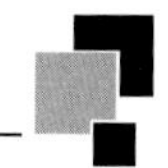

品名为 FluorProtector，该涂膜含有 0.1% 二氟硅烷（difluorosilane）。目前，这两种氟化物涂膜在欧洲均已得到广泛接受和应用。

（2）作用机制：氟化物涂膜涂于牙齿表面后，能在牙齿表面附着相当时间（通常不超过 24 小时），在此期间能缓慢释放氟离子。氟离子首先作用于釉质表面，解除蛋白质和细菌对釉质表面的吸附，降低釉质表面的自由能。氟离子进一步对釉质表层结构产生影响，这些影响主要有两方面，首先，高浓度的氟离子通过釉质表面的小孔渗入釉质内部，与釉质中羟基磷灰石晶体中的羟基交换，使羟磷灰石转变为氟磷灰石，而氟磷灰石具有较强的抗酸蚀能力。此外，高浓度的氟离子可以在牙齿表面产生氟化钙沉淀，使氟化物沉积在不同的龋发生部位的釉质小孔和微管中，形成所谓的"氟库"，这些"氟库"在 pH 值下降时，逐渐释放氟化物到牙菌斑、唾液或是牙齿的磷灰石结构中，阻止晶体的溶解，降低其脱矿率。其次，氟离子还具有促进牙齿硬组织再矿化作用，经过氟化物涂膜治疗的健康或龋坏的釉质增加了矿物质的沉积，促进了再矿化。再矿化是氟涂膜治疗早期龋的主要机制。

氟化物涂膜所引起的 pH 值变化也有杀菌和抑菌作用。氟化物能直接抑制细菌生长所需要的能量代谢，并抑制细菌向牙面吸附。如氟抑制糖酵解酶的活性，对细菌糖酵解中糖的转运有直接或间接的作用，进而导致细菌停止代谢、生长；氟还抑制细菌摄入葡萄糖，并能影响抑制细菌产酸；氟能影响细菌多糖的合成，从而使细菌产酸减少或停止。这种抗菌作用有浓度依赖性，在应用氟化物涂膜很短时间后即可产生一定量氟化物，足以发挥抗菌效力。

（3）组成：氟化物涂膜材料一般由成膜材料、氟化物和挥发性溶剂组成。常用的成膜材料有聚氨酯、氯乙烯-醋酸乙烯共聚物、丙烯酸树脂、聚乙烯醇缩丁醛、氰基丙烯酸酯、松香树脂、虫胶、乳香树胶等。成膜材料提供一个柔韧的坚硬表面，防止涂料在唾液中迅速溶解。一般要求所成的膜对牙齿表面有良好的黏附性能，有一定的强度和吸水性，以便吸水后释放防龋活性物质，不溶于水中，但能溶于某些溶剂中，成膜性要好。

常用的氟化物有氟化钠、氟化钾、氟化亚锡、氟化钙、氟化锌、氟化铋、氟化氨、有机氟硅烷（二氟硅烷）等。氟化物的含量一般为 0.1% ~5.0%。由于无机氟化物在挥发性溶剂中溶解度极低，因此一般制成氟化物的混悬液。为了制成氟化物的混悬液，要求氟化物颗粒非常细，通常粒度小于 5μm。

常用的挥发性溶剂有乙醇、丙酮、乙酸乙酯、环己烷。要求挥发性溶剂毒性低、刺激性小、易挥发。

（4）类型：根据氟化物涂膜材料的剂型，可将其分为糊剂型、悬浮液型和溶液型三种类型。

1）稀糊剂型：该型材料含有较多的成膜材料，稠度较大，氟化钠微粒能稳定地悬浮于其中，不易沉淀。该型材料大多采用软管包装，含 5% 氟化钠（2.26% F^-）。

由于稠度较大，稀糊剂型氟化物涂膜材料难以依靠溶剂挥发来硬化成膜。为使涂膜材料硬化成膜，大多稀糊剂型涂膜材料采用水溶性溶剂，通过水置换溶剂来使涂膜硬化。即：涂膜在口腔多水环境中，水分渗入涂膜中，由于溶剂是水溶性的，而成膜材料不溶于水，随着溶剂溶于水，成膜材料逐渐析出而硬化成膜，即所谓的水硬性，最终在牙齿表面留下该材料的薄层涂膜。

2）悬浮液型：该型材料含有较多的溶剂，成膜材料含量较少，呈悬浮液状，快干成膜性好。但是，较长时间静置后氟化钠微粒容易沉淀下来，经摇动后又可悬浮起来。为了使沉淀的氟化钠容易地被摇起,悬浮液型氟涂膜材料大多包装于玻璃瓶内,而且瓶内有能帮助搅拌的小钢珠。

悬浮液型氟涂膜材料成膜较薄,不但可用于牙齿表面防龋,还可作为窝洞的护洞漆使用,用于防止继发龋的发生。此外,该型氟涂膜材料也可用于牙齿根面暴露导致的牙齿过敏的脱敏治疗。

悬浮液型氟涂膜材料有:Multifluorid(DMG),Bifluorid 12(VOCO),Fluodica(Promedical)。其内可含有氟化钠、氟化钙或氟化氨等成分,可以以硝化纤维为成膜材料。

3)溶液型:该型材料中的氟化物一般为有机氟化物,能完全溶于挥发性溶剂中。其所含的成膜材料多为能潮湿固化的聚合物,所形成的涂膜较薄,且透明,美观性好。比如 Fluor Protector 是一种含有1%二氟硅烷(0.1%的 F^-),以聚氨酯为成膜材料的氟涂膜材料,呈透明液体状。由于该材料是遇湿气而固化,所以密封包装于玻璃安瓿内。

(5)性能特点:目前临床使用的氟化物涂膜在口腔内牙齿表面的保持时间为数小时至十几小时,一般不超过48小时,时间长了会被摩擦掉。与氟凝胶或氟泡沫相比,氟化物涂膜的作用时间已算是很长了,因此,氟化物涂膜的作用效果优于氟凝胶或氟泡沫。

临床研究证明,对少儿的牙齿应用氟化物涂膜,每4~6个月应用一次,能有效降低牙齿的龋发生率,下降幅度甚至高达70%。氟化物涂膜的另一个潜在的应用是老年人根面龋的预防,根面龋发生危险随年龄增加而增加。

氟化物涂膜还可用于釉质早期龋的治疗。在龋齿发展的早期,釉质仅仅脱矿而未出现缺损,矿物质的丢失也仅在一定程度之内。这时应用氟化物涂膜,在氟化物的作用下,发生可逆性矿物盐的沉积,而使病变修复。

大多数的氟化物涂膜同时具有治疗牙齿过敏的作用,这是因为氟离子在牙本质小管口能形成氟化钙沉积物,从而机械地阻塞牙本质小管,或是牙本质基质中的氟阻断了生成刺激的传导,使牙本质通透性明显降低。同时,氟还可能通过抑制牙本质的酸溶解而防止更多的牙本质小管开放,促进牙齿再矿化。

尽管氟化物涂膜中氟化物浓度较高,但由于它涂覆于牙齿上后能迅速形成一层黏附牢固的薄膜,而且一次用量极少,对于少儿整个牙列来说,全部涂覆也不超过0.5ml,吞食及毒性危险很小,所以应用很安全。大量临床试验表明,没有发现有毒副作用,血浆中氟化物浓度很低,肾脏功能很好。

临床应用时,常规清洁牙齿,吹干牙面,棉卷隔湿,用小棉球或小海棉块将材料直接涂覆于牙面,持续涂覆1~4分钟。嘱患者涂膜当天不要刷牙,不要咀嚼硬物,不要吃口香糖。3~6个月后需再进行一次涂膜。

二、研究热点

(一)提高氟化物抗牙齿脱矿及再矿化效果

许多研究认为氟化物抑制釉质脱钙不仅是氟离子的作用,而且还有其他元素的协同参与。例如,锶可以增强釉质的抗酸力,锶氟共存时,有协同降低磷灰石溶解的效力,同时锶具有阻止釉质中钙、磷的溶解和释出的作用,从而增加釉质的抗龋力。钼可以促进釉质对氟的摄取,氟钼酸铵溶液中离解出的钼离子可置换羟基磷灰石中磷酸根离子的位置形成的难溶

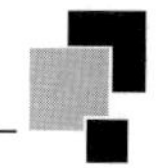

物，增强晶体的稳定性，降低酸对釉质的溶解力，同时氟钼酸铵抑制了牙本质中蛋白分解酶，尤其是胶原酶对胶原的分解作用，抑制牙本质有机物的分解。研究表明，用酸性镧盐溶液处理釉质后 La^{3+} 能取代釉质表层的 Ca^{2+} 而形成一种比羟基磷灰石更稳定的抗酸性磷酸镧保护层，而且 La^{3+} 能促进脱矿釉质摄氟，La^{3+} 也能促进脱矿釉质再矿化，作用与氟相当。氟化亚锡可以通过形成锡-磷-氟复合物，降低釉质表面的自由能，增加釉质的稳定性，从而增加其抗酸能力。

一些研究表明，口腔微环境中由于缺乏钙离子（Ca^{2+}）、磷酸盐，使 F^- 在再矿化作用中受到限制，这意味着其他离子与 F^- 在抗龋作用中有协同效应。Ca^{2+} 可以促进釉质对 F^- 的吸收，延长氟作用时间，氟与钙结合又可在釉质表层形成氟化钙，阻止钙丧失在周围口腔微环境中，并可向深层釉质缓慢地释放氟，促进已脱矿的表层下釉质再矿化。

近年来，酪蛋白磷酸肽（casein phosphopeptide，CPP）广泛用于龋病预防及再矿化。CPP 在中性和碱性条件下能够稳定溶液中的钙、磷离子，形成了对碱性磷酸钙相而言过饱和的亚稳定溶液。在碱性条件下（例如 pH 9.0），CPP 结合大量钙磷和氢氧根离子形成纳米复合物 CPP-ACP（casein phosphopeptide-amorphous calcium phosphate）。大量研究表明，CPP-ACP 有抗龋和使釉质早期龋损再矿化的能力。氟离子存在时，CPP 则可以结合更多的钙和磷。氟离子存在于 CPP-ACP 中时，氟会与非结晶性磷酸钙混合形成一种新的非结晶型磷酸钙氟 CPP-ACFP（casein phosphopeptide-amorphous calcium fuoride phosphate）。CPP-ACFP 对脱矿釉质的再矿化能力显著大于 CPP-ACP。

（二）局部用氟化物防龋材料作用机制

局部用氟化物防龋材料的防龋机制主要有三个方面：①释放的氟离子一方面可进入黏附在牙齿表面的菌斑内，抑制菌斑内致龋细菌的生长与代谢；②释放的部分氟离子能够通过釉质结构中的微孔结构扩散、渗透而进入釉质内部，取代釉质羟基磷灰石的部分羟基，生成氟磷灰石，而后者比前者具有更强的抗脱矿能力，因而增强了釉质抗酸蚀的能力；③氟离子能够与唾液和釉质溶解产生的钙离子结合，在釉质表面生成氟化钙沉积层，此层含有大量氟，在以后酸性环境下能缓慢溶解，释放出氟离子，起到“氟库”作用（图 5-1）。

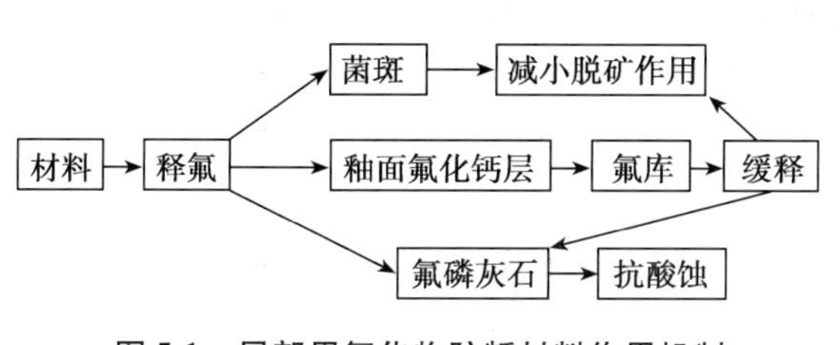

图 5-1　局部用氟化物防龋材料作用机制

三、存在问题与展望

（一）氟凝胶

1. 存在的问题　氟凝胶在应用中存在一些问题，例如，每次使用的氟凝胶的绝对氟含量较高，对口腔黏膜有一定的刺激性，使用之后血浆及尿氟浓度都明显增高，如发生误食，存在着氟中毒的风险。事实上，每次使用的氟凝胶中，只有与牙齿接触的氟凝胶内的氟能发挥作用，托盘中其他部位的氟凝胶几乎没有氟化牙齿的作用。另外，凝胶具有一定的流动性，比重也较大，当将氟凝胶置于托盘并用于下颌牙列时，凝胶在重力作用下会流出托盘而离开牙齿，这样不能很好地作用于牙齿。如果增大氟凝胶的稠度，则氟凝胶在牙齿表面的润湿性会下降,影响牙齿的氟化效果。此外,凝胶使用后的口腔清洁也不易进行,吐出的凝胶容易堵塞下水道,需要收集到垃圾箱,在学校等大规模应用不方便。

2. 发展趋势

(1) 氟化泡沫凝胶:在氟凝胶中加入发泡剂,使凝胶内形式一些微小气泡,这样可降低氟凝胶的比重,减少每次使用时的绝对氟含量,提高氟凝胶的安全性,同时改善氟凝胶在托盘内的在位情况。

(2) 含有多种离子的氟凝胶:在氟凝胶中加入诸如 Ca^{2+}、PO^{4-}、K^{+} 等离子,可以促进牙齿表面的再矿化,有利于牙齿表面形成氟磷灰石层,进而提高牙齿的抗龋坏能力。

(3) 氟化亚锡凝胶:氟化亚锡很早就应用于牙膏中用于氟化牙齿,其中的亚锡离子还具有多重功能,例如,亚锡离子可以和暴露的牙本质上多种可溶性矿物质离子形成靶向沉淀并快速沉积,封闭牙本质小管。

$$SnF_{2(aq)} + \begin{matrix} OH_{(aq)} \\ H_2O_{(aq)} \\ PO_{4(aq)} \\ O_{2(aq)} \end{matrix} \longrightarrow \begin{matrix} SnOH_{2(s)} \\ Sn_xO_yOH_{z(s)} \\ Sn_3(PO_4)_{2(s)}Sn_3PO_4F_{3(s)} \\ SnO_{2(s)} \end{matrix} \downarrow$$

沉淀

亚锡离子还具有杀菌、抑菌作用,能够减少细菌的产酸,因此具有治疗牙龈炎、减少龋病发生率的作用。但是,亚锡离子化学性能不稳定,在水中容易被水解和氧化,失去抗菌性能,而且其金属涩味和易使牙齿着色等缺陷,因此氟化亚锡一直没有得到充分的利用。由于牙齿凝胶在人体身上使用次数少,金属涩味和易使牙齿着色这两个问题在氟凝胶中机会不存在,因此,氟化亚锡在氟凝胶中有良好的应用前景。但是,如何使氟化亚锡在水凝胶中保持稳定,成为应用的关键技术。美国 P&G 公司的 Don White 博士将氟化亚锡与植酸复合,形成较为稳定的络合物,这种络合物在材料储运过程中能够保持稳定,一旦接触口腔环境便可快速释放氟离子,克服了传统氟化亚锡的缺陷,在氟化牙齿材料及口腔卫生制品中得到广泛的应用,取得了很好的效果。

(二) 氟泡沫

氟泡沫也存在一些问题,例如,氟泡沫接触口腔微酸性的唾液后会液化,即泡沫破裂,使泡沫的增容作用消失,泡沫因液化而流出托盘,从而影响牙齿的氟化。但是,如果通过添加泡沫稳定剂来提高泡沫的稳定性,则会带来新的问题。因为稳定性好的泡沫密度较大,容易黏附在牙齿表面而不易去除和清洗。因此,研究如何降低泡沫密度,对于应用的方便性及易被接受性是有重要意义的,期望新型氟泡沫与牙齿接触 3 ~ 4 分钟后泡沫能很快破裂而液化,以便清洁口腔。

(三) 氟化物涂膜

1. 存在的问题　目前氟涂膜存在的主要问题有:①以无机氟化物为氟源的氟涂膜,大多为悬浮剂型,氟化物在储存、使用过程中容易沉淀、分离;②氟化物涂膜颜色普遍较深,影响美观;③一些涂膜在口腔中凝固速度很慢,影响使用;④一些以松香树脂为成膜基质的涂膜,因为松香对某些人具有致敏性,而影响使用;⑤涂膜在牙齿上滞留时间太短,主要原因是氟涂膜与牙齿的黏附性不高。

2. 发展趋势　2008 年,Engelbrecht 提出一种具有良好黏附性的氟涂膜材料,这种材料

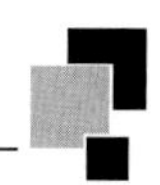

由含氢硅烷基团的不饱和聚合物、氟化物、铂催化剂及乙烯硅氧烷化合物组成。这种氟化物涂膜材料对牙齿具有优良的黏附性能,能在牙齿表面保留较长时间,并能长期缓慢释放氟离子,发挥防龋作用。

2009 年,Kennard 等提出在传统氟化物涂膜材料中添加能提高涂膜黏附性的物质,如烷基磷酸,利用磷酸基团能够与釉质形成较强分子间作用力的特点来提高涂膜的黏附性。

氟化物涂膜材料另一个发展趋势是筛选、应用新的氟化物。大量的研究表明,在弱酸性条件下,釉质能够吸收更多的氟离子,而目前市售的氟化物涂膜材料均为中性,釉质吸收氟量不充分。氟化钛是一种具有一定水溶性的氟化物,其水溶液呈弱酸性,有利于釉质吸收氟离子。

氟化物涂膜的成膜材料对氟离子的释放有重要影响,因此选用新的成膜材料是改善涂膜释氟性能的重要途径。氟离子的释放是由于水分逐渐渗透进入涂膜并溶解水溶性的氟化钠而产生的。所以,成膜材料不仅要对牙齿表面有良好的黏附性能和一定的强度,更要有一定的吸水性,以便吸水后能溶解氟化物使氟离子释放出来。

四、科研立题参考

1. 新型氟凝胶防龋有效性的临床研究。
2. 新型氟凝胶提高釉质抗脱矿能力的研究。
3. 新型氟凝胶提高釉质氟含量的研究。
4. 新型氟泡沫防龋有效性的评价。
5. 新型氟泡沫提高釉质抗脱矿能力的研究。
6. 新型氟涂膜材料释氟性能的测定与评价。
7. 涂膜基质材料对氟涂膜释氟性能影响的研究。
8. 涂膜基质材料对氟涂膜在牙齿上保留时间的影响。
9. 新型长效缓释氟涂膜材料的研究。
10. 各种添加剂促进牙齿吸收氟的研究。

(赵信义)

第二节　窝沟封闭剂的研究进展

一、应 用 现 状

窝沟点隙封闭剂(pit and fissure sealant)简称窝沟封闭剂,是一种可固化的液体高分子材料。将它涂布于有患龋倾向牙面窝沟、点隙、裂缝处,特别是刚萌出的恒牙的窝沟、点隙处(图 5-2),固化后能有效地封闭窝沟点隙,隔绝致龋因子对牙齿的侵蚀,进而达到防龋的目的。窝沟封闭剂还用于窝沟、点隙处可疑龋、初期龋的封闭治疗,因为封闭剂的屏障作用可阻断窝沟内细菌的营养来源,同时,酸蚀牙齿可杀灭部分细菌。

目前广泛应用的窝沟封闭剂有两大类型,即树脂基(resin-based)窝沟封闭剂和玻璃离子基(glass ionomer based)窝沟封闭剂。

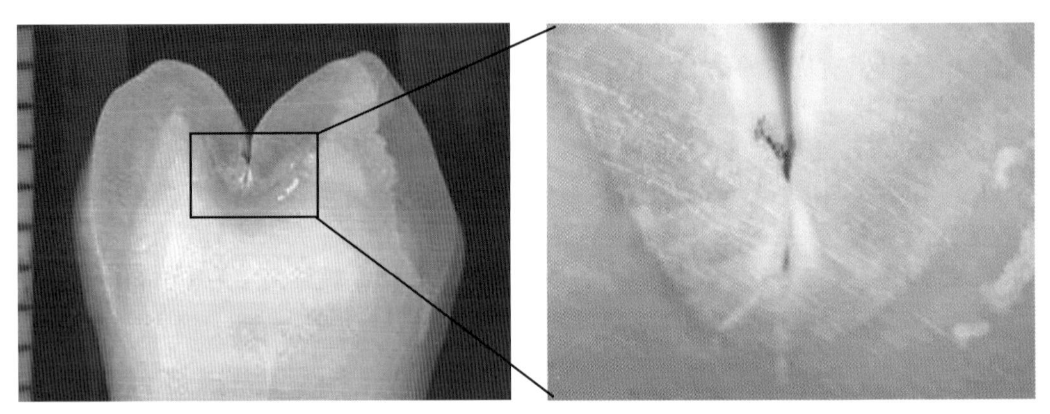

图5-2 磨牙殆面窝沟点隙(第四军医大学口腔医学院 赵信义供图)

(一) 树脂基窝沟封闭剂

树脂基窝沟封闭剂是临床上应用最广泛的窝沟封闭剂,根据其固化方式分为自凝固化型窝沟封闭剂和光固化型窝沟封闭剂。目前绝大多数市售的树脂基窝沟封闭剂产品是光固化型。

光固化型窝沟封闭组成上与光固化复合树脂极为相似(表5-3),只是不含正确填料,或者含有很少的填料,流动性较大,以便流入窝沟、点隙内。

表5-3 可见光固化型窝沟封闭剂的组成

成分	含量(wt%)	成分	含量(wt%)
树脂基质,如Bis-GMA	30~50	光敏剂	微量
稀释剂,如TEGDMA	70~50	光敏促进剂	微量
颜料,如钛白粉	少量	阻聚剂	微量
气相SiO_2	少量		

光固化型窝沟封闭剂一般为单液型。使用时,取少量胶液涂布于牙面上,经可见光固化器照射一定时间(20~40秒)即可固化成膜。

窝沟封闭剂的黏稠度影响其进入窝沟、点隙内。封闭剂进入窝沟点隙内主要是毛细作用。若窝沟点隙呈V字形,封闭剂则容易进入;若窝沟点隙呈口小里大(图5-2),则不易完全充满。因此封闭剂应有适当的黏稠度,黏稠度应在500~2500厘泊范围内。黏稠度太小,虽然容易进入窝沟、点隙内,但是流动性太大,涂布时封闭剂会流得到处都是,而且固化过程中体积收缩大,边缘容易产生微缝隙,固化后强度也不高。封闭剂黏稠度太大,流动性差,涂布时,封闭剂不易渗透入窝沟、点隙内。

树脂基封闭剂与釉质的结合主要是界面的机械性嵌合。在涂窝沟封闭剂之前,用37%磷酸水溶液酸蚀处理釉质表面,釉质表面产生轻度脱钙,呈现多孔蜂窝状结构。涂窝沟封闭剂之后,封闭剂渗入其中,固化后形成大量的树脂突(tag),这些树脂突与釉质形成机械嵌合作用,从而与釉质形成紧密的结合。

临床上评价封闭剂材料的主要指标是应用一定时间后涂膜在窝沟、点隙处的保留率

(retention rate)来表示，例如1年、2年、5年的保留率。窝沟封闭剂涂膜保留率主要受其压缩强度、断裂韧性、耐磨性能、与釉质粘接性能等影响。目前，性能较好的窝沟封闭剂的3年涂膜保留率可达80%以上。

（二）玻璃离子基窝沟封闭剂

早期用于窝沟封闭的玻璃离子材料是传统的粉液混合型玻璃离子水门汀，随后经历了从粉液混合型到预成胶囊包装，从手工调拌到机器调拌，从传统酸碱反应固化到树脂改良的光固化及三重固化的发展。目前，用于窝沟、点隙封闭的玻璃离子水门汀主要是树脂改性玻璃离子水门汀，常见的产品有：Vivaglass、Fuji Plus、Fuji Ⅱ LC、Fuji Triage、Photac-Fil、Ketac-Bond、Vitremer等。

树脂改性玻璃离子窝沟封闭剂一般由粉、液两部分组成，通常以胶囊包装形式提供。粉剂的主要成分是氟铝硅酸盐玻璃粉，并含有聚合反应促进剂（有机叔胺），液剂中含有主链上有多个甲基丙烯酸酯基的聚丙烯酸、甲基丙烯酸β-羟乙酯（HEMA）、光引发剂（樟脑醌）和水。当粉与液混合后，玻璃离子水门汀的酸碱反应便开始发生，同时，如果又具有化学固化机制，粉剂中的氧化剂与液剂中的还原剂发生反应，生成具有活性的自由基，快速引发聚丙烯酸链上的甲基丙烯酸酯基及HEMA聚合，赋予水门汀较高的早期强度。如果水门汀具有光固化机制，粉液调和之后，由于材料中含有可聚合的单体及光敏剂，所以材料可以立即进行光照聚合，引发聚丙烯酸链上的甲基丙烯酸酯基快速聚合，使材料迅速固化，并达到一定的强度，实现可控性固化。聚合反应进行的速度比酸碱反应快，但酸碱反应在材料固化后仍持续相当长时间，进一步提高材料的强度，并赋予材料的释氟性能。

玻璃离子窝沟封闭剂具有多方面的优点：①能与釉质形成化学性结合；②应用过程不必酸蚀；③能长期连续释放氟离子，释放的氟离子结合到釉质磷灰石中，能降低釉质溶解度，促进釉质再矿化；游离氟离子影响周围牙菌斑，抑制变形链球菌活性和缓冲乳酸，改变生物膜性状，抑制龋病发展；④能应用于口腔潮湿润环境，对吹干和隔湿要求不高，易于应用。

研究表明，玻璃离子窝沟封闭剂（包括树脂改性玻璃离子基窝洞封闭剂）释放的氟离子能进入相邻釉质中，提高相邻釉质的抗脱矿能力。

玻璃离子窝沟封闭剂在浸水最初阶段（24小时），氟离子的释放呈暴发式，3天内释氟量衰减明显，3天后释氟量衰减幅度较小，1个月后释氟量趋于稳定。树脂改性玻璃离子窝沟封闭剂最初几天的释氟量小于传统玻璃离子窝沟封闭剂。

玻璃离子窝沟封闭剂另一大潜在优点是具有再充氟性（fluoride rechargeable）。所谓再充氟性是指玻璃离子窝沟封闭剂充填物与含氟材料或制剂（如酸性磷酸氟凝胶、含氟牙膏）接触后，充填物可以再吸收氟离子，然后再逐渐释放出来，过程类似于电池充电。但是，对于再吸收氟的机制目前尚不清楚，可能是玻璃离子水门汀修复体粗糙的表面有利于口腔中氟化物的嵌入而滞留，引起随后氟离子释放量的增加。

虽然玻璃离子窝沟封闭剂具有多方面的优点，但存在一些缺点，主要表现在材料本身强度及耐磨性方面不及树脂基窝沟封闭剂。实验研究表明，在同等条件下玻璃离子窝沟封闭剂较树脂基封闭剂磨耗更多。由于材料强度低，在咬合力长期作用下材料容易破碎，导致长期保留率低于树脂类窝沟封闭剂。有研究报道，2年观察期内，树脂改良玻璃离子体窝沟封闭剂Fuji Ⅲ LC保留率为62%，而树脂基窝沟封闭剂Delton Opaque保留率为90%。另有学者采用相同材料进行为期7年的随机对照研究表明Fuji Ⅲ LC和Delton Opaque保留率分别为19%和65%。因此,玻璃离子作为封闭剂使用价值尚存在争议。

二、研究热点

(一) 赋予窝沟封闭剂缓释氟功能

传统的树脂基窝沟封闭剂主要通过阻断致龋因子侵入窝沟、点隙来预防这些部位龋病的发生。但是,树脂基窝沟封闭剂在固化过程中存在着体积收缩,再加上其线胀系数与釉质差异较大,因此在封闭剂与釉质界面容易出现微缝隙,产生微渗漏,长期以往,就会产生继发龋。如果封闭剂具有良好的缓释氟性能,释放的氟离子可以进入相邻的釉质,使釉质中的部分羟基磷灰石转变为氟磷灰石,而氟磷灰石具有较强的抗酸性。因此,能够缓释氟的窝沟封闭剂能够提高相邻牙齿硬组织的抗龋能力。

在窝沟封闭剂中添加氟化物可以赋予窝沟封闭剂一定的缓氟性能。在窝沟封闭剂中添加氟化物的方法有两种,一种是向未聚合的封闭剂中添加水溶性无机氟化物(例如氟化钠、氟钛酸钾、氟化铵、氟化镱、氟硅玻璃粉)。无机氟化物一般不溶于树脂基质中,只是微小颗粒悬浮于树脂基质中,固化后被树脂所包裹,属非均匀体系。其氟离子的释放有赖于树脂体系的吸水性,水分进入树脂中溶解氟化物,随后氟离子通过扩散作用释放出来,氟离子释放量一般较小。

另一种方法是添加有机氟化物,例如四氟硼酸四丁基铵盐,它可以溶解于封闭剂的树脂基质中,从而均匀地分布于整个封闭剂中。含有有机氟化物的窝沟封闭剂能更持久地释放氟离子。另一种有机氟化物是含有可解离氟离子的甲基丙烯酸酯类单体或低聚物,例如甲基丙烯酰氟-甲基丙烯酸甲酯共聚物:

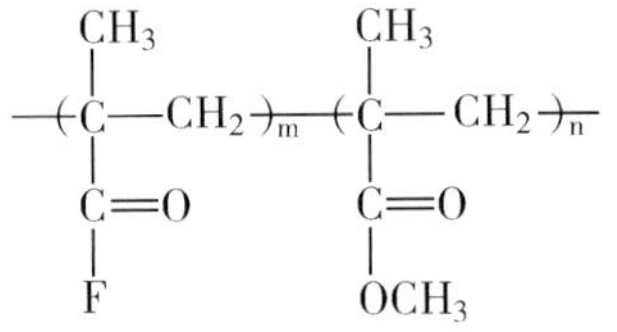

$$-\!\left(\underset{\substack{|\\ C=O\\ |\\ F}}{\overset{\substack{CH_3\\ |}}{C}}-CH_2\right)_m\!\!-\!\left(\underset{\substack{|\\ C=O\\ |\\ OCH_3}}{\overset{\substack{CH_3\\ |}}{C}}-CH_2\right)_n\!\!-$$

甲基丙烯酰氟-甲基丙烯酸甲酯共聚物能溶于窝沟封闭剂的树脂基质中,并能与树脂基质共聚合,其释放氟离子是一种离子交换的过程,在树脂较低的吸水性下就可持续释放氟离子。

不同的窝沟封闭剂其释氟特性差异较大,图5-3为4种光固化窝沟封闭剂氟离子释放量随时间变化的累积曲线。

虽然玻璃离子水门汀封闭剂具有显著的释氟性,但是该材料脆性较大,韧性不足,长期保留率较低。一般的树脂基封闭剂韧性好,但是释氟性差。而复合体材料既具有接近树脂基封闭剂的力学性能,同时具有一定的吸水性和溶出性,能够缓释氟离子。因此,复合体窝沟封闭剂也是近年来研究的热点。例如,德国DMG公司成功推出复合体窝沟封闭剂 Ionosit Seal,这种封闭剂的强度明显高于玻璃离子水门汀,与釉质的粘接强度达15MPa,同时具有长久的释氟性,应用后5年保留率为67%~82%。

关于具有缓释氟性能的封闭剂在临床上到底能够发挥多大的作用?每天释氟量达到多大的水平就能够有效地预防龋坏的发生?目前还缺乏这方面的研究。

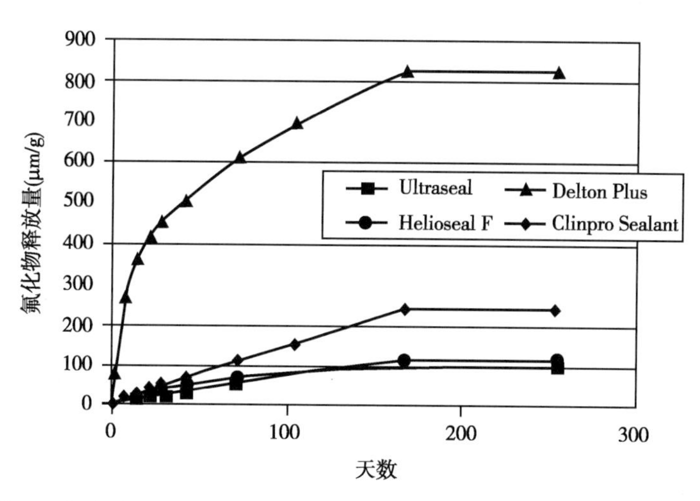

图 5-3　4 种光固化窝沟封闭剂氟离子累积释放量(第四军医大学口腔医学院　赵信义供图)

(二) 自粘接窝沟封闭剂的研究

目前,传统的树脂基窝沟封闭剂的应用过程包括清洁牙齿、酸蚀、冲洗、吹干、涂窝沟封闭剂、光照固化等步骤,步骤多,时间长,而窝沟封闭剂的主要应用对象——儿童往往缺乏耐心,口腔唾液也较多,不利于多步骤的窝沟封闭剂的应用。特别是酸蚀面冲洗、吹干后不能被唾液污染,否则封闭剂与釉质结合就会变差。因此,需要减少窝沟封闭剂的应用步骤

自从自酸蚀粘接剂出现以来,人们一直在努力将自酸蚀概念和技术引入窝沟封闭剂中,这样可以免除酸蚀剂酸蚀及随后的冲洗、吹干步骤,减少窝沟封闭剂应用中的技术敏感性。自粘接窝沟封闭剂(self-adhesive sealant)就是将自酸蚀粘接剂的原理和技术引入窝沟封闭剂的产物。自粘接窝沟封闭剂在组成上是与单瓶装自酸蚀粘接剂相似,是在传统的树脂基窝沟封闭剂组成的基础上,通过增加各成分的亲水性,添加含有酸性粘接性单体和微量水分而构成,常用的酸性粘接性单体有甲基丙烯酰癸基二氢磷酸酯(methacryloyloxydecyl dihydrogen phosphate,MDP)、4-甲基丙烯酸氧乙基偏苯三酸、甲基丙烯酰氧乙基苯基磷酸酯、二甲基丙烯酸磷酸甘油酯等。

尽管自粘接窝沟封闭剂具有操作步骤少、技术敏感性低、节省时间等优点,但是自粘接窝沟封闭剂对釉质的蚀刻效果不及传统的酸蚀剂,因此自粘接窝沟封闭剂与釉质的结合强度及封闭窝沟点隙的能力低于传统的窝沟封闭剂。研究表明,在应用自粘接窝沟封闭剂之前,额外酸蚀釉质可以显著提高封闭剂与釉质的结合强度及封闭窝沟点隙的能力。因此,有学者认为,目前的自粘接窝沟封闭剂还远未达到传统封闭剂的性能,需要进一步的改进。

此外,单瓶自粘接封闭剂固化后的吸水性较大,吸水后强度下降,也会影响与釉质的结合界面。为了解决这一问题,有学者将自酸蚀粘接剂的底涂剂与传统光固化封闭剂联合应用,先在釉质表面涂布底涂剂,20 秒后气枪吹除底涂剂中的水分,然后涂布封闭剂,光照固化。这样在亲水性大的底涂剂表面覆盖一层疏水性的封闭剂,后者隔离前者与口腔水分接触,从而保护粘接界面。自酸蚀底涂剂和封闭剂的联合应用很大程度上简化了传统窝沟封闭的步骤,而保留率与传统封闭剂相当,可缩短治疗时间,降低患儿依从性的要求,将潜在的技术错误风险降至最低,可节省 50% 的时间,患者更舒适。

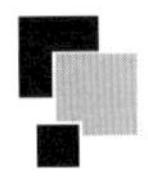

(三) 提高窝沟封闭剂的力学性能

窝沟封闭剂的强度,特别是压缩强度和耐磨耗性能是其最重要的力学性能。压缩强度高的窝沟封闭剂受压过程中不宜碎裂,可以确保封闭的完整,提高封闭剂的涂膜保留率。为了提高窝沟封闭剂的压缩强度和耐磨性能,可以在封闭剂中加入了少量的无机填料。例如FluroShield VLC 含有 50wt% 的无机填料(铝硅酸钡玻璃粉),Ultraseal XT 含有 58wt% 的无机填料。实验室测试表明,添加无机补强填料的封闭剂的强度有明显提高,耐磨耗性能也得到改善。

(四) 赋予封闭剂特殊的性能

有些新型窝沟封闭剂还加有颜色指示剂(如四碘四氯荧光素钠、四溴萤光素、亚甲蓝等),使封闭剂在固化过程中能发生颜色改变,以指示固化的程度。

三、存在问题与展望

(一) 树脂基封闭剂

尽管树脂基封闭剂在临床应用中取得了很好的效果,但是,目前使用的树脂基封闭剂仍然存在一些不足。目前临床上使用的树脂基封闭剂基本上都是以甲基丙烯酸树脂为主要成分,它们固化后表面有一层未固化的厌氧层,影响固化后封闭剂的性能。如果封闭剂在窝沟、点隙内渗透、充填不充分,导致封闭剂与釉质界面有微小气泡存在,气泡内的氧也会影响其周围封闭剂的固化,进而影响固化后封闭剂的力学性能和与釉质的结合强度。因此,研制对氧气不敏感或者敏感度低的封闭剂具有重要的意义。一般来说,有两种途径可以解决这一问题:一是采用对氧气不敏感的树脂体系,例如采用环氧基树脂作为封闭剂树脂体系,环氧基树脂不存在氧阻聚问题,但是环氧基树脂对水分敏感,水分影响其聚合;另一个途径是采用对氧敏感性相对低的丙烯酸树脂,同时增加单位体积中可聚合双键的数量,通过提高双键反应数量来减少厌氧层厚度。

(二) 玻璃离子窝沟封闭剂

尽管玻璃离子水门汀能够与釉质中的钙离子形成化学性结合,但是这种结合因为玻璃离子水门汀的低强度而受到影响,再加上玻璃离子基窝沟封闭剂在应用前釉质不酸蚀,与釉质的机械性嵌合作用弱,因此玻璃离子水门汀与釉质的结合强度低于树脂基窝沟封闭剂。

玻璃离子窝沟封闭剂调和物的稠度也较大,流动性和渗入窝沟点隙的性能不如树脂基窝沟封闭剂。在凝固最初的 24 小时内,玻璃离子窝沟封闭剂对水敏感,不能接触水分,否则会使凝固后材料的水溶解性增大,强度下降。

(三) 释氟性窝沟封闭剂释氟有效性存在争议

尽管有证据表明含氟窝沟封闭剂和传统封闭剂有相似的保留率,且含氟窝沟封闭剂在口内可释放氟,并可减少釉质脱矿,但需要更深入的研究来证实含氟窝沟封闭剂能保留较长的时间,并可通过稳定地释放至唾液和釉质中的氟取得更好的防龋效果。但是,关于释氟性窝沟封闭剂的临床意义还存在较大争议,因为有些研究表明,加氟与未加氟的封闭剂的临床防龋效果无显著性差异。有人在离体牙上测定了含氟窝沟封闭剂和传统无氟窝沟封闭剂增强相邻釉质的抗脱矿能力,结果表明,含氟窝沟封闭剂并未显示出具有增强相邻釉质抗脱矿

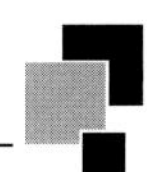

的能力。大多数释氟性窝沟封闭剂的最大释氟量是在凝固后最初的24小时，之后释氟量急剧下降，随后稳定在一较低水平。因含氟封闭剂长期释氟水平较低，因此人们怀疑其是否具有临床价值。

然而，也有学者研究了一种含氟窝沟封闭剂（Clinpro Sealant）、一种传统无氟窝沟封闭剂（Concise）和一种树脂改性玻璃离子水门汀（Vitremer）增强离体牙相邻釉质的抗脱矿能力，结果表明，Vitremer释放氟离子能力及其相邻釉质吸收氟量最大，增强相邻釉质的抗脱矿能力明显，优于其他两种窝沟封闭剂。含氟窝沟封闭剂释放的氟能被相邻釉质所吸收，也能减轻釉质的脱矿程度。该结论得到他人研究证实。

（四）封闭剂的涂膜保留率需进一步提高

目前临床应用的窝沟封闭剂长期涂膜保留率有待提高。导致涂膜保留率不高的主要原因有二：一是窝沟封闭剂与釉质粘接强度不高；二是固化后窝沟封闭剂强度不高，特别是压缩强度不高，导致窝沟封闭剂在咬合力作用下破碎，特别是比较薄的封闭边缘容易被压碎。因此，提高窝沟封闭剂涂膜保留率的途径主要有二：一是改善窝沟封闭剂的力学性能，特别是压缩强度；二是提高窝沟封闭剂与釉质的粘接强度，这可以通过在窝沟封闭剂中添加具有亲水性粘接性单体来解决。

传统树脂基窝沟封闭剂是疏水性的，在应用过程中要求酸蚀后的封闭部位保持干燥，否则影响封闭剂与釉质的结合。然而，在口腔多水环境中，常常发生吹干的窝沟点隙被水分污染的情况，影响封闭效果。1992年，Hitt首次提出将亲水性粘接剂用于窝沟封闭，在酸蚀后被唾液污染的釉质上使用粘接剂后再封闭，与未被污染的釉质上直接封闭相比较，两者粘接强度相当；而无唾液污染时，使用粘接剂后封闭，其粘接力明显高于未用粘接剂组。有学者研究表明使用粘接剂后，窝沟封闭保留率和微渗漏均得到改善。使用粘接剂使殆面封闭剂脱落率减少47%，颊/舌面减少65%。粘接剂增强了封闭剂垂直向的渗透性，尤其在深窝沟处。体外实验发现粘接剂可以提高封闭剂在深窝沟的保留率，尤其在放置树脂前窝沟没有完全干燥时。

四、科研立题参考

1. 自酸蚀窝沟封闭剂的研究。
2. 新型缓释氟的窝沟封闭剂的研制。
3. 新型缓释氟窝沟封闭剂的临床有效性研究。
4. 新型缓释氟窝沟封闭剂的释氟性研究。
5. 新型缓释氟窝沟封闭剂提高釉质抗脱矿能力的研究。
6. 窝沟封闭剂耐磨损性能研究。
7. 窝沟封闭剂长期保留率评价。
8. 玻璃离子水门汀类窝沟封闭剂的临床长期有效性研究。
9. 含有粘接性单体的窝沟封闭剂的研制。
10. 窝沟封闭剂力学性能研究。

（赵信义）

第三节　釉质早期龋渗透封闭材料

一、应用现状

目前临床应用的牙齿防龋材料大多数是通过各种方法提高牙齿的抗龋坏能力,是预防性的(图5-4),但对于釉质早期龋的治疗方法太少。

釉质早期龋表面层损坏极少,但表面层下方釉质脱矿明显(图5-5),呈疏松多孔状结构,临床上可表现为龋白斑或棕色龋斑。未出现牙体硬组织缺损的釉质早期龋可通过非手术治疗方法促使龋坏停止或促进早期龋的再矿化,例如局部应用氟化物,使脱矿釉质沉积氟化物。这些方法一般只能用于牙齿易清洁的平滑面,如颊、舌面,而且往往需要多次治疗。对于后牙邻面釉质早期龋有效治疗方法更少,而此处的釉质早期龋由于部位的特殊性不易通过再矿化而恢复正常,很容易发展为有实质缺损的龋损(图5-6),是临床上较为棘手的问题。龋坏范围深入到釉牙本质交界以下的初期龋,完全再矿化的可能性小,通常需要充填修复,而邻面充填修复往往会造成大量健康釉质损失。

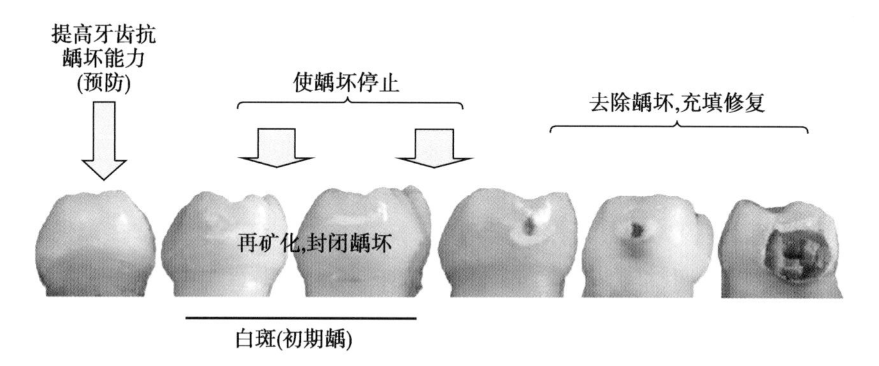

图5-4　龋坏的发展过程及相应的治疗原则(第四军医大学口腔医学院　赵信义供图)

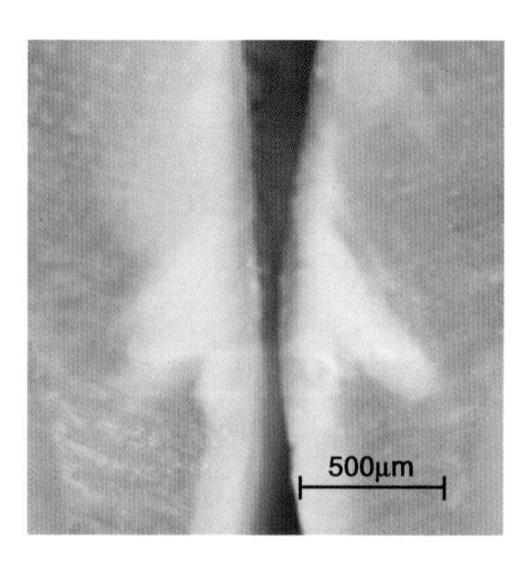

图5-5　釉质早期龋表面层损坏极少,但表面层下方釉质脱矿明显(第四军医大学口腔医学院　赵信义供图)

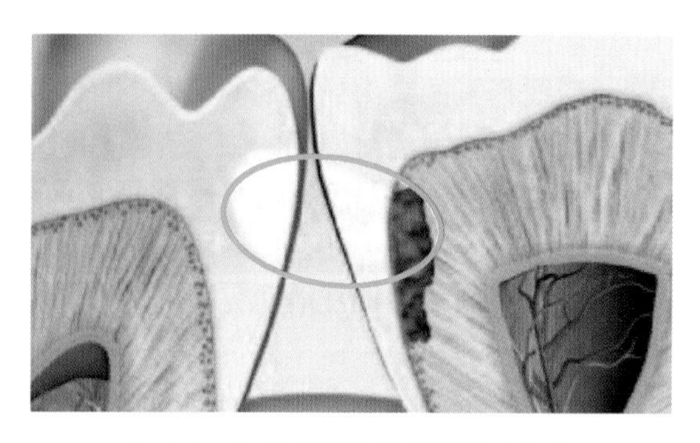

图5-6　后牙邻面釉质早期龋容易发展为有实质缺损的龋损(第四军医大学口腔医学院　赵信义供图)

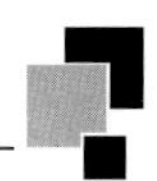

近来，一种树脂渗透封闭治疗釉质早期龋的方法问世。这种方法用光固化高渗透性树脂(infiltrative resin)渗透充满釉质早期龋，光固化后使釉质早期龋结构变成一种复合结构，使其中的孔隙消失，致龋因子不能再对釉质早期龋及其下的正常釉质产生作用。

尽管釉质早期龋表面层下方釉质脱矿明显，但表面层损坏极少，妨碍树脂渗透，因此需要用酸蚀的方法去除表面层结构。研究表明，用15%盐酸酸蚀90秒能有效去除表面层结构，效果优于口腔临床常用的37%磷酸酸蚀剂(图5-7)。

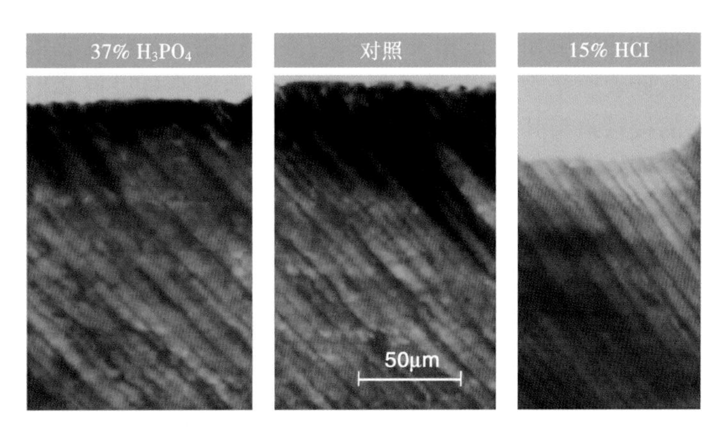

图5-7　15%盐酸酸蚀90秒能有效去除釉质早期龋表面层，效果优于37%磷酸酸蚀剂
(第四军医大学口腔医学院　赵信义供图)

经过酸蚀、冲洗、气枪吹干后的釉质需要进一步干燥，将99%乙醇的干燥剂注入脱矿部位并保持30秒，然后用气枪彻底吹干。这样可使脱矿釉质充分干燥，以便渗透性树脂充分渗透、封闭。

渗透性树脂主要由Bis-GMA、TEGDMA、光引发剂和溶剂乙醇组成，黏度低，润湿渗透性好，能充分渗入脱矿釉质中，光照固化后形成树脂-多孔羟基磷灰石复合体，使龋坏停止，对酸性物质有较强的抵抗力，并可阻止外部致龋因子浸入(图5-8)。

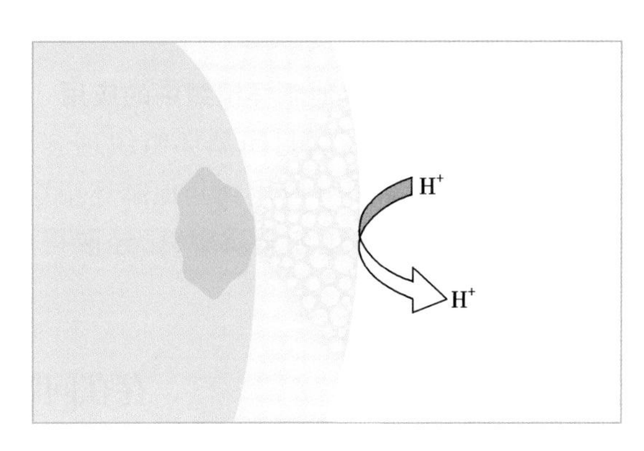

图5-8　渗透封闭的釉质早期龋对酸性物质有较强的抵抗力(第四军医大学口腔医学院　赵信义供图)

釉质早期龋渗透封闭具有如下优点：保留了健康牙齿硬组织，延长了牙齿的寿命，不需钻牙，无痛，一次完成治疗。渗透后的釉质颜色将从白垩色转变为釉质样半透明。

二、研究热点

(一) 提高渗透树脂的渗透性

釉质早期龋渗透封闭治疗的关键是渗透树脂能够充分渗入脱矿的釉质结构中，如何提高树脂对脱矿釉质的渗透是釉质早期龋渗透封闭近年来研究的热点。脱矿釉质内部布满微小孔隙,渗透树脂对脱矿釉质的渗透过程符合于液体在毛细管中的润湿过程,根据 Washburn 方程,树脂在孔隙中的渗透深度 l:

$$l^2 = \frac{r\gamma t\cos\theta}{2\eta}$$

式中,r 为孔隙半径;γ 为渗透树脂的表面张力;t 为渗透时间;θ为接触角;η为树脂黏稠度。由上式看见,渗透树脂渗透深度与脱矿釉质内孔隙的大小、渗透树脂的表面张力、渗透时间及渗透树脂与釉质的接触角成正相关关系,与渗透树脂的黏稠度成负相关关系。由此可见,选择低黏稠度、低表面张力、与釉质接触角小的渗透树脂可以提高树脂渗透能力。渗透树脂单体与釉质的接触角与其分子结构有关,通常分子结构上含有极性基团(例如羟基)的单体对釉质的亲和性较高。为了提高渗透树脂对釉质的渗透性,可以向渗透树脂中添加流动性大、表面张力小的可挥发溶剂,例如乙醇、丙酮。

根据以上指标,筛选、优化渗透树脂配方是提高树脂渗透性的重要途径,也是研究的热点。

(二)渗透树脂对自然初期龋坏组织渗透封闭效果研究

渗透树脂对初期龋坏组织的充分渗透是封闭龋坏组织,防止龋坏继续发展的关键,因此研究不同树脂单体、溶剂组合对初期龋坏组织的渗透效果是评价渗透树脂封闭初期龋坏组织的重要内容。许多研究采用荧光染料(例如四甲基异硫氰酸罗丹明)标记渗透树脂,树脂渗透、固化后在激光共聚焦显微镜下观察、评价树脂在初期龋坏组织内渗透深度(图 5-9)。

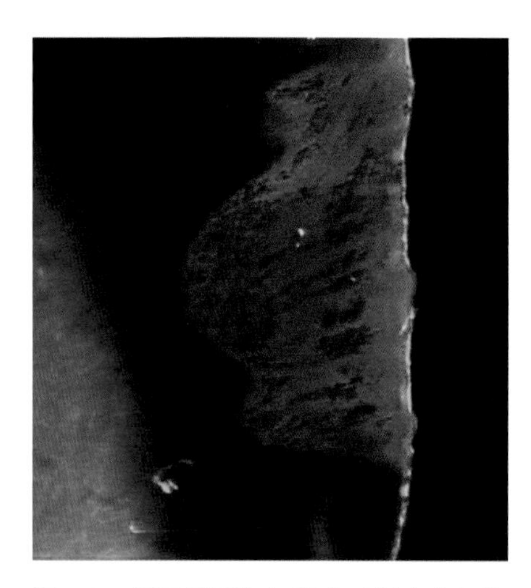

图 5-9 用罗丹明标记的渗透树脂在初期龋坏釉质中的渗透(第四军医大学口腔医学院 赵信义供图)

(三)渗透树脂在其他龋坏组织中的应用

近年来,随着渗透树脂封闭龋坏组织理念被广泛接受,人们也尝试将其应用到其他龋坏组织,例如将其应用到深龋软化牙本质中,已经取得了较好的效果。

三、存在问题与展望

树脂渗透封闭釉质早期龋虽然在短期内获得较好效果,但是,它毕竟是以有机树脂渗入轻度脱矿的釉质结构中,最终形成釉质-树脂复合结构。渗透树脂在口腔内存在老化、降解问题,尤其是亲水性较强的渗透树脂在口腔多水环境中吸水较多,存在长期水降解现象,老化、降解后势必影响封闭效果,导致外界致龋物质渗入其中,产生难以发现的继发龋。所以,渗透树脂的老化问题是该材料临床长期效果的关键问题。筛选渗透性好、能快速固化、具有优良耐老化性能的树脂材料成为未来封闭釉质早期龋的渗透树脂材料的发展方向。

亲水性强的渗透树脂在口腔吸水过程中可能吸附口腔中的色素,导致渗透、封闭部位着色,与相邻正常釉质间产生颜色差异,如果渗透、封闭部位位于牙齿唇、颊面,例如渗透、封闭

正畸托槽周围釉质脱矿白斑，将会影响牙齿美观。

四、科研立题参考

1. 早期龋封闭临床长期效果观察。
2. 树脂渗透封闭釉质早期龋的实验室观察。
3. 树脂渗透封闭釉质早期龋后抗脱矿能力研究。
4. 树脂对釉质早期龋坏组织渗透性的观察。
5. 渗透树脂耐老化性能研究。
7. 树脂渗透封闭釉质早期龋后釉质结构孔隙性研究。
8. 具有优良耐老化性能的渗透树脂材料的研制。
9. 树脂渗透封闭后釉质耐磨性能研究。
10. 渗透树脂与釉质结构结合的密合性研究。

（赵信义）

参 考 文 献

1. Engelbrecht J. Adhesive fluoride varnish. USPA 20030183124,2003
2. Eugenio D,Beltrán-Aguilar,Jonathan W,et al. Fluoride varnishes:a review of their clinical use,cariostatic mechanism,efficacy and safety. J Am Dent Assoc,2000,131:589-596
3. Fross H. Retention of a glass ionomer cement and a resin-based fissure sealant and effect on cariousoutcome after 7 years. Commun Dent Oral Epidemiol,1998,26:21-25
4. Hicks MJ,Flaitz CM. Occlusal caries formation in vitro:comparison of resin-modified glass ionomer with fluoride-releasing sealant. J Clin Pediatr Dent,2000,24(4):309-314
5. Jana T, Courts F. Assessing the effect of fluoride varnish on early enamel carious lesions in the primary dentition. J Am Dent Assoc,2001,132(9):1247-1253
6. Kadoma Y,Kojima K,Masuhara E. Studies on dental fluoride-releasing polymers. IV:Fluoridation of human enamel by fluoride-containing sealant. Biomaterials,1983,4(2):89-93
7. Kantovitz KR,Pascon FM,Correr GM,et al. Inhibition of mineral loss at the enamel/sealant interface of fissures sealed with fluoride-and non-fluoride containing dental materials in vitro. Acta Odontol Scand,2006,64(6):376-383
8. Kennard GR. Fluoride varnish compositions including an organo phosphoric acid adhesion promoting agent. USPA 20090191279,2009
9. Koga H,Kameyama A,Matsukubo T,et al. Comparison of short-term in vitro fluoride release and recharge from four different types of pit-and-fissure sealants. Bull Tokyo Dent Coll,2004,45(3):173-179
10. Lobo MM,Pecharki GD,Tengan C,et al. Fluoride-releasing capacity and cariostatic effect provided by sealants. J Oral Sci,2005,47(1):35-41
11. Martignon S,Ekstrand KR,Ellwood R. Efficacy of sealing proximal early active lesions:An 18-month clinical study evaluated by conventional and subtraction radiography. Caries Res,2006,40:382-388
12. Meyer-Lueckel H,Paris S,Cölfen H,et al. Penetration of experimental low-viscosity resins into enamel lesions in vitro. Caries Res,2006,40:315
13. Meyer-Lueckel H,Paris S. Progression of artificial enamel caries lesions after infiltration with experimental light

curing resins. Caries Res,2008,42:117-124

14. Morphis TL,Toumba KJ,Lygidakis NA. Fluoride pit and fissure sealants:a review. Int J Paediatr Dent,2000,10(2):90-98
15. Paris S,Meyer-Lueckel H,Bartels A,et al. Erosion of the surface layer of caries lesions with hydrochloric and phosphoric acid gels. Caries Res,2005,39:334
16. Paris S,Meyer-Lueckel H,Kielbassa AM. Resin infiltration of natural caries lesions. J Dent Res,2007,86:662-666
17. Pellico MA. Method for treating teeth with foamable fluoride compositions. USP 4,770,634,1986
18. Salar DV,García-Godoy F,Flaitz CM,et al. Potential inhibition of demineralization in vitro by fluoride-releasing sealants. J Am Dent Assoc,2007,138(4):502-506
19. Simonsen RJ. Glass ionomer as fissure sealant—a critical review. J Public Health Dent,1996,56:146-149
20. Steinmetz MJ,Pruhs RJ,Brooks JC,et al. Rechargeability of fluoride releasing pit and fissure sealants and restorative resin composites. Am J Dent,1997,10(1):36-40
21. Perdigão J1,Sezinando A,Gomes G. In vitro sealing potential of a self-adhesive pit and fissure sealant. Quintessence Int,2011,42(5):e65-73
22. Meyer-Lueckel H,Paris S,Kielbassa AM. Surface layer erosion of natural caries lesions with phosphoric and hydrochloric acid gels. Caries Res,2007,41(3):223-230
23. Deery C. Pit and fissure sealant retention. Evidence-Based Dent,2012,13(1):9-10
24. Azarpazhooh A,Main PA. Pit and Fissure Sealants in the Prevention of Dental Caries in Children and Adolescents:A Systematic Review. J Can Dent Asso,2008,74(2):171-177
25. Nainar SM. Resin infiltration technique for proximal caries lesions in the permanent dentition:a contrarian viewpoint. Oper Dent,2014,39(1):1-3
26. Yazicioglu O,Ulukapi H. The investigation of non-invasive techniques for treating early approximal carious lesions:an in vivo study. Int Dent J,2014,64(1):1-11
27. Altarabulsi MB,Alkilzy M,Splieth CH. Clinical applicability of resin infiltration for proximal caries. Quintessence Int,2013,44(2):97-104

第六章　口腔颌面部植入材料的研究进展

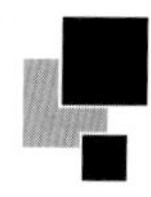

随着现代材料科学和医学的不断发展，各类生物材料已广泛应用于口腔颌面部软硬组织的缺失或缺损的修复和重建，并在临床治疗中发挥了重要的作用。口腔颌面部软、硬组织的缺失或缺损修复包括颌骨骨折修复、正颌外科、人工牙根、人工颞下颌关节、人工颅骨、人工颌骨、颌骨重建、赝复体、牙槽嵴增高、骨缺损充填、软组织填补、人工黏膜和皮肤等的修复。尽管临床上对上述的一部分缺失或缺损修复已采用自体软、硬组织移植或异体组织移植的方法，然而这些方法始终存在来源受限、异位取骨易发生术后并发症、异体组织易发生免疫排斥反应和疾病传播的潜在风险。因此，以生物材料为主体的医用植入体目前正越来越受到医患双方的关注。它们具有不损伤自体组织、基本无免疫排斥反应、无疾病传播风险和来源丰富等特点，已被广泛应用到口腔医学的各个领域。

口腔颌面部植入材料从临床应用角度可分为骨植入材料、软组织植入材料和牙种植体材料三大类；从材料学角度可分为无机非金属材料、金属或合金材料、高分子材料和复合材料四大类；从材料的生物学性质角度又可分为生物惰性材料、生物活性材料和生物可降解材料三大类；从材料来源角度可分为天然材料和人工合成材料两类。总之，植入材料不管是属于哪一类，都需满足一些基本要求。作为一种理想的用于口腔颌面部的植入材料，一般应满足以下七个方面的要求：

1. 良好的生物相容性　生物相容性包括组织相容性和力学相容性。组织相容性是指材料植入生物体后是否引起局部组织、细胞或全身的毒性、过敏、刺激、排斥、溶血、基因突变、畸变和癌变等不良反应；同时，机体组织是否会对植入材料产生不良的影响，且两者间是否具有相互作用的正面生物学效应。力学相容性是指材料的力学性能是否与植入区的组织的力学性质接近，以避免植入材料因应力集中而对周围正常组织造成创伤。

2. 良好的物理机械性能　对于植入于组织内的材料，应尽可能保持与其周围组织的物理机械性能匹配。特别是对骨组织植入材料，应达到与骨组织接近的强度、硬度、弹性模量和耐磨性，能承载各种生理状态下的作用力，并要求在临床所期望的使用期内不发生材料变形、磨损或折断等现象。

3. 良好的化学稳定性　植入材料在正常生理环境下不应发生腐蚀、变质、变性、溶解或老化等现象，材料的化学性能稳定。

4. 良好的生物活性　植入材料能与周围组织形成化学性结合，不影响自体组织细胞在其表面的活性或干扰细胞的自然再生过程，具有传导、促进、刺激或诱导自身组织正常生长的作用。

5. 生物可降解性　大部分植入材料应在一定时间内被自身组织所替代(牙种植体等除外),材料的降解时间与组织替换的时间最好能匹配。材料的降解产物对机体应无任何不良影响。

6. 易消毒灭菌性　植入材料应容易进行消毒灭菌,灭菌后不发生变形,不影响材料的各种性能,不引起生物学危害等。

7. 易加工成型性　植入材料在使用过程中应容易进行加工塑型,临床可操作性良好。

必须指出的是,虽然生物医用材料的研究和应用发展迅速,但迄今为止,还没有一种理想的、完全符合上述要求的口腔颌面部植入材料问世。因此,进一步研发符合临床应用特点的植入材料是未来口腔生物材料研究的主攻方向。

第一节　骨植入材料的研究进展

生物材料被用于骨内植入的基本原理是通过将材料植入到缺损部位,以提供早期的力学支撑和占位作用,使骨缺损处不会被纤维组织填充而形成不愈合;同时,依靠受体骨缺损周围的正常骨组织慢慢长入骨植入材料的腔隙及材料被吸收后留下的空隙,逐渐爬行取代植入的材料,最终达到骨愈合的目的。

骨植入材料通常通过三种不同方式发挥作用:①骨引导作用:通过提供一个支架或引导物引导新骨向缺损区生长或沉积;②骨诱导作用:通过诱导宿主体内未分化的间充质细胞转化为成骨细胞或成软骨细胞而促进骨生长;③骨生成作用:诱导成骨细胞分泌骨基质并逐渐矿化成骨。此过程必须要求成骨细胞存在,故只有自体骨存在才会有这种机制(组织工程化骨除外)。

目前用于口腔颌面部的骨组织植入材料包括无机非金属骨植入材料、生物衍生骨植入材料、金属或合金骨植入材料、高分子骨植入材料、各种复合的骨植入材料等。这些材料因其本身性能的特点,在与骨组织的相容性、骨引导性、骨诱导性以及生物安全性方面都存在各自的优势和特点,但同样也存在一些问题。因此,正确掌握材料的性能、作用机制、反应类型等,对于临床适应证的合理选择、获得良好的治疗效果是至关重要的。

一、应用现状

(一) 无机非金属植入材料

无机非金属骨植入材料主要是指以人工合成的生物陶瓷为主的医用无机材料。常见的生物陶瓷主要由钙、磷元素组成,它们是人类骨和牙组织的主要无机成分。根据植入材料对生物体组织的作用方式,可将无机非金属骨植入材料大致分为生物惰性材料、生物活性材料以及生物降解性材料三大类。

(1) 生物惰性(bioinert)材料:这类材料化学性能稳定,在体内能耐氧化、耐腐蚀、不降解、不变性、不参与体内代谢过程。它们不能与骨组织产生化学结合,而只是被纤维结缔组织膜所包裹,形成纤维骨性结合界面。这类材料一般具有较高的机械强度和耐磨损性能。

(2) 生物活性(bioactive)材料:这类材料能够诱导特殊的生物学反应,在体内有一定的溶解度,能释放对机体无害的某些离子,能参与体内代谢,对骨形成有刺激或诱导作用,能促进缺损组织的修复,材料与骨组织之间有键合能力,可形成骨性结合界面,这种结合属于化

学性结合。这类材料的强度高,能满足人体硬组织功能所需的力学性能要求,材料稳定性较好,长期在体内基本能保持其原有的性质。

(3) 生物降解性(biodegradable)材料:这类材料植入骨组织后,通过体液溶解、吞噬细胞作用后能被机体吸收或代谢并最终排出体外,使植入区完全由新生的骨组织替代,因此,该材料只起到早期的、临时性的支架作用。

随着现代生物医学的发展,无机非金属骨植入材料的研究经历了一个从生物惰性材料(第一代生物材料)到生物活性或可降解性材料(第二代生物材料)的发展过程。2002年,美国著名生物材料学家Hench教授首次在*Science*杂志上提出了第三代生物材料的概念。他认为:第二代生物材料主要是指那些或者具有生物活性、或者具有可降解性,但两者不兼有的材料。而第三代生物材料的概念应该是指既具有生物活性,又具有生物降解性能的材料。

1. 羟基磷灰石　羟基磷灰石(hydroxyapatite,HAp)是一种生物活性陶瓷,它与人体自然骨和牙齿等硬组织中的无机质在化学成分和晶体结构上具有相似性。当该材料植入体内后,可与自然骨形成牢固的化学键合,具有良好的生物相容性、骨引导和骨诱导作用,因而被广泛应用于口腔颌面部因骨髓炎、骨肿瘤、骨囊肿等手术切除,或因创伤、畸形引起的骨缺损的替代或充填物,或作为牙槽增高的材料等。

作为植入材料用的HAp,一般需经过成型和烧结的过程,烧结温度在900～1400℃范围内。常用的HA烧结体有三种类型:致密体、多孔体和颗粒。HAp陶瓷的机械性能与其烧结方法和烧结条件有着密切的关系。通常烧结体的强度和弹性模量都比较高,断裂韧性小,且随烧结体条件的不同,其力学性能波动较大。烧结的HAp陶瓷一般不溶于水,呈化学中性,在弱酸和体液中可产生微量溶解,耐乳酸腐蚀性能与生物硬组织相近。由于生物骨组织呈多孔结构,这种结构能够适应一定范围的应力变化,并使血液循环流畅,保证骨组织的正常生长代谢。所以,目前临床使用的骨植入用HAp常被加工成致密多孔体或者大孔体,有时也被制成颗粒状用于局部填充。

2. β-磷酸三钙　磷酸三钙(tricalcium phosphate,TCP)是典型的生物降解类陶瓷,与人体骨组织的无机成分相似,具有良好的生物相容性、降解性和骨传导性,材料在体内具有较大的溶解度,化学稳定性较差,易发生水化作用,并可通过体液介导(溶解)和细胞介导(吞噬)过程逐步被机体部分或完全吸收,最终使植入区完全被新生骨组织所取代。另外,β-TCP轻度溶解所形成的高钙离子层及微碱性环境,可在一定程度上促进成骨细胞的黏附、增殖及分泌基质。

TCP有低温型(β-TCP)和高温型(α-TCP)两种晶型结构,β相转变成α相的相变温度大致在1120～1180℃范围,α-TCP的结晶度和机械强度比较高,而生物降解性较低,所以目前临床中应用较多的还是β-TCP。β-TCP的微观结构为半晶或无定形,虽然它的力学强度弱于HAp,但是由于无定形结构的存在,使其降解速度较HAp快得多。特别是超高孔隙的β-TCP,其孔隙率可以达到90%,孔径为1～1000μm,这种结构有利于细胞长入和液体的弥散,降解速度也更接近成骨的速度,是一种较好的可用于骨折和骨融合修复的骨植入材料。

有学者将三维结构相同、孔隙率均为75%的β-TCP和HAp材料分别植入兔股骨髁部以研究两种材料的降(溶)解与新骨形成的匹配性,由组织学结果提示:多孔β-TCP的降解明显快于多孔HAp,6个月后β-TCP已降解断裂为片段状并被新骨组织所包裹,而且新骨已分化成熟为板层骨,HAp则降解极其缓慢,同期仍保留材料的多孔结构(图6-1)。12个月的

Micro-CT 结果进一步证实了 β-TCP 的降解特性(图 6-2)。

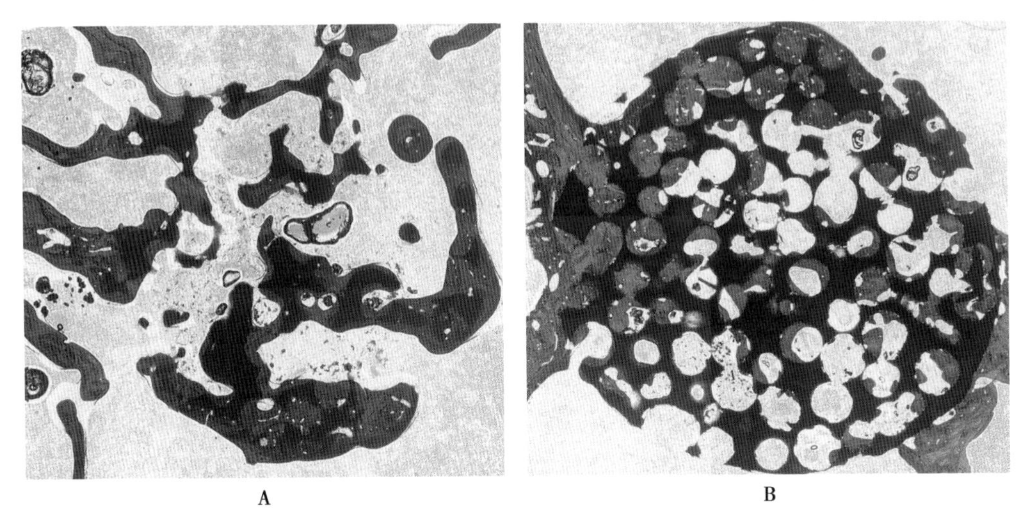

图 6-1 多孔 β-TCP(A)和 HAp(B)骨植入 6 个月硬组织切片
其中黑色代表残余的材料,灰色代表新生骨组织
(上海交通大学口腔医学院 孙皎供图)

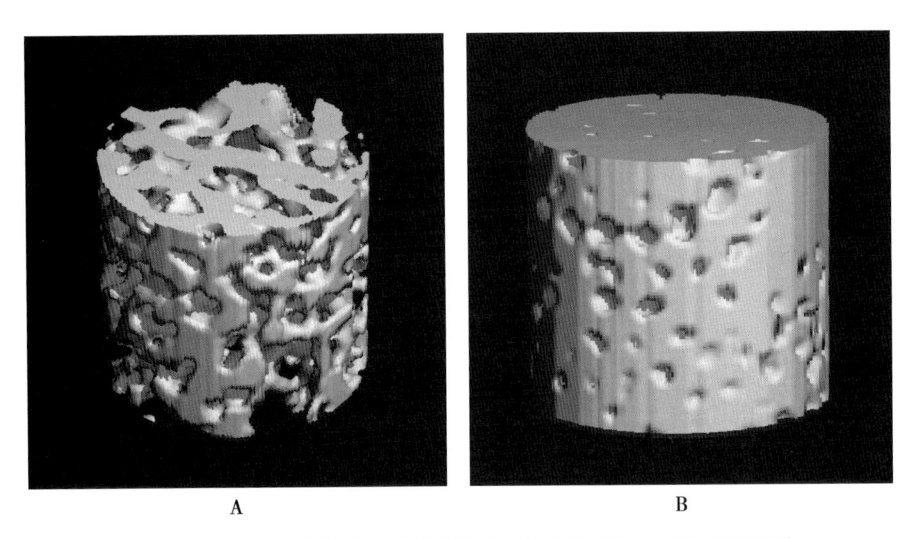

图 6-2 β-TCP(A)和 HAp(B)骨植入 12 个月 Micro-CT 三维图片
(上海交通大学口腔医学院 孙皎供图)

有关 β-TCP 陶瓷在体内发生降解和被吸收的途径,人们推测主要是通过以下三种方式:①体液对材料的物理化学溶解,使材料分离成颗粒、分子或离子;②巨噬细胞和多核巨细胞的吞噬、吸收;③破骨细胞参与的主动吸收。影响 β-TCP 陶瓷生物降解性的主要因素有:①陶瓷材料的烧结成型温度:烧结温度高时,所形成的陶瓷结构紧密,其降解性能差;烧结温度较低时,陶瓷处于半晶态,其降解性能较好;②材料的多孔性:孔隙度越大,降解速度越快;③陶瓷颗粒的大小:颗粒越小,降解速度越快。另外,材料的成分、理化性能、结构等都可能会影响其降解与吸收作用。

多孔 β-TCP 陶瓷作为骨充填和骨置换材料已广泛应用于口腔临床,作为骨缺损的临时

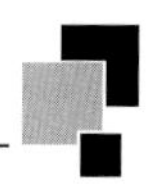

支架，多孔 β-TCP 陶瓷能引导自体骨组织的再生，使骨缺损区最终变成有生命的有机体，因此，从某种意义上讲，实现了从无生命材料转变为有生命组织的一部分过程。近年来，随着骨组织工程研究的不断发展，β-TCP 材料因其独特的生物降解与可吸收性，被应用于骨组织工程的支架材料。

3. 磷酸钙水泥　磷酸钙水泥（calcium phosphate cement，CPC），亦称羟基磷灰石水泥（hydroxyapatite cement，HAC），是 1986 年由 Brown 与 Chow 研制出的一种自固化型（self-setting）、非陶瓷型羟基磷灰石类人工骨材料，它是一类以多种磷酸盐为主要成分、通过等摩尔的磷酸四钙（tetracalcium phosphate，TTCP）和无水磷酸二钙（dicalcium phosphate anhydrous，DCPA）或二水合磷酸二钙（dicalcium phosphate dehydrate，DCPD）与水混合，可在室温下自行固化转变成含微孔的、单一固体相的 HAp 晶体。

CPC 是一种无毒、无刺激、有良好组织相容性的生物材料，CPC 的成骨效应在于其骨引导活性，新骨以爬行替代的方式生长，植入体可与骨组织形成骨性连接。因此，CPC 是通过骨传导作用成骨。CPC 具有生物降解的性能，其降解机制被认为是通过溶解作用而实现的，材料植入体内后，在体液的作用下溶解形成钙、磷颗粒，所生成的 HAp 晶体颗粒，一部分直接参与局部新生类骨质的钙化，另一部分经髓腔及哈弗管运输进入代谢系统。由于 CPC 的溶解度很小，因而这一降解过程非常缓慢。

自行固化是 CPC 区别于其他无机类陶瓷材料的最主要特征之一。CPC 能在生物体内自行固化，调和后 3～5 分钟内凝结且与骨直接粘接，它能在骨修复的初始阶段提供一个中间层，然后逐渐降解、吸收，代之以新生骨组织。作为一种骨修复材料，CPC 的另一优点是其可塑性，它能像普通水泥一样在原位浇铸或注射成型，以满足骨缺损的填充和新生组织成型的需要。CPC 的水化固化过程与普通水泥的固化反应有类似之处，其材料的凝固时间、强度、孔隙率、溶解度等特性与多种因素有关，其中包括：①粉末中使用的是 DCPA 还是 DCPD；②粉末颗粒的大小；③可溶性氟化钠或不溶性氟化钙的使用情况；④HAp 晶种的颗粒大小和比表面积；⑤液相的选择，是水或稀磷酸，或是血浆、血液等；⑥固化液中的氟、电解质性质以及添加物的成分等。CPC 本身呈 pH 中性，但颗粒大小对调和物的 pH 影响较大，这是因为颗粒大小能控制 DCPA 和 TTCP 的溶解率。CPC 的强度与反应物的组成、HAp 晶种大小、含量、固化时所施加的外力以及孔隙率等密切相关。

CPC 材料已被应用于口腔临床医学领域，如用于颌骨囊肿、根尖区病变以及颌骨良性肿瘤导致的颌骨破坏或缺损的填补、拔牙后牙槽骨缺损的修复以及根管治疗后的充填材料等。CPC 作为根管充填剂的最大特点是材料与根管壁的密合性好，材料可扩散到牙本质小管内。CPC 材料在根管内固化能增强牙根的机械强度，减少根折的机会，同时还有促进根尖周组织修复和封闭根尖孔的潜能。由于糊剂在根管内硬固后不易取出，故对根管充填的要求较高。

4. 生物活性玻璃陶瓷　生物活性玻璃陶瓷（bioactive glass ceramics，BGC）由 MgO、CaO、SiO_2、P_2O_5、B_2O_3、Al_2O_3、Na_2O 等成分组成，是一种多相复合材料，具有良好的生物相容性和生物活性。BGC 的生物活性作用主要体现在能够诱导特殊的生物学反应，由于该材料具有不同程度的表面溶解能力，易被体液浸润，通过体液的循环，使生物玻璃、软组织和骨组织之间发生密切的离子交换，导致材料与骨组织界面形成化学键合，最终出现 HAp 层。该层与正常骨组织的矿物质形态一样，能诱导更迅速的骨修复与再生过程。

BGC 的生物活性可以受以下三方面因素的影响：

(1) 材料表面设计:表面形态会影响成骨细胞在形成矿化基质过程中的分化、增殖和生物学反应,表面粗糙化可以提高植入体与周围组织的接触面积,提高活性作用,但尖锐的棱角又会影响材料的生物力学性能,因此,孔状表面应边缘圆钝,孔连通性要好,这样将有利于成骨细胞的移动,加快早期的骨整合。

(2) 生物力学作用:植入体在体内愈合过程中所承受的力可以传到骨结合界面处,直接影响血细胞和蛋白质与植入体发生表面反应的速度,影响活性的发挥。如果植入早期材料出现应力集中,会改变晶体排列状态,从而影响表面的溶解,导致骨结合的速度和强度下降。另外,如果材料的硬度和弹性模量显著大于骨皮质,且力学的综合参数与骨组织不相匹配,这种因材料的应力遮挡而引起的应力集中,对骨组织的生长具有抑制作用,甚至会造成骨吸收,由此影响远期效果。

(3) 材料本身的化学成分:材料表面接枝某些氨基酸肽序列已被证明可以介导纤维素、Ⅰ型胶原蛋白等物质与细胞的结合,提高细胞在材料表面的黏附,然而,这种介导作用缺乏特异性,它会导致很多与骨形成无关的细胞黏附,如破骨细胞的黏附。

BGC的表面反应与周围环境的酸碱度有关,研究显示:只有在pH=8时玻璃表面才会发生适当的化学改变,形成硅胶层和富钙磷层;pH值较高时,由于钙磷的迅速沉积,BGC的选择性溶出就会受到抑制;pH值较低时,BGC会迅速分解,表面难以形成钙磷沉积。硅胶层的形成与BGC阳离子的释放及钙磷层的形成过程密不可分,BGC的溶解产物能够促进成骨细胞的分化和增殖,调节成骨基因的表达。将BGC与成骨细胞共同培养,不仅发现与BGC直接接触的细胞出现增殖和分化,而且远处未与玻璃直接接触的细胞也出现类似反应,骨钙素、碱性磷酸酶和骨涎蛋白等成骨细胞表型的mRNA表达增加,这都证实了BGC的离子产物对周围细胞的反应起到了促进作用,细胞反应的程度与材料溶出物的量呈正比关系。

与HAp等单组分材料相比,生物活性玻璃陶瓷可以通过改变各组分的含量以调节其生物活性、降解性以及机械性能,以满足不同的临床要求。口腔是BGC临床应用最早的学科,作为骨植入材料,BGC主要用于下颌骨置换、牙槽嵴增高、颌骨缺损充填、拔牙窝充填以及根管充填等。

(二) 金属及合金材料

金属及合金是开发应用最早的植入材料之一。金属及合金具有强度高、刚性好等优良的机械性能,但作为植入材料,许多金属或合金在体内长期与含Cl^-浓度较高的体液接触,容易发生腐蚀,腐蚀的结果会使植入的金属或合金材料发生蜕变(disintegration),导致植入体功能下降,腐蚀产物的释放也会对周围组织和器官产生毒副作用。研究表明,即使有些合金在多数体内环境中能保持惰性状态,仍然会有少量物质释放到组织中。因为金属植入体内是处在一个有活性的生理环境中,蛋白质和酶的存在会改变一些金属在含盐液体中的腐蚀速率,特别是那些在溶液中能和蛋白质结合的金属(包括钴、银、铜等)。当血清蛋白等蛋白质存在时,金属和合金的腐蚀速率会升高一个数量级。通过长期的临床实践证明,只有少数合金基本符合植入材料的要求,例如钛及其合金、Ni-Ti记忆合金、Co-Cr合金以及Ni-Cr不锈钢等,因此,目前真正用于临床颌面部缺损重建的金属材料主要还是以钛和钛合金为主。

1. 纯钛及钛合金　纯钛(pure titanium)根据杂质含量不同可分为高纯钛(纯度达99.9%)和工业纯钛(纯度达99.5%)。工业纯钛有TA1、TA2、TA3和TA4等级别,其中数字越大,表明钛纯度越低。纯钛具有较高的抗电化学腐蚀能力、优良的生物相容性、低密度、低

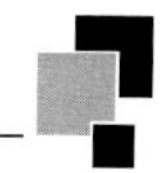

弹性模量、高强度和硬度等优异的性能。用于医用植入器械的商品化纯钛根据其组成中氧和铁含量多少分为多个等级，2007 年我国颁布了《外科植入物用钛及钛合金加工材》（GB/T13810—2007），规定的医用纯钛主要化学成分要求如表 6-1 所示。

表 6-1　纯钛化学成分表（摘自 GB/T 3620.1—2007）

合金牌号	名义化学成分	化学成分（%）									
		主要成分		杂质，不大于							
		Ti	Al	Si	Fe	C	N	H	O	其他元素	
										单一	总和
TA1ELI	工业纯钛	余量			0.10	0.03	0.012	0.008	0.10	0.05	0.20
TA1	工业纯钛	余量			0.20	0.08	0.03	0.015	0.18	0.10	0.40
TA2	工业纯钛	余量			0.30	0.08	0.03	0.015	0.25	0.10	0.40
TA3	工业纯钛	余量			0.30	0.08	0.05	0.015	0.35	0.10	0.40
TA4	工业纯钛	余量			0.50	0.08	0.05	0.015	0.40	0.10	0.40

钛合金（titanium alloy）有许多种类，根据 GB/T13810—2007 规定，医用钛合金的主要化学成分如表 6-2 所示。常温下钛合金的组织结构呈 α 相，当温度达到 883℃时，可由 α 相转变成 β 相，以 β 相为主的钛比处于 α 相的钛强度高，但脆性也大。医用钛合金最常用的是 Ti-6A1-4V，它常温下为双相（α+β）合金，大约在 975℃时，会发生相的转变，形成单相的 β 相。

表 6-2　钛合金化学成分表（摘自 GB/T 3620.1—2007）

合金牌号	名义化学成分	化学成分（%）										
		主要成分				杂质，不大于						
		Ti	Al	V	Nb	Fe	C	N	H	O	其他元素	
											单一	总和
TC4	Ti-6Al-4V	余	5.5～6.8	3.5～4.5		0.30	0.08	0.05	0.015	0.20	0.10	0.40
TC4ELI	Ti-6Al-4VELI	余	5.5～6.5	3.5～4.5		0.25	0.08	0.03	0.0125	0.13	0.10	0.30
TC20	Ti-6Al-7Nb	余	5.5～6.5		6.5～7.5	0.25	0.08	0.05	0.009	0.20	0.10	0.40

根据 GB/T13810—2007 的规定，医用钛棒材的机械性能要求见表 6-3。其中钛合金的机械性能取决于 α 相的数量、大小、形状、形态以及 α/β 界面的密度，钛合金表面的微结构（微几何形状、粗糙度等）及其化学组成会直接影响界面的结合状况，特别是表面粗糙度对骨附着于植入物以及骨与植入物界面的牵引力具有重要的作用。有资料显示：如果平均粗糙度从 0.5μm 提高到 5.9μm，则界面的剪切强度可以从 0.48MPa 增加到 3.5MPa。在粗喷砂表面可获得大量的成骨细胞，显著不同于在光滑表面上的细胞量。

钛及钛合金除了作为人工牙根种植体以外，作为颌面部硬组织的固定材料已广泛用于临床，比如：髁突骨折、上颌骨和上颌窦前壁粉碎性骨折和缺损等，运用钛板坚固内固定方法能够使钛与骨组织界面嵌合在一起，增加夹板的稳定性，植入后可永久存留体内，不需二次

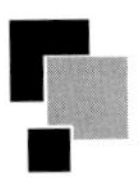

手术取出(图6-3)。另外,钛及钛合金还能制成钛网、钛支架以及钛重建板等用做颌骨缺损的植入材料,也用于颞下颌关节置换术时的人工关节凹材料。

表6-3 医用钛棒材的机械性能要求(摘自GB/T13810—2007)

牌号	状态	直径或边长/mm	抗拉强度 Rm/MPa	规定非比例延伸强度 Rp0.2/MP$_a$	断后伸长率 A/%	断面收缩率 Z/%
TA1ELI	M		≥200	≥140	≥30	≥30
TA1	M		≥240	≥170	≥24	≥30
TA2	M	>7~90	≥400	≥275	≥20	≥30
TA3	M		≥500	≥380	≥18	≥30
TA4	M		≥580	≥485	≥15	≥25
TC4	M	>7~50	≥930	≥860	≥10	≥25
	M	>50~90	≥895	≥830	≥10	≥25
	M	>7~45	≥860	≥795	≥10	≥25
TC4ELI	M	>45~65	≥825	≥760	≥8	≥20
	M	>65~90	≥825	≥760	≥8	≥15
TC20	M	>7~100	≥900	≥800	≥10	≥25

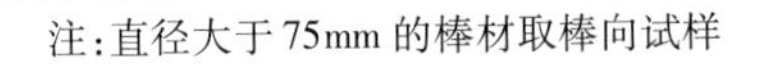
注:直径大于75mm的棒材取棒向试样

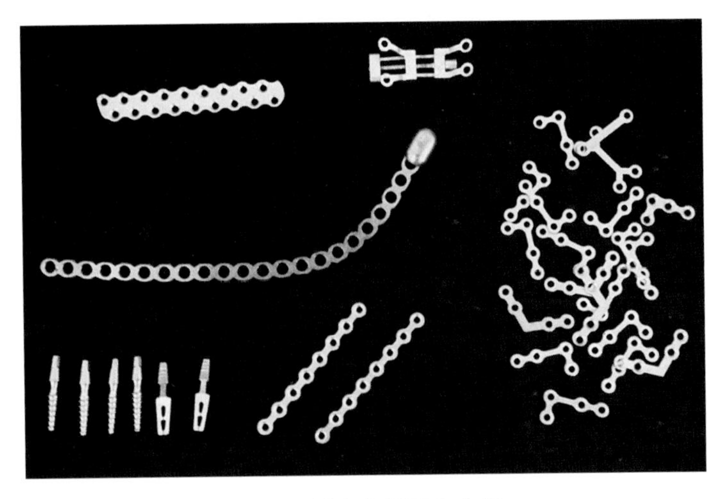

图6-3 钛合金骨固定夹板

2. 镍钛合金 镍钛合金(nickel-titanium alloy)具有特殊的形状记忆效应(shape memory effect,SME),目前最常用的是55-Nitionl合金,其Ni含量为55wt%或50at%,它是一种单相的、具有机械记忆性功能、良好的抗疲劳性的合金。另一种Ni-Ti合金是非磁性的合金(Ni含量增加),它与55-Nitionl不同之处是具有随温度升高而硬度增高的特点。当Ni含量接近60wt%时,形状回复能力下降,55-Nitionl和60-Nitionl都具有较低的弹性模量,比不锈钢、Ni-Cr合金和Co-Cr合金更加坚韧而富有弹性。

一般认为Ni-Ti合金具有良好的生物相容性和抗腐蚀性,但由于口腔环境中存在氯离

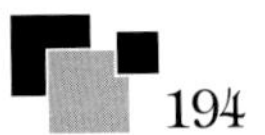

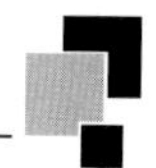

子、氟离子、不同的氧浓度、菌斑以及微生物等，这些对 Ni-Ti 合金的抗腐蚀性都会产生很大影响。近年来，通过在表面形成新的氧化层或者其他表面保护层的方法来改变 Ni-Ti 合金表面结构，改善 Ni-Ti 合金的抗腐蚀性，提高 Ni-Ti 合金的生物相容性，已达到很好的效果。镍钛合金的生物相容性好、耐蚀性强，而且具有较高的形状记忆和超弹性特征，在牙颌畸形矫治、颌面部牵张成骨、口腔种植及口腔修复方面得到广泛的研究和应用。目前 Ni-Ti 形状记忆合金在颅颌面植入器械中的应用主要是整形用的钉。

3. 医用不锈钢　医用不锈钢(medical stainless steel)与工业用不锈钢不同，要求其保持优良的耐蚀性能(包括耐晶间腐蚀、应力腐蚀等局部腐蚀)，从而防止植入器械过早失效，减少有害金属离子溶出，保证植入器械临床应用的安全性。作为植入材料，医用不锈钢主要采用具有耐蚀性能良好的奥氏体不锈钢。临床上大量应用的主要是 Fe-Cr-Ni-Mo 成分体系的 316L、317L 等具有稳定奥氏体结构的不锈钢材料。

医用不锈钢具有一定的生物相容性、一定的耐体液腐蚀性能、较高的力学性能、优良的加工成型特性和低廉的成本，是临床广泛应用的医用植入材料和医疗器具材料。早期的骨科和颌面外科植入和固定材料多采用医用不锈钢制成，由于医用不锈钢制成的植入和固定材料比较粗大，一般需二次手术取出，并且植入部位感染率较高，后来逐渐被生物相容性更好的钛及钛合金取代。但在某些承受较大重力、起固定和支撑作用的部位仍在使用，比如骨科用的股骨甲板及髓内针等，但在颌面外科的使用越来越少。

（三）有机高分子骨植入材料

高分子骨植入材料具有易加工成形、刚性低于金属和陶瓷、与骨的生物力学适应性好、价格低廉等优点，特别是生物可降解吸收的高分子材料在体内一定时间内可经水解、酶解等过程逐渐降解成低分子量的化合物或单体，降解产物能被机体排出体外或通过参与体内正常新陈代谢而分解消失，使植入的生物材料不再作为异物永久地存留在体内。近年来这类材料日益受到人们的关注，并以其良好的生物相容性和复位固定的稳定性，逐渐成为临床应用中替代某些金属接骨材料的最佳选择。目前常用于骨植入材料的可降解高分子材料有聚乳酸(polylactic acid，PLA)、聚乙醇酸(polyglycolic acid，PGA)以及 PLA 和 PGA 的共聚体(如 PGLA、PLGA、PGA/PLLA)、甲壳素及其衍生物等。

1. 聚乳酸　聚乳酸(polylactic acid，PLA)及其共聚物是一种具有优良的生物相容性和可生物降解的合成高分子材料。PLA 有三种异构体：聚 L-乳酸[poly(L-lactic acid)，PLLA)]、聚 D-乳酸[poly(D-lactic acid)，PDLA]和聚 DL-乳酸[(poly(DL-lactic acid)，PDLLA)]。由于聚乳酸具有良好的生物相容性和生物降解性，自 20 世纪 80 年代以来一直被广泛应用于骨缺损修复的研究和应用中。根据 PLA 的降解性能和力学性能看，晶态 PLLA 和 PDLA 适合于制作骨折固定材料，目前国际上出售的接骨用螺钉、棒材大多是 PLLA 材料。由于 PLLA 和 PDLA 材料具有较高的结晶度，易致迟发性组织反应(如组织肿胀和无菌性窦道形成等)，且降解吸收时间长不利于骨的修复。而 PDLLA 材料为非晶态，无迟发性组织反应，且降解吸收时间短，对骨修复干扰小，故 PDLLA 材料更适合选作用于骨植入修复材料。

PLA 具有无毒、无刺激性、强度较高、可塑性强、易加工成型、易被生物体内的酶分解而降解的特性。PLA 在水解过程中存在自催化作用，即降解过程造成的酸性环境可加速材料本体的分解，导致材料内部降解速度大于表面，从而形成表面没有完全降解的高聚物组成的中空结构。PLA 的降解产物为乳酸，短期内乳酸的局部蓄积会导致组织发生无菌性炎症反应,但随着机体的代谢进程,乳酸能通过体内的三羧酸循环最终被转化为 CO_2 和水排出体外。

PLA 作为骨折的内固定和人工骨材料早已应用于临床。PLA 材料的机械性能和降解速率可通过控制共聚物分子量大小、组成及配比而进行调控。由于 PLA 在体内能降解,所以不需要二次手术取出,在降解过程中的强度下降,可避免应力遮挡。在力学性能方面,自身增强的聚乳酸棒的拉伸强度和弹性模量更接近于人体自然骨。另外,载有生长因子的 PDLLA 材料修复骨折的效果已经得到动物实验的验证和认可,有望解决现有内固定材料无生物活性的问题。

2. 聚乙醇酸　乙醇酸属于生物体正常代谢中的产物,乙醇酸的聚合物即聚乙醇酸(polyglycolic acid,PGA)。因为乙醇酸又被称为 α-羟基酸,故聚乙醇酸又称聚羟基乙酸。聚乙醇酸的分子结构为规整的线性分子,在固体状态下可形成结晶状聚合物,可达到较高的结晶度(40% ~80%)。聚乙醇酸只溶于强极性有机溶剂,而在一般的有机溶剂中溶解度不高。聚乙醇酸的降解产物为乳酸和乙醇酸,都是机体代谢的中间产物,因此聚乙醇酸可被用做可降解高分子植入材料。

聚乙醇酸在分子量达 10 000 以上时强度即可满足制作可吸收缝合线要求。而用于骨折或其他内固定方面强度尚不够。分子量达到 20 000 ~ 145 000 时有较好的拉伸和成膜性能。目前聚乙醇酸主要用于可吸收缝合线、组织缺损修复材料等方面,也用于骨植入复合材料的制备。

3. 聚乳酸-羟基乙酸共聚物　聚乳酸-羟基乙酸共聚物[poly(lactic-co-glycolic acid),PLGA]是由聚乳酸与聚羟基乙酸按照一定比例聚合而成的。聚羟基乙酸又称聚乙醇酸(PGA),PGA 是一种常用的聚酯类可吸收高分子材料,聚合体中的酯键易发生降解,其降解方式主要是水解,也有部分酶解,时间一般不超过 4 ~ 8 周,在体内降解的产物为羟基乙酸,它能参与体内代谢,PGA 本身只有中等程度的初始机械性能,并且在降解过程中强度很快衰减,力学性能快速下降,出现支架整体崩解、塌陷。PGA 具有良好的生物相容性,能促成骨细胞的黏附和增殖,诱导分化。然而,随着材料的降解,在短时间内生成过多的降解产物会使局部 pH 值下降,造成组织细胞不同程度的炎症反应。PGA 往往与 PLA 复合应用于骨植入材料,以调节 PLA 的降解速度,提高细胞的黏附率。

PLGA 既保留了 PLA 的优点,又优化了 PLA 材料的降解速度和力学性能。PLGA 在体内主要以生物和化学降解为主,但受多种因素的影响,一般认为体内降解时间为 6 个月左右,这与骨骼自身修复周期相仿,也就是材料仅在骨修复过程中发挥作用,当骨修复完成后材料已完全降解,而且在降解过程中 PLGA 的强度逐渐下降,应力可以慢慢转移至骨折部位,同时刺激成骨细胞快速生长促进骨愈合。目前,PLGA 已获美国 FDA 的批准用于临床。

4. 甲壳素　甲壳素(chitin)是由虾、蟹、昆虫的外壳及菌类、藻类的细胞壁中提炼出来的一种天然的、带正电荷的生物多糖高聚物,又称甲壳质或几丁质。从甲壳素的分子结构看,它既具有与植物纤维素相似的结构,又具有类似人体骨胶原的组织结构,这种双重结构赋予它良好的生物特性,具有优良的生物相容性和生物可降解性,可作为骨修复材料和骨缺损的支架材料用于临床。甲壳素经脱乙酰基后称为壳聚糖,具有止血、促进创口愈合、药物缓释等作用,被用做烧伤等窗口敷料、止血剂、药物控释载体等。目前,以此种材料为基础的相关

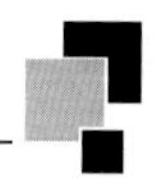

研究十分普遍。

（四）生物衍生骨植入材料

生物衍生骨植入材料是指来源于同种异体骨组织、异种（动物）骨组织以及海洋动物骨组织的材料。多年来，针对异体和异种骨组织的免疫原性和病毒感染或传播性等问题，人们开展了大量的研究工作，其中包括采用去细胞成分、去蛋白质等有机成分、去无机成分等各种方法，试图破坏这些植入材料的免疫反应源，完全或部分保存原来组织的结构和部分生理活性，或者通过从骨质中提取胶原、磷酸钙、BMP 等成分，模拟自然骨的组成，以期望植入后能获得较好的修复效果。

1. 同种异体骨　同种异体骨（allogeneic bone）是目前骨科最常用的骨植入材料，它们具有骨传导作用，因处理过程中成骨细胞等成分已被去除，一般不具有成骨性。大量的临床研究表明，同种异体骨拥有骨组织的完整结构、稳定的机械性能、极低的免疫原性以及与宿主植入区的骨组织有较强的愈合能力，植入体内后能通过全方位再血管化、新骨形成、异体骨与宿主骨连接而实现生物学上的骨掺入过程。

同种异体骨按其加工处理方法分为深冻骨、冻干骨和脱矿骨基质。

（1）深冻骨（deep-frozen bone）：深冻骨即深低温冷冻骨，是将同种异体骨的表面软组织、骨膜和骨端软骨彻底剔除，根据需要制成不同形状、大小的移植骨材料。用无菌盐水或抗生素盐水加压冲洗去除骨髓组织，然后进行无菌包装，先逐渐降温，再放入-4℃的冷库中，12 小时后降至-80℃保存。深低温（-80℃）条件下，酶的活性基本消失，胶原酶处于静止状态，这种骨保存期可长达 5 年。深冻（-80℃）能使异体骨的免疫原性大大降低，疾病传播和免疫反应的危险性也相对小得多。

新鲜深冻异体骨的细胞在体内具有较高的生长潜力，但机制目前仍不清楚。深低温冷冻骨的生物力学特性接近于新鲜骨，复温后即可植入，而且随着保存温度的降低，保存期能够延长。然而，该类材料运输与保存不够方便，成本较高，因而限制其在临床中的广泛应用。

（2）冻干骨（freeze-dried bone）：冻干骨是取材后立即置于-80～-70℃下冷冻，在一定真空度和温度下干燥；冻干时间在小块松质骨为 3～5 天，大块组织需 7～10 天。然后进行无菌包装，置于无菌真空容器内常温保存。

冻干骨具有便于保存和运输且免疫原性低等优点。但其脱水过程中会失去 BMP 活性，还会杀伤骨细胞，在一定程度上会减弱骨的修复潜能。此外，由于在临床使用前已经过脱水和水化两个过程，因此不可避免地会出现材料本身的显微骨折，使生物力学性能发生不同程度的改变，特别是冻干过程可使材料的弹性模量降低，脆性增加。因此，尽量保存和恢复骨的生物力学特性对植骨成功有很大帮助。目前公认的术前复水处理是恢复同种异体骨材料生物力学特性的一种较好措施，可使冻干骨的力学特性有一定的恢复，但塑性模量仍不能达到正常水平。

（3）脱矿骨基质（demineralized bone matrix，DBM）：一般需用盐酸脱钙、氯仿-甲醇脱脂、过氧化氢脱蛋白，脱矿能使骨基质中含有的诱导成骨物质——BMP 更易暴露，更容易诱导成骨，它是目前国外市场上多见的同种异体骨移植材料。DBM 具有较高的组织相容性与生物可降解性，是良好的骨移植修复材料，在临床上有着广泛用途，可用于口腔颌面外科和骨科的骨缺损覆盖、骨缺损的辅助填充、骨折断端包绕、骨不连的治疗等。DBM 中的胶原结构对矿物沉积具有诱导作用，与生长因子及其他植骨材料结合，可有效地引发和控制矿化过程，

促进新骨的形成。DBM 是许多生长因子的天然载体,因其有望成为骨组织工程中理想的支架材料而得到广泛的研究与应用。DBM 有多种产品形式,能够与其他载体制成临床使用方便的产品,如可注射的骨泥(bone putty)和骨胶(bone gel)已用于牙周外科、颌面外科骨缺损的填充或骨缺损的微创填充,临床效果良好。

2. 异种骨　自体骨与同种异体骨存在着来源不足的问题,不足以满足临床上对植骨材料日益增长的需求。由于高等哺乳动物骨组织的结构、成分与人体骨组织相似,力学性能与同种骨接近,植入后能为骨缺损提供与同种骨相近的力学支撑,为细胞的生长提供有利的环境与足够的营养成分,有利于成骨相关细胞的黏附与长入,经过适当处理后,异种骨可用于骨缺损的修复治疗。

异种骨(xenogenic bone)的抗原主要有 α-半乳糖基抗原决定簇(α-Gal epitopes)和主要组织相容性(抗原)复合物(major histocompatibility complex,MHC)等。天然异种抗原 α-半乳糖基抗原(α-Gal)是公认的存在于灵长目以外的哺乳动物体内的异种抗原,人类不表达 α-Gal,因此将其识别为“异己”而产生抗体,激活补体,通过 NK 细胞(natural killer cell)杀伤和改变内皮组织表型产生免疫效应。α-Gal 在骨中的含量相对要少,主要分布于哈弗管内皮细胞膜上。MHC Ⅰ型抗原分布于所有有核细胞,即骨细胞、成骨细胞、破骨细胞等细胞膜表面均表达 MHC Ⅰ型抗原,但含量较其他组织少,目前组织库处理技术可以将骨组织彻底清洗,不含有细胞成分。MHC Ⅱ型抗原的组织分布有种属差异性,而在骨中的分布则不清楚。骨中的胶原、基质也具有抗原性,骨胶原主要是Ⅰ型胶原,一般认为在各种系间组成差异不明显,抗原性均很弱。骨中的矿物质成分不具有抗原性。

异种骨常用的处理方法有深低温冷冻、反复冻融、煅烧、交联、脱蛋白、照射,或多种方法联合运用。不同的处理方法对异种骨生物学特性与力学特性存在不同的影响。与人工合成的多孔陶瓷相比,这种倾向于与骨组织达到化学和生物平衡的异种骨,在体内相对稳定,可能更容易让正常骨组织长入和生成,具有优良的生物相容性,然而,它们的结构脆弱且难以被降解吸收,因此将作为一种异物而永久存在于生物体内。经临床和实验证实,异种骨总体上缺乏骨诱导能力和力学强度。

目前使用较多的异种骨主要有牛骨和猪骨,商品化的异种骨有 Kiel 骨、Oswestry 骨、Bio-Oss 等,它们都属于脱蛋白骨。脱蛋白骨是指用脱蛋白剂如 30% 过氧化氢或叠氮化钠处理骨组织,去除蛋白质;脱蛋白骨的抗原性低,且能在最大程度上保留骨松质的生物力学强度,同时还保留一定的孔隙率、孔径和孔间连接,因此,它们不仅能用于骨缺损的修复,还特别适合作为 BMP 的载体,在体内主要靠破骨细胞的作用使其吸收,部分被新生骨替代。Oswestry 骨是经过两次提取,完全脱蛋白的异种骨,其机械强度较 Kiel 骨差,常用于血运丰富的植骨床。Bio-Oss 骨是不含任何有机成分的生物无机骨,同高温煅烧骨一样,非常疏松易碎,仅作为骨缺损的填充材料,用于牙周外科小范围骨缺损的修复,发挥传导成骨作用。

煅烧骨是一种常见的异种骨,它是将牛骨经 1000℃以上高温煅烧、除去其中所有的有机机质,得到的一种纯粹的矿质骨,亦即陶瓷化骨或人工骨。这种骨能保持自然骨的海绵状结构、高孔度(约占体积的 70%)和骨传导性等,虽然所制得的骨形状不变,但其结构很脆弱。从材料的结构上分析,植入的煅烧骨其晶体相与自然骨比较接近。

3. 珊瑚　珊瑚(coral)是一种海生无脊椎动物的骨骼,呈多孔状,化学成分和形态非常类似无机骨,结构相似于松质骨,此种结构有利于纤维及血管组织的长入。生物珊瑚由碳酸

钙晶体或霰石(碳酸钙的一种亚稳定结构)组成,由于孔隙率不同,生物珊瑚的压缩强度可以从26MPa(50%孔率)到395MPa(致密)不等,弹性模量可以从8GPa(50%孔率)到100GPa(致密)不同。珊瑚的力学性能较脆,压缩强度较低,与人体骨的压缩强度相差较大。珊瑚骨与生物组织之间具有良好的生物相容性和骨引导能力,植入生物体后材料可逐步发生降解,其降解速度因种类不同而异。珊瑚骨在体内的生物降解过程一般认为是机体组织中破骨细胞内的碳酸酐酶的作用,该酶使珊瑚内的碳酸钙分解为 Ca^{2+} 和 H_2CO_3,而 Ca^{2+} 则参与钙、磷离子交换,直至被完全吸收。

珊瑚中碳酸钙的碳酸根可以在高温、高压下与磷酸二氢铵长时间反应,转换生成磷酸根而得到珊瑚羟基磷灰石(CHA)。在这种水热转换过程中通过调整反应条件可调节珊瑚羟基磷灰石中碳酸钙和羟基磷灰石的比例,从而调节其降解率。由于CHA主要由碳酸钙和羟基磷酸钙组成,植入后材料表面的羟基磷灰石薄层会缓慢吸收,暴露的碳酸钙可被宿主骨缓慢替代。

珊瑚骨在口腔颌面外科中的应用主要包括:Lefort Ⅰ型颌面骨整形、牙槽嵴裂手术中充填骨间隙、牙周骨组织缺损修复以及拔牙创窝充填等,临床上均已获得良好的治疗效果。由于珊瑚特殊的多空形态和孔隙相互通联,其独特的结构有利于组织和血管长入,可利用其作为种子细胞栖息的场所,因此,珊瑚以及改性珊瑚被广泛用于骨替代材料和组织工程支架材料的研究中。

二、研究热点

(一)无机非金属植入材料

1. 羟基磷灰石类复合材料　不管是哪一种类型的HAp材料,它们都具有共同的弱点,即无明显的生物降解性和力学强度较差,如脆性比较大、耐冲击强度低,尤其是烧结的HAp其断裂韧性很低,机械可加工性差。另外,材料的强度可以随孔隙率的增加而呈指数级的下降,因此,这类材料对于颌骨缺损范围大或颌骨连续性消失的病例就存在一定的局限性,通常它不能用于受力或承重部位硬组织缺损的修复。既然HAp存在这些不足,近年来,人们通过对材料改性和复合其他种类的生物材料,以期获得力学性能优良、生物活性好的生物医学复合材料。

(1)羟基磷灰石衍生物:由于羟基磷灰石分子上的 OH^- 基、磷酸根 PO_4^{2+} 和金属离子 Ca^{2+} 可以被相应的其他离子取代而形成新的磷灰石,并改变其理化和生物学性质。因此,为了改善羟基磷灰石的性能或增加一些需要的功能,出现了掺入各种不同离子的羟基磷灰石。这些掺入不同离子的羟基磷灰石被称做羟基磷灰石衍生物(derivatives of hydroxyapatite),是羟基磷灰石改性研究的一个重要方面。目前研究比较多的羟基磷灰石衍生物有含锶羟基磷灰石、含碳羟基磷灰石、含锌羟基磷灰石及含硅羟基磷灰石等。这些以掺入各种元素改性的羟基磷灰石材料获得了与纯羟基磷灰石不同的物理、化学和生物学性能,甚至获得一些羟基磷灰石本身没有但我们期望具备的一些性能,比如抗菌性能等。目前对这些改性羟基磷灰石的研究仍方兴未艾。

1)含锶羟基磷灰石:锶是人体的一种必需的微量元素,人体中的锶有99%存在于骨组织中,许多研究证明:骨骼中的锶元素具有双向调节作用,不但有促进骨生成的能力,同时还

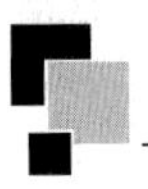

有阻止骨量丢失的能力。锶元素的适量掺入可以提高HAp材料的力学性能,特别对提高硬度更为明显,这可能是由于HAp中的少量钙被锶元素置换,在一定程度上减少晶格缺陷,使原子间的排列更加紧密,从而起到一种化学强化的作用。有文献通过对掺入不同浓度锶的HAp的研究发现,掺锶可以调节材料内部结构,增加骨内部的矿化,提高骨质的强度,显示良好的生物相容性、骨引导性和生物降解性,锶-HAp复合比单纯的HAp具有更高的溶解性和降解性。增加锶在HAp中的含量不但能够明显促进成骨细胞碱性磷酸酶的活性以及骨钙素和Ⅰ型胶原的合成,而且还能显著抑制破骨细胞的增殖。然而,对于锶与骨细胞之间、锶与诱导成骨的各活性因子之间是怎样的关系?它们是如何相互作用等问题仍需要进一步研究。

2) 含碳羟基磷灰石:碳羟基磷灰石的化学式为$Ca_{10}(PO_4 \cdot CO_3)_6(OH)_2$,1995年Constanz等成功地将碳酸根加入HA的晶格相中,率先报道了碳酸化羟基磷灰石骨水泥(CHC)的研究成果,在材料界引起了巨大轰动,有人甚至称之为具有"革命进展性"的新材料。与磷酸钙骨水泥(CPC)相比,CHC不但具有原位固化、随意塑型、可降解、组织相容性好、无疾病传播等所有优点,而且CHC的晶格相中约4%~6%的碳酸根取代了磷酸根的位置。这种取代导致羟基磷灰石晶格内存在缺陷,整个晶体尺寸变小,结晶度降低,溶解度相应增加,因而有利于材料的降解。有研究表明,碳酸根的存在可以使羟基磷灰石的溶解度提高7倍。合成的PCHC通过XRD和FTIR分析,证明其固化产物为碳羟基磷灰石,晶格相中含有5.6%的碳酸根,与天然骨碳羟基磷灰石晶体结构中4%~6%的碳酸根含量相吻合。

有学者利用含碳羟基磷灰石制成骨水泥(CHC),曾在材料界引起较大影响。与磷酸钙骨水泥(CPC)相比,CHC不但保持了骨水泥原位固化、随意塑型、可降解、组织相容性好等优点,由于碳羟基磷灰石晶格相中有4%~6%的碳酸根取代磷酸根的位置。与天然骨碳羟基磷灰石晶体结构中4%~6%的碳酸根含量相吻合,十分有利于骨的修复。

3) 含锌羟基磷灰石:锌离子不仅是人体有益的微量元素,且具有抗菌作用。金属离子抗菌作用的强弱依次是$Ag^+>Hg^{2+}>Cu^{2+}>Zn^{2+}>Fe^{3+}$。同时,金属离子的抗菌活性的强弱除了与金属离子的种类有关外,还与其浓度有密切联系。除了抑菌作用,锌离子还有其他重要作用。

Laquerriere等研究发现:单核细胞在含锌HAp颗粒影响下,随着锌含量的增加,肿瘤坏死因子TNF-α的分泌量下降,而白细胞介素IL-8的分泌量增加。经过脂多糖刺激的单核细胞在含锌HAp表面白细胞介素IL-1β和IL-6的分泌量下降而抗炎细胞因子IL-10的分泌增加,由此说明含锌HAp可以减弱炎症反应,同时提高单核细胞的趋化性。除此,锌在骨代谢过程中也具有重要作用。早期研究发现,锌能协同胰岛素样生长因子(insulin-like growth factor-Ⅰ,IGF-Ⅰ)显著增加小鼠成骨细胞MC3T3-E1内蛋白含量、DNA含量,提高碱性磷酸酶(alkaline phosphatase,ALP)活性。与骨代谢密切相关的ALP、胶原酶、RNA聚合酶、DNA聚合酶都是含锌的金属酶,锌可以激活这些酶的活性。同时,锌能促进成骨细胞的增殖和分化。在促进成骨的同时,锌能阻止骨髓细胞向破骨细胞分化,从而能抑制骨吸收。但是,锌元素的含量应该控制在一定范围内,Ito等研究认为锌元素含量超过1.2wt%后就显示了明显的细胞毒性。

Zn-HAp呈弱碱性,可以中和酸的作用减小脱矿。纳米级的Zn-HAp可以沉积在釉质表面阻断酸的作用。Zn-HAp的较高溶解性可以极大地提高Ca^{2+}、PO_4^{3-}离子的浓度,推动釉质

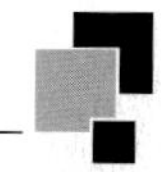

晶体 HAp 的溶解-沉淀平衡向形成 HAp 结晶的方向移动。同时，锌可以在脱矿釉质表面沉积，降低釉质在弱酸中的溶解度。掺 Zn 的 HAp 并不能增强促进釉质再矿化的作用。由于 Zn^{2+} 半径比 Ca^{2+} 的半径小，Zn^{2+} 进入 HAp 的晶胞，使 HAp 的晶胞参数变小，结构更加紧密、稳定而难于释放构晶离子 Ca^{2+}、PO_4^{3-}，因此并不能提高 HAp 促进釉质再矿化的作用。

4）含硅羟基磷灰石：硅是人体必需的一种微量元素，它参与早期的骨组织矿化，被认为能够促进成骨细胞的增殖，提高碱性磷酸酶和骨钙素的活性以及Ⅰ型胶原的合成，具有刺激成骨的作用。有研究报道：将不同含量的硅加入 HAp 中，与纯的 HAp 相比，可见掺硅的 HAp 能够明显促进成骨细胞的增殖，当硅的含量达到 5% 时，材料表面可形成大量的磷灰石结晶，提示其具有促进快速骨质矿化的能力。然而，硅的含量过高又会使材料溶解加快，反而影响细胞的黏附。因此，研究认为硅含量在 3% 时，促矿化作用和材料溶解作用两者可以达到平衡。

（2）羟基磷灰石与其他生物陶瓷材料复合：

1）HAp-ZrO_2-Al_2O 陶瓷：在 HAp 中掺入生物惰性陶瓷材料（如 ZrO_2 和 Al_2O_3 等）后，可使烧结体中形成一定量的 α-磷灰石和微量 β-磷灰石，提高材料的强度和韧性，使复合材料既保持 HAp 的生物活性，又赋予其优良的力学性能。已有报道将纳米 ZrO_2-Al_2O 与 HAp 复合后，纳米 Al_2O_3 粉末可有效降低在烧结过程中 HAp 与 ZrO_2 的接触面积，使材料中含有两相磷酸钙——HAp 和 TCP，这样不仅提高材料的弯曲强度，而且也促进其成骨效应。

2）HAp-生物玻璃复合陶瓷：为了提高材料的力学性能，有研究将 HAp 与硅酸二钙在 1500℃下快速烧结，结果发现所形成的复合材料其绕曲强度大幅度提高，通过控制不同的烧结条件，可获得在弹性和韧性方面与骨组织接近的复合材料；同时，由于复合材料在组分中添加了硅的成分，故进一步提高了生物活性。有报道将 45SF1/4 玻璃粉末与 HAp 复合材料植入兔骨中 8 周后，骨质与复合材料之间的剪切破坏强度达 27MPa，比纯 HAp 陶瓷有明显的提高。

3）HAp-TCP 双向陶瓷：近年来，对 HAp 和磷酸三钙（TCP）复合材料的研究日益增多。如 30% HAp 与 70% TCP 在 1150℃烧结，其平均抗弯强度达 155MPa，优于纯 HAp 和 TCP 陶瓷，研究发现 HAp-TCP 致密复合材料的断裂主要为穿晶断裂，其沿晶断裂的程度大于纯单相陶瓷材料。HAp-TCP 多孔复合材料植入动物体内，起初性能类似于 β-TCP，之后具有 HAp 的特性，表现出优异的生物学性能。通过调整 HAp 与 TCP 的比例，可满足不同临床需求。

4）HAp-碳纳米管：碳纳米管具有优异的力学性能和热稳定性，在几千度高温下仍能保持完好的管壁结构。有研究采用激光表面合金化技术，在钛合金表面成功制备出多壁碳纳米管增强 HAp 生物活性涂层，结果发现，尽管在激光辐照作用下混合粉末中的碳纳米管与材料基体中的 Ti 组元发生反应形成 TiC，但仍然有一部分碳纳米管以其特有的管状、多壁层结构保留于涂层内。利用纳米压痕技术测试复合材料涂层的硬度和弹性模量，在相同压入条件下，相对于 HAp 涂层，碳纳米管增强 HAp 复合材料涂层的塑性变形能力得以改善。同时，由于涂层中残留的碳纳米管及涂层中原位生成的 TiC，尤其是涂层中保留下来的仍具有独特管壁结构的碳纳米管，使得涂层的硬度随着预置粉末中碳纳米管含量的增加而显著提高。但是，材料弹性模量的增加幅度却远低于硬度值的增加幅度，这主要是由于多壁碳纳米管中存在一些结构缺陷所致。碳纳米管增强 HAp 复合材料涂层的这一特性，在保证涂层强度的前提下减小了其与人体骨骼弹性模量（约 100GPa）的错配，是一种很有应用前景的生物

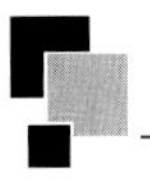

活性涂层材料。

(3) 羟基磷灰石与有机高分子材料复合:从仿生学角度,按自然骨组成来设计合成生物材料应该是一种最理想的骨植入材料。众所周知,人体骨组织是由有机和无机两部分组成,有机成分主要是骨胶原纤维和骨蛋白,它使骨骼具有韧性,而无机成分主要是 HAp,它使骨骼有一定的强度。目前,研究者们考虑通过将 HAp 复合高分子类的材料,以形成一种既含有刚性和韧性,又增加其生物活性,并能促进新生骨生长的新一代复合骨植入材料。这些高分子材料包括:聚丙烯酸、聚3-羟基丁酸醋、聚 L-乳酸等有机合成的高分子材料,以及胶原、壳聚糖、海藻酸钠、明胶等天然高分子材料,复合的最终目的还是为了进一步改善 HAp 的脆性,使材料尽可能与天然骨在结构上接近,在力学性能上匹配。另外,通过控制 HAp 与有机物复合体的成分,可以直接调控骨形成和间充质干细胞分泌生长因子等过程。

1) HAp-胶原:在骨替代材料中应用较多的是Ⅰ型胶原,HAp 与胶原复合物的成形大致上可以分为两种方式:颗粒状 HAp 与胶原在混合后压制成型以及在胶原上生长 HAp 晶体,其中后者应用前景更广阔。HAp-胶原复合物系统可作为注射骨替代材料,动物实验表明,与两种单一材料相比,复合材料有较高的成骨速度,更高的骨引导性,但成骨的数量仍然偏小。

2) HAp-PLA:PLA 可降解材料作为不负重部位的骨折内固定材料在临床上应用日益普遍,根据应用的特点,材料需要足够的力学性能、可控的降解速度、一定的生物活性,以保证骨折愈合过程中的相对稳定性。利用固相反应技术制备纤维状 HAp,并将其与 PLA 混合,在40MPa 压力、180℃温度下加热,逐渐冷却至室温,可制成 HAp/PLA 复合材料。若加入20% HAp 就能提高复合材料的弹性模量,HAp 含量超过75%时,其弹性模量接近人骨,低于60%时,平均强度在50~60MPa 之间,接近人体骨强度的1/2。除力学性能以外,复合材料的降解速度也会发生改变,材料的降解速度对骨折愈合有重要影响。因此,仍有待进一步研究开发新的制备工艺,制备更理想的新型复合可降解骨固定材料。

3) HAp-PLGA:有文献报道将纳米 HAp 与聚乳酸乙醇酸以5∶1~10∶1等不同的比例进行复合,并在材料上接种人骨髓间充质干细胞,培养4周后发现细胞碱性磷酸酶活性及骨桥蛋白的分泌明显增加,且与 HAp 含量存在剂量依赖关系,在2.5∶1和5∶1复合的材料上细胞分泌血管内皮生长因子的能力持续提高。

4) HAp-PA66:将纳米 HAp(n2HAp)浆料与尼龙66(polyamide 66,PA66)复合,得到了PA/n2HAp 仿生复合材料。该材料能克服 HAp 脆性大、强度差、不易成型等缺点,在提高材料的力学性能的同时,保持材料良好的生物相容性和生物活性。PA/n2HAp 复合材料具有以下优点:n2HAp 在聚合物中含量高于其他同类产品,因而具有较高的生物活性;n2HAp 在复合材料中分布均匀;n2HAp 与 PA66 之间形成化学键合,使复合材料能更好地传递外应力,达到既增强又增韧的目的。将可注射型 n2HAp/PA66 复合骨水泥用于修复不规则骨的骨缺损,结果表明:材料具有良好的组织相容性、成骨活性和可操作性,对牙槽嵴骨缺损修复效果尤为明显,显示了其在口腔及颌面外科领域的重要价值。有研究还发现 n2HAp/PA66 复合生物材料对穿髓孔的物理性封闭效果较理想。

5) HAp-PE:在 HAp-PE 复合材料中,由于聚乙烯(poly ethylene,PE)是一种生物惰性材料,因此主要依靠弥散分布的 HAp 颗粒与组织之间产生骨性结合。这类材料的复合过程一般包括以下几个步骤:两相颗粒掺混,混合物的研磨,在一定的温度、压力条件下熔融混合,再经压制或挤出成形。目前,已有以 HAPEX TM 为商品名称的 HAp-PE 复合材料面市,主要

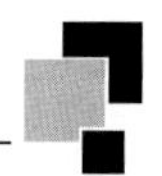

适用于低负荷骨的替代与重建。与其他骨替代材料相比,HAp-PE 复合材料目前发展得比较完善。HAp 与 PE 间主要是物理作用力,因此 HAp 粒子对 PE 增强效果不明显,它的扬氏模量在 1 ~8GPa 范围内,与人体皮质骨(2 ~18GPa)大致相当;其韧性断裂强度也与人体皮质骨很接近,在力学性能上均优于其他材料。如果 PE 分子能形成定向分布的纤维状结构,则材料的力学性能可得到大幅的提高。现在发展得较为完善的 PE 分子定向技术主要有如下三种:拉丝法、压模成丝法和液压挤出法。M. Wang 等人把被挤压过的 HAp-PE 坯料经造粒后研磨形成 HAp-PE 混合粉末,通过热压过程制成 HAp-HDPE 复合材料。这种方法制备的复合材料其强度和弹性模量较模压法制备的复合材料有大幅的提升。此外,从提高两相间的作用力着眼,利用硅烷处理后的 HAp 颗粒与接枝或非接枝的 PE 复合,发现硅烷的存在能提高聚合物与 HAp 陶瓷颗粒之间的化学粘合作用和渗透性能,改善复合材料的力学性能。由此表明:硅烷的交联作用对复合材料的性能有显著的影响。然而,PE 是生物惰性材料,不能降解,且 PE 的存在降低了 HAp 与骨的结合能力,延长骨愈合时间。

6) HAp-壳聚糖:HAp 与壳聚糖复合,可获得良好的生物相容性。该类复合材料的制备方法较多,有共混法、电化学沉积法、共沉淀法、交替沉淀法、原位沉析法、模拟体液矿化法、仿生制备法等等。目前 HAp/壳聚糖复合材料仍存在界面结合不太理想、颗粒分散不均匀、脆性大、力学性能差等问题。为进一步完善材料的性能,人们正在研究 HAp/壳聚糖体系的三相复合材料,即在原来的 HAp/壳聚糖两相结构中引入第三相或多相材料以优化其性能。目前基于 HAp/CS 体系的三相甚至多相复合材料的开发已成为一个重要的研究方向。

(4) 羟基磷灰石与金属材料复合:采用生物相容性好的 HAp 与金属基复合后,可以得到一种既具有金属的强度和韧性,又具有生物活性的复合生物材料。这类材料复合方式主要是通过物理和化学方法将 HAp 涂层于金属表面并与之牢固结合,以获得良好的生物相容性和力学性能。复合的方式有电泳沉积、火焰喷涂、等离子喷涂、气相沉积、离子注入、离子溅射等。等离子喷涂是最早用于牙种植体表面 HAp 涂层的商业化技术,但由于 HAp 经过等离子体高温后会导致降解,因此,高温涂层复合后进行再结晶处理可以获得结晶良好的 HA 涂层。这类复合材料具有生物活性的微观机制被认为是:复合材料晶相结构中因含有 TiO_2、$CaTi_3$、CaO、α-Ti 和类 TiP 等成分,其中 TiO_2 相具有诱导材料表面形成活性磷灰石层的能力,而 CaO 相又能为磷灰石晶相成核和长大提供条件。经对新形成的羟基磷灰石层分析,可以发现它是由一种结晶度较低、钙元素不足、含碳酸盐相以及少量镁和氯元素等结构组成。这种结晶度较差的结构在诱导骨细胞生长时反而比完全结晶的磷灰石更容易,更接近天然骨组织的生长模式,因此,这类复合材料可能更具有实际应用价值。

2. 磷酸三钙类复合材料　从临床应用角度看,TCP 类材料目前仍存在以下不足:①力学性能不理想,其中包括抗折强度比较低,脆性较大,在生理环境下抗疲劳与破坏强度也较差,尤其在湿环境下其断裂韧性很低,一般不适合用于需承受负荷部位的骨缺损修复;②缺乏骨诱导活性,材料植入骨缺损区只能靠骨引导作用使骨组织长入,骨生成量少,需要时间长,骨长入深度有限,不适合修复长段骨缺损;③降解速度难以控制,与新生骨生成速度不完全匹配;④材料的塑性加工性能不佳、不具备自行固化的特点,不能修复某些特殊形状的骨缺损。

为了改进 TCP 类材料的上述缺陷,人们开展了一系列探索性的研究工作,希望从中能获得力学性能和生物学性能兼优的骨植入材料。

(1) 复合其他生物材料:近年来,人们试图通过与其他无机材料或有机高分子材料的复

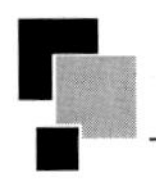

合来改善材料的综合性能。有研究将β-TCP与藻酸盐和明胶复合制成一种复合支架材料,接种鼠骨髓基质干细胞3周后观察到:在普通培养基上有细胞团块和钙化基质,并检测到骨钙素基因的表达,提示该复合支架材料具有成骨诱导活性;另有文献将β-TCP复合生物玻璃在1200℃下烧结,使材料的力学强度提高34%,但如果烧结温度在1000℃和1100℃时,其强度则出现下降。同时研究还发现,浸泡在SBF中的复合材料表面可见大量的磷酸钙沉积,显示出良好的生物活性,而且该复合材料促进人成骨细胞生长的能力明显强于单纯的β-TCP。

(2)复合生物活性因子:为了改善β-TCP材料的生物活性,促进材料周围或表面细胞的增殖、迁移、分化、蛋白表达和组织再生,不少研究考虑复合一些生物活性因子。比如有研究在β-TCP/胶原基质复合材料中加入重组人血小板来源的生长因子BB(recombinant human platelet-derived growth factor BB,rhPDGF-BB)成分,用于修复糖尿病大鼠的骨缺损,结果发现:该复合材料能够明显促进早期的细胞增殖,加快β-TCP植入后新骨的形成过程,由此证实了材料与生物活性因子的协同作用。此外,大量文献表明β-TCP还是一种良好的载体材料,采用β-TCP作为rhBMP-2的载体,进行兔脊柱的后外侧脊柱融合研究,结果显示术后6周脊柱融合效果明显优于未加rhBMP-2组。研究提示,β-TCP复合骨形成蛋白可以有效促进骨修复与骨再生。

3. 磷酸钙骨水泥的改性　尽管CPC作为骨植入材料早已被临床所接受,但同时在使用中也存在一些难以克服的问题,主要表现在以下几个方面:①固化前流动性比较大,使用时不易控制;②固化时间相对较长,特别是在体内由于血浆中某些离子(如Mg^{2+})及许多有机物的存在,在一定程度上会阻止或延迟HAp的形成,另外,在固化过程中若遇到血浆等液体成分也很容易使材料溃散;③粘接性能较差、机械性能不足;④降解缓慢;⑤不具有骨诱导作用,这些弱点致使CPC材料的临床应用受到一定限制。

作为在骨修复材料研究中占有重要地位的CPC,近年来人们不断地从仿生学、生物相容性和生物活性的角度,通过选用不同的磷酸钙盐,并与天然或人工合成高分子材料复合,或在其中添加纤维以增加其强度,转载生物活性物质增加其诱导成骨能力等多种途径,努力去克服现有CPC存在的不足,使材料的各项性能更接近自然骨。目前,主要的研究热点涉及以下四个方面:

(1)复合天然或合成的有机高分子材料:许多学者通过复合天然或合成的有机高分子材料对CPC的性能进行改进和完善。比如,将10%猪A型凝胶与注射型CPC结合植入体内,12周后发现凝胶分子的降解首先出现在复合体表面,然后逐渐向深部推进,凝胶的降解增加了CPC的孔隙率,结果更利于骨组织的长入。又如,通过在液相中加入重量比为20%丙烯酸胺(acrylamide)和1%聚丙烯酸胺(ammonium polyacrylate)后,可以使CPC的压缩强度提高1.49倍(55kPa),拉伸强度提高0.69倍(21kPa),这一现象可能与复合体孔隙率的下降以及聚丙烯酰胺与HAp晶体之间相互交错的网状结构所形成的强化作用有关,这种液相添加成分并不影响CPC最终自然反应形成的产物;再如,通过在CPC中加入2%壳聚糖后发现:壳聚糖具有促进前成骨细胞分化、加速骨形成的作用,它不影响破骨细胞的附着和增殖,但会抑制其再吸收,这种作用对骨的形成和改建有重要意义。

(2)调整CPC的组成:CPC本身的组成成分与其凝固时间、溃散与否、降解与骨引导的速度等密切相关。有报道:在固化液中加入一定量的藻酸钠,不仅能使材料不溃散,固化时间缩短,而且还能明显提高压缩强度。藻酸钠的作用机制主要是它能从TTCP或DCPA中溶

解钙离子，从而形成不溶于水的藻酸钙水凝胶，以使 CPC 调和物不被水侵蚀而溃散，增加强度。另有研究设计了 CPC-1（等份的磷酸四钙、磷酸二钙与水混合）和 CPC-2（α-TCP、碳酸钙与 pH 7.4 的磷酸钠溶液混合）两种材料，观察在狗下颌骨骨缺损中的骨引导作用，结果显示：CPC-2 在术后 1 个月就可见大部分被新骨代替，而 CPC-1 则部分被新骨取代，由此提示 CPC-2 比 CPC-1 降解速度快，骨引导效应更显著。

（3）复合生物活性因子：生物活性因子由于具有良好的骨诱导能力，能够提高成骨细胞活性，促进成骨及成软骨作用，因而被广泛用于改善 CPC 的成骨能力。大量的研究已充分证实了载有骨形成蛋白（BMP）的 CPC 复合体具有明显的骨诱导作用。通过在同一时间点的比较发现，复合 BMP 材料组的骨组织密度、术区的成骨速度和成熟骨的比例均明显高于单纯 CPC 材料组，说明载有 BMP 的 CPC 复合体能够加速骨缺损区的早期愈合。另外，加入的 BMP 量也会影响骨形成的时间，有人探讨了复合不同量的 rhBMP-2 后对兔挠骨骨缺损修复的影响，结果显示：0.166mg/ml rhBMP-2/CPC 的比例最佳，植入 8 周后，证实有骨皮质的桥连和骨髓腔的再生。

（4）作为缓释载体：近年来，CPC 及其复合材料作为缓释载体装载各类抗生素、蛋白质和抗肿瘤药物等用于临床治疗或修复已引起关注。由于炎症或骨肿瘤切除后导致的骨缺损在临床治疗中是一个较为棘手的问题，过去常选用聚甲基丙烯酸甲酯（PMMA）作为药物载体及填充物治疗这类骨缺损，但 PMMA 存在固化过程的强放热作用以及不能生物降解等缺点，治疗效果不理想。如果将抗癌药或抗生素载入 CPC 中，利用药物定点缓释效应可明显提高局部药物浓度，减轻不良反应，使材料在填充修复的同时也具有进一步治疗的作用，提高治疗效果。已有文献报道：采用载有万古霉素的 CPC 填补到骨髓炎引起的骨缺损部位，由于该 CPC 能缓慢释放万古霉素，在修复缺损的同时，有效治疗骨髓炎。另有学者研究了复合庆大霉素的 CPC 在体外的释放速率和时间，结果发现 CPC 的持久稳定性比 PMMA 或其他的生物型可降解载体材料更好，有的甚至可以持续释放达 17 天之久。此外，通过调节 CPC 的厚度、固液比、包封量等条件，可以视不同的药物特性达到控制药物释放的目的。

4. 生物活性玻璃陶瓷类复合材料　生物活性玻璃具有优异的生物活性和降解性能，被认为是一类很有发展潜力的新一代骨植入材料。然而，与人体骨组织相比，生物活性玻璃的弹性模量很高、脆性比较大、断裂韧性与力学强度均较低。此外，因材料的力学性能与骨组织的不匹配而引起的应力遮挡问题已成为骨修复失败的最主要原因之一，这些不足限制生物活性玻璃在承重骨修复领域中的应用。

近年来，尽管人们对生物活性玻璃进行了多方面的研究，制备出有一定力学强度、良好的生物相容性和生物活性的生物玻璃复合材料，但是，与自然骨相比，这些复合材料仍然存在一些缺陷有待解决：①生物活性玻璃中多数含有硅的成分，硅在体内不能降解，且其代谢机制目前仍不清楚，无论体内植入时间的长短，材料最终不可能转化为与人体骨组织类似的物质，而可溶解的磷酸盐玻璃体系一般含钠，材料降解使得局部离子浓度和 pH 发生较大变动，影响周边细胞和组织的功能，并有可能影响体内的离子平衡；②基于当前的复合技术，生物活性玻璃与其他组分材料之间主要通过机械结合，玻璃与材料基体界面之间的结合力较弱，导致材料的力学强度较低，从而限制材料的广泛应用；③生物活性玻璃的降解速度与其他组分材料的降解不协调，可能导致材料在使用过程中由于生物活性玻璃的快速降解在较短时间内使材料的力学强度大幅度降低，不利于骨缺损的修复。

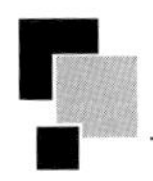

为了克服生物活性玻璃在性能上的不足,人们不断尝试寻找更加合适的复合材料体系,以取得性能互补的效应。

(1) 生物活性玻璃与有机高分子材料复合:生物活性玻璃与天然或合成的高分子材料复合后可以在一定程度上改善生物活性玻璃的脆性和强度。其中被添加的高分子材料可以有聚乙烯、聚己内酯、聚丙交酯-乙交酯共聚物、聚氨酯、胶原蛋白和淀粉等。将生物活性玻璃粉末(粒径 70 ~ 90μm)与胶原蛋白复合,制得的复合体被证明具有较好的柔韧性及力学强度,若将材料浸入 SBF 液中发现其表面可以在较短时间内形成 HAp 沉积层,表明该复合体仍然保留良好的生物活性。采用溶剂浇铸与 CO_2 气体发泡技术,制备孔径为 50 ~ 500μm 的多孔聚丙交酯-乙交酯共聚物/生物玻璃复合材料,该材料不仅能提高单一生物活性玻璃的韧性,而且相互连通的多孔结构能大大增加材料的表面积,更有利于材料的降解,促使成骨细胞向材料内部生长,使材料与人体组织结合更加紧密。

(2) 生物活性玻璃与无机材料复合:生物活性玻璃复合其他无机生物材料可以互补各种材料本身所存在的不足。比如:利用热压技术在 700 ~ 800℃ 条件下制成的生物活性玻璃/HAp 复合材料,相比单纯材料,复合材料的弯曲强度大大提高(约 60MPa),骨诱导作用更加显著。又如,将 TiO_2 加入生物活性玻璃内在 1000℃ 下烧结,可以形成一种压缩强度与皮质骨接近、有望用于承重部位骨缺损的新型复合材料,该研究证实 TiO_2 的含量增加有助于材料力学性能的提高。

5. 硅酸盐生物陶瓷　用做生物材料的硅酸盐生物陶瓷(silicate bioceramics)是一种含硅的生物玻璃,兼有生物活性和可降解性这两种特性,可以在模拟体液或体内环境中诱导形成类骨磷灰石,并且形成的类骨磷灰石可以与骨组织形成化学键结合。此外,这类生物玻璃材料具有促进细胞增殖和成骨基因表达的作用。

由于硅元素具有刺激成骨的生物学效应,近年来,硅酸盐生物陶瓷成为骨植入材料的研究热点之一。有学者通过比较 $CaSiO_3$(CS)、Mg_2SiO_4 和 β-TCP 的体外生物活性、降解性和细胞相容性,发现 CS 的降解和在模拟体液中形成磷灰石的速率明显较其他两种材料快,且促进成骨细胞增殖的作用更明显。有报道以 β-TCP 为对照研究镁黄长石对细胞的影响,结果显示早期细胞在两种材料表面铺展均良好,当体外培养 10 天后,镁黄长石能够提高人脂肪干细胞的成骨分化。另有研究证实:$CaSiO_3$/β-TCP 复合材料植入兔股骨裸部内 4 周后扫描电镜观察发现,材料与骨组织界面所形成的羟基磷灰石颗粒层明显多于纯的 β-TCP 材料(图 6-4),这种效应提示 CS 的加入可提高材料的成骨作用。由于目前尚无法证实硅酸盐陶瓷体内的生物学效应仅仅是由于硅离子的释放而不是其他因素如钙离子释放或协同作用所致,体内硅离子释放的药效水平也尚不能确定,所以相关机制尚有待进一步研究。

但是,生物活性玻璃存在不易再加工成型,进一步热处理后生物活性和降解性会发生变化等问题。人们在生物玻璃研究的基础上,开发出了一系列钙-硅体系的硅酸盐陶瓷,并证实了这类生物陶瓷具有良好的生物活性和可降解性。含硅陶瓷的生物活性和可降解性与其化学组成有密切的关系,细胞学实验显示这类硅酸盐陶瓷还具有促进细胞增殖分化和骨组织再生的作用,有望成为新一代骨替代和修复材料。

6. 压电生物陶瓷　人体的骨骼具有压电效应,压电效应包括正压电效应和逆压电效应,前者是指在没有外电场作用的情况下,机械应力的作用使电介质晶体产生极化并形成晶体表面电荷的现象;后者是指在有压电晶体的外电场中,由于电场的作用,引起晶体内部正

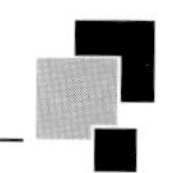

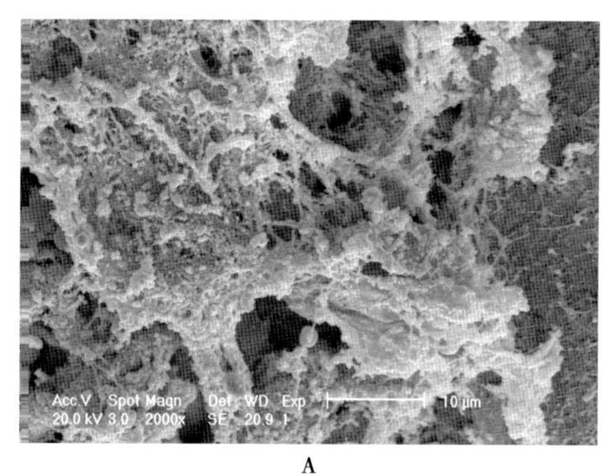

A

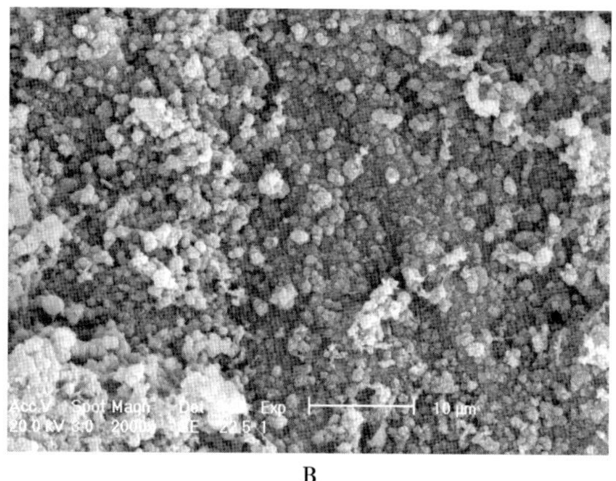

B

图 6-4　β-TCP 和 $CaSiO_3$/β-TCP 复合材料骨植入 4 周后的扫描电镜观察

A. β-TCP；B. $CaSiO_3$/β-TCP 复合材料

负电荷中心的位移，这一极化位移又会导致晶体发生形变。正是因为压电效应的存在，骨组织受应力而产生的电具有骨修复和骨塑形的作用。利用压电材料可引导骨定向改建的特性，可研发出具有促进骨定向生长的压电材料。比如将压电陶瓷与生物活性陶瓷复合起来模拟天然骨的无机组成和电活性特征，研发出具有压电效应的人工骨，称为压电生物陶瓷（piezoelectric bioceramic）。

近年来，压电陶瓷在口腔领域的研究得到关注。将压电陶瓷与生物活性陶瓷复合，通过两类陶瓷的优化组合可以模拟天然骨的无机组成和电活性特征，研发具有压电效应的人工骨。这类压电陶瓷材料作为硬组织替代材料，不仅可发挥陶瓷材料的优越性，而且在体内依靠机体自身的活动而产生压电效应，产生合适的电刺激吸引钙盐定向沉积。

生物压电陶瓷是目前功能性生物材料领域中具有发展前景的方向之一。近年来，压电陶瓷在口腔领域的研究得到关注。将压电陶瓷与生物活性陶瓷复合，通过两类陶瓷的特性优化组合可以模拟天然骨的无机组成和电活性特征，研发具有压电效应的人工骨。这类压电陶瓷材料作为硬组织替代材料，不仅可发挥陶瓷材料的优越性，而且在体内依靠机体自身的活动可以产生压电效应，产生合适的电刺激吸引钙盐定向沉积。最近，有学者在制作纳米 SiO_2 陶瓷时加入压电材料 $BaTiO_3$，结果发现：$BaTiO_3$ 能够抑制烧结过程中晶体的生长，调整 $BaTiO_3$ 的添加量可以使纳米 SiO_2 陶瓷的晶体粒径位于 18～68nm，材料的弹性模量位于 6.2～10.6GPa，该性能与人的骨组织非常相似。此外，加入 $BaTiO_3$ 还明显提高成骨细胞在材料上的增殖。另有报道将 β-TCP 与无铅压电陶瓷 LNK（lithium sodium potassium niobate）分别以质量百分比 5/5 和 1/10 复合后制成新型生物压电陶瓷 TCPLNK5/5、TCPLNK1/10，极化处理后标记好正负极，分别在其正负极表面接种大鼠来源的成骨细胞。研究显示 TCPLNK 正负极表面接种的成骨细胞早期就表达良好的附着，形态正常，增殖旺盛，呈复层生长，其中 TCPLNK1/10 负极面组的成骨细胞增殖活性高于其他组，由此提示压电生物复合陶瓷通过模拟天然骨的压电效应可提高骨替代材料的生物相容性。

7. 碳纳米管　碳纳米管（carbon nanotubes，CNTs）是由日本 NEC 公司饭岛先生于 1991 年首次发现的一种结构类似石墨的六边形网格组成的管状物。在结构上类似碳原子形成的六边形网络片层所组成的中空管状体。碳纳米管可分为单壁碳纳米管和多壁碳纳米管。单壁碳纳米管的直径一般在0.4~5.0nm,而多壁碳纳米管的直径一般不超过50nm。碳纳米管长度可达数微米甚至数毫米,长度直径比很高。碳纳米管这种特殊结构赋予了其独特的电和化学特性,使其具有极高的刚度、强度及弹性。比如碳纳米管的组合可比同体积的钢强度高出100倍,而重量大约只有钢的1/6。

碳纳米管有良好的生物相容性和吸附特性,被较多地用于药物释放系统研究中,以利于提高各种药物疗效。碳纳米管可被活性肽、蛋白、核酸以及药物活化,将它承载的“货物”输送到细胞和器官。碳纳米管与靶向药物的结合方式使结合和释放都容易控制。此外,碳纳米管还用于骨植入材料的制备和研究中,通过碳纳米管和HAp或其他有机高分子材料复合,有希望将来被作为新型的骨植入和骨替代材料等。

(二) 金属及合金材料

1. 钛及钛合金的改性　尽管钛及钛合金是目前临床应用最多的金属类植入材料,但仍然不能视为一种理想的植入材料。主要问题在于:

(1) 无生物活性:钛及钛合金作为生物惰性材料植入体内,因其成分与自然骨截然不同,材料与骨组织之间只能形成机械嵌连性的骨整合,而无化学性的骨性结合,缺乏生物活性。

(2) 耐磨性能较差:钛及钛合金具有较低的塑性剪切抗力和加工硬化性能,表面氧化膜(TiO_2)易于剥落,对亚表层的保护作用较弱,使材料不足以抵抗由相对运动引起的黏着和磨粒磨损,磨损产生的磨屑有时会引起局部的无菌性松动,最终导致植入材料的失败。

(3) 耐腐蚀性能有待提高:正常条件下,钛及钛合金表面所生成的十分稳定而连续的、结合牢固的氧化物钝化膜使其具有良好的抗腐蚀性能。但由于人体环境的复杂性,在外力和体液的侵蚀下,表面钝化膜有可能被剥离、溶解,因此,在使用过程中可能会有物质释放到组织中,在生物体内产生毒性或炎症等反应。

(4) 高弹性模量:与自然骨组织的弹性模量相差较大,两者不匹配。

(5) 不可吸收性:作为异物长期存留于体内。

针对钛及钛合金存在的不足,近年来人们从以下两方面着手,试图去改善钛及钛合金的生物相容性、生物活性、骨传导性、抗腐蚀性和抗摩擦磨损性等。一是从材料本体入手,开发综合性能更优异的新型合金;二是从材料表面入手,采用表面工程技术对钛及钛合金进行表面改性,使其综合性能得以大幅度提高,更适合于医学应用的要求。

常用的钛合金表面改性有机械方法、化学方法和物理方法等三大类,每一类方法中又包含多种改性技术(表6-4),这些技术可以根据不同的改性目的选择应用,目前钛合金表面改性已成为生物材料研究中相当活跃,并且发展迅速的领域之一。

(1) 提高生物活性的钛及钛合金表面改性:为了改善钛及钛合金的生物活性,可以在其表面制备一层生物活性陶瓷涂层。常用的改性技术包括等离子体喷涂、溶胶-凝胶、阳极氧化、微弧氧化、离子注入与沉积、生物化学改性、碱或过氧化氢处理等,而研究较多的生物活性陶瓷涂层体系主要有HAp、氟磷灰石(fluorapatite,FA)、β-TCP、Na_2O-CaO-SiO_2-P_2O_5生物玻璃、MgO-CaO-SiO_2生物玻璃和β-钙硅石(CaO-SiO_2)生物玻璃等,下面重点介绍前三种陶瓷涂层。

1) HAp涂层:HAp涂层具有很好的生物相容性和生物活性,其表面可与生物体环境发生选择性的化学反应,诱导和促进新生骨组织在表面生长,骨组织长入HAp涂层的表面孔洞内,在界面处与骨形成牢固的化学结合,抑制金属离子从金属材料中释放到周围骨组织内。

表 6-4　常见的钛合金表面改性技术

	表面改性方法		改性层	改性目的
机械方法	切削		对表面进行机械加工形成粗化或光滑表面	特定的表面形貌；清洗和粗化表面；改善基体与镀层的结合
	磨削			
	抛光			
	喷砂			
	激光蚀刻			
化学方法	化学处理	酸处理	<10nm 的表面氧化层	除去表面污染物
		碱处理	约 1μm 的钛酸钠凝胶层	提高生物活性、生物相容性和骨传导性能
		过氧化氢处理	约 5nm 的多孔氧化物层	提高生物活性、生物相容性和骨传导性能
	溶胶-凝胶		约 10μm 的薄膜，磷酸钙、TiO_2	提高生物活性、生物相容性和骨传导性能
	阳极氧化(微弧氧化)		约 10nm～40μm 的 TiO_2 层，同时吸收或复合一些电解质离子	特定的表面形貌；提高抗腐蚀性、生物活性、生物相容性和骨传导性能
	化学气相沉积		约 1μm 的 TiN、TiC、TiCN、金刚石、类金刚石薄膜等	提高抗摩擦磨损性及抗腐蚀性、血液相容性
	生物化学改性		通过硅烷化、光化学反应、自组装等表面固定蛋白质、生长因子	提高表面生物活性和生物相容性
物理方法	热喷涂	火焰喷涂	约 30～200μm 的涂层，如 Ti、HAp、$CaSiO_3$、Ca_2SiO_4、Al_2O_3、ZrO_2、TiO_2	提高抗摩擦磨损性、生物活性和生物相容性
		等离子体喷涂		
		高速火焰喷涂		
		爆炸喷涂		
	物理气相沉积	蒸发镀	约 1μm 的 TiN、TiC、TiCN、金刚石、类金刚石碳膜等	提高抗摩擦磨损性、抗腐蚀性和血液相容性
		离子镀		
		溅射		
	离子注入与沉积	束线离子注入	约 10nm～1μm 的表面修饰层	提高抗摩擦磨损性、生物活性和生物相容性
		全方位离子注入与沉积		
	辉光放电等离子体处理		约 1～100nm 的表面修饰层	清洁、灭菌、氧化、氮化表面层

摘自：刘宣勇编著．生物医用钛材料及其表面改性．北京：化学工业出版社，2009：45

已有报道在Ti合金表面涂覆多层HAp凝胶,经烧结后可以在表面形成多孔状的HAp涂层,该涂层不仅能够刺激局部的TGF-β1和IGF-1的释放,促进骨生长,而且还提供骨细胞生长的空间,起到支架的作用,使骨与植入体之间形成化学结合和机械互锁固定,更有利于植入材料的固定与愈合。然而,临床用钛基HAp涂层存在的问题是:涂层和基体的界面结合不牢固和涂层内存在残余应力,随着植入时间的延长,涂层易脱落,且生物稳定性较差。

近年来,为了提高HAp涂层与钛基体的结合强度,人们试图从涂层技术与涂层厚度角度研究剥脱问题,已有资料显示:HAp涂层的厚度显著影响材料的力学性能和再吸收性能,较厚涂层的力学性能较低,除了牙种植体以外,一般最适合的厚度是50μm,该厚度的涂层不仅能保证足够的结合强度,还可以提供合适的生物吸收率,保证骨连续生长。研究提示:50μm厚的HAp涂层剪切强度明显高于200μm厚的涂层,这是因为虽然不同厚度的HAp涂层其本身的结构相同,所处的生理环境也相同,但是涂层内的残余应力却不同,涂层越厚,残余应力就越大,由此不同厚度的涂层可导致剪切强度的差异。此外,涂层技术还会影响涂层与合金基体界面的结合强度,比如有文献报道:采用脉冲激光沉积法(pulsed laser deposition,PLD)制备的表面HAp涂层与钛合金(Ti-6A1-4V)的结合强度明显高于用等离子喷涂法制备的HAp涂层。

在生理环境下,HAp涂层会发生降解和再吸收,降解过程使涂层变得不完整,也同时降低涂层与钛基体的结合强度,并有可能会出现涂层分层和微粒残骸形成。等离子体喷涂时,熔融的HAp粒子沉积在金属基体表面,在快速冷却至室温的过程中,涂层内含有大量的非晶相磷酸钙和亚稳态磷钙化合物,它们的溶解度均高于晶态HAp,尽管这种结构可提高骨重建和附着强度,但是过量的亚稳相的多孔结构溶解度过大,反而影响植入材料的长期有效性,因此,应考虑适当提高等离子体喷涂HAp涂层的结晶度。

2) 氟磷灰石涂层:FA是自然界中稳定存在的一种矿物质,由于FA的溶解度较HAp小,而且F^-取代OH^-使得磷灰石的结构更为稳定,因此,在等离子喷涂过程中较少产生晶型转变以及分解等不利现象。有资料表明:将来源于釉质(enamel-derived fluoride-substituted apatite,EFSA)和牙本质(dentin-derived fluoride-substituted apatite,DFSA)的FA分别喷涂在纯钛种植体表面,植入成熟的大鼠体内6个月后发现,平均骨接触率为:89.88%±2.34%(DFSA涂层组)、70.19%±13.11%(EFSA涂层组)和53.12%±5.76%(喷砂处理组),各组之间的差异有统计学意义,提示FA涂层有利于种植体的骨整合。

3) β-TCP涂层:β-TCP在生物体内的溶解度较HAp和FA高得多,因而更容易发生降解。近年来,人们不仅期望β-TCP能像HAp和FA那样与骨组织产生骨性结合,而且还希望其降解成分(如Ca^{2+}、PO_4^{3-})能参与新骨的形成,加速骨组织生长,最终使涂层材料逐渐被新骨所取代,即由无生命向有生命转化,改善其生物活性。有研究比较了体外细胞培养1周后经β-TCP涂层和HAp涂层的纯钛表面的生物矿化情况,发现β-TCP涂层组所形成的矿化组织具有更高的粗糙度和更厚的骨样矿化层,表明该涂层能够通过成骨细胞与β-TCP之间的相互作用,更有效地产生具有骨样化学结构的组织。

4) 其他表面涂层或预处理:除了常用的生物陶瓷涂层以外,在钛或钛合金表面用H_2O_2预处理也可能会对骨整合有一定的作用。有学者研究了H_2O_2预处理对钛种植体表面形貌、粗糙度、化学成分、氧化膜厚度、亲水性和血浆蛋白吸附能力的影响。结果发现:

经过 24 小时的 H_2O_2 预处理，能使钛表面粗糙度和蛋白吸附能力发生纳米级的改变，并有益于成骨细胞的吸附、骨质矿化和骨整合。此外，还有报道采用离子注入技术在 Ti-6A1-4V 合金表面制备一氧化碳涂层，与喷砂组相比，钛合金基体的骨整合速率明显提高，生物活性得以改善。

（2）提高耐磨损性能的钛及钛合金表面改性：为了提高钛合金的耐磨损性能，利用表面处理工艺可以在钛合金表面形成一层耐磨涂层。目前研究较多的工艺方法有热喷涂、物理气相沉积、离子注入与沉积、化学气相沉积等，常用的耐磨表面涂层有类金刚石碳（diamond-like carbon，DLC）膜、氮化钛（TiN）涂层等。

1）类金刚石涂层：DLC 膜在化学、电子、光学和力学等方面具有诸多优异性能，如极高的硬度、化学惰性、低摩擦系数、高阻抗、良好的热传导性和优良的光学透过性等，因而可以广泛用做耐磨保护层。有学者在 Ti-6A1-4V 基体表面利用负电弧蒸发（cathodic arc evaporation system）技术沉积 DLC 膜，在空气和模拟体液环境中分别进行磨耗试验，结果发现：DLC 膜显著改善基体的抗磨损能力，在模拟体液中的磨损系数低于空气中的磨损系数；同时，还发现掺入金属 Cr 的 DLC 膜层有极好的抗点蚀和缝隙腐蚀能力。另有报道：采用射频等离子体辅助化学气相沉积法在 Ti-6A1-4V 表面制备含硅的类金刚石碳（Si-DLC）膜，在 37℃、pH 为 7.4、0.89wt% NaCl 溶液中模拟体液环境，研究摩擦磨损性能，结果显示：Si-DLC 膜的摩擦系数和腐蚀率都较低，耐磨性能优良，能基本满足钛合金作为骨植入材料在摩擦学上表面改性的需要。

2）TiN 涂层：TiN 具有高硬度、优良的耐摩擦磨损性能、良好的化学惰性、独特的颜色以及良好的生物相容性等优异性能，已被考虑用于钛及钛合金的表面涂层，有学者在电解液中研究 TiN 涂层钛的耐磨损性，结果发现 TiN 涂层能增强抗电荷转移的能力，提高钛的耐磨性能。另外，采用直流离子氮化（direct current ion nitrided）法在 Ti-6A1-4V 合金表面制备 TiN-金刚石纳米晶（nanocrystalline diamond，NCD）复合涂层，也能明显提高钛合金的耐磨性。

（3）提高耐腐蚀性能的钛和钛合金表面改性：通过表面改性来提高钛合金抗腐蚀性能的方法很多，研究较多的有阳极氧化（微弧氧化）、化学气相沉积、化学钝化法、电化学钝化法、溶胶-凝胶法等。近年来，大量文献报道了钠离子注入、表面瓷化处理、等离子浸没离子注入和沉积等不同技术在降低钛合金腐蚀性能中的作用。例如：瓷化处理能够使 Ni-Ti 合金表面生成 TiO_2 层，继而明显减少镍离子的释放；等离子浸没离子注入和沉积技术可以使合金表面形成无定形碳膜，显著改善合金的抗腐蚀能力；纯钛浸入 60℃ NaOH 溶液 24 小时，再在 700℃条件下加热 1 小时，可以显著提高纯钛的抗电化学腐蚀能力；单纯的阳极氧化处理或在钙磷酸的电解液中进行阳极氧化处理，都能使 Ti-6A1-4V 获得极好的耐蚀性；在 Ti-13Nb-13Zr 表面制备阳极氧化/HAp 复合膜，除了能够改善材料的骨整合能力外，同时还能够明显提高材料的抗腐蚀性。

（4）钛合金组成成分的优化：常用的医用钛合金为 Ti-6Al-4V，比如 TC4。由于其中的 V 是对人体有害的元素，当作为植入材料植入机体后，V 的溶出会带来潜在危害，为此人们研制出了各种不含 V 的医用钛合金，如 Ti-5A1-2.5Fe、Ti-6A1-7Nb 等一系列新型钛合金，以在提高或不改变钛合金物理性能的前提下，降低或消除有害元素释出对人体造成不良影响。表 6-5 为近年来出现的各种新型钛合金材料。

表 6-5　医用钛合金的力学性能

材料	弹性模量/GPa	屈服强度 MPa	极限强度/MPa
cpTi	105	692	785
Ti-6A1-4V	110	850~900	960~970
Ti-6A1-7Nb	105	921	1024
Ti-5A1-2.5Fe	110	914	1033
Ti-12Mo-6Zr-2Fe	74~85	1000~1060	1060~1100
Ti-15Mo-3Nb-0.30	82	1020	1020
Ti-15Mo-5Zr-3Al	75	870~968	882~975
Ti-Zr	/	/	900
Ti-13Nb-13Zr	79	900	1030
Ti-35Nb-5Ta-7Zr	55	530	590
Ti-35Nb-5Ta-7Zr-0.40	66	976	1010
316L 不锈钢	200	170~750	465~950

引自:刘福,等.材料热处理技术.2008,37(60):100-103

2. 钽及多孔钽研究　钽(tantalum)是继钛之后发现的另一种生物相容性良好的金属材料,其元素符号为Ta,原子序数为73。钽的弹性模量为185×10^6kPa,延展性良好,可以拉成比头发丝还细的丝。钽的化学性质十分稳定,耐腐蚀性极强,除氮氛酸、三氧化硫、热浓硫酸和碱外,能抵抗所有无机和有机酸的腐蚀。钽被称为"亲生物"金属,具有良好的生物惰性和生物相容性,这种良好的生物学性能来源于钽自身表面能形成一种稳定的氧化膜(Ta_2O_5)这一点和钛良好生物相容性的原理相似。

多孔钽(porous tantalum)由纯钽粉末制作而成,制作方法是用热固聚合物聚氨基甲酸酯(polyurethane)泡沫材料高温降解,创造一个低密度的玻璃质样碳骨架(98%容积孔隙率),玻璃质样碳骨架的微观结构为空间互联的规则十二面体微孔,钽粉通过化学蒸气沉积/渗透的方法结合到这种碳支架上,从而得到多孔钽材料。通过增加化学蒸气沉积/渗透的钽层厚度可以调节和提高材料的机械强度。多孔钽的微观结构为空间上互联的排列规则的十二面体微孔,与松质骨类似。其结构具有高孔隙率、低弹性模量和高摩擦系数特征。适合制作骨内植入材料的多孔钽微孔尺寸在400~600μm,孔隙率为75%~85%。多孔钽具有良好的生物学特性,弹性模量仅为3×10^6kPa,介于松质骨[$(0.1\sim1.5)\times10^6$kPa]与皮质骨[$(12\sim18)\times10^6$kPa]之间,十分接近骨组织的弹性模量,在作为骨内植入物有更小的应力遮挡作用,从而具有良好的力学相容性。

由于金属钽本身与骨组织的弹性模量相差过大,不利于其与骨组织有效的结合,增大了植入物的失败率。随着加工工艺的发展,医用多孔钽的出现表现出了广阔的应用前景。钽表面可以在NaOH溶液中形成磷灰石层,经热处理后可变为稳定、非结晶的钽酸盐涂层。碱处理作用后,在模拟体液环境中一周即能形成磷灰石涂层;一旦磷灰石形成即可与周围液体中的钙和磷酸盐离了形成化合物,促进钽与骨组织形成骨性连接;这种骨性连接和钽经碱、

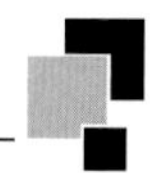

热处理后表面形成的非结晶型钽酸钠盐有关。钽酸钠盐表层与 H_3O^+ 交换钠离子，导致 Ta-OH 基团快速形成；在 SBF 中 Ta-OH 基团结合钙和磷酸盐离子形成磷灰石涂层，因而大大提高了其生物相容性和骨诱导能力。钽及多孔钽骨植入物现已被应用于医学领域的心脏起搏器、颅骨缺损修补、血管夹制造、骨关节假体和手术缝合线等领域，在口腔医学领域，钽开始在牙种植体的研究方面引起了关注。有学者应用多孔钽材料制作牙种植体，发现其具有良好的生物相容性和骨整合效果。但目前商品化的钽基牙种植体还未见上市。此外，钽还用做生物材料表面的改性涂层，如采用钽对钛合金（Ti-6A1-4V）表面进行涂层等，以改善其耐腐蚀性和限制有害离子释放。

3. 镁合金的研究　镁合金（magnesium alloy）作为一种新型的金属生物材料越来越受到重视，这主要是由于其具有以下特点：①密度为 1.7g/cm^3 左右，和人体的密质骨密度（1.75g/cm^3）非常接近；②有较高的比强度和比刚度，加工性能良好；③杨氏弹性模量约为 45GP，比其他金属更接近人体密质骨，比钛合金更能有效缓解应力遮挡效应；④镁离子可参与体内一系列新陈代谢过程，可促进钙磷和胶原蛋白沉积、骨细胞的附着和骨细胞的形成，有加速骨愈合的作用；⑤资源丰富，价格低廉。由于其优良的综合力学性能、良好的生物相容性以及生物可降解和可吸收性等，普遍认为镁合金作为植入材料具有较大的优势，有望成为一种可吸收的金属生物材料用于骨植入固定、组织工程支架、可吸收心血管夹以及口腔植入材料等，因此镁合金生物材料是近年来骨植入材料的新一个研究热点。目前镁合金在口腔医学领域的应用研究主要集中在其生物相容性、表面改性等方面，比如镁合金表面的微弧氧化、表面无机材料的涂层、GTR 膜等。

作为生物材料的镁合金也有一些亟待解决的缺陷，比如降解速度过快、离子释放引起的炎症以及植入体周围组织出现气肿等，镁合金广泛应用于临床前还需针对这些问题进行深入研究。近年来，为了改善镁合金在降解速度过快和耐腐蚀性较差等应用上的缺陷，研究者们通过降低合金中其他金属杂质的含量、表面改性、加工工艺改进使合金的晶粒细化、致密度增加、合金结构更均匀等一系列途径，以期有效降低合金的降解速度，提高合金的耐腐蚀性，最终研制出生物安全性高、体内降解速度可控的新型医用生物可吸收性镁合金骨植入材料。

4. 新型不锈钢　奥氏体不锈钢是医用植入和固定材料中最常用的材料之一。奥氏体不锈钢的强度相对较低，弹性模量较高，钢中一般含有 10% 以上的镍元素，与临床应用的其他结构材料相比，其使用性能和安全性还有待进一步提高。目前一系列新型医用不锈钢材料正在不断研发。

（1）高氮无镍奥氏体不锈钢：针对不锈钢含有镍元素可能带来的危害，研究开发低镍和无镍医用奥氏体不锈钢已经成为国际上医用不锈钢的一个主要发展趋势。氮（N）具有强烈稳定钢中奥氏体结构的作用，因此，利用（氮+锰）来代替不锈钢中的镍元素，既可稳定奥氏体结构，又可显著提高不锈钢的力学性能和耐腐蚀性能，成为发展无镍型奥氏体不锈钢的主要方式。列入美国材料标准中（ASTM-F2229）的高氮无镍不锈钢（Fe-21Cr-22Mn-1Mo-1N）已经开始在欧美医疗市场应用，并用于替代 Cr-Ni 系列不锈钢来加工骨固定器械和手术工具。

（2）抗菌不锈钢：抗菌不锈钢是在医用不锈钢化学成分的基础上添加抗菌元素，并经过适当的抗菌热处理而赋予不锈钢的杀菌功能。研究表明，抗菌不锈钢可强烈抑制在其表面形成细菌生物膜,进而可抑制由细菌生物膜引起的感染发生。因此,含铜抗菌不锈钢有望用于骨科和口腔科等硬组织修复领域,发挥其独特的抗菌性能和必要的力学承载能力。

(3) 不锈钢表面涂层:不锈钢表面可以通过物理方法,比如脉冲激光沉积、溶胶-凝胶等方法在其表面涂层生物相容性更好的材料,使不锈钢既保留高强度的优点,又能提高表面与组织的结合。目前各类方法正在研究之中。

(三) 功能梯度材料

功能性梯度材料(functionally gradient material,FGM)的概念是日本科学家平井敏雄在1984年为制作宇航工业用热障材料而提出的,它是将仿生学、工程学、材料学和生物医学等学科相结合,应用功能梯度材料的概念,采用仿生学的研究方法,参照天然生物材料的结构和功能规律而设计、制备出的一类新型医用复合材料。其特征是生物材料的构成要素(组成、形态、微结构及结合形式等)呈梯度渐变,从而满足生物材料在体内不同部位的不同性能要求。该类材料内部没有明显的界面,具有均质复合材料和单纯涂层材料都无法比拟的优点。比如在陶瓷和金属之间通过连续地控制内部组成和微细结构的变化,不仅可使两种材料之间不出现界面,而且还能使整体材料具有较好的耐热应力强度和机械强度的新功能。

从材料的组成结构变化来看,生物梯度材料可分为本体型(整体材料的组成呈梯度变化)、表面型(即在基体材料表面上形成组成渐变的涂层)以及功能连接型(粘接在两个基体间的界面组成梯度变化)三种类型。目前,已有文献报道生物梯度材料在口腔医学中的应用研究,比如,采用激光烧结技术处理Ti-6A1-4V合金颗粒,能获得具有梯度孔隙率的种植体,该种植体内部的弹性模量为104GPa±7.7GPa,外部为77GPa±3.5GPa,断面呈现典型的延性断裂特征(typical of ductile fracture)。这种功能梯度种植体的弹性与骨组织更为匹配,能够有效地减小应力遮挡效应,提高远期疗效。又如,有人对一种Ti/HAp功能梯度种植体进行了三维有限元分析,发现该种植体有利于提高骨结合效果,显著减小种植体-骨结合界面的应力。

三、存在问题与展望

骨植入材料经过几十年的发展,已经形成了材料多样、种类繁多的生物材料大家族,涉及金属材料、无机非金属材料,有机高分子材料、复合材料等类别。总的来说,这些材料的出现为疾病治疗提供了有效手段,甚至是不可或缺的手段,解决了一大批过去无法解决或无法很好解决的治疗问题。在骨植入材料中,有些已经成为上市商品为广大医疗机构采用,还有很大部分还处于研究和开发之中。也有不少研究集中于已经广泛使用的材料,目的是为了进一步改善其性能。

(一) 关于金属材料

临床上作为医用材料使用的金属材料目前仍存在一些问题。如使用了多年的不锈钢材料,由于其生物相容性不够理想和离子泄漏等一系列问题,从材料本身属性上入手已经难以对上述问题进行解决。因此,不锈钢在很多领域逐渐被钛金属和钛合金材料取代。钛金属和钛合金被认为是最有可能满足医用要求的医用金属材料之一,但是仍然不能视为一种理想的植入材料。因此,钛金属和钛合金在机械性能、生物相容性、力学相容性和可加工性等

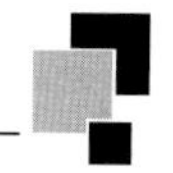

方面也还需要进一步改进。提高钛等金属材料表面性能的努力一直是科学家们的工作，这一条道路目前是通过材料表面改性和材料复合制备来实现。在目前的一些改性方法中，材料表面的理化性能和生物学性能也还未达到理想状态。比如采用溶胶-凝胶法、碱处理法等对钛材料表面改性的方法比较简单，实验室里观察其生物学性能不错，但改性层与金属的结合力不够强，会影响其在实际中的使用。在钛金属或钛合金表面复合无机材料或有机材料以及胶原、BMP等生物活性分子的研究，可以极大地提高材料和骨的结合力，但复合材料与金属的结合问题、复合生物大分子的复合、保存、运输和使用等问题都未能很好解决，也制约了其商业化生产。

此外，由于钛金属本身的一些缺陷，人们把目光又投向了一些可能成为医用植入材料的其他金属，如镁、钽等。镁合金具有比重和骨接近的优势，但同时发现其存在一些需要解决的问题。钽金属是类似钛一样生物相容性良好的金属材料，钽金属的析出离子对细胞没有明显毒性。钽的延展性良好，通过制成多孔钽后可以获得较好的力学相容性，也适合和其他材料复合或用做涂层材料。虽然在临床上试用获得良好的替代和修复效果，但长期效果尚待观察。

总之，金属材料的优势在于其作为支撑材料时的强度和韧性，其弱势是离子析出和力学相容性不理想，因此金属材料的表面改性和力学改性一直是这一领域研究的重要内容。

（二）关于无机非金属材料

在无机非金属材料方面，无机非金属材料基本属于陶瓷类材料，虽然生物相容性良好，但其机械性能、特别是韧性方面表现较差，使其在临床上的应用受到很大局限。同时，该类材料具有可吸收性，在作为替代充填材料使用时也有一定的局限性。目前大量的研究还是倾向在传统的磷酸钙类陶瓷材料领域，但这一领域基本上对纯磷酸钙材料的研究已经不多。对磷酸钙材料的研究方向主要转向添加不同元素提升其性能或作为复合材料改性使用。比如添加不同离子获得更好的成骨效能或增添抗菌性能等。利用磷酸钙材料改性金属材料表面的研究也十分普遍。利用磷酸钙或HA改性材料表面的方法很多，但改性材料的机械强度和与基底材料的结合强度以及改性材料的吸收问题都还未彻底解决达到理想结果。

除磷酸钙以外的其他无机材料方面，近年来碳纳米管材料受到较多的重视。碳纳米管表面特性和石墨近似，都含有C—H、C—C等惰性键；呈化学惰性，不溶于一般的有机溶剂，从而限制它的应用范围。目前制约碳纳米管应用的主要因素是其分散性以及与基体材料之间的相容性。由于碳纳米管表面缺陷少、缺乏活性基团，在各种溶剂中的溶解度都很低；另外，碳纳米管之间存在较强的范德华力，加上其巨大的比表面积和长径比，CNTs容易形成团聚或者缠绕，也严重影响了它的应用；再者，由于CNTs的表面惰性，与基体材料间的界面结合较弱，在一定程度制约了利用CNTs进行的复合材料研究。因此，碳纳米管的研究还处于较早期阶段，期待这一新材料研究成为未来生物材料研究的一个重要方向。

（三）关于有机高分子材料

1. 聚乳酸　无论哪一种PLA产品，在应用中仍存在以下一些问题：①使用中出现非特异性无菌性炎症反应率较高（3%～48%），其原因与聚合物降解过程中酸性降解产物引起局部pH下降有关。有研究表明：PLA平均分子量低于20 000时，无菌性炎症发生率较高，使用高分子量的PLA可延迟但不能消除这一反应，这种晚期炎症反应尚无良好的预防方法。

②材料的亲水性较差,细胞吸附力较弱。③机械强度不足,尤其是力学性能仍达不到坚强内固定的要求。④PLA中残留的有机溶剂有可能存在细胞毒性作用,引起纤维化及与周围组织的免疫反应。有关降解产物的长期毒副作用、致癌作用及对骨组织的远期影响至今还了解不够。

2. 聚乙醇酸　这种常用的聚酯类可吸收高分子材料聚合体中的酯键易发生降解,其降解方式主要是水解;也有部分酶解,时间一般不超过4～8周,在体内降解的产物为羟基乙酸,它能参与体内代谢,PGA本身只有中等程度的初始机械性能,并且在降解过程中强度很快衰减,力学性能快速下降,出现支架整体崩解、塌陷。由于聚乙醇酸在机械强度方面的不足,采用自增强方式合成的聚乙醇酸(SR-PGA)的力学强度有大幅提高。PGA具有良好的生物相容性,能促成骨细胞的吸附和增殖,诱导分化,然而,随着材料的降解,在短时间内生成过多的降解产物会使局部pH下降,造成组织细胞不同程度的炎症反应。

3. 聚乳酸-羟基乙酸共聚物　聚乳酸-羟基乙酸共聚物是由乳酸单体和羟基乙酸单体随机聚合而成的一种可降解高分子化合物,虽然其生物相容性良好,在PLA基础上材料强度得到一定提高。但作为骨植入和替代材料仍然存在强度不足和酸性降解产物等缺陷。

对于有机高分子材料来说,大多存在强度不足、降解产物呈酸性不利于骨细胞生长等。加强材料制作的规范性,消除降解产物的不利影响,提高降解与组织生长的同步性以及组织工程学中的细胞培养、微环境的控制都是需要面对的问题。此外,聚羟基乙酸(PGA)和聚乳酸-羟基乙酸共聚物(PLGA)也遇到同样的问题。因此,此类高分子聚合物比较成熟的应用领域主要在制作药物载体、缝合线、组织工程支架等领域,作为植入物的应用虽有商品化上市,但在用途上也存在一定的局限。因此,如何提高此类材料的机械强度,改善其生物相容性,调控其降解速度和减少其降解产物的不利影响一直是目前此类材料研究努力在解决的问题。

(四)关于生物衍生骨植入材料

1. 同种异体骨　尽管同种异体骨具有天然的骨组织结构、良好的骨传导性以及少量的骨诱导潜能,尤其是在大段骨缺损、骨不连和骨肿瘤的修复治疗中显示出它的优越性,弥补自体骨来源不足的缺点,在临床上有着很大的应用前景。但是如何能在降低其免疫反应的同时不影响其原有的骨诱导活性,以及如何了解这类骨在骨愈合中的分子机制等还有待于进一步研究。目前,同种异体骨移植正朝着吻合血管的大段移植和作为载体复合BMP等生长因子提高其骨诱导性方面发展。有关这些生长因子的应用剂量、方式以及在宿主体内生物和化学的交互作用都还停留在实验研究阶段。

2. 异种骨　异种骨材料的优势是不受来源的限制,可大量获取,所面临的主要问题是如何能降低其免疫原性,降低植骨后受体的免疫排斥反应,以达到能与同种骨相近的治疗效果。

3. 珊瑚　珊瑚骨作为骨植入材料存在脆性大、无骨诱导性、降解快(大多数)等不足,单独应用时不易达到满意效果。近年来已逐步开始对珊瑚骨理化和生物学性能方面的改良。此外,珊瑚骨中加入骨形成蛋白或自体骨组织,以增加骨诱导作用、骨组织的生成量和骨再生速度。这些改良的目的都是为了提高珊瑚对骨组织的修复能力。

(五)关于复合材料

作为对生物学和材料学性能要求都很高的生物材料,目前还没有一种单一材料能满足其全部要求,因此大量的研究集中到复合材料研究中。如为了解决金属类骨植入材料的生

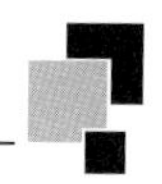

物活性及腐蚀性问题，常常以金属材料作为基体，在其表面涂覆生物活性材料，使该复合材料既保持金属基体较高的机械强度，又具生物活性，从而可被用做承重骨的植入替代物。此外，很多有机材料也被用做和磷酸钙材料相复合，以提高材料生物相容性和骨诱导性等。虽然此类复合材料的研究经历了相当长的时间，但从复合材料的结合强度、降解特性和稳定性方面看都还不很理想。目前此类研究仍然层出不穷，方兴未艾，期待能出现令人满意和理想的研究和应用结果。

四、科研立题参考

1. 从仿生学角度设计和研制骨植入材料。
2. 各种复合生物活性陶瓷材料的研制。
3. 兼有生物活性和生物降解性的新型无机非金属骨植入材料的研制。
4. 复合多孔生物活性陶瓷材料的结构设计。
5. 各种新型骨植入材料骨引导和骨诱导作用的机制。
6. 硅酸钙类复合生物活性陶瓷材料的设计及促进成骨的机制。
7. 可降解骨植入材料的降解速度与骨生成的匹配性研究。
8. 提高钛及钛合金表面生物活性的改性技术及生物学作用。
9. 提高钛和钛合金耐腐蚀性能的表面改性技术。
10. 体内降解速度可控的新型医用生物可降解镁合金植入材料的研制。
11. 镁合金基的复合生物材料的研究。
12. 钽基复合生物材料的研究。
13. 新型碳纳米管复合材料的研究。
14. 通过材料复合提高 PLA、PGA 生物材料强度和生物活性的研究。

第二节　软组织植入材料

除了骨和软骨以外的大多数人体组织都属于软组织范畴。软组织植入材料主要用于增强或替代自然组织或改变特定的生物功能。这类植入材料可以是暂时性的，或多数由生物降解性材料制成的、在短期内可发挥生物功能；也可以是由不可降解的生物材料制成的、在体内长期存在以替代部分生理功能。作为软组织植入材料，尽管其用途各异，但都应满足以下基本要求：①具有适合植入区组织的物理性能，如弹性和结构；②植入后的一段时间内能保持所期望的形状；③不引起机体组织的不良反应；④无致癌性、毒性、致敏性和（或）致免疫反应；⑤灭菌后不损伤材料的理化性能。

一、应 用 现 状

（一）引导组织再生材料

引导组织再生（guided tissue regeneration，GTR）是在牙周组织再生潜能理论的基础上提出的，其机制是利用屏障（膜性材料）机械地阻碍非目的细胞进入组织修复区，使目的细胞在组织修复区浓集,以定向修复缺损组织。该技术被最初应用于牙周病的治疗,近年来又被引申出引导骨再生(guided bone regeneration,GBR)的概念,其含义是将膜性材料覆盖于骨缺损区,屏蔽周围软组织的长入,为骨髓中成骨细胞的增殖和新骨的生成提供足够的时间,这是促进缺损周围组织再生愈合的有效治疗手段。引导组织再生技术的应用为牙周病的治疗、牙种植区骨量不足、骨缺损的修复、骨折的愈合提供了一个全新的方法。

GTR 技术的关键是对 GTR 膜材料的研究。应用于 GTR 技术的材料必须具备能阻隔细胞和引导特定组织再生的特性。根据材料在体内降解与否,目前临床应用的 GTR 膜材料可分为生物可降解和非生物降解两大类。

1. 生物可降解类引导组织再生材料　生物可降解类材料作为 GTR 的膜材料能保证牙周组织再生过程不被干扰,临床效果与非降解膜相当或更好,且患者无需经历二次手术的痛苦和花费,因此,目前已成为 GTR 治疗的发展方向。理想的生物可降解 GTR 膜材料应具备以下条件:①良好的生物、组织相容性及细胞亲和性,降解产物在机体内无毒性作用;②有一定的柔韧性和易操作性,易于成型和加工,有一定的强度以维持组织增生所需要的空间;③有选择性地引导组织细胞再生,在组织再生完成后,材料完全降解或被组织吸收;④膜的降解速率有可预测性,膜的降解不应干扰组织的再生,降解时间与组织再生过程要协调;⑤降解所引发的炎症反应不应妨碍伤口的愈合。

各种生物可降解性膜材料在体内因化学或酶作用可以发生降解,其降解速度随化学成分及物理结构的不同而异。例如:乙交酯和丙交酯的共聚物膜通常降解时间为 30 ~ 60 天;聚乳酸膜完全被机体吸收的时间需要 6 ~ 12 个月;而胶原膜的降解时间为 2 ~ 6 周。因此,目前胶原被视为是一类较理想的 GTR 材料。已有资料表明:牙周细胞在施行手术后的 1 ~ 2 周内,上皮组织的增生或组织的再生能力最强,第 3 周后再生能力则逐渐减弱,由此可知,用于治疗牙周疾病的 GTR 膜至少需保持其结构至 3 ~ 4 周。大部分种植手术及牙周病研究表明,GTR 膜保留的时间应在 6 ~ 8 周以上。

(1) 聚乳酸:聚乳酸可以由玉米、甘蔗或甜菜经发酵和蒸馏的方法先制得乳酸,然后再通过聚合反应而得到的一种可吸收性的 α 聚酯均聚物,在体内主要靠水解而缓慢降解。PLA 膜植入机体后不久就开始降解,但这并不影响膜在前 6 周的屏障作用。PLA 具有生物相容性好、机械性能强及易成型等优点。研究证实 PLA 膜与非降解类聚四氟乙烯(ePTFE)膜的引导组织再生效果相似。目前,国外已将这类材料商品化供临床使用,比如美国的 Guidor、Vicryl 和 EpiGuide 以及芬兰的 Biofix 等,这类产品在动物实验以及临床应用中都显示较满意的效果。

(2) 胶原:是人体和脊椎动物的主要结构蛋白,作为生物医用材料的胶原可取材于不同种属及不同部位的组织,在各种类型的胶原蛋白中,Ⅰ型胶原含量最多,应用也最广泛。胶原膜已被证实具有良好的生物相容性,植入体内后可形成纤维网架结构,该结构不仅有利于再生细胞的附着,而且还能抑制顶部上皮细胞的迁移。同时还具有凝血作用,促进组织的愈合。胶原膜的降解是通过唾液酶的溶解、机械性破损以及上皮细胞分泌的胶原酶的破坏作用,降解速率可以根据需要进行调节。目前国外应用最多的 GTR 胶原膜为商品化的 Bioguide 膜,该膜组织相容性好、抗原性低、韧性强、易于操作,引导组织再生能力强,降解周期为 4 ~ 6 个月,是至今比较受欢迎的一种 GTR 膜材料。

2. 非生物降解类引导组织再生材料　因不同个体组织修复的时间存在差异,应用非降

解类 GTR 膜能使所有个体都具有充足的时间使组织再生。一般这类膜具有以下一些共同的特征:①材料厚度约为 0.5mm;②无细胞毒性,组织相容性好;③不易与基质糖蛋白结合,能减少上皮附着;④材料有一定的强度和韧性,易于维持外形。然而,它们都存在一个共同的问题,即由于材料不能被组织吸收,所以均需要二次手术取出,在取出之前,必须明确组织已经再生、不再需要隔膜的作用。迄今为止,已形成制品的非降解类膜材料主要有聚缩醛、硅酮膜及聚四氟乙烯(PTFE)或膨体聚四氟乙烯(ePTFE),它们可制成无数相互穿通的微孔(微孔滤膜)或制成一种生物性硅酮膜(Biobrane),该膜是将超薄半透明的硅酮树脂涂于尼龙细网膜上,再在表面涂上一层亲水性的胶原多肽,经临床研究都显示出良好的牙周附着。

(二)软组织充填与修复材料

由于疾病、外伤、瘢痕收缩等原因导致的颌面部皮下软组织缺损给临床修复带来不少困难。传统的外科手术虽然能够给患者带来较好的修复效果,但还不能完全解决缺损带来的临床问题,可注射性填充材料的发展为修复该类缺损提供了一个非手术的选择。填充材料可用于面部的任何出现缺损凹陷的部位,如前额、眉间、鼻尖、眼睑、颊部、鼻唇沟、唇等,尤其是面下 1/3 效果更佳。

理想的注射性填充材料必须具备以下条件:①组织相容性好;②无过敏反应,无致热原反应;③无致癌或致畸性;④与宿主周围组织有一定的结合能力;⑤不引起炎症或异物反应;⑥无微生物、病毒或其他病原体存在;⑦无抗原性、不引起免疫及组织相关性疾病;⑧效果持久、可靠。

1. 天然来源材料　天然来源的材料是目前临床上应用较多的颌面部缺损或凹陷的修复材料,除了自体脂肪颗粒以外,它们都主要来源于不同的生物体(人或动物),来源相对丰富,易加工,使用方便。

(1) 自体脂肪颗粒:自体脂肪颗粒注射移植是将患者自身的脂肪颗粒注射移植到面部软组织凹陷部位,使受区达到丰满塑形的效果。这种方法具有微创、取材容易、来源广、无免疫排斥、操作方便等优势,可用于充填颜面部萎缩、上睑凹陷、额鼻唇沟、面凹陷及瘢痕皱纹等,美容效果较好。然而,移植后脂肪的存活率比较低,一般为 30% ~60%,同时易出现钙化,大约有 20% ~50% 的移植物会被吸收,有的患者需要 2 ~3 次手术才能达到最终效果。但是,由于自体材料具有无法比拟的优越性,目前仍然受到患者及医师的青睐。

(2) 胶原蛋白:胶原蛋白是真皮组织的主要结构成分,也是人体含量最丰富的蛋白质,它赋予皮肤一定的强度,并且具有局部支撑的作用。胶原蛋白最初是从牛组织中提取,1981 年以后,一系列高纯度牛胶原充填产品 Zyderm Ⅰ、Zyderm Ⅱ、Zyplast 问世,注射后的异种胶原存留时间达 2 ~6 个月之久,最终可被胶原酶和炎症细胞降解。20 多年的临床应用显示这类填充材料基本安全有效,局部并发症也较少。

(3) 透明质酸:透明质酸是真皮结缔组织的主要组成部分,与胶原不同,不同种类生物体内的透明质酸其化学结构基本一样,这样也就降低其免疫原性。透明质酸一方面具有亲水的特性,另一方面具有降解的特性,填充的透明质酸可降解为单个分子,降解的产物又可吸收水分,因此,除非所注入的透明质酸完全分解,否则体积不会因降解而减小。由于透明质酸良好的组织相容性及充填效果,据 2006 年美国整形外科协会统计,短短几年内已跃居充填材料的首位。

目前,国外已经有四种形式的透明质酸产品,它们分别是 Restylane、Hylaform、Captique

和 Juvederm Hydrafill,用这些材料注射于真皮中间层,或真皮深层可以纠正面部皱纹,对重塑唇形和隆唇被认为有效,此外,还可用于萎缩性瘢痕或提眉。这类制品注射前无需做过敏试验。透明质酸的临床试验证明填充后保持有效的时间可达到9个月之久。

2. 人工合成材料　人工合成的颌面部软组织缺损或凹陷的修复材料相比天然材料的应用要少得多,特别是曾在20世纪50～60年代盛行的将液体硅胶注入皮下组织以隆起软组织缺损性凹陷、隆鼻及隆颊等被应用后,因低黏滞度的液态硅胶所产生的肉芽肿样反应、皮肤病损(红斑、硬结等)、炎症反应、移位等严重的不良反应和并发症出现而渐被淘汰。目前用于颌面部软组织缺损或凹陷修复的合成材料主要有聚甲基丙烯酸甲酯和羟基磷灰石钙(calcium hydroxyapatite,CaHAp),它们往往都要与软性的高分子材料混合,以使被修复的组织富有弹性和柔软性。

(1) 聚甲基丙烯酸甲酯与胶原复合物:这类软组织缺损或凹陷的修复材料,商品名为爱贝芙,是一种直径为30～40μm的PMMA微球悬浮于牛胶原中的制剂,其体积约为红细胞的4～5倍。有资料认为,这种体积的微粒不能被吞噬细胞吞噬,免疫原性较低,表面光滑,1989年开始用于除皱和填充皮肤凹陷及软组织增大等。注射的部位主要为皮肤深层,注射后局部可触及隆起,2～5个月后,胶原成分逐渐被吸收,PMMA微粒被自身胶原包裹,固定于注射部位,起到填充作用。由于其含有胶原成分,注射前需行过敏试验。该复合物的并发症包括:早期出现肿胀、青肿、过敏反应等,后期材料能刺激纤维增生,发生异物肉芽肿的现象,据报道其肉芽肿发生率为0.1%。由于此类填充剂是永久性填充物,置入后很难取出。

(2) 羟基磷灰石钙与凝胶复合物:这类软组织修复材料商品名为Radiesse,是将CaHAp颗粒悬浮在羧甲基纤维素钠和丙三醇组成的凝胶介质中的一种复合物,具有良好的组织相容性,也是新一代的软组织填充物,可用于填充面部软组织的缺陷,重建面部轮廓。目前被报道的适应证有:通过注射给药的方式治疗艾滋病患者的面部脂肪萎缩和作为面部软组织填充剂修正面部曲线和减少皱纹,例如消除法令纹等。HAp是体内的一种自然矿物质,因此注射后不存在作为一种抗原引起排斥反应或炎症反应,本身也不会引起钙化。但是HAp不透X射线,会影响面部影像学诊断。

(三) 皮肤或黏膜修复材料

皮肤是人体最大的器官,具有复杂的结构和功能,在维持机体内环境稳定方面发挥着极其重要的作用。创伤、肿瘤、烧伤、烫伤等情况都会造成皮肤或黏膜缺损,甚至由此引发机体一系列复杂的病理、生理变化。例如:水、电解质和酸碱平衡失调,休克、感染以及败血症等。以往临床上多采用自体皮片、皮瓣移植等,这些往往面临皮源受限、供区瘢痕形成等问题。近年来,伴随着医用生物材料的迅猛发展以及各学科间的相互渗透,出现了许多皮肤黏膜缺损的修复材料。

1. 天然来源材料　天然生物材料仍然是目前颌面部皮肤或黏膜缺损修复的主要材料,临床上常用的种类包括同种异体皮、异种皮、羊膜和脱细胞真皮等。

(1) 同种异体皮:大量资料表明,同种异体皮(allogeneic skin)为仅次于自体皮的、最好的暂时性皮肤替代物,它具有完整的皮肤屏障功能,能阻止水、电解质、蛋白质、热量经创面丢失和细菌侵入,并能减少创面上定植的细菌数量,有良好的止痛、止血功能,黏附性与自体皮肤相同,有促进上皮化作用。然而,同种异体皮有时难以获得,除患者家属和志愿者提供外,主要来源于尸体皮肤。

同种异体皮也有明显的抗原性，常在移植后2周左右出现排斥反应，若应用免疫抑制剂虽然能延长异体皮的存活时间，但这样会进一步抑制受体的免疫功能，增加机体发生感染的危险性。另外，异体皮尚有传播细菌、真菌及病毒性疾病的危险性，但是由于人们的重视和检测技术的提高，现在发生的几率很低。

（2）异种皮：异种皮（xenograft skin）中较理想的是猪皮，其结构近似人皮，它能减轻创面疼痛、止血和促进上皮化，可起到与人体皮肤同样的保护作用，但其也有明显的缺点。比如：制备工艺较复杂，抗原性强，短时间内即可被排斥，覆盖创面时间较短，抗感染能力不强，表皮易脱落等。由于新鲜猪皮需应用前临时制备，费时和耽误手术时间，而辐射猪皮目前已商品化，且无菌，基本无明显的抗原性，质地和新鲜猪皮相同，能够保持皮肤的屏障功能，两者在临床效果方面无显著差别，所以人们常用辐射猪皮替代新鲜猪皮。异体猪皮应用比较简单，清创后直接覆盖于创面，外加干燥敷料包扎，不需缝合固定。

（3）羊膜：羊膜（amniotic membrane）来源于胎儿绒毛膜的表面，是无淋巴、无血管、无神经的光滑透明薄膜。羊膜作为一种生物薄膜，无抗原性，不会引起宿主免疫排斥反应，同时可以减轻创面疼痛，减少热量和水分自创面的蒸发，并能防止创面感染和促进创面愈合，起到保护膜的作用。单层羊膜在临床应用时发现不能有效防止水分蒸发，创面渗出多时易溶失。因此，有些学者采用戊二醛浸泡处理制成羊膜敷料，使其无菌、无毒，具有较好的黏附性、透气透水性、柔韧性以及强度，临床应用效果也较佳。

（4）脱细胞真皮：脱细胞真皮（acellular dermal matrix）是指通过物理或化学方法去除皮肤中可能诱发强烈排斥反应的表皮层和真皮中的细胞成分及皮肤附件后剩下的真皮支架。由于完全脱去细胞成分和可溶性蛋白，从而最大限度降低其免疫原性，但却保留天然真皮细胞外基质的微观构架。脱细胞真皮的主要成分包括胶原、弹性蛋白、蛋白多糖及糖胺多糖等不溶性基质成分，并可保留完整的基底膜结构。脱细胞真皮具有完整的胶原三维结构、生物相容性好，在组织成分上与自体皮肤最相近，因此在皮肤重建中具有较高的应用价值。

同种异体脱细胞真皮基质几乎不引起宿主的排斥反应，具有增强创面愈合后的皮肤弹性、柔韧性和机械耐磨性，减少瘢痕增生，控制挛缩等作用。真皮支架中的胞外基质成分还能促进表皮生长分化，诱导基底膜形成。脱细胞真皮可以在宿主体内长期存留并最终被正常组织吸收改建，目前已广泛应用于口腔、整形等学科领域。比如：Alloderm就是一种由同种异体皮加工制成的无细胞真皮基质，它被用于治疗腭裂术后并发瘘管的修复，并已取得满意的效果。

采用脱细胞真皮修复口腔黏膜的缺损，可以避免以往传统的自体皮片或局部黏膜瓣移植所带来的对自体供区和受区功能和外形的影响，减轻患者痛苦，缩短病程，在较大面积的缺损修复中获得良好的临床效果。

（5）真皮替代品：真皮替代品有多种类型，如Integra是一种采用纤维纳米技术制成的、以胶原作为支架的真皮替代品，它由戊二醛交联的牛Ⅰ型胶原与6-硫酸软骨素构成，在其上覆盖硅橡胶薄膜，移植后随着植入区成纤维细胞和内皮细胞的长入，材料逐渐降解，最终形成新的真皮结构。2～3周后揭去硅胶膜，重新在新生的真皮组织上移植薄层网状自体皮片。这类真皮替代品有利于创面组织的浸润生长，特别适用于治疗大面积烧伤创面，在治疗瘢痕疙瘩和增生性瘢痕方面也具有显著的效果。该材料无传染疾病的风险，但此类产品并非皮肤永久替代品，而需要二期手术移植表皮，手术可能会增加感染的机会。

(6) 组织工程皮肤:组织工程皮肤主要是通过收集新鲜、正常的术后皮肤(如新生儿被割掉的、没有受过污染、最为纯净的包皮建立了皮肤细胞库),将其在体外经消化、分离、培养等步骤,获取表皮细胞和真皮成纤维细胞后进行扩增,按细胞类型及代数建立不同用途的细胞库。再将表皮细胞、真皮成纤维细胞复合,加上牛胶原蛋白形成一定形态和功能并具有生命力的人工皮肤。如商品名为安体肤的产品就属于一种利用种子细胞与可降解生物材料结合制成的组织工程皮肤,具有真皮和表皮层,可直接用于各类皮肤创伤修复,在无菌条件下,打开内包装,小心清洗皮片,去除残余液体,然后分清正反面揭除尼龙膜,贴在创面,之后用纱布包住。最终修复后的创面还会被人体自身组织替代。然而,由于目前组织工程皮肤产品缺乏血管结构,移植后无法为组织工程真皮种子细胞的分裂、增殖提供充足的营养和氧气,即充足的血液供应,使其在面积较大和深度皮肤损伤的移植成功率和修复效果受到一定的影响。

2. 合成高分子材料　临床常用的合成高分子材料有两种形式,一类是合成纤维织物,大多采用尼龙、聚酯、聚丙烯等合成纤维织成丝绒状表面以利于人体组织的长入和固定,同时织物的基底层涂布硅橡胶或聚氨基酸。聚氨基酸涂层具有优异的透湿性,特别是氧化聚蛋氨酸具有优异的组织相容性而无抗原性。另一类是聚乙烯醇、聚氨酯、硅橡胶、聚乙烯、聚四氟乙烯多孔膜等。

厚度为20μm的硅橡胶薄膜与创面密合性良好,有效地防止细菌侵入引起的感染,有促进组织自然再生的作用;又如,经拉伸加工后的聚四氟乙烯有极细的连续气孔,气孔率可达70%~80%,具有良好的透气性、吸湿性,创面贴敷柔软,利于创面的生长愈合。

3. 皮肤组织工程支架材料

请参阅第七章口腔生物可降解和组织工程支架材料的研究进展。

二、研究热点

(一) 引导组织再生材料

针对现有GTR膜材料存在的不足,近年来,人们试图通过对材料组成成分的改进,通过不同特性材料间的复合,通过掺入一些诱导剂、生长因子,或者加入其他辅剂或药物等途径,来改善材料的理化性能和生物相容性,使膜材料更适合临床的需求。

1. 生物可降解膜　生物可降解材料是目前GTR材料研究较多的一类材料,也是GTR膜材料未来的一个发展方向。

(1) 聚乳酸、聚乙醇酸及其共聚物:合成可降解高分子GTR材料的降解速度可通过改变其分子量、组成成分、表面积或制成多孔等方式进行调节。由于PGA能直接调节PLA的降解速率,因此,PLA与PGA的共聚物用于GTR膜可明显缩短PLA膜的降解时间。有研究表明:PGLA膜在大鼠皮下植入8周后绝大部分材料已被降解,取而代之的是致密的纤维结缔组织(图6-5)。近年来的研究发现,该共聚物膜被用于引导性骨再生,能抑制上皮细胞增殖和迁移,促进成骨细胞增殖和迁移。有学者制备了具有PGA滤网的PLA、PLGA共聚物膜,该膜不仅显示良好的细胞相容性,能够在6~8周内保持形态完整,而且具有较好的渗透性有利于营养物质通过,是一种很有潜力的引导牙周组织再生材料。

(2) 胶原:胶原是天然膜材料中应用和研究最多的材料。为进一步了解胶原促进牙周

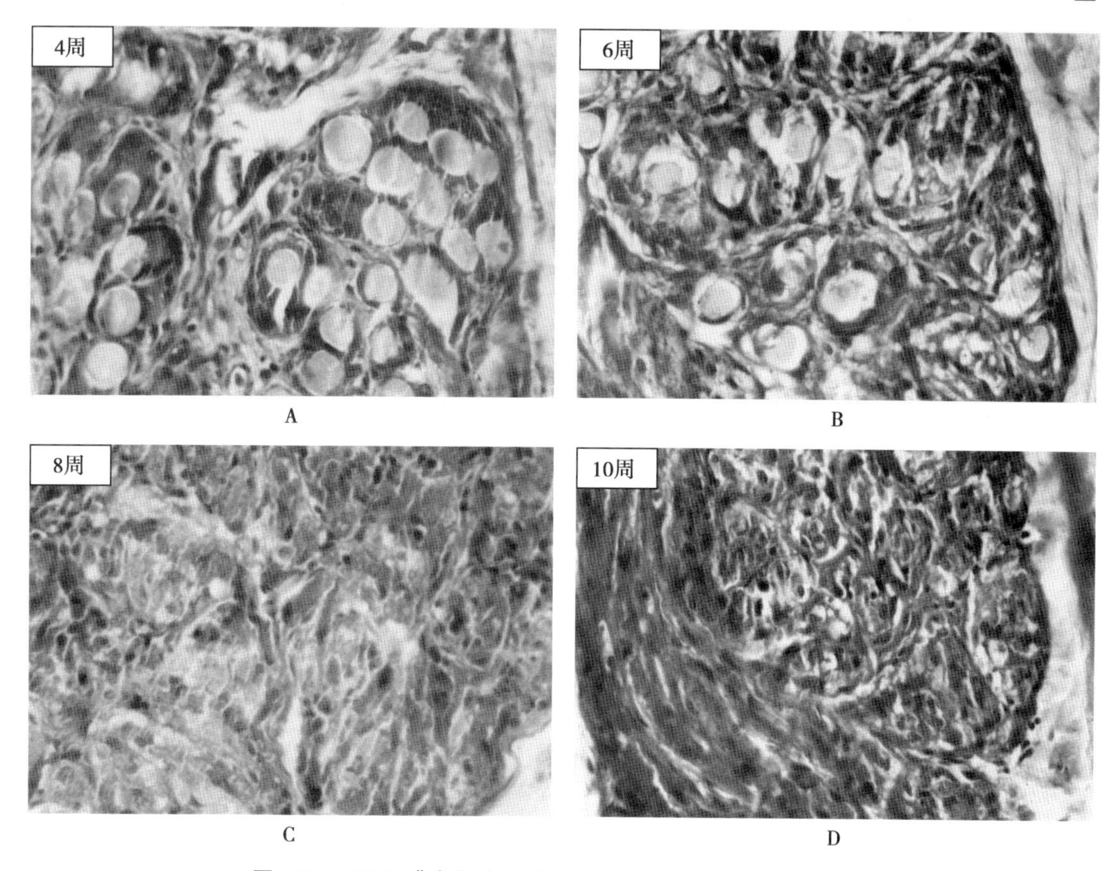

图 6-5　PGLA 膜大鼠皮下植入 4～10 周的组织学反应(×40)

组织愈合的作用,不少研究者们开展了一系列的实验研究,证实放置胶原膜后牙周组织愈合情况明显优于不放胶原膜的对照组。有学者采用冠向推移皮瓣术(coronally advanced flap)联合可吸收胶原膜治疗颊侧牙龈萎缩,6 个月后的结果显示:实验组和对照组牙龈萎缩深度(recession depth)分别减少了 67.88% 和 57.42%,两组之间的差异具有统计学意义,由此提示与单纯冠向推移皮瓣术相比,采用 GTR 技术治疗牙龈萎缩能够获得更加满意的疗效。

(3) 壳聚糖:壳聚糖是甲壳素的脱乙酸产物,大量存在于海洋节肢动物(虾、蟹)的甲壳中,也存在于低等动物菌类细胞膜中。甲壳素及其衍生物是一种天然高分子聚合物,壳聚糖材料表面具有润滑性,能减少组织的粘连,降低细菌的附着。与人工合成材料相比,这种天然高分子材料具有细胞特异性黏附及特异基因激活的识别信号。壳聚糖作为碱性多糖,带有正电荷,可以与细胞表面的负电荷相互作用影响其附着,有时更有利于细胞的生长和分布。壳聚糖在体内溶菌酶、甲壳酶的作用下可完全水解,其降解中间产物是低分子甲壳素或寡聚糖,而降解终产物是 N-乙酰氨基葡萄糖和氨基葡萄糖,它们在体内无蓄积、无毒性、无刺激性、无致突变和低免疫原性等,具有良好的生物相容性、生物降解性及机械强度。另外,壳聚糖若能作为生长因子或细胞因子的载体,有望进一步改善组织再生环境,更适合用于 GTR 膜材料。一些学者通过对壳聚糖改性以及采用与其他材料复合技术,得到既有稳定的机械性能,又有良好的生物相容性、综合性能优异的高分子材料,使之更适合于临床应用,符合 GTR 膜的要求。比如:壳聚糖与聚环氧乙烷复合的 GTR 膜被证实具有良好的生物相容性;

壳聚糖与藻酸盐复合膜在表面形态、降解性能、组织相容性等方面都比单纯的壳聚糖膜更适合作为GTR膜;壳聚糖-羧甲基壳聚糖复合膜在动物研究中显示能防止结缔组织细胞进入牙周骨缺损区,只有牙周韧带细胞和牙槽骨细胞才能长入,进而促进牙周组织再生。

(4) 胶原与壳聚糖复合材料:天然高分子材料的强度往往很差,尤其是处于凝胶态时。为了改进胶原和壳聚糖材料各自的不足,将两种天然高分子材料进行复合,得到综合两者优异性能的新型复合材料,这种材料既有稳定的机械性能,又有良好的生物相容性。壳聚糖可降低胶原的降解速度,其机制主要是壳聚糖与胶原复合后会限制蛋白水解酶对胶原的识别以及减少水解酶与胶原的直接接触,从而影响蛋白水解酶对胶原的水解作用。

(5) 藻酸钙:藻酸钙(calcium alginate)是藻酸钠的置换物,藻酸钙膜是一种表面光滑柔韧和顺应性较好的半透明状生物薄膜,不仅具有水透过性和对中小分子量物质通透性良好的特性,还能阻止细胞和细菌通过的屏障效能。调整钙离子浓度可改变材料的强度。近年来有较多学者发现:藻酸钙膜是一种理想的膜引导组织再生材料,相对于其他的生物膜材料,它的优势在于:①可降解性且膜降解时间与组织再生时间同步;②微孔结构或体液通透性,阻止细胞成分的通过;③生物相容性优良,无毒性和过敏性反应;④柔韧性好,抗拉力、抗撕裂强度大,具有一定的强度以承受表面组织压力;⑤所含钙锌离子有止血效能,使渗出较少,在膜下能迅速形成凝血块,利于成骨;⑥膜中的钙离子还能参与骨再生的过程,膜与骨创面内外渗出液之间的钙钠交换,能形成一薄层海藻酸钙钠膜,更符合生理状态,对创面有良好的保护作用;⑦便于操作、便于消毒、容易保存。

2. 生物功能性膜　生物功能性膜是通过载入一些组织生长因子,与GTR膜材料结合,形成一种具有主动诱导细胞分化和促进生长作用的功能型复合GTR膜。正常情况下,组织的修复和再生离不开生长因子的参与,生长因子可作为主要效应物对细胞分裂、基质合成和组织分化等重要功能发挥调节作用。复合生长因子的GTR膜能主动促进牙周组织再生。与牙周组织再生相关的生长因子主要有碱性成纤维细胞生长因子(bFGF)、骨形成蛋白(BMP)、釉基质蛋白(EMPS)、胰岛素样生长因子(IGF)、血小板源性生长因子(PDGF)和转化生长因子β(TGF-β)等。国内外学者对各种可能成为生长因子载体的GTR膜进行大量的研究。例如将TGF-β复合到生物膜上修复骨缺损,生物膜不仅起到隔膜的机械作用,还能作为生长因子的载体。利用BMP联合GTR技术修复牙周骨缺损,比单纯GTR技术更能有效地增加牙周临床附着水平,促进缺损处牙周组织修复。BMP-2基因转染人牙周膜细胞,使细胞具有成骨细胞表型,碱性磷酸酶活性提高、骨钙素合成增加及矿化能力增强,提示了转染BMP-2基因可促进牙周膜前体细胞向成骨细胞分化,促进牙槽骨再生。BMP-2还可以在牙本质表面形成新的牙骨质,修复牙根外吸收。这些研究都表明BMP与牙周组织修复密切相关。重组人骨形成蛋白2(rhBMP-2)也已被证实在不同种系的动物模型上具有诱导牙周组织再生和成骨作用。rhBMP-2较内源性骨形成蛋白(BMP)纯度高,诱导成骨效应强。由于富血小板血浆中含大量促进组织修复和再生的生长因子,能有效促进牙周组织再生,复合富血小板血浆的胶原海绵能引导牙周组织再生,促进新牙周附着。

尽管载有生长因子的GTR膜材料能获得较理想的牙周组织功能性再生,然而,迄今为止,研究所用的大多数都是外源性生长因子,这些生长因子的加入量如何控制,会不会产生副作用,周围环境会不会影响生长因子的活性等都尚不清楚,而且目前对于生长因子的研究也主要集中在上述几种生长因子上,与体内多种生长因子调控下的牙周组织愈合实际情况

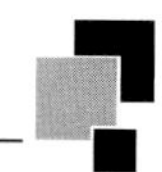

不同,各种生长因子的联合应用的最佳有效浓度、给药方式、安全剂量还有待于进一步研究。

(二) 软组织充填与修复材料

1. 胶原　胶原的降解速度比较快,人们试图运用化学或物理方法对其进行改性,以调节胶原的降解速度,增强力学特性。有学者采用 1-乙基-3-(3-二甲氨基丙基)碳二亚胺(EDAC)/N-羟基琥珀酰亚胺(NHS)交联处理,制备胶原/氨基酸多孔复合支架材料,氨基酸的复合有效地减缓了胶原海绵的降解速度,并发现 EDAC/NHS 的交联效果要优于戊二醛。另有报道:采用冷冻干燥法,分别用不同浓度的 1-乙基-3-3-二甲基氨基丙基碳化二亚胺盐酸盐(1-ethyl-3-3-dimethylaminopropylcarbodiimide hydrochloride,EDC)与胶原-蛋白多糖海绵交联,结果显示 EDC 在交联聚合物中的浓度越低,支架的降解时间越长。

2. 透明质酸　透明质酸广泛存在于哺乳动物细胞外基质中,其本身的降解产物在伤口愈合,尤其是上皮细胞的增殖、迁移中起着重要的作用。纯透明质酸因易溶于水、吸收迅速、在组织中停留时间短等物理和生物特性,限制其应用于对硬度、机械强度和稳定性有一定要求的生物材料领域。为了延长透明质酸在创面作用的时间,减少降解率,可以在透明质酸中添加其他天然高分子物质。有文献报道:①在透明质酸中加入明胶、6-硫酸软骨素制成双层冻干膜,并复合表皮细胞和成纤维细胞构建组织工程皮肤,用以修复重度免疫缺陷小鼠背部全层皮肤缺损。实验结果表明,该组织工程皮肤能够有效地促进创面愈合,形成满意的皮肤组织结构。②将透明质酸与胶原/壳聚糖支架复合,可使支架具有两个不同孔径大小的板层,且其柔韧性和降解性都有较大的提高。在该支架上共同培养成纤维细胞和表皮细胞,2 周后发现细胞沿支架呈立体生长形成细胞层,基底膜出现典型蛋白-层粘连蛋白和Ⅳ型胶原蛋白,由此说明胶原/壳聚糖/透明质酸复合支架可以用于体外构建功能性的人工皮肤。

3. 壳聚糖　壳聚糖具有激活巨噬细胞、诱导免疫调节因子的表达等功能,其降解生成的寡糖能够促进表皮细胞和血管内皮细胞的增殖,加快创面愈合,在皮肤组织工程中显示出广泛的应用前景。

近年来的研究重点主要是围绕壳聚糖的化学或复合改性方面,改性的目的是为了改善壳聚糖的机械性能与生物学性能。研究包括:①运用巯基乙酸对壳聚糖表面进行改性,以延长壳聚糖的降解时间,同时巯基的引入不但不影响鼠成纤维细胞的生长,反而可见材料表面细胞生长更密集;②采用二叔丁基过氧化物(dimethyl 3,3-dithiobispropionimidate,DTBP)交联的壳聚糖制成复合支架,可明显提高支架的拉伸强度,并使孔径大小和孔径率有较大的改变;③以脱氢硫胺素为交联剂,通过冷冻干燥的方法,以不同分子量的壳聚糖制备不同混合比的胶原/壳聚糖聚合物,结果显示:压缩系数能随着壳聚糖浓度的增高而下降,高分子量的壳聚糖复合物,能有效延长支架的降解时间,而低分子量的壳聚糖复合物却能明显促进细胞增殖,尤其是当复合物中含 30% 壳聚糖时,这种作用更为明显。

4. 人工合成可降解高分子材料　人工合成高分子材料的亲水性和细胞黏附力较差的问题是影响其应用的关键之一。近年来,人们通过各种表面的仿生技术试图去提高细胞在材料表面的黏附性,这些技术包括:①改变聚合物表面的微观结构如粗糙度和湿润度;②调节聚合物的组成成分;③表面接枝活性官能团或复合不同的黏附蛋白、多肽、氨基酸、细胞生长因子、胶原;④调节材料的孔径大小、孔隙率和孔连通性等。

有研究表明:①明胶加入到聚乳酸中制成的纳米纤维基质,能够大大提高聚乳酸的表面润湿性;②采用电纺技术制备出的具有多孔纳米结构的聚己内酯/胶原三维支架,能够提高

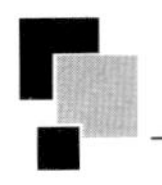

细胞在支架上的黏附和增殖,并提示这种具有纳米结构的三维复合材料有望成为一种良好的真皮替代物;③在聚苯乙酸和聚乳酸一羟基乙酸制成的多孔支架中,只有当孔径在10～20μm范围的支架表面可见细胞的增殖与黏附;④聚乳酸一羟基乙酸复合制成的多种孔径支架上其成纤维细胞黏附与增殖程度最好。

尽管胶原蛋白和透明质酸各自尚存在一些不足,但是它们仍然是目前临床上应用最多,且未来发展比较被看好的两类软组织缺损修复材料。人们在应用这两类材料的同时,努力寻求各种有效的方法,从材料的来源、结构、加工工艺等不同途径试图去克服上述这些缺点。比如:鉴于牛胶原应用中出现的问题,很快就发展了人胶原,人胶原能在一定程度上降低免疫原性,从而使注射前也不需做过敏试验。采用悬浮光聚合及半互渗透方法将丙烯化的聚乙二醇、胶原和透明质酸等制备成尺寸和硬度可变的、功能化的球形颗粒,并可载药,以用做半永久性软组织充填材料。总之,随着研究的深入和需求的增加,围绕这两大类材料改性的新制品将不断问世。

三、存在问题与展望

几乎所有的软组织内植入材料都面临着相同的问题,即如何提高其生物相容性问题。这是因为绝大部分软组织内植入材料和骨内植入材料相比,更接近皮肤,有的材料被用来替代皮肤的保护功能,因此更容易暴露与环境接触而导致感染发生。其次,由于不同的特殊用途而对材料提出了不同的要求,比如作为充填材料的质感问题、充填后流动问题、组织内吸收问题以及植入后失败的取出问题等。目前市面上出现的大多数软组织内植入物还远未达到满意和理想的效果。

(一) 引导组织再生材料

尽管目前应用的几种GTR膜材料都在不同程度上解决了临床上的一些问题,也取得一定的临床治疗效果,但是,各类膜材料仍存在缺陷,主要包括以下几个方面的问题:

1. 可降解类膜材料共同存在的问题有术区感染、膜暴露、膜的机械强度差、膜成形和固位困难等。

2. 聚乳酸类材料在降解过程中的酸性降解产物对局部牙周组织会产生不良的刺激作用,从而影响组织的生长愈合。

3. 胶原膜材料体内降解速度过快,膜的拉伸强度较小,在应用过程中容易发生塌陷而失去空间维持能力,材料有时可引发免疫和慢性炎症反应,且因来源和类型不同,其机体反应不尽相同,进口胶原膜价格昂贵,国产胶原膜临床疗效尚不稳定。

4. 壳聚糖膜的力学性能和降解性都比较差,不能很好地满足GTR治疗要求。

5. 生物非降解膜材料因不被组织吸收、无法与周围组织结合、在机体内存留时间过长会硬化成为异物,因此必须在植入后二次手术将其取出,这不仅延长了治疗时间、增加治疗费用,而且还可能对牙周组织造成损伤,使已形成的新附着遭到破坏,并增添患者的痛苦。此外,术后还可能出现一个并发症如膜暴露,膜的暴露将严重影响牙周组织的再生与修复。

6. 单纯的GTR膜只是起到一个机械性阻挡和隔离作用。目前GTR技术尚无法使大部分病例,特别是老年牙周炎患者及中重度牙周的牙槽骨得到理想的恢复。其主要原因之一是牙周修复的血供不足,修复牙周组织细胞的数量和来源不足,活性差,难以在根面形成足

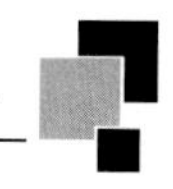

够的生物附着。

寻求理想的可吸收膜是组织引导再生材料研究的重要主题。如何获得理想的、与组织再生同步吸收的膜材料是可吸收膜研究追求的目标，同时材料在吸收和降解过程中如何尽量减少其降解产物对组织再生的干扰和影响，以及在 GTR 膜中加入促进组织再生修复的一些生物活性因子，如 BMP、TGF 等，以加快和提高所引导组织的形成和生长是研究的主要方向。

（二）软组织充填与修复材料

对于软组织充填与修复材料而言，创口保护类材料是一种临时性的覆盖材料，它们已经在临床上得到普遍使用，如人工皮肤等。而对起支撑和充填缺陷软组织的材料上存在很多不足。对于这类材料而言，良好的生物学性能和充填性能，与周围软组织一致的质感，长期存在对组织无刺激，在组织中的形状、位置和化学稳定性、简便的操作手段是需要追求的目标。目前出现的无机或有机软组织充填与修复材料离这些要求还有不少距离。由于重力的作用，很多充填材料容易产生位置移动，严重影响充填效果，因此材料在组织内的固位成为重要的问题。无机类材料质感较差，而有机类材料的降解会影响充填和支撑的长期效果。而天然来源的自体脂肪颗粒不仅同样存在降解吸收问题，还会带来自体来源供应的创伤。因此，此类材料尚期待新的、具有划时代和革命性的材料出现，以满足人们对软组织充填修复的治疗需求。

对于软组织植入材料目前面临的主要问题是如何满足临床不同用途的需求，解决应用中一些具体问题，比如作为充填材料的质感问题、充填后流动问题、组织内吸收问题以及植入后失败的取出问题等。目前市售的大多数软组织内植入物尚远未达到理想的效果。

任何一种充填剂都可能会出现并发症，除了因注射技巧掌握不当（比如注射深度不当、部位不妥、体积不适等）引起的不良反应以外，充填剂在体内一定时间后会发生组织学反应。比如牛胶原注射后在体内存留 2 ~6 个月会在人体内的胶原酶和炎症细胞作用下发生降解，因此，作为治疗或美容用的胶原蛋白需要间隔一段时间反复充填。同时，由于牛胶原是异种蛋白，应用后最常见的并发症是过敏反应，但其发生率较低，且过敏症状可在 4 ~24 个月后自然消退，所以仍被用于除皱，通常使用前需做皮试。此外，胶原蛋白有时还可能会引起脓肿、细菌感染、包裹、疲斑、疱疹病毒感染及局部坏死等一些不良反应。透明质酸的主要不足是由于材料本身的黏性较大，注射时相对比较困难，而且透明质酸的结构与肝素相似，注射后出现瘀斑的可能性比较大，瘀斑可诱发组织炎症，产生自由基，增加机体的排斥反应，最终缩短充填保持有效的时间。

尽管胶原蛋白和透明质酸各自尚存在一些不足，但是它们仍然是目前临床上应用最多，且未来发展比较被看好的两类软组织缺损修复材料。人们在应用这两类材料的同时，努力寻求各种有效的方法，从材料的来源、结构、加工工艺等不同途径试图去克服上述这些缺点。比如：鉴于牛胶原应用中出现的问题，很快就发展了人胶原，人胶原能在一定程度上降低免疫原性，从而使注射前也不需做过敏试验。总之，在软组织植入材料方面如何获得修复效果良好、组织反应最小的材料是研究所追求的方向，在这一问题上，采用天然来源的材料进行改性是达成这一目标最有希望的手段之一。

四、科研立题参考

1. 不影响其他性能的前提下,如何提高可降解类GTR膜材料机械强度方面的研究。

2. 为降低聚乳酸类GTR膜材料的酸性降解产物对组织的刺激作用,设计研制胶原复合壳聚糖GTR膜材料。

3. 各种新型复合生物降解类GTR膜材料研制及应用基础研究。

4. 生物功能型复合GTR膜中生长因子的选择、联合应用及安全剂量的研究。

5. 生物功能型复合GTR膜中生长因子的给予途径、与GTR膜之间的结合方式、缓释机制等方面的研究。

6. 新型可注射性软组织填充材料的生物安全性研究。

7. 新型可注射性软组织填充材料的持续有效性研究。

8. 复合型软组织缺损修复材料的研制。

9. 减少瘢痕形成、生物相容性优良的新型皮肤薄膜缺损修复材料的研制以及促进组织细胞再生的相关机制。

10. 安全、稳定的新型软组织充填材料研制。

(李伟　孙皎)

第三节　牙种植体材料的研究进展

牙种植体是指利用人工材料制成牙根,通过口腔内黏骨膜上的切口将其植入到上颌骨或下颌骨内,用来代替天然牙根的种植义齿组成部分。代替天然牙根的人工材料称为牙种植体材料。

一、应 用 现 状

(一) 牙种植体材料的基本要求

理想的牙种植体材料与其他颅颌面植入材料一样,需要满足下列要求:

1. 生物相容性和力学相容性

(1) 生物相容性:牙种植体在植入牙槽骨后,材料既对机体局部或全身不产生任何有害的作用,又能引起周围组织骨、结缔组织和上皮的生理性反应。

(2) 力学相容性:牙种植体材料的力学性能应与植入区组织相近,材料强度、硬度、弹性模量、泊松比以及耐磨性均能与周围牙槽骨组织相匹配,材料对骨组织应有较好的生物力学适应性,不会由于植入材料力学性能与周围生物组织的差异在受力时出现应力集中或较大应力梯度而对周围组织造成创伤,导致种植失败。

2. 化学稳定性　牙种植体材料在机体正常代谢环境中不发生腐蚀、变质、变性和老化。口腔组织对材料有较好的耐受性。

3. 生物活性和诱导再生性　牙种植体材料应能与周围组织直接发生化学性结合,并具有诱导组织再生的能力。1990年美国种植牙科学会定义骨结合为:正常的改建骨和种植体

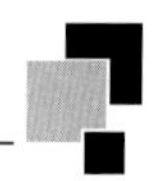

直接接触，光镜下未见软组织长入，能使种植体的负荷持续传导并分散在骨组织中。

4. 功能性和实用性　牙种植体材料必须具 X 线阻射，外科操作不应该过于复杂，必要时应易于去除，容易消毒，价格合理。

5. 抗菌性　颈部设计要求留有生物学宽度即 3 ~ 4mm 来容纳 1 ~ 2mm 的结合上皮附着区和 2mm 牙龈附着区，尤其是颈部表面与牙龈结合上皮的间隙相对天然牙较大，类似半桥粒连接层薄且不完全，颈部材料最好具有抗菌性或非常光滑（不利于细菌黏附）。

（二）种植体材料的种类

临床上应用的种植体材料根据其化学组成成分主要分为合金材料和陶瓷材料两大类。

1. 钛及钛合金　钛及钛合金是目前最常用的材料。

（1）钛的化学与生物特性：1957 年，Downs 博士首先在矫形外科领域中应用了钛。不久，钛被用作口腔种植体，并成为牙种植体的首选材料。钛具有很强的抗腐蚀性能，这主要是因为钛形成氧化膜的速度相当快，在富氧的情况下，被破坏的氧化层也会立即得到修补。据 Brånemark 的理论，正是由于钛表面坚固的氧化层，使钛具备了一些非金属的特性。钛-组织界面的结合是钛表面氧化层与细胞和体液间所形成的化学性结合，此种结合使钛种植体与骨组织之间没有任何纤维结缔组织间隔，这是一种骨性结合，这种骨性结合是种植修复成功的基础。由于起保护作用的氧化层的存在，钛离子的溶出很微弱，因此，钛具有良好的生物相容性。然而，也有研究证明了钛离子可存在于种植体周围的骨质中、黏膜内和局部淋巴结内，同样也出现在一些器官中，例如肝脏、肾和脾等等。

（2）钛种植体的力学特性：钛具有许多其他金属不具备的优良特性，对震动的减幅力大，与颌骨部位骨皮质的力学性能参数相对接近。其拉伸强度约为颌骨部位皮质骨的 10 ~ 15 倍，疲劳强度比拉伸强度小 50%，实现了咬合转移和再分布，完全可以满足牙种植体的设计强度要求。

2. 陶瓷类材料　陶瓷材料制成的牙种植体已经应用于临床，如单晶或多晶氧化铝陶瓷、氧化锆陶瓷、锶磷灰石陶瓷、羟基磷灰石陶瓷及生物玻璃陶瓷等。由于陶瓷材料脆性大、机械强度差，多采取与金属钛或钛合金核结合，采用烧结、喷涂等方式制成陶瓷涂层金属复合种植体。生物陶瓷材料的结构与骨组织相似，具有良好生物相容性，形成骨性结合界面，但金属与陶瓷之间结合性能还不够理想。氧化锆全陶瓷种植体具有很高的抗折强度（900 ~ 1200MPa），良好的抗腐蚀性和生物相容性，在前牙区能提供无可比拟的美学效果，避免金属种植体产生的暗灰色和金属烤瓷全冠的牙龈缘染色。

（三）钛种植体表面改性

由 Brånemark 教授发现和提出的骨结合理论（osseointegration）是现代种植学的基石，一般认为钛种植体与骨组织表面有 50% ~ 75% 直接接触，即拥有良好的临床骨结合，而增加维持有效骨结合是由种植材料及其形貌特征所决定，是提高种植成功率的关键。目前一系列表面处理技术已经用于临床以提高种植体-骨结合，并取得了良好的效果，下面简要介绍相关方法。

1. 表面加成法　表面加成法是将材料添加到种植体表面的方法。其中等离子喷涂是利用等离子枪产生的直流电弧将材料加热熔融后高速喷射到金属表面形成涂层。

（1）钛浆涂层（titanium plasma sprayed，TPS）：TPS 又称钛浆喷涂或钛浆等离子喷涂涂层，是以 15 000℃左右的高温气体、600m/s 的速度，将部分熔融状态下直径 0.05 ~ 0.1mm 的钛浆喷射到种植体表面，待融合固化后形成 0.04 ~ 0.05mm 厚度的钛浆喷涂层。即在高温下将溶融状态的钛金属液滴快速喷射并吸附于种植体表面,形成疏松粗糙的表面,在电镜下呈圆形或不规则相互贯通的微孔(图6-6)。

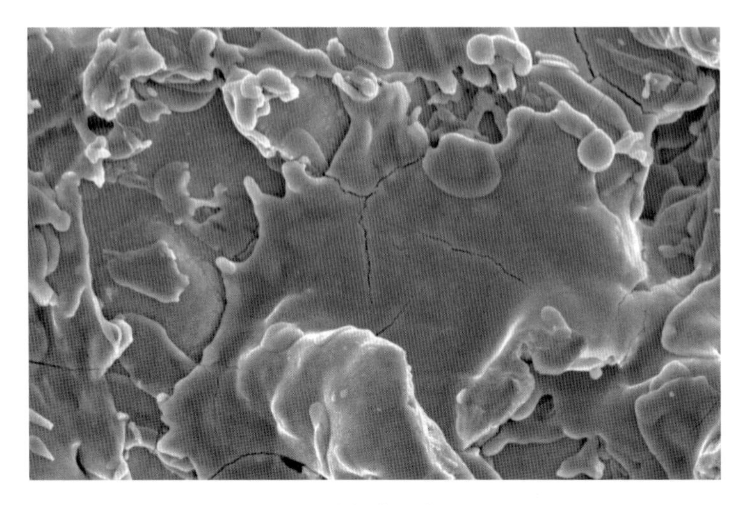

图6-6　钛浆涂层表面处理

优点:TPS处理后种植体表面积可增加至6倍,负重能力提高25%～30%。疏松粗糙的表面结构在三维空间上相互联系,增强成骨细胞黏附和增殖,有利于促进骨结合,更快地获得初期稳定性,由此可以适当减少种植体长度。

缺点:TPS表面有时会出现粗糙不均匀的现象,有的部位过于粗糙或仍是光滑面,影响种植体-骨结合和初期稳定性。过高温度有时可能造成涂层开裂或剥脱,在植入时会因摩擦而产生金属颗粒脱落。

(2)羟基磷灰石涂层(hydroxyapatite sprayed,HAp):HAp属于生物活性陶瓷类材料,HAp晶体微粒被导入超高温等离子火焰后熔融雾化,并以高速均匀的气流喷涂在钛金属种植体表面,冷却后HAp颗粒与钛金属表面粘接形成涂层,厚度从50μm到几毫米不等,粘接强度为10～20MPa。

优点:HAp涂层有助于维持种植体-羟基磷灰石-骨之间的机械和化学结合的稳定性,促进早期种植体周围骨组织的形成,有效提高种植体早期负重能力;与骨组织能形成骨性结合,结合能力优于其他表面处理法。

缺点:高温处理后HAp比较容易降解;因HAp与钛的热膨胀系数相差较大,冷却过程中涂层内残余应力易导致涂层剥脱或断裂,或产生空隙引起强度不足,最终导致涂层脱落或颗粒释放。

2. 表面减去法　表面减去法是通过一定的方法对种植体表面进行刻蚀,形成凹陷而产生粗糙的表面,主要有喷砂和酸蚀(sandblasted and acid-etching,SLA)以及可吸收性研磨介质(resorbable blast media,RBM)。

(1)喷砂和酸蚀处理:指在特定的压力和时间控制下,通过一个喷嘴在高速气流下将砂微粒材料喷射撞击种植体表面,使其产生凹陷,然后利用酸性液体(如盐酸、硫酸或氢氟酸和硝酸按一定的比例混合)对纯钛表面进行刻蚀清洗,产生大量0.5～2μm的微型坑洞,形成特定的不规则粗糙表面(图6-7)。如Straumann推出的SLA表面ITI种植体表面粗糙度

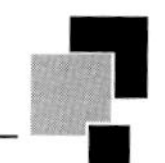

(Roughness, Ra)为 2.9μm、喷沙坑直径约 2μm，美国 3i 牙种植体 Osseotite 的 Ra=0.86μm、坑径为 2μm，德国 FRIADENT 的 Frialit-Xive 种植表面 Ra=2.75μm、坑径为 3～5μm，均取得了良好的临床效果。

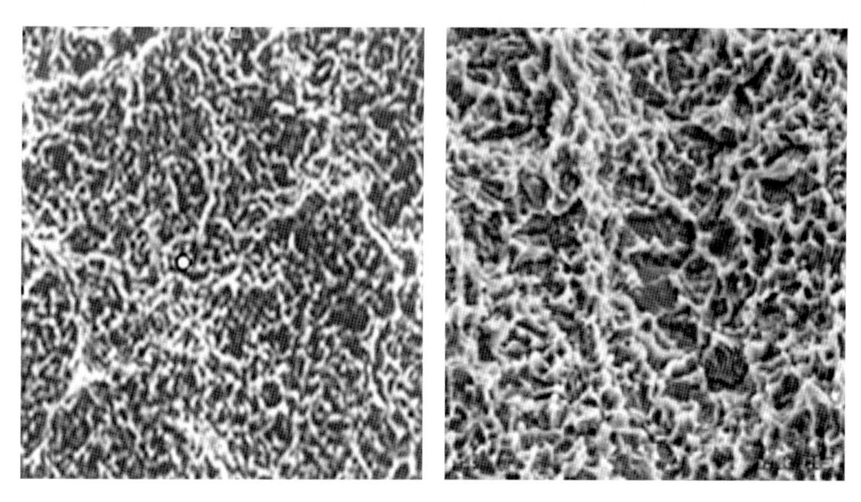

图 6-7　喷砂和酸蚀处理

喷砂材料的选择：喷砂处理材料有金属和陶瓷材料两大类，材料需化学性质稳定，生物相容性好且不妨碍骨结合，常用的有氧化铝、氧化钛和磷酸钙颗粒等。其颗粒直径是一个重要因素，直径越大越容易产生较大的离子离散和种植体表面过度粗糙。为了避免铝和钛等离子或颗粒残留于种植体表面而对骨结合产生不利的影响，喷砂材料需具有生物相容性，即使有少量颗粒残留，最终会被吸收和分解，不至于产生任何负面作用。

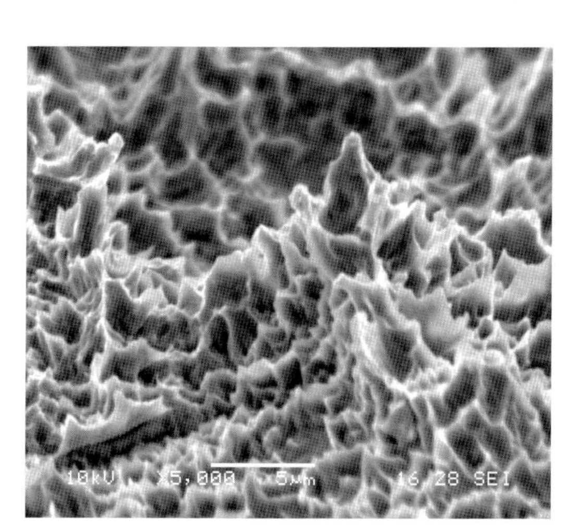

图 6-8　喷砂加酸蚀的表面

酸蚀的作用：可使喷砂后种植体粗糙表面的砂坑深度增加，并在较大粗糙表面基础上叠加更加细微而不规则酸蚀坑，再次增加种植体表面积，降低植入时的机械阻力，有助于增强种植体与骨的机械锁结。喷砂加酸蚀的表面可见图 6-8

优点：SLA 处理后能有效增强种植体抗扭矩的性能，显著提高骨结合能力，使负重时间提前至植入后的第 6 周。细微而不规则的粗糙表面能够刺激种植体周围成骨能力，有助于成骨细胞黏附、增殖及伪足的伸入，并产生更多的化学介质和生长因子。

缺点：可能存在某些金属离子残留污染和非均匀性粗糙面等。另外，如何应用物理化学法达到纳米级粗糙度还有待进一步的研究。

(2) 可吸收性研磨介质表面处理：指在特定的压力和时间控制下通过高速气流将可吸收性的研磨材料喷射至钛种植体表面，使其产生不规则凹陷，形成粗糙表面。其基本原理和

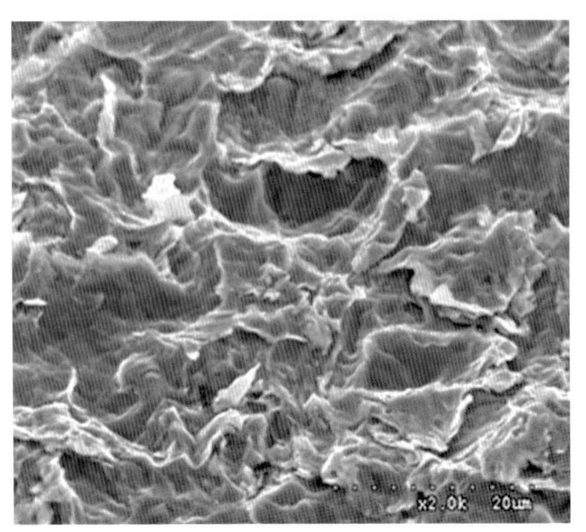

图 6-9 可吸收性研磨介质表面处理

SLA 相似,但不进行酸蚀处理。处理后钛表面形成2.5~4μm 的不规则的细小微孔并相互连接贯通形成网状粗糙面,其表面积扩大多达250%以上(图6-9)。

可吸收性研磨介质的选择:目前可吸收性研磨介质主要为磷酸钙陶瓷,其颗粒尺寸约180μm×425μm,结构疏松易被清除。处理完成后种植体表面十分清洁,即使少量颗粒遗留在种植体表面微孔中,因具有良好的生物相容性,植入后可被骨组织吸收,不会影响种植体-骨界面的愈合,对骨组织无任何不良反应。

优点:RBM 表面处理后表面积扩大,表面粗糙且清洁,增强种植体-骨结合,更有利于应力均匀分布,且可避免上述酸蚀造成的钛及钛合金晶体的边缘降解和酸蚀剂残留于种植体表面可能对骨-种植体界面造成的负面影响,对骨质较疏松的患者,能够增强种植体早期稳定性,加快愈合过程。

缺点:RBM 喷射处理时有时其粗糙度难以控制,可能导致表面孔隙的深浅大小不均匀,且难以制作出三维孔洞等。

二、研究热点

以钛为代表的种植体及骨结合理论在口腔临床医学已经获得了巨大的成功,但临床上仍然期待有更好、更持久的种植体与骨的结合,提高界面的骨整合效果,延长种植体的临床使用寿命。为此,近年来,大量的研究主要集中在如何进一步提高种植体-骨结合,减少种植体周围炎的发生,加强种植体的力学相容性等方面,下面将分别作一介绍。

(一) 提高种植体-骨结合的研究

1. 骨结合形成过程及其生物学特征　当种植体植入骨组织后,其表面被血块、骨髓来源蛋白质、脂质和糖蛋白等生物高分子吸附,形成适应层(conformation layer)。骨结合形成过程类似于骨组织愈合过程,损伤的骨组织被吸收,骨髓干细胞分化成为成骨细胞,新编织骨形成并向成熟矿化骨组织转化,3个月后形成种植体-骨直接结合。在微观形态水平上,种植体表面已经嵌入骨哈弗斯系统和骨陷窝内,通常要求种植体表面物理形貌和生物化学特征能够与它们相匹配,或仿生出对应的生物学特征。

完整的骨结合区域由种植体表面、骨组织及界面(interface)组成,这是一个局部微环境,界面里存在一定数量的巨噬细胞,通过自噬方法处理种植体材料颗粒后可能会触发或放大一定的排异反应;骨组织和骨细胞能感知咬合分布的应力而引发骨改建,涉及成骨和破骨细胞相关的生长因子及其拮抗剂,存在大量各种酶及其抑制剂,形成一个生长因子和酶的“库区”,它们之间相互竞争抑制最终决定能否继续维持骨结合或被纤维结合替代。所以,骨结合形成和维持过程中所有环节和因素都触发对种植体材料改性的探索,有些已经获得了成功。

2. 增加表面粗糙度的研究　表面粗糙度(Roughness, Ra)是反映材料表面的不平整度，其分类标准尚未统一，有学者认为 Ra<1μm 为光滑，Ra>1μm 则为粗糙；也有报道将粗糙度分为轻度粗糙(0.5～1μm)、中度粗糙(1～2μm)、重度粗糙(2～3μm)和极度粗糙(>3μm)。适当粗糙化能扩大骨-种植体接触面积及在生物环境中的润湿性。已有研究认为当种植体表面 Ra=0.2μm 时将有助于软组织的密封，Ra=0.34μm 时就不能抑制成纤维细胞附着，Ra=1～2.4μm 时有利于成骨细胞增殖、黏附和分化。当表面喷砂坑直径为 1～4μm、Ra=1～3.62μm 时则有利于骨细胞附着，对骨基质分泌和矿化等环节产生积极的影响。氟改性喷砂钛表面可改变粗糙度，将其与骨髓间充质干细胞共培养后，能明显增加Ⅰ型胶原和骨保护素的分泌并促进骨生长，且不分泌 NF-κB 受体活化因子配体(receptor Activator for nuclear factor -κ B Ligand, RANKL)，阻止破骨细胞活化。

表面激光轰击(laser ablation)和电子束(electron beam technology)是粗糙化的技术手段之一。它们两者的技术比较相似，即向光滑钛种植体表面发射激光束或电子束，其聚焦的高能量使金属表面瞬间融化而形成直径大小均匀的孔隙，其表面形貌及理化性质与激光和电子束特性参数密切相关。电子束还能够将必要的元素添加融入于种植体表面，形成很薄的新合金层。二者均能提高种植体的耐磨和耐腐性能。

低能量激光轰击处理钛合金后能促进种植体周围细胞表达 BMP-2，加速骨形成，缩短骨结合时间；低能量激光轰击联合酸蚀能显著地增高骨结合率；低功率 He:Ne 激光能增强种植体早期稳定性和骨结合率；钛合金经电子束表面处理后呈现微米纹理，对 MSC 无细胞毒性，有助于向成骨细胞分化并促进其合成粘连蛋白受体 β_3-integrins，有助于与细胞外基质直接结合。

激光或电子束熔化 3D 打印技术实现了种植个性化，即模仿个体天然牙根几何形态制成钛种植体，其应力分布态更佳，更有利于种植体周围骨组织成骨细胞的附着和生长，快速获得二期稳定性。拔出试验显示其稳定性优于单根标准化螺纹种植体。

3. 表面注入离子的研究　在真空条件下将锌、镁、锶、钙等离子注入钛种植体表面，形成小于 0.5μm 的注入层，通过离子的释放诱导骨髓间充质干细胞分化成骨。比如锌离子注入纯钛种植体后其表面呈现蜂窝状，锌联合氧注入能抑制成骨细胞凋亡，有利于其分化增殖。氟离子注入纯钛后形成氟化钛膜，有助于成骨细胞 MG-63 系体外矿化成哈弗斯系统样新骨，钴离子注入钛合金能显著提高其骨结合。

4. 表面纳米化的研究　钛种植体表面纳米生物活性化主要依赖电化学氧化(electrochemical oxidation)技术手段。

(1) 阳极氧化(anodic oxidation)技术应用：以钛作为阳极，硝酸钠甲醇溶液为电解液，通过调整电解液成分和电参数，控制温度(<800℃)和时间(<2 小时)，可以获得约几百纳米至几微米不同厚度、粗糙程度和 Ti/O 比例的多孔氧化膜层。运用阳极氧化法制备 TiO_2 纳米管，其阵列经过金属电解抛光、表面致密氧化膜形成和有序纳米管阵列形成等步骤，能显示更好的生物相容性和促进成骨细胞增殖的作用。另外，经比较 30、100 和 130nm 管径 TiO_2 纳米管的生物特性后发现：随管径增大其表面接触角变小而表面能则增高，130nm 纳米管对软组织早期修复最有利，且能显著增加骨髓基质干细胞的黏附和增殖。

(2) 微弧氧化法(micro-arc oxidation)技术应用：微弧氧化法又称等离子电化学沉积法，将铝、镁、钛等金属或其合金置于电解液中，可在金属表面原位生成陶瓷氧化膜，这是一种常用于制备生物活性涂层的技术。纳米羟基磷灰石(nHA)是生物活性涂层材料的主要研究对象,该涂层不仅可以与细胞膜表层多糖和蛋白质以氢键结合,而且可以通过改变种植体表面的物理性状,形成良好的亲水性,增加种植体表面细胞黏附能力,改善种植体与骨的结合。

研究报道称,运用微弧氧化法在钛片表面制备出的nHA,其直径为70~80nm棒状晶粒,截面为规则六边形,能明显促进碱性磷酸酶和骨钙素表达。对比132μm和179μm微米相HA, nHA (67nm) 在提高成骨细胞黏附的同时,可降低成纤维细胞和内皮细胞的黏附,有利于骨结合;经nHA表面粗糙处理后,成骨细胞与成纤维细胞在种植体表面的黏附率大约是3:1。用电化学法将薄层nHA沉积于粗糙的钛表面,发现成骨细胞(MC3T3-E1)分泌Ⅰ型胶原蛋白,碱性磷酸酶活性和骨钙素的表达水平均升高,有助于成骨细胞增殖和分化。钛种植体复合nHA涂层经喷砂和酸蚀后植入兔股骨,发现亚微米厚度nHA晶体更利于骨组织沉积。

nHA/TiO_2纳米管复合物的制备是结合了两种表面处理技术的优点,首先用阳极氧化技术制备TiO_2纳米管于钛表面,然后用电沉积技术制备,通过改变阳极氧化及磁场条件可制备出nHA /TiO_2纳米管复合物,该复合物能够促进成骨细胞增殖,其表面具有大量的细胞伪足附着,细胞凋亡率最低至约7.8%,表明nHA/TiO_2纳米管复合物具有良好的生物相容性。

5. 表面生物化改性的研究　利用细胞学和分子生物学方法将细胞生长因子(BMP-2, TGF-β)、蛋白质酶(碱性磷酸酶)、蛋白质与多肽(胶原蛋白、骨桥蛋白、血浆纤维蛋白和RGD多肽)等生物活性分子固定于材料表面来促进维持骨结合。有报道在二氧化硅化钛纳米多孔基础上,胶原和BMP-2联合固定于钛种植体表面,在即刻种植体周围能有效地修复骨缺损;另有学者用碱性磷酸酶和BMP-2因子共吸附涂层后发现明显促进种植体周围骨沉积和矿化;将rhPDGF-β吸附于纳米管,其释放周期至少延长到14天。用冻干法在纳米管中负载microRNA, 12小时内能持续稳定释放,microRNA成功地进入成骨细胞内,促进了成骨分化。此外,含纤维连接蛋白纳米管也有助于成骨细胞黏附和增殖,但纤维结合蛋白和层粘连蛋白-5对种植改性研究较少。

(二) 减少种植体周围炎的研究

天然牙的龈沟或牙周袋根方由多层鳞状上皮延伸为3~4层,最后至单层非角化结合上皮平行于牙骨质或牙本质表面,通过基板样组织中的透明板和密板形成强大的半桥粒连接。而种植体颈部只能形成"衣领样"纤维结合,几乎没有形成半桥粒连接或其连接层薄且不完全,间隙较大。该缺陷易引发细菌性感染即种植体周围炎,种植体周围炎的发生占长期(10年以上)种植体植入后失败率的一半。为了防止周围炎,对种植体颈部涂层改性的总原则是不损失骨结合的前提下,阻止细菌黏附或杀菌,恢复牙龈封闭结构。

1. 抗生素应用　将抗生素如庆大霉素、头孢噻吩等制备于种植体表面或将氯己定和氯二甲酚吸附于钛表面氧化层,发挥其抗菌功能。但存在药物释放半衰期短的缺陷,要延长种植体装载药物的释放动力学,就需要考虑种植体粗糙度、氧化钛晶相及缓释环境等问题。有研究报道半封闭TiO_2纳米管载抗生素有助于其缓释,可以延长药物释放时间至半个月。

2. 无机抗菌剂应用　紫外照射$Ti_6A_{14}V$能提升钛表面的亲水性,抑制细菌黏附;氮化种植体(TiN或ZrN涂层)能减少菌斑积累;氟离子注入钛表面后有一定的抗菌性;nHA-ZnO复合物能有效抑制金黄色葡萄球菌和大肠杆菌生长;含聚乙二醇链段化合物吸附于种植体表面,具有防止细菌黏附的作用,但同时也会降低成骨细胞的黏附,阻碍成骨。

以银为代表,银的性能稳定,易通过等离子浸没离子注入法、滤波阴极真空弧沉积、物理

气相沉积及磁控溅射等技术制备于钛种植体表面，或融入 TiO_2 纳米管内壁。银离子注入后具有抑制细菌黏附于种植体表面的特性，即使在低浓度的条件下也能持续长期的杀死 G^+、G^- 及部分耐药菌。主要抑菌作用机制是通过接触反应阻碍细菌呼吸，损伤细胞膜，干扰 DNA 结合等途径。

3. 生物活性抗菌涂层　壳聚糖和透明质酸能够抑制细菌黏附，具有广谱的杀菌作用。通过自组装技术将壳聚糖和透明质酸多层涂层制备于钛表面，能降低细菌黏附率，尤其是接上 RGD(Arg-Gly-Asp)肽段后，其高抗菌能力不变并显著提高成骨细胞黏附。RGD 肽密度增加与成骨细胞增殖和 ALP 活性呈正相关。由于 RGD 片段大量地存在于细胞外基质大分子片段中，因此，选择细胞外基质片段复合于种植体颈部表面，能与牙龈内细胞膜表面的受体(integrin)结合，恢复牙龈结合上皮以半桥粒连接于种植体表面形成完整封闭，这是降低种植体周围炎的关键。

（三）优化种植体的力学相容性研究

种植体表面与周围骨组织直接接触，将咀嚼压力均匀分布到周围骨组织，保证种植体长期稳定，是牙种植体成功的标志。然而，与天然牙相比，该骨结合界面属于刚性结合，不利于缓冲分散应力，种植载荷与种植体移位呈线型而非天然牙有平台期，因此，易导致应力集中，出现局部骨吸收，最终引起种植修复失败，这是种植材料无法达到天然牙根的力学性能所致。

研究报道，$Ti_{25}Nb_3Zr_3Mo_2Sn$ 种植材料的弹性模量约为纯钛的 1/2，通过微弧氧化水热处理后，形成粗糙多孔并复合有 nHA 的仿生涂层，能提高钛合金表面的生物活性。另有学者研发 $Ti_5Zr_5Mo_{15}Nb$（TLE 型）和 $Ti_5Zr_3Sn_5Mo_{15}Nb$（TLM 型）两种种植体材料，其弹性模量分别为 58～73GPa 和 58～84GPa，经微弧氧化、喷砂酸蚀和等离子液相氮化等技术处理后，能形成表面有多孔纳米氧化钛基复相生物活性及氮化钛厚涂层的材料，显示出良好的生物相容性。

聚醚醚酮(polyetheretherketone，PEEK)是一种新型、质轻的高分子聚合材料，它耐高温、耐腐蚀、耐磨损、放射线显影、磁共振扫描不会产生伪影，无细胞毒性和致突变性，弹性模量 8.3GPa，拉伸强度为 139MPa，已经得到美国 FDA 的许可作为颈腰椎椎间融合器和接骨板等应用于临床。聚醚醚酮种植体基台开始用于日本种植临床，但作为种植体植入材料在法国和印度正在进行临床个体试验。

PEEK 是一种相对惰性材料，无生物活性，刚性稍差。有研究采用电弧离子镀(arc ion plating)技术在 PEEK 基质表面形成一层微米级薄膜，能显著提高成骨细胞黏附、增殖和分化。此外，锶羟基磷灰石、纳米二氧化硅和纳米三氧化二铝等均用于和 PEEK 复合来提高其力学性能和成骨诱导能力，如 25vol% 锶羟基磷灰石与 PEEK 复合后可使其弹性模量增加到 9.6GPa，而 30vol% 锶羟基磷灰石则使弹性模量提高到 10.6GPa。我国学者采用熔融共混方式将 40% 质量百分数纳米氟磷灰石(平均粒径 70nm)和聚醚醚酮混合，制备成新型的纳米氟磷灰石聚醚醚酮种植材料(nFA/PEEK)，见图 6-10，该材料与人骨组织力学性能相近，抗压强度 165MPa、抗弯强度 303MPa、抗拉强度 191MPa、弹性模量 4.6Gpa、泊松比为 0.43。体外研究中发现具有良好的成骨性能，犬动物实验揭示其显著提高了骨矿化沉积速率和骨结合率，且具有一定抗菌性(图 6-11)。应用三维有限元技术将 nFA/PEEK 和 Ti_6Al_4V 植入下颌第一磨牙区局部骨块，全瓷冠修复后垂直向、近远中向、颊舌向 180N 及 240N 静态载荷分析，发现 nFA/PEEK 种植体骨内应力高于对应 Ti_6Al_4V 种植体，并处于 20～60MPa 之间，符合 Mechanostat 骨改建与应力关系理论,位于促进骨组织改建和骨组织开始沉积骨量增加的应力区域,降低了种植体-骨应力遮挡。

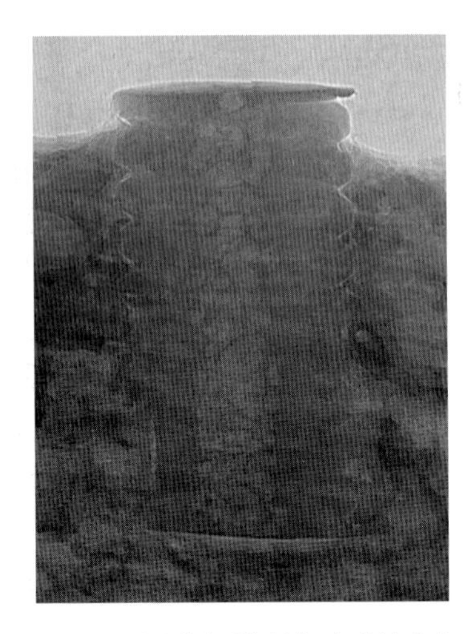

图 6-10　同步辐射观察喷砂纳米氟磷灰石聚醚醚酮植于犬下颌骨(同济大学口腔医学院　马健供图)

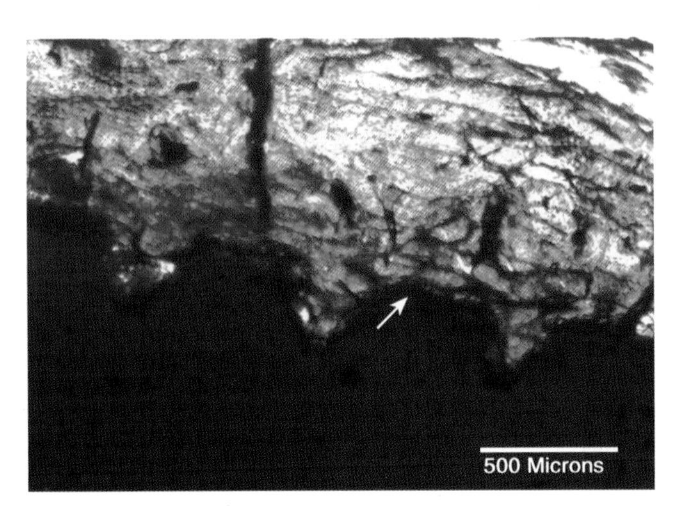

图 6-11　喷砂 nFA/PEEK 植于犬下颌骨 12 周末,骨结合率为 85.56%±8.74%(同济大学口腔医学院　马健供图)

聚醚醚酮的硬度和强度可通过添加不同比例的玻璃纤维和碳纤维而达到适应人体需要的与牙槽骨相匹配的理想状态。如含 50wt% 玻璃纤维的 PEEK 复合材料其弹性模量为 16GPa;含 30wt% 和 40wt% 碳纤维(CF)的 PEEK 复合材料,其弹性模量分别为 21.5 和 40GPa,且耐磨性和表面光滑性等物理特性均没有下降,但当碳纤维(CF)高达 60wt% 时其脆性变大。另有报道称 PEEK/CF/n-HA 复合材料,由 25wt% 纳米羟基磷灰石,15wt% CF 和 60wt% PEEK 组成,其弹性模量为 16.5±0.7GPa,位于骨皮质的弹性模量范围之内,实验表明这种复合材料具有良好的亲水性且有助于骨形成。

三、存在问题与展望

(一) 存在问题

牙种植材料经过半个多世纪的发展,已经成为修复首选方法之一,但仍然存在骨结合形成时间过长(约 3 个月),即刻种植加载受到制约,无法早期恢复前牙区面貌和咀嚼功能,种植体的应力遮挡效应以及缺乏抗菌性等问题,导致了全球范围内十年失败率高达 10% 左右,其根本原因涉及牙种植材料在力学和生物学性能上存在的缺陷。

1. 种植体-骨结合形成和维持受到骨生物学方面的制约　运用物理、化学和生物等方法处理种植体表面是为了增加粗糙表面积、增加亲水性和有利于蛋白黏附,为成骨细胞提供骨陷窝状的小生境(niche)。在骨结合形成期有助于成骨细胞先沿着种植体表面形成一层薄薄的骨组织,再向周边矿化融入周围牙槽骨。以种植体表面为基准:依次距离 200Å 处连续蛋白多糖层,约 1 ~3μM 处胶原纤维束层和 10μM 处骨组织,该微观骨结合的形成一般需要 3 个月,这是无法实现早期加载的原因。

骨结合随种植体行使功能呈动态改建,其成骨细胞成骨速度约为每天 0.17mm^3,而破骨

细胞吸收速率在每天 100μm，表面改性目标是能够有效地维持二者之间的平衡，提升种植长期成功率，一旦发生种植体周围炎时，就会失去这种平衡，由此触发界面的纤维结合，最终导致种植体失败。

2. 金属种植体无法克服应力遮挡效应　种植体-牙槽骨要达到良好的力学相容性，主要受材料的弹性模量和形态决定。已有报道利用有限元技术研究种植体的弹性模量，但这些几乎均是基于国外现有种植形态，有一定的局限性。以钛和钛合金为代表的种植体材料，其弹性模量为 102～120GPa，而人皮质骨的弹性模量为 13.7～15GPa，松质骨的为 1GPa，牙本质的为 16.8GPa，牙骨质的为 2.39GPa，牙周膜的为 9.80MPa。种植体-骨组织弹性模量比相对较大，行使功能时高弹性模量种植体承受较多载荷，低弹性模量骨组织会引起应力遮挡，即应力遮挡效应。

根据 Harold M. Frost 总结并提出的骨改建与应力关系，当骨受到应力低于 1±2MPa 时，骨组织停止生长或吸收，骨量下降；当应力为 1±2MPa～20MPa 时，骨组织能够发生重建，但骨量不变；当应力在 20～40MPa 时，骨组织发生改建，骨量稍增；当应力大于 40～60MPa 时，骨组织改建并沉积，骨量增加；当应力大于约 60MPa 时，骨量明显增加；若再大应力，则存在力学超载，可能会造成骨组织的病理性损伤。

根据有限元模拟咬合加载的实验，应力集中主要围绕 Ti_6Al_4V 种植体周围颈部牙槽骨 10mm 范围内，约在 11.40～26.6MPa 之间，即骨组织处于应力水平偏低的状态，使得骨组织平衡破坏，易发生骨质疏松即一定程度应力遮挡效应。种植体-骨组织的弹性模量比越大，种植体的生物机械适应性就越差，这也是目前钛种植体无法逾越的鸿沟。

3. 种植体材料无法仿生出牙周膜样结构　为了快速建立种植体的早期骨结合，使种植体使用寿命维持至 20 年以上，种植体的外层最好具有仿牙周膜样结构，或者材料能诱导形成牙周膜和牙骨质样组织包裹种植体。然而，迄今为止尚没有一种理想材料和方法可以实现这一目标。值得关注的是，有学者发现 TiO_2 纳米管携带 BMP-2 因子对早期快速形成骨结合有影响，纳米级 HAp 涂层有利于细胞黏附、增殖及分化，但目前离仿生的要求还有相当大的距离。

4. 种植体缺乏抗菌性能　种植体是一端植入到牙槽骨内，另一端暴露于口腔环境里，通过上皮袖口形成生物封闭结构，这种结构存在一定的缺陷，即种植体颈部缺乏与牙龈结合上皮形成化学性半桥粒连接的能力，这是导致种植体周围炎的首要因素。尽管近年来有报道各种提高种植体抗菌能力的研究成果，比如：①将种植体材料连接 RGD 肽段增强颈部的生物封闭效果；②降低种植体表面粗糙度或增加表面电势以降低细菌黏附增殖；③携带一种或多种抑菌成分或表面进行无机抗菌涂层等，但其临床实际疗效还有待进一步验证。

（二）展望

就种植体材料本身而言，未来发展的目标是形成像天然牙一样“经一次种植能为患者终生提供咀嚼功能”的仿生种植体。为了实现这一目标，可能需要在以下三方面加以考虑：

1. 研发兼具优良力学和生物相容性的牙种植体材料　虽然钛和钛合金作为牙种植材料已被广泛接受，但其生物力学相容性并不理想。近期研究的聚醚醚酮（PEEK）及其相关种植体材料因存在出色的生物和生物力学相容性，尤其是其弹性模量为 8.3GPa，相比金属种植体，与牙槽骨硬组织生物力学性能更加匹配，因此 PEEK 作为领先的高性能热塑性材料被

认为是金属种植体重要替代材料之一。

2. 研发兼具主动诱导成骨和抗菌功能的牙种植体材料　为更好地提升种植体的骨整合效果,提高临床的成功率,延长使用寿命,避免种植体周围炎的发生,开发兼具主动诱导成骨和抗菌功能的牙种植体材料是未来发展方向之一,通过表面的结构改变(如纳米结构)、化学成分的改变(如注入具有主动诱导成骨的硅、锌、镁等元素,或注入具有抗菌功能的银、锌等元素),使种植体表面实现成骨和抗菌的双重功能。

3. 研发仿生牙种植体材料　随着口腔干细胞学科的发展以及在种植体材料学科中的应用,3D打印模拟天然牙根的种植体复合承载牙骨质特有附着蛋白和牙骨质来源等生长因子,在微创拔牙即刻种植下仿生出含牙骨质或牙周膜样组织包裹钛种植体等将成为又一个未来发展的方向。

四、科研立题参考

1. 钛氮化物涂层种植体对骨结合的影响。
2. 单纯电化学氧化和表面喷砂+电化学氧化两种表面处理的对比研究。
3. 与半桥粒配体结合兼抗菌性种植材料的研发。
4. 不同种植体系统或不同表面形态与种植体在颌骨内长期稳定性的研究。
5. 含稀土元素抗菌种植材料的研发。
6. 不同生物活性分子表面改性对骨结合的影响。
7. 纳米羟基磷灰石涂层对种植体骨结合的影响因素及初期稳定性应用研究。
8. 研发我国独立知识产权的低弹性模量高分子种植材料。
9. 微弧氧化处理不同电压值与电源参数对种植体表面氧化膜厚度与表面形貌的影响。
10. 种植体表面改性诱导牙骨质或牙周膜样组织包裹研究。

(马健　陈亚明　孙皎)

参考文献

1. 龚泰芳,方彩云,陈文.海藻酸盐的理化特性及其在组织工程研究和临床中的应用.中国组织工程研究与临床康复,2007,11(18):3613-3616
2. 李世普,编著.生物医用材料导论.武汉:武汉工业大学出版社,2000
3. 刘宣勇,编著.生物医用钛材料及其表面改性.北京:化学工业出版社,2009
4. 孙皎,何伟.聚乙交酯丙交酯牙周片的体内降解和组织相容性研究.中国生物医学工程学报,2004,23(6):596-601
5. 赵荻,黄文.骨修复用生物玻璃复合材料研究进展.功能材料,2008,3(39):353-354
6. 郑玉峰,主编.生物医用材料学.哈尔滨:哈尔滨工业大学出版社,2005
7. Braceras I,De Maeztu MA,Alava JI,et al. In vivo low-density bone apposition on different implant surface materials. Int J Oral Maxillofac Surg,2009,38(3):274-278
8. Capuccini C,Torricelli P,Sima F,et al. Strontium-substituted hydroxyapatite coatings synthesized by pulsed-laser deposition:in vitro osteoblast and osteoclast response. Acta Biomater,2008,4(6):1885-1893
9. Curtis DA,Sharma AB,Finzen FC. The use of dental implants to improve quality of life for edentulous patients. J Calif Dent Assoc,2008,36(4):275-280

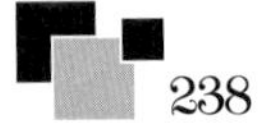

10. Mendonca G, Mendonca DB, Aragão FJ, et al. Advancing dental implant surfacetechnology-From micron-to nanotopography. Biomaterials, 2008, 29: 3822-3835

11. He J, Genetos DC, Leach JK. Osteogenesis and trophic factor secretion are influenced by the composition of hydroxyapatite/poly(lactide-co-glycolide) composite scaffolds. Tissue Eng Part A, 2010, 16(1): 127-137

12. Kim EJ, Yoon SJ, Yeo GD, et al. Preparation of biodegradable PLA/PLGA membranes with PGA mesh and their application for periodontal guided tissue regeneration. Biomed Mater, 2009, 4(5): 055001

13. Kim HW, Yu HS, Lee HH. Nanofibrous matrices of poly(lactic acid) and gelatin polymeric blends for the improvement of cellular responses. J Biomed Mater Res A, 2008, 87(1): 25-32

14. L. Le Gu'ehennec, A. Soueidan, P. Layrolle, et al. Surface treatments of titanium dental implants for rapid osseointegration. Dental Materials, 2007, 23: 844-854

15. Li Z, Qu Y, Zhang X, et al. Bioactive nano-titania ceramics with biomechanical compatibility prepared by doping with piezoelectric BaTiO(3). Acta Biomater, 2009, 5(6): 2189-2195

16. Liu Q, Cen L, Yin S, et al. A comparative study of proliferation and osteogenic differentiation of adipose-derived stem cells on akermanite and beta-TCP ceramics. Biomaterials, 2008, 29(36): 4792-4799

17. Rochet N, Balaguer T, Boukhechba F, et al. Differentiation and activity of human preosteoclasts on chitosan enriched calcium phosphate cement. Biomaterials, 2009, 30(26): 4260-4267

18. Sun Jiao, Shen qingyi, Lu jianxi. Comparative study of microstructural remodification to porous β-TCP and HA in rabbits. Chinese Science Bulletins, 2009, 54(17): 2962-2967

19. Traini T, Mangano C, Sammons RL, et al. Direct laser metal sintering as a new approach to fabrication of an isoelastic functionally graded material for manufacture of porous titanium dental implants. Dent Mater, 2008, 24(11): 1525-1533

20. Vasanthan A, Kim H, Drukteinis S, et al. Implant surface modification using laser guided coatings: in vitro comparison of mechanical properties. J Prosthodont, 2008, 17(5): 357-364

21. 于振涛，余森，张明华，等. 外科植入物用新型医用钛合金材料设计、开发与应用现状及进展. 中国材料进展，2010，29(12)：35-50

22. 于晓明，谭丽丽，杨柯. 钽金属的医学应用研究进展. 材料导报，2012，1：79-84

23. 王勇平，尹自飞，蒋垚，等. 镁合金材料在医学临床领域的应用. 中华临床医师杂志（电子版），2011，5(24)：7323-7326

24. 杨柯，任伊宾. 医用不锈钢的研究与发展. 中国材料进展，2010，29(12)：1-10

25. GB/T 13810—2007. 外科植入物用钛及钛合金加工材料. 北京：中国标准出版社，2007

26. Dina Dziuba, Andrea Meyer-Lindenberg, Jan Marten Seitz, et al. Long-term in vivo degradation behaviour and biocompatibility of the magnesium alloy ZEK100 for use as a biodegradable bone implant. Acta Biomaterialia, 2013, 9(10): 8548-8560

27. Gokhuldass Mohandas, Nikita Oskolkov, Michael T. McMahon, et al. Porous tantalum and tantalum oxide nanoparticles for regenerative medicine. Acta Neurobiol Exp, 2014, 74: 188-196

28. Himanshu Khandelwal, Gurbhinder Singh, Khelendra Agrawal, et al. Characterization of hydroxyapatite coating by pulse laser deposition technique on stainless steel 316 L by varying laser energy. Applied Surface Science, 2013, 265(15): 30-35

29. Leon Mishnaevsky Jr, Evgeny Levashov, Ruslan Z. Valiev, et al. Nanostructured titanium-based materials for medical implants: Modeling and development. Materials Science and Engineering: R: Reports, 2014, 81: 1-19

30. J. Huang, S. M. Best, W. Bonfield, et al. Development and characterization of titanium-containing hydroxyapatite for medical applications. Acta Biomaterialia, 2010, 6(1): 241-249

31. Naoto Saito, Hisao Haniu, Yuki Usui, et al. Safe Clinical Use of Carbon Nanotubes as Innovative Biomaterials.

Chem Rev,2014,114(11):6040-6079

32. Saber Amin Yavari,Johan van der Stok,Yoke Chin Chai,et al. Bone regeneration performance of surface-treated porous titanium. Biomaterials,2014,35(24):6172-6181
33. O Emohare,N Rushton. Self-assembled apatite on multiwalled carbon nanotubes substrates support osteogenic cell function. J Biomed Mater Res,Part B:Appl Biomater,2014,102(3):543-550
34. Joel L. Cohen,Steven H. Dayan,Fredric S. Brandt,et al. Systematic Review of Clinical Trials of Small-and Large-Gel-Particle Hyaluronic Acid Injectable Fillers for Aesthetic Soft Tissue Augmentation. Dermatologic Surgery,2013,39(2):205-231
35. Gittel T. Gold,Devika M. Varma,David Harbottle,et al. Injectable redox-polymerized methylcellulose hydrogels as potential soft tissue filler materials. J Biomed Mater Res,Part A,2014,DOI:10. 1002/jbm. a. 35132
36. Ka Man Carmen Chan,Randolph H. Li,Joseph W. CHApman. Functionalizable hydrogel microparticles of tunable size and stiffness for soft-tissue filler applications. Acta Biomaterialia,2014,10(6):2563-2573
37. Cao X,Yu WQ,Qiu J,et al. RGD peptide immobilized on TiO_2 nanotubes for increased bone marrow stromal cells adhesionand osteogenic gene expression. J Mater Sci Mater Med,2012,23(2):527-536
38. Erakovic S,Jankovic A,Tsui GC,et al. Novel bioactive antimicrobial lignin containing coatings on titanium obtained by electrophoretic deposition. Int J Mol Sci,2014,15(7):12294-12322
39. He J,Genetos DC,Leach JK. Osteogenesis and trophic factor secretion are influenced by the composition of hydroxyapatite/poly (lactide-co-glycolide) composite scaffolds. Tissue Eng Part A,2010,16(1):127-137
40. Lin WS,Starr TL,Harris BT,et al. Additive manufacturing technology (direct metal laser sintering) as a novel approach to fabricate functionally graded titanium implants:preliminary investigation of fabrication parameters. Int J Oral Maxillofac Implants,2013,28(6):1490-1495
41. Nijhuis AW,van den Beucken JJ,Boerman OC,et al. 1-step versus 2-step immobilization of alkaline phosphatase and bone morphogenetic protein-2 onto implant surfaces using polydopamine. Tissue Eng Part C Methods, 2013,19(8):610-619
42. Park JH,Wasilewski CE,Almodovar N,et al. The responses to surface wettability gradients induced by chitosan nanofilms on microtextured titanium mediated by specific integrin receptors. Biomaterials, 2012, 33 (30): 7386-7393
43. Pawlik J,Widziołek M,Cholewa-Kowalska K,et al. New sol-gel bioactive glass and titania composites with enhanced physico-chemical and biological properties. J Biomed Mater Res A,2014,102(7):2383-2394
44. Ryu JJ,Park K,Kim HS,et al. Effects of anodized titanium with Arg-Gly-Asp (RGD) peptide immobilized via chemical grafting or physical adsorption on bone cell adhesion and differentiation. Int J Oral Maxillofac Implants,2013,28(4):963-972
45. Sahrmann P,Mohn D,Zehnder M,et al. Effect of direct current on surface structure and cytocompatibility of titanium dental implants. Int J Oral Maxillofac Implants,2014,29(3):735-742
46. Sarot JR,Contar CM,Cruz AC,et al. Evaluation of the stress distribution in CFR-PEEK dental implants by the three-dimensional finite element method. J Mater Sci Mater Med,2010,21(7):2079-2085
47. Zhang W,Jin Y,Qian S,et al. Vacuum extraction enhances rhPDGF-BB immobilization on nanotubes to improve implant osseointegration in ovariectomized rats. Nanomedicine,2014,10(8):1809-1818
48. Erakovic S,Jankovic A,Tsui GC,et al. Novel bioactive antimicrobial lignin containing coatings on titanium obtained by electrophoretic deposition. Int J Mol Sci,2014,15(7):12294-12322

第七章 口腔生物可降解和组织工程支架材料的研究进展

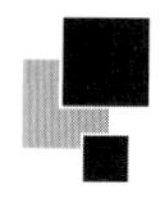

随着生物材料的发展,生物可降解材料已广泛被应用于药物控释载体、手术缝线、骨折内固定装置、组织与器官修复、人工皮肤及组织工程等领域,并将继续在生物医学领域中展现更加广阔的应用前景和极大的发展潜力。其中组织工程支架作为组织工程研究的人工细胞外基质(extracellular matrix,ECM),是组织工程化组织的最基本构架,它不仅为细胞的停泊、生长、繁殖、新陈代谢、新组织形成提供支持和生存空间,而且随着组织的构建而逐渐降解和消失,将新的空间提供给自身的组织和细胞。用于支架的材料特性直接决定了支架的性能,在某种程度上也决定了组织工程再生修复的成败,因此,合成和制备出适合不同组织需要的支架材料是组织工程研究的重要环节,也是生物材料研究领域的前沿和热点。

第一节 口腔生物可降解材料的降解机制、生物学反应及应用现状

一、降解机制及影响降解的因素

(一) 生物降解的概念

1987 年,在“生物材料的定义”一书中把“生物降解”描述为“特定的生物活动引起的材料逐渐被破坏”。国际标准 ISO 10993-9—1999 中把“生物降解”定义为“生物环境而引起的材料的解体”。实际上,材料在体内的降解过程往往是多种因素共同或交叉作用的结果。因此,通常对材料的生物降解可以理解为材料在生物体内经水解、酶解等多种方式逐渐解体,其降解产物在体内能被机体吸收、被机体代谢而排出体外或能参加体内正常新陈代谢而消失。从广义上理解,可以把由于生命体与材料间的相互作用而导致的材料结构裂解或腐蚀也视为一种“生物降解”。

(二) 生物可降解材料的降解机制

生物可降解材料植入人体后材料首先要接触组织液和体液,在与组织液、体液相互作用的复杂过程中,受到物理、化学和生物等多因素的影响,其中物理因素主要指机械力作用,化学因素主要包括水解、氧化和酸碱等作用,生物因素主要指酶和微生物的作用。另外,体内存在的巨噬细胞或破骨细胞甚至体液本身都可能影响材料的降解,生物可降解材料的降解机制与上述这些因素的作用密切相关。

1. 水解　水解是生物降解类天然聚合物和合成聚合物最主要的降解机制,此过程受

酸、碱、酶或降解产物自身的催化。通常水解可分为以下两个阶段：

（1）第一阶段：当高分子量的固态聚合物被植入或接触生物体后，所在部位的体液和组织液会进入材料内部，随后材料因体积增加而发生膨胀，同时渗出自身物质。这一过程可以破坏材料本身的氢键和范德华力，使不溶于水的固体变成水溶性物质。该阶段宏观上表现为材料整体结构遭到破坏，体积变小，逐渐变为碎片，最后完全溶解并在原位消失；微观上表现为大分子链发生化学分解，如交联度降低、分子量变小和分子链断开等，形成水溶性分子进入体液。

（2）第二阶段：这一阶段是吸收阶段，即进入体液的降解产物被细胞吞噬或离子交换等途径被机体转化和代谢。

以目前应用较多的聚酯类可降解材料为例，降解机制被认为是：酯键无规则水解导致分子链断裂，同时伴有降解产物的自催化作用，加快了降解的过程。通常降解速度符合下面酯类水解的一级动力学方程式：

$$dc(COOH^-)/dt = Kc(COOH^-) \cdot c(\text{酯键}) \cdot c(H_2O)$$

酯键和水的浓度可视为常数，$c(COOH^-)$近似等于数均分子量的倒数（$1/M_n$），则上式可改写为

$$\ln M_n = \ln M_{n0} - K_1 t$$

式中：M_n为时间 t 时的数均分子量；M_{n0}为起始的数均分子量。

由上式可知，分子量变化的对数值与时间呈直线关系，尽管从理论上讲通过体外水解动力学研究可以预期聚酯类材料体内的降解时间，但是，当材料进入体内，由于所处的复杂生理环境，致使降解时间难以准确推测。研究发现：聚乙交酯丙交酯（PGLA）的降解速率体内是体外的1.33倍，体外降解主要通过酯键的水解来完成，而体内降解除了水解作用以外，应力作用或生物环境等多因素都会对材料的降解动力学产生影响，导致降解过程明显加快（图7-1）。

2. 酶解　酶解和酶促氧化反应是材料在体内降解与吸收的重要机制之一，酶在一定程度上影响降解的速度。虽然聚合物前期的水解过程不一定需要酶参加，但是水解生成的低分子量聚合物片段可能需要通过酶作用转化为小分子代谢产物。酶渗透到聚合物中的能力决定了酶催化降解的程度和降解的模式，降解模式包括表面降解和本体降解。酶渗入聚合物中的程度有赖于酶分子的大小和聚合物的理化性质。通常结晶性聚合物中的无定形区往往先降解，结晶区后降解，因为聚合物链越柔顺，越有利于与酶的活性部位相互作用。因此，聚合物的降解受到无定形区所占比例的显著影响。

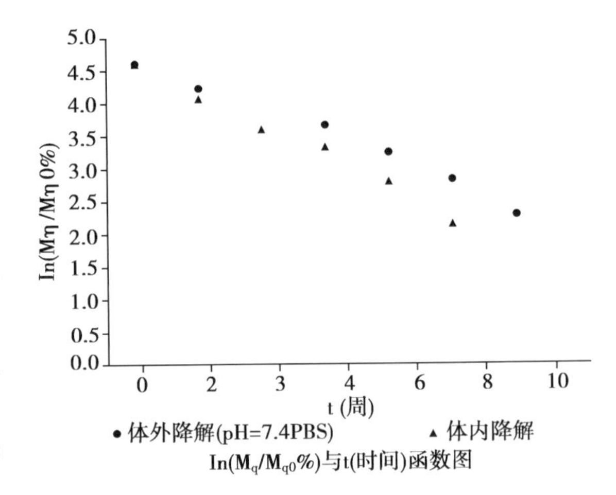

图7-1　PGLA材料体内和体外的降解动力学的函数关系（上海交通大学口腔医学院 孙皎供图）

目前酶作用的机制被认为有以下3种形式：

（1）酶促水解机制：对易于水解的聚合物，体内可能同时存在单纯水解和酶催

化水解两种形式。酯酶促进聚酯分解，水解酶促进易水解聚合物的降解。一般容易被水解酶降解的聚合物有聚酯、聚酰胺、聚氨基酸、聚 α-氰基丙烯酸和某些聚酯型聚氨酯。

（2）酶促氧化机制：对一些非水解性聚合物，另一种可能的降解机制是酶促氧化作用。组织学研究已经证实，材料植入体内后，局部会发生不同程度的急性炎症反应，表现为多形核巨细胞和巨噬细胞的聚集，这两种细胞的代谢会产生大量的超氧阴离子（O^{2-}），该不稳定的中间体进而转化为更强的氧化剂（H_2O_2）。体内还原型辅酶Ⅰ和辅酶Ⅱ氧化酶会参与这个转化反应，过氧化歧化酶（SOD）则会起到加速转化的作用。H_2O_2有可能一方面在植入局部引发聚合物自身分解反应，另一方面在肌过氧化酶的作用下与氯离子反应进一步转化为次氯酸。次氯酸是一种生物材料的强氧化剂，能氧化聚酰胺、聚脲、聚氨酯中的氨基，使分子链断开。

（3）自由基作用机制：自由基特别是氧自由基对聚酯材料的降解具有一定的作用。一般认为，巨噬细胞释放的超氧阴离子和过氧化氢本身无害，但在金属离子存在下，却能被催化形成第二代氢氧自由基（HO·）。这些高活性的自由基在聚合物表面和附近会导致聚合物损伤和降解。通过体外对含氢氧自由基的介质与不含自由基的介质比较研究证实：氢氧自由基是引起降解的重要因素。例如，聚乳酸（polylactic acid，PLA）在含过氧化氢和三价铁离子的介质中，要比在单纯水介质中的降解速度快近一倍。

3. 细胞介导的降解　细胞介导降解的方式分为胞外和胞内两种。参与降解的细胞主要是破骨细胞和巨噬细胞。

（1）巨噬细胞介导的降解过程：当巨噬细胞遇到较小的材料颗粒（直径小于 8μm，即小于巨噬细胞）时，细胞可伸出细小的突起将这些颗粒包裹并吞噬到细胞内形成吞噬体，进而与溶酶体融合，在多种水解酶的作用下进行细胞内降解，表现出颗粒裂解成大量微晶体，这些微晶体进一步降解消失，留下空隙或是空泡。每个巨噬细胞一般吞噬 1～5 个颗粒，这种吞噬活动属于非免疫性吞噬，可能与降解颗粒表面的静电荷以及材料的疏水性能有关。对于直径大于巨噬细胞的陶瓷颗粒或是颗粒团，巨噬细胞可伸出细小突起覆盖其部分表面，紧密贴附，形成一封闭的细胞-材料颗粒接触区。这时，巨噬细胞质内的溶酶体就可以向覆盖区域释放，同时，巨噬细胞内会形成酸性物质，造成细胞-材料接触区局部高酸性环境，使接触区内的材料颗粒发生降解以及颗粒裂解。

（2）破骨细胞介导的降解过程：这一降解过程只适合植入于骨组织的降解类材料，破骨细胞对材料的作用过程与骨吸收过程类似。首先破骨细胞黏附于材料表面形成封闭的细胞外吸收区，而胞质内代谢产生的 CO_2 和 H_2O 在碳酸酐酶（CA）的催化下合成 H_2CO_3，电解后形成 $H^+ + HCO_3^-$，其反应式如下：

$$CO_2 + H_2O \rightarrow H_2CO_3 \rightarrow H^+ + HCO_3^-$$

细胞内的 H^+ 可以通过细胞膜上耗能质子泵（H^+-K^+-ATP 酶）转移至胞外封闭的吸收区，造成吸收区高浓度的酸性环境，导致材料降解。此外，破骨细胞内含有丰富的酸性水解酶（溶酶体酶、酸性磷酸酶等），这些酶可以向细胞外吸收区分泌 H^+，参与形成局部酸性环境，促进材料的降解。

4. 溶解　生物降解类陶瓷在体内受体液的影响，材料表面和深层的 Ca、P 等离子会逐渐溶出，并与体液中的 Ca、P 等离子直接发生交换。由于陶瓷材料中组成晶体的物理性质存在差异以及材料内部晶界之间存在内应力,在一定的外界条件下,材料晶格间原有的连接会发生中断,晶粒彼此分离,体积逐渐缩小,外形变得不规则或缺损,这些变化会加速陶瓷的降解过程。此外,陶瓷材料内部相互连通的孔隙,也会有利于体液的渗入,促使材料的溶解由界面微孔处逐渐扩大,最终导致材料广泛溶解。

5. 腐蚀　腐蚀是因化学或电化学反应引起的对金属材料的侵蚀。医用金属材料和金属基复合生物材料在生理环境下发生的腐蚀可理解为生理腐蚀,这种腐蚀是造成金属类材料降解的主要原因。镁及镁合金是目前研究较多的可降解金属材料,镁和镁合金的腐蚀机制被认为:因镁合金具有很低的标准电极电位(-2.37V),在体内与体液(似电解质溶液)接触后会发生以下反应:

$$Mg+2H_2O \Rightarrow Mg(OH)_2+H_2 \uparrow$$

$$Mg(OH)_2+2Cl^- \Leftrightarrow MgCl_2+2OH^-$$

其中不溶性的反应产物氢氧化镁首先沉积在合金表面,形成钝化层,以阻止合金的进一步腐蚀,然而,由于体液中存在大量的氯离子,氯离子与氢氧化镁迅速反应生成可溶性的氯化镁,导致合金表面不仅失去钝化膜,而且使合金继续暴露在体液环境中,合金的腐蚀过程持续不断地进行。另外,镁合金在酸性、中性和弱碱性环境中都极易腐蚀,而当 $pH>11.5$ 时则会促进合金表面形成稳定的保护性氢氧化镁钝化层。但是,由于人体正常体液的 pH 都在 7.4 左右,加上外科手术后的代谢及再吸收过程会造成局部酸过多,使其 pH 值降低,因此会进一步加快腐蚀。

(三) 影响降解的因素

材料发生降解往往是多种因素共同作用的结果,对于不同性质的可降解材料,尽管其影响因素可能存在一些差异,但是起决定性作用的还是材料本身的化学成分和结构。

1. 影响聚合物降解的因素　影响聚合物降解的因素主要包括材料因素、植入部位的环境因素以及物理因素等,详见表 7-1。

表 7-1　影响聚合物降解的因素

因素分类	具体因素
材料	化学结构:水解性、亲水性、离子强度等 构型:光学异构体、立体规整度 形态:结晶型或无定型以及结晶度大小 分子量:分子量大小、分子量的多分散性 形状:比表面积的大小 低分子物的存在:自催化作用 材料的均匀性
环境	体液:pH 值大小、金属离子 酶:种类、浓度 吸附物质的种类
物理	外应力的存在、温度、消毒方式、保存历史

摘自:俞耀庭,主编. 生物医用材料. 天津:天津大学出版社,2000:46

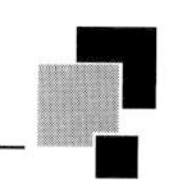

下面举例说明：

（1）水解性：化学结构中聚合物主链的易水解性是影响降解的主要因素之一。由于聚酯、聚酰胺、聚碳酸酯、聚原酸酯、聚酸酐等都含有非常容易水解的化学键，所以这类聚合物就容易被降解。其次，化学键的类型对降解速度影响很大，一般立体效应对水解有影响，比如PGA的水解快于PLA就是因为PLA分子上甲基的立体效应阻碍了水分子与酯键的作用。另外，水解速度取决于官能团的性质、水解环境和条件，邻位效应也会对水解有实质性的影响。

（2）亲水性：化学结构中单体的亲水性对聚合物的降解有决定性的影响。水解作用离不开水，反应物浓度越大越有利于反应进行。聚合物摄入的水量依赖于材料的亲水性，而材料的亲水性和亲脂性是由单体的化学结构和性能所决定，亲水性越强，对水的摄取就越好，水解就越快，因此，材料的降解速度在很大程度上与聚合物对水的渗透性有关。

（3）物理形态：凡是能影响材料水渗透性的物理形态和结构因素都会显著影响材料的降解性。结晶态聚合物中分子排列有序、结构致密、最大程度上能限制水分子的渗透，所以结晶态聚合物要比无定形态聚合物降解速度慢得多。比如：L-PLA和DL-PLA的化学结构和亲水性完全相同，但是DL-PLA是无定形态，而L-PLA是半结晶态，因而，DL-PLA比L-PLA降解要快近3倍。

（4）分子量：分子量对降解的影响比较复杂，可能是直接的，也可能是间接的。通常分子量越大、聚合物的链越长，降解成水溶性低聚物或单体所需时间就越长。分子量增大使玻璃化转变温度增大，从而使水解速度减慢，因为玻璃态聚合物的降解比相应的橡胶态要慢。

（5）形状：聚合物的形状在一定程度上会影响水的渗透性，增加比表面积或制成多孔结构都将有利于水分子的渗透。

（6）材料的均匀性：材料的不均匀性主要包括化学组分、杂质、气泡、分子取向、结晶性、局部应力、划痕、裂隙、缺陷等，由此导致材料的物理和力学性能的不均匀，最终出现不均匀处首先发生降解。

（7）pH值：pH值对水解速度影响很大，许多可降解材料的降解产物呈酸性会改变水解环境的pH值，从而影响降解速度。因此，当需要将酸性或碱性药物或其他物质加入到可降解材料中时，应考虑它们对降解速度的影响。

（8）其他：在加工过程中的高温、辐射灭菌、某些催化剂或助剂（增塑剂）等因素都可能会加快聚合物的降解。此外，聚合物的降解还可能与体液中的类脂体、微量元素、细菌活性等因素有关。

2. 影响无机类材料降解的因素　陶瓷材料的化学组成直接与其溶解有关，而机械因素导致的降解则与植入部位材料-组织之间的应力匹配程度，即弹性模量直接有关。

（1）化学成分：材料的化学成分、Ca/P比、掺杂物、相转变等因素都会影响材料的化学稳定性，从而影响其降解。如Mg^{2+}取代β-TCP中的Ca^{2+}、F^-取代磷灰石中的OH^-，或在烧结过程中产生多聚磷酸盐（如$Ca_2P_2O_7$）等都会降低其降解能力。

（2）结晶性和晶体结构：不同材料因具有不同的结晶性和晶体结构，其溶解度也会不同,即使同一种材料因制作工艺(如烧结温度和时间)不一,其结晶性、晶体结构、晶体尺寸就会不同,导致溶解度存在差异(如a-TCP和β-TCP)。在低结晶度陶瓷或微晶玻璃中,若结构的连续相是无定形相,溶解度高,使结晶相变疏松,有利于材料降解。反之,若结构的连续相是结晶相,则不利于降解。在微晶玻璃陶瓷中残存的玻璃相会影响材料的化学稳定性和生物活性。此外,某些制备方法还可引起钙磷陶瓷的物相转变。

(3)物理性能:材料表面积增加会使降解速率加快,一般降解速率由快至慢的顺序为粉体材料>多孔材料>致密材料。另外,低密度、高孔隙率、颗粒状或粉末状的材料比高密度、低孔隙率、块状的溶解度大。如致密型β-TCP生物陶瓷不利于材料在体内的降解,而且其较高的烧结温度也会降低其生物活性,而多孔型β-TCP生物陶瓷,由于巨大的比表积可明显促进材料在体内的降解。

(4)pH值:破骨细胞吞噬过程中产生的酸性环境在一定程度上会加速材料的降解。

(5)应力:应力作用会加速材料的化学和生物降解。

(6)其他:陶瓷材料晶体完整性的降低、晶体和晶粒尺寸变小等因素会加快降解速率。

3. 影响金属或合金材料降解的因素　金属或合金的体内降解,主要是电化学腐蚀的结果,因此,材料的降解与其主体成分、结构以及表面特性等因素有关。

(1)化学组成:金属或合金的耐蚀性与其纯度、杂质性质和含量、合金元素的种类密切相关。例如,镁合金中的杂质主要是以阴极相存在,它能破坏镁的钝化膜结构,影响其抗腐蚀性。若加入Al的成分,即使在含氯的环境下仍然可以稳定镁合金表面的氢氧化镁钝化层,从而减缓腐蚀;若加入一些稀土元素,则又可以在有效抗腐蚀的前提下降低Al的用量。

(2)pH值:镁合金在酸性、中性和弱碱性溶液中极易腐蚀,而在强碱性溶液中有一定的耐蚀性。

(3)腐蚀介质成分:金属或合金的腐蚀过程还与所处腐蚀介质的成分有关,如在含有Cl^-、SO_4^{2-}和NO_4^-等阴离子的腐蚀介质中,镁合金表面的钝化膜会被破坏,导致镁合金表面迅速产生点腐蚀。

(4)腐蚀介质的流动和温度:机体不同部位的血流和温度是不同的,尤其是腐蚀介质的流动对镁合金的腐蚀速度有明显的影响。

(5)设计与加工:金属或合金的结构设计不当会加速降解的过程,原因是材料的局部设计与生物体的组织结构不匹配,由此大大增加机械磨耗量,使表面更易发生腐蚀。此外,金属或合金在加工过程中的残余应力存在会明显加速降解过程。

(6)其他:金属表面处理的方法、电解液的缓冲能力、生物环境如蛋白质的存在、腐蚀产物的性质等诸多因素与金属的降解有关。

二、生物降解反应与评价

生物可降解材料在体内发生降解反应的同时伴有降解产物的生成,降解产物既可以是

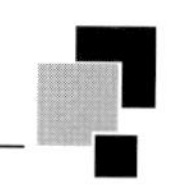

因生物降解而从材料表面释放出来的自由离子，或与主体材料化学结构不完全相同的低分子有机化合物以及无机化合物，也可以是主体材料的裂解产物。即使是被认为生物相容性良好的主体材料，由于它们的降解产物在机体内的聚集、分布以及化学结构与主体材料存在的差异等，致使其生物可接受性可能与主体材料不完全相同，因此，对于生物可降解材料的评价应高度关注降解产物对生物体的影响。

（一）生物降解反应

生物可降解材料植入体内后，在降解过程中其降解产物有时会对机体组织细胞产生不同程度的物理和化学性的刺激作用，从而导致生物体发生一系列的生物反应，这些反应包括：局部的炎症反应、结缔组织增生、组织钙化、免疫反应等。若降解产物随机体代谢到达远端组织或器官，有可能出现这些组织或器官的病理性改变。与此同时，机体的内环境也会对植入的材料产生一系列侵蚀性的影响或排斥反应，甚至可能会直接加速或延迟材料的降解。生物可降解材料和机体组织之间的这种相互作用能使各自的功能和性质都发生相应的改变，结果不仅会导致材料本身的变性或功能受到破坏，更重要的是对机体的组织器官可能造成各种不利的影响。因此，对于生物可降解类材料在临床应用之前，除了需要评估材料本体的生物相容性外，还应分析材料的降解产物，评价其潜在的生物安全性。

（二）生物降解反应的评价

生物降解反应的评价是指对具有潜在可吸收和（或）降解特性的生物材料及其降解产物，或者具有释放潜在毒性化合物的材料，评价其在发生生物降解反应过程中对生物体局部或全身可能产生的危害。评价程序首先应考虑在体外模拟体液的环境下对材料潜在的降解产物进行定性和定量分析，然后，参照GB/T16886系列标准，将材料浸泡在细胞培养液、0.9% NaCl水溶液、磷酸缓冲液、人工唾液或体液等不同的介质中一定时间后取浸泡液（降解液），酌情进行细胞毒性、刺激性、致敏性、遗传毒性、血液相容性、免疫毒性等生物学评价试验。此外，评价生物降解反应的关键还需将材料植入于动物体内，全面评估在生物体内降解材料发生降解过程中对局部组织和全身各脏器产生的影响，尤其应评价降解产物在体内吸收、分布和代谢过程，以及由此可能涉及的组织或器官功能的反应，这一过程涵盖了降解产物的毒代动力学研究。下面简单介绍几种常用的评价方法。

1. 体外评价　体外评价方法相对比较简单、快速、价廉、可重复，易标准化。通常将材料浸泡在适宜的介质中，选择37℃、50℃、70℃或121℃下持续一定时间（参照GB/T 16886.12）后，视不同材料特性，对其降解液进行相应的分析，以初步了解材料的降解产物的性质、含量、可能存在的毒理学危害以及对细胞的潜在毒性作用，为评估可降解材料的体内生物学反应提供基础数据。

（1）聚合物降解产物的体外定性与定量分析：参照GB/T 16886.13的标准，选择加速降解试验和实际时间降解试验，试验步骤见图7-2，根据理论上材料可能出现的降解产物，选择相应的分析方法，比如：对于PLA与PGA的共聚物，已知其最终降解产物分别是乳酸和乙醇酸，因此可以选择液相色谱法，分析降解液中是否存在乳酸和乙醇酸，以及在体外不同时段中的含量。

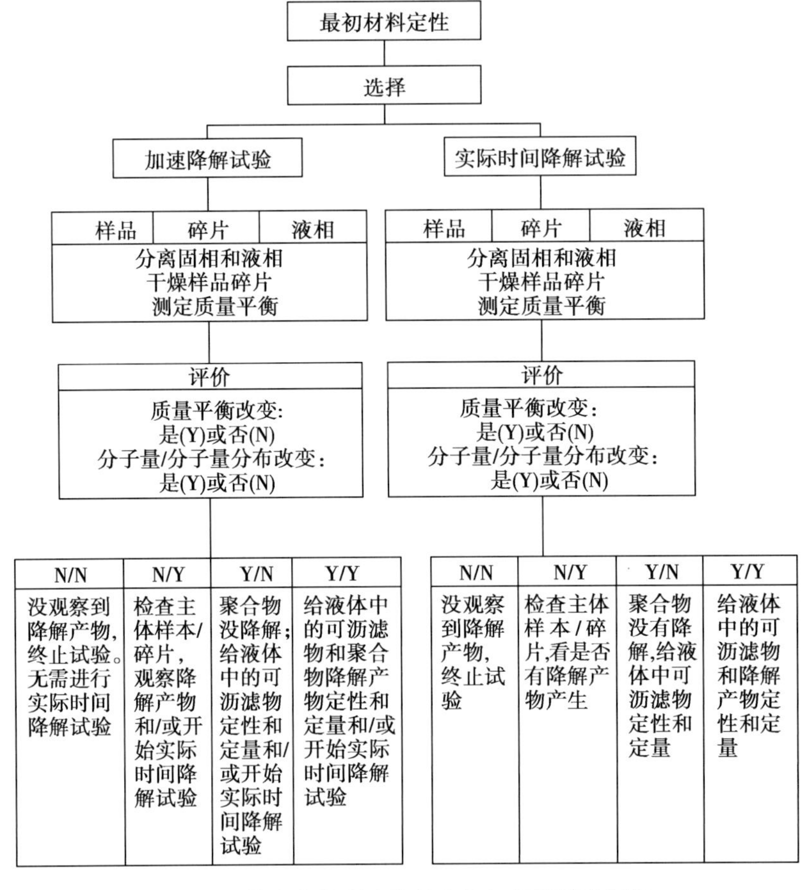

图7-2　聚合物降解产物的定性与定量试验步骤

(2) 陶瓷降解产物的体外定性与定量分析:参照GB/T 16886. 14的标准,选择极限溶液试验或模拟溶液试验,前者是在低pH值下观察可能产生的降解产物,后者是模拟体内正常pH值下的试验。究竟如何判定极限试验和模拟试验,可参见以下流程图(图7-3)。无论哪一种试验,最终都可以选择电感耦合等离子体(ICP)对降解液中的成分以及含量进行分析。该试验只考虑因化学离解而产生的降解产物。

(3) 金属与合金降解产物的体外定性与定量分析:参照GB/T 16886. 15的标准,选择加速降解试验,以测定金属材料的腐蚀行为,其中开路电位试验是用于零偏差条件下的降解材料;动电位试验是用于测定材料的一般腐蚀行为和测定在电位/电流密度曲线上的某些固定点阳极电位(Ea)和钝化电位(Ep)值;恒电位试验是用于在一个规定电位下加速降解试验材料。

(4) 细胞毒性评价:这是一项常用且较灵敏的试验,选用细胞培养液为浸泡介质,材料浸泡一定时间后将降解液与培养的细胞共培养,运用四甲基偶氮唑盐(MTT)、MTS[3-(4,5-dimethylthiazol-2-yl)-5-(3-car-boxymethoxy-phenyl)-2-(4-sulfophenyl)-2H-tetrazolium, inner salt,MTS]以及中性红染色(neutral red staining)等方法,在酶联免疫检测仪下测定吸光度值,最后判定降解产物对细胞增殖活力的影响。进一步可采用细胞生物学或分子生物学的研究

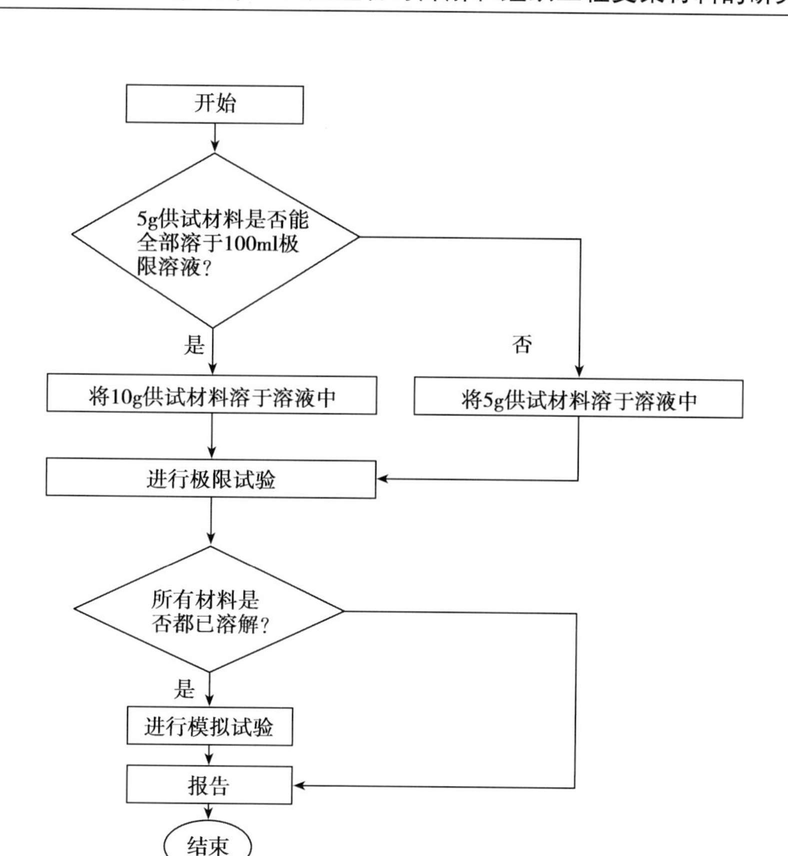

图 7-3　判定进行极限试验和模拟试验的流程图

手段，对共培养后的细胞周期、凋亡率、基因和蛋白的变化进行分析。已有研究表明：PGLA材料在浸泡比例为 0.5cm²/ml、浸泡条件为 37℃、72 小时下可引起细胞增殖率下降；浸泡比例为 6cm²/ml 时，即使是 37℃、24 小时，也出现了一定程度的细胞毒性。另外，材料浸泡 2 周和 4 周，其降解产物对细胞无明显的毒性作用，而浸泡 6 周起，降解液的细胞相对增殖率有降低趋势。由此说明降解产物多，对细胞的负面影响会更明显，降解成分的蓄积在一定程度上会对细胞的增殖产生影响。

2. 体内评价　体内评价是最接近应用状态的一种评价，尽管动物与人体之间还存在差异，但是试验体系是在生物体内进行，能反映动态环境下生物降解材料所致的生物学反应。材料对机体的影响包括：长期和短期的影响；全身和局部植入区的反应。

（1）一般毒理学研究：可以考虑采用浸泡不同时间获取的体外降解液，对合适的动物进行局部刺激性、全身毒性、皮内反应、致敏性、血液相容性、免疫毒性等方面的试验，具体的试验方法可以参照本书第十六章以及 GB/T 16886。

（2）植入后局部组织反应评价：根据可降解材料的实际使用情况，选择骨、肌肉或皮下组织为植入部位，至少设计 3 个时间点为试验的观察期：①没有或仅有少量降解时；②当降解开始发生时；③当达到组织恢复或接近全部降解、组织处于稳定状态时。由于降解产物对局部组织往往具有一定的刺激作用，因此，在材料降解的过程中，组织的慢性炎症反应持续存在，特别是巨噬细胞对降解产物的吞噬现象明显（图 7-4、图 7-5）。因此，在组织学评价时,应特别引起重视,切勿对降解尚未完成、组织仍处于炎症状态时的材料盲目下结论,而应该根据该材料完全降解后组织是否处于稳定状态来作出最终判断。除此以外,在组织学观察时还需要关注材料的特征,如游离颗粒、纤维形成、无定形胶、微晶体等。

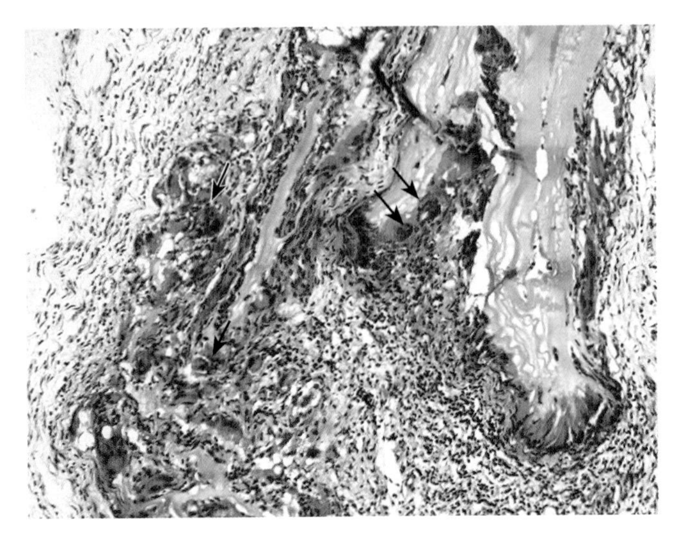

图7-4　硅酸钙陶瓷骨植入12周的组织反应(上海交通大学口腔医学院 孙皎供图)
→所示为吞噬材料后的巨噬细胞(×200)

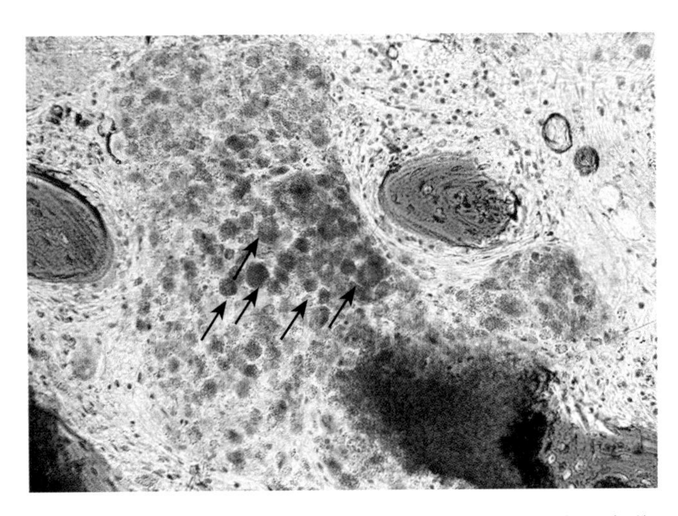

图7-5　透明质酸钠皮下植入4周的组织反应(上海交通大学口腔医学院 孙皎供图)
→所示为吞噬材料后的多核巨细胞(×200)

(3) 毒代动力学研究:这是研究降解产物在体内的吸收、分布、生物转化和排泄过程中随时间发生的量变规律,其目的是要了解降解产物:①被吸收的速度和程度;②随血液循环在体内各脏器、组织和体液间的分布特征;③消除或排泄的途径、速度和能力;④在体内蓄积的可能性、蓄积部位与程度、持续时间等。目前,推荐首选的方法是放射性核素标记与示踪技术,运用该技术可以评价降解产物在体内的吸收、分布、代谢和排泄状况。但是,该方法相

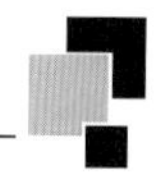

对耗资、耗物、耗人力，整个实验条件要求比较高，为防止放射性核素的污染，需要特殊的标记场所（有的需要在合成材料的同时就进行标记）、特殊的动物饲养和实验场所。

三、口腔生物可降解材料的应用与研究现状

生物可降解材料因能在体内逐步降解而最终原位消失，已成为口腔生物材料研究和未来发展的一个重要方向。目前生物可降解材料已用于口腔组织修复、药物载体、颌骨固定等领域，作为组织工程支架材料正在进行大量的科学研究与验证，下面就生物可降解材料在口腔医学中的应用和研究现状作一概述。

（一）药物缓释载体

药物缓释载体是生物可降解材料的重要应用领域。药物控释体系是指药物被装载在一种载体上，根据需要能在指定的时间和时间间隔内释放药物，并能控制药物释放的浓度，有的载体材料还具有特异性地携带药物到达某特定组织的功能。药物控释体系的应用可以大大提高药物的疗效，减少用药量和药物的毒副作用。生物可降解高分子材料用于药物控制释放载体时，随着载体逐渐降解，载体结构逐渐变得疏松，致使药物在载体中扩散、溶解及释放的阻力减小，药物的释放速率加快，从而达到了药物的长期恒量释放的效果。此外，当长效药物载体植入体内，在药物释放完后也不需要再经手术将其取出，明显减少患者的痛苦。目前作为药物载体被广泛研究的生物可降解性材料有聚磷酸酯、聚酯类、聚酸酐、甲壳素、胶原等聚合物，临床主要应用包括：聚酸酐用于化疗剂的载体治疗肿瘤；庆大霉素-聚酸酐作为局部控释制剂治疗骨髓炎等。

（二）颌骨固定

虽然金属作为骨折的内固定物材料具有强度大的优点，但同时也存在：①与骨组织的刚性不匹配，易产生应力遮挡效应，导致位于内固定物下方的骨皮质变薄、骨密度降低和骨折愈合延迟；②金属固定物在体内易发生腐蚀，引起局部组织炎症；③固定物需要二次手术取出，增加患者的痛苦。自 1984 年芬兰 Rokkanen 教授首次将可吸收螺钉用于治疗骨折以来，由自身增强聚乳酸和聚乙醇酸制成的可吸收螺钉及固定棒和接骨板等已经在各类骨折的治疗中得到广泛的应用。临床对照研究表明：生物可降解高分子类制品与金属内固定材料在骨折治疗效果上并无明显的差别，而且在改善金属应力遮挡的副作用、免去二次手术等方面具有一定的优势。因此，尽管以聚乳酸为代表的可吸收内固定材料目前还存在一些不足，如不能在骨折块之间加压、无法在 X 射线下显影、降解过程中局部出现无菌性炎症等，但临床上仍然是一种常选的骨折内固定材料，有着广阔的应用前景。

（三）组织修复

1. 骨组织修复　创伤、感染、肿瘤、先天性疾病等原因常常导致骨缺损，对其进行修复重建的目的是尽可能迅速、完全地恢复骨组织的结构和功能。自体骨移植是治疗骨缺损的最好方法，但其来源有限，同时从自体健康无损的区域获取组织必定增加一个新的创伤，而且供骨区也存在一定的并发症。为了解决这些问题，近年来，人们采用人工合成的生物可降解材料进行了大量的研究，特别是磷酸钙生物降解陶瓷受得了广泛的关注，目前通过工艺技术的改进已制备出不同形状、剂型（固体、粉末、糊剂等）及不同孔隙率和降解率的骨缺损修复产品，比如 β-磷酸三钙（β-TCP）、磷酸钙水泥（CPC）等生物可降解无机陶瓷材料，它们的主

要成分为钙和磷,与骨的无机成分相似,具有良好的生物相容性和骨引导等作用。目前,这两种材料已被广泛应用于因各种原因造成的颌骨缺损的填补以及牙槽骨缺损的修复等方面。

2. 引导组织再生　正如第六章所述,GTR 和 GBR 对牙周病治疗及对颌骨缺损治疗的有效性已被大量研究所证实,其中膜材料的选择在引导组织再生过程中至关重要。早期的研究多采用非降解类材料,但由于需要二次手术取出,在一定程度上干扰了成骨作用,减少了成骨量,降低了引导性骨再生的预期效果。近年来临床上已逐渐倾向于选择应用可降解类膜,这类材料所具有的可降解和能被机体吸收的优势得到人们的青睐。目前,生物可降解高分子材料制成的膜材料不仅被用于牙周病的治疗,而且还被考虑用于牙种植区骨量不足、骨缺损修复等方面,具有广阔的应用前景。

(四) 组织工程

组织工程的四大要素之一——支架材料是组织工程化组织应用成功与否的一个关键,要成为组织工程支架材料的最重要的基础是材料必须具有生物可降解的特性。因此,近年来对应用于组织工程领域的生物可降解材料已越来越受到人们的关注。下面围绕口腔组织工程,举例介绍支架材料的应用与研究现状。

1. 牙周治疗　应用于牙周组织工程的支架材料主要有胶原、明胶、壳聚糖、β-TCP、生物活性玻璃、PLA、PGA 及其共聚物等。目前研究较多的是含 2 种以上的生物可降解材料复合物或经表面改性的支架材料,复合后的材料可弥补单一材料存在的缺陷,而经过表面修饰的支架材料,能使材料更适于组织生长。最近,有学者采用冰冻-干燥法研制出一种 β-TCP/壳聚糖支架材料,该支架具有均匀的三维结构、适当的孔径(120μm)和较高的孔隙率(91.07%),适合牙周膜细胞的附着和生长。

另外,随着纳米科技的发展,采用纳米技术将各种材料以纳米结构形式进行混合,使支架材料为不同细胞的生长提供所需要的环境,由这类技术所形成的支架特别适用于牙周复杂结构的重建。例如,有学者利用静电纺丝技术将多壁碳纳米管(multiwalled carbon nanotubes,MWNTs)和 HAp 纳米颗粒混入 PLLA 中,制成 PLLA/MWNTs/HAp 膜,并用其培养牙周膜细胞,结果表明:该膜支架不仅具有较好的生物相容性,而且更有利于牙周膜细胞的生长。

2. 颌骨修复　颌骨缺损的修复已成为口腔骨组织工程研究的重点,众多学者对此开展了一系列有益的研究工作。目前应用于口腔骨组织工程的支架材料主要有天然材料和人工合成材料两大类。其中胶原、壳聚糖、β-TCP、HAp、PLA、PGA 及其共聚物等已经广泛应用于骨组织工程的研究中。有报道利用计算机辅助设计和快速成型制造技术可以制作特定孔径的、个体化形状的组织工程支架材料。

3. 皮肤/黏膜修复　目前被用于皮肤组织工程的支架材料主要有胶原、透明质酸和 PLGA 等。其中利用牛Ⅰ型胶原构建的组织工程皮肤 Apligraf™、透明质酸构建的组织工程皮肤 Laserskin 以及利用聚乳酸羟基乙酸纤维网片构建的组织工程皮肤 Dermagraft 都已商品化,被应用于临床。

(孙　皎)

第二节　组织工程支架材料的种类、要求与特性

组织工程支架材料是组织工程化组织的最基本构架,也是组织工程研究必不可少的物

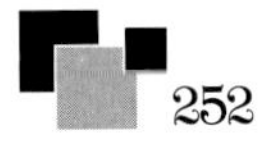

质基础。可降解的支架材料不仅能为细胞和组织生长提供适宜的环境,而且还能随着组织的构建而逐渐降解和消失。组织工程用的支架材料种类繁多、应用广泛。根据支架材料的性质,可分为高分子类支架材料(天然、合成)、生物陶瓷类支架材料、金属镁及镁合金支架材料和复合类支架材料,复合支架材料可以是同一类材料之间的复合,如胶原与聚乳酸的复合;也可以是不同类材料之间的复合,如羟基磷灰石与甲壳素复合或羟基磷灰石与聚乳酸的复合等。本节将简要介绍组织工程支架材料的种类、要求和基本特性。

一、高分子类组织工程支架材料

(一) 天然可降解高分子类支架材料

天然可降解高分子材料来源于生物体,是人类最早使用的生物材料之一。这类材料的最大优点在于它本身包含着许多生物信息,能保证足够的细胞亲和性和组织亲和性,并能最终降解为多糖或氨基酸而被机体吸收和利用,是组织工程支架材料发展的一个重要方向。由于组织工程支架材料在生物体内发挥的作用相当于 ECM 的作用,天然 ECM 是一类非常复杂的物质,它可以对细胞的增殖、迁移和分化进行调控,最终指导器官的发育和形成。在许多情况下,人工合成材料却难以模拟天然 ECM 所具有的一些特性,因此,人们从天然 ECM 中直接提取某些聚合物成分,通过加工可以形成符合组织工程要求的支架材料。这类材料的共同特点是:①可以与细胞和各类生长因子相互作用而调节细胞功能、维持组织的完整性;②易于和一些生物活性分子结合实现材料表面改性;③相比人工合成材料具有更为优良的生物相容性。然而,它们也存在一些不足,比如:①力学性能较差,有时难于满足组织构建的基本要求;②大规模生产过程中容易出现质量难以控制、性能变化与结构变化不成比例等问题;③材料来源有限、价格相对比较昂贵。目前,这类支架材料包括胶原、明胶、纤维素、甲壳素、海藻酸盐、透明质酸等。表 7-2 列举了部分天然高分子类支架材料及其在组织工程领域中的应用。

表 7-2　部分天然聚合物支架材料及其在组织工程领域中的应用

聚合物种类	物理形态	应用领域
胶原蛋白	固态多孔支架、基质、薄膜、管状等	软骨、皮肤、血管、神经、角膜等组织工程
纤维蛋白	水凝胶	软骨、血管组织工程
多聚糖	水凝胶	软骨、肌肉、牙髓等组织工程
甲壳素及其衍生物	水凝胶、多孔海绵、电仿丝等	皮肤、神经、骨和软骨、肝脏等组织工程
透明质酸	水凝胶	皮肤、骨、血管、神经、角膜组织工程
藻酸盐	水凝胶	骨、软骨组织工程

1. 胶原蛋白　胶原(collagen)蛋白是动物体内含量最丰富的蛋白质,约占人体蛋白质总量的 30% 以上,广泛存在于动物的皮肤、骨、软骨、牙齿、韧带、肌腱和血管中,是支持组织和结缔组织极重要的结构蛋白,起着支撑器官、保护肌体的功能。人体内至少有 22 种胶原蛋白,Ⅰ型、Ⅱ型和Ⅲ型胶原是体内含量最高的 3 种胶原蛋白,Ⅰ型胶原主要存在于皮肤、肌

腱、角膜、牙本质和筋膜组织中,而关节软骨重量的10%是Ⅱ型胶原。目前,胶原广泛应用于生物可降解缝线、人造皮肤、伤口敷料、人造肌腱及血管。

(1) 一般特性:胶原蛋白一般呈白色透明、无分支的原纤维,其周围是由多糖和其他蛋白质构成的基质,具有高亲水性的特性。胶原蛋白有一定的氨基酸排列顺序,如-甘氨酸-脯氨酸-羟脯氨酸-甘氨酸-X-(其中X可以为任一氨基酸),这些氨基酸呈3α-螺旋结构。单一胶原易于制备,其侧链含有很多能与多种高分子材料以化学键结合的活性基团。经纯化的可溶性胶原在体外可再次形成与天然胶原纤维类似的有序纤维状结构,且免疫原性被大大减弱,这种纤维再形成能力更有利于细胞-基质间的相互作用。

(2) 生物学特性:胶原是细胞附着和迁移的支架,通过介导化学和力学刺激调节细胞的分化,它对种子细胞的早期黏附和分化增殖均有明显的促进作用。作为组织工程支架材料,胶原蛋白具有优异的生物学特性:

1) 低免疫原性:胶原蛋白与其他蛋白质相比,其免疫原性非常低。特别是当胶原以胶原组织和纯化胶原形式使用时,这一优势更为明显。

2) 良好的生物相容性:胶原蛋白无论是在降解前作为形成新组织的支架,还是在降解后被机体吸收,成为宿主组织的一部分,均与细胞周围的基质有着良好的相互作用,表现出良好的协调性,成为细胞与组织正常生理功能整体的一部分。

3) 细胞适应性和细胞增殖作用:胶原蛋白可与细胞相互作用并能影响细胞形态,各种细胞均可在体内或体外、直接或间接与不同类型的胶原作用,通过这种作用以控制细胞的形态、运动、骨架组装、增殖与分化等行为,胶原不仅有利于细胞的存活和生长,而且对细胞的分裂功能也有促进作用。

4) 促进血小板凝集:胶原蛋白的天然结构尤其是完整的四级结构,是其具有凝血能力的基础。胶原蛋白的止血功能体现在能促进血小板凝聚和血浆结块,血小板凝聚后,可形成血栓,血浆结块可阻止流血。

5) 生物降解性:胶原蛋白具有紧密牢固的螺旋结构,大多数蛋白酶只能切断胶原侧链,而只有特定的蛋白酶在特定的条件下才能破坏胶原肽键,肽键一旦断裂,其螺旋结构即被破坏,断裂的胶原多肽就被蛋白酶彻底水解。另外,细胞吞噬作用在胶原的降解过程中也有一定的作用。

(3) 力学性能:胶原蛋白相比其他天然可降解类高分子材料,具有较高的力学强度,主要是因为胶原的天然交联结构,胶原的这一结构特点有利于组织在受到外力作用时能量的耗散,避免破裂。因此,在胶原的制备过程中应尽量保留这一结构,且尽可能地保留其中的蛋白多糖,以维持胶原固有的卷曲态。

(4) 组织工程中的应用:利用胶原的天然网状结构,可以将其加工成多孔状的固态和凝胶态支架。有资料显示:人皮肤成纤维细胞能迅速地吸附于蜂巢状的胶原薄膜上,并在孔隙中增殖,60天内形成类似于皮肤的结构;将基因转染重组骨形态蛋白2和胶原复合后植入兔关节软骨缺损处,术后12周观察到新生软骨的形成,支架材料逐步降解被吸收,无明显的免疫反应;利用计算机辅助设计和三维打印技术制作具有内部连通孔隙的胶原支架,能为细胞提供更好的生长环境和机械性能,使细胞在支架中生长良好,保持表型稳定。

必须指出,胶原蛋白易溶于水,不易塑形,体内胶原酶极易使其降解,因此,难以单独用做骨或其他需要受力部位的组织工程支架材料。近年来,人们采用胶原与其他具有一定力

学强度的可降解生物材料复合，例如，胶原-聚乳酸、胶原-羟基磷灰石、胶原-壳聚糖，或与其他聚合物诸如聚磷腈、聚酯尿烷的复合等，这些支架都在一定程度上显示出良好的应用前景。有研究将1型胶原（属细胞外基质蛋白）与透明质酸和几丁质（甲壳素）相复合，开发了仿生的三组分聚合物支架材料用于骨组织工程。支架上接种人骨髓间充质干细胞（hMSCs），结果发现材料能有效提供充分的细胞黏附力，促进hMSCs的增殖、迁移及成骨分化。

2. 纤维蛋白　纤维蛋白（fibrin）是一类由机体合成的生物聚合物，即纤维蛋白原（一种血浆蛋白）在生理途径下凝固所形成的一种材料，在体内纤维蛋白原在凝血酶与Ca^{2+}的作用下、通过肽键可交联形成立体网状结构的纤维蛋白凝胶，在伤口愈合过程中作为成纤维细胞生长的支架。

（1）一般特性：纤维蛋白是天然细胞外基质成分，亲水性好，可塑性强，在注射状态下具有可流动特性（溶胶），注入体内后通过物理或化学作用又可形成具有一定形状和力学强度的支架（凝胶）。通过降低凝血酶浓度的方法可以延缓纤维蛋白的聚合过程，为凝胶的塑形提供充分的时间。纤维蛋白的降解主要靠纤维蛋白溶解酶（纤溶酶），纤维蛋白溶解酶原（纤溶酶原）激活纤溶酶，纤溶酶使纤维蛋白转变成为纤维蛋白多肽（FDP），并阻止纤维蛋白单体进一步合成多聚体。

（2）生物学特性：纤维蛋白的生物相容性良好，免疫原性低，并具有促进细胞分化的作用。有人将BMSC与纤维蛋白复合注射于鼠大脑右半球的皮质损伤处，4周后发现纤维蛋白能显著促进骨髓基质细胞的存活、迁移和分化。

（3）组织工程中的应用：由纤维蛋白制成的支架主要被用于软骨组织工程，利用纤维蛋白与软骨细胞构建的软骨组织与天然组织相比具有相似的生物化学特性和力学性能。其中自体纤维蛋白支架由于其较低的纤维蛋白原浓度，更适合细胞生长。然而，纤维蛋白凝胶存在力学强度不足、大量获取困难、降解时间难以控制等缺点，难以单独作为组织工程支架材料。最近，有研究将纤维蛋白/透明质酸水凝胶与可降解多孔PLGA的复合支架用于组织工程气管重建，取得了很好的效果。纤维蛋白与可生物降解聚氨酯（PU）形成的复合支架也能有效诱导人脂肪干细胞（ASCs）的成脂分化。

3. 藻酸盐　藻酸是一种海藻胶质的酸，藻酸盐（alginate）是藻酸的盐类，一种无水D-甘露糖醛酸的聚合物，目前应用的藻酸盐主要有藻酸钠（sodium alginate，AGS）和藻酸钙（calcium alginate，AGC），藻酸钠多来自海洋的藻类植物（海带或海藻），藻酸钙是藻酸钠的置换物。

（1）一般特性：藻酸盐具有很好的亲水性，营养物质易于渗透扩散，在体内能以酶解方式形成甘露糖醛酸和葡萄糖醛酸单体。藻酸盐在二价阳离子存在的条件下可交联形成网状开放晶格的水凝胶，该结构为细胞生长提供所需的三维支架。

（2）生物学特性：藻酸盐具有良好的生物相容性，无明显免疫原性，其酶解产物对人体无毒副作用，所形成的水凝胶支架：①有利于承载大量的细胞，能创造类似细胞生长的微环境；②有利于细胞之间的营养和代谢物质的交换；③有利于细胞的黏附和增殖；④有利于细胞间信号转导，维持细胞的表型及其表达。藻酸盐这种优异的生物学特性，使其能在骨或软骨组织工程中发挥重要作用。

（3）组织工程中的应用：利用藻酸钠分子遇二价阳离子发生侧向交联，由液态变为凝胶态的特点,不仅可以使种子细胞更好地附着于支架材料上,避免细胞丢失,还可以随意调整种子细胞的浓度,以适应各种应用的需要。有学者运用组织学、生物化学和免疫组化等方法,分别从体内和体外证实了在藻酸盐三维培养系统中生长的细胞能保持原有的形态和表达特有的基因,适用于组织工程研究领域。比如:将诱导后的犬骨髓基质细胞复合藻酸钙用以修复犬双侧下颌牙水平形牙槽骨缺损,结果显示良好的治疗效果。最近,有报道在0.2mol/L $SrCl_2$溶液中滴加2.0wt%藻酸钠,制备出一种新型的注射型藻酸锶水凝胶,将骨髓间充质干细胞(BMSCs)接种到水凝胶后培养,发现藻酸锶水凝胶具有良好的物理化学性能,能为BMSCs提供适宜的生长环境,促进BMSCs的增殖和成骨分化,被认为是一种潜在的注射型骨组织工程支架材料。另有研究研发一种多孔三维的明胶-透明质酸-藻酸盐(GHA)高分子复合物,该复合物黏弹性好,能在较高负荷下不发生折裂变形,有望作为一种有应用前景的干细胞成骨分化的基质。

藻酸盐微胶囊是组织工程中新型的细胞运载工具。有研究利用静电液滴发生器将小鼠成骨样细胞(MC3T3-E1细胞)送入藻酸盐-甲壳素复合物(AC)微胶囊中,再混入注射型的磷酸钙骨水泥(CPC)内部。结果发现:从微胶囊中释出的细胞能黏附于CPC支架上,并有效增殖、成骨分化以及形成矿化结节。由此提示藻酸盐-甲壳素(AC)微胶囊是有效的细胞负载工具,可应用于骨组织工程的研究。

4. 甲壳素及其衍生物　甲壳素(chitin)亦称几丁质或甲壳质,是自然界中仅次于纤维素的天然多糖,广泛存在于昆虫、甲壳类动物外壳及真菌细胞壁中,其资源丰富,分布广泛。甲壳素若脱去分子中的乙酰氨基就可以转化为可溶性甲壳素,或称壳聚糖(chitosan),又称壳聚胺或几丁聚糖,壳聚糖是多糖中仅有的一种碱性氨基多糖。

(1) 一般特性:甲壳素有α、β、γ三种晶型,通常不溶于一般的有机溶剂和酸碱,化学性质非常稳定,应用有限。而壳聚糖的溶解性大为改善。甲壳素及其衍生物的结构和某些性质与细胞外基质中的主要成分氨基多糖极为相似,这类天然多糖呈碱性,无味。

(2) 生物学特性:甲壳素及其衍生物具有良好的生物相容性及生物可降解性。在特定的条件下能选择性促进表皮细胞生长、抑制成纤维细胞分裂,促进血管内皮细胞、角质细胞、成骨细胞等多种组织细胞的黏附与增殖,同时,还被证明具有缓释和抑制炎症反应的作用。这些独特的生物学效应,为其作为组织工程支架材料创造前提。甲壳素及其衍生物在体内的降解与其脱乙酰化程度、分子量大小以及制作工艺等因素有关,通常降解是通过水解和酶解(溶菌酶)的方式,研究表明:体内的溶菌酶对其催化水解的能力是随着脱乙酰化程度的升高而降低。甲壳素及其衍生物的代谢途径是:先分解成低聚物,然后经过一系列化学反应,一部分以二氧化碳形式从呼吸道排出体外,另一部分以糖蛋白的形式为人体呼吸利用。因此,甲壳素及其衍生物的降解产物对人体健康基本无害,是一种较理想的细胞外基质材料。

(3) 组织工程中的应用:甲壳素及其衍生物作为组织生长因子的载体和组织工程支架材料已被广泛应用于皮肤、神经、骨和软骨以及肝脏组织工程的研究中。由于壳聚糖具有自由氨基和羟基,以及本身性质活泼的特性,故它能被多种化学物质修饰,形成与壳聚糖复合的各种新型支架材料,使修复效果提高,应用领域广泛。有文献报道:将壳聚糖与PLA-PGA共聚物复合,不仅显示材料的压缩强度与骨小梁相似,适用于承重骨的骨组织工程支架,而且还证明成骨细胞在支架上能很好地黏附、增殖和分化。另有学者将聚(N-异丙基丙烯酰胺)[poly(N-isopropylacrylamide),PNIPAAm]接枝壳聚糖凝胶后复合间充质干细胞(MSCs)

注射于兔膀胱黏膜下层,14 周后发现黏膜下层异位形成了软骨组织,说明该支架材料在体内能促使 MSCs 向软骨细胞分化。然而,甲壳素及其衍生物作为组织工程支架材料尚存在一定的局限性,比如材料的力学性能较差,在含水的环境中难以塑形等。

5. 透明质酸　透明质酸(hyaluronic acid,HA)是一种结构最简单的氨基聚糖,广泛分布于动物和人体组织及细胞外基质中,在眼玻璃体、关节滑液、脐带、皮肤中含量较高。

(1) 一般特性:HA 是一种酸性黏多糖,本身带有负电荷,结构疏松,在水溶液中其分子表面含有许多亲水性基团,能结合大量的水分子,HA 分子上的羧基基团可以通过在其上面添加交联剂得到透明质酸凝胶,或在其上面添加生物活性大分子以实现材料表面改性,且更利于组织细胞的生长。

(2) 生物学特性:HA 在体内主要是通过酶解,在透明质酸酶、β-D-葡萄糖苷酶和 β-N-乙酰-D-氨基已糖苷酶等作用下分解为单糖,在胞质内进行氧化代谢,最后以小分子代谢产物如 H_2O 和 CO_2 等排出体外。HA 不仅能为种子细胞的生长提供类似胚胎软骨发育的微环境,而且也能使纤维细胞、软骨细胞和间充质干细胞等在支架上很好地增殖,HA 的这些特性尤其适合作为组织工程支架材料。

(3) 组织工程中的应用:将壳聚糖与透明质酸混合制得水凝胶,接种软骨细胞后细胞能很好地黏附于支架上,维持细胞的表型,保持细胞的有丝分裂,生成Ⅱ型胶原及蛋白聚糖。有研究利用喷雾辅助分层组装技术,快速可控地在多孔 HA(真皮组成成分)支架上沉积主要由 HA 和多聚 L 赖氨酸(表皮成分)组成的聚合电解质多层膜,该膜能促进细胞黏附,使皮肤的表皮屏障功能再生。研究表明:当人角质细胞在多孔支架上附着和增殖后,细胞并不会侵入到多孔的真皮部分,由此为成纤维细胞在支架上接种培养预留了空间。因此,该支架有望应用于组织工程全层皮肤缺损的修复。

(二) 人工合成可降解高分子类支架材料

人工合成的生物可降解高分子材料在组织工程领域中的应用备受关注。一般认为,人工合成可降解高分子材料比天然可降解高分子材料具有更大优势。因为它相对性能稳定,生产重复性好,可实现规模化生产,并且通过采用一定的物理、化学手段,能对材料进行改性,以满足不同的应用需求。因此,人工合成高分子材料在生物医用材料领域的应用更加广泛。

随着聚合化学和加工技术的发展,人们可以通过改变聚合物的主链和侧支基团的化学结构、聚合物的分子量或水凝胶的孔径等对聚合物的降解机制和速率、亲水性/疏水性、膨胀率和机械强度进行调控。聚合物可以呈固态(不含水)支架或可溶性的(含有可吸水的交联网状结构)水凝胶。固态聚合物经各种加工技术能制成包括膜状、多孔海绵状、管状和纤维状等多种组织工程支架,以此有效控制组织的三维生长形态和细胞功能。水凝胶类支架材料的优点在于容易在生物体内定位成型,并能较为简易地包裹种子细胞。

在用于组织工程支架的人工合成可降解高分子材料中,以聚乳酸(PLA)、聚羟基乙酸(PGA)、聚 ε-已内酯(PCL)及其共聚物(如 PLGA 等)为代表的脂肪聚酯类应用最为广泛。此外,还有聚酸酐(polyanhydrides)、聚羟基丁酸酯(polyhydroxybutyrate,PHB)、聚乙二醇(polyethylene glycol,PEG)、聚乙烯醇(polyvinyl alcohol,PVA)、聚丙烯-反丁烯二酸酯(polypropylene fumarate,PPF)、聚磷腈(polyphosphazenes)、聚酯脲烷(polyester urethane)、聚原酸酯(polyorthoesters,POE)等。表 7-3 列举了部分人工合成聚合物及其应用潜能。

表7-3 各种人工合成聚合物及其应用潜能

聚合物种类	物理形态	应用潜能
聚酯类(PGA/PLA/PCL)	多孔支架、纤维、管状等	软骨、骨、皮肤、血管、腺体、神经、肝组织工程和药物载体等
聚酸酐[poly(anhydride)]	网状交联结构	骨组织工程和药物载体
聚丙烯-反丁烯二酸酯(PPF)	固态、水凝胶共聚物	骨、心血管组织工程
聚乙烯醇(PVA)	多孔支架、水凝胶	软骨、神经组织工程
聚乙二醇(PEG)	固态、水凝胶	软骨组织工程
聚羟基丁酸酯	固态	神经、心脏组织工程

1. 聚乳酸、聚乙醇酸及其共聚物　PLA 和 PGA 及其共聚物均属于α-聚酯类。这类材料在体内主要通过水解而降解,由于具有良好的生物相容性和可降解性,被广泛应用于组织工程的支架。

(1) 材料制备、结构与性能:

1) 制备:PLA、PGA 和 PLGA 可通过直接缩聚法和开环聚合法制备而成。直接缩聚法简单,但获得的聚合物分子量较低、分子量分布较宽,强度低,易分解,且聚合温度高时,常导致产物变色,故应用受限。开环聚合法是通过乳酸和羟基乙酸的二聚体丙交酯(LA)和乙交酯(GA)的开环聚合或共聚得到,根据引发剂的不同,LA 和 GA 的开环聚合可分为正离子聚合、负离子聚合和配位聚合。由于正、负离子开环聚合所制得的聚合物均难以得到高分子量的 PLA 和 PGA,所以,通常选用配位开环聚合,聚合采用的引发剂主要有辛酸亚锡[$Sn(Oct)_2$],它使用方便,聚合条件要求不高,聚合中可与有机溶剂和熔融 LA 单体互溶,催化活性高,不易产生消旋化,目前是应用最广、效率最高、毒性最低的引发剂之一。然而,$Sn(Oct)_2$也存在一定的细胞毒性,因此,寻找低毒性且含有能参与人体新陈代谢的金属离子(Ca、Mg、Fe、Zn 等)的引发体系成为关注的热点。

影响聚合的因素很多,如单体纯度、聚合体系的真空度以及引发剂的浓度等。单体纯度和体系真空度越高,引发剂的浓度越低,则分子量越大。另外,反应时间和温度也会影响分子量大小,不适宜的反应条件会造成产物消旋化。

2) 结构:乳酸是手性分子,它存在两种不同立体结构的同分异构体,因而聚乳酸具有四种不同形态:聚-D-乳酸(PDLA)、聚-L-乳酸(PLLA)、聚-DL-乳酸(PDLLA)和 meso-PLA。它们在结构和性能上也有一定差别。其中 PLLA 是半结晶状高分子,具有较好的力学性能及可控的降解速率,常用医用缝合线、医用植入材料及组织工程材料。PDLLA 是无定形高分子,常用于药物控释载体,这两种聚乳酸相对应用较多。

聚乙醇酸(PGA)是结构最简单的脂肪聚酯。其突出的特性是高结晶性,造成其熔点高及在有机溶剂中溶解度低。与 PGA 相比,PLA 由于有一个甲基,其亲水性和结晶度都较低,在有机溶液中溶解速率更大。

3) 性能:PLA、PGA 和 PLGA 的性能依赖于其纯度、分子量大小及其分布等。采用不同的制备方法,所得到的高分子的结构和性能也不同。PLA 机械强度相对较高,体内降解时间多在 12 个月以上,降解生成乳酸单体,乳酸经三羧酸循环最终分解为 CO_2 和 H_2O 被排出体

外。PGA 机械性能较差，体内降解时间在 3～12 个月或更短，降解过程中强度迅速衰减，降解生成羟基乙酸，这是机体正常代谢的中间产物，极易参与体内代谢。为了要满足不同组织工程支架材料的需要，人们常常选用两者的共聚物聚乳酸羟基乙酸（PLGA）。一般认为共聚物两种单体的比例与其物理化学性质无明显的线性关系。PGA 是高结晶的，而 PLGA 的结晶度明显减少，这导致 PLGA 的水解速度加快。因而，PLGA 比纯 PGA 和 PLA 在体内的降解更快。

（2）材料改性研究：尽管 PLA 类聚酯材料有着良好的生物相容性、可降解性和一定的力学强度等优点，但作为组织工程支架材料仍存在：①亲水性不理想，不利于细胞黏附、生长和分化；②降解产物偏酸性，可引起无菌性炎症；③机械强度不足等缺点。为了解决上述问题，国内外学者进行了大量的改性方面的研究。

1）改善材料亲水性：种子细胞与支架材料的亲和性是影响组织工程器官成功的一个重要因素，PLA 和 PGA 均为亲脂性聚合物，若在主链中引入亲水性链段，可明显增强其亲水性，利于细胞黏附，亲水性和亲脂性两亲共聚物具有特别的医学应用价值。目前，为了提高 PLA 类聚酯材料的细胞黏附性，可通过以下多种方法来调整材料的组成结构或结合的方式，以达到增加材料亲水性的目的。比如，①采用亲水性的聚乙二醇（PEO）引发丙交酯、乙交酯单体聚合成 PLA-PEO-PLA 及 PGA-PEO-PGA 三段共聚物，或合成 PEO-PLA 及 PEO-PGA 二段共聚物；②采用氧等离子技术处理 PLLA 支架并将其与丙烯酸复合，使 PLLA 材料与水的接触角减小；③采用溶液浇铸法和粒子沥滤法制备 PLLA-猪衍生异种骨（porcine-derived xenogeneic bone，PDXB）复合支架，并对支架表面进行碱性水解处理，在改善 PDXB 亲水性的同时，增加材料表面粗糙度；④采用氨等离子体改性，在 PLA 表面引入-NH_2 基团；⑤通过在 PLGA 表面固定胶原及成纤维细胞生长因子或透明质酸，来提高材料的生物相容性。

2）降低无菌性炎症反应：PLA 类聚酯材料引起无菌性炎症的原因是与其酸性降解产物所致的局部 pH 值下降有关。将碱性物质如氢氧化钠、碳酸钙、碳酸氢钙、碳酸氢钠、羟基磷灰石等引入到高分子材料中，可代偿高分子降解引起的 pH 下降，有助于防止无菌性炎症反应的发生。有学者将 PLGA 支架用高浓度的 NaOH 溶液浸泡 10 分钟，然后与软骨细胞共培养，结果发现浸泡处理后的 PLGA 支架在软骨细胞数量、细胞内蛋白总量、细胞外基质成分等方面都明显优于未处理组。

3）提高材料的力学性能：PLA 类聚酯材料的力学性能不足是制约其广泛应用于组织工程支架的一个重要因素，许多学者通过与其他有机或无机材料的复合来达到提高其机械性能的目的。例如：①应用自增强技术，即用同种聚合物纤维来增强本体材料的强度。如采用 PGA 纤维增强 PGA 板，可使 PGA 复合材料的挠曲强度提高到 300MPa，远高于人体骨所能承受的挠曲强度（45～145MPa），足以满足骨折内固定治疗的要求；②合成一种羟基功能化聚苯乙烯（PS）-聚甲基丙烯酸甲酯复合物（PMMA），再将其插入到 PLLA 中，形成 PLLA-PS-PMMA 三元共混聚合物，使该聚合物的韧性显著提高；③在 PLLA 中混入二苯基甲烷-4，4'-二异氰酸酯（4，4-methylene diphenyl diisocyanate，MDI），能明显改善聚乳酸的力学性能；④将表面经改性处理的 HAp 与聚乳酸复合，能形成力学性能优良的 HA/PLLA 复合材料。

4）改善材料的生物活性：PLA 及 PGA 缺乏反应性基团，需要偶联活性分子来改善其与细胞的相互作用。因此，将带有双官能基团或双键的天然代谢物质引入聚乳酸大分子的主链或侧链中，可使材料既具有 PLA 的良好生物降解性和力学性能，又具有生物活性和反应性。另外,采用乙二醇引发丙交酯等单体聚合得到端基为羟基的聚乳酸,再与过量二异氰酸酯反应,使PLA两端具有反应性异氰酸酯端基,从而提高其反应性。

(3) 多孔支架的构建:作为组织工程支架材料,除了应具备生物材料应用所必需的一些基本性能以外,为了促进细胞的黏附、营养物质的传送及代谢产物的排出,支架材料还应具备高孔隙率、高比表面积和适宜的孔径等,这些要求的实现往往依赖于支架材料的制备技术。在组织工程支架的构建中,纤维网状和多孔泡沫这两种结构因其具有高的面积/体积比,故应用较多、性能也较为理想。目前,通过纤维固定技术可以制备纤维网状支架;通过雾化或喷雾技术可以对纤维表面进行涂层来制备多孔网状结构的支架;通过溶液浇铸-粒子沥滤法、气体发泡、相分离-乳化、熔融成型、高分子微球聚集以及热致凝胶化等方法,可以制备出高孔隙率PLA或PLGA泡沫。

2. 其他生物可降解高分子材料

(1) 聚己内酯(PCL):一种典型的脂肪族聚酯,由单体ε-己内酯通过正离子、负离子和配位插入开环聚合而成。PCL为半结晶态高分子,结晶度随相对分子量的增加而减少。PCL无毒性,具有良好的生物相容性和溶解性、低熔点(59~64℃)以及易与其他高分子共混等特性。但由于其结晶性强,降解速度较慢,远低于PLA,因此,作为组织工程支架材料,往往需要将己内酯(CL)与其他单体(如LA、GA等)共聚来改善支架的降解速度和力学性能。PCL降解分三个阶段:第一阶段是酯键的水解,由降解中间产物末端的羧基基团对PCL的降解起催化作用;第二阶段是生物体内的酶解,酶对PCL片段进一步降解;第三阶段是吞噬细胞的吞噬,吞噬降解的分子片段后在细胞内降解为小分子产物,随机体正常代谢排出体外。

(2) 聚酸酐:聚酸酐是单体通过酸酐键连接而成的聚合物,其种类多,包括脂肪族聚酸酐、芳香族聚酸酐、杂环族聚酸酐、聚酰酸酐等。其中脂肪族聚酸酐在几天内完全降解,芳香族聚酸酐需要几年才能完全降解。通过调整主链中两种单体的种类和组成,可以有效控制材料的性能和降解速率。聚酸酐的制备方法通常选择缩聚或者开环聚合,若需要得到高分子量的产物,可采用预聚物纯化或使用催化剂等方法。酸酐键在水中不稳定,能水解成羧酸,聚酸酐的降解过程相比聚酯类材料,其质量损耗和力学性能的下降更为均匀和持续。人们通过改变聚合物骨架的化学性质和单体比例以调节聚酸酐类共聚物的降解时间。聚酸酐具有良好的生物相容性和可降解性,常被用于组织工程的支架材料和药物载体。

(3) 氨基酸类聚合物:氨基酸类聚合物是一类新型的高分子材料,除了具有良好的生物相容性和生物降解性以外,还有一些其他聚合物所不具备的特性,比如其支链能与小肽、药物或交联剂等连接,形成各种不同性能的产物。另外,氨基酸链端带有-NH_2或-COOH等反应性官能团侧基,这些可以用来固定具有生物活性的分子,如蛋白质、糖类、多肽等,用以改善材料与细胞的相互作用。氨基酸类聚合物可以通过调解不同氨基酸的比例,来调控材料的酶解速率。聚氨基酸在体内主要以酶解为主,其降解产物为氨基酸,酶对氨基酸的降解有特异性。传统的组织工程支架材料与聚氨基酸共聚改性后,可明显改善与细胞的黏附能力以及生物相容性。然而,目前尚缺乏理想的生成高分子量聚氨基酸的聚合方法,且成本较高,故应用仍受到一定的限制。

(4) 聚羟基丁酸酯:PHB是一种聚酯类聚合物,采用碱性天然菌种使糖发酵制得,PHB具有一定的力学强度、良好的生物相容性和生物可降解性,无免疫原性,尤其是其所特有的刺激新骨形成的压电效应更适合作为骨折的内固定材料。然而,PHB加工温度范围窄,易

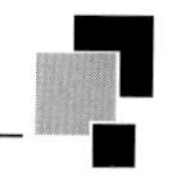

碎，遇热不稳定，降解时间长，柔韧性差，若将聚羟基戊酸引入主链，形成聚羟基丁酸酯-戊酸共聚物，在一定程度上可以改善其性能。

（5）聚原酸酯：POE是通过多元原酸或多元原酸酯与多元醇类在无水条件下缩合形成原酸酯键而制成，虽然材料本身为疏水性高分子，但经表面溶蚀的过程材料会发生降解，不产生碎片，降解早期不产生酸性代谢产物，以后缓慢释放，降解产物有轻微的细胞毒性，降解时间可通过酸性或碱性赋形剂来调节。由于POE存在亲水性差、降解缓慢等缺点，所以常采用共混、共聚等方法对其进行改性，以满足不同应用的要求。

（6）聚磷腈：聚磷腈是一组由交替的氮磷原子以交替的单键、双键构成主链的高分子。其降解是通过氨基酸酯的水解，生成羧酸，再催化主链而裂解，因此，通过改变材料的化学组成，可以调控降解的速度。该材料具有良好的生物相容性，降解产物无毒，已逐渐被用做组织工程支架材料。

二、无机类组织工程支架材料

无机类组织工程支架材料主要应用于组织工程化骨组织的构建，其中包括人工合成的可降解生物陶瓷、天然可降解生物陶瓷、镁及镁合金。由于钙、磷是人体骨组织中的主要无机成分，所以以钙、磷为主要组成元素的无机类支架材料可以为骨细胞提供一个更接近人体骨组织的生存环境，这类材料通常具备以下2方面的共性：①生物相容性好，不影响骨细胞在其表面的正常活性或干扰自体骨细胞的自然替代过程，即无免疫排斥反应或很小；②生物可降解性，植入后一定时间内被自体骨替代，不影响骨组织的修复，且主要降解产物钙和磷元素能参与新骨的形成，无毒副作用。若兼有生物活性的陶瓷支架，还具有诱导骨再生的功能，通过自身或添加骨诱导成分，刺激或诱导骨形成。所以，这类支架材料在骨组织工程领域中具有巨大的应用价值。

（一）人工合成可降解生物陶瓷支架材料

陶瓷是通过烧结和熔铸自然无机物制得的多晶、多相的聚集体，其显微结构由晶相即结晶相、玻璃相（即玻璃基质）及气相（气孔）组成。生物陶瓷可分为致密型和多孔型两种，致密型陶瓷内含有微孔，多孔型陶瓷内部除有微孔以外还有许多大孔。研究表明，支架材料必须具有多孔结构，且孔径至少大于100μm，一般在100～500μm之间，这样一方面能有效促进骨细胞向孔内生长，另一方面能增加材料与宿主的接触面积，加强骨引导性。但是，多孔结构也会使支架的压缩强度和弯曲强度等力学性能有所下降。

目前，采用的造孔技术有添加造孔剂法、发泡法、有机泡沫浸渍法、sol-gel法、固态颗粒烧结法等。一般通过细晶强化、晶界强化、相变强化、复合强化及表面强化等加工技术可以适当提高多孔生物陶瓷支架的力学性能。

应用于组织工程支架的人工合成可降解生物陶瓷支架材料主要以β-TCP、CPC和生物活性玻璃为代表，它们具有相对较高的压缩强度、耐磨性和化学稳定性，较好的骨传导作用和生物相容性，复合细胞后具有体内成骨能力，在生物体内可发生降解，被新生骨组织吸收和替代。然而，目前它们仍存在以下2个问题：①降解时间难以调控，修复的形态不能维持；②多孔体强度较差，支架脆性大。

1. β-磷酸三钙　通过粉末制备、成型和烧结三个步骤可以制得β-TCP生物陶瓷。

若在烧结过程中加入发泡剂或者制孔剂,可制成组织工程支架用的多孔型β-TCP,支架材料的力学强度受孔隙率、晶粒度、相组成的影响,随着孔隙率的增大,其力学强度呈指数下降。β-TCP在水溶液和体液中的溶解度是羟基磷灰石的10~15倍,在生理环境中,多孔型β-TCP会发生降解吸收,并逐渐被新骨所替代,致密型β-TCP则基本保持稳定。

β-TCP具有良好的生物相容性和骨引导作用,支架的孔径大小、孔隙率和孔连通性可以直接影响支架的降解时间和成骨效应。β-TCP作为组织工程支架材料目前尚无法主动调控其降解速率,与成骨的匹配性也不够理想。有关β-TCP材料的基本特性和它的降解机制可参见本书第六章第一节所述。

2. 磷酸钙水泥　磷酸钙水泥(CPC)是一类以各种磷酸钙盐为主要成分、由固相和液相所组成的无机陶瓷材料。不同来源的CPC其组成可以存在较大的差别。有关材料的主要成分、影响固化时间的因素等可参见本书第六章第一节所述。CPC作为骨组织工程的支架材料,其力学性能是其重要的基本性能之一,影响CPC压缩强度的主要因素如下:

(1) 固相所含磷酸钙盐:一般选择两相或两相以上的磷酸钙盐比单相的强度要大。

(2) 粉末颗粒粒径:原料的颗粒越小,反应活性越大,所得到的水化产物HAp就越多,强度越高。另外,颗粒粒径配比对强度也有一定影响。

(3) HAp晶种:一般认为随着HAp晶种含量的增加,压缩强度增加。但也有研究发现加入的晶种含量从0增加到8%时,CPC压缩强度可以从60MPa下降到40MPa。这可能是由于HAp晶种的存在导致成核速率加快,抑制了产物的生长,致使产物间的互相缠绕减少,强度降低。

(4) 固液比:通常随固液比的增加,压缩强度先增加后降低。由于CPC强度在很大程度上取决于孔隙率和颗粒间的结合强度,固液比越小,固化后液体留下的空位就越多,孔隙率越大,强度越小;而当固液比很大时,颗粒不能完全浸润,颗粒间距离变大,整个体系结构不够致密,强度也会变低。不同的体系,固液组成不同,液相不一样,其最佳固液比也不同。

(5) 固化过程中加压:固化过程施加的压力可直接降低孔隙率,提高强度。

CPC因具有良好的细胞相容性、可降解性、成骨性及可自行固化之特性,使其更适宜用做骨组织工程的支架材料。但是,它也存在一些缺点,比如,固化时间较长、粘接性能较差、力学性能不足、降解缓慢等,这些缺陷可以通过改进制备工艺或复合其他材料等途径来调控材料的降解速度,改善其力学性能和降解性能。

3. 生物活性玻璃　生物活性玻璃是一种含CaO和P_2O_5的玻璃,其主要成分包括SiO_2、Na_2O、CaO和P_2O_5。其中“生物活性”意指能在材料和组织界面上形成化学键的性质。生物活性玻璃的活性机制被认为:当材料植入体内后,首先在生物玻璃表面形成富硅层,继而再形成钙磷层,钙磷来源于体液中的Ca和P以及生物玻璃本身溶解释放出的Ca和P。钙磷层属于活性羟基磷灰石层,在化学组成和结构上均与生物骨的矿物质(主要为磷灰石)接近,所以成骨细胞能优先在其表面黏附增殖,使新生骨与材料直接相连。这两个反应层在植入初期形成,随后来源于宿主的成骨细胞和胶原纤维与生物活性玻璃表面接触并融入富硅层,

最终形成骨组织。当新生骨的磷灰石与生物活性玻璃表面的磷灰石直接接触时，两者之间形成紧密的化学键，从而减少了组织-材料界面的界面能。生物活性玻璃具有以下特点：①生物相容性好；②与骨组织结合强度较大；③成骨较快。

作为组织工程支架材料的生物活性玻璃与单组分材料相比，它可通过改变其成分的种类和含量来调节材料的生物活性、降解性、力学性能以及与细胞的相互作用等。近年来，已有报道证实多孔生物活性玻璃支架不仅能促进成骨样细胞的黏附与增殖，而且其增殖效果优于 HAp 支架。

（二）天然无机可降解支架材料

1. 珊瑚　珊瑚（coral）是一种海生无脊椎动物的骨骼，其化学成分 99% 为碳酸钙，还有少量其他元素和有机成分，类似无机骨，具有多孔性和高孔隙率、可生物降解、良好的生物相容性，无明显免疫原性，在新骨形成过程中，其降解产物及残留的碳酸钙成分可以为新骨组织提供原料而被利用，因此，适用于骨组织工程的支架材料。有报道将天然珊瑚制成人下颌支形状与骨髓基质细胞复合，体外孵育 2 天后埋置于兔腹部大血管周围。2 个月后，成功地构建了具有特定形状的血管化骨组织，由此提示珊瑚适于细胞的黏附、增殖和成骨，作为骨组织工程支架材料具有一定的应用潜力。然而，珊瑚的最大缺点是降解过快，一般 4 ~ 8 周降解明显，12 周时已完全降解，造成支架降解与骨生成不协调。另外，珊瑚质地脆弱，容易折断，力学强度较差，而且，由于是天然来源的材料，其孔洞大小不均，直径不一致，一般为 200 ~ 250μm，直径过小者，不利于细胞的长入，故往往需预作酸蚀处理，以扩大其孔径。

2. 同种异体骨和异种骨　同种异体骨和异种骨主要是通过各种加工处理去除骨组织中的细胞成分、蛋白质等有机成分或无机成分，在基本消除或降低免疫原性的基础上，仍然完全或部分保存原来组织的结构和部分生理活性。这类材料以天然网状孔隙结构为支架，不仅有利于成骨细胞的黏附、增殖及发挥成骨作用，而且为细胞生长提供了宽大的内部空间和表面的微环境。目前这类支架材料主要包括冻干骨、煅烧骨、脱钙骨、脱蛋白骨或脱细胞外基质（AECM）等，它们具有适于成骨细胞生长的天然孔隙、良好的组织相容性和生物降解性，必要的生物力学强度，是一类值得关注的骨组织工程支架材料。有关同种异体骨和异种骨的一些基础知识请参见本书第六章第一节所述。

（三）镁及镁合金

镁是人体必需的元素，它在人体的含量仅次于钾、钠、钙、镁，几乎参与人体所有的新陈代谢活动，也是组成骨的主要成分，它能促进骨、牙齿及细胞形成，并在骨的矿物质代谢中起重要的调节作用。镁和镁合金作为骨组织工程支架材料具有以下几方面的优势：①合适的物理机械性能：镁的密度为 1.74g/cm^3，与人密质骨的密度（1.80g/cm^3）极为接近，其力学性能比其他常用金属材料更接近天然骨（表 7-4），且可以通过调节孔隙率和孔径使多孔镁合金具有与人骨相同或相近的弹性模量（0.01 ~ 20GPa）；②良好的生物降解性能：镁具有很低的标准电极电位，在含有氯离子的溶液（如人体体液）中极易降解，镁和镁合金降解产生的镁离子可被组织吸收，或经体液排出体外；③良好生物相容性和成骨效能：镁离子可促进钙的沉积，促进骨细胞的形成，加速骨的愈合；④其他：镁合金成型性好，易被加工成各种所需的形状，且镁资源丰富，价格低廉。有关镁和镁合金的降解机制参见本章第一节。

表 7-4 天然骨及骨科常用生物金属材料的性能

	密度(g/cm^2)	弹性模量(GPa)	压缩强度(MPa)	拉伸强度(MPa)
天然骨	1.80	3~20	130~180	50~172
镁合金	1.74~2.00	1~45	65~165	230~250
钛合金	4.50	110~117	758~1117	960~970
医用不锈钢	7.90~7.98	189~205	170~310	465~1090
钴铬合金	7.80~7.98	125~218	450~1000	665~880

目前,对镁及镁合金的研究主要集中在其体内的降解规律、表面改性以及深入探讨细胞与材料的界面反应、信息传递、力学因素的影响等方面。有学者研究了非生理状态的高浓度镁对软骨细胞的增殖和分化的影响,结果表明当镁离子浓度控制在一定范围之内时,不但不会产生细胞毒性作用,相反,可以促进软骨细胞的增殖和分化,有利于软骨形成。另有报道,以 AZ91D 镁合金为基体,合成了一种镁-HAp 复合材料,通过控制 HAp 颗粒来调节材料的力学性能及降解速度。当与细胞共培养时发现,细胞可以在复合材料表面黏附和增殖。最近,有学者开发了镁钕锌锆合金及表面含有 $CaHPO_4$涂层的镁钕锌锆合金作为新型多孔组织工程支架材料,两者的抗腐蚀性均比 WE43 镁合金强,其中带 $CaHPO_4$涂层的更为优异,研究还表明多孔镁合金支架与人类松质骨的弹性模量和抗压强度相近。

由于镁及镁合金显示出优异的力学性能,从理论上讲,有望克服高分子材料强度和刚度低的不足,以及生物陶瓷韧性低的缺点,成为一种具有发展潜力的骨组织工程支架材料。

三、支架材料的要求、表面性状对细胞行为的影响

组织工程支架材料的组成、性能、表面结构与性状直接会影响种子细胞的黏附、分化和生长等特性,而人体不同组织对支架材料的要求(孔隙率、强度、降解性等)不尽相同,因此,在选择或设计支架材料时,应结合拟构建组织的特性,有利于细胞与支架材料之间的相互作用,使种子细胞能在一个适宜的支架材料上生长。

(一)支架材料的要求

为了满足组织工程的应用要求,支架材料应尽量符合以下一些基本条件:

1. 易于设计和修饰的基本单元　一般天然的或单一组成的材料很难完全满足组织工程支架材料的性能要求,往往需要对材料分子进行改性和基团修饰,因此,要求支架材料的分子本身具有易于设计和修饰的基本单元。例如,PLA 具有可供修饰的末端基团,在其上加入氨基酸等功能基团可以调节聚合物支架的生物性能。

2. 良好的化学特性　材料的表面化学特性和表面微结构应有利于细胞的黏附和生长,材料应具有可塑性,能塑形为任意的三维结构,植入体内后仍可保持其特定的形状。

3. 力学性能可控　支架的力学性能与种子细胞形成组织的形态和功能稳定性有关。不同组织的力学性能各不相同,对支架的要求也存在差异。例如,用于硬组织的支架材料需要具有较高的压缩强度和拉伸强度;而用于组织工程血管的支架材料则需要良好的弹性。因此,要求材料的力学性能可调控,以满足不同需求。

4. 生物降解速度可控　支架的降解速率直接影响拟构建组织的形态和功能。不同组织因生长速度不同,对支架的要求也不相同。例如,硬组织支架材料通常要求材料降解周期大于 3 个月;组织工程血管用支架材料一般要求降解周期小于 3 个月。因此,要求材料的生物降解速度可调控,以适应实际应用的需要。

5. 良好的生物相容性　种子细胞定植在支架材料上需要进一步增殖、分化后才能形成相应的器官或组织,因此,支架材料必须具有良好的生物相容性,不能抑制种子细胞的生长和分化,不仅应无细胞毒性,而且应确保支架在体内的生物安全性。

6. 能特异性地促进或抑制细胞-材料相互作用的特性　种子细胞与材料接触后,支架材料实际上起着细胞外基质的作用,它对细胞的黏附、生长、繁殖、分化等起着诱导调节的作用,支架材料本身的性能会直接影响所形成组织的形态和功能。因此,支架材料应具备可调节细胞-材料相互作用的特性,使人们可以针对各种需求特异性地促进或抑制这种作用。

7. 良好的生物力学特性　支架的力学性能应与植入部位的力学性质应相匹配,支架的力学强度应足以抵抗生理应力,不能在组织细胞生长期间发生塌陷。支架的力学强度还会影响细胞内骨架产生的张力,这种张力对控制细胞的形态和功能起着重要的作用,支架强韧的表面有利于张力纤维的排布、细胞的扩展和分化。

8. 良好的孔隙结构　支架材料应具有孔隙结构,一定的孔隙率以及孔径大小是细胞生长必要的环境。不同组织对支架的孔径尺度和孔隙率要求不一,比如对骨组织工程支架而言,要求孔隙率达到 60% ~80% 以上,有研究认为,陶瓷材料孔径小于 100μm 时骨长入受限,孔径大于 200μm 时则会降低材料强度,故一般认为孔径以 90 ~200μm 为最好,在此条件下骨形成量较多,且不影响其力学强度。

9. 良好的化学相容性　由于种子细胞附着在支架材料上以后,材料将处于水溶液的生理环境中,材料的亲水性以及材料在水溶液和生理环境下的化学相容性是保障材料性能的稳定和功能的持续发挥的基础。

10. 材料的生产、纯化和处理方便　在临床实践中,器官组织的缺损类型往往无法预料或者说是不规则的,临床上要求根据所修复器官组织的实际情况决定组织工程支架的形态与结构,目前对每个病例要做到支架材料的个性化加工可能无法实现大规模的预生产,因此,要求材料的生产、纯化和处理过程相对方便,使材料的加工时间和成本控制在可接受的范围内。

尽管目前尚无一种完全能满足上述要求的“完美”支架材料,但是伴随着材料科学的发展,有望出现更多具有更良好性能的支架材料。

(二) 支架材料表面性状对细胞的影响

从材料学角度,支架材料的表面修饰是为了使材料更适应于细胞和组织的长入,提高其生物相容性。从组织工程临床应用角度,支架材料的表面修饰是为了更严格地按照体内细胞外基质(ECM)的环境要求,设计适合于细胞生长、分化、增殖等需要的表面结构。通常在体内环境中,细胞和材料的相互作用实际上是细胞膜表面的受体与支架材料所能提供的相互配体之间的分子识别。当材料植入体内,细胞膜表面的受体会积极寻找与之接触材料表面的信号,以识别所接触的材料为自体或异体物质。只有生物相容性适宜,植入材料才能被生物体认同。表面修饰旨在抑制非特异性相互作用,引入特异性相互作用位点,使细胞在类似体内 ECM 中发挥其功能。

为了创造一个良好的人工ECM环境,满足细胞正常生长的需求,表面修饰后的支架材料应具备如下要求:①良好的生物相容性;②良好的抗凝血性;③适宜的表面亲水-疏水平衡;④较强的细胞特异性识别能力和消除非特异性识别能力;⑤易于加工和表征。其中如何调控材料表面与细胞之间的相互作用,是支架材料临床应用的关键。

1. 细胞-支架材料表面的相互作用　生物体内部分散状态的细胞多为球形,在支架材料表面接触黏附后,细胞会发生变形,伸出"伪足",进而扁平化,最终使细胞不断地向外扩展。通常黏附在支架表面的细胞形态和细胞膜结构的变化,会直接影响细胞的生物功能。细胞与支架材料表面的接触及相互作用贯穿于细胞黏附、扩展、迁移、复合体的培养、移植体内后支架的生物降解以及降解产物的排除等全过程。细胞-支架材料间的相互作用可用细胞膜与材料表面结合位点间的相互作用进行描述。

支架材料对细胞的黏附主要通过特异性受体-整合素(integrin)发挥作用,整合素是由α、β两个亚基组成的跨膜受体。已知有14个α亚基和8个β亚基,α、β亚基的外区构成受体与特异性配体的结合。整合素一方面介导细胞与细胞间及细胞与ECM间的黏附,另一方面具有传递信号的功能,联系细胞内外的代谢活动,对细胞的生长代谢起重要作用。在正常生物体内,源于ECM的结构蛋白,如纤连蛋白、胶原、层粘连蛋白等,这些粘连蛋白质中的特定肽序列可以与细胞整合素受体相互作用,激活细胞内的蛋白酶、蛋白激酶、磷酸酶等信号转导系统,促使细胞发生一系列生理和生物化学反应,使细胞铺展而黏附于材料表面。由于支架材料充当着ECM的角色,因此如何对支架材料的表面进行设计和修饰,来调控细胞与材料的粘连作用,这是促进支架材料与组织整合及组织重建的基础。

2. 支架材料表面性状对细胞黏附的影响　作为人工ECM的支架材料,其表面组成、表面能、电荷状态、拓扑结构以及表面的生物特异性识别等因素都会对细胞的黏附、增殖等一系列生物学行为发挥重要的作用。

(1) 材料表面的拓扑结构:人工ECM的拓扑结构直接会改变其表面的应力分布,从而改变细胞的形态。研究表明:不同细胞在不同粗糙度的材料表面其黏附行为有很大差异,运用扫描电镜观察成骨细胞在不同粗糙度材料表面的形态证实:细胞在光滑、平整的材料表面比粗糙表面上更容易伸展成连续的细胞层。

(2) 材料表面的亲/疏水平衡:对于不同种类的细胞,亲/疏水平衡值存在着较大的差异,材料表面的亲/疏水平衡是调节蛋白质吸附、影响细胞黏附的一个重要因素。通常亲水性的支架材料表面更有利于细胞的黏附,而疏水性表面对蛋白的吸附能力却比较强。只有达到适宜的亲/疏水平衡,才能适合细胞的生长。

(3) 材料表面化学:聚合物支架材料表面的化学结构也是影响细胞黏附和生长的重要因素。有资料表明:某些化学基团如羧基、胺基、磺酸基、亚胺基及酰胺基等可促进细胞的黏附和增殖,而芳香聚醚类的刚性结构可能不利于细胞的黏附。另外,有报道认为含氮基团的存在可作为促进细胞黏附的一种材料表面修饰途径,因为它能调节材料表面的亲/疏水性,并可与蛋白质肽链发生功能团之间的相互作用。

(4) 材料的表面能:材料的表面能与细胞的黏附和增殖直接相关,一般认为,能量高比能量低的表面更容易促进细胞在支架上的黏附,其原因是表面能会影响血清中蛋白质在材料表面的吸附,进而介导细胞的粘连。

(5) 材料表面的电荷状况:在正电荷的材料表面,细胞在材料表面的黏附呈连续性;而

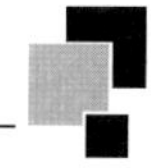

在负电荷的材料表面,细胞在材料表面的黏附则呈不连续性。一般情况下,蛋白质在材料表面的正电荷区和负电荷区的吸附行为差异很大,作用也各异。

(6) 材料表面的活性蛋白或生物活性分子:细胞在材料表面的黏附过程,实质上是细胞外基质蛋白、细胞膜蛋白、细胞骨架蛋白与材料的相互作用。黏附作用是通过细胞膜上的受体发生的,该受体能特异性地识别材料表面的黏附位点。通过表面涂覆方法可使材料表面获得黏附相关的胞外基质蛋白,如:纤连蛋白(fibronectin,Fn),黏连蛋白(vitronectin,Vn),层黏连蛋白(1aminin,Ln)等。这些蛋白能被细胞膜上受体识别,介导细胞顺利黏附于材料的表面。

表 7-5 列出了支架材料表面对细胞黏附有利和不利的相关因素。

表 7-5　支架材料对细胞黏附的影响因素

促进因素	不利因素
极性高的聚合物	含水率高的水凝胶
强的官能团	高度的水合
带正电荷	带负电荷
表面凹凸	表面光滑
吸附骨胶原、纤维蛋白和糖	吸附血清蛋白质
特定的受体基团	
表面涂覆细胞黏附活性蛋白及生物活性分子	
表面引入生物活性离子或氧化物	

(三) 支架材料表面改性的途径

1. 聚合物支架材料表面改性的途径　聚合物支架材料表面修饰是提高细胞相容性的有效途径之一,目前常用的表面修饰有等离子改性、接枝改性、聚合物表面的基团转化、生物活性分子固定化及光化学偶联改性等途径。

(1) 低温等离子体改性:用低温等离子体改性高分子材料不仅能使材料表面分子激发、电离或断键,能较容易地在材料表面引入特定的官能团或其他高分子链,而且不会引起材料热解或烧蚀。等离子改性一般仅要求局限在表层几个 nm 的厚度,该技术具有对材料本体的物理性能影响极小、改性条件容易改变和控制等优点,但可能会出现支架材料表面刻蚀从而使表面形貌发生变化的现象。

(2) 接枝改性:接枝改性是将一些能促进细胞黏附和生长的功能基团接枝在支架材料的表面,改善材料表面的亲水性,提高材料的细胞亲和力。

(3) 基团转化:基团转化是利用聚合物本身的基团或原子反应,使表面产生小分子功能基团。

(4) 生物活性分子固定:生物活性分子固定化是将生物活性分子中的某些基团与支架材料表面的反应性基团进行化学键合,达到牢固结合、发挥长效的目的。

(5) 光化学偶联:光化学偶联法是利用带有光活性基团和热活性基团的化学连接组分,如芳香叠氮类和二苯酮类,通过光化学的方法,将具有特定性质的组分或生物分子共价偶联到支架材料的表面。光化学偶联改性法能提高材料表面润滑性、润湿性、细胞相容性,促进细胞在支架表面的黏附与增殖。

目前,尽管上述几种表面改性的方法在一定程度上为组织工程支架材料的细胞黏附提供了有利的条件,然而,支架材料的表面修饰本身就是一个复杂的系统工程,需要兼顾材料科学和生命科学各自的特点和需要,来实现优化的目的,因此,有关聚合物支架材料表面修饰的问题将是今后组织工程研究中的一个重要的研究方向。

2. 可降解陶瓷支架表面改性的途径　可降解陶瓷支架材料表面修饰能有效提高细胞黏附性、促进支架表面的骨诱导性。目前常用的表面修饰改性途径有修饰黏附活性蛋白及生物活性分子、离子注入、酸修饰、涂覆膜层改性及活性金属氧化物引入等。

(1) 表面修饰黏附活性蛋白:细胞在材料表面的黏附、迁移和生长归根结底都是通过蛋白介导进行的。这些蛋白可来自细胞分泌的胞外基质(ECM),或通过材料的表面修饰而获得。在支架材料表面引入黏附相关活性蛋白,如纤连蛋白、层连蛋白、玻连蛋白及胶原等,可以有效促进细胞与材料的黏附。然而,黏附的活性蛋白易在体内蛋白酶的作用下降解,因而其发挥作用的时间是很有限的。

(2) 表面修饰生物活性分子:这类生物活性分子主要包括多肽、葡萄糖胺聚糖和生长因子等。由于黏附活性蛋白的细胞黏附位点通常是由数个氨基酸构成的多肽组成,因此,多肽成为了研究的热点。多肽是细胞膜整合素受体和细胞外配体相结合的识别位点,它不同于活性蛋白,在体内外都相对稳定,能耐受修饰过程中的各种处理。多肽的空间位阻较小,能高密度地结合在材料表面。目前被广泛研究和应用的细胞黏附多肽是含精氨酸-甘氨酸-天冬氨酸多肽(Arg-Gly-Asp,RGD)。有报道采用RGD修饰β-TCP表面能有效提高其细胞亲和性和黏附力,为种子细胞的黏附、增殖和分化提供良好的生物界面。

(3) 离子注入:离子注入处理可以引起支架材料表面的化学成分和抗腐蚀性的变化,提高材料表面的亲水性及生物相容性。在材料表面注入镁离子、锌离子能有效改善材料表面的亲水性、促进细胞黏附。体内外实验表明,在β-TCP支架材料中注入锌离子,能使支架具有良好的骨诱导性,有效促进支架材料周围的早期新骨形成。

(4) 酸修饰:通过机械化学法在β-TCP中掺入延胡索酸后,能促进β-TCP中钙离子的释出,利于牙齿硬组织的再矿化。

(5) 表面涂层改性:在骨组织工程中应用β-TCP/PLGA复合支架表面覆盖胶原海绵/磷灰石膜层,可以有效提高复合支架表面的亲水性。增强支架表面骨间充质干细胞(BMSCs)的黏附和增殖能力,有效提高成骨分化能力。

(6) 活性金属氧化物的引入:采用微波烧结法在β-TCP多孔支架中掺入活性金属氧化物氧化锶和氧化镁,能有效提高支架的骨生成能力。体内植入实验表明,含氧化锶和氧化镁的β-TCP多孔支架周围的早期新骨形成及矿化显著提高,血清中骨钙素和Ⅰ型胶原水平上调。选择性激光烧结技术可在β-TCP 3D支架中可控地掺入活性金属氧化物氧化锌。掺入氧化锌后,β-TCP支架的表面更利于成骨样细胞MG-63的黏附和增殖,且具有良好的骨诱导性和骨传导性。

3. 镁合金支架材料的表面改性途径　镁合金由于具有良好的生物力学相容性及可降解性,成为骨组织工程支架中的新型材料。但镁合金在体液环境中的抗腐蚀较差,会有局部产气及pH值升高的不良反应。当镁合金表面经过等离子体改性后,能在材料表面形成一层

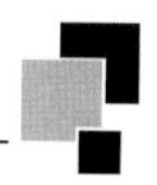

坚硬的改性膜，明显改善支架表面的抗腐蚀性及生物相容性。等离子体改性镁合金的独特优点是选择性改善镁合金表面的理化特性及生物学性能，而不会改变支架材料内部的生物力学性能。此外，采用微弧氧化法改性镁钙合金表面，能在其表面形成保护层，通过调整工作电压还可以调整保护层的厚度及孔径。改性后的镁钙合金在培养液中材料表面的产气、镁离子释出和 pH 升高均显著缓解，材料表面的成骨样细胞能良好地黏附和铺展，因此，研究认为微弧氧化能有效提高镁合金表面的成骨细胞黏附能力和抗腐蚀性。

（孙　皎）

第三节　口腔组织工程支架材料的研究热点、问题与展望

一、研 究 热 点

近年来，随着生物材料学科的发展，新型组织工程支架也不断涌现。理想的组织工程支架不只是单纯地模仿人体组织结构和成分，而是要构建符合生物学特性的多孔隙、高强度、利于组织细胞黏附、增殖与分化的支架，以提供组织细胞生长的良好环境。优异的支架材料需要具备以下要素：良好的生物相容性、可控的生物降解性、适宜的力学强度、仿生的微结构及具有主动诱导组织分化的能力等。然而，迄今为止尚未找到一种十全十美的支架材料。目前，围绕支架材料的研究，其热点主要集中在新型复合材料、生物活性成分及生长因子的引入、支架材料的血管化及纳米结构支架材料等方面。

（一）复合材料

生物体的组织和器官是一个由蛋白质、多糖、水、无机物及细胞等构成的复杂而有序的整体，每个组分都有对应的功能，组分与组分间又相互联系和促进，在组成、结构及功能方面又都具有高度的复杂性。因此，对组织工程支架的要求也就需要从多方面去考虑，单一材料构建的组织工程支架往往无法同时满足上述这些要求。而通过不同性质的材料之间的复合，可以在一定程度上发挥各类材料的特点和优势，更好地满足拟构建组织的要求，这也是复合支架材料成为近年来研究热点的原因所在。这里以骨组织工程支架材料为例，分别说明目前用于骨组织工程的单一支架材料和复合支架材料的种类及比例(图 7-6)

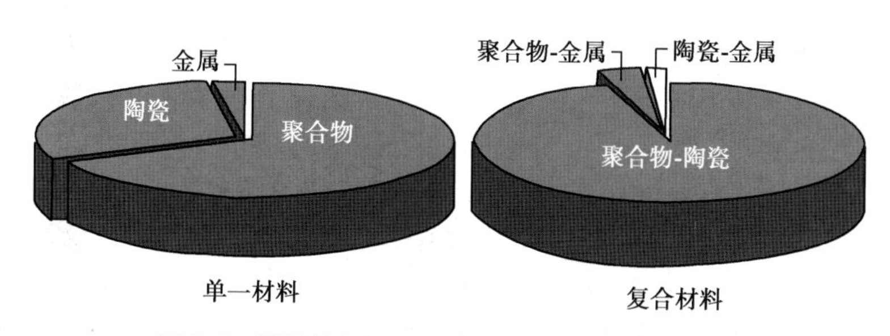

图 7-6　用于骨组织工程的支架材料的种类及比例

1. 无机陶瓷材料与可降解高分子材料间的复合　无机陶瓷材料与可降解高分子材料构建的复合材料主要应用于骨和牙组织工程。已知天然聚合物如胶原、壳聚糖及透明质酸等具有低免疫原性、高生物活性，能与宿主组织间发生反应。合成聚合物如聚乙交酯(PGA)、聚乳酸(PLA)、聚己内酯(PCL)等，可调控生物降解速率，更好地预测支架材料的稳

定性和综合性能,更易加工和塑形。然而,聚合物作为骨组织工程支架材料,它存在明显的不足:即力学强度不高以及骨结合力不够牢固。聚合物的弹性模量要远低于人体骨质,通常为7MPa(弹性聚合物)到4GPa(硬聚合物)之间,而皮质骨和松质骨的弹性模量分别高达17GPa和0.1~2Gpa。此外,聚合物还很容易发生蠕变,即在室温下,甚至在低于其屈服强度的应力下都会发生显著变形。无机陶瓷支架材料的一个重要属性是其耐磨性高。最常用的支架有含有羟基磷灰石的磷酸钙和β-磷酸三钙材料。然而,陶瓷具有较低的断裂韧性(高脆性)和相对较高的杨氏模量(7~234GPa),因此,需要增韧。

(1)陶瓷材料与可降解天然高分子材料的的复合:通过将陶瓷材料与胶原、壳聚糖及PLA等天然或合成聚合物间的复合,能明显提高骨组织工程支架的强度、韧性,并显示良好的生物相容性和生物功能性。例如:①利用原位处理方法制作PCL/HAp复合支架,该支架既具有均匀的多孔结构和良好的力学性能,又显示良好的细胞黏附性和增殖能力;②选择不同构成比的聚丙交酯乙交酯与HAp构建支架,该支架的压缩模量随着HAp含量的增加而提高,细胞的分化与HAp也存在剂量依赖关系;③将CaP/PLGA复合形成一种高孔隙率和连通率的支架材料,该支架能使成骨细胞铺展、增殖并形成钙化基质;④将CaP/PLGA复合形成一种高孔隙率和连通率的支架材料,该支架能使成骨细胞铺展、增殖并形成钙化基质;⑤采用冷冻干燥技术,研制一种由生物玻璃-胶原-磷酸酰丝氨酸(BG-COL-PS)组成的仿生多孔复合支架。该支架对rMSCs的黏附、增殖及成骨分化的促进能力显著高于BG-COL(生物玻璃-胶原)支架,体内研究进一步证实其良好的骨传导性。

(2)陶瓷材料与可降解人工合成高分子材料的的复合:有研究比较了四种3D支架材料:纯PLGA、等量复合的PLGA/HA、PLGA/TCP(磷酸三钙)及PLGA/CDHA(碳酸钙羟磷灰石)的成牙能力。结果显示,含磷酸钙的复合支架材料能够有效地支持牙齿组织的再生,其中PLGA/TCP支架较其他三种支架更能促进牙髓干细胞(DPSCs)的增殖和分化以及牙本质的生成,牙齿组织再生能力也更强,从鼠牙髓中分离出的磨牙牙蕾被接种到PLGA/TCP支架上,可生成牙本质样及牙髓样组织。最近有报道,采用PDLGA表面修饰的方法,研制了一种β-硅酸钙/聚(DL-乳酸-乙醇酸)多孔复合支架材料,与传统的β-TCP相比,复合支架被发现具有更好的韧性和抗压强度(图7-7),其降解速度与新骨形成的速率更加匹配,系列生物学研究证明其优异的主动诱导成骨的能力(图7-8)。

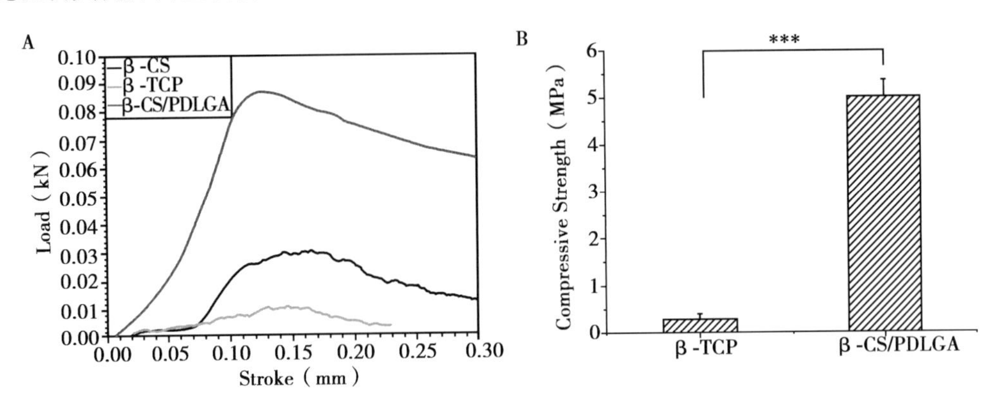

图7-7　β-硅酸钙(CS)/聚(DL-乳酸-乙醇酸)(PDLGA)多孔复合支架材料与传统的β-TCP力学性能比较($P<0.001$)

A. 材料的应力-应变曲线　B. 材料的抗压强度

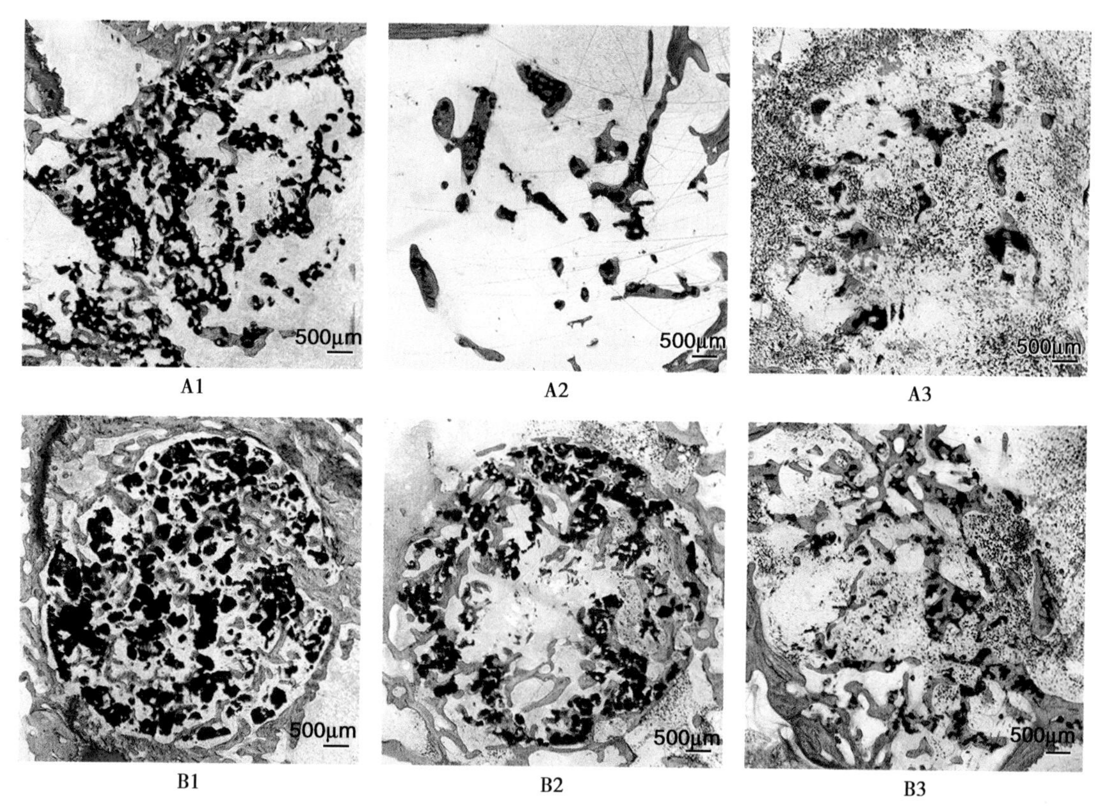

图 7-8 β-硅酸钙(CS)/聚(DL-乳酸-乙醇酸)(PDLGA)多孔复合支架材料的成骨能力和降解速度(上海交通大学口腔医学院 孙皎供图)

β-TCP(A1～A3)和 β-CS/PDLGA(B1～B3)植入 4(1)周,12(2)周和 20(3)周(苦味酸-品红染色,红色、蓝色、黑色分别指示新骨、纤维组织和残余材料)

2. 不同种类天然可降解高分子材料间的复合 不同种类的天然可降解高分子材料间的复合,主要是为了从组分上尽可能地获得与 ECM 相类似的组织工程支架。采用胶原-壳聚糖、壳聚糖-明胶、胶原-透明质酸等复合材料构建组织工程支架的研究已有不少报道。例如:①将明胶加入壳聚糖构建的壳聚糖-明胶多孔支架,与单纯的壳聚糖支架相比,其力学性能明显提高,牛胚胎干细胞在支架上的铺展和繁殖也明显增强。②将 N-琥珀酰壳聚糖(N-succinyl-chitosan,S-CS)与醛化透明质酸(aldehyde hyaluronic acid,A-HA)复合构建的凝胶复合体,其支架的性能明显受材料组分构成比的影响,当 S-CS/A-HA 为 5∶5时,支架的孔径达到 10～100μm;当 S-CS/A-HA 为 3/7、5/5、7/3 时,降解时间随 S-CS 比例的增加而缩短,因此,通过调节材料组分的构成比可以调控这种支架的孔径大小和降解速度等。③应用Ⅰ型胶原修饰甲壳素膜而形成的仿生膜支架(C-CBM),经表面接种表皮干细胞后,覆盖于裸鼠的全层皮肤缺损区,结果发现:缺损区域出现了明显的毛囊细胞增殖,且成功构建了具有皮肤附件和功能的完整皮肤。

3. 天然与合成可降解高分子材料间的复合 通过将天然可降解高分子与人工合成可降解高分子材料的复合,可以在保持支架材料的力学强度及降解行为不变的前提下,获得具有生物活性的表面。已有研究报道,以聚 L-乳酸与环己内酯共聚物[poly(L-lactide-co-epsilon-caprolactone,PLCL)]为原料合成管状支架材料,在真空条件下,让悬浮在胶原溶液中的血管平滑肌细胞向管状PLCL支架内渗透,然后,在37℃下培养1小时,以形成胶原凝胶,扫描电镜观察到胶原能溶入到支架内部,与单纯接种血管平滑肌细胞于PLCL支架相比,该处理方法明显提高了细胞的吸附和增殖率,更模拟了体内细胞与细胞外基质之间的关系。这种通过PLCL与胶原复合构建的新型支架材料,比直接将胶原涂层在PLCL表面的支架,其稳定性更高,具有弹性复原、高度的内部连通性、孔隙形态不受胶原浓度的影响等优势,若适当增加胶原浓度,还能促进细胞的增殖,因此,这类支架被认为可以用于血管和软骨的重建。

最近,有学者开发了一种新型可降解的乙二醇-壳聚糖基的温敏性水凝胶材料(GC-TRS)用于牙体牙髓组织工程支架,这种复合材料在室温下呈温和的黏性溶液,但在生理条件下能很快转换成稳定的水凝胶。GC-TRS支架具有相互交联的网状大孔隙结构,能诱导促进人牙髓细胞的增殖和成牙分化及矿化,有望应用于牙本质再生组织工程支架。

4. 不同种类无机陶瓷材料间的复合　为了提高目前常用的β-TCP支架的生物活性,有学者将β-TCP与β-硅酸钙(β-CS)按照不同的复合比制成多孔支架(图7-9),结果发现50% β-CS和β-80% CS复合支架具有显著刺激新生骨组织形成的潜能,支架的降解速度明显较单纯的β-TCP慢,且与新骨生成速度基本匹配(图7-10)。提示β-CS具有调控支架的降解时间的作用。

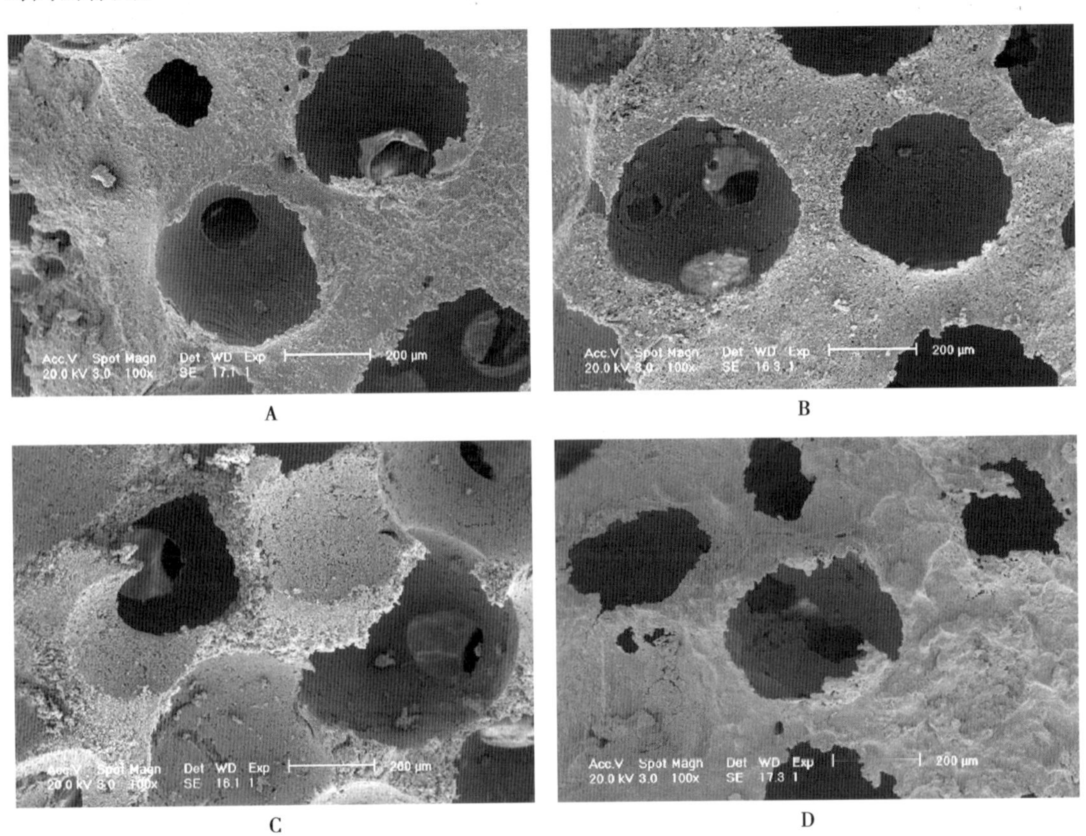

图7-9　β-TCP/β-硅酸钙(β-CS)复合多孔支架的结构(SEM)(上海交通大学口腔医学院 孙皎供图)

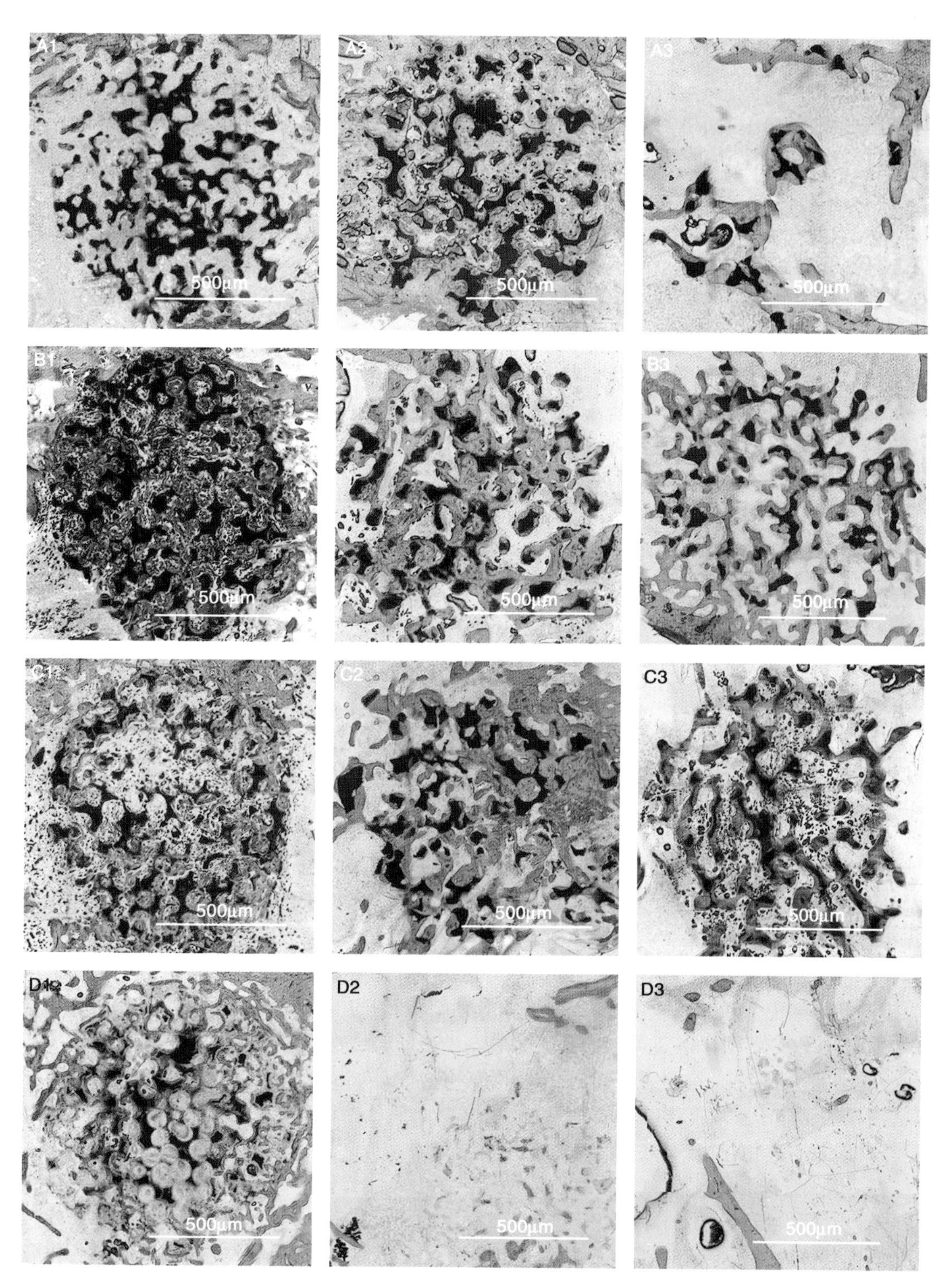

图 7-10　β-TCP/β-硅酸钙(β-CS)复合多孔支架成骨能力和降解速度(上海交通大学口腔医学院 孙皎供图)

5. 纳米复合材料　尽管纳米技术在组织工程领域尚无突破性的进展,但是,由于纳米技术是处在原子尺度水平上的一种技术,因此,从某种意义上讲,它更接近仿生的理念,目前,纳米复合支架材料已成为骨和牙周组织工程支架材料的研究热点。

(1) 骨组织工程支架材料:天然骨的无机矿物质主要为HAp和胶原,骨中的HAp晶体处于纳米级,纳米级的HAp与胶原重叠构成骨的框架。从仿生学的角度,将纳米级HAp与各种有机材料复合制成支架已显示出独特的力学和生物学优势。例如有研究报道:①一种三维聚磷腈/纳米HAp多孔支架,支架材料的压缩模量为46~81MPa,平均孔径达到86~145μm,细胞在支架上的黏附和增殖均良好,提示有望作为负载部位组织工程支架材料;②一种纳米HAp/聚酰胺三维多孔支架材料,孔连通孔好,当支架的孔隙率为70%时,不仅其压缩强度不低于骨松质,而且对细胞的黏附、增殖和分化均未出现不良影响;③一种聚乳酸-羟基乙酸/纳米HAp复合支架,呈蜂窝样仿生结构,由于支架是在PLGA中添加纳米HAp,因此能降低PLGA的结晶度,显著提高支架的抗压强度,相比单纯PLGA支架,更能支持细胞黏附、增殖和分化。

(2) 牙周组织工程支架材料:有研究选择牙髓干细胞(DPSCs)为种子细胞,构建了纳米HAp颗粒-胶原-聚乳酸(nHAp-collagen-PLA)的复合支架,用于修复兔牙槽骨缺损,结果显示,该支架能有效诱导和促进新骨形成和早期矿化,在新骨形成的骨-材料界面上无任何纤维结缔组织的痕迹。另有体内外实验证实,相对于HAp-TCP支架,新型的纳米HAp颗粒-胶原-聚乳酸复合支架具有更好的与牙周膜干细胞(PDLSCs)的相容性和成骨分化效应。

另有报道,采用静电纺丝法,研制一种明胶-磷灰石-聚己内酯丙交酯纳米纤维(nPLCL)复合支架,用于牙周组织再生修复。研究发现:一定量的明胶-磷灰石的添加不仅能提高支架的骨组织相容性,促进成骨分化及矿化,而且还提高复合支架的弹性模量。体内实验显示:支架植入区,骨组织与致密结缔组织生长旺盛,新骨与原有骨质的边缘发生了骨整合。研究提示纳米纤维具有引导骨组织再生的潜能。

(二) 金属离子及金属氧化物的引入

为了提高组织工程支架的生物学效应,增加支架材料主动诱导或促进干细胞的分化、增殖和组织再生的能力,人们考虑在支架中掺入一些金属离子和金属氧化物,其中离子掺入技术是改变生物陶瓷属性的重要方法之一,它能提高生物陶瓷的成血管能力、力学相容性和生物相容性。

1. 掺入锶离子　锶元素具有良好的诱导成骨功能。有研究报道,在聚磷酸钙(CPP)基生物陶瓷支架中引入锶离子,构建含锶聚磷酸钙(SCPP)的生物陶瓷支架。体内外实验均显示,相比CPP支架和HAp支架,SCPP支架表现出更好的生物相容性、降解性、促血管新生和成骨的潜能。近年来,有学者将含锶的介孔生物活性玻璃支架用于牙周组织工程,研究发现,掺入的锶离子不仅能影响介孔的结构,还可以做到可控释放,使支架在模拟体液中保持良好的磷灰石矿化作用,有效改善牙周膜细胞的成骨和成牙骨质分化的能力。

2. 掺入含硅和锌化合物　硅和锌是普遍存在于人体骨骼中的微量元素,且被证明具有促进骨再生和血管生成的作用。有学者将二氧化硅和氧化锌加入到三维打印的β-TCP支架中,研究其体内骨诱导功能。支架被植入在小鼠股骨缺损处16周后发现:添加的二氧化硅和氧化锌成分通过调节胶原蛋白和骨钙素的产生,显著增加了早期新骨形成的能力,而且含二氧化硅和氧化锌的β-TCP支架组其新生血管形成量高于纯β-TCP对照组的3倍以上。由

此证明在 β-TCP 支架中添加二氧化硅和氧化锌能有效提高磷酸钙类支架材料的骨诱导性。

3. 掺入锂离子　最近有报道将生物活性离子——锂离子引入介孔生物活性玻璃(MBG)支架中,该支架能释放出锂离子,不仅能促进人牙周膜细胞的增殖,而且能通过激活 Wnt/β-catenin 信号通路,促进牙周膜细胞的成牙骨质分化。锂离子的引入被认为是一种有效的牙周组织工程支架材料。

表 7-6 列出了近年来掺入金属活性元素的骨组织工程复合支架材料及其功能优势,由表 7-6 可见,添加金属活性元素后,产生了良好的生物学效应。

表 7-6　掺入金属活性元素的骨组织工程复合支架材料及其功能优势

支架材料	添加成分	研究结果	实验方法	参考文献
镁合金	—	支架植入 18 周后,局部新骨形成,并全部替代植入物,支架周围观察到骨重建	豚鼠股骨髓内植入	(Witte, et al. 2005; Witte, et al. 2007)
磷酸钙	钾、锶或钠、锶	增加支架的抗压强度,提高磷灰石样矿化物形成,支架表面成骨细胞增殖,促进支架的体外降解	体外成骨细胞培养	(Song, et al. 2011)
	锶(1%)	促进成骨细胞增殖与分化,伴有胶原沉积	体外成骨细胞培养	(Qiu, et al. 2006)
	二氧化硅(0.5wt%)或氧化锌(0.25wt%)	增加支架的抗压强度,较纯 TCP 更利于成骨细胞增殖	体外成骨细胞培养	(Fielding, et al. 2012)
	氧化钛及氧化银	相比纯 TCP,增加了支架的密度和抗压强度,模拟体液浸泡后其力学强度并未随材料的降解而降低	体外成骨细胞培养	(Seeley, et al. 2007)
	二氧化钛	促进细胞黏附及活力	体外骨肉瘤细胞培养	(Abou Neel, et al. 2006)
磷酸盐玻璃	2.0mol% 镁、锶及锌	含锶磷酸盐玻璃支架比含锌、镁磷酸盐玻璃支架具有更高的降解性,同时支架的细胞黏附能力及诱导磷灰石沉积的能力更强	体外成骨细胞培养	(Li, et al. 2012)

(三)生长因子的引入

生物体中存在着大量对于细胞生长、分化、代谢、凋亡进行调控的生长因子,这些因子对于组织器官正常功能的维持起着至关重要的作用。常用的生长因子有成纤维细胞生长因子(FGF)、转化生长因子(TGF-β)、胰岛素样生长因子(IGF)、血小板衍化生长因子(PDGF)、骨形态发生蛋白(BMP)等。它们不仅可以单独或复合使用,而且相互之间还存在着密切关系。在人工合成的高分子和大部分天然高分子材料中,本身缺乏这些生长因子或者这些生长因子大部分在材料制备过程中遭到了破坏。因此,将生长因子负载到组织工程支架材料上,已越来越受到关注。

1. 生长因子的应用　近年来,围绕生长因子与支架材料的结合方式,人们开展了大量的研究,其目的是试图在一定的时间内保持生长因子在体内的生物活性。例如:①利用Ⅰ型胶原和硫酸软骨素(chondroitin sulfate,CS)合成一种高弹性可注射型复合凝胶支架,并在其中结合胰岛素样生长因子(IGF-1),使IGF-1的释放率随着CS含量的减少而下降,在2周的释放期内,IGF-1始终保持一定的生物活性;②将IGF-1与PLGA结合构建支架材料,结果发现该支架释放的IGF-1能在4周内保持活性,这种释放特点和活性与PLGA的分子量、含量及IGF-1结合过程中的工艺有关;③采用吸附、包封、共价键结合等三种不同的方法,将成纤维细胞生长因子(FGF)加入到胶原基质中,结果显示:吸附组和共价结合组的FGF的释放特征相似,而包封组则没有观察到FGF的释放。由此说明,不同的负载方式直接影响生长因子的释放特性。

2. 生长因子的基因转染　组织工程的成功不仅依赖于信号分子大量的纯化和合成,同时还需要这些分子在靶区持续发挥作用。生长因子直接添加到细胞或基质中存在诸多不足:①生长因子的半衰期较短,具有内在的不稳定性,往往只能短暂地影响细胞的分化和代谢功能;②单一生长因子有时不足以引起人们所期望的生物效应;③生长因子使用量较多对安全性是一种挑战等。因此,随着分子生物学和基因工程技术的飞速发展,人们考虑不再只是单纯将活性因子添加到材料中,而是将含有活性因子编码的基因载体复合至材料中,最终实现材料活性因子的缓释,这样将有效促进局部组织的修复。

有文献报道:复合编码rhBMP-7腺病毒载体的壳聚糖/胶原支架材料接种于人牙周膜细胞后,植入下颌骨缺损处,4周和8周时观察,该组的成骨量、碱性磷酸酶活性、骨桥蛋白和骨涎蛋白的表达均高于单纯壳聚糖/胶原组和壳聚糖/胶原复合单纯腺病毒载体组。另有研究表明:腺病毒携带TGF-β_1基因修饰壳聚糖/胶原支架比质粒携带修饰的支架表示出更高的细胞增殖活性和Ⅰ型、Ⅲ型胶原的表达量,实验动物完全可耐受这类支架材料,无明显的炎性反应。然而,虽然采用病毒作为载体具有较高的转载率,但病毒载体是否会引起潜在的负面作用目前仍存在一些争议。因此,有学者考虑非病毒载体系统,如将壳聚糖胶囊包裹BMP-2的DNA复合在PLGA/HAp中,结果发现有更高的细胞黏附率和细胞活性。非病毒载体系统具有低免疫原性,载体易于设计以及容易大量生产等诸多优点,它的主要缺点在于转染效率相对较低。

(四) 支架与血管化

组织工程器官的血管化是组织工程化组织成功的一个重要环节,为了提高复合物在体内的生存率,工程化组织必须具备促进血运再生的能力,为种子细胞功能活动提供充足的营养。近年来,人们正在积极研制有利于血管网形成的新型支架材料,从支架的结构和化学组成上来调控或诱导工程化组织的血管化。

1. 支架的结构　从支架材料的结构角度,设计具有适宜的三维孔隙结构的支架材料,以利于营养物质和氧气的运输和交换,为新生血管的长入提供通道。比如:①一种具有多孔结构的聚乙烯二醇水凝胶支架在没有外源性生长因子的情况下能促进血管组织的长入,且新生血管的长入速度随支架孔径的增加而加快。孔径在25～50μm时,血管只能进入支架的外表面区域,当孔径增至50～150μm时,成熟的血管组织就能形成并长入整个支架区域;②一种利用新型的静电纺丝及激光切割两步加工法(a novel two-step electrospinning and laser cutting fabrication method)制成的大孔径、高孔隙率的静电纺丝支架被发现更利于内皮细胞

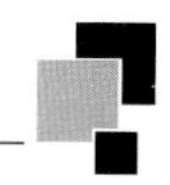

的黏附、渗透及新生血管的长入；③一种大孔径的聚己内酯-胶原-纳米 HAp 复合的静电纺支架能模拟骨组织的微结构，促进骨间充质干细胞的渗透、新生血管长入及形成；④一种具有较粗直径（5～6μm）纤维和较大孔径（30μm）的静电纺聚己内酯支架，能诱导大量的 M2 型巨噬细胞渗透进入支架内，促进血管的新生及扩展，更利于支架的血管化。

2. 支架的化学组成　从支架的化学组成角度，设计能通过有效成分的释放来调控与血管生成相关的基因和蛋白的表达，促进血管化。例如，有报道：①将不同构成比的 PLGA/HAp 支架材料植入裸鼠皮下，发现当 HAp 含量较高时，人间充质干细胞分泌内源性血管生长因子的能力明显增强；植入 8 周后，HAp 含量较高的支架材料血管化程度明显较高，而且还形成了更多的矿化组织。②通过调节甲酸处理时间，可以改变丝纤蛋白支架的血管化程度及与周围组织结合的程度，使支架更适用于不同的组织工程化组织的构建。③硅酸钙陶瓷支架、PLGA-硅酸钙陶瓷复合支架或硅酸钙-藻酸钠复合水凝胶支架都能通过释出硅离子，促进人脐静脉上皮细胞的黏附、增殖，上调血管内皮细胞生长因子（VEGF）、成纤维细胞生长因子（BFGF）及其受体的表达，诱导骨间充质干细胞的成血管分化，利于再生组织的血管化。

（五）具有生物活性的支架材料

生物活性材料是组织工程三维支架的优选材料，这类支架可以激发人体自身的再生机制，诱导组织愈合和自我修复。其中生物活性玻璃是近年来的研究热点，人们通过改变玻璃的成分可以精细调节支架的性能，起到量身剪裁之效果。组织工程用的三维结构多孔生物活性玻璃支架分为两大类：一类是由熔化的玻璃制成的泡沫样大孔支架，如硅酸盐玻璃支架、硼酸盐玻璃支架及磷酸盐玻璃支架；另一类是通过溶胶-凝胶法制成的多尺度（微米至纳米）泡沫样玻璃支架，如介孔生物玻璃支架。

另一种生物活性支架材料是含有镁黄长石（$Ca_2MgSi_2O_7$）和透辉石（$CaMgSi_2O_6$）的镁基生物活性陶瓷，它们具有良好的力学性能和可控的生物降解性。近期，有学者构建了含镁黄长石的生物活性陶瓷支架应用于牙组织工程。该支架采用泡沫复制技术制备而成，是一种高度多孔的生物活性硅酸盐支架，经凝胶表面涂层后更利于细胞的黏附。

（六）具有纳米结构的支架材料

具有纳米结构的支架材料被用于牙齿组织工程再生领域。其中纳米聚合物的结构形态有支架、水凝胶、纳米纤维、纳米管、树枝状分子及薄膜片等，纳米生物陶瓷的结构形态有纳米颗粒、纳米晶体、纳米棒及糊状物等，这些材料在一定程度上均模拟了天然牙的釉质、牙本质和牙周膜的成分和结构。下面举例介绍几种纳米结构的支架材料。

1. 两亲性肽纳米纤维　在釉质组织工程的研究中，需要一种能模拟釉质纳米纤维状结构的支架材料，以利于釉质的沉积。研究发现：两亲性肽（peptide amphiphile，PA）分子具有这样的纳米纤维结构，它兼具亲水性和亲脂性。这种肽分子组合成圆柱状纳米纤维，含有仿生的 RGD 氨基酸序列，RGD 序列由精氨酸、甘氨酸和天冬氨酸组成，存在于多种细胞外基质中，可与 11 种整合素特异性结合，有效地促进细胞对支架材料的黏附，被认为是一种有发展前景的釉质组织工程支架材料。

另一类树枝状含 RGD 序列的两亲性肽（BRGD-PA），由于其自身能组合成纳米纤维，与其他牙源性胞外蛋白（如成釉蛋白）类似，故表现出纤连蛋白源性的 RGD 抗原表位，目前已被应用于釉质组织工程的研究。有报道，将成釉细胞样细胞（LS8）与初级成釉器上皮（EOE）细胞一同培养于树枝状结构的 BRGD-PA 支架中，在 PA 纳米纤维的作用下，牙釉蛋白、成釉蛋白及整合素表达水平均显著提高,这可能与细胞外间隙中积累了大量蛋白有关。

2. 纳米羟磷灰石(nHAp) nHAp 支架材料具有比表面积大、超细结构与生物磷灰石的结构类同、化学成分与人体自身矿化组织相似的特点,大量的研究提示 nHAp 支架材料能很好地促进细胞的黏附、增殖、骨整合及碱性磷酸酶(ALP)的活性,在釉质再生及组织工程中能发挥重要的作用。

3. 树枝状高分子材料 树枝状高分子支架材料呈树枝状的核壳纳米结构,该结构具有对称性和单分散性的特点。一般通过叠层技术可以使支架达到尺寸的可控性、分支性及表面功能性,该支架已用做各种生物分子的载体。由于树枝状分子具有类似天然生物大分子的三维结构,因而常被称为"人工蛋白质"。目前已有的树枝状高分子支架材料主要包括聚酰胺(polyamidoamine,PAMAM)、聚丙烯亚胺(poly propylenimine,PPI)及多聚赖氨酸(poly-L-lysine,PLL)等。

4. 碳纳米管 近年来,碳纳米管(carbon nanotube,CNTs)受到广泛的关注,因其具有诸多独特而优异的特性,已被用于组织工程的支架材料。根据碳纳米管石墨烯片层的层数可分为:单壁碳纳米管(single-walled carbon nanotubes,SWCNTs)和多壁碳纳米管(multi-walled carbon nanotubes,MWCNTs)。虽然碳纳米管与普通高分子材料的结构相似,但前者的结构稳定性远高于后者。碳纳米管与其他高分子材料复合,如与静电纺 PLGA 复合或与壳聚糖复合,结果不仅使复合材料表现出良好的强度、弹性及抗疲劳性,极大地改善支架材料的力学性能;而且可提高支架材料的生物相容性,促进细胞的增殖,诱导成骨分化和血管生成。

二、存在问题与展望

随着生物材料学科的发展,组织工程支架材料的研究也已取得了很大进展,然而,作为一种需要在相当一段时间内与不同组织细胞共存、材料本身又必须降解和被吸收的支架材料,目前仍然存在以下一些问题有待进一步解决:

1. 支架的组织亲和性尚不够理想,材料的表面活性差 组织工程支架在应用过程中支架材料的表面组成、微观结构、排列方式等对细胞的迁移、黏附、增殖、定向分化、基质分泌以及组织形成等一系列生物活动均会产生重要影响。尤其是种子细胞与支架的亲和性不够高或材料的表面活性差将直接影响组织工程化组织的转归。因此,在未来进一步研究与开发过程中,应特别注重细胞与生物材料相互作用的研究。对材料的微观结构、表面组成及排列方式等进行精细调节,如进行纳米结构修饰、表面图案化、波纹化处理、生物活性物质整合等,应设法主动改变材料对上述生物过程的影响,研制出有利于细胞定向分化及特定组织形成的复合型生物活性支架材料。

2. 支架材料降解速度的可控性差,降解率与组织形成的速度不协调 支架材料在完成支架作用后应能降解,降解速率应与组织细胞生长速率相适应,降解时间应能根据组织生长特性可调控。但目前研究的支架材料普遍存在降解时间难以调控的问题,有些材料降解过快,修复的形态不能维持,而有些材料降解过慢甚至微降解,作为异物存留在体内,由此不利于组织的功能化。

3. 支架降解过程中有时会出现炎症或免疫反应 人工合成可降解高分子材料的酸性降解产物容易引起局部的无菌性炎症反应,许多研究表明,高分子降解材料的降解速率与材

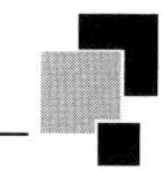

料介导的机体炎症反应的强弱、局部巨噬细胞的数量密切相关，而支架材料在体内炎症反应的强弱除了受生物体个体差异、部位、材料本身性质等一般因素影响以外，材料降解片段或颗粒的分子量大小、浓度、表面形态、聚合程度等对炎症反应程度都会产生影响。而这种影响不利于细胞生长与组织修复。

4. 支架应达到的最适微孔结构仍不清楚　微孔结构主要指孔径大小、孔隙率、孔间连通程度、连通孔道的扭曲程度和支架表面积。具有合适的微孔结构，是组织工程用多孔支架能否发挥最优效能的关键。对于合适的孔径尺寸，一直存在争议，有学者指出：限制组织顺利长入孔洞内的"瓶颈"不是孔径大小，而是孔间连通的程度和孔间通道的大小。一般认为支架应具有尽可能高的孔隙率，这种结构可提供宽大的表面积和空间，利于细胞黏附生长，细胞外基质沉积，营养和氧气进入，代谢产物排出，也有利于血管和神经长入。目前，对于不同拟构建的组织，应达到怎样的微孔结构才是最适宜的尚不清楚。

5. 支架促进新生血管形成的作用尚不明显　组织工程支架的血管化是组织新生、存活和功能化最重要的前提之一，也是组织工程支架材料研究的一大挑战。目前组织工程的研究在很大程度上受限于植入物缺乏足够的血液供应而导致细胞营养障碍。体外培养中，细胞的营养物质和氧气供应主要依赖渗透和扩散作用，复合物植入体内后是由血液、细胞间液完成细胞的营养和氧气的供应，因此，远离毛细血管 200μm 以上的细胞可能因缺乏营养和氧气而不能存活。组织工程支架的微结构对于新生血管的形成也极为重要，支架材料只有具有足够的孔隙才能支持新生血管顺利生长。一般来说，骨组织工程支架的孔径要求达到 150～500μm 才能足以支持新生血管的形成、长入及延伸。有研究发现大孔隙支架植入生物体后能有效支持新生血管生成，形成血管网。然而，制备的大孔径支架往往缺乏足够的力学强度，这又成为阻碍其临床广泛应用的一大因素。

6. 支架材料缺乏足够的力学强度　组织工程支架植入体内后能否成功地促进组织再生和修复重建，很大程度上取决于材料的生物力学性能（包括压缩强度、硬度和韧性）是否与人体组织相匹配，即是否具备仿生效果。现有的支架材料在长时间承受生物机械力的情况下，难以有效保持其结构的稳定性和完整性。这是由于组织工程支架在体内受到材料蠕变和疲劳作用的影响，特别是在骨组织支架中尤为明显。另外，为了提高组织工程支架的促组织生长和成血管性能，要求支架的微结构具有大孔径和一定的孔隙率，但这会降低支架的力学强度。尽管近年来支架材料研究进展迅速，然而，对某些组织而言，目前其力学强度仍未达到理想水平，骨组织工程支架仅限于松质骨的力学强度范围。如果支架的植入位点没有合适的刚性和强度，在支架植入后自身组织也会出现进行性地吸收，这就严重阻碍了新骨形成和生长进程，组织重建和功能恢复可能会长达数年之久。

7. 支架材料植入后发生感染　支架材料植入体内后，无感染发生是组织工程化组织形成和得以存留的必要条件。然而，支架植入后屡有发生感染的报道。细菌附着于支架材料表面能形成一层保护膜，由此抵御宿主的免疫和抗菌功能。细菌不仅能与宿主组织竞争性地结合于植入的支架材料上，影响支架的组织相容性，而且感染后发生的炎症反应会对组织的血液供应造成不利的影响。比如，对骨组织而言，会导致感染区域中骨细胞的生成及生存能力降低，坏死骨形成，进而干扰骨再生。为了提高支架材料的抗菌性，有学者通过冷冻干燥法、浸涂法、溶剂浇铸法等策略,将庆大霉素、环丙沙星等抗生素添加入骨组织工程支架中,以达到抗感染的目的。

8. 缺乏以特定组织的特性为目的研究支架材料　尽管近年来已有许多研究围绕组织工程支架材料,但是大部分的研究还是集中在相对单一的支架材料,所构建的组织也是单一的结构性组织,对组织工程化器官的构建仍无突破性进展,其原因之一是由于器官结构的复杂性而造成支架材料仿生的困难。作为组织工程支架材料,仍需要借助生物材料学科的发展,以各种不同的特定组织为目标,进一步应用新技术,研发个性化的支架材料,满足拟构建的各种组织工程化组织的需要。

展望组织工程支架材料未来的发展,可以推测:①随着天然的和人工合成的细胞外基质材料的发展,特别是多种复合材料的联合应用,进一步研发适应不同组织或器官需求的,既能促进种子细胞增殖,诱导干细胞分化,利于血管化和神经化,又能根据特定组织形成的速度调控其降解速率的组织工程支架材料将是今后重点发展的方向之一;②随着生命科学和材料科学的相互渗透以及拟生态技术及仿生技术的发展,研发具有与人体组织细胞外基质结构相似、功能相仿、生物力学相容的组织工程支架材料将是未来主要发展的方向之二;③随着计算机三维打印技术的发展以及在材料学和医学临床中的应用,研发与缺损组织三维空间结构完全匹配的支架材料将是未来发展的方向之三;④随着生物技术和材料科学的发展,组织工程支架材料中引入生物活性离子和(或)抗菌成分,研发具有良好生物功能性及抗菌性的支架材料,将是未来发展的方向之四。

三、科研立题参考

1. 生物可降解材料的降解性与组织生长之间的匹配性研究。
2. 生物可降解材料降解产物体内吸收、分布、代谢等毒代动力学研究。
3. 生物可降解高分子材料的化学组成、分子量和物理形态对降解性能和组织修复的影响。
4. 生物可降解陶瓷材料的晶体结构与新骨形成的关系。
5. 生物可降解陶瓷支架材料的孔径大小、孔隙率、孔连通性等结构性能对新骨形成和血管生成的影响。
6. 镁合金作为骨组织工程支架材料的应用基础研究。
7. 组织工程支架材料的成分调控和结构的精细化设计。
8. 组织工程支架材料主动诱导组织再生修复的机制研究。
9. 骨组织工程支架材料的力学特性对组织再生效果的影响。
10. 组织工程支架材料的表面性状对细胞黏附、增殖和分化的影响规律。

(孙　皎)

参考文献

1. 奚廷斐主编. 医疗器械生物学评价标准. 北京:中国质检出版社,2012
2. 贝建中,屈雪,王身国. 生物材料与细胞的相互作用. 北京生物医学工程,2005,24(1):64-70

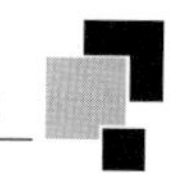

3. 李世普. 生物医用材料导论. 武汉:武汉工业大学出版社,2000
4. 俞耀庭主编. 生物医用材料. 天津:天津大学出版社,2000
5. Liu Y,Lim J,Teoh SH. Review:Development of clinically relevant scaffolds for vascularised bone tissue engineering. Biotechnol Adv,2013,31(5):688-705
6. De la Puente P,Ludeña D. Cell culture in autologous fibrin scaffolds for applications in tissue engineering. Exp Cell Res,2014,10(1):1-11
7. Hong HJ,Chang JW,Park JK,et al. Tracheal reconstruction using chondrocytes seeded on a poly(l-lactic-co-glycolic acid)-fibrin/hyaluronan. J Biomed Mater Res A,2014,20(1):doi:10. 1002/jbm. a. 35091
8. Cui H,Shao J,Wang Y,et al. PLA-PEG-PLA and its electroactive tetraaniline copolymer as multi-interactive injectable hydrogels for tissue engineering. Biomacromolecules,2013,14(6):1904-1912
9. Knight TA,Payne RG. Characterization of a PGA-based scaffold for use in a tissue-engineered neo-urinary conduit. Methods Mol Biol,2013,10(1):179-188
10. Poh PS,Hutmacher DW,Stevens MM,et al. Fabrication and in vitro characterization of bioactive glass composite scaffolds for bone regeneration. Biofabrication,2013,5(4):45-50
11. Chen Wang,Kaili Lin,Jiang Chang,et al. Osteogenesis and angiogenesis induced by porous β-CaSiO3/PDLGA composite scaffold via activation of AMPK/ERK1/2 and PI3K/Akt pathways. Biomaterials,2013,34(1):64-77
12. Xu C,Su P,Chen X,et al. Biocompatibility and osteogenesis of biomimetic Bioglass-Collagen-Phosphatidylserine composite scaffolds for bone tissue engineering. Biomater,2011,32(4):1051-1058
13. Zheng L,Yang F,Shen H,et al. The effect of composition of calcium phosphate composite scaffolds on the formation of tooth tissue from human dental pulp stem cells. Biomaterials,2011,32(29):7053-7059
14. Shen Y,Dai L,Li X. Epidermal stem cells cultured on collagen-modified chitin membrane induce in situ tissue regeneration of full-thickness skin defects in mice. PLoS One,2014,9(2):e87557
15. Park S,Li Z,Hwang I,et al. Glycol Chitin-based Thermoresponsive Hydrogel Scaffold Supplemented with Enamel Matrix Derivative Promotes Odontogenic Differentiation of Human Dental Pulp Cells. Journal of Endodontics,2013,39(8):1001-1007
16. Chen Wang,Yang Xue,Kaili Lin,et al. The enhancement of bone regeneration by the combination of osteoconductivity and osteostimulation using β-$CaSiO_3$/β-$Ca_3(PO_4)_2$ composite bioceramics. Acta biomater,2012,8(1):350-360
17. Qian J,Xu W,Yong X,et al. Fabrication and in vitro biocompatibility of biomorphic PLGA/nHA composite scaffolds for bone tissue engineering. Materials Science and Engineering C,2014,36(1):95-101
18. Liu H,Ling L,Wang D,et al. Reconstruction of alveolar bone defects using bone morphogenetic protein 2 mediated rabbit dental pulp stem cells seeded on nanohydroxyapatite/collagen/poly(L-lactide). Tissue Engineering Part A,2011,17:2417-2433
19. He H,Yu J,Cao J,et al. Biocompatibility and osteogenic capacity of periodontal ligament stem cells on nHAC/PLA and HA/TCP scaffolds. Journal of Biomaterials Science,2011,22:179-194
20. Jegal SH,Park JH,Kim JH,et al. Functional composite nanofibers of poly(lactide-co-caprolactone) containing gelatin-apatite bone mimetic precipitate for bone regeneration. Acta Biomaterialia,2011,7:1609-1617
21. Xie H,Wang J,Li C,et al. Application of strontium doped calcium polyphosphate bioceramic as scaffolds for bone tissue engineering. Ceramics International,2013,39(8):8945-8954
22. Wu C,Zhou Y,et al. Strontium-containing mesoporous bioactive glass scaffolds with improved osteogenic/cementogenic differentiation of periodontal ligament cells for periodontal tissue engineering. Acta Biomater,2012,8(10):3805-3815
23. Fielding G,Bose S. SiO_2 and ZnO dopants in three-dimensionally printed tricalcium phosphate bone tissue engi-

neering scaffolds enhance osteogenesis and angiogenesis in vivo. Acta Biomater,2013,9(11):9137-9148

24. Han P,Wu C,et al. The cementogenic differentiation of periodontal ligament cells via the activation of Wnt/beta-catenin signalling pathway by Li+ ions released from bioactive scaffolds. Biomaterials,2012,33(27):6370-6379
25. Vaidehi S. Joshi,Nan Ye Lei,Christopher M. Walthers,et al. Macroporosity enhances vascularization of electrospun scaffolds. Journal of Surgical Research,2013,183(1):18-26
26. Matthew C. Phipps,William C. Clem,Jessica M. Grunda,et al. Increasing the pore sizes of bone-mimetic electrospun scaffolds comprised of polycaprolactone,collagen I and hydroxyapatite to enhance cell infiltration. Biomater,2012,33(2):524-534
27. Zhihong Wang,Yun Cui,Jianing Wang,et al. The effect of thick fibers and large pores of electrospun poly (ε-capro lactone) vascular grafts on macrophage polarization and arterial regeneration. Biomater,2014,35(22):5700-5710
28. Yan Han,Qiongyu Zeng,Haiyan Li,et al. The calcium silicate/alginate composite:Preparation and evaluation of its behavior as bioactive injectable hydrogels. Acta Biomaterialia,2013,9(11):9107-9117
29. Haiyan Li,Jiang Chang. Stimulation of proangiogenesis by calcium silicate bioactive ceramic. Acta Biomaterialia,2013,9(2):5379-5389
30. Haiyan Li,Ke Xue,Ni Kong,et al. Silicate bioceramics enhanced vascularization and osteogenesis through stimulating interactions between endothelia cells and bone marrow stromal cells. Biomater,2014,35(12):3803-3818
31. Baino F,Vitale-Brovarone C. Bioactive glass and glass-ceramic foam scaffolds for bone tissue restoration. Biomedical Foams for Tissue Engineering Applications,2014:213-248
32. Goudouri OM,Theodosoglou E,Kontonasaki E,et al. Development of highly porous scaffolds based on bioactive silicates for dental tissue engineering. Materials Research Bulletin,2014,49(1):399-404
33. S. Sowmya,Joel D. Bumgardener,Krishna Prasad Chennazhi,et al. Role of nanostructured biopolymers and bioceramics in enamel,dentin and periodontal tissue regeneration. Progress in Polymer Science,2013,38(10-11):1748-1772
34. Erin Leigh Hopley,Shima Salmasi,Deepak M. Kalaskar,et al. Carbon nanotubes leading the way forward in new generation 3D tissue engineering. Biotechnology Advances,2014,32(5):1000-1014
35. Mathews S,Bhonde R,Gupta PK,et al. Novel biomimetic tripolymer scaffolds consisting of chitosan,collagen type 1,and hyaluronic acid for bone marrow-derived human mesenchymal stem cells-based bone tissue engineering. J Biomed Mater Res B Appl Biomater. 2014,10(2)doi:10. 1002/jbm. b. 33152
36. Wittmann K,Storck K,Muhr C,et al. Development of volume-stable adipose tissue constructs using polycaprolactone-based polyurethane scaffolds and fibrin hydrogels. J Tissue Eng Regen Med,2013,30(10). doi:10. 1002/term. 1830
37. Tu Y,Wu T,Ye A,et al. In vitro study on injectable alginate-strontium hydrogel for bone tissue engineering. Zhongguo Xiu Fu Chong Jian Wai Ke Za Zhi. 2013,27(12):1499-1505
38. Qiao PY,Li FF,Dong LM,et al. Delivering MC3T3-E1 cells into injectable calcium phosphate cement through alginate-chitosan microcapsules for bone tissue engineering. J Zhejiang Univ Sci B,2014,15(4):382-392
39. Monteiro IP1,Shukla A,Marques AP,et al. Spray-assisted layer-by-layer assembly on hyaluronic acid scaffolds for skin tissue engineering. J Biomed Mater Res A,2014 Mar 24. doi:10. 1002/jbm. a. 35178
40. Mallick KK,Cox SC. Biomaterial scaffolds for tissue engineering. Front Biosci,2013,5(1):341-360
41. Castillo-Dali G,Velazquez-Cayon R,Serrera-Figallo MA,et al. Importance of PLGA in scaffolds for guided bone regeneration:A focused review. J Oral Implantol,2014,19(1). [Epub ahead of print]

42. Knight TA, Payne RG. Characterization of a PGA-based scaffold for use in a tissue-engineered neo-urinary conduit. Methods Mol Biol, 2013, 10(1): 179-188

43. Yi Liao, Desheng Chen, Jialin Niu, et al. In vitro degradation and mechanical properties of polyporous CaHPO4-coated Mg-Nd-Zn-Zr alloy as potential tissue engineering scaffold. Materials Letters, 2013, 100(3): 306-308

44. Xiaoman Luo, Davide Barbieri, Noel Davison, et al. Zinc in calcium phosphate mediates bone induction: In vitro and in vivo model. Acta Biomaterialia, 2014, 10(1): 477-485

45. Robert L. Karlinsey, Allen C. Mackey, Emily R. Walker, et al. Preparation, characterization and in vitro efficacy of an acid-modified β-TCP material for dental hard-tissue remineralization. Acta Biomaterialia, 2010, 6(3): 969-978

46. Tarafder S, Davies NM, Bandyopadhyay A, et al. 3D printed tricalcium phosphate scaffolds: Effect of SrO and MgO doping on in vivo osteogenesis in a rat distal femoral defect model. Biomater Sci, 2013, 1(12): 1250-1259

47. Feng P, Wei P, Shuai C, et al. Characterization of mechanical and biological properties of 3-D scaffolds reinforced with zinc oxide for bonetissue engineering. PLoS One, 2014, 9(1): e87755

48. Jingxin Yang, Fu-zhai Cui. Plasma surface modification of magnesium alloy for biomedical application. Surface and Coatings Technology, 2010, 20(5), Supplement 1: S182-S187. , In Seop. Lee, et al

49. XN Gu, N Li, WR Zhou, et al. Corrosion resistance and surface biocompatibility of a microarc oxidation coating on a Mg-Ca alloy. Acta Biomaterialia, 2011, 7(4): 1880-1889

第八章　纳米材料与技术的研究进展

纳米材料(nanomaterials)由于其表现出特殊的光、电、磁、热和力学等性能,因而迅速渗透到材料科学的各个领域,成为当前世界科学研究的热点,并在生物医药领域显示出重要的应用价值。纳米材料标志着人们对材料性能的挖掘达到了新的高度,纳米技术不仅大范围地改造了传统材料,而且还源源不断地创造出新的材料,展现出广阔的应用前景。

第一节　概　　述

“纳米材料”的研究是始于较早的胶体化学,因其颗粒尺度处于胶体分散系范围,有很突出的表面特性。1987 年,美国和原西德同时报道成功制备了具有清洁界面的陶瓷二氧化钛,自此正式提出了纳米材料这一独特的研究领域,并应用各种方法制备了各种各样的人工纳米材料,在多学科中取得了突破性进展。

一、纳米材料与纳米技术的概念

(一) 纳米材料概念

纳米材料是指材料的几何尺寸达到纳米级尺度水平(一般指在 1 ~ 100nm 之间),并且具有特殊性能的材料。其研究对象包括纳米颗粒以及由它们组成的薄膜与块体、纳米丝、纳米管、微孔和介孔材料。目前,国际将处于 1 ~ 100nm 尺度范围内的超微颗粒及其致密的聚集体以及由纳米微晶所构成的材料,统称之为纳米材料。广义地讲,纳米材料是指在三维空间中至少有一维处于纳米尺度范围或由它们作为基本单元构成的材料。即纳米材料是物质以纳米结构按一定方式组装成的体系,或纳米结构排列于一定基体中分散形成的体系,包括纳米超微粒子、纳米块体材料和纳米复合材料等。在口腔医学领域中使用的纳米材料称为口腔纳米材料。

按物理形态将纳米材料大致可分为纳米粉末、纳米纤维、纳米膜、纳米块体和纳米相分离液体等五类。按材料性质分为纳米高分子、纳米金属、纳米无机非金属和纳米复合材料。按应用可分为纳米电子材料、纳米光电子材料、纳米生物医用材料、纳米敏感材料、纳米储能材料等。

(二) 纳米技术概念

从迄今为止的研究状况来看,纳米技术大体上有三种概念。

第一种概念：即德雷克斯勒博士提出的“分子纳米技术”的概念。指在 0.1 ~ 100nm 尺度对物质（存在的种类、数量和结构形态）进行精确地观测、识别与控制的研究与应用的高新技术，其最终目标是直接以分子、原子在纳米尺度上制造具有特定功能的产品，实现生产方式的飞跃。

第二种概念：通过纳米精度的“加工”，形成纳米大小结构的技术，被定为“微加工技术的极限”。

第三种概念：从生物的角度提出的“纳米生物细胞”的概念，生物细胞和生物膜内本身就存在纳米级的结构。例如，作为细菌运动器官的鞭毛的马达直径为 20nm 左右。事实上，每个细胞都是活生生的纳米机器，它们不仅可以将食物转变成能量，还能根据其 DNA 的信息制造并输送蛋白质和酶。

总之，纳米技术是指在 0.1 ~ 100nm 尺度空间内，研究电子、原子、分子的运动规律和特性，从而研究在纳米尺度范围内物质所具有的物化性质、功能及其应用的高新技术。其含义包括纳米材料设计、制造、测量、控制和产品。口腔医学领域所采用纳米技术称为口腔纳米技术。

目前普遍公认的纳米科技的定义是：在纳米尺度研究物质的特性和相互作用，以及利用这些特性建立多学科交叉的科学和技术领域。从某种程度讲，纳米材料、纳米加工制造技术以及纳米测量表征技术构成纳米科技发展的三个非常重要的支撑技术，奠定了整个纳米科技发展的基础。因此，纳米科技所研究的领域是人类过去从未涉及的非宏观、非微观的中间领域，它使人类认识和改造物质世界的手段和能力延伸到原子和分子，纳米科技将改变人们的思维方式，对人类发展产生深远的影响。

二、纳米材料的特殊效应

由于纳米材料的特殊结构，使之产生四大效应，这些效应使材料在力学、磁学、热学、光学、电学、催化以及生物活性等方面都显示出常规材料所不具备的独特性能，也与相同组成的传统概念的微米材料有非常显著的差异。纳米材料所表现出的这些优异的性能和全新功能，已被广泛应用于材料科学的各个领域，其中包括生物医药领域，并引起了世界各国科技界和产业界的广泛关注。

1. 纳米材料的表面效应与界面效应

纳米材料的表面效应（surface effect）是指纳米粒子的表面原子数与总原子数之比随粒径的变小而急剧增大后所引起的性质变化（图 8-1）。

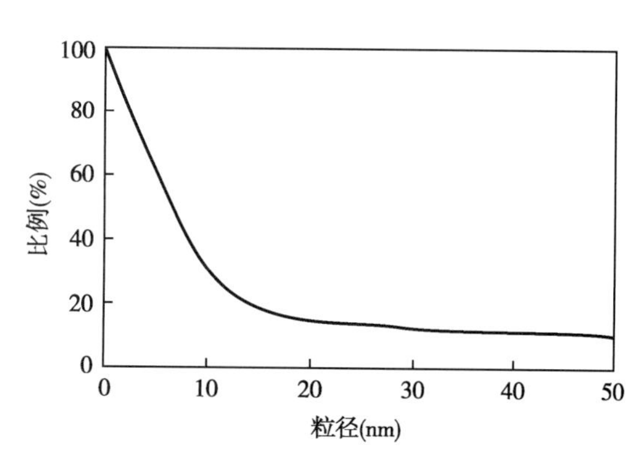

图 8-1　表面原子数相对总原子数的变化（四川大学华西口腔医学院　陈治清供图）

球形颗粒的表面积与直径的平方成正比，体积与直径的立方成正比，颗粒比表面积（表面积/体积）与直径成反比。随着颗粒直径变小，比表面积显著增加，表面原子所占的原子数也相应地增加。从图 8-1 中可以看出，粒径在 10nm 以下，将迅速增加表面原子的比例。当粒径降到1nm时,表面原子数比例达到约90%以上,原子几乎全部集中到纳米粒子的表面。由于纳米粒子表面原子数增多,表面原子配位数不足和高的表面能,使这些原子易与其他原子相结合而稳定,故具有很高的化学活性。例如金属的纳米粒子在空气中会燃烧,无机的纳米粒子在空气中会引吸气体,并与气体进行反应。

纳米材料具有非常大的界面,界面的原子排列完全无序,原子在外力变形的条件下很容易迁移,具有很高的活性和可移动性,界面自由能大大增加,界面的离子价态,电子运动传递等与结构有关的性能发生了相当大的变化,这种变化我们称为纳米材料的界面效应(interface effect)。界面效应对材料的许多性能有重大的影响,例如纳米材料的塑性变形主要是通过晶粒之间的相对滑移而实现的,纳米材料中晶界区域扩散系数非常大,存在着大量的短程快速扩散路径,可使变形过程中一些初发的微裂得以迅速弥合,在一定程度上避免了脆性断裂的发生。

2. 纳米材料的小尺寸效应　由于材料的颗粒尺寸变小所引起的宏观物理性质的变化称为小尺寸效应(small size effect),当纳米微粒尺寸与光波波长、传导电子的德布罗意波长、超导态的相干长度或透射深度等物理特征尺寸相当或更小时,晶体的周期性边界被破坏,非晶态纳米粒子的颗粒表面层附近的原子密度减少,从而使其声、光、电、磁和热力学等性能呈现出新的物理性质的变化。

3. 纳米材料的量子尺寸效应　当粉体粒子尺寸下降到某一值时,费米能级附近的电子能级由准连续转变为离散能级,能级间距离变宽,导致吸收带移向短波长方向,使材料呈现出量子尺寸效应。或纳米半导体微粒存在不连续的最高被占据分子轨道和最低未被占据的分子轨道能级,其能隙变宽现象均称为量子尺寸效应(quantum size effect)。当能级间距大于热能、静电能、磁能、光子能量或超导态的凝聚能时,可导致纳米微粒热、电、磁、光以及超导电性与宏观特性有显著不同,如高的光学非线性,特异的催化和光催化性、强氧化性和还原性等。

4. 纳米材料的宏观量子隧道效应　宏观量子隧道效应(macroscopic quantum tunneling effect)是基本的量子现象之一,即当微观粒子的总能量小于势垒高度时,该粒子仍能穿越这一势垒,这种微观粒子贯穿势垒的能力称为隧道效应。纳米粒子的磁化强度等也有隧道效应,它们可以穿过宏观系统的势垒而产生变化,比如,原子内的许多磁性电子,以隧道效应的方式穿越势垒,导致磁化强度的变化,这是磁性宏观量子隧道效应。

由于纳米粒子细化,晶界数量大幅度的增加,可使材料的强度、韧性和超塑性明显提高。其结构颗粒对光、力学应力和电的反应完全不同于毫米或微米级的结构颗粒,使得纳米材料在宏观显示出许多特性,例如,陶瓷材料在通常情况下呈脆性,而纳米相陶瓷却具有良好的韧性;金属、陶瓷等复合纳米材料可在更大的范围内改变材料的力学性质;纳米金属的熔点比普通金属低几百度;纳米相铜强度比普通铜高5倍。纳米材料从根本上改变了材料的结构,可望得到诸如高强度合金、塑性陶瓷、金属间化合物以及性能特异的原子规模复合材料等新一代材料,为克服材料科学研究领域中长期未能解决的问题开拓了新的途径。

三、常用纳米材料的制备方法

纳米材料研究和发展的一个重要环节就是材料的制备。纳米材料的制备方法很多,其

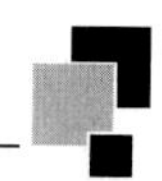

分类也各不相同。按照反应性质、制备原理可分为物理法、化学法和综合法。

（一）物理制备方法

主要用于金属、合金等的纳米粒子的制备，具有操作简单、成本低，但产品纯度不高、颗粒分布不均匀、形状难以控制等特点。

1. 物理凝聚法

（1）真空蒸发-冷凝法：在超高真空或惰性气氛中，利用电阻、等离子体、电子束或激光束加热原料，使金属、合金或化合物气化、升华，再冷凝形成纳米微粒，其粒径可达1～100nm。此方法的特点是表面清洁、粒度小、设备要求高、产量低，适用于实验室制备。

（2）等离子体蒸发凝聚法：把一种或多种固体颗粒注入惰性的等离子体中，使之通过等离子体之间时完全蒸发，通过骤冷装置使蒸气凝聚制得纳米微粒。通常用于制备含有高熔点金属、合金的纳米材料，此法常以等离子体作为连续反应制备纳米微粒。

2. 溅射法　采用高能粒子撞击靶材料表面的原子或分子交换能量或动量，使得靶材表面的原子或分子从靶材表面飞出后沉积到基片上形成纳米材料，这种方法靶材料无相变，化合物的成分不易发生变化。最常用的有阴极溅射、直流磁控溅射、射频磁控溅射、离子束溅射以及电子回旋共振辅助反应磁控溅射等技术。

3. 喷雾热解法　将含所需正离子的某种盐类的溶液喷成雾状，送入加热至设定温度的反应器内，通过反应生成微细的粉末颗粒。它综合了气相法和液相法的优点，可制备多种组分的复合材料，从溶液到粉末一步完成，且颗粒形状好。喷雾热解法可根据雾化和凝聚过程分为喷雾干燥法、雾化水解法和雾化焙烧法。

4. 高能球磨法　高能球磨法是利用球磨机的转动或振动使硬球对原料进行强烈的撞击，研磨和搅拌，把金属或合金粉末粉碎为纳米级微粒的方法。它是一个无外部热能供给的、干的高能球磨过程，将大晶粒变为小晶粒的过程。除了合成单质金属纳米材料外，还可以通过颗粒间的固相反应直接合成化合物。

5. 压淬法　金属或合金在高压下加热、保温，骤冷至液氮温度，而后卸压至室温或稍高些，即可自发地转变为纳米合金。此方法适用于金属及合金的纳米材料的制备，特点是工艺简单、效率高、成本低、粒度大而且不均匀、容易混入一些杂质。

6. 等离子体法　基本原理是利用在惰性气氛或反应性气氛中通过直流放电使气体电离产生高温等离子体，从而使原料溶液化和蒸发，蒸气达到周围的气体就会被冷凝或发生化学反应形成超微粒。等离子体温度高，能制备难熔的金属或化合物，产物纯度高，在惰性气氛中，等离子法几乎可制备所有的纳米金属。

7. 固相法　固相法一般是把金属氧化物或其盐按照配方充分混合，研磨后煅烧，最终得到金属及金属氧化物的超微粒子。固相法简便易行，适应面广。但生成的粒子容易结团，必须经常依赖机械粉碎，而且配料不易准确，难免出现粉碎组分不均匀等现象。

（二）化学制备方法

化学法是指通过适当的化学反应，以分子、原子、离子为基础制备纳米物质，主要用于化合物尤其是多元化合物纳米粒子的制备，具有使用设备简易、反应条件比较缓和及使用原料广等特点。

1. 化学气相沉积法　是迄今为止气相法制备纳米材料应用最为广泛的方法，该方法是在一个加热的衬底上，通过一种或几种气态元素或化合物产生的化学元素反应形成纳米材料的过程,可分成热分解反应沉积和化学反应沉积。该方法具有均匀性好、可对整个基体进行沉积等优点。缺点是衬底温度高。随着其他相关技术的发展,由此衍生出许多新技术,如金属有机化学缺陷相沉积、热丝化学气相沉积、等离子体辅助化学气相沉积、等离子体增强化学气相沉积和激光诱导化学气相沉积等技术。

2. 化学气相冷凝法　通过有机高分子热解获得纳米粉体,具体过程是先将反应室抽真空,然后注入惰性气体氦,使气压达到几百帕斯卡,反应物和载气氦从外部系统先进入前部分的热磁控溅射化学气相冷凝装置,由化学反应得到反应物产物的前驱体,然后通过对流达到后部分的转筒式骤冷器,冷却和收集合成的纳米微粒。

3. 溶胶-凝胶法　溶胶-凝胶法是用易水解的金属化合物(无机盐或金属盐)在某种溶剂中与水发生反应,经过水解与缩聚过程逐渐凝胶化,再经干燥烧结等后处理得到所需的材料,其基本反应有水解反应和聚合反应,可在低温下制备纯度高、粒径分布均匀、化学活性高的单组、多组分混合物(分子级混合),并可制备传统方法不能或难以制备的产物。该法又分为醇盐法和非醇盐法。醇盐法是将醇盐制成溶胶,然后把溶剂、催化剂和配合剂等溶胶变成凝胶,最后将凝胶干燥、热处理后获得所需纳米材料。

4. 水热法　水热法是通过高温高压在水溶液或蒸气等流体中合成物质,再经分离和热处理得到纳米微粒。水热条件下离子反应和水解反应可以得到加速和促进,使一些在常温下反应速度很慢的热力学反应,在水热条件下实现快速反应,依据反应类型不同分为:水热氧化、还原、沉淀、合成、水解和结晶等。该法制得的纳米粒子纯度高、分散性好、晶形好且大小可控。

5. 沉淀法　化学沉淀法是在金属盐类的水溶液中控制适当的条件使沉淀剂与金属离子反应,产生水合氧化物或难溶化合物,使溶液转化为沉淀物,然后经分离、干燥或热分解而得到纳米级超微粒。化学沉淀法可分为直接沉淀法、均匀沉淀法、共沉淀法和醇盐水解沉淀法。直接沉淀法是指金属离子与沉淀剂直接作用形成沉淀;均匀沉淀法是指通过预沉淀剂在溶液中的反应缓慢释放出沉淀剂,再与金属离子作用形成沉淀;醇盐水解法是由金属醇盐遇水分解成醇和氧化物或其水合物沉淀;共沉淀法是在混合的金属盐溶液中添加沉淀剂得到多种成分混合均匀的沉淀,然后进行热分解得到纳米微粒。

6. 电化学法　包括水溶液和熔盐的电解。利用电解过程,通过严格控制电极电位,去除杂质,得到优质高纯的粉末。根据性能的要求改变电解参数,可制取不同形状、粒度及分布、组分的金属、合金以及氧化物粉末。用此法能制得很多通常方法不能或难以制备的金属粉末,尤其是负电性很大的金属粉末。

纳米材料制备方法的综合法是指在制备过程中结合物理化学法的优点,同时进行纳米材料的合成与制备,例如:超声沉淀法、微波合成法以及激光沉淀法等。这类方法是把物理方法引入化学法中,以解决化学法达不到的效果或提高化学法的效率。

四、纳米材料在生物医药中的应用

纳米材料在实际应用中还具有很多其他的特殊效果,比如表面积大、表面活性中心多、表面反应活性高、强烈的吸附能力、较高催化能力以及不易受体内和细胞内各种酶降解等。这些特殊的表现,使得其在医学方面得到广泛的应用,如在生物荧光标记、药物和基因传输、

病原体和蛋白质等生物分子的检测、组织工程学、细胞和生物分子的分离纯化以及肿瘤治疗等方面取得了重要进展。

（一）生物荧光标记

荧光分析法由于其较高的检测灵敏度而成为生命科学研究领域重要的研究方法之一，其检测灵敏度很大程度依赖于荧光标记物的荧光强度和光学稳定性。量子点是硒化镉半导体发射荧光的纳米结构（直径小于 10nm），作为一类新型的荧光标记材料，具有宽的激发波长、窄的发射波长、强的发光性能及光稳定性等优良特性。用可见光的光子照射时，量子点会以荧光的形式发出特征频率的光子。与传统的有机荧光材料相比，量子点具有较大的吸收范围，因而能够在较宽的波长范围内被激发从而发出荧光，可以在单一的激发波长下使用多种量子点进行荧光标记。此外，可以通过对量子点的粒径、组成和表面性质进行修饰从而对量子点的发射波长进行调控，从紫外到红外波长范围内的特定频率下发射荧光，通过合成方法设计制备大量发射波长不同的量子点。与有机荧光材料相比，量子点还具有较高的稳定性，可以在数小时内经历多次激发和荧光发射的循环过程，而且荧光具有较高的亮度和褪色阈值。量子点的上述几个特性使得其非常适合于进行复合荧光标记，进行标记时可以根据不同量子点所具有的不同颜色和强度的荧光对不同的靶向分子进行标记。

（二）生物分子检测

在生物医学领域，DNA 和蛋白质的检测对于疾病的诊断、遗传性疾病的治疗以及传染性病原体的检测极为重要。纳米颗粒由于其较小的尺寸、较高的反应活性、优异的物理性质以及这些性质的可调控性，使其在制备用于蛋白质、核酸分子检测的生物亲和性传感器方面受到广泛关注，可以利用其建立新的检测方法以改善目前所存在的缺陷，因而具有良好的应用前景。

Jia 等将人癌胚抗原的检测抗体和单链 DNA 连接于直径为 13nm 左右的金纳米颗粒表面，再将辣根过氧化物酶标记的链霉亲和素连接 DNA，制成酶标记金纳米探针。然后，通过碳二亚胺活化的共价偶合作用制备磁性探针。在利用酶标记金纳米探针和磁性探针对相应抗原进行免疫检测的结果显示，该检测方法可以显著提高对人癌胚抗原的检测灵敏度，比常规 ELISA 的检测灵敏度提高 130 倍左右。

（三）细胞及生物分子的分离纯化

细胞及生物分子如蛋白质等的分离技术是细胞生物学、免疫学、干细胞研究及临床医学研究中的一种重要研究工具。细胞的分离、纯化及表征已经成为生命科学及临床医学领域中必不可少的手段之一。

理想的细胞分离方法应该是在不影响细胞功能的前提下短时间内分离出大量高纯度靶细胞。近年新出现的磁性分离方法已经成为生物学和临床医学一种重要的对细胞和蛋白质进行选择性分离的技术，磁性细胞分选术（magnetic cell seperation，MACS），技术特异性高，所需设备简单，能够处理大量的细胞样品，且获得的靶细胞纯度较高。MACS 技术用于细胞分离的载体一般为磁性微球和磁性纳米颗粒，磁纳米颗粒由于同时具有超顺磁性和大比表面积，比传统的大粒径磁性微球具有更多的优势，磁纳米颗粒由于其极小的尺寸，不会对细胞产生机械性压力，对细胞活性影响很小，且能提高分离的灵敏度、速度和精确度。但是，单纯的磁纳米颗粒易于自发团聚，制备超小粒径、分散性好的磁纳米颗粒具有十分重要的应用价值。磁性纳米颗粒依据其在磁场中的磁感应特性完成目标细胞的分离与富集，是当前分析与生物医学领域中一项重要的纳米技术,目前已成功应用于干细胞的分离。

随着磁共振对比剂如顺磁性氧化铁纳米颗粒(superparamagnetic iron oxides,SPIO,直径60~150nm)的应用,MRI逐渐成为活体细胞示踪研究的热点。目前,主要是通过在SPIO表面修饰转染试剂提高标记效率,使SPIO更高效地进入细胞质。例如磁性纳米粒子可以附着在干细胞的表面,也可以被吞噬作用内化,这个过程往往是通过涂层和膜的受体结合剂实现的。磁性纳米粒子的存在不影响干细胞的生存、生长及分化。

(四)靶向药物输送

作为药物和基因输送载体,载药纳米微粒可缓释药物,延长药物作用时间;达到靶向输送目的;增强药物效应,减轻毒副反应;提高药物的稳定性;保护核酸类药物,防止其被核酸酶降解;帮助核苷酸分子高效转染细胞,并起到靶向定位作用;建立一些新的给药途径。因此,载药纳米微粒在医药领域得到广泛应用。

1. 纳米缓控释系统　制备纳米缓控释系统的高分子载体材料以合成的可生物降解的聚合物体系和天然的大分子体系为主,前者如聚氰基丙烯酸烷基酯、聚丙烯酰胺和乳酸-乙醇酸共聚物等,它们在体内通过主链酯键的水解而降解,降解产物对人体基本无毒性;后者如天然的蛋白、明胶和多糖等。活性组分(药物、生物活性材料等)通过纳米颗粒自组装被包裹在内部,或者通过吸附、附着作用位于颗粒表面。药物经过载体运送后,药效降低很小,而且还可以有效控制释放,延长药物的作用时间。纳米高分子材料作为载体,与各类药物之间或者是生物大分子制剂,都有良好的相容性,因此能够负载或包覆多种药物,同时可以更有效地控制药物的释放速度。

2. 疫苗辅剂　表面修饰的纳米粒子能够使蛋白抗原的表面充分暴露,同时能使抗原结构更趋稳定,在生物体内能引起特异的加强免疫反应。纳米粒子的辅助作用在于持久地释放被包裹的抗原,或加强吸收作用和机体免疫系统对纳米粒子结合抗原(蛋白或核酸)的免疫反应。近年包裹或表面结合有疫苗的纳米微粒的辅助作用已在多项研究中被证实。

3. 靶向性纳米药物载体　纳米药物载体研究的另一个热点就是利用正常细胞和肿瘤细胞表面受体或抗原物质的差异,用相应的配体修饰纳米颗粒制剂的表面,使之能够识别肿瘤细胞并与其结合,将所载抗肿瘤药物专一送入肿瘤组织(细胞)。通过对纳米颗粒修饰小肽、叶酸或转铁蛋白等分子提高药物输送的靶向性,从而避免了药物在其他非特异性组织的释放。肿瘤组织自身具有特殊的性质,如代谢速度快、消耗养分多等,利用其有别于正常组织的特点通过在纳米载体上包裹一些导向物质的方法可以建立一种安全高效的药物传递方法。

4. 其他药物运送技术　纳米药物不但可以通过纳米颗粒装载药物或者与药物结合的方式突破细胞屏障,还可以通过不直接与药物反应而是协助的方式突破细胞屏障,甚至可以突破完整的表皮等皮肤组织传送大的亲水类药物。此外,纳米智能药物载体的制备是纳米生物技术的另一个分支。智能纳米药物就是在靶向给药的基础上,设计合成缓释给药纳米材料,采用纳米药物颗粒,结合靶向给药和智能释药的优点,并根据用药环境的变化(如温度、pH变化等),调整在不同环境中的释药方式。

纳米材料和技术在生物医药方面的应用远不止上述这些,如纳米人工骨的研究成功,并已进行临床试验,在基因治疗、癌症的早期诊断与治疗和生物传感器等许多方面显示出良好的应用前景和理论研究价值。

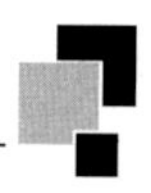

第二节　纳米材料的生物学效应

目前,纳米材料在医学领域已得到了广泛的关注和发展,并发挥着重要的生物学效应,本节重点对纳米材料的一些生物学效应,包括纳米材料对细胞和组织再生及抗肿瘤作用,纳米材料的抗菌作用和纳米材料的生物安全性进行归纳介绍。

一、纳米材料对细胞和组织再生的作用及抗肿瘤作用

(一) 纳米材料有利于细胞和组织增殖与分化

干细胞(stem cells,SCs)是一类具有自我更新、高度增殖和多向分化潜能的细胞群体,在一定条件下,干细胞能够分化为机体内不同的细胞,形成组织和器官,以实现机体内部构建和自我康复的能力。干细胞的增殖分化都处在一定的微环境中,即干细胞壁龛(niches),这是控制干细胞命运所有外部信号的总和,包括细胞因素和非细胞因素两个方面。非细胞因素即细胞外基质(extra cellular matrix,ECM),如胶原蛋白、蛋白多糖、层黏蛋白、弹性蛋白等,主要通过表面化学基团或纳米结构特征影响干细胞的生物学行为,有利于干细胞完成特有的功能。

组织工程是应用生命科学和工程学原理及其技术,以生物材料为载体,重建具有生理功能的组织和器官,然后移植到人体,成为具有修复受损组织功能的生物替代物的科学。组织工程的三大要素是种子细胞、支架材料和生长调节因子,其中支架材料起中心作用,它为特定的细胞提供结构支撑点。支架材料表面化学或立体微观的纳米级结构能调节细胞的黏附、伸展和基因表达,诱导组织再生和控制组织结构。

1. 三维纳米纤维支架材料　三维纳米纤维支架在结构上与天然ECM更接近,比表面积巨大,能提供大量的细胞接触点,可使单位体积内的细胞数量增加,为细胞的黏附、增殖、生理功能提供更好的微环境,并改善蛋白质吸附,有利于药物和生物因子的修饰和释放,因而被认为比传统的微米级支架更有利于细胞的黏附和生长。例如,Woo等研究显示,纳米纤维支架可以选择性地吸附纤连蛋白、玻连蛋白等,成骨细胞在纳米纤维支架上的黏附能力是普通支架的1.7倍。进一步的研究显示,成骨细胞在纳米纤维支架上表现出很高的骨钙蛋白表达水平和钙的矿化沉积能力。

纳米纤维支架材料也存在尺寸效应和表面(界面)效应,这两个特性使纳米支架材料更有效地诱导细胞生长和组织再生,因而在性能上与具有相同组成的微米级支架材料存在非常显著的差异,即存在生物纳米效应。三维纳米纤维支架也为人们在分子水平研究材料与肌体组织的相互作用提供了平台,由此实现了在分子水平对植入材料的设计与制造。纳米纤维支架的上述优点促使人们努力寻找合适的方法制备纳米纤维,并构建具有适当结构(包括孔隙率、孔径大小及其分布等)的支架。

静电纺丝法、分子自组装、热致相分离法都是较常用的制备纳米纤维支架的方法,包括人工合成的医用高分子如聚乳酸、聚乙醇酸、聚己内酯;天然的生物高分子如胶原、明胶、壳聚糖、海藻酸、丝素蛋白等。由于单纯高分子的纳米纤维的性质单一,有时无法满足某些生物材料支架的要求,具有两种组分混合的复合纳米纤维支架因而得到长足的发展。高分子

复合纳米纤维如聚己内酯-明胶、聚己内酯-壳聚糖等。例如,单纯的壳聚糖纳米纤维的力学强度很弱,但其生物适应性相对较好,而聚己内酯的力学性能好,但生物活性很低,不利于成骨细胞的黏附和增殖。将壳聚糖和聚己内酯复合电纺成的纳米纤维的弹性模量显著高于单独的壳聚糖和聚己内酯,细胞黏附能力也大大提高。

可生物降解的聚合物,如聚乳酸(poly lactic acid,PLA)因具有较好的生物相容性,较宽泛的生物力学性能,较长的生物降解时间,而且降解产物乳酸很容易由肝脏代谢的特点,已作为组织工程的支架材料进行应用。PLA 支架可以合成纤维状多孔支架,使用纳米纤维 PLA 支架的牙髓干细胞(dental pulp stem cells,DPSC)在体外和体内的成牙潜能和分化能力已经被评价。支架的纤维结构类似于天然的Ⅰ型胶原纤维,直径为50~500nm,3天内 DPSC 黏附和增殖在整个支架的表面。在支架相互连接的较大孔内可观察到具有长细胞突、铺展形态良好的细胞并分泌丰富的细胞外基质。这些细胞的牙源性分化能力可被骨形态发生蛋白和地塞米松增强。生长细胞的支架移植到裸鼠体内,观察有血管化的纤维结缔组织形成以及矿物颗粒沉积物,形成牙本质样组织。

2. 纳米羟基磷灰石　纳米羟基磷灰石(nano hydroxyapatite,nHAp)的超微结构与人体骨组织相似,具有很高的表面积体积比,其超微结构类似于生物磷灰石,在硬组织替换中具有重要的作用。nHAp 有良好的组织相容性和生物活性,可用于骨组织工程,但其力学性能较差,无明显的诱导成骨作用,因此,制备力学性能优良并能诱导成骨的复合型纳米羟基磷灰石的研究非常必要。Wang 等利用相分离技术制备了纳米羟基磷灰石与聚酰胺复合支架材料,并对其结构、形貌以及力学性能进行了表征。进一步将间充质干细胞接种在复合支架材料上,结果显示体外支架材料生物相容性良好,间充质干细胞-支架复合体植入兔骨缺损区后,具有良好的骨修复治疗效果,在移植初期,新生骨形成率有所增强,该复合支架材料有希望应用于整形外科领域。

纳米羟基磷灰石的使用提供了一种再生釉质的方法,已经作为修复或替代受损的牙齿及周围骨质的材料被广泛研究。它可增强细胞的黏附、增殖、骨整合能力和碱性磷酸酶(alkaline phosphatase,ALP)的活性等。成釉细胞在分泌阶段分泌釉质特异蛋白,形成由 ALP 酶矿化的釉质基质,nHAp 增强 ALP 活性的能力对于设计和再生釉质组织很有价值。nHAp 可以在水性聚合物200~500nm 大小的微凝胶内矿化,这些纳米结构成分可以作为注射材料用于釉质再生,nHAp 柱和晶体生长的方向可以调控,从而形成类似天然釉质的三维结构。

通过静电纺丝过程合成的可生物降解的聚乙烯醇[poly(vinyl alcohol) PVA]和羟基磷灰石生物复合纳米纤维。PVA 纳米纤维作为基质,在 PVA 电纺丝中的羟基磷灰石纳米棒均匀分布在整个电纺丝周围,大部分的纳米棒的排列平行于电纺丝的纵向方向,与天然矿化硬组织的纳米结构相似,因此适合骨和牙本质的替代和再生。

此外,采用静电纺丝技术制备的明胶磷灰石复合乳酸和己内酯共聚物的纳米纤维复合材料、胶原纳米羟基磷灰石材料、壳聚糖明胶复合纳米羟基磷灰石以及壳聚糖水凝胶复合纳米羟基磷灰石膜等材料也是具有良好应用前景的牙周组织再生材料。

3. 纳米二氧化硅　纳米二氧化硅一般通过溶胶-凝胶法合成,得到的产物具有纯度较高、烧结温度低、同质性好、化学性能稳定的特点,通常用于骨组织工程,作为骨修复和重建的粘接剂或骨替代材料。基于纳米二氧化硅的上述优势,管状的纳米复合材料支架,甲基丙烯酸乙酯和丙烯酸羟乙酯共聚物[poly(ethyl methacrylate-co-hydroxyethyl acrylate),P(EMA-

co-HEA)]通过纤维模板方法被合成,含有0~20%重量比的纳米二氧化硅,这些管状结构能诱导nHAp在表面沉积,促进成牙本质细胞的生长,与宿主矿化组织进行整合,模拟了天然牙本质的无机成分,在体内适宜引导牙本质再生。对免疫缺陷的裸鼠植入时间超过8周的支架进行组织学研究,发现有细胞定居和新生血管生成,矿化的支架内的细胞具有分泌特性,并含有类似天然牙本质小管内的细胞突。纳米混合基质支架对于牙本质修复和再生具有良好的发展潜力。

4. 纳米生物活性玻璃　生物活性玻璃(bioactive glasses,BG)由SiO_2、CaO和P_2O_5组成,能与软、硬组织形成直接的化学结合而不形成中间纤维层。BG的弹性模量约35GPa,与皮质骨的7~30GPa相近,这一参数的匹配可以很好地预防骨吸收。溶胶凝胶法获得的纳米生物活性玻璃具有高的比表面积,较好的生物活性、均质性、生物降解性和骨传导性。与微米大小的BG相比,纳米BG提高了材料的抗压强度,杨氏模量增加50%~100%。BG具有支持血管生成,间充质干细胞分化为成骨细胞,成骨细胞黏附、生长和增殖以及上调成骨细胞特异性基因的能力。纳米BG与体液相互作用时,发生离子溶解,溶解产物被细胞利用启动骨愈合,还可以提高成骨细胞的黏附、增殖、分化和矿化,对牙骨质发育也有类似的效果。

总之,纳米支架材料与干细胞研究的结合将会极大地推动人类更好地理解和控制干细胞命运,并进一步开发新的干细胞技术,使干细胞在人类疾病的治疗与预防中发挥重要作用。

(二)纳米材料的抗肿瘤作用

近年的研究发现,许多纳米材料本身具有抗肿瘤活性。由于纳米粒子的体积小,比表面积大,生物活性强,可以进入细胞与胞内的大分子物质发生反应或将大分子物质破坏,或者引起肿瘤细胞内环境的变化,导致肿瘤细胞凋亡或死亡。尤其是一些纳米粒子具有靶向性的抗肿瘤活性,能够杀死肿瘤细胞,但是对正常细胞的生长没有影响。引起这种现象的机制会因为纳米粒子或肿瘤细胞种类的不同而出现差别。如有些纳米粒子能引起细胞发生氧化应激反应,最终导致细胞调亡;有些粒子引起肿瘤细胞胞内离子平衡被打破,最终细胞凋亡;有一些纳米粒子通过线粒体途径诱导肿瘤细胞发生凋亡;还有一些粒子能够进入肿瘤细胞的细胞核,直接损伤DNA最终导致细胞凋亡。研究发现多种纳米粒子具有抗肿瘤活性,如纳米羟基磷灰石、纳米二氧化硅和纳米二氧化钛等。

1. 纳米羟基磷灰石　在抗癌研究中,羟基磷灰石纳米粒子不仅可用做载体,本身也具有抑癌作用,是一种理想的新型抗癌药物。研究发现,羟基磷灰石纳米粒子能抑制肺癌、肝癌、胶质瘤、骨肉瘤、食管癌和胃癌等多种癌细胞。此外,纳米羟基磷灰石粒子还被发现能在不影响正常细胞生长的情况下,选择性或靶向性抑制肿瘤细胞生长。

研究者对纳米羟基磷灰石粒子抗肿瘤活性的研究除了分析其抑制效果外,还探索其抑制肿瘤细胞增殖的机制。其机制较复杂,对不同肿瘤细胞的作用机制还可能有所不同。①纳米羟基磷灰石可使肿瘤细胞内Ca^{2+}浓度增高,引起细胞毒性,从而抑制肿瘤细胞生长;②纳米羟基磷灰石粒子能进入细胞,在胞质内影响细胞器的功能,影响基因表达,引起细胞毒性或细胞凋亡,导致细胞凋亡的途径有多种,如周期阻滞、抑制端粒酶活性、损伤线粒体功能以及破坏细胞的微管和微丝等;③这种纳米粒子甚至能进入肿瘤细胞的细胞核,损伤DNA导致细胞凋亡等。

Yuan等以正常肝细胞为对照,研究了不同尺寸的纳米羟基磷灰石对人肝癌细胞

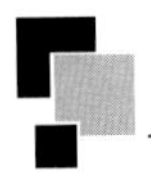

HepG2 的抑制作用及机制。发现纳米羟基磷灰石颗粒对正常肝细胞的生长没有影响，但能诱导肝癌细胞凋亡，其中 45nm 的材料的抑制效果最明显，粒子的抗肿瘤活性与粒子的粒径、浓度和作用时间有关。粒子在肿瘤细胞和正常细胞内分布的差异导致了其特异性的抗肿瘤活性，纳米羟基磷灰石能进入肝癌细胞 HepG2 的细胞核却不能进入正常肝细胞的核内。

纳米羟基磷灰石具有靶向性抗肿瘤活性的原因还有待进一步研究，研究人员认为这可能是由于肿瘤细胞与正常细胞的胞内环境或一些细胞器结构不同引所致，如肿瘤细胞胞内 pH 偏碱，这对粒子的降解有影响；肿瘤细胞的细胞核核孔的大小与正常细胞的不同，这可能导致粒子更容易进入肿瘤细胞的细胞核引起细胞的损伤。此外，肿瘤细胞和正常细胞的代谢途径不同，粒子引起了肿瘤细胞内代谢的变化，或改变了致癌基因和抑癌基因的表达，导致细胞凋亡。

纳米羟基磷灰石具有高度的生物相容性，在生物体内不存在排异现象，既可作为硬组织修复材料和药物/基因载体，本身又能抑制多种肿瘤细胞的增殖，而且这种抗肿瘤作用具有特异性，不伤害正常的细胞。羟基磷灰石纳米粒子是一种新型的多功能材料，在医学领域将有广阔的应用前景。

2. 纳米二氧化硅　陆逊等人研究不同尺寸的纳米 SiO_2 在体外环境下对肝癌细胞和正常肝细胞的不同作用，发现 20nm 的粒子对肝癌细胞活性的抑制作用最强，7nm 的次之，50nm 的最弱。研究结果表明，纳米 SiO_2 的抗肿瘤活性与其粒径有直接联系，并具有浓度效应和时间效应。20nm SiO_2 颗粒能够进入肝癌细胞 HePG2，甚至进入其细胞核，改变细胞及细胞核的形态，引起细胞凋亡；纳米 SiO_2 使细胞内产生过量的活性氧，导致细胞内氧化和抗氧化状态平衡丧失，发生氧化应激反应，从而导致细胞的损伤和功能障碍，这可能是纳米 SiO_2 对肝癌细胞产生细胞毒性的主要机制，而在人正常肝细胞 L-02 中没有发现明显的氧化应激现象。他们的研究还发现纳米 SiO_2 颗粒的表面电位值可能与其抗肝癌细胞活性有关。

Weisheng 等人的研究中采用了 15nm 和 46nm 两种大小的纳米 SiO_2，在 10～100μg/ml 的浓度范围对人肺腺癌细胞 A549 作用了 24、48、72 小时，发现了明显的细胞凋亡现象以及胞内活性氧和谷胱甘肽的变化，表明纳米二氧化硅诱导人肺腺癌细胞 A549 产生了氧化应激反应。Park 等人的研究发现纳米 SiO_2 可以在体内外引发巨噬细胞的氧化应激反应以及炎症反应，经过纳米二氧化硅作用后的细胞，其活性氧、谷胱甘肽以及 Caspase-3 的水平都有显著变化，同时也引起 IL-1β 和 TNF-α 两种凋亡相关蛋白的表达。

3. 纳米二氧化钛　纳米 TiO_2 应用于抗肿瘤治疗研究是从 90 年代开始的。光照条件下，TiO_2 纳米粒子具有较高的氧化还原能力，能够分解组成微生物的有机物(蛋白质)，从而杀死微生物。因此，有学者利用 TiO_2 的光学催化性，将其用于癌细胞治疗试验，结果表明紫外光照射 10 分钟后，TiO_2 微粒能杀死全部癌细胞，当 TiO_2 的浓度为 200μg/ml，紫外光照射 50 分钟时，杀灭宫颈癌细胞效果最好。同样，它可以杀灭其他癌细胞。纳米 TiO_2 粒子能使 Bel-7402 肝癌细胞生长周期阻滞于 G1 期，而不进入 S 期，导致细胞生长抑制。谈顺等人研究合成 TiO_2 纳米棒用于肿瘤抑制的动物实验，发现 TiO_2 纳米棒可以刺激动物免疫系统，释放免疫细胞产生抑制肿瘤的效果。

由于纳米 TiO_2 颗粒能够被正常组织内的巨噬细胞吞噬且不会引起白细胞减少等副作用，利用纳米 TiO_2 可能用于治疗某些空腔脏器，如口腔、消化道、食管、宫颈、阴道或皮肤表面

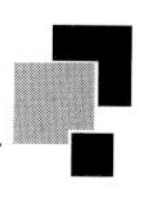

等部位的肿瘤。借助于光学纤维，把纳米 TiO_2 和紫外光送至人体内部脏器的肿瘤表面，直接杀灭肿瘤细胞，从而达到治疗肿瘤的目的。

二、纳米材料的抗菌作用

使用金属作为抗菌剂已长达几个世纪之久，而金属纳米粒子的抗菌效果归因于粒子的尺寸及其较高的比表面积，现已明确纳米粒子的大小和抗菌活性之间成反比关系，与较大的粒子相比，粒径在 1 ~ 10nm 的粒子灭菌活性最强，例如小粒径的纳米银比大粒径的更具有毒性，在氧化物中也如此。纳米粒子由于尺寸较小，通过改善生物相容性后，能够应用生物医学领域。与常规窄谱抗生素相比，细菌对金属纳米粒子很难获得耐药性。金属纳米粒子的抗菌作用不仅是金属离子的释放，将金属纳米粒子与聚合物材料及其他基质材料结合，以及将这些粒子作为聚合物、陶瓷及玻璃的抗菌表面涂层，均能够为材料提供抗菌性和抗黏附性。

（一）纳米银系抗菌剂

银因具有广谱高效的抗菌效果，对多种微生物如细菌、病毒和原生动物均有强烈的杀灭作用，不易产生耐药性而被广泛应用。纳米银粒子的抗菌性能远远大于传统的银系抗菌剂。银作为抗菌材料虽然已经广泛应用，但其抗菌机制仍然不十分清楚，目前的抗菌机制主要有银离子溶出抗菌学说、接触式抗菌学说和光催化抗菌学说，也有学者认为以上几种抗菌机制是同时存在的，因此出现了复合抗菌学说。

与金属银和银化合物相比，纳米银粒子的抗菌机制有所不同。对于革兰氏阴性细菌，纳米银粒子的抗菌效果主要表现在三个方面：第一，直径在 1 ~ 10nm 的纳米粒子可以附着在细菌胞膜表面，扰乱胞膜的正常生理功能，如渗透率和呼吸功能；第二，纳米银粒子能够穿透胞膜进入细菌内，与硫和磷系化合物如 DNA 相互作用，形成进一步的破坏；第三，纳米粒子可以释放银离子，通过上述银离子的三种抗菌机制发挥抗菌作用。

一些研究尝试将纳米银粒子以物理掺杂或化学合成的方式结合在各种口腔材料中，使材料获得抗菌性能。例如在正畸粘接剂中以物理掺杂的方式混入纳米银粒子，获得的复合粘接剂可以降低细菌黏附，抑制细菌生长。又如，在丙烯酸树脂（光固化树脂和化学固化树脂）中通过化学反应原位合成纳米银粒子，在适宜的抗菌剂浓度下，树脂的抗菌性能十分显著。有学者将银离子植入钛种植体表面纳米结构，该种植体材料不仅对变形链球菌、牙龈卟啉单胞菌和白色念珠菌表现出良好的抗菌效果，降低了微生物基因的表达，而且还显著增加成骨细胞促进细胞生长基因的表达。张玉梅等制备用于纯钛试件表面的载银二氧化钛纳米管阵列涂层，也表现出良好抗菌性和生物安全性，并认为有望应用于口腔种植体牙龈部位的表面涂层。

纳米载银无机抗菌剂是将具有抗菌性能的银与无机载体形成复合体。比如通过离子交换法（化学结合）、熔融法和吸附法（物理结合）等方法，将磷酸盐、沸石、二氧化硅等载体与银相结合，可以获得各种银系无机抗菌剂（图 8-2）。影响纳米载银抗菌剂合成的因素主要包括银的负载量、银与无机物的结合方式等。已有实验证实：目前上市的一些纳米载银无机抗菌剂对于变形链球菌、乳酸杆菌、黏性放线菌、白色念珠菌、金黄色葡萄球菌和大肠埃希菌均有良好的抗菌效果。

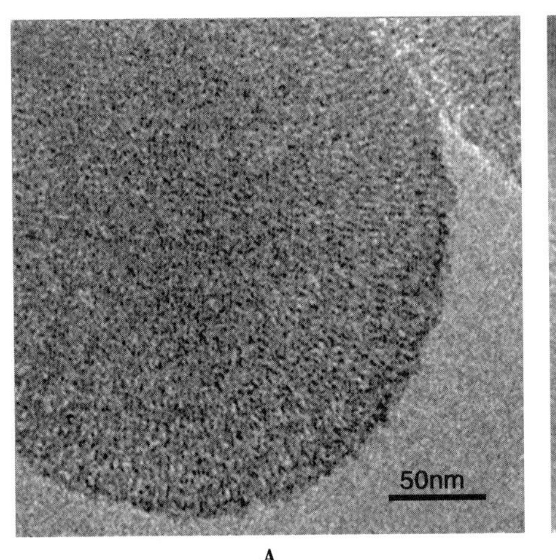

A

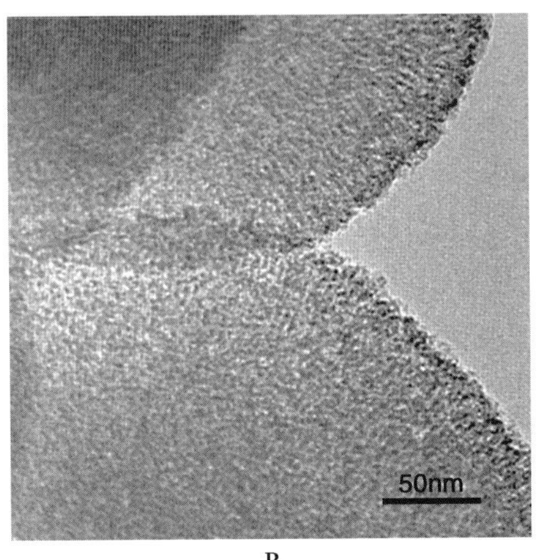

B

图8-2 载银介孔二氧化硅纳米球(粒径300~400nm)扫描电镜图像(吉林大学口腔医学院 朱松供图)

近年,国内外学者开始尝试将纳米载银抗菌剂应用于各类口腔修复材料中,并已获得较理想的抗菌效果。目前应用较多的载体有口腔有机高分子材料和无机非金属材料。如将纳米载银磷酸复盐使用球磨法混入化学固化树脂基托粉中,合成具有不同抗菌剂含量的树脂基托,使基托在体外具有较为持久的抗菌性;按重量比将银锌超细复合抗菌剂和纳米磷酸锆载银抗菌剂加入硅橡胶赝复材料中,两种抗菌剂在添加量大于1%时均显示有抗菌效能,而且纳米磷酸锆载银抗菌剂的抗菌效能更佳。将季铵二甲基丙烯酸、纳米银粒子和纳米非晶体磷酸钙结合成纳米抗菌复合材料,该材料具有很强的抗菌性,且与市售的复合材料的力学性能相近,表现出抗菌和促进牙齿再矿化的双重功效。

(二) 纳米二氧化钛

纳米光催化抗菌剂具有持久性、广谱性、不易产生耐药性和杀菌彻底等优点,二氧化钛作为光催化型抗菌剂的杀菌能力已十分明确,且无毒、无味,具有极高的安全性,通常使用的浓度范围有较好的生物相容性。光照TiO_2表面产生的·OH可通过直接或间接的方式与细菌细胞结合,对微生物具有抑制或杀灭作用,从而达到抗菌的目的。TiO_2的光催化杀菌机制主要以辅酶A氧化机制、细胞壁(膜)破坏机制和遗传物质破坏机制为主。另外,光催化剂TiO_2理论上不消耗,可重复使用。二氧化钛应用广泛并且以纳米粒子粉末形式的应用逐渐增多,最大程度的抗菌活性基于纳米二氧化钛的光催化反应。对于与口腔感染有关的微生物,包括伴放线放线杆菌、牙龈卟啉单胞菌、中间普氏菌和梭核杆菌,抑菌浓度和杀菌浓度分别为1.0~2.5mg/ml和大于2.5mg/ml。

(三) 纳米氧化锌

活性氧化物类抗菌材料拥有良好的生物相容性、安全性以及长效性。对于这类抗菌材料的研究,人们最先关注的是氧化锌,关于ZnO抗菌性能的研究认为它的光催化活性甚至强于TiO_2,在很多方面,ZnO完全可以作为TiO的替代材料。二氧化钛在未进行紫外光照射时是一种生物兼容性很好的材料,但是使用紫外光进行照射后,显示出极强的细胞毒性。因此,ZnO更具有实用价值。纳米ZnO是一种新型的多功能环境友好型抗菌剂,具有高透明度、高分散性等特点,由于晶粒的细微化,其表面电子结构和晶体结构发生变化,产生了宏观

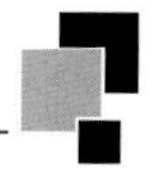

物体所不具有的特殊效应。纳米氧化锌粒子的抗菌机制为产生活性氧自由基，粒子与细胞内的物质相互作用，最终导致细胞膜损坏。与纳米银粒子相比，纳米氧化锌粒子（粒径15～20nm，表面积$47m^2/g$）要发挥相同的抑菌和杀菌作用，需要相对高的浓度，对牙龈卟啉单胞菌、中间普氏菌和伴放线放线杆菌在内的与口腔感染相关一些细菌有效，且在厌氧条件下尤为敏感，抑菌浓度和杀菌浓度为0.25～2.5mg/ml。

（四）纳米季铵盐

季铵盐型抗菌材料是一类化合物的总称，季铵盐具有广谱抗菌性，对细菌、真菌、病毒等均有抑制效果。这类材料可能是通过阳离子吸附发挥抗菌作用，破坏细菌细胞电荷平衡，使细菌活动能力下降，呼吸被抑制，最终导致细胞变形、破裂、胞质外漏而死亡。也有学者认为，季铵盐抗菌材料是被细菌吸附到细胞壁表面并穿透细胞壁，结合细菌细胞膜，干扰细菌的新陈代谢，使细菌内容物外漏而死亡。真正的抗菌机制还有待学者们进一步研究。现已发明由聚季铵盐[quaternary ammonium poly(ethylenimine)]（QA-PEI）纳米粒子抗菌剂与复合树脂材料混合，浓度为1%（重量比）时可实现3个月以上的完全抑制变形链球菌在体外生长。

（五）纳米羟基磷灰石

纳米级羟基磷灰石粒子的应用能够抑制生物膜形成并具有再矿化的作用。从仿生角度出发，由于nHAp与磨损后的纳米级釉质微晶结构相似，在理论上能够与细菌黏附发生作用，减少细菌在生物膜上的黏附，从而影响生物膜的形成。

研究表明口腔细菌生长繁殖的抑制作用与纳米微晶中一定量的钇密切相关，变形链球菌、远缘链球菌、血链球菌和黏性放线菌都具有强产酸力和脱矿力，酸能溶解大量的Y/HAp纳米微晶，释放钇离子及大量的钙离子，从而影响细菌的代谢。另一方面，由于纳米微粒具有很高的表面能，对细菌具有高吸附力，且可能大量吸附与细菌代谢相关的酶，从而干扰细菌的代谢。nHAp对变形链球菌、血链球菌、黏性放线菌的抑菌作用也与此有关。由于不同细菌的代谢方式不同，对纳米粒子的吸收和利用可能也不同，可部分解释nHAp对远缘链球菌、牙龈卟啉单胞菌有促进其生长的作用。

纳米抑菌粒子在龋病、牙周病、种植体周围炎等口腔疾病的治疗中将起到极为重要的作用。

三、纳米材料的生物安全性

尽管纳米粒子的发展和应用引起了人们较大的关注，但纳米粒子对人体产生毒性的相关知识却十分有限。为了充分了解毒性机制，全面掌握纳米粒子毒代动力学性能是十分必要的。其中包括纳米粒子的吸收、分布、代谢和排泄的相关信息。纳米材料具有与生物大分子的强烈结合性，纳米污染物往往具有显著的配位、极性、亲脂特性，可与生命物质如蛋白质、化学基团、膜结构或液体环境发生作用进入体内。纳米材料的比表面积大，粒子表面的原子数多，周围缺少相邻原子，存在许多空键，故具有很强的吸附能力和很高的化学活性。纳米级污染物虽然存在的浓度较低，但它们一旦被摄入后即可长期结合潜伏，在特定器官内不断积累，浓度增加，终致产生显著毒性效应。

(一) 纳米材料生物安全性的主要影响因素

纳米粒子产生生物毒性的机制目前还不十分清楚。活性氧的产生和纳米粒子的细胞内化是纳米粒子与细胞相互作用过程中的两个普遍现象。纳米粒子的毒性效应与合成纳米材料的方法、是否应用添加剂、纳米粒子的大小、聚集状态、形状和数量、晶体结构、化学成分、孔隙度、表面电荷、表面结晶度、溶解度、分散性(亲水性和疏水性)、离子释放量、周围介质特性(离子浓度、pH值和温度)、生物结合位点、作用时间以及代谢和排泄途径等都密切相关。

(二) 纳米材料对生物体的影响途径

纳米材料对生物体的影响是一个复杂的生物过程,不但会从机体分子水平和细胞水平影响生物体功能,而且会直接影响机体各系统的功能。

1. 对细胞的作用

(1) 在分子水平对细胞的作用:

1) 对细胞代谢的影响:形成活性氧,抑制线粒体功能。在正常的生理状态下,细胞在代谢过程中可产生少量的活性氧(reactive oxygenspecies,ROS),这些活性氧能被体内的抗氧化防御系统清除,使自由基的生成和清除达到相对的动态平衡。而纳米材料会刺激产生过量的活性氧,导致氧化和抗氧化系统失衡,引起生理生化功能的异常,最终导致细胞死亡。体内和体外的研究均表明,活性氧的产生和氧化应激反应是纳米材料产生毒性效应的主要原因之一,因活性氧的产生以及谷胱甘肽的减少导致了线粒体的功能障碍,从而引起不同基因表达的改变,以及炎症反应和细胞凋亡相关路径的变化。另有研究表明,无机纳米材料可引起线粒体接收、整合和放大细胞凋亡信号,从而造成细胞死亡。

2) 对细胞遗传物质的影响:引起生物大分子的改变。纳米材料对细胞的刺激可引起遗传毒性,导致DNA损伤以及基因结构或染色体数目的变化。这种刺激也可干扰染色体,使着丝粒断裂,损坏染色体的完整性,从而引起基因的改变,机体的不良反应,甚至癌变。纳米颗粒可与细胞内的脂质和蛋白质等生物大分子相互作用,改变他们的构型和构象,从而改变生物大分子的相应功能。如纳米材料可吸附体内的蛋白质,使其自身形状发生改变,正常隐蔽的氨基酸残基被暴露形成抗原表位,从而触发免疫反应。高浓度的纳米颗粒会使细胞骨架的正常功能丧失,阻止细胞间的物质转运、增加细胞的硬度、破坏巨噬细胞的吞噬能力、妨碍细胞增殖及导致慢性炎症等。

(2) 在细胞水平对细胞的作用:对细胞结构的影响。细胞膜脂双层与纳米材料接触后,物理性质发生改变,其稳定性与完整性受到破坏;纳米颗粒可诱导细胞膜纳米级穿孔的形成及脂质的瞬时氧化,从而改变生物膜的渗透性,使自身通过细胞膜。进入细胞膜后,纳米材料可与细胞核相互作用;纳米材料选择性激活或阻塞膜表面某些通道蛋白,接上配体后特异性结合细胞膜表面的受体或载体蛋白,进而启动不同的细胞应答。

2. 对机体各系统的作用

(1) 呼吸系统:在分子水平上对纳米颗粒物引起肺部炎症及细胞损伤的机制表明,纳米颗粒物通过产生氧自由基和调节细胞内钙离子浓度来调节细胞内促炎症细胞因子的表达,产生促炎症反应,继而发生肺部损伤。

在细胞水平上许多结果表明肺泡巨噬细胞可能在肺部炎症的发生和发展中起关键作用。肺泡巨噬细胞是对抗沉积颗粒的细胞,其对颗粒的吞噬能力和反应直接关系到颗粒的命运。研究发现,纳米颗粒物使肺泡巨噬细胞的趋化能力增高而吞噬能力降低,使肺泡中的

纳米颗粒物不能被巨噬细胞清除，从而产生慢性炎症反应。诸多研究结果表明，碳纳米管被吸入后可能在呼吸道聚集并阻塞气道，到达肺区深部的碳纳米管能够引发肺组织炎症反应、肉芽肿等毒性损伤，与同等剂量的普通粉尘（炭黑、石英）相比，碳纳米管所造成的肺损伤程度更为严重，并具有特异的毒性特点。

在整体水平上，呼吸道沉积纳米颗粒可以向肺外组织和器官转移，通过呼吸道上皮细胞的转运作用进入组织间质，直接或经淋巴系统进入血液循环到达其他器官。被呼吸道上皮下的感觉神经末梢摄取并经轴突向神经节和中枢神经系统转移，有可能引起嗅神经、嗅球以至脑皮质及皮质下结构的异常改变或退行性神经疾病的发生。

（2）神经系统：纳米材料有可能作用于血脑屏障的细胞，导致血脑屏障功能障碍，并进入中枢神经系统，引起中枢神经系统的功能性改变。虽然通过人体血液循环并最终进入中枢神经系统的纳米颗粒数量非常有限，但是由于中枢神经系统内环境对外来物质非常敏感，并且缺乏有效的防御保护措施，因此，极其微量的纳米颗粒就有可能引起中枢神经系统功能的巨大改变，这对于整个生物体的影响是十分巨大的。孙皎的研究团队对 TiO_2、Fe_3O_4 和 SiO_2 纳米粒子进行系列研究表明，这些粒子是导致神经系统疾病的潜在危险因素。

（3）循环系统：纳米颗粒物引起心血管疾病的机制还不是十分清楚，但一般认为纳米颗粒物主要通过下列途径引起心血管疾病：①纳米颗粒物引发炎症，改变血液的凝固性，使冠状动脉性心脏病发病率升高。②纳米颗粒可以从肺部进入到血液循环，与血管内皮相结合，从而形成血栓和动脉硬化斑。③由于纳米颗粒能够进入中枢神经系统，所以一些心血管效应可能是一种自主反射。机体可以通过多种途径接触到纳米材料，这些材料极易穿越机体屏障进入血液循环，并通过血液循环分布到机体全身的脏器和组织。

（4）皮肤或黏膜接触：皮肤和黏膜是人类阻挡外源污染物质的重要屏障系统。由于纳米颗粒的特性，它们也完全有可能通过简单扩散或梯度渗透形式经过肺血屏障和皮肤或黏膜进入体内。有报道一例戴有磨损义齿的患有系统性肉芽肿的患者被发现在肝中有直径 6～20μm 的颗粒性物质，在双肾中则发现有直径小于 6μm 的颗粒。该病例虽然是比较独特的临床发现，但表明在一些病理条件下，肠黏膜并不能对直径小于 6μm 的异物颗粒提供有效的保护屏障。

（三）纳米材料生物安全性研究面临的问题

1. 目前已经研制出多种纳米材料，但只对部分材料进行了初步研究，大部分的纳米材料的毒理学效应以及它们与相应微米物质的差别、对人体健康的影响等，还没有进行全面研究，相关的研究要在分子水平、细胞水平、生物整体水平等几个层面开展，进行系统的实验、数据分析归纳并建立相应的理论体系。

2. 由纳米物质的特殊理化性质可知，根据常规物质研究所得到的实验方法学、毒理学数据库与安全性评价结果，可能不适用于纳米物质，因为纳米颗粒在常规实验条件下容易发生聚集，传统的标记、检测方法难以测定实际生物组织中的纳米材料。这迫切需要建立纳米生物效应研究的新的实验方法学，丰富基础数据库，使其安全、有效和科学。

3. 为了研究纳米物质生物效应的机制，需要确定纳米颗粒在体内的吸收、分布、代谢和清除的生物学通路，各种形态纳米物质与生物器官相互作用的方式，不同纳米材料可能的靶器官或生物标志物等，全面地考察其体内作用效应和安全性。

4. 并不是所有的纳米材料都具有毒性，其毒性并不只与它们的粒径大小有关，改变纳米颗粒表面的电荷性质及所处的物理化学环境,相同的纳米颗粒可能会出现不同的毒性,所以不能对纳米材料的毒性一概而论,分析认清它们之间的差别是一个很大的热点和挑战。

四、科研立题参考

1. 纳米羟基磷灰石粒子的制备方法研究。
2. 利于人体组织干细胞的分离、示踪的纳米材料研究。
3. 新型靶向性纳米药物载体研究。
4. 复合纳米纤维支架促进口腔组织再生的研究。
5. 新型复合纳米粒子的抗肿瘤作用研究。
6. 新型纳米载体抗菌剂的研究。
7. 缓释型复合纳米抗菌剂的研究。
8. 纳米抗菌剂在口腔修复材料中的应用。
9. 纳米材料对细胞的作用研究。
10. 口腔常用纳米材料的生物安全性及其对口腔环境影响的系统评价研究。

第三节　口腔纳米材料和技术的研究进展

一、应 用 现 状

纳米材料和纳米技术对口腔材料科学的影响主要是基于纳米材料不同于普通材料的优良性质,使我们有可能开发出更加符合口腔生物医学状况的新型材料,使患者得到更加有效而完善的治疗。在当今的知识经济时代,许多新型纳米口腔材料的商品化和产业化正在临床诊疗过程中日益发挥着重要的作用,下面对已经出现的商品化纳米口腔材料进行介绍。

(一) 口腔颌骨修复纳米材料

自然界生物的某些器官就是天然的高分子纳米复合材料,对生物体的纳米复合材料的结构性质进行仿生是非常有现实意义的。研究发现,骨骼、牙齿之所以具有很高的强度,是因为它们是由纳米羟基磷酸钙、纳米磷酸三钙与少量的生物高分子复合组装而成的。骨是一种高强度材料,既有承重结构,又有非承重结构。从骨的结构分析来看,可以分成两个不同结构层次的复合:HAp 增强胶原纤维构成 3～7μm 的同轴层环状结构,骨盐主要以针状结晶 HAp 以及无定形磷酸钙的形式分布在胶原基质上,针状结晶 HAp 长约 40～60nm,宽约 20nm,厚约 3～5nm。它的结晶方向沿胶原纤维的长轴分布,晶体的中心晶轴与胶原纤维的长轴平行。HAp 结晶体因为胶原层与层的重叠,构成了骨盐的框架结构。人体骨通过非常复杂的方式将有机的骨基质结构与无机的骨盐框架结构互相紧密地结合起来,在人体中实现生物和力学的要求。因此,人体骨可以认为是一种天然无机物-高聚物纳米聚合材料。

1. 纳米生物陶瓷材料　随着纳米材料的发展,目前已经可以合成和制造与正常骨的力学和化学性能相似的整形外科或口腔种植材料。高强度的纳米陶瓷材料,如磷酸钙磷灰石和羟基磷灰石,加入可流动的、可成形的纳米微粒糊剂中,与骨组织协调和交错连接。由于骨组织含有大约 70% 重量的磷酸钙磷灰石(包括 HAp),优良的生物性能可最大限度地减少

边界效应。由于其极大的表面积和紧密的三维晶体结构可制备压缩强度优良的复合材料。纳米陶瓷既适用于承重骨，又适合于非承重骨的修复。

现已出现的骨充填修复商品 NanOss 是一种用于骨缺损部位的可吸收的有孔磷酸钙类充填物，与人体多孔的骨组织相似，具有内部连接的孔隙，为新骨组织的生长提供了支架，是一种具有骨引导作用的植入材料。材料呈半刚性的三维立体构造，多孔的羟磷灰石颗粒存在明胶的泡沫基质中。当与骨髓穿刺液形成化合物后，材料变成一种可压缩的具有弹性的海绵状物，最大限度地直接与宿主骨组织接触，使种植材料的形状与骨缺陷之处相适应。较大的表面积为破骨细胞和成骨细胞提供了大量细胞黏附区域，有助于提高矿化作用、骨组织改建和骨形成。成骨细胞黏附到纳米结构晶体的表面以及这些晶体与新形成骨组织的结合，可形成坚实的骨组织。

2. 纳米有机/无机复合骨修复材料　天然骨组织是由无机矿物与生物大分子规则排列所组成的复合体，前者主要为纳米级微晶 HAp，而后者主要是胶原蛋白和少量多糖，两者呈高度均匀、有序地结合在一起。显然，要获得与骨质中晶体尺寸相当的纳米级 HAp，并且能与胶原纤维均匀复合将是纳米有机/无机复合骨修复材料制备中的关键。与天然骨组织结构在胶原纤维矿化成核的微晶 HAp 有相近的尺寸，有助于人体细胞及生物大分子的结合与生长，从而提高人工材料的生物活性和生物相容性。

以往的 HAp-胶原、HAp-PLA 和 HAp-PE 复合材料，基本上只是 HAp 颗粒与聚合物的机械混合，材料的性能优化也往往只限于聚合物的结晶化，复合材料两相间缺乏化学键的结合，也没有形成有序的微观结构，而这两方面却往往是复合材料性能的决定因素。天然矿化纳米结构材料是利用少量有机大分子，完成和操纵分子成核、生长，最后形成的纳米结构材料。采用纳米自组装技术，运用仿生组装法，结合口腔骨缺损修复方法的特殊性，制备有机/无机纳米复合口腔骨修复材料。能用于牙周病骨缺损修复、颌骨缺损修复、牙槽突升高术、口腔种植体修复、根管充填、牙体缺损充填等。

（二）局部麻醉

在实施口腔局部麻醉时最常遇到的问题就是麻醉作用的延迟，特别是有炎症的组织所形成的酸性环境。这个问题已经被以脂质体为基础的纳米药物传输体系所克服。它们有独特的性能可以避免 pH 值对纳米药物的影响，促进药物靶向投放。脂质体的剂型可以减小药物的毒性，增加药物在靶区域的积累量。这种药物被证明在口腔内局部渗透是在相对较低的浓度，却增强局麻的持续时间，且减少注射时由于血管收缩等原因带来的不适。

（三）口腔保健产品

已有研究发现，磷灰石纳米微晶直接沉积后，能使脱矿牙骨质和牙本质胶原发生再矿化。因此，在牙膏中掺入磷灰石纳米微晶具有一定的防止龋病发生发展以及对牙体组织表面的早期缺损有自动修复的作用，对于开发第五代牙膏和牙粉等保健用品具有很大的现实意义。由于 nHAp 微晶体强大的吸附能力，具有较好的吸附和去除口腔内细菌和阻止菌斑形成的能力，及对有机大分子的吸附作用，对口腔内由于细菌分解食物残渣产生的口臭也可以有较强的清洁效果。因此，具有去除菌斑、防龋、早期龋坏的修复以及去除口臭的功能。

大多数口腔保健产品，包括牙膏和漱口液，如日本 GC 护牙素，现已添加纳米磷灰石粒子。该类复合物发挥效能是由于磷灰石纳米粒子的尺寸特异性效应。酪蛋白磷酸肽（casein phosphopeptide，CPP）-无定形磷酸钙（amorphous calcium phosphate，ACP）的纳米复合物（Recaldent™/MI Paste™)是以ACP为基础,通过CPP稳定的特殊技术,现已证实该技术在体内和体外实验条件下使用均具有防龋作用。由于漱口水中CPP-ACP纳米粒子的释放,促使龈上菌斑中钙和磷酸盐离子的水平升高,促进了釉质表面损伤处的再矿化。

促进釉质和牙本质再矿化的方法还包括纳米氟化钙的应用。氟化钙和"氟化钙类"的材料所含的游离氟可以预防龋病的发生,且有助于牙齿再矿化。这些成分来自于含氟的牙膏和漱口液,应用含有纳米氟化钙的漱口液所产生的氟量是常规的7倍之多,氟量的增加主要归因于纳米氟化钙巨大的表面积。

(四) 舒缓牙本质敏感

牙本质敏感是一种常见的口腔疾病,病因在于釉质的完整性遭破坏或牙龈萎缩导致牙本质小管暴露所致。国内外许多学者研究使用纳米羟基磷灰石封闭牙本质小管治疗牙齿过敏,王浙君等通过扫描电子显微镜观察了纳米羟基磷灰石对牙本质小管的封闭效果,结果证实其明显高于酪蛋白磷酸肽钙磷复合体。林英光等通过金属锶元素取代羟基磷灰石中的部分钙元素,制备纳米掺锶羟基磷灰石,因为其兼有锶和羟基磷灰石的双重活性,可以发挥双重协同效应,直接作用于牙本质小管,脱敏作用比单一的氯化锶或羟基磷灰石效果更好。此外,纳米氟化钙被制作成悬浮液,含有仿生碳酸盐羟基磷灰石纳米粒子的牙膏等产品均可缓解牙本质过敏的症状。

(五) 纳米冷光牙齿美白剂

将波长介于480~520nm之间的高强度蓝光,经由光纤传导,隔除一切有害的紫外线与红外线,作用于过氧化氢和直径20nm的二氧化硅等为主体的美白剂,快速产生氧化还原作用,渗透进牙本质小管,去除牙齿表面及深层所附着的色素,是目前较为有效和安全的牙齿美白技术。

(六) 牙体充填修复材料

1. 牙科粘接剂　牙科粘接剂是需求量大、使用范围广的重要口腔材料。要求黏度、流动性、固化速度达最佳条件。国外在这个领域已经采用纳米材料做改性剂,而纳米SiOx是首选材料,它主要是在纳米SiOx表面包敷一层有机材料,使之具有疏水性,将它添加到口腔粘接剂中很快形成一种硅石结构,即纳米SiOx小颗粒形成网络结构抑制胶体流动,加快固化速度,提高粘接效果。由于纳米SiOx颗粒尺寸小,从而也增加了密封性和防渗透性。

纳米填料粘接技术:在粘接系统中加入纳米填料能在保证流动性的基础上提高强度,达到较高的粘接性。将纳米填料引入口腔粘接剂,还能使粘接剂获得良好的透明性。这是因为纳米填料的尺寸比光波还小,大约是传统填料的1/100。纳米填料具有完美的尺寸,能渗透进入釉质酸蚀产生的微孔中,也能渗入最小的牙本质小管中,其微粒大小约7nm,这些微粒可成为牙本质自然的组分,继而形成连接牙组织和修复材料类似天然的结合。如Prime & Bond^NT多功能纳米粘接系统,与牙本质粘接强度可达26.8MPa,对釉质的粘接强度可达33.8MPa。相应的产品还有用于全酸蚀技术的光固化的纳米填料单组分粘接剂Tetric N-Bond,最佳酸蚀剂配伍是N-Etch。Tetric N-Bond用作直接或间接修复前的粘接剂,间接修复体最好为透光性较好的全瓷或树脂修复体。采用纳米填料技术的第七代单组分自酸蚀树脂粘接剂OptiBond All In One,能够深入牙本质小管,显著提升粘接强度,并有效降低微渗漏和术后敏感的发生。

2. 纳米根充材料　现已有可注射的、即刻应用的根管封闭剂,为一种硅酸钙合成物,需

水凝固和硬化。其主要成分包括氧化锆、硅酸钙、磷酸钙和氢氧化钙等。由于其良好的亲水性，使之容易进入侧支根管，从而隔绝感染物质。研究表明纳米根充材料表面能诱导磷灰石的生成，是优良的生物活性材料，并具有较好的物理性能，无凝固收缩，故根尖微渗漏较小，具有良好的根尖封闭效果，这类产品如 iRoot SP。

3. 螺纹纳米纤维桩　纳米技术可以在不破坏石英纤维的高强度性能前提下，在石英纤维表面接枝一些纳米基团，与具有可塑性的高分子环氧树脂表面的基团紧密结合，从而使整个纤维桩兼备高强度与可塑性，为牙齿行使功能时提供足够的支撑力。

4. 纳米复合树脂　目前各大牙科产品厂商几乎都研制出自己品牌的纳米树脂，所加入的纳米级填料以纳米二氧化硅为主，如 Filtek Supreme、Premise、Admira、Ceram-X、Venus Diamond、Kalore、Venus Diamond 和 Grandio 等，及使用纳米氟化镱的 IPS Empress Direct。这些经过纳米技术改良的复合树脂，填料粒径小，减少了填料颗粒间隙，因而含量较高，厂家都宣传具有更好的力学性能、耐磨性、可抛光性、美学性能以及更低的聚合收缩率。有学者选取 15 种纳米填料复合树脂与 9 种微混合填料复合树脂，检测比较它们的弯曲强度、弯曲模量和维氏硬度等指标，结果仅有几种纳米填料复合树脂的力学性能高于微混合填料树脂，某些纳米复合树脂的综合性能有待提高。现在已出现适用于所有充填的通用型纳米复合树脂，详见第二章第一节。

（七）义齿修复材料

1. 牙科纳米陶瓷　氧化物陶瓷研究朝着高纯超细的方向发展，在一定程度上改善了陶瓷性能和微观结构。以氧化铝为例，从普通瓷→高铝瓷→75 瓷（指 75% Al_2O_3）→95 瓷→99 瓷，其强度性能有了很大提高，但随着科学技术的发展，对高性能陶瓷的要求也不断提高。人们探索用纳米材料使陶瓷改性。如在 95 瓷里添加少量的纳米 Al_2O_3 可以使陶瓷更加致密，强度和抗冷热疲劳等性能大幅提高。近几年，又采用二相粒子固溶共溶、注入以及弥散等复合技术，可以进一步改善氧化物陶瓷性能。而用纳米 SiOx 代替纳米 Al_2O_3 添加到 95 瓷里，既可以起到纳米颗粒的作用，同时它又是第二相的颗粒，不但提高陶瓷材料的强度、韧性，而且提高了材料的硬度和弹性模量等性能，其效果比添加 Al_2O_3 更理想。为牙科陶瓷的改进提供了极好的思路。

与传统牙科陶瓷材料相比，氧化钇稳定的四方多晶纳米氧化锆是以氧化钇为稳定剂的四方氧化锆多晶陶瓷，由于存在介稳的四方氧化锆向单斜氧化锆的应力诱导相变增韧作用，可显著减缓裂缝产生的行为，具有较高的断裂韧性和断裂强度，而且这种有色的纳米氧化锆陶瓷具有更佳的美观性，能与牙齿色泽很好地进行匹配。

2. 树脂纳米陶瓷　Lava Ultimate Resin Nano Ceramic（RNC）是一种新型的 CAD/CAM 材料。这种材料将纳米陶瓷粒子嵌入到高度固化的树脂基质中，材料在研磨后可进行个性化修饰，修复体在口内或口外，戴牙之前或之后都可以调整。与传统的陶瓷修复体不同，RNC 的修复可不进行最后的上亮程序。

3. 纳米非晶金刚石薄膜的研究应用　滤质阴极真空电弧镀膜技术是一种国际先进的镀膜技术。利用此技术生产的纳米级非晶金刚石薄膜最薄可以达到 2nm，薄膜具有天然金刚石的许多优异特性，如超硬、无色透明、耐磨、高导热率、摩擦系数低、膜层均匀、致密度高、耐腐蚀和附着力高等特点。而且能够在常温下成膜，可以应用于多种材质的表面镀膜。纳米非晶金刚石薄膜能够成功地用于提高树脂人工牙耐磨性能，以延长义齿的使用寿命。另外,纳米非晶金刚石薄膜可以良好地结合在热凝义齿基托材料和纯钛表面,显著降低义齿树脂基托表面白色念珠菌的黏附量,提高纯钛的耐腐蚀性能。

4. 纳米过渡性介质在烤瓷合金的应用　所谓过渡性介质是指在上瓷之前涂附于金属基底表面的薄层物质,在瓷层和金属之间起过渡作用,用以改善金瓷结介强度。经实验表明,与硅基的陶瓷材料同质的纳米二氧化硅溶胶,由于纳米材料本身的性能和界面硅含量的大量聚集,可有效改善金瓷结合性能。而纳米金溶胶含金介质可抑制金属铬离子的快速扩散,减少了界面孔隙的形成,从而相应地增强了金瓷结介强度。

(八) 口腔种植材料

1. 口腔种植体表面纳米生物陶瓷涂层　口腔种植材料植入人体后,失败常发生在组织-种植体界面。为克服这一难题,种植体表面常涂一层生物性能较好的材料以增加骨结合性,并使种植体表面与组织之间产生最大程度的接触。因此,在医用金属材料基体上涂敷 HAp 涂层,可以综合发挥金属材料优良力学性能和 HAp 良好的骨结合性能。HAp 涂层的常用制备方法有等离子喷涂、激光熔覆等,这些方法所用原料为纯 HAp 粉,工艺涉及的高温过程易使 HAp 分解,会熔化陶瓷微粒而减少表面积和粘接强度,在植入骨内后易产生剥脱。

纳米技术可使用各种新的高表面积的生物材料涂层以增加两种材料的粘接强度,提高种植体耐久性。用纳米级的陶瓷微粒代替微米颗粒形成种植体涂层,由于纳米涂层高的表面积和高的粘接性材料,改善了涂层工艺并能保持纳米材料的特性。为种植体与骨界面间提供了尽可能大的接触面积,极大地改善生物性能。用溶胶-凝胶法多次重复涂层烧结 HAp-Ti 复合种植体,使多层超细 HAp 涂层粉末的纯度、结晶度和 HAp 晶体的纳米结构得到改善,还能使涂层与基底材料各组分间达到分子水平的均匀交混,并在界面生成牢固的化学过渡层。因此,表面生物纳米微粒涂层改变了种植体表面性能,提供了一个更适合成骨细胞生长的界面,从而促进种植体与骨的结合,即可直接用于牙种植体和骨组织修复。

现有的 Bicon's NanoTite™种植体表面是经氧化铝喷砂,酸蚀成微米级表面粗糙度,然后再结合纳米级的磷酸钙复合物涂层,厚度小于 500nm,有效地消除了传统羟基磷灰石涂层中常见的二级界面,并避免等离子涂层与金属界面间的生物力学断裂。具有骨引导性能的磷酸钙复合物涂层可促进细胞黏附,成骨细胞的分化,矿化胶原蛋白和骨组织细胞外基质的合成,成骨细胞还能吸收涂层并且激活成骨细胞生成骨组织。磷酸钙涂层制备时可以加入抗生素和生长因子,这些分子在种植体周围区域局部逐渐释放,降低细菌感染的几率,促进骨生长。需要解决的问题是涂层溶解速率要与骨沉积速率相当,才能使种植体表面与骨组织直接接触,形成良好的骨结合。

2. 生物玻璃和生物活性玻璃　生物活性玻璃主要是无定形的硅基材料,具有生物相容性、生物活性和骨传导性。现有几种生物玻璃,其主要成分是 SiO_2、Na_2O、CaO 和 P_2O_5,组成比例有所不同。Hench 等发明了被称为生物玻璃的这种材料,化学组成为 35～60mol% SiO_2、10～50mol% CaO、5～40mol% Na_2O。这种合成物简称 45S5 生物玻璃,在口腔医学和整形外科方面应用广泛,商品名称有 Novabone®、Perioglas® 和 Novamin®。通过一系列的反应,生物玻璃能够和软硬组织相结合,产生有一定强度的界面,这是因为当生物玻璃与生物体液接触或被植入体内时,在玻璃的表面快速产生一薄层与生物体相似的羟基磷灰石。

生物玻璃纳米复合材料已在临床上大量应用,比如用于牙周组织再生、牙本质牙髓再生和骨组织再生所用的支架。此外,HAp-生物活性玻璃纳米复合材料已被广泛用做涂层材料,

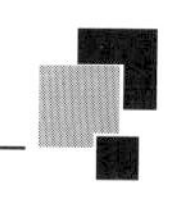

提高金属种植体的生物活性。预计在口腔医学领域将会更加充分利用 HAp-生物活性玻璃纳米复合材料，提高种植体和骨组织的结合，并且在复合材料中加入其他化合物以改善纳米复合涂层的力学性能。

二、研 究 热 点

纳米材料和纳米技术的研究在多个领域已经取得显著成就，正启发着研究者在更多领域向更深层次的方向发展；同样，纳米材料和纳米技术在口腔医学的许多领域也有待于更大突破和深入研究，下面对目前的一些研究热点加以介绍。

（一）口腔癌的治疗

现今有关治疗口腔癌的以纳米药物传输体系为基础三个亟待进一步研究的方向包括化学疗法、光辐射治疗和光热治疗。纳米药物传输体系抗癌治疗的基本目标是控制药物的释放，特别是化学疗法，药物平稳持续的释放是研究的目标，使药物在治疗的部位长时间保持有效浓度，避免重复给药。第二个目标是药物的靶向特异性，这样纳米药物传输体系就能应用于各种抗癌的治疗方案中。延长药物在肿瘤中的存留时间，使肿瘤组织对药物的吸收增加，提高治疗效率，减少因大量服药所致的不必要的毒性反应。

肿瘤热疗现被认为是继手术化疗和放疗之后的另一种临床肿瘤治疗手段，其突出优势是创伤面积小、不良反应率低、可激发人体自身免疫力并能在短期内进行多次治疗。但是，传统的肿瘤热疗技术存在难以克服正常组织与肿瘤部位的同步升温问题，治疗过程中如对控温和靶向等环节掌握不当，常可导致邻近正常组织的损伤。纳米材料具有优异的吸波升温和导热性能，为肿瘤热疗开辟了一条新思路，并为实现肿瘤的靶向定位热疗创造了有利条件。

1. 应用光敏分子的肿瘤光辐射（或光热）治疗技术　光辐射治疗（photodynamic therapy，PDT）的基本原理是光敏分子受激光辐射后可转化为热能，使细胞内温度升高，产生具有细胞毒性的活性氧，从而导致肿瘤细胞的不可逆损伤或破坏。现常用的吲哚菁绿（indocyan inegreen，ICG）是一种具有近红外荧光特性的光敏分子。将包载 ICG 的聚乳酸-羟基乙酸共聚体纳米粒子经表面修饰后制备成光学探针，静脉注入后即蓄积于肿瘤组织中，体外施以激光辐射，不仅可以激发荧光成像，也可行 PDT。此外，近年 Ke 等报道以金元素纳米壳和肽脂化合物为材料并应用纳米自组装技术制备成的微胶囊，是一种用于超声分子成像的新型纳米级超声对比剂，在超声波下可行肿瘤的光热治疗（photothermal therapy）。

2. 应用磁性纳米材料的肿瘤磁感应热疗技术　肿瘤磁感应热疗（magnetic induction hyperthermia，MIH）的基本原理为：在影像设备引导下，将生物相容性磁介质（铁磁性物质）植入或注入肿瘤组织中，并在体外施加交变磁场，使磁介质迅速产热并快速形成与肿瘤适形的高温区，从而导致肿瘤细胞凋亡或死亡。

MIH 常用的磁介质包括纳米级的磁流体，如 Fe_3O_4 或 γ-Fe_3O_4 的超细铁磁性或超顺磁性纳米粒子，先以表面活性剂处理后，制备成一种磁性胶体溶液或悬浊液，既具有固体磁性材料的磁性，又能如流体般在外加磁场下作定向定位的流动；然后将制备成的磁流体在影像设备引导下局部注射，进入肿瘤组织后纳米级磁流体可滞留于肿瘤细胞或细胞间质内，在交变磁场下吸收电磁波能量转化为热能，并可通过调节磁场参数来控温，从而达到肿瘤的治疗目的。不同性质的肿瘤行磁流体 MIH 时,如以特异性配体或抗体与磁流体共轭结合,常可增强其与肿瘤细胞的亲和性而提高靶向性和疗效。因口腔颌面部肿瘤位置相对表浅,容易施加外磁场,是最适合作磁导靶向化疗和磁导靶向热疗的部位。

（二）龋病疫苗

一个有效的保护宿主免受龋病侵害的新方法可能是通过鼻腔通路激活口腔黏膜免疫系统,疫苗的黏膜给药方式具有潜在的优势,如不用注射即可给药,从而提高患者对接种疫苗的依从性,能够诱导免疫反应,防止接种部位的感染。为了增强黏膜免疫系统对抗龋 DNA 疫苗的反应性,质粒被包裹入壳聚糖的纳米粒子载体。壳聚糖是一个很有价值的口腔基因的载体,因为壳聚糖在弱酸性环境下表面带正电荷,因此它能够很容易结合带有负电荷的 DNA,壳聚糖/DNA 纳米粒子适宜释放黏膜抗龋 DNA 疫苗。

（三）牙体充填修复材料

1. 根管消毒　对于感染根管的治疗涉及消毒,需要采用机械化学的方法和相应的药物治疗。尽管如此,细菌微生物对于传统根管治疗消毒过程仍然存在很强的抵抗性。抗菌纳米粒子具有更高的抗菌活性。这是由于其对表面带有负电荷的细菌细胞更容易结合,导致细胞内液渗漏,细胞死亡。而且这些纳米粒子体积较小,可以被输送到较为复杂、不易到达的解剖位置,从而提高了抗菌效果。

壳聚糖纳米粒子已经被证明可以大幅度提高根管体系消毒的效果,消除残余的附着和非附着细菌,阻止细菌再定植和生物膜的形成,同时也增加了根管封闭剂中抗菌成分的更高效释放。纳米结构生物活性的玻璃粒子 SiO_2-Na_2O-CaO-P_2O 体系也同样具有一定的抗菌活性,在水溶液中可不断释放离子化合物,最终导致龋坏环境 pH 值明显增高,将致龋环境转变为偏碱性。

2. 纳米根充材料　有研究发现纳米羟基磷灰石具有良好的生物相容性和骨诱导性,并且羟基磷灰石能保持牙本质壁有一定湿度而不使根充后牙体组织变脆断裂,基本符合根管系统充填要求。国内外学者均做了大量实验论证 nHAp 作为根充材料的生物相容性和安全性。有学者通过体外培养成骨细胞,测试 nHAp 根充材料的细胞毒性和细胞增殖性,评价其用于治疗根尖炎时作为根管充填材料的可行性,结果显示 nHAp 根充材料体外细胞毒性试验阴性,有较高的安全性和良好的生物相容性,效果优于传统的氧化锌类和氢氧化钙类,可取代传统的根管充填糊剂。

羟基磷灰石本身并无成骨性,但它能提供适合新骨沉积的生理基质,引导周围骨组织再生及牙骨质沉积封闭根尖孔。羟基磷灰石材料本身并无杀菌作用,为弥补其不足,糊剂中伴用碘仿和灭滴灵药物,能吸收牙根尖区渗出物,使根尖组织干燥,利于肉芽组织生长。单纯羟基磷灰石作为根管充填材料有明显的微渗漏,新型的纳米羟基磷灰石的根管封闭剂有良好的根尖封闭性能。

研究还显示 nHAp 微晶材料能促进牙周组织及根尖破坏骨组织的修复,且作为一种直接盖髓材料具有促进早期骨样牙本质形成、促进牙体组织修复的作用。

纳米复合树脂:目前应用的复合树脂仍然存在力学强度低、耐磨性差、聚合收缩大等缺点,断裂及继发龋是导致复合树脂修复治疗失败的两个主要原因。随着纳米技术的发展,有学者开始探索利用纳米技术更新填料、单体种类等途径进一步提高复合树脂的力学性能,降低聚合收缩,提高材料抗菌性能:①通过多面体低聚倍半硅氧烷与常规树脂进行共混或共

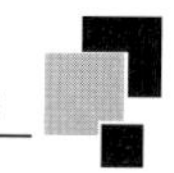

聚，形成一种高强度、耐水解的新型杂化树脂；②通过在填料中添加羟磷灰石纳米纤维，可以提供较大的负载传递，促进增韧机制，提高复合树脂的力学性能；③通过在填料中添加高岭石[$Al_2Si_2O_5(OH)_4 \cdot 2H_2O$]，硅烷化的高岭石纳米管外表面可以形成大量的Si-OH，使界面键合能力强。实验证实加入1wt%和2.5wt%的硅烷化的纳米管，能够显著提高复合树脂的力学性能。④还有学者发现聚氨酯/纳米氟磷灰石复合树脂（polyurethane/Nano-fluorapatite，PU/nFA）中nFA具有良好的再矿化特性，存在材料和组织界面的磷灰石可以实现牙体组织的修复，FA和PU的生物相容性好，两者之间为化学结合。通过氟释放实验和体外粘接强度实验分析，PU/nFA复合树脂具有长时间释放氟的能力，发挥抗龋作用，随着nFA浓度的增加，树脂与牙齿组织的粘接强度更高，而且nFA长期稳定性好，再吸收作用缓慢，材料的再吸收率对粘接强度至关重要，可降低微渗漏。有关内容详见第二章第一节。

（四）牙周病治疗

牙周病治疗的目的是在病变根面形成新的有生理功能的牙周组织，包括牙周膜、牙槽骨和牙骨质的形成，即新附着的形成。近年国内外对促进牙周组织再生进行了大量的研究，特别是对细胞因子和生物材料促进牙周膜细胞增殖方面的研究引起了极大的关注。有学者将体外培养的人牙周膜细胞接种于纳米羟基磷灰石和胶原膜三维支架上复合培养，结果显示人牙周膜细胞在胶原膜支架上形成良好黏附并增殖，支架具有良好的多孔网状结构，细胞生长旺盛，伸展充分。故可以认为胶原膜三维支架具有良好的三维空间结构和细胞相容性，且无细胞毒性，有望成为牙周组织工程的支架材料。

羟基磷灰石被制作成具有良好的化学组成、物理的多孔性与适宜的表面积的微球，作为药物载体，可以提供良好的药物（阿莫西林和红霉素等）缓释作用，在治疗牙周炎方面不仅起到抗炎作用，同时也可促进骨再生。

（五）义齿修复材料

1. 牙科纳米陶瓷修复材料　陶瓷材料作为口腔材料的三大支柱之一，是最自然逼真的牙体组织人工替代材料。然而，其致命的脆性弱点却限制了临床应用范围及使用可靠性。随着纳米技术的广泛应用，纳米陶瓷随之产生，纳米相陶瓷制造时无需高温，可塑性好，不易破碎，希望以此克服陶瓷材料的脆性，使陶瓷具有像金属一样的柔韧性和可加工性。

纳米陶瓷复合材料是指在陶瓷基体中加入纳米级第二相颗粒从而提高其性能的材料。20世纪90年代初，日本Niihara首次报道了以纳米尺寸的碳化硅颗粒为第二相的纳米复相陶瓷，具有很高的力学性能。纳米颗粒Si_3N_4、SiC超细微粉分布在材料内部晶粒内，增强了晶界强度，提高了材料的力学性能，易碎的陶瓷可以变成富有韧性的特殊材料。如能解决单相纳米陶瓷的烧结过程中抑制晶粒长大的技术问题，就可控制陶瓷晶粒尺寸在50nm以下的纳米陶瓷，将获得具有高硬度、高韧性、低温超塑性、易加工等传统陶瓷不具备的优点。虽然烤瓷材料已广泛用于临床，但是其脆性大、易损坏，已成为非常棘手的问题，而加入纳米材料后的复合烤瓷材料在理论上会提高其力学性能，同时保留了烤瓷材料的优势，有希望成为更佳的口腔修复材料。

碳纳米管（carbonnanotube，CNT）是纳米材料中的一种，可以看成是由层状结构的石墨卷曲而成的纳米尺寸的空心管，由于卷的角度和直径不同，有不同结构的碳纳米管，可分为多壁CNT和单壁CNT。CNT因具有优异的力学性能、优良的化学稳定性和热稳定性、良好的电性能及微波吸收以及大的表面积等优点，成为各个领域的研究热点，尤其是在复合材料领

域。现代口腔材料很多都可以通过CNT来改善其原有的性能,并在口腔临床应用中发挥重要作用。

许多研究表明CNT能增强陶瓷基复合材料的强度和韧性,采用胶态成型方法制备ZrO-多壁CNT复合材料,显示部分涂层多壁CNT能高度分散于氧化钇稳定四方氧化锆多晶陶瓷基质中,烧结的陶瓷密度高,粒径小,强度和韧性提高。利用热压烧结工艺制备CNT增强氮化铝陶瓷,当CNT含量为3%质量分数时,CNT增强氮化铝复合材料的力学性能和导热性能最佳。

2. 义齿基托材料　热凝义齿基托材料具有较好的仿真美学效果,良好的理化、力学和生物性能以及易于加工成型等诸多优越性,但存在强度低、易老化等问题,导致义齿基托折裂。有学者采用原位聚合法将多壁CNT均匀分散于PMMA基体中制备复合材料,加入1.0%的CNT可以使PMMA复合材料冲击强度提高80%以上,从而提高树脂的强度及韧性,以改善义齿基托远期应用效果。用化学气相沉积法制备多壁CNT,与PMMA形成复合材料的力学性能检测结果显示:复合材料的拉伸强度、延伸率有显著提高,弯曲强度无明显改变,复合材料断面可见碳管与树脂之间结合良好,多壁CNT均匀弥散分布在树脂基体中。

PMMA/蒙脱土纳米复合材料,是当今众多无机纳米粒子改性复合材料中最有潜力的一类纳米复合材料。由于蒙脱石具有独特的层状一维纳米结构和形态特性,层间具有可设计的反应性,超大的比表面积($750m^2/g$)和高达200以上的径/厚比。PMMA/蒙脱石纳米复合材料的拉伸强度、弯曲强度和耐磨性能等力学性能明显提高,而热膨胀系数明显减少,尺寸稳定性极大提高,成型收缩率降低,加工性能改善,材料的透光性也有不同程度的提高。是一种价廉而且简便的增强义齿基托树脂的方法。

随着口腔修复学和口腔美容医学的发展,对义齿基托的力学性能、生物相容性功能及美观提出了越来越高的要求,因此研究基托材料增强具有重要意义。而今已成功制备的硅基纳米晶须、纳米丝等一维纳米材料、增强性纳米粉体材料SiO_2等,以其优良的力学性能成为复合材料的增强材料,具有潜在的应用前景。

(六) 口腔种植材料

1. 种植体表面纳米技术　种植体表面性能在生物学相互作用中起着决定性的作用,尤其是纳米尺度的粗糙程度和化学结构在种植体表面与蛋白质和细胞的相互作用中发挥着关键作用,这些早期反应将决定后期组织整合效果。金属种植体表面的微米与纳米级性能,包括粗糙程度、润湿性和化学成分,将影响骨形成。很多处理方法,比如机械加工、喷砂处理、Ti/HAp等离子喷涂、化学酸蚀和阳极处理都可用于种植体表面改性。研究结果显示,与光滑的纳米级表面相比,具有微米与纳米孔隙的表面能增强成骨细胞的黏附和分化能力,提高骨结合效果。

表面纳米技术还可以将一些材料制备成纳米级的粉末固定在种植体的表面,使其获得新的功能。尽管钛及钛合金具有理想的生物相容性、良好的理化性能,是目前种植体的主流材料,但形成骨结合的时间较长,不利于早期负荷及功能修复。研究者们试图通过种植体的表面处理技术促进两者之间的结合以缩短愈合时间。在钛合金种植体表面形成纳米多孔氧化铝涂层,并与人成骨细胞在体外联合培养,结果显示成骨细胞呈正常的生长方式,细胞数量不断增加,成骨细胞的表型正常。另外,纳米多孔氧化铝涂层可吸附纤维连接蛋白,有利于骨-种植体界面的早期愈合。

种植体的长期稳定，不仅依靠骨结合，而且受种植体周围软组织愈合的影响。在纯钛种植体表面形成纳米级多孔二氧化钛涂层并将其植入体内，植入后很快发现其与结缔组织形成接触，而纯钛对照组形成接触的速度相对较慢。有些学者通过检测纳米级表面上的细菌黏附情况证明用氧化锌或氧化钛对植入物进行表面处理，可以减少细菌的数量，从而降低细菌导致的感染。这证明表面纳米技术还可以降低种植体感染几率，从而降低因细菌感染导致种植失败的可能性。

由于CNT具有良好的力学性能和生物学特性，有学者研究应用等离子喷涂技术在钛种植体上制备CNT加强的HAp涂层，发现CNT的加入并未对骨组织引起不良的反应或者细胞毒性作用。另外，Zhang和Kwok研究了HAp-TiO_2-CNT纳米复合涂层在体外的生物活性，证实在HAp中加入TiO_2和CNT并不影响磷灰石在其表面的形成。虽然CNT可用于改善HAp的韧性，但是它在人体内不能进行生物降解，可能产生的毒副反应仍是需要被解决的问题。

当单质材料的性能和功能很难满足设计要求时，一种有效的办法是将不同物质有机地组合，形成在性能和功能上远远超出单质材料的复合材料，即功能梯度材料。功能梯度材料通过金属、陶瓷和塑料等不同有机和无机物质的组合，制造的人造器官，如人造牙齿、骨骼和关节等，具有极好的生物相容性、柔韧性、可靠性、功能性和较高的结合强度。生物梯度材料的制备方法分为整体法和表面涂层法，研究者们将重点放在了生物材料的表面梯度设计和制备方面，尤其在纳米技术出现后，使表面涂层颗粒粒径的梯度变化控制在纳米级，将会使种植体具有良好的耐用性和力学特性。

2. 纳米人工骨材料　目前，纳米人工骨材料的研究主要集中于纳米陶瓷材料和纳米复合材料。纳米陶瓷材料包括纳米羟基磷灰石、纳米氧化铝、纳米磷酸三钙等，它们具有良好的生物相容性和力学性能。相关研究表明，纳米陶瓷材料不仅可以促进新骨在植入体表面的迅速沉积，还可加强植入骨与人骨组织的粘连。如纳米羟基磷灰石-聚乳酸复合材料，在一定范围内，随着羟基磷灰石含量的增加，复合材料的拉伸强度得到提高。另外，复合材料还具有移植骨一样的生物活性，可被破骨细胞吸收，诱导成骨细胞在其周围形成新生骨组织。

种植的失败大部分归因于种植结合界面的骨形成方式，纳米人工骨材料可提高种植的成功率。Usui等使CNT紧邻骨组织以探究其对骨的反应，发现其几乎不引起局部炎症反应，并可协助骨产生，最后和骨整合成新骨，另外还可以加快人重组骨形态发生蛋白（recombinant human bone morphogenetic protein，rhBMP）-2刺激骨成熟的作用，CNT用于骨生物材料时可协助骨的产生。以聚碳硅烷（polycarbosilane，PCS）为结合剂，制得的CNT/聚碳硅烷材料具有较好的综合性能，材料密度可达1.44g/cm^3，接近人骨组织1.6～2.1g/cm^3。CNT烧结所得较大孔隙及材料本身的微管结构使CNT/PCS具有较高的比表面积和相对较低的密度值，有利于材料植入体内后刺激机体释放BMP等生长因子，促进骨或软组织再生，CNT/PCS是较适宜的口腔种植体材料或骨替代材料。

3. 种植体的抑菌纳米微晶及纳米控释系统　种植体颈部周围菌斑堆积会导致种植体周围组织的炎性改变，严重者会使种植体周围骨丧失，最终导致种植修复的失败。能否抑制致病菌的生长，而又不破坏口腔的正常微生态平衡，是种植后健康维护以及提高种植修复远期成功率的关键因素之一。莫安春等采用厌氧菌连续培养技术，观察钇/羟基磷灰石纳米微晶对构成菌斑的主要细菌变形链球菌、远缘链球菌、血链球菌、黏性放线菌及牙龈卟啉菌生长繁殖的影响,结果显示钇/羟基磷灰石纳米微晶具有一定程度的抑制某些口腔细菌生长繁殖的能力。其中羟基磷灰石纳米微粒因具有很高的表面能,对细菌具有高吸附力,且能大量吸附与细菌代谢相关的酶,从而发挥着干扰细菌代谢的作用,进一步显示了纳米微粒在口腔种植领域的应用前景。

将药物通过溶解、包裹作用使其位于纳米粒子内部,或通过吸附、附着作用使其位于纳米粒子表面所构成的纳米控释系统,可达到控释或缓释药物的目的,延长药物的作用时间,在满足疗效的前提下减少用药剂量,减轻药物毒副作用,也有望用于种植体周围炎的预防与治疗。

三、存在问题与展望

20 世纪的 80 年代,纳米材料和纳米技术的诞生以及由此而形成的纳米体系材料所具有的独特性质和新的规律,使人们看到了未来新材料革命的曙光。纳米材料将广泛地应用于口腔医学各领域,纳米材料和技术可更直接使口腔材料不断创新,将为口腔医学的发展起着巨大的推动作用。因此,纳米材料技术能使口腔材料科学的研究思路、研究方法等随着纳米材料技术的发展而不断完善,从而大大促进口腔材料科学的发展。

目前口腔纳米材料的研究尚存在一些问题:

1. 纳米材料的生物安全性问题　纳米材料应用为生物医学领域提供了一个巨大的机会和市场,但是当它们被引入生物体内,对人体免疫反应造成的潜在负面影响目前还知之甚少。关于纳米材料临床相关的毒性还从未报道过。纳米材料的新颖性也引起人们对其负面生物效应的关注。一些研究提出纳米材料并不完全是有益的,它们在细胞、亚细胞和蛋白质水平上影响着生物学行为。例如,所有磷酸钙盐类是无毒的,具有生物可降解性,并不存在长期问题,但是要认真考虑其他非生物源性纳米材料在口腔生物医学方面应用的适合性。对纳米材料的安全性和毒性的资料不完全,可能导致一些长期的医疗问题。因此,我们非常有必要在关注纳米材料有益生物效应的同时,考虑其负面的作用,以对纳米技术的发展和应用起到很好的指导作用。未来的研究重点应该包括:纳米材料在日常生活中的传播途径,如吸入、经口、皮肤吸收和静脉注射等,以及不同暴露途径给环境和人体健康带来的影响有什么不同;纳米材料的结构和尺寸与其生物毒性之间的关系,究竟什么参数(质量、粒径、比表面积、表面反应活性和剂量等)才是决定其毒性的关键因素;能够从器官、组织、细胞和分子等不同层面解释纳米材料与生物体系相互作用的机制;建立有效的纳米材料生物安全性评定标准或体系,以确保纳米材料的安全生产和使用。

2. 纳米粒子的团聚问题　纳米粒子团聚的原因是粒子细化到纳米数量级以后,其表面积大、表面能高,积累了大量的电荷,粒子形状极不规则,使粒子极不稳定,因而易发生团聚;随着粒子尺寸的减小,粒子之间表面的氢键和化学键的作用,静电吸引力和范德华力等显得越加重要,这些力导致粒子之间发生团聚;由于纳米粒子的量子隧道效应、电荷转移和界面原子的相互耦合,使纳米粒子极易通过界面发生相互作用和固相反应而团聚;由于纳米粒子的比表面积大,与空气或各种介质接触后,极易吸附气体、介质或与其作用,从而失去原来的

表面性质,导致粘连与团聚。

纳米粒子形成尺寸较大的团聚体,破坏了纳米粉末的超细性与均匀性,从而影响了纳米粒子所具备的独特特性和纳米材料的性能,因此在制备纳米粉体过程中应尽量减少团聚状态的产生与存在。

3. 纳米材料的产业化问题　纳米技术目前从整体看虽然仍然处于实验研究和小规模生产阶段,而且,一项实验室技术转化为生产型企业的过程要经历多个阶段,由于纳米材料产业的特殊性,其产业化过程不能进行经验放大和数学模型放大,只能按照逐级放大的原则开展。因此,纳米材料产业化不仅需要研究开发人员的不断努力,而且需要政府的支持和资金的大量投入。纳米科技工作者和有志于发展纳米产业的企业家必须加强工程化意识,需要发展一批既熟悉纳米材料的基础研究,又能洞悉纳米材料制备的工程放大、过程优化以及应用开发的研究机构,而这正是解决中国纳米材料产业化发展的"瓶颈"的关键所在。

展望口腔纳米材料未来的发展:

国际纳米生物技术的研究范围涉及纳米生物材料、药物和转基因纳米载体、纳米生物相容性人工组织和器官、纳米生物传感器和成像技术、微型智能化医疗器械、利用扫描探针显微镜分析蛋白质和 DNA 的结构与功能等重要领域,关注疾病的早期诊断和提高疗效,使诊断和治疗向微型、微量、微创或无创、快速、实时、动态、功能性和智能化的方向发展。

纳米生物医用材料的发展趋势将会以复合材料为主体兼顾无机和高分子材料,重点研究取材绿色环保且具有大规模进行的项目。今后的主要发展趋势是:继续筛选现有或新出现的材料,深入研究材料的组织相容性、血液相容性、生理力学性能和耐生物老化性,并建立它们的标准和评价方法;加强材料表面修饰和生物化处理方法的研究,以使材料与人体表面的接触面有一相容性好的过渡层;注意材料结构与性能关系的研究,积累数据资料,逐步发展生物材料的分子设计,在改性和分子设计基础上合成新生物材料。同时,模拟人体组织成分,结构与力学性能的纳米生物活性仿生医用复合材料也是一个非常重要的研究方向。

根据国际纳米生物技术和纳米生物医用材料的发展趋势,结合口腔医学领域的具体特点,我们认为下列研究将成为未来发展的方向:

1. 麻醉剂投药　纳米时代将使口外医师直接在牙龈和龈沟内涂布纳米粒子活性麻醉剂悬液,经程序化的化学反应链(电化学机制)或声学信号(如超声波)的引导,药物经牙颈部结构的薄弱区,由牙本质-牙骨质界经牙本质小管达牙髓腔,发挥麻醉作用。纳米粒子在信号引导下,经由牙本质小管灌流到牙髓腔内,从而发挥麻醉效应,使无痛成为可能。

2. 口腔纳米治疗装置　植入的治疗装置能按要求自动完成治疗程序,如植入的液体注射系统能分配药物,适用于口腔肿瘤的治疗。更小的纳米植入治疗装置,可放置于细胞膜内,纳米结构和肌肉细胞形成生物电界面能观察和操纵细胞的潜能,适用于口腔颞下颌关节病的治疗。

3. 智能设备　口腔手术工具如镊子、钻针和手术刀等可埋入微型的传感器,提供实时的信息,医师可以根据得到压力数据和操作的连续数据,以调整对牙体组织的切削或软组织的切割程序。纳米微粒还可用于研究导向牙体切削或外科手术,能准确地去除已损坏的牙体组织或病变部位,发挥智能作用。

4. 牙科手术工具　利用纳米材料的高强度、高韧性、稳定性好的特点，在普通工具钢刀上涂盖纳米涂层其硬度可以提高若干倍。另外，切削效果、速度和单位工作的切削量得到明显的提高，可应用于口腔牙体及修复体的切削工具上。应用化学蒸气沉积法技术，沉积各种新型纳米复合涂层如TiN、TiAlN、多层膜、梯度膜。能增加切削工具的寿命约20倍，用于牙钻、正畸钳、镊子等，如利用钨碳/钴纳米复合粉体具有高硬度、高耐磨性、高强度和高韧性制备的工具，可提高牙科切削的质量、安全性和降低费用。

5. 口腔纳米机器人　通过使用纳米材料，引入生物技术设计口腔医用纳米机器人，即对生物体发挥微动态作用的装置。这种装置可以精确地控制牙痛，并在一次门诊中就实现用组织培养的整体替换患牙，或者在纳米尺度上迅速精确地实现牙体组织的修复。这意味着临床可能通过使用牙科纳米机器人，使修复或更换的牙组织与自然生长的一样，或实现永久的脱敏，或在一次门诊中就完成正畸治疗，或通过共价结合修复釉质，或长久地保持口腔卫生。

6. 早期龋的诊断　在早期龋损中，仅仅是牙齿外层部分脱矿。目前使用口镜和探针检查，不易诊断，如果通过纳米荧光微粒检测，将带荧光标记的纳米微粒溶胶作为口腔成像纳米微粒标记物，将极大地提高对早期龋的诊断，并能进行定量分析，以确定龋病破坏的大小和程度，为口腔医师在临床或实验研究提供有力的检测手段。

7. 纳米复合树脂　降低树脂聚合收缩应力和热膨胀系数，增加修复体与牙体组织的密合度，减少修复体边缘微渗漏的形成，避免微生物及代谢产物进入从而导致继发龋；增强与牙体组织的粘接性能，有效控制树脂修复体的黏结力下降；提高材料的力学性能和耐磨性，防止折裂和过度磨耗；增强抗菌性能，防止微生物及其代谢产物对牙体组织的损害；提高复合树脂基质材料的耐老化、耐水解能力；研究刺激反应性材料，也称为智能材料，具有能够根据外在刺激而相应改变其性能，例如树脂可以根据要求释放抗菌成分、氟离子防止继发龋；研究自我修复材料，如自修复微囊复合树脂的发展给新一代牙体充填材料的开发带来新思路和新技术；研制骨和牙齿硬组织再生材料，开发接近天然牙结构和功能、具有再生功能的牙科树脂材料，如通过超分子釉基质蛋白组装到牙齿材料的釉质中形成仿生纳米复合树脂。

8. 陶瓷材料的改性　传统工艺制造的陶瓷材料存在需高温煅烧、可塑性差、质地较脆、韧性和强度较低的缺点，因而其应用受到了一定的限制。为此，对陶瓷进行韧化、改善其脆性、提高其强度是口腔全瓷材料研究的核心课题。

9. 种植材料　纳米传感器：种植义齿与骨界面无论是何种结合方式，均不能形成真正意义的牙周膜组织，因此缺少牙周膜对天然牙所发挥的缓冲作用，容易受到不恰当咬合力的影响，不可避免地导致种植义齿受力不合理，产生应力集中，这也正是种植义齿失败的主要原因之一。采用纳米技术可研制出新一代的传感装置——纳米传感器，这种足够小的设备能插入活细胞体内，以便对细胞的内环境的改变进行定量的测定。将其植入种植义齿周围，将义齿承受的咀嚼压力转化为电脉冲刺激周围的神经，而减少对周围骨细胞的损害，使种植义齿具有一定的牙周膜感知功能，可大大提高种植义齿的成功率。

目前制作的种植体的主要缺点，是不能适应局部组织环境。虽然种植材料已经成功用于牙种植体和修复体多年，但是细胞不能直接黏附到大多数金属表面。应用纳米涂层和纳米复合涂层的目的，就是通过改变牙种植体的表面性能以促进愈合过程。生物学反应和纳米材料的表面性能之间的联系，是生物医学材料领域主要研究问题之一。表面改性成为了

解表面化学和结构特性是如何影响材料和组织间相互作用的主要手段。人们期待用表面改性来控制组织反应，为新的更高级的口腔、颌面种植材料和器械的发展开辟一条新道路。

在选择口腔和整形外科种植材料时，生物相容性和力学性能是最主要的标准。目前，组织工程的研究正朝着联合应用活体细胞和纳米结构三维复合材支架和涂层将活体细胞传送到体内缺损区域的方向发展，要研制与天然骨极度类似的纳米人工骨，以使支架材料获得最佳的力学强度和生物相容性，同时纳米生物材料应具有血管化、神经化，以构建最利于组织修复的组织工程化骨。

纳米生物医用材料是一个多学科交叉发展、前景十分广阔的领域，它所具有的独特结构使它显示出独特的性能。尽管目前对纳米口腔生物材料的制备、结构与性能进行了大量的研究，但在基础理论及应用开发等方面还有许多工作尚待进行，随着材料学、医药学、生物工程学、纳米科技等学科的进一步发展，纳米口腔生物材料的基础研究和应用研究必将迎来一个新的发展阶段。在口腔医学领域疾病的诊断、治疗和卫生保健方面将发挥重要作用。

四、科研立题参考

1. 口腔颌骨修复复合纳米材料的研究。
2. 口腔纳米粘接材料的研究。
3. 口腔纳米菌斑诊断及清除装置的研究。
4. 纳米根充材料的研究。
5. 纳米填料对复合树脂综合性能的影响。
6. 口腔纳米传感器的研究。
7. 口腔纳米机器人的研究。
8. 种植体表面纳米复合涂层的研究。
9. 活体细胞和纳米三维复合材支架联合应用修复口腔组织缺损研究。
10. 高强高韧器具、手术和切削记忆器具的研究。

（朱　松）

参考文献

1. Choi AH, Ben-Nissan B, Matinlinna JP, et al. Current Perspectives Calcium Phosphate Nanocoatings and Nanocomposite Coatings in Dentistry. J Dent Res, 2013, 92(10): 853-859
2. Polini A, Bai H, Tomsia AP. Dental applications of nanostructured bioactive glass and its composites. Wiley Interdiscip Rev Nanomed Nanobiotechnol, 2013, 5(4): 399-410
3. Sharma S, Cross SE, Hsueh C, et al. Nanocharacterization in dentistry. Int J Mol Sci, 2010, 11(6): 2523-2545
4. Mitsiadis TA, Woloszyk A, Jiménez-Rojo L. Nanodentistry: combining nanostructured materials and stem cells for dental tissue regeneration. Nanomedicine, 2012, 7(11): 1743-1753
5. Renugalakshmi A, Sekar Vinothkumar T, Kandaswamy D. Nanodrug delivery systems in dentistry: a review on current status and future perspectives. Curr Drug Deliv, 2011, 8(5): 586-594
6. Hannig M, Hannig C. Nanomaterials in preventive dentistry. Nat Nanotechnol, 2010, 5(8): 565-569
7. Allaker RP, Memarzadeh K. Nanoparticles and the control of oral infections. Int J Antimicrob Agents, 2014, 43(2): 95-104

8. Hannig M, Hannig C. Nanotechnology and its role in caries therapy. Adv Dent Res, 2012, 24(2): 53-57
9. Tomsia AP, Launey ME, Lee JS, et al. Nanotechnology approaches for better dental implants. Int J Oral Maxillofac Implants, 2011, 26(Suppl): 25-49
10. Tomsia AP, Lee JS, Wegst UG, et al. Nanotechnology for dental implants. Int J Oral Maxillofac Implants, 2013, 28(6): 535-546
11. Melo MAS, Guedes SFF, Xu HHK, et al. Nanotechnology-based restorative materials for dental caries management. Trends Biotechnol, 2013, 31(8): 459-467
12. Suresh AK, Pelletier DA, Doktycz MJ. Relating nanomaterial properties and microbial toxicity. Nanoscale, 2013, 5(2): 463-474
13. Sowmya S, Bumgardener JD, Chennazhi KP, et al. Role of nanostructured biopolymers and bioceramics in enamel, dentin and periodontal tissue regeneration. Prog Polym Sci, 2013, 38(10): 1748-1772
14. Allaker RP. The use of nanoparticles to control oral biofilm formation. J Dent Res, 2010, 89(11): 1175-1186
15. Chen MH. Update on dental nanocomposites. J Dent Res, 2010, 89(6): 549-560
16. Nagano F, Selimovic D, Noda M, et al. Improved bond performance of a dental adhesive system using nano-technology. Biomed Mater Eng, 2009, 19(2): 249-257
17. Uskoković V, Bertassoni LE. Nanotechnology in dental sciences: moving towards a finer way of doing dentistry. Materials, 2010, 3(3): 1674-1691

第九章　口腔医疗器械的管理、标准及法规

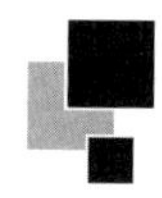

医疗器械(medical devices),是指单独或者组合使用于人体的仪器设备、器具、材料或者其他物品,包括所需要的软件;其用于人体体表及体内的作用不是用药理学、免疫学或者代谢的手段获得,但是可能有这些手段参与并起一定的辅助作用;其使用旨在达到下列预期目的:

1. 对疾病的预防、诊断、治疗、监护、缓解。
2. 对损伤或者残疾的诊断、治疗、监护、缓解、补偿。
3. 对解剖或者生理过程的研究、替代、调节。
4. 妊娠控制。

口腔医疗器械,包括口腔材料、器械和设备均属于医疗器械的范畴。

医疗器械是治疗疾病的重要物质基础,它与药品一样是特殊商品,事关公众健康与生命安全。从事医疗器械研制、生产、经营、使用、监管的单位或个人,都应当遵守相关法律法规的规定。

第一节　国内外口腔医疗器械的标准及管理

各国的管理体制不同,对医疗器械的管理和相关要求也不同。

一、医疗器械的管理和法规

(一) 我国医疗器械的管理和法规

1. 管理机构和法规　从 1998 年开始医疗器械由国家药品监督管理局(现国家食品药品监督管理总局,以下简称国药总局)统一负责管理。2000 年 1 月 4 日国务院颁布了《医疗器械监督管理条例》(国务院令第 279 号),奠定了医疗器械监督管理的法律基础。2014 年新版《医疗器械监督管理条例》(国务院令第 650 号)发布(简称条例),自 2014 年 6 月 1 日起施行。国药总局依据条例颁布相关配套规章。条例和规章涉及医疗器械管理、评价、审查、监督以及生产、销售和使用等各环节,强调全程监管。依法对医疗器械进行监督管理的目的是保证医疗器械的安全、有效,保障人体健康和生命安全。

国药总局医疗器械注册管理司和医疗器械监督管理司分别负责医疗器械上市前和上市后的监管。

2. 医疗器械的分类

我国依据风险高低对医疗器械实施分类管理。从风险管理的角度,可将医疗器械划分为三类:

第一类是风险程度低,实行常规管理可以保证其安全、有效的医疗器械。

第二类是具有中度风险,需要严格控制管理以保证其安全、有效的医疗器械。

第三类是具有较高风险,需要采取特别措施严格控制管理以保证其安全、有效的医疗器械。

口腔材料也分为如下三类:

第三类材料包括长期暴露于口腔中的高分子类、各类植入以及埋于根管内的材料。如根管充填、植入和树脂类材料等。

第二类材料包括长期暴露于口腔中的金属和陶瓷以及在口腔内时间较短的材料。如印模材料。

第一类材料包括不与口腔组织接触的辅助材料。如模型材料、铸造包埋材料等。

《医疗器械分类规则》和《医疗器械分类目录》主要依据医疗器械的结构特征、预期用途和使用状况对医疗器械进行综合分类。分为有源、无源和体外诊断试剂;与人体接触和不与人体接触的医疗器械。

口腔材料属于无源医疗器械。按与人体接触的时限分为:暂时使用(在24小时以内);短期使用(在24小时以上、30天以内);长期使用(超过30天)。按与人体接触的部位分为:表面接触(与皮肤、黏膜、损伤表面接触);外部接入(材料全部或部分通过体表侵入体内,接触血管、组织/骨和牙髓/牙本质系统);植入(经外科手术,全部或者部分埋入软硬组织中)。

3. 医疗器械的管理　为了控制医疗器械的安全性和有效性,保障人体生命和健康,2000年《医疗器械监督管理条例》发布后,我国开始以法定的形式对医疗器械实行注册管理。2014年6月1日新条例(国务院令第650号)发布后,我国医疗器械实行备案管理和注册管理。即:第一类医疗器械实行产品备案管理;第二类、第三类医疗器械实行产品注册管理。

第一类医疗器械向所在地设区的市级人民政府食品药品监督管理部门(简称食药监局)备案。进口第一类医疗器械向国药总局备案。第二类医疗器械向所在地省、自治区、直辖市食药监局注册。第三类医疗器械以及进口第二类、第三类医疗器械向国药总局注册。中国香港、中国澳门、中国台湾省医疗器械的注册、备案,参照进口医疗器械办理。自主创新的医疗器械可以通过《创新医疗器械特别审批程序(试行)》优先注册。

政府对医疗器械的监督管理以“上市”为节点,上市前的监管包括产品是否达到安全有效的要求以及是否有能力(质量体系)保证长期和稳定的安全有效性能的评价。上市后的监管包括日常对企业的(质量体系)监管以及后续市场的一系列监管(不良事件、广告、经营等)。两者都是以保护公众健康为监管的最终目的。

医疗器械上市后,主要通过如下几方面对医疗器械进行监管:

(1) 不良事件监测和医疗器械再评价。

(2) 生产企业的质量体系监督、检查。

(3) 市场监督抽验,并对抽验产品质量进行通告。

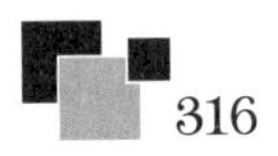

（4）医疗器械生产许可证、经营许可证、产品注册证或备案证到期后的重新审查。

（5）在用医疗器械的管理。

（二）国外医疗器械监督管理

1. 美国　由食品药品管理局（FDA）下的器械和放射卫生中心（CDRH）监督管理。其法规是《联邦食品、药品和化妆品法案》，1976 年增加了医疗器械修正案，对医疗器械实行分类管理。1990 年实施《医疗器械安全法》（SMPA）。该法较修正案增加了许多内容。

FDA 将医疗器械分成三类进行上市前管理。Ⅰ类器械不需通过准入审查。Ⅱ类器械需进行上市前注册，申请市场准入。Ⅲ类器械需市场准入前批准（PMA）。部分Ⅱ类产品和全部Ⅲ类产品在申请时，都必须提交临床研究报告，以证实对医疗作用的效果。

FDA 为使创新医疗器械能够及时用于医疗，分别于 2004 年和 2006 年提出“新医疗产品关键路径行动计划”“医疗器械创新行动计划”，促进一些新研究成果迅速转变为用于公众健康的产品。

医疗器械上市后，FDA 进行行政和司法监督，对企业进行质量体系检查和医疗器械跟踪随访和再评价。

2. 欧共体　欧共体委员会（EM）从 1988 年开始陆续制定了一套医疗器械监督管理法规。目前发布了三个重要指令：1990 年的“Council Directive 90/385/EEC 指令（AIMD）”；1993 年的“Council Directive 93/42/EEC 指令（MDD）”；1998 年的“Council Directive 98/79/EEC 指令（IVDD）”。欧共体内各个成员国在欧共体指令基础上都制定了各自的法规。

在医疗器械上市前管理中，医疗器械的临床前研究是由各国行政部门各自负责审批。但产品上市前审评在欧共体是统一的。按欧共体指令，各生产企业到欧共体通知授权机构注册，接受审查，获取注册证明，贴 CE 标志，才可进入欧共体各成员国市场。

欧共体将医疗器械分为四类：Ⅰ类、Ⅱa 类、Ⅱb 类和Ⅲ类。不同类别的产品，采用不同的审批办法。

医疗器械上市后由各国行政部门负责管理，欧盟尚无统一法规。上市后管理主要依靠不良事件报告和反馈体系及对生产企业的质量体系检查。各医院要求建立不良事件的报告制度和植入器械的随访记录。

3. 日本　由厚生省负责医疗器械的管理。药事法是其管理法规。

日本参照美国 FDA 分类，制定了分类管理办法。Ⅱ类器械必须注册，Ⅲ类器械必须上市前审批。

二、标准化及标准

（一）标准化和国际标准化组织

1. 标准化　标准化（standardization）是指为了在一定范围内获得最佳秩序，对现实问题或潜在问题制定共同使用和重复使用的条款的活动。其主要作用是为了预期目的改进产品、过程或服务的适用性，防止贸易壁垒并促进技术合作。标准化工作的任务是制定标准、组织实施标准和对标准的实施进行监督。国际标准化是指在世界范围内有众多国家或组织共同参与的有组织、有规则开展的标准化活动。其主要内容是研究、制定、发布和推广应用国际标准，使之发挥在国际贸易和经济技术交流中的作用。

2. 国际标准化组织　ISO、IEC、ITU是开展国际标准化活动的主体。

国际标准化组织(ISO)于1947年成立。国际电工委员会(IEC)于1906年成立。它们是联合国的甲级咨询机构,是非政府性国际组织,总部在日内瓦。两者互为补充,共同建立国际标准化体系。两组织在法律上独立,IEC负责电气工程和电子工程领域国际标准化工作,其他领域的工作由ISO负责。

国际电信联盟(ITU)是联合国处理电信事宜的政府间国际组织。1934年成立,简称国际电联,总部在日内瓦。

(二) 标准和标准分类

1. 标准　标准(standard)的含义是,对重复性事物和概念所作的统一规定。它以科学、技术和实践经验的综合成果为基础,经有关方面协商一致,由主管机构批准,以特定形式发布,作为共同遵守的准则和依据。标准是科学技术成果转化为生产力的桥梁。制定标准应注意吸收先进科学成果和先进技术,推动技术发展,提高社会效益。

国际标准(international standard)是指国际标准化组织(ISO)、国际电工委员会(IEC)所制定的标准,以及ISO所出版的国际标准题内关键词索引(KWIC Index)中收录的其他国际组织制定的标准等。国际标准的制定包括提案、准备、委员会、征询意见、批准和出版六个阶段。从提案到完成一般需36个月。

2. 标准的分类　标准分类方法众多,但各分类间存在着交叉。

(1) 按照适用范围(层次分类法):分为国际、区域、国家、行业、地方和企业标准。

(2) 按照涉及的对象(对象分类法):分为通用、产品、术语、符号、方法、安全、过程、服务、接口标准等等。ISO、IEC把标准分为产品、过程和服务标准三大类。WTO把标准分为过程和结果标准两大类。

(3) 按照约束力(约力分类法):分为强制性标准和推荐性标准。强制性标准必须执行。

(三) 中国标准化管理

1. 法律法规　1988年颁布的《中华人民共和国标准化法》确立了中国的标准和标准化体制的框架。1990年《中华人民共和国标准化法实施条例》颁布。随后,原国家技术监督局、现国家质量监督检验检疫总局和国家标准化管理委员会又发布了一系列标准化规范性文件,进一步完善了标准化法律法规体系。

2. 标准的分层和管理　根据标准化法的规定,中国标准分为国家、行业、地方和企业标准4层。国家标准、行业标准和地方标准,又分为强制性和推荐性标准。

中国标准化工作实行统一管理和分工、分级管理相结合的管理体制。

中国国家标准化管理委员会(SAC)是中国标准化事务的行政管理机构,统一管理全国标准化工作。SAC代表中国参加ISO、IEC的活动。

各级行政主管部门或授权的行业社团以及各级质量技术监督局分工管理本行政区域内本部门、本行业的标准化工作。国家食品药品监督管理总局负责全国医疗器械的行业标准化工作。

3. 标准的研究制定　标准主要通过全国专业标准化技术委员会组织研究制定。全国专业标准化技术委员会是在一定专业领域内,从事全国性标准化工作的技术组织,负责本专业领域内的标准技术归口工作。我国国家标准制定程序划分为九个阶段:预阶段、立项阶段、起草阶段、征求意见阶段、审查阶段、批准阶段、出版阶段、复审阶段、废止阶段。

三、国际及国外口腔医疗器械标准化组织和标准

(一) 口腔医疗器械国际标准化组织和标准

国际标准化组织第106技术委员会“牙科学”(ISO/TC 106 Dentistry)是国际牙科学领域的标准化组织。负责口腔领域国际标准的制修订工作和国际标准化工作。

ISO/TC 106设9个分技术委员会(SC)和一个工作组(WG),负责不同领域的国际标准工作(表9-1)。SC1 牙体充填和修复材料;SC2 义齿修复材料;SC3 名词术语;SC4 牙科器械;SC6 牙科设备;SC7 口腔卫生制品;SC8 牙科种植材料;SC9 CAD/CAM;WG10 生物学评价。

表9-1 ISO/TC106发布的现行有效的口腔材料国际标准

序号	标准编号	英文名称
1	ISO 10139-1—2005	Dentistry-Soft lining materials for removable dentures-Part1:Materials for short-term use
2	ISO 10139-1—2005 Cor1:2006	Dentistry-Soft lining materials for removable dentures-Part1:Materials for short-term use
3	ISO 10139-2—2009	Dentistry-Soft lining materials for removable dentures-Part2:Materials for long-term use
4	ISO 10271—2011	Dental metallic materials-Corrosion test methods
5	ISO 10451—2010	Dental implants systems-Contents of technical file
6	ISO 10477—2004	Dentistry-Polymer-based crown and bridge materials
7	ISO 10873:2010	Dentistry-Denture adhesives
8	ISO 11609:2010	Dentistry-Dentifrices-Requirements,test methods and marking
9	ISO 11953:2010	Dentistry-Implants-Clinical performance of hand torque instruments
10	ISO 12836:2012	Dentistry-Digitizing devices for CAD/CAM systems for indirect dental restorations-Test methods for assessing accuracy
11	ISO 13017:2012	Dentistry-Magnetic attachments
12	ISO 13078:2013	Dentistry-Dental furnace-Test method for temperature measurement with separate thermocouple
13	ISO 14233—2003	Dentistry-Polymer-based die materials
14	ISO 14356—2003	Dentistry-Duplicating material
16	ISO 14801—2007	Dentistry-Fatigue test for endosseous dental implants
19	ISO 15841—2006	Dentistry-Wires for use in orthodontics
20	ISO 15854—2005	Dentistry-Casting and baseplate waxes
21	ISO 15912—2006	Dentistry-Casting investments and refractory die materials
23	ISO 16059:2007	Dentistry-Required elements for codification used in data exchange
24	ISO 16408—2004	Dentistry-Oral hygiene products-Oral rinses

续表

序号	标准编号	英文名称
25	ISO 16409:2006	Dentistry-Oral hygiene products-Manual interdental brushes
26	ISO 16498:2013	Dentistry-Minimal dental implant data set for clinical use
27	ISO 1942:2009	Dentistry-Vocabulary
28	ISO 20126—2012	Dentistry-Manual toothbrushes-General requirements and test methods
29	ISO 20127—2005	Dentistry-Powered toothbrushes-General requirements and test methods
30	ISO 20795-1:2013	Dentistry-Base polymers-Part 1:Denture base polymers
31	ISO 20795-2:2013	Dentistry-Base polymers-Part 2:Orthodontic base polymers
32	ISO 21563:2013	Dentistry-Hydrocolloid impression materials
32	ISO 21606:2007	Dentistry-Elastomeric auxiliaries for use in orthodontics
33	ISO 22112—2005	Dentistry-Artificial teeth for dental prostheses
34	ISO 22254—2005	Dentistry-Manual toothbrushes-Resistance of tufted portion to deflection
35	ISO 22674—2006	Dentistry-Metallic materials for fixed and removable restorations and appliances
36	ISO 22794:2007	Dentistry-Implantable materials for bone filling and augmentation in oral and maxillofacial surgery-Contents of a technical file
37	ISO 22803—2004	Dentistry-Membrane materials for guided tissue regeneration in oral and maxillofacial surgery-Contents of a technical file
38	ISO 24234—2004	Dentistry-Mercury and alloys for dental amalgam
40	ISO 27020:2010	Dentistry-Brackets and tubes for use in orthodontics
41	ISO 28158:2010	Dentistry-Integrated dental floss and handles
42	ISO 28319:2010	Dentistry-Laser welding
43	ISO 28399:2011	Dentistry-Products for external tooth bleaching
44	ISO 28888:2013	Dentistry-Screening method for erosion potential of oral rinses on dental hard tissues
45	ISO 29022:2013	Dentistry-Adhesion-Notched-edge shear bond strength test
46	ISO 3107:2011	Dentistry-Zinc oxide/eugenol cements and zinc oxide/non-eugenol cements
47	ISO 3950—2009	Dentistry-Designation system for teeth and areas of the oral cavity
48	ISO 4049—2009	Dentistry-Polymer-based filling, restorative and luting materials
49	ISO 4823:2000 Amd1:2007	Dentistry-Elastomeric impression materials
50	ISO 4823—2000	Dental elastomeric impression materials

续表

序号	标准编号	英文名称
51	ISO 4823—2000 Cor1:2004	Dentistry-Elastomeric impression materials
52	ISO 6872—2008	Dental ceramic
53	ISO 6873—2013	Dental gypsum products
54	ISO 6874—2005	Dental resin-based pit and fissure sealants
55	ISO 6876—2012	Dental root canal sealing materials
56	ISO 6877—2006	Dentistry-Root-canal obturating points
57	ISO 7405—2008	Dentistry-Preclinical evaluation of biocompativility of medical devices used in dentistry-Test methods for dental materials
58	ISO 7491—2000	Dental materials-Determination of colour stability
59	ISO 7551—1996	Dental absorbent point
60	ISO 9333—2006	Dentistry-brazing materials
61	ISO 9693 AMD 1—2005	Metal-ceramic dental restorative systems AMENDMENT 1
62	ISO 9693-1:2012	Dentistry-Compatibility testing-Part 1:Metal-ceramic systems
63	ISO 9693—1999	Metal-ceramic dental restorative systems
64	ISO 9917-1—2007	Dental water-based cements-Part 1:Powder/liquid acid-base cements
65	ISO 9917-2—2010	Dental water-based cements-Part 2:Light-activated cements
66	ISO/TR 11175—1993	Dental implants-Guidelines for developing dental implants
67	ISO/TR 13668:1998	Digital coding of oral health and care
68	ISO/TR 14569-1:2007	Dental materials-Guidance on testing of wear-Part 1:Wear by tooth-brushing
69	ISO/TR 15300—2001	Dentistry-Application of OSI clinical codification to the classification and coding of dental produc
70	ISO/TR 15599—2002	Digital codification of dental laboratory procedures
71	ISO/TR 15599—2002 Cor1:2003	Digital codification of dental laboratory procedures
72	ISO/TR 28642:2011	Dentistry-Guidance on colour measurement
73	ISO/TS 11405—2003	Dental materials-Testing of adhesion to tooth structure
74	ISO/TS 13498:2011	Dentistry-Torsion test of implant body/connecting part joints of en-dosseous dental implant systems
75	ISO/TS 14569-2:2001	Dental materials-Guidance on testing of wear-Part 2:Wear by two-and/or three body contact
76	ISO/TS 22911—2005	Dentistry-Preclinical evaluation of dental implant systems-Animal test methods

(二) 国外口腔医疗器械标准化组织

各国均有专门的机构负责标准工作,如美国国家标准局(ANSI)、日本工业标准委员会(JISC)、德国标准研究院(DIN)、英国标准局(BS)、澳大利亚标准局(AS)等。

在美国,口腔领域的国家标准通常是美国国家标准局与美国牙科协会(ADA)共同制定。

四、我国口腔医疗器械标准化组织和标准

(一) 口腔医疗器械标准化组织

SAC/TC 99“全国口腔材料和器械设备标准化技术委员会”负责我国口腔医疗器械(口腔材料、器械和设备)国家标准(GB)和医药行业标准(YY)的制、修订工作。技委会成立于 1987 年,业务对口 ISO/TC 106。秘书处设在北京大学口腔医学院。主管单位是国药总局。

(二) 口腔材料标准

由 SAC/TC 99 负责制、修订的现行有效的口腔材料标准见表 9-2 ~ 表 9-5。

表 9-2 口腔材料和器械设备通用基础标准

序号	标 准 编 号	标 准 名 称
1	GB/T 9937. 1—2008	口腔词汇 第 1 部分:基本和临床术语
2	GB/T 9937. 2—2008	口腔词汇 第 2 部分:口腔材料
3	GB/T 9937. 3—2008	口腔词汇 第 3 部分:口腔器械
4	GB/T 9937. 4—2006	口腔词汇 第 4 部分:口腔设备
5	GB/T 9937. 5—2008	口腔词汇 第 5 部分:与测试有关的术语
6	GB/T 9938—2013	牙科学 牙位和口腔区域的标示法

表 9-3 口腔医疗器械生物学评价标准

序号	标 准 编 号	标 准 名 称
1	YY/T 0268-2008	牙科学 口腔医疗器械生物学评价 第 1 单元:评价与试验
2	YY/T 0127. 1-93	口腔材料生物试验方法 溶血试验
3	YY/T 0127. 2-2009	口腔医疗器械生物学评价 第 2 单元:试验方法 急性全身毒性试验:静脉途径
4	YY/T 0127. 3-2014	口腔医疗器械生物学评价 第 3 部分:根管内应用试验
5	YY/T 0127. 4-2009	口腔医疗器械生物学评价 第 2 单元:试验方法 骨埋植试验
6	YY/T 0127. 5-2014	口腔医疗器械生物学评价 第 5 部分:吸入毒性试验
7	YY/T 0127. 6-1999	口腔材料生物学评价 第 2 单元:口腔材料生物试验方法 显性致死试验
8	YY/T 0127. 7-2001	口腔材料生物学评价 第 2 单元:口腔材料生物试验方法 牙髓牙本质应用试验

续表

序号	标准编号	标准名称
9	YY/T 0127.8-2001	口腔材料生物学评价　第2单元:口腔材料生物试验方法　皮下植入试验
10	YY/T 0127.9-2009	口腔医疗器械生物学评价　第2单元:试验方法　细胞毒性试验:琼脂扩散法及滤膜扩散法
11	YY/T 0127.10-2009	口腔材料生物学评价　第2单元:试验方法　鼠伤寒沙门氏杆菌回复突变试验(Ames试验)
12	YY/T 0129.11-2014	口腔医疗器械生物学评价　第11部分:盖髓试验
13	YY/T 0129.12-2008	牙科学　口腔医疗器械生物学评价　第2单元:试验方法　微核试验
14	YY/T 0127.13-2009	口腔医疗器械生物学评价　第2单元:试验方法　口腔黏膜刺激试验
15	YY/T 0129.14-2008	口腔医疗器械生物学评价　第2单元:试验方法　急性经口全身毒性试验
16	YY/T 0127.15-2009	口腔医疗器械生物学评价　第2单元:试验方法　亚急性和亚慢性全身毒性试验:经口途径
17	YY/T 0127.16-2009	口腔医疗器械生物学评价　第2单元:试验方法　哺乳动物细胞体外染色体畸变试验
18	YY/T 0127.17-2014	口腔医疗器械生物学评价　第17部分:小鼠淋巴瘤细胞(TK)基因突变试验

表9-4　口腔材料试验方法标准

序号	标准编号	标准名称
1	YY/T 0631-2008	牙科材料　色稳定性的测定
2	YY 0623-2008	牙科材料　可溶出氟的测定方法
3	YY 0632-2008	牙齿漂白材料　过氧化物含量测定
4	YY/T 0112-93	模拟口腔环境冷热疲劳试验方法
5	YY/T 0113-2014	牙科学　复合树脂耐磨耗性能测试方法
6	YY 0768-2009	牙科学　义齿基托聚合物　冲击强度试验
7	YY/T 0519-2009	牙科材料　与牙齿结构粘接的测试
8	YY/T 0528-2009	牙科金属材料　腐蚀试验方法
9	YY/T 0515-2009	牙科学　银汞合金的腐蚀试验
10	YY/T 0521-2009	牙科学　骨内牙种植体动态疲劳试验
11	YY/T 0522-2009	牙科学　牙种植体系统临床前评价动物试验方法
12	YY/T 1281-2014	牙科学　种植体　手动扭矩器械的临床性能
13	YY/T 0990-2014	聚合物基牙体修复材料临床试验指南
14	YY/T 1305-2014	钛及钛合金牙种植体临床试验指南

表9-5 口腔材料产品标准

序号	标准编号	标准名称
1	YY 0270.1-2011	牙科学 基托聚合物 第1部分:义齿基托聚合物
2	YY 0300-2009	牙科学 修复用人工牙
3	GB 30367-2013	牙科学 陶瓷材料
4	YY 0621-2008	牙科金属 烤瓷修复体系
5	GB 17168-2013	牙科学 固定和活动修复用金属材料
6	YY 0710-2009	牙科学 聚合物基冠桥材料
7	YY/T 0826-2011	牙科临时聚合物基冠桥材料
8	YY/T 0517-2009	牙科预成根管桩
9	YY 0714.1-2009	牙科活动义齿用软衬材料 第1部分:短期用
10	YY 0714.2-2009	牙科活动义齿用软衬材料 第2部分:长期用
11	YY/T 1280-2014	牙科学 义齿黏附剂
12	YY 1027-2001	齿科藻酸盐印模材料
13	YY 0493-2011	牙科学 弹性体印模材料
14	YY 0494-2004	牙科琼脂基水胶体印模材料
15	YY/T 0527-2009	牙科学 复制材料
16	YY 0462-2003	牙科石膏产品
17	YY/0911-2014	牙科学 聚合物基代型材料
18	YY 1070-2008	牙科基托/模型蜡
19	YY 0496-2004	牙科铸造蜡
20	YY/T 0463-2011	牙科学 铸造包埋材料和耐火代型材料
21	YY/T 0912-2014	牙科学 钎焊材料
22	YY/T 0914-2014	牙科学 激光焊接
23	YY 1042-2011	牙科学 聚合物基修复材料
24	YY/T 0518-2009	牙科修复体用聚合物基粘接剂
25	YY 0769-2009	牙科用磷酸酸蚀剂
26	YY 1026-2009	牙科学 汞及银合金粉
27	YY 0715-2009	牙科学 银汞合金胶囊
28	YY 0271.1-2009	齿科水基水门汀 1部:粉/液酸碱基水门汀
29	YY 0271.2-2009	齿科水基水门汀 第2部分:光固化水门汀
30	YY 0272-2009	氧化锌/丁香酚水门汀和不含丁香酚的氧化锌水门汀
31	YY/T 0824-2011	牙科氢氧化钙盖髓、垫底材料
32	YY/T 0495-2009	牙根管充填尖

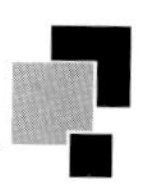

续表

序号	标准编号	标准名称
33	YY 0717-2009	牙科根管封闭材料
34	YY 0711-2009	牙科吸潮纸尖
35	YY/T 0516-2009	牙科 EDTA 根管润滑/清洗剂
36	YY 0622-2008	牙科树脂基窝沟封闭剂
37	YY/T 0823-2011	牙科氟化物防龋材料
38	YY/T 0825-2011	牙科学 牙齿外漂白产品
39	YY 0624-2008	牙科学 正畸产品:正畸弹性体附件
40	YY 0625-2008	牙科学 正畸产品:正畸丝
41	YY/T 0270. 2-2011	牙科学 基托聚合物 第 2 部分:正畸基托聚合物
42	YY/T 0269-2009	牙科正畸托槽粘接材料
43	YY/T 0915-2014	牙科学 正畸用托槽和颊面管
44	YY 0304-2009	等离子喷涂羟基磷灰石涂层 钛基牙种植体
45	YY 0315-2008	钛及钛合金人工牙种植体
46	YY/T 0520-2009	钛及钛合金材质牙种植体附件
47	YY/T 0523-2009	牙科学 牙种植体开发指南
48	YY/T 0524-2009	牙科学 牙种植体系统技术文件内容
49	YY/T 0525-2009	牙科学 口腔颌面外科用骨填充及骨增加植入性材料 技术文件内容
50	YY/T 0526-2009	牙科学 口腔颌面外科用组织再生引导膜材料 技术文件内容

其中 1 ~ 22 是与修复有关的材料;23 ~ 38 是与牙体牙髓治疗有关的材料;39 ~ 43 是与正畸有关的材料;44 ~ 50 是与植入有关的材料

第二节 口腔医疗器械的临床研究与评价

医疗器械临床评价是指申请人或者备案人通过临床文献资料、临床经验数据、临床试验等信息对产品是否满足使用要求或者适用范围进行确认的过程。对于具有一定风险的医疗器械,上市前备案或注册申请应提供临床评价资料,以保证安全有效。

一、医疗器械临床研究的法规

(一) 国外医疗器械临床研究

1. 美国 食品药品和化妆品法和医疗器械安全法都有“研究器械豁免”(Investigational Devices Exemption,IDE)法规(临床研究法规)。按 IDE 要求,任何医疗器械进行临床研究都需向 FDA 申请,提交临床研究计划,获批准后,才能进行临床研究。

2. 欧共体　欧共体公布了有源植入医疗器械法令(AIMD-90/86 EEC)、医疗器械法令(MMD-93/421 EEC)和体外诊断器械法令(IVD-98/79/EEC)。三者都对医疗器械规定了基本要求和临床数据要求。前者由通知授权机构进行评价和验证;临床数据要求是由各组成国家的权威部门负责。临床数据是指所有的医疗器械都要有相应的临床证据,包括从文献收集的资料和(或)临床研究结果。

3. 日本　厚生省从1993年10月开始实施"医疗器械临床研究规范GCP"。

(二) 医疗器械临床研究标准

ISO 14155-1996"医疗器械临床研究"于1996年出版。2003年修订,名称改为"用于人体的医疗器械临床研究",分为两部分。ISO 14155-1:2003是通用要求,明确临床研究旨在确定医疗器械在模拟正常临床使用时的性能,揭示在正常使用条件下的不良事件,并根据医疗器械预期性能对其可接受的风险作出评定。ISO 14155-2:2003是临床研究方案(CIP)和要求。2011年,ISO 14155名称改为"用于人体的医疗器械临床研究-良好临床操作规范"。

我国YY/T 0297"医疗器械临床研究"医药行业标准等同采用ISO 14155。

(三) 我国医疗器械临床研究的法规

我国有关医疗器械临床研究的法规主要有《医疗器械监督管理条例》、《医疗器械注册管理办法》、《医疗器械临床试验规定》和《创新医疗器械特别审批程序(试行)》等。目前,一些相关法规仍在不断修订中。

医疗器械临床试验是指:获得医疗器械临床试验资格的医疗机构对申请注册的医疗器械在正常使用条件下的安全性和有效性按照规定进行试用或验证的过程。目的是评价受试产品是否具有预期的安全性和有效性。临床试验分临床试用和临床验证。

进行医疗器械临床试验,应当执行《医疗器械临床试验规定》。

二、临床试验注意事项

(一) 医疗器械临床试验机构和管理

第一类医疗器械备案,不需进行临床试验。申请第二类、第三类医疗器械注册,应当进行临床试验。需要进行临床试验的,提交的临床评价资料应当包括临床试验方案和临床试验报告。有下列情形之一的,可以免于进行临床试验:

1. 工作机制明确、设计定型,生产工艺成熟,已上市的同品种医疗器械临床应用多年且无严重不良事件记录,不改变常规用途的。

2. 通过非临床评价能够证明该医疗器械安全、有效的。

3. 通过对同品种医疗器械临床试验或者临床使用获得的数据进行分析评价,能够证明该医疗器械安全、有效的。

免于进行临床试验的医疗器械目录由国药总局制定、调整并公布。

医疗器械临床临床试验需在取得资质的临床试验机构内进行。临床试验机构名录发布在国药总局网站的《国家药品临床研究基地目录》中。

为加强临床试验的管理,国家对高风险产品的临床试验实行审批。第三类医疗器械进行临床试验对人体具有较高风险的,应当经国药总局批准。需进行临床试验审批的第三类医疗器械目录由国药总局制定、调整并公布。临床试验审批是指国药总局根据申请人的申

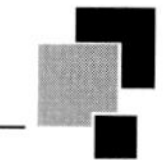

请，对拟开展临床试验的医疗器械的风险程度、临床试验方案、临床受益与风险对比分析报告等进行综合分析，以决定是否同意开展临床试验的过程。因此，需进行临床试验审批的，临床试验前申请人需获得国药总局准予开展临床试验的批件。医疗器械临床试验应当在批准后3年内实施。

申请第二类、第三类医疗器械注册时，需提交临床评价资料。申请第二类、第三类医疗器械新产品，应向国药局提交有关资料，经审查批准后，方可进行临床试用。

申请医疗器械新产品证书应提交产品型式试验报告、临床试验审批文件、两家以上临床试验基地出具的临床试验报告。

省、自治区、直辖市药监局负责审批其辖区的第二类医疗器械的临床试验。国药总局负责审批第三类医疗器械的临床试验。

（二）医疗器械临床试验的前提条件

——食药监局准予开展临床试验的批件。

——有复核通过的注册产品标准或国家、行业标准（产品技术要求）。

——有自测报告。

——有临床试验开始前6个月内由医疗器械检测机构出具的产品型式试验报告，且结论为合格。

——受试产品为首次用于植入人体的医疗器械，应有动物试验报告。

（三）临床研究方案

临床研究方案（clinical investigation plants）是阐明试验目的、风险分析、试验方法和步骤等内容的文件。其设计应根据当前临床知识和实践水平，使临床研究结果的科学有效性和重现性达到最佳，从而满足临床研究评价器械安全性和有效性的目的。并应最大限度地保障受试者权益、安全和健康。试验方案在试验前制定，并报伦理委员会认可后实施。

临床试验方案应当针对具体产品的特性，确定试验例数、持续时间和评价标准，使试验结果具有统计学意义。方案应当证明受试产品理论原理、基本结构、性能、安全性和有效性。还应当证明受试产品与已上市产品的主要结构、性能等是否实质性等同，是否具有同样的安全性、有效性。

《医疗器械临床试验规定》中临床试验方案应包括以下内容：

1. 临床试验的题目。
2. 试验的目的、背景和内容。
3. 临床评价标准。
4. 试验的风险与受益分析。
5. 试验人员姓名、职务、职称和任职部门。
6. 总体设计，包括成功或失败的可能性分析。
7. 试验持续时间及其确定理由。
8. 每病种试验例数及其确定理由。
9. 选择对象范围、数量及理由，必要时对照组的设置。
10. 治疗性产品应当有明确的适应证或适用范围。
11. 临床性能的评价方法和统计处理方法。
12. 副作用预测及应当采取的措施。

13. 受试者《知情同意书》。

14. 各方职责。

(四) 临床研究报告

临床试验完成后,承担试验的医疗机构应出具临床试验报告,应包括以下内容:

1. 试验的病种、病例总数和病例的性别、年龄、分组分析,对照组的设置(必要时)。
2. 试验方法。
3. 统计方法及评价方法。
4. 评价标准。
5. 试验结果。
6. 试验结论。
7. 试验中发现的不良事件和副作用及其处理情况。
8. 试验效果分析。
9. 适应证、适用范围、禁忌证和注意事项。
10. 存在问题及改进建议。

临床试验研究可参考 ISO 14155:2011“用于人体的医疗器械临床研究-良好临床操作规范”。

第三节 口腔材料产品注册检验及申报

《医疗器械注册管理办法》(总局令第 4 号)中医疗器械注册(medical devices registration),是食品药品监督管理部门根据注册申请人的申请,依照法定程序,对拟上市医疗器械的安全性、有效性研究及其结果进行系统评价,以决定是否同意其申请的过程。准予注册的产品发给医疗器械注册证,证书有效期为 5 年。医疗器械备案是医疗器械备案人向食品药品监督管理部门提交备案资料,存档备查。第一类医疗器械实行备案管理。第二类、第三类医疗器械实行注册管理。未获准备案或注册的医疗器械(包括口腔材料),不得销售、使用。无论是备案资料还是申请注册资料都应包含产品检验报告。备案的医疗器械可以是企业的自检报告,但第二类、第三类医疗器械产品检验报告应当是医疗器械检验机构出具的检验报告。

一、口腔材料注册检验

(一) 医疗器械注册检验机构

医疗器械上市前和临床前的安全性和有效性评价,可以通过注册检验等方式进行。第二类、第三类医疗器械产品检验报告应当是医疗器械检验机构出具的检验报告。

国药总局依据《医疗器械检测机构资格认可办法(试行)》对医疗器械检测机构进行资格认可、评审和监督管理。现有 10 个国家级和 44 个省、直辖市医疗器械检验机构,分管不同类别医疗器械的注册检测工作。

(二) 注册检测依据和内容

医疗器械的注册检测仅是对设计的某产品其性能指标能否达到相应的要求(技术标准)

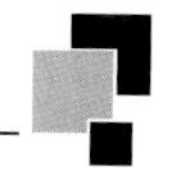

的一个验证。申请第二类、第三类医疗器械注册，应当进行注册检验。医疗器械检验机构应当依据产品技术要求对相关产品进行注册检验。产品技术要求主要包括医疗器械成品的性能指标和检验方法，其中性能指标是指可进行客观判定的成品的功能性、安全性指标以及与质量控制相关的其他指标。技术要求需参考现行有效的国家和行业标准，原则上，其产品性能指标不得低于国家标准和行业标准的要求。检测机构依据企业申报的产品技术要求对申报产品进行检测，并出具注册检验报告。

口腔材料注册检测涉及材料的物理机械、化学和生物性能等方面。根据产品的特点、用途以及与组织接触的部位和时间选择具体的试验项目。

二、口腔材料产品注册申报

（一）医疗器械产品注册申报的法规

医疗器械注册申报的法律依据是《医疗器械监督管理条例》。相关规章有《医疗器械注册管理办法》、《医疗器械分类规则》、《医疗器械临床试验规定》、《医疗器械说明书和标签管理规定》、《医疗器械生产监督管理办法》、《医疗器械经营监督管理办法》等。鼓励创新，突出企业责任。

（二）生产企业、经营企业和医疗机构

《医疗器械生产监督管理办法》（总局令第 7 号）规定，开办第二类、第三类医疗器械生产企业的，应当向所在地省、自治区、直辖市食品药品监督管理部门申请生产许可，《医疗器械生产许可证》有效期为 5 年。开办第一类医疗器械生产企业的，应当向所在地设区的市级食品药品监督管理部门办理第一类医疗器械生产备案。

《医疗器械经营监督管理办法》（总局令第 8 号）规定，按照医疗器械风险程度，医疗器械经营实施分类管理。经营第一类医疗器械不需许可和备案。经营第二类医疗器械实行备案管理（向所在地设区的市级食品药品监督管理部门备案）。经营第三类医疗器械实行许可管理（设区的市级食品药品监督管理部门许可），颁发的《医疗器械经营许可证》有效期为 5 年。

医疗机构可以研制医疗器械，在执业医师指导下在本单位使用。但需报相关管理部门审查批准。第二类器械报省级以上药监局；第三类器械报国药总局。

医疗机构应当从取得“医疗器械生产企业许可证”或备案的生产企业或者取得“医疗器械经营企业许可证”或备案的经营企业购进合格的医疗器械。不得使用未经注册、无合格证明、过期、失效或者淘汰的医疗器械。

进口医疗器械，经审批注册或备案，领取进口注册证书后，方可向海关申请办理进口手续。

新条例规定可以先进行产品注册，后进行生产许可。

（三）产品注册申报资料要求

申请医疗器械注册，申请人应当根据医疗器械的分类，向相应食药监局提出申请，提交备案或注册申请材料。例如：

1. 第一类医疗器械备案资料

（1）第一类医疗器械备案表。

(2) 安全风险分析报告。

(3) 产品技术要求。

(4) 产品检验报告。

(5) 临床评价资料。

(6) 产品说明书及最小销售单元标签设计样稿。

(7) 生产制造信息。

(8) 证明性文件。

(9) 符合性声明。

2. 境内第三类医疗器械注册申请资料

(1) 境内第三类医疗器械注册申请表。

(2) 医疗器械生产企业资格证明。

(3) 产品技术报告。

(4) 安全风险分析报告。

(5) 适用的产品标准及说明(技术要求)。

(6) 产品性能自测报告。

(7) 医疗器械检测机构出具的产品注册检测报告。

(8) 医疗器械临床试验资料。

(9) 医疗器械说明书。

(10) 产品生产质量体系考核(认证)的有效证明文件——根据对不同产品的要求,提供相应的质量体系考核报告。

(11) 所提交材料真实性的自我保证声明。

(12) 申请资料(重点是临床试验报告)和样品生产过程的真实性核查报告。

3. 境外医疗器械注册申报资料要求

(1) 境外医疗器械注册申请表。

(2) 医疗器械生产企业资格证明。

(3) 申报者的营业执照副本和生产企业授予的代理注册的委托书。

(4) 境外政府医疗器械主管部门批准或者认可的该产品作为医疗器械进入该国(地区)市场的证明文件。

(5) 适用的产品标准(技术要求)。

(6) 产品说明书。

(7) 医疗器械检测机构出具的产品注册检测报告(二类、三类医疗器械)。

需要进行临床试验的医疗器械,应当提交临床试验开始前6个月内由医疗器械检测机构出具的检测报告。不需要进行临床试验的医疗器械,应当提交注册受理前1年内由医疗器械检测机构出具的检测报告。

(8) 医疗器械临床试验资料。

(9) 生产企业出具的产品质量保证书。

(10) 生产企业在中国指定代理人的委托书、代理人的承诺书及营业执照或者机构登记证明。

(11) 在中国指定售后服务机构的委托书、受委托机构的承诺书及资格证明文件。

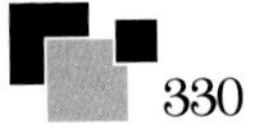

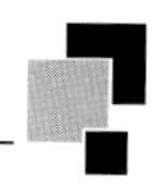

（12）所提交材料真实性的自我保证声明。

相关部门对申请资料进行实质性审查并作出是否给予注册的书面决定。经审查符合规定批准注册的，发给医疗器械注册证书。

（四）口腔材料产品注册管理

境内一类医疗器械由设区的市级药监局备案。

境内二类医疗器械由省、自治区、直辖市药监局审查，批准、发注册证。

境内三类医疗器械由国药总局审查，批准、发注册证。

境外一类医疗器械在国药总局备案。

境外二类和三类医疗器械由国药总局审查，批准、发注册证。

中国台湾省、中国香港、中国澳门地区医疗器械的备案和注册，参照境外医疗器械办理。

医疗器械注册证书有效期5年。

《创新医疗器械特别审批程序（试行）》，是针对我国有创新的自主核心技术知识产权的医疗器械产品，在标准不降低、程序不减少的前提下，对创新医疗器械予以优先技术评审，加快注册的进程，目的是鼓励医疗器械的研究与创新，促进自主创新医疗器械产业发展。

第四节 口腔医疗器械不良事件监测和召回

使用医疗器械是有风险的。对医疗器械上市后不良事件的报告监测和管理，可以为重新评价同类产品提供依据，避免类似的事件重复发生，从而尽可能地控制和减少医疗器械的潜在风险。

一、医疗器械再评价和不良事件的监督管理

（一）概述

《医疗器械不良事件监测和再评价管理办法》中规定，医疗器械不良事件，是指获准上市的质量合格的医疗器械在正常使用情况下发生的，导致或者可能导致人体伤害的各种有害事件。

医疗器械的设计缺陷、安全评价方法缺陷、临床研究缺陷、医疗器械使用错误或由于标签使用说明错误等均可导致医疗器械不良事件。其表现形式可以是器械故障、未预期的副作用、测试或检查以及使用信息表明继续使用必然导致不良事件以及由使用错误导致的不良事件。有下列情况之一者：危及生命；导致机体功能的永久性伤害或者机体结构的永久性损伤；必须采取医疗措施才能避免上述永久性伤害或者损伤被称为严重伤害。

医疗器械不良事件监测，是指对医疗器械不良事件的发现、报告、评价和控制的过程。

医疗器械再评价，是指对获准上市的医疗器械的安全性、有效性进行重新评价，并实施相应措施的过程。医疗器械再评价制度，是指国家授权管理机构通过对不良事件报告的分析和处理，发现问题，提请国家医疗器械管理机构组织对相关产品进行重新评价，并根据评价结果做出相应的处理措施（再评价后可能采取的措施有澄清事实、忠告性通告、警示报告、限制使用、停止使用）。

不良事件报告及再评价的目的，是通过提交或发布那些能够减少不良事件的发生、防止

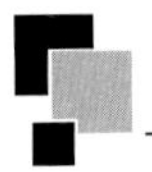

不良事件的重复发生、减缓不良事件重现后果的信息,最终提高病人、使用者及其他人的健康和安全保证。

(二)国外医疗器械不良事件的监管

20世纪80年代初,美国FDA开始实施“医疗器械不良事件报告制度”(MDR),即医疗器械使用中发生死亡和严重伤害事件必须向FDA报告。同时对相关医疗器械上市后实施“再评价”,在此基础上建立国内和全球的不良事件警戒体系。该制度已在欧共体、日本、加拿大和澳大利亚等国家建立和实施。

全球医疗器械协调工作组(GHTF)第2工作组(医疗器械警戒和上市后监督研究小组)负责医疗器械上市后的监督和警戒体系的协调工作,并发布了医疗器械不良事件报告指南。

各国均由医疗器械主管部门采用集中管理的方式,直接负责医疗器械不良事件监测工作。许多国家要求报告医疗器械不良事件。但各国对医疗器械不良事件报告的范围的规定不尽相同。但重点均集中在濒临事件以及死亡或者严重伤害事件。濒临事件是指虽未造成死亡和严重伤害,但事件再次发生可能造成死亡或者严重伤害事件。如美国FDA要求报告的范围有死亡和严重伤害事件、医疗器械故障,如果医疗器械再次出现故障可能导致死亡和严重伤害事件。欧盟要求报告任何由于医疗器械故障、标志不清、指导说明模糊而导致的或者可能导致的病人或者使用者死亡或健康状况严重恶化的不良事件。

(三)我国医疗器械不良事件和再评价的监管

国药总局负责医疗器械不良事件监测的管理,并对上市后的医疗器械进行技术再评价及淘汰制度。国家建立医疗器械质量事故报告制度和质量事故公告制度。

2008年国药局和原卫生部发布了《医疗器械不良事件监测和再评价管理办法(试行)》,对全国医疗器械不良事件监测和再评价工作做出了明确规定。《医疗器械不良事件监测工作指南(试行)》,指导工作的具体实施。

国家药品不良反应监测中心承担全国医疗器械不良事件监测和再评价技术工作,并负责信息的收集、评价和反馈、数据库和信息网络的建设和维护。

二、口腔医疗器械不良事件报告注意事项

医疗器械临床使用过程中可能导致的程度不同的不良反应是正常的,也是不可避免的。一些隐性的不良作用,只有通过大量临床使用才能表现出来,不良作用只有严重到一定程度时,才能妨碍其临床使用。因此,对医疗器械不良事件的报告,并不意味着对产品本身的否定,也不一定是由产品质量问题引起,应通过分析和处理,提高医疗器械质量。

实施医疗器械不良事件报告制度,就是要求医疗器械生产、经营企业和使用者,当获知医疗器械不良事件发生或可能发生时,在规定的时限内向国家授权管理机构报告。医疗器械生产、经营和使用单位均要建立医疗器械不良事件监测管理制度,指定机构并配备专(兼)职人员负责。

(一)不良事件报告的原则

1. 使用单位应报告其使用的医疗器械所发生的导致或者可能导致严重伤害或死亡的医疗器械不良事件。报告医疗器械不良事件应当遵循可疑即报的原则。

2. 一旦发现或者知悉应报告的医疗器械不良事件后,应当填写《可疑医疗器械不良事

件报告表》向所在地省、自治区、直辖市医疗器械不良事件监测技术机构报告。

3. 其中，导致死亡的事件于发现或者知悉之日起 5 个工作日内，导致严重伤害、可能导致严重伤害或死亡的事件于发现或者知悉之日起 15 个工作日内报告。

4. 经营和使用单位在向所在地医疗器械不良事件监测技术机构报告的同时，应当告知相关医疗器械生产企业。

5. 个人发现导致或者可能导致严重伤害或死亡的医疗器械不良事件，可以向所在地省、自治区、直辖市医疗器械不良事件监测技术机构或者向所在地县级以上食品药品监督管理部门报告。

6. 发现突发、群发的医疗器械不良事件，应当立即向所在地食品药品监督管理部门、卫生主管部门和医疗器械不良事件监测技术机构报告，并在 24 小时内填写并报送《可疑医疗器械不良事件报告表》。

7. 进行临床试验的医疗器械发生的导致或者可能导致人体伤害的各种有害事件，应当按照《医疗器械临床试验规定》和国药局的相关要求报告。

8.《医疗器械临床试验规定》规定，在临床实验过程当中，实施者有责任向有关部门如实、及时报告严重副作用和不良事件。负责医疗器械临床试验的医疗机构及临床实验人员需如实记录、上报、处理、控制受试产品的严重副作用和不良事件，发生严重副作用时应在 24 小时内报告。

9. 临床试验完成后，在临床试验报告中应包括临床试验中发现的不良事件和副作用及其处理情况。

10. 生产、经营和使用单位应建立并保存医疗器械不良事件监测记录。在每年 1 月底之前对上一年度的医疗器械不良事件监测工作进行总结。记录应当保存至医疗器械标明的使用期后 2 年，但是记录保存期限应当不少于 5 年。

医疗器械不良事件报告的内容和统计资料是加强医疗器械监督管理，指导开展医疗器械再评价工作的依据，不作为医疗纠纷、医疗诉讼和处理医疗器械质量事故的依据。

（二）可疑医疗器械不良事件报告

在日常临床工作中或在医疗器械临床试验过程中，若发现可疑医疗器械不良事件，均应按照规定上报。可疑医疗器械不良事件报告的要点：

1. 报告日期、报告单位及联系地址和电话。

2. 患者资料　姓名、年龄、性别、预期治疗疾病或作用。

3. 报告对象　国家授权的管理机构。

4. 不良事件情况　主要表现、发生日期、发现或者知悉时间、器械实际使用场所、后果（死亡及时间；危及生命；永久性损伤；需治疗避免上述永久损伤）、事件陈述（器械使用时间、目的、依据及使用情况、出现的不良事件情况、对受害者影响、采取的治疗措施、器械联合使用情况）。

5. 医疗器械情况

（1）产品名称。

（2）商品名称。

（3）注册证号。

（4）生产企业名称、地址、电话。

(5) 型号规格、产品编号、产品批号。

(6) 操作人及日期。

(7) 生产日期、停用日期、植入日期(若植入)。

(8) 事件发生初步原因分析。

(9) 事件初步处理情况。

(10) 事件报告状态:已通知的部门(经营企业、使用单位、生产企业、药监部门)。

6. 报告人职称和签名。

三、我国医疗器械召回制度

按照2011年5月《医疗器械召回管理办法(试行)》(原卫生部令第82号)的规定对于已经上市但发现存在缺陷的医疗器械需要企业召回。医疗器械召回,是指医疗器械生产企业按照规定的程序对其已上市销售的存在缺陷的某一类别、型号或者批次的产品,采取警示、检查、修理、重新标签、修改并完善说明书、软件升级、替换、收回、销毁等方式消除缺陷的行为。所称缺陷,是指医疗器械在正常使用情况下存在可能危及人体健康和生命安全的不合理的风险。医疗器械生产企业应当建立和完善医疗器械召回制度,收集医疗器械安全的相关信息,对可能存在缺陷的医疗器械进行调查、评估,及时召回存在缺陷的医疗器械。医疗器械经营企业、使用单位发现其经营、使用的医疗器械存在缺陷的,应当立即暂停销售或者使用该医疗器械,及时通知医疗器械生产企业或者供货商,并向所在地省、自治区、直辖市药品监督管理部门报告;使用单位为医疗机构的,还应当同时向所在地省、自治区、直辖市卫生行政部门报告。

对医疗器械缺陷进行评估的主要内容包括:

1. 在使用医疗器械过程中是否发生过故障或者伤害。

2. 在现有使用环境下是否会造成伤害,是否有科学文献、研究、相关试验或者验证能够解释伤害发生的原因。

3. 伤害所涉及的地区范围和人群特点。

4. 对人体健康造成的伤害程度。

5. 伤害发生的概率。

6. 发生伤害的短期和长期后果。

7. 其他可能对人体造成伤害的因素。

根据医疗器械缺陷的严重程度,医疗器械召回分为:

1. 一级召回　使用该医疗器械可能或者已经引起严重健康危害的。

2. 二级召回　使用该医疗器械可能或者已经引起暂时的或者可逆的健康危害的。

3. 三级召回　使用该医疗器械引起危害的可能性较小但仍需要召回的。

(林　红)

参考文献

1. 国际标准化知识

2. 白殿义. 标准的编写. 北京:中国标准出版社,2009

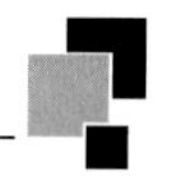

3. 国家食品药品监督管理局. 医疗器械监管技术基础. 北京:中国医药科技出版社,2008
4. 徐恒昌. 口腔材料学. 北京:北京大学医学出版社,2005
5. 黄嘉华. 医疗器械注册与管理. 北京:科学出版社,2008
6.《医疗器械监督管理条例》(国务院令第 650 号). 2014
7.《创新医疗器械特别审批程序(试行)》. 2014
8.《中华人民共和国标准化法》. 1988
9.《医疗器械临床试验规定》(局令第 5 号). 2003
10.《医疗器械注册管理办法》(总局令第 4 号). 2014
11.《医疗器械检测机构资格认可办法(试行)》国药监械[2003]125 号. 2003
12.《医疗器械生产监督管理办法》(总局令第 7 号). 2014
13.《医疗器械经营监督管理办法》(总局令第 8 号). 2014
14.《医疗器械不良事件监测和再评价管理办法(试行)》国食药监械[2008]766 号. 2008
15.《医疗器械不良事件监测工作指南(试行)》国食药监械[2011]425 号附件. 2011
16.《医疗器械召回管理办法》(卫生部令第 82 号). 2011

第十章　材料组成成分分析方法

对物质分析的研究方法称为分析化学，物理物化分析一般要依靠仪器完成，又称为仪器分析。仪器分析可以简单地理解为提取物质的物理、物理化学中的某一特征信息，并将其转变为分析信号，再根据分析信号的性质特性做定性和结构分析，根据分析信号的强度数值做定量分析。其中光学分析是以物质的光学性质为特征信号，如红外光谱、激光拉曼光谱、磁共振波谱和质谱，分离分析是以物质的热力学性质为特征信号，如色谱法。本章简要介绍上述分析方法的原理、分析与检测方法及在口腔生物材料研究中的应用。

第一节　红外光谱分析

红外光谱法（infrared spectrometry，IR）最突出的特点是具有高度的特征性，除光学异构体外，每种化合物都有特殊的红外吸收光谱。红外光谱法特别适用于鉴定有机物、高聚物和其他结构复杂的天然及人工合成产物。测试过程不破坏样品，分析速度快，试样用量少，操作简便，已成为鉴定分子结构，特别是官能团的结构信息的重要方法之一。

一、红外吸收光谱的基本原理

用红外光照射化合物时，辐射能量不引起分子中电子能级的跃迁，只引起分子振动运动及转动运动，产生偶极矩的净变化，振动能级和转动能级由基态跃迁到激发态，获得分子振动和转动能级变化的振动-转动光谱，即红外吸收光谱。化合物中的官能团可以吸收特定波长的红外光，即使这些官能团所处的化学环境略有不同。

在红外光谱分析中，只有照射光的能量等于两个振动能级间的能量差时，分子才能由低振动能级跃迁到高振动能级，产生红外吸收。另外，分子振动和转动必须是能引起偶极矩变化的红外活性振动才能产生红外吸收，在发生振动跃迁的同时，分子旋转能级也发生改变，形成带状光谱。

二、分析与检测方法介绍

（一）红外光区的划分及主要应用

红外光谱在可见光区和微波光区之间，波长范围约为0.75～1000μm。习惯上又将红外

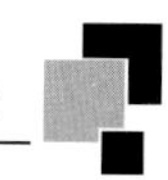

光区分为三个区：近红外光区；中红外光区；远红外光区。

1. 近红外光区　处于可见光区到中红外光区之间。该光区的吸收带主要是由低能电子跃迁、含氢原子团伸缩振动的倍频及组合频吸收产生，主要是对某些物质进行定量分析。

2. 中红外光区　绝大多数有机化合物和无机离子的基频吸收带出现在中红外光区。基频振动是红外光谱中吸收最强的振动，最适于进行定性分析。中红外吸收光谱在2.5～15μm范围内，目前已积累了大量的数据资料，是红外光区应用最广泛的光谱方法，通常简称为红外吸收光谱法。

3. 远红外光区　金属-有机键的吸收频率主要取决于金属原子和有机基团的类型。该区特别适合研究无机化合物。按照光谱与分子结构的特征还可将整个红外光谱大致分为两个区域，即官能团区和指纹区。官能团区即化学键和基团的特征振动频率区，吸收光谱主要反映分子中的特征基团的振动，特征基团的鉴定主要在该区进行。指纹区的吸收光谱能反映分子结构的细微变化，相当于人的指纹，用于认证有机化合物、鉴定官能团，还可以比较化合物的同一性以及鉴定异构体。

（二）红外吸收光谱法的测试内容

1. 定性分析　已知物及其纯度的定性鉴定是在得到试样的红外谱图后，与纯物质的谱图进行对照，如果两张谱图各吸收峰的位置和形状完全相同，峰的相对强度一样，就可认为试样是该种已知物。否则说明两者不为同一物，或试样中含有杂质。

未知物结构的确定是收集试样的有关资料和数据，例如试样的纯度、外观、来源、试样的元素分析结果及其他物性；确定未知物的不饱和度。图谱解析：首先在官能团区搜寻特征伸缩振动，再根据指纹区的吸收情况，进一步确认该基团的存在以及与其他基团的结合方式。对于没有已知纯品的化合物，则需要与标准图谱进行对照。应注意的是，测定未知物所使用的仪器类型及制样方法等要与标准图谱一致。

2. 定量分析　由于红外光谱的谱带较多，选择余地大，可以较方便地对单组分或多组分进行定量分析。在红外光谱图中，吸收峰在横轴的位置、性状以及强度反映了分子结构上的特点，用来鉴定未知物的结构组成及确定官能团，而吸收谱带的吸收强度与分子组成或官能团的含量有关，可用于定量分析和纯度鉴定。

（三）红外吸收光谱仪的类型

测定红外吸收的仪器有三种类型：①光栅色散型分光光度计：为传统仪器，主要用于定性分析；②傅立叶变换红外光谱仪（Fourier transform infrared spectrometer，FT-IR）：为新型仪器，多配有计算机，适宜进行定性和定量分析测定；③非色散型光度计：定量测定大气中各种有机物质。

（四）样品的处理和制备方法

红外光谱对试样具有较好适应性，利用红外光谱进行结构分析时，为了便于与纯物质的标准光谱进行对照，试样最好是单一组分的纯物质。混合物试样测定前尽量进行分离提纯或采用联用方法进行分析，否则谱图很难解析。

由于水本身有红外吸收，要求试样中不应含有游离水。试样的浓度和测试厚度对红外光谱分析的影响较大，尤其是定量分析，因此应将谱图中的大多数吸收峰的透射比处于10%～80%范围内。

制样方法：气态试样可在两端粘有红外透光的NaCl或KBr窗片的气体池内进行测定。

液体和溶液试样可在封闭液体池中测定,或直接滴在两盐片之间形成液膜进行测定。固体试样可采用压片法,将经过干燥处理试样和 KBr 混合均匀,并且研磨置于模具中压成透明薄片进行测定。

三、口腔生物材料的应用及注意事项

红外光谱法在口腔生物材料的研究中主要用于检测复合树脂单体向聚合物的转化比例,即聚合转化率。实验设计因素包括复合树脂的固化方式;各类用途的树脂;不同的基质、无机填料、引发体系、添加剂的成分和比例;不同颜色和厚度的树脂;各种光敏固化灯、照射方式、照射时间和照射距离;复合树脂聚合后的各个时间段对聚合转化率的影响。红外光谱法可揭示异种材料结合的机制:粘接剂、粘接预处理剂、自酸蚀预处理剂与牙体硬组织;复合树脂中的偶联剂与无机填料;全瓷修复体与树脂粘接剂;种植陶瓷材料与实验动物的周围组织等。红外光谱法还可用于一些口腔材料的成分分析,如种植材料、种植体表面涂层材料、新型水门汀粉剂等,探讨牙科材料的降解和老化机制。

红外光谱谱带较多,定量检测时应注意选择适宜的吸收带,一般选组分的特征吸收峰,该峰应该是一个不受干扰的孤立峰,若特征峰附近有干扰峰时,可以另选一个峰,但此峰必须是浓度变化时强度变化灵敏的峰,这样定量分析误差较小。所选择的吸收带的吸收强度应与被测物质的浓度有线性关系。

第二节　激光拉曼光谱法

分子光谱方法包括红外光谱、拉曼光谱(Raman spectroscopy),两者都反映了分子振动的信息,但红外光谱的信息是从分子对入射电磁波的吸收得到的,拉曼光谱的信息是从入射光与散射光频率的差别得到的。对拉曼光谱的研究,也可以得到有关分子振动或转动的信息。由于激光具有单色性好、方向性强、亮度高、相干性好等特性,成为拉曼光谱的理想光源。拉曼光谱分析技术已广泛应用于物质的鉴定、分子结构的研究。

一、激光拉曼光谱的基本原理

当用波长比试样粒径小得多的单色光照射试样时,大部分的光会按原来方向透射,而一小部分则按不同的角度散射,产生散射光。在垂直方向观测时,除了与原入射光有相同频率的瑞利散射外,还有一系列对称分布在瑞利散射两侧的强度弱于瑞利散射光的其他频率的拉曼散射光,这种现象称为拉曼效应。拉曼散射产生的原因是光子与分子之间发生了能量交换,改变了光子的能量。若光子把一部分能量给样品分子,在小于入射光频率处接收到的散射光线,称为斯托克斯线;相反,光子从样品分子中获得能量,在大于入射光频率处接收到的散射光线,则为反斯托克斯线。

斯托克斯与反斯托克斯散射光的频率与激发光源频率之差统称为拉曼位移。斯托克斯散射的强度通常要比反斯托克斯散射强度高的多,在拉曼光谱分析中,常测定斯托克斯散射光学。拉曼位移取决于分子振动能级的变化,不同的化学建或基态有不同的振动方式,决定

了其能级间的能量变化，因此与之对应的拉曼位移是特征性的。这是进行分子结构定性分析的理论依据。

二、分析与检测方法介绍

（一）激光拉曼光谱与红外光谱比较

拉曼效应产生于入射光子与分子振动能级的能量交换。在许多情况下，拉曼频率位移的程度正好相当于红外吸收频率。红外光谱解析中的定性三要素（即吸收频率、强度和峰形）对拉曼光谱解析也适用。但由于这两种光谱的分析机制不同，在提供信息上也是有差异的。一般来说，分子的对称性愈高，红外与拉曼光谱的区别就愈大，非极性官能团的拉曼散射谱带较为强烈，极性官能团的红外光谱带较为强烈。对于链状聚合物来说，碳链上的取代基用红外光谱较易检测出来，而碳链的振动用拉曼光谱表征更为方便。

与红外光谱相比，拉曼散射光谱应用具有下述特点：

1. 拉曼光谱是一个散射过程，任何样品，只要能被激光照射到，就可直接用来测量。激光束的直径较小，因而极微量样品也可以测量。

2. 水的拉曼散射极微弱，因而水溶液样品可直接进行测量。玻璃的拉曼散射也较弱，可作为理想的窗口材料。

3. 对于聚合物及其他分子，拉曼散射的限制较小，可得到更为丰富的谱带。一些红外较弱的官能团，在拉曼光谱中信号较为强烈。

4. 拉曼光谱的频率位移不受单色光源频率的限制，可根据样品的不同性质而选择，而红外光谱的光源不能随意调换。

5. 在测定拉曼光谱时不需要特别制样。

6. 拉曼散射的强度通常与散射物质的浓度呈线性关系，而红外吸收与物质的浓度则成对数关系。

7. 拉曼光谱的常规范围是 $40\sim4000cm^{-1}$，一台拉曼光谱仪就包括了完整的振动频率范围。而红外光谱包括近中远范围，通常需要用几台仪器或者用一台仪器分几次扫描才能完成整个光谱的记录。

（二）激光拉曼光谱法测试内容

1. 无机体系的研究　由于研究无机体系常在水溶液中进行，金属一有机键的振动一般为拉曼活性，因此拉曼光谱法对无机物的研究常常优于红外光谱。拉曼光谱可以在特定的环境中对离子或分子种类进行鉴别和光谱表征，并可测定它们的空间构型。

2. 有机化合物的拉曼光谱　拉曼光谱一般适于测定有机分子的骨架，而红外光谱则适于测定有机化合物分子的端基。拉曼光谱与红外光谱配合，对于鉴别顺反异构体非常有效。

3. 高聚物的分析　拉曼光谱叠加效应小，所得光谱清晰。可用来研究高聚物的几何构型和碳链骨架结构等。此外，还可利用拉曼谱带变宽鉴定结晶度。

（三）样品的处理方法

拉曼样品制备较红外简单，气体样品可采用多路反射气槽测定。液体样品可装入毛细管中或多重反射槽内测定。单晶、固体粉末可直接装入玻璃管内测试，也可配成溶液。

三、口腔生物材料的应用及注意事项

激光拉曼光谱法在口腔生物材料的研究主要是对不同的粘接方法、不同种类的树脂、水门汀与釉质、牙本质粘接界面进行化学分析,探讨结合的机制,定量测量树脂渗透进入牙本质的状况,树脂粘接剂与纤维桩、根管内壁的结合机制。各种树脂改良玻璃离子水门汀液剂中树脂成分的定性、定量检测。研究牙齿硬组织的物质组成,包括机械方法和激光处置牙本质表面,生成物的化学特征分析,牙齿硬组织矿化状况检测,釉质浅龋的诊断,漂白药物与牙齿表面化学成分改变的关系,根管内充填的氢氧化钙在不同时间段转变成碳酸钙的状况。

在具体的光谱分析中,多数有机物分子的对称性较低或者没有对称性,其振动基频在红外和拉曼中都是活性的。但由于有些振动模的强度很弱,往往在实验上很难观测到,这在光谱分析中必须注意。

第三节　磁共振波谱法

磁共振波谱法(nuclear magnetic resonance spectroscopy,NMR)是光谱的一种,它的频率范围是兆赫(MHz),属于无线电波的范畴。磁共振波谱与红外吸收光谱具有很强的互补性,可进行有机和无机化合物的结构分析。

一、磁共振的基本原理

磁共振是在外磁场作用下,电磁波与原子核互相作用的一种物理现象。在外磁场作用下,核磁矩不为零的原子核的自旋能级发生分裂,核在不同能级间跃迁时可吸收一定频率的电磁波发生磁共振。吸收电磁波的频率与分子的化学结构有关,共振吸收强度与产生磁共振的原子核数目有关,由样品分子中某种核的 NMR 谱便可得到有关分子的结构与含量的信息,这就是 NMR 的基本原理。

二、分析与检测方法介绍

(一) 常用的磁共振波谱

质子磁共振波谱(^{1}H NMR)是目前研究最充分的磁共振波谱,用于化合物分子结构的研究。从^{1}H NMR 谱中可以得到如下结构信息:从化学位移判断分子中存在基团的类型;从积分曲线计算每种基团中氢的相对数目;从偶合裂分关系判断各基团是如何连接起来的。

碳磁共振波谱(^{13}C NMR)所有的有机化合物都含有碳和氢元素,由于^{13}C 核的化学位移范围远大于^{1}H 核的化学位移范围,因此^{13}C 核都能被分别观测到,可得到分子的骨架结构信息。另外还可以得到^{1}H 谱不能直接测得的一些信息。采用脉冲傅里叶变换磁共振波谱仪使^{13}C 磁共振的应用技术快速发展。

二维磁共振波谱(2D NMR)前面讨论的磁共振波谱属于 1D NMR,二维磁共振波谱将挤在一维谱中的谱线在二维空间展开,极大地提高了 NMR 谱峰的分辨率,较清晰地提供了 1D

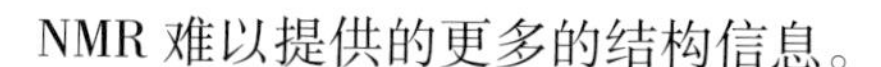

NMR 难以提供的更多的结构信息。

（二）磁共振波谱法的测试内容

磁共振谱能提供的参数主要有化学位移、质子的裂分峰数、偶合常数以及各组峰的积分高度等。这些参数与有机化合物的结构有着密切的关系。因此，磁共振谱是鉴定有机、金属有机以及生物分子结构和构象等的重要工具之一。此外，磁共振谱还可应用于定量分析，相对分子质量的测定及应用于化学动力学的研究等。

（三）样品的处理和制备方法

磁共振波谱通常是溶液中进行测定的，固体试样要选择适当的溶剂配制成溶液，液体试样以原样或加入溶剂制成溶液进行测定，通常须配成 10% 的溶液。NMR 测定对溶剂的要求是不产生干扰试样的 NMR 信号；较好的溶解性能；与试样不发生化学反应，最常用的是四氯化碳和氘代溶剂。

根据不同核的灵敏度取试样溶解在溶剂中，配成适当浓度的溶液。进行实验时，每张图谱都必须有一个参考峰，求得试样信号的相对化学位移，一般简称化学位移。

三、口腔生物材料的应用及注意事项

磁共振波谱法应用在口腔生物材料的研究主要有自酸蚀粘接剂的降解机制，与牙齿的粘接效果、粘接的耐久性评价。自酸蚀粘接剂的不同组分与釉质和牙本质表面所形成的钙盐沉积对粘接力的影响，自酸蚀粘接剂贮存时间和环境对其化学成分变化的影响。自酸蚀处理过程中，溶解的钙离子与树脂结合的产物，使用 ^{13}C NMR 分析自酸蚀粘接剂中酸性单体对牙齿的脱矿作用，同牙本质粘接强度的关系。

磁共振波谱法可以研究新型复合树脂成分的制备和鉴定，新型膨胀性单体的合成及立体化学结构，分析不同种类复合树脂中的基质成分。研究树脂基质成分在有水环境下的稳定性，应用磁共振和质谱技术分离鉴定商品 Bis-GMA 的主要成分，使用 ^{13}C NMR 研究牙本质胶原对树脂中基质成分的吸收作用，以提高复合树脂和牙本质界面的粘接力。检测树脂成分 TEGDMA 和 HMBP 对成纤维细胞的代谢改变作用。分析玻璃离子水门汀的组成成分，持续观察玻璃离子水门汀的固化反应过程，研究 SiO_2 在固化过程中的作用。检测微量元素对于牙齿脱矿的影响，分析试验因素导致的唾液代谢产物的差异，准确测定牙科材料聚合反应后的剩余单体。义齿基托材料的最终产物分析，磷酸盐包埋材料固化反应的产物分析与固化膨胀的关系。通过测量藻酸盐印模材料水中氢核的特征变化，研究印模材料尺寸的稳定性。

一般溶剂的选择要注意以下几个方面：要考虑到试样的溶解度，选择相对应的溶剂，特别对低温测定、高聚物溶液等。如纯液体黏度大，用适当溶剂稀释或升温测定；高温测定时选用低挥发性的溶剂；所用的溶剂不同，得到的试样 NMR 信号会有较大变动；用重水做溶剂时，要注意试样中的活性质子有时会和重水的氘起交换反应。

复杂分子或大分子化合物的 NMR 谱即使在高磁场情况下也难分开，可辅以化学位移试剂使被测物质的各峰产生位移，重合峰分开，常用的化学位移试剂是过渡元素或稀土元素的配合物。

第四节 色 谱 分 析

色谱法(chromatography)是一种分离技术,特别适宜分离多组分的试样,是各种分离技术中效率最高和应用最广的一种方法。色谱分离分析技术具有选择性好、灵敏度高、分析速度快等优点。不足之处是对未知物不易确切定性。但是,当与质谱、红外光谱、磁共振等方法联用时,可以确切定性,而且更能显现色谱法的高分离效能。

一、色谱分析的基本原理

当混合物随流动相流经色谱柱时,与固定相发生作用,由于各组分在物理化学性质和结构上的差异,与固定相发生作用的大小、强弱程度不同,因此在同一推动力的作用下,不同组分在固定相中的滞留时间不同,从而使混合物中各组分按一定顺序,先后从色谱柱中流出,再进行定性和定量分析。

利用固体固定相表面对样品中各组分吸附能力强弱的差异而进行分离分析的色谱法称为吸附色谱。根据各组分在固定相和流动相间分配系数的不同进行分离分析的色谱法称为分配色谱。利用离子交换剂(固定相)对各组分的亲和力的不同而进行分离的色谱法称为离子交换色谱。利用某些凝胶(固定相)对分子大小、形状所产生阻滞作用的不同而进行分离的色谱分析法称为凝胶色谱或尺寸排阻色谱。

二、分析与检测方法介绍

在色谱法中,将填入玻璃柱内静止不动的一相称为固定相,自下而上运动的一相称为流动相,装有固定相的柱子称为色谱柱。按流动相的物态可将色谱法分为气相色谱法、液相色谱法和超临界流体色谱法。

(一) 气相色谱法

气相色谱法(gas chromatography,GC)是由惰性气体将气化后的试样带入加热的色谱柱,并携带分子渗透通过固定相,达到分离的目的。根据所用固定相的状态不同,可将气相色谱分为气固色谱和气液色谱。前者是用多孔性固体为固定相,通过物理吸附保留试样分子。分离的主要对象是一些在常温常压下为气体和低沸点的化合物。气固色谱可供选择的固定相种类甚少,分离的对象不多,实际应用并不广泛。气液色谱多用高沸点的有机化合物涂渍在载体上作为固定相,利用分子在两相的分配系数不同分离试样。在气液色谱中可供选择的固定液种类很多,是一种有实用价值的分离方法。由于气体的黏度小、扩散系数大,因此在柱内流动的阻力小,传质速度快,有利于高效、快速分离低分子化合物。

气相色谱分离条件的选择:

1. 载气及其流速的选择　要考虑检测器的适应性及载气流速的大小。为加快分析速率,一般采用稍高于最佳流速的载气流速。

2. 色谱柱的选择　选择好固定相后,柱效率受色谱柱形、柱内径和柱长的影响。通常

螺旋形及盘形柱柱效高且体积较小，柱内径一般为3～6mm。

3. 柱温的选择　在使最难分离的组分有尽可能好的分离前提下，采取适当低的柱温，保留的时间要适宜，以峰形不拖尾为度。同时柱温不能超过固定液的最高使用温度，以免造成固定液的流失。

4. 载体的选择　一般根据柱径来选择载体的粒度，保持载体的直径约为柱内径的1/25～1/20为宜。对于应用广泛的4mm内径柱，选用60～80目载体。

5. 进样时间和进样量　进样速度必须很快，进样时间应在1秒以内。色谱柱的有效分离试样量，随柱内径、柱长及固定液用量的不同而异，柱内径大，固定液用量高，可适当增加进样量。最大允许的进样量，应控制在使峰面积或峰高与进样量呈线性关系的范围内。

（二）液相色谱法

流动相是液体的色谱法称为液相色谱法（liquid chromatography，LC），在液相柱色谱中，采用颗粒十分细的高效固定相，用高压泵输送流动相，全部工作通过仪器来完成。这种色谱法称为高效液相色谱法（high performance liquid chromatography，HPLC）。

与气相色谱法比较，液相色谱法不受试样挥发度和热稳定性的限制，非常适合于分离生物大分子、离子型化合物、不稳定的天然产物以及其他各种高分子化合物等。此外，液相色谱中的流动相不仅起到使试样沿色谱柱移动的作用，而且与固定相一样，与试样发生选择性的相互作用，为控制改善分离条件提供了一个额外的可调因素。尽管如此，要尽可能使用气相色谱法，因为这种方法更快、更灵敏、更方便，并且耗费较低。

（三）超临界流体色谱法

超临界流体色谱法（supercritical fluid chromatography，SFC）是以超临界流体作为流动相的色谱分析法。超临界流体的性质介于气体和液体之间，具有对分离有利的物理性质。超临界流体色谱法将气相色谱和高效液相色谱的优点相互结合，可以分析气相色谱法不适宜分析的高沸点、低挥发性试样，具有比高效液相色谱法更快的分析速度和更高的柱效率。但超临界流体色谱仪结构复杂，可选择的流动相数目有限。

电泳是指溶液中带电粒子在电场作用下发生迁移的电动现象。毛细管电泳是利用被分析离子在电场作用下移动的速率不同而达到分离的目的，主要分析在毛细管缓冲溶液中能离解为离子的物质。毛细管电色谱可以分离离子和中性分子，利用缓冲溶液的电渗流作为泵，使分子通过对其具有不同保留程度的第二相，达到分离的目的。

（四）分析检测的内容

1. 定性分析　最常用的简便可靠的方法是利用已知物定性，其依据是：在一定的固定相和操作条件下，任何物质都有固定的保留值，可作为定性的指标。比较已知物和未知物的保留值，就可定出某一色谱峰可能是什么物质，或利用色谱文献数据及其他分析方法配合给出定性结果。

2. 定量分析　色谱峰的峰高是其峰顶与基线之间的距离，测量峰面积的方法分为手工测量和自动测量两大类。现代色谱仪一般都装有准确测量色谱峰面积的电学积分仪。峰面积的大小不易受操作条件的影响，适于作为定量分析的参数。

色谱法一般采用外标法、内标法和归一化法进行定量分析。

外标法又称标准样校正法或标准曲线法，结果的准确度取决于进样量的重现性和操作

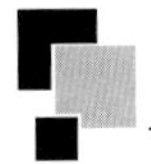

条件的稳定性。内标法是常用的比较准确的定量方法，分析时准确称取试样内含待测组分，精确加入一定量某纯物质做内标物。对内标物的要求是纯度高，结构与待测组分相似，内标峰与组分峰靠近能很好分离，内标物与被测组分的浓度相接近。归一化法是将试样中所有组分的含量之和按100%计算，以它们相应的色谱峰面积或峰高为定量参数，通过公式计算各组分的质量分数，使用这种方法的条件是经过色谱分离后，试样中所有的组分都产生可测量的色谱峰。

三、口腔生物材料的应用及注意事项

色谱分析技术在口腔生物材料的研究主要是将各种义齿基托树脂材料经过不同的固化方式、抛光方法或纤维增强后，浸泡在各种液体环境中，检测其剩余单体的含量，探讨检测结果与材料机械性能、吸水性和溶解性的关系。研究热固化树脂、自凝树脂和重衬材料固化后剩余单体的长期释放状况。PMMA 聚合过程中 MMA 含量与反应的时间和温度间的关系，以确定最佳的反应条件。

对几类牙科充填聚合物在聚合后的不同时间和 pH 值环境中滤出物和洗脱物进行检测，包括单体、聚合物、引发剂、稳定剂及其分解产物等，研究这些成分对充填材料及牙髓的影响，各类成分的细胞毒性和长期释放状况。漂白药物对复合树脂单体的影响。体外检测树脂基质成分在各种酶和唾液中的稳定性和降解产物，自酸蚀粘接剂中新型单体的水解稳定性。一些根管充填材料抑菌成分的释放效果评价，这些材料滤出物的成分和含量对细胞生物活性的影响。不同树脂桩核材料聚合后溶出的单体的种类和浓度与细胞基因突变的相关性研究。采用高效液相色谱可以测量不同修复材料溶解在龈沟液中的各类成分，一些药物成分在牙周袋中的存留时间等。

第五节 质 谱 法

质谱法（mass spectrometry，MS）是通过将试样分子裂解为分子、离子和各种离子碎片的集合，并按质荷比（m/z）大小进行分离、记录其信息的分析方法。质谱分析法的特点是：应用范围广；灵敏度高，样品用量少，用微克量级的样品即可得到分析结果；分析速度快，可实现多组分同时检测；但与其他仪器相比，结构复杂，价格昂贵，使用及维修比较困难，对样品有破坏性。

一、质谱分析的基本原理

质谱分析中，样品以一定的方式进入质谱仪，在质谱仪离子源作用下，样品的分子在高真空状态下受到高能电子流的轰击，失去外层电子，生成带正电荷的阳离子或进一步使阳离子的化学键断裂，产生与原分子结构有关的、具有不同 m/z 的碎片离子。它们在通过质量分析器时，受到磁场和静电场的综合作用，按 m/z 不同分开。经电子倍增器检测，得到样品分子离子按 m/z 大小顺序排列的质谱图。

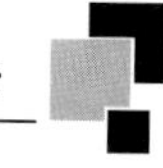

二、分析与检测方法介绍

（一）质谱仪的类型

质谱仪的种类很多，工作原理和应用范围也有很大的不同，从应用角度，质谱仪可以分为几类：无机质谱仪，放射性核素质谱仪，有机质谱仪和生物质谱仪。有机质谱仪是目前用途最广的质谱仪。

色谱法的特点是分离能力强，定量分析简便，但对复杂混合物的定性分析，如果没有纯标准样品，很难对未知峰作出定性鉴定。质谱法的特点是鉴别能力强，灵敏度高，响应速度快，适于做单一组分的定性鉴定，不能对复杂有机混合物进行定性分析。

若将色谱-质谱联用，既可发挥色谱法的高分离能力，又可利用质谱法的高鉴别能力。目前，在有机质谱仪中，除激光解析电离-飞行时间质谱仪和傅里叶变换质谱仪之外，所有质谱仪都是和气相色谱或液相色谱组成联用仪器，并配有计算机，这使质谱仪无论在定性分析还是在定量分析方面都十分方便。采用串联质谱法（质谱-质谱联用）也是目前质谱仪发展的一个方向，通过两个质量分析器串联的方式，研究子离子、母离子和中性碎片丢失的断裂规律，以期获得到更多的有关分子离子和碎片离子的结构信息。目前的质谱仪大多是以各种各样的联用方式工作的。

（二）分析检测的内容

1. 定性分析　质谱图的横坐标是质荷比，纵坐标为离子的强度。离子的绝对强度取决于样品量和仪器的灵敏度；离子的相对强度与样品分子的结构有关。同种样品，在固定的条件下得到的质谱图是相同的，这是进行定性分析的基础。

（1）相对分子质量的测定：从分子离子峰可以准确地测定该物质的相对分子质量，这是质谱分析的独特优点。

（2）化学式的确定：在确认了分子离子峰并知道了化合物的相对分子质量后，就可确定化合物的部分或整个化学式，一般有两种方法，即用高分辨率质谱仪确定分子式和由放射性核素比求分子式。

（3）结构式的确定：首先根据化学式计算该化合物的不饱和度，确定化合物化学式中双键和环的数目。然后分析碎片离子峰、重排离子峰和亚稳离子峰，根据碎片峰的特点，确定分子断裂方式，提出未知化合物结构单元和可能的结构。最后再用全部质谱数据复核结果。

（4）谱图检索：以质谱鉴定化合物及确定结构更为快捷、直观的方法是计算机谱图检索，质谱仪的计算机数据系统存储大量已知有机化合物的标准谱图构成谱库。得到一未知物的质谱图后，通过计算机检索，查得该谱图所对应的化合物。若质谱库中没有这种化合物或得到的谱图有其他组分干扰，则必须辅助以其他方式才能确定。

2. 定量分析　质谱法可以定量测定有机分子、生物分子及无机试样中元素的含量。

当采用质谱法直接测定待测物的浓度时，一般用质谱峰的峰高作为定量参数。对于混合物中各组分能够产生对应质谱峰的试样，可通过绘制峰高相对于浓度的校正曲线，即外标法进行测定。为了获得较准确的结果，也可选用内标法。一般来说，质谱法进行定量分析时，其相对标准偏差为2%～10%。分析的准确度主要取决于被分析混合物的复杂程度及性质。

尽管质谱仪器比较复杂、代价昂贵,但质谱法还是有竞争力的,它不仅是常常被选中的方法,而且时常是唯一能解决问题的方法。

三、口腔生物材料的应用及注意事项

质谱分析应用在口腔生物材料的研究有分析不同类型牙科铸造合金在37℃人工唾液中释放的各种离子的定性测量。患者进行各种修复材料修复后,这些材料各种组成成分在口内的释放量。正畸用金属弓丝和镍钛装置在唾液中释放的镍离子和其他离子与口腔黏膜细胞的DNA改变的相互关系。不同浓度的漂白药物作用于牙齿,对铸造合金修复体释放的金属离子的影响,对银汞合金中汞离子的释放的影响。检测金合金修复体戴入后,人血浆中金元素在各个时间段的含量,人血中金元素的含量与金合金修复体数目的关系,与人对金合金接触性过敏的关系。溶液中的氟化物,溶解氧浓度对纯钛和含钛合金腐蚀过程的影响。不同表面粗糙度的钛种植体植入动物体内后金属离子的释放量研究。

在各种的浸泡环境下,模拟老化过程,检测这些实验因素对复合树脂中有机基质和无机填料含量的影响,将复合树脂进行体外磨耗实验后,对收集的水溶液进行化学成分分析。酶诱导的生物降解过程对几种商品复合树脂的作用。评价一些实验因素对牙本质粘接界面中银离子的微渗漏。分析各种水门汀固化后各种离子的分布与材料性能的关系,检测牙齿在各个钙化阶段时,主要元素的组成和浓度的变化。

定性分析中,对于指定元素的分析,只要在其质量数的位置检查有无谱线,即可确定是否存在。需要注意,在仪器的灵敏度范围内,该元素的几个放射性核素是否都能看到,放射性核素比是否符合。待测元素谱线如果受到其他元素谱线干扰时,应找其多价离子进行核对,即在1/2和1/3质量处,寻找强度递减的双电荷和三电荷离子谱线。

(朱　松)

参 考 文 献

1. 高向阳. 新编仪器分析. 第2版. 北京:科学出版社,2009
2. 黎兵. 现代材料分析技术. 北京:国防工业出版社,2008
3. 李帅鲜,高启楠. 激光拉曼光谱的发展历史、原理以及在催化领域的应用. 科技资讯,2008,18:206-207
4. 刘志广. 仪器分析. 北京:高等教育出版社,2007
5. 吴谋成,贺立源,王静. 仪器分析. 第5版. 北京:科学出版社,2008
6. 武汉大学化学系. 仪器分析. 北京:高等教育出版社,2001
7. 张锐. 现代材料分析方法. 北京:化学工业出版社,2007

第十一章 材料表面分析方法

材料表面分析技术是利用一个分析探束（光子、原子、电子或离子等）或探针（机械加电场）与材料表面发生作用时产生的各种信息，研究材料表面微观世界的手段。根据这些信息的特点，表面分析大致分为表面形貌、成分和结构分析三类。表面形貌分析指对材料几何外形分析，主要应用电子显微镜（扫描、透射电镜等）、扫描探针显微镜（如原子力显微镜）进行观察与分析。表面成分分析包括元素组成、化学状态及其在表层的分布（横向和纵向）测定等，主要应用X射线光电子能谱、俄歇电子能谱、电子探针等。表面结构分析指研究晶相结构类型或原子排列，主要应用X射线衍射、原子力显微镜等。本章简要介绍上述表面分析技术的原理、分析与检测方法及在口腔生物材料研究中的应用。

第一节 光学显微分析

在材料科学研究领域，很多材料或所用的原料都是由各种各样的晶体组成的。不同材料的晶相组成及显微结构直接影响到它们的结构和性质，利用光学显微分析技术进行物相分析就是研究这些物相结构的形成和材料性能间的关系。

光学显微分析是利用可见光观察物体的表面形貌和内部结构，鉴定晶体的光学性质。透明晶体的观察可利用透射显微镜，如偏光显微镜（polarizing microscope）。对于不透明物体可使用反射式显微镜，即金相显微镜（metallurgical microscope）。利用偏光显微镜和金相显微镜进行晶体光学鉴定，是材料研究的重要手段。

一、光学显微分析基本原理

（一）偏光显微镜的基本原理

光是一种电磁波，其电磁振动垂直于传播方向。根据振动的特点，可把光分为自然光与偏振光。自然光的振动特点是在垂直于光波传播方向的平面内，各方向上都有等振幅的振动。自然光波经过反射、折射、双折射或选择吸收等作用后，可以转变为只在一个固定方向上振动的光波，称平面偏光，简称偏振光或偏光。将自然光转变为偏光的装置称偏光镜。偏光显微镜是装有两个偏光镜的显微镜。一个装置在光源与被检物体之间的叫“起偏镜”，另一个装置在物镜与目镜之间的叫“检偏镜”。

当光波由一种介质传到另一种介质时，在两种介质的分界面上将产生光反射和折射。

对折射而言,第一(入射)和第二(折射)介质的特征,可用光波在这两种介质中的传播速度之比——相对折射率来表征,故折射率是鉴定透明矿物的可靠常数之一。

对晶质矿物来说,折射率是受其对称性控制的,即光波在等轴晶系晶体中传播时,虽然发生折射,但其折射率不因光波的振动方向不同而发生改变。在其他晶系晶体中,光波传播速度随振动方向不同而发生变化,折射率也因振动方向不同而改变。利用偏光显微镜的不同偏光组合(单偏光、正交偏光、锥光)及附件,可观察和测定上述折射率的变化。以鉴别某一物质是单折射性(各向同性)或双折射性(各向异性)。

(二) 金相显微镜的基本原理

金相显微镜是专门用于观察金属和矿物等不透明物体金相组织的显微镜。利用金相显微镜可以对试片表面相的形貌、尺寸、颜色、分布进行观察。对于那些不透明晶体,金相显微镜有效地填补了偏光显微镜在这方面的局限性。在金相显微镜中照明光束从物镜方向射到被观察物体表面,被物面反射后再返回物镜成像。

二、分析与检测方法介绍

(一) 偏光显微镜的镜检方式

1. 正相镜检　又称无畸变镜检,使用低倍物镜,检查物体的双折射性,分为两种观察方式:

(1) 单偏光镜下观测:单偏光下观察的内容有:晶体形态、颗粒大小、百分含量、解理、突起,糙面、贝克线以及颜色和多色性等。

(2) 正交偏光镜下观测:正交偏光镜下可鉴定的晶体光学性质包括:晶体的干涉色级序、双折射率、消光类型、延性符号以及双晶等。

2. 锥光镜检　又称干涉镜检,使用起偏镜、检偏镜及聚光镜的组合来观察干涉图,以确定矿物的轴性、光性正负、光轴角等晶体光学特征。

(二) 光学显微分析样品的制备

1. 取样　取样部位应具有代表性,包含要研究的对象并满足研究的特定要求。切取样品要避免检测部位过热或变形而使组织发生变化。截取的样品应该有规则的外形、适宜的大小,便于握持、加工及保存。

2. 镶嵌　对一些形状特殊或尺寸细小的样品,需进行样品镶嵌。常用的镶嵌法有机械夹持法、塑料镶嵌法和低熔点镶嵌法等。塑料镶嵌法包括热镶法和冷镶法两种,热镶法常用酚醛树脂或聚氯乙烯做镶嵌材料,冷镶法一般使用环氧塑料做镶嵌材料。由于偏光显微镜的标准光片厚度为0.03mm,因此样片经一面抛光后需镶嵌在载玻片上再抛光另一面。

3. 磨光　磨光的目的是去除取样时引入的样品表层损伤,获得平整光滑的样品表面。每一道磨光工序必须去除前一道工序造成的损伤层。磨制样品要充分冷却以免过热引起组织变化,先在砂轮机上粗磨,将样品修成需要的形状,并把检测面磨平。然后利用砂纸由粗到细逐步将样品磨光。金相砂纸所用的磨料有碳化硅和天然刚玉两种,碳化硅砂纸最适用于金相试样的磨光。

4. 抛光　抛光的目的是去除细磨痕以获得平整的镜面,并去除变形层,以便观察样品的显微组织。常用的方法有机械抛光、电解抛光和化学抛光等。机械抛光使用最广,它是用

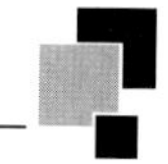

附着有抛光粉的抛光织物在样品表面高速运动，达到抛光的目的。金相样品的抛光分粗抛和细抛，粗抛除去磨光时产生的变形层，细抛则除去粗抛产生的变形层。电解抛光和化学抛光则是一个化学的溶解过程，没有机械力的作用，不影响金相组织显示的真实性。抛光时，粗糙样品表面的凸起处和凹陷处附近存在细小的曲率半径，导致该处的电化学势较高，在电解或化学抛光液的作用下优先溶解而达到表面平滑。电解抛光液包括一些稀酸、碱、乙醇等，而常用的化学抛光液通常是一些强氧化剂如硝酸、硫酸、铬酸及过氧化氢等。

5. 浸蚀　抛光后的样品表面是平整的镜面，必须采用恰当的浸蚀方法，使不同组织、不同位向晶粒以及晶粒内部与晶界处受到不同程度的浸蚀，形成差别，清晰地显示出材料的内部组织。浸蚀的另一个作用是去除抛光引起的变形层，确保显微组织的真实性。

样品的浸蚀处理方法包括化学浸蚀、电解浸蚀和一些物理蚀刻方法，化学浸蚀法是最常用的浸蚀方法。使用适当的浸蚀剂对样品进行浸蚀处理，除去表面非晶质变形层，使得晶体边界、解理及包裹物等结构较为清晰。浸蚀还可以使样品表面的某些晶体着色，或产生带颜色的沉淀而易于分辨。对于化学稳定性较高的合金，如不锈钢、高温合金、钛合金等，需要使用电解浸蚀法浸蚀样品才能显现出它们的真实组织。

三、口腔生物材料的应用及注意事项

光学显微分析是材料显微结构分析的一种重要方法，较之其他分析手段更为直观、形象。在新材料研究中，尤其是在无机材料领域的研究中，光学显微分析技术在材料制备、加工和分析鉴定等方面具有重要的应用价值。

结晶相是材料的一个重要组成部分，大部分的无机材料都包含有各种晶相，它们都具有独特的光学特性。利用偏光显微镜可以准确地测定各种晶体光学性质，对晶体鉴定具有重要意义。在陶瓷材料研究中，显微镜下观察陶瓷中不同相的存在和分布，晶粒的大小、形状和取向，气孔的形状和位置，各种杂质、缺陷和微裂纹的存在形式和分布以及晶界特征等，从而判断陶瓷的性能和质量。另外，使用各种含氟的底漆、粘接剂、复合树脂、玻璃离子充填离体牙并形成龋坏模型，制成 100μm 左右的薄片试样，观察这些材料的防龋效果。含有氟释放功能的窝沟封闭剂对人工牙釉质脱矿模型的防龋效果评价及试验因素对动物牙齿硬组织脱矿和再矿化的影响。复合树脂在应力作用下裂纹扩展行为观察。检测银汞合金与牙齿的边缘密合性。

金相显微镜可用于研究金属和合金显微组织大小、形态、分布、数量和性质。显微组织是指晶粒、包含物、夹杂物以及相变产物等特征组织。利用这种方法观察如合金元素、成分变化和腐蚀状况及其与显微组织变化的关系。如通过检测金属种植体的金相组织结构、内在缺陷、显微硬度和主要成分与种植体的力学性能之间的关系，为提高临床的种植成功率提供参考依据。研究常规烤瓷过程所形成的金瓷界面、烤瓷合金显微结构、表面氧化膜与合金耐腐蚀性能、金瓷结合强度、材料机械性能的关系。一些可摘局部义齿支架铸造合金在完全为新合金、参杂部分比例重熔合金、合金过度加热条件下所获得的铸件的金相组织观察，评价三种情况对合金各种性能的影响，合金与树脂结合界面分析，根管预备工具材料的金相显微结构与材料机械性能的评估。

使用偏光镜检术时要注意：光轴与载物台通光中心必须在一直线上，否则旋转物台时，被检物体就偏离视场中心,影响镜检;起偏镜和检偏镜均标有振动方向的符号,当处于正交状态时,习惯上通常使起偏镜的振动方向与目镜内十字线的横线一致,而检偏镜的振动方向与十字线的纵线一致;制片不宜过薄,否则微弱的双折射性就易消失。同时应先以新鲜状态进行观察,然后再进行对照观察。

第二节 扫描电子显微镜

扫描电子显微镜(scanning electron microscope,SEM)是以电子束作为照明源,把聚焦得很细的电子束以光栅状扫描方式照射到试样上,产生各种与试样性质有关的信息,然后加以收集和处理从而获得微观形貌放大像。近年来,扫描电子显微镜发展迅速,又结合其他许多技术发展成为分析型的扫描电子显微镜,仪器结构不断改进,分析精度不断提高,应用功能不断扩大。

扫描电子显微镜之所以得到迅速发展和广泛应用,这与其本身所具有的一系列特点有关:仪器分辨本领较高。二次电子像分辨本领可达60Å;放大倍数变化范围大(从几十倍到几十万倍),且连续可调;观察试样的景深大,图像富有立体感;试样制备简单;可以通过电子学方法方便有效地控制和改善图像的质量;可进行综合分析。

一、电子束与固体样品相互作用时产生的物理信号

具有高能量的入射电子束与固体样品表面的原子核及核外电子发生作用,产生各种信息(图11-1)。

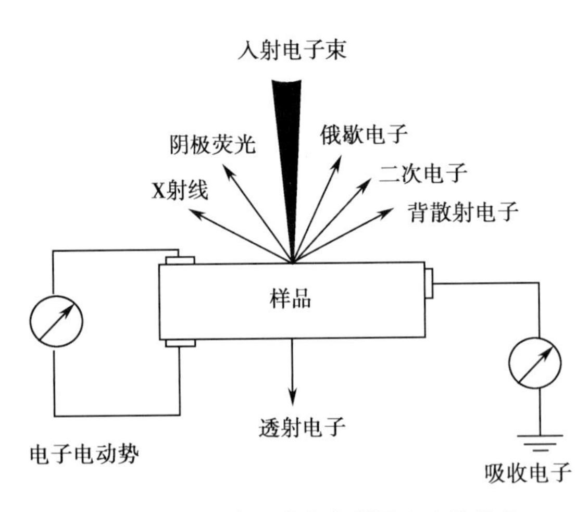

图11-1 入射电子束轰击样品产生的信息
(吉林大学口腔医学院 朱松供图)

(一)背散射电子

背散射电子(backscattering electron)是指在固体样品表面0.1~1μm深度范围内散射回来的一部分入射电子。其中包括弹性背散射电子和非弹性背散射电子。前者是指被样品中原子核反弹回来的那些入射电子,其能量基本上没有变化。非弹性背散射电子是入射电子和核外电子撞击后产生非弹性散射而形成的,能量和方向都发生变化。利用背散射电子作为成像信号不仅能分析形貌特征,也可显示原子序数衬度,定性地进行成分分析。

(二)二次电子

二次电子(secondary electron)是指从样品表面100Å左右深度范围内激发出来的低能电子。由于原子核和外层价电子间的结合能很小,外层的电子比较容易和原子脱离。当原子的核外电子从入射电子获得了大于相应的结合能的能量后,可离开原子而变成真空中的自由电子,即二次电子。习惯上把能量低于50eV的自由电子称为二次电子,与背散射电子相区别。它与试样表面形态关系密切,能有效地显示试样表面的微观形貌。

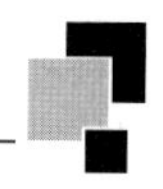

（三）吸收电子

入射电子进入样品后，经多次非弹性散射，能量损失殆尽，最后被样品吸收，成为吸收电子（absorption electron）。收集这部分电子在试样和地之间形成的电流称为吸收电流。入射电子束射入一个含有多元素的样品时，吸收电流像可以用来进行定性的微区成分分析，吸收电子可以显示试样表面形貌，尤其是试样裂缝内部的微观形貌。

（四）透射电子

如果样品厚度小于入射电子的有效穿透深度，会有相当数量的入射电子穿过样品而成为透射电子（transmission electron）。样品下方检测到的透射电子信号的特征能量变化和微区成分有关。

（五）特征 X 射线

特征 X 射线（characteristic X-ray）是原子内层电子受到激发以后，在能级跃迁过程中直接释放的具有特征能量和波长的一种电磁波辐射，发射深度 0.5～5μm。用 X 射线探测器测到样品微区中存在某一特征波长，就可以判定该微区中存在的相应元素。

（六）俄歇电子

如果原子内层电子能级跃迁过程中释放出来的能量不以 X 射线的形式释放，而是用该能量将核外另一电子打出，脱离原子变为二次电子，这种二次电子叫做俄歇电子（Auger electron）。俄歇电子能量也有特征值，俄歇电子从距样品表面几埃深度范围内发射，适用于表层化学成分分析。

除了上述 6 种信号外，固体样品中还会产生例如阴极荧光、电子束感生效应和电动势等信号，这些信号经过调制后也可以用于分析。

二、扫描电子显微镜的工作原理

电子枪发射出来的电子束，经栅极聚焦后，在加速电压作用下，经过电磁透镜所组成的电子光学系统，电子束会聚成一个具有一定能量、强度、斑点直径的电子束聚焦在样品表面。在扫描线圈的磁场作用下，电子束在样品表面做光栅式逐点扫描。由于高能电子束与样品物质的交互作用，结果产生了各种信息，如二次电子、背散射电子、吸收电子等。这些信号被接收器接收、放大后送到显像管的栅极上，调制显像管的亮度。电子束打到样品上一点时，在显像管荧光屏上就出现一个亮点。扫描电镜采用逐点成像的方法，把样品表面不同的特征，按顺序、成比例地转换为视频信号，完成一帧亮暗程度不同、表面起伏的图像，从而在荧光屏上观察到样品表面形貌。

三、扫描电子显微镜的样品制备

扫描电子显微镜的最大优点之一是样品制备方法简单，对金属和陶瓷等块状样品，只需将它们切割成大小合适的尺寸，用导电胶粘贴在电镜的样品座上即可直接观察。在放试样前应先将试样用丙酮或酒精等进行清洗。必要时用超声波振荡器振荡，或进行表面研磨抛光。对颗粒及细丝状样品，应先在一干净的金属片上涂抹导电涂料，然后把粉末样品贴在上面，或将粉末样品混入包埋树脂等材料中，然后使树脂硬化而将样品固定。若样品导电性差,还应加覆导电层。对于非导电性样品,如一些高分子材料、陶瓷和生物样品等,观察前要进行喷镀导电层处理,通常采用二次电子发射系数较高的金、银或碳膜做导电层,膜厚控制在20nm左右。

四、口腔生物材料的应用及注意事项

(一) 在口腔生物材料领域中的应用

扫描电镜技术已广泛用于口腔修复材料、牙体、牙周、黏膜组织及口腔其他软硬组织的正常及异常超微结构的研究。如生物材料表面形貌、细微结构及组成成分的观察分析,材料经力学测试后断裂面的观察,分析其发生的部位、出现的原因。研究异种材料界面,如金瓷结合界面,粘接剂或复合树脂与牙体组织界面的结合状况、结合机制。SEM可以观察牙体组织,修复材料表面的菌落数量、大小、分布,菌斑的形态结构,探讨其形成、生长、繁殖的过程和机制以及各种实验干预因素对它们的影响。

对于牙体组织的研究,应用较多的有各种酸蚀剂、处理剂等实验因素对釉质、牙本质表面形态和结构的影响,牙本质玷污层不同处理方法的比较,各种实验条件和根管充填材料对根管的充填效果评价及对牙本质小管和根尖孔封闭效果评价。牙体组织和各种充填材料磨耗机制研究。对于颌骨各类缺损的修复植入材料,可以观察研究材料与骨组织的结合状况,如:结合机制及影响因素,界面反应,周围生理介质的组成和性质,各类组织细胞的形态、生长状况,骨胶原纤维的形成、增粗、排列及钙化,骨的吸收,新骨的形成,新骨的骨小梁及钙化状况等。扫描电镜是了解种植修复材料与周围组织结合界面间超微结构的重要手段。

扫描电镜技术还可以用于各类黏膜病、牙周病的超微结构研究,颞下颌关节病变动物模型的髁状突表面结构分析,各种实验因素对乳牙、恒牙的脱矿或再矿化的影响等方面的研究。

(二) 使用扫描电镜应注意的事项

观察的样品必须为固体(块状或粉末),在真空条件下能保持长时间的稳定,因此无法进行带有活体组织的样品检测。导电性不好或不导电的样品,需进行真空镀膜时,应注意镀膜的厚度。样品镀膜后可能会产生一些人工伪像,或形态改变。另外,要减少电子束对样品的照射损伤(尤其对生物样品)。生物样品因表面常附有组织液、水分等,用扫描电镜观察前,一般需要进行脱水干燥、固定、染色、真空镀膜等处理。

五、扫描电镜类型介绍

(一) 环境扫描电镜

环境扫描电镜(environmental scanning electron microscope,ESEM)有两个功能,它既可以在高真空状态下工作,也可以在低真空状态下工作。ESEM的高真空工作原理与一般SEM相同,而低真空工作原理与一般SEM的区别主要在于样品室部分。所谓“环境”是指气体环境,可给样品室充不同气体,使样品能保持原有自然状态。不破坏样品组织结构,直接观察并记录样品的动态过程。ESEM具有传统的SEM的一切主要性能,特别是对绝缘样品和含

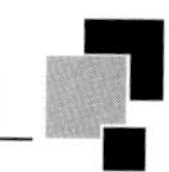

液体的样品可直接观察，样品不必脱水、镀膜，拓展了 SEM 的功能。

口腔医学研究领域中有很多软硬组织含有一定水分，适宜用环境扫描电镜观察，样本的直接观察对揭示口腔生理、病理机制、疾病的预防和诊治都有很大帮助。环境扫描电镜可以直接观察含水量很高、细小脆弱的样本，结果更加真实客观，这些优势使这项检测技术在口腔医学研究领域有良好的应用前景。

（二）冷冻扫描电镜

冷冻扫描电镜（cryo scanning electron microscope，Cryo-SEM）又称低温扫描电镜，是将冷冻样品制备技术与扫描电镜融为一体的一种新型扫描电镜，冷冻扫描电镜特别适用于含水样品的观察，如经快速冷冻固定的样品，还具有冷冻断裂和通过控制样品升华来选择性地去除表面水分（冰）的功能，从而观察样品的内部结构。

许多口腔医学研究的样品经过常规扫描电镜观察时，需要经过清洗与固定、脱水与干燥、导电化处理等过程，样品会出现变形、碎裂、结构分离、与处理剂发生物理、化学作用等现象，冷冻扫描电镜可以防止上述情况的发生，而且样品的制备方法也较常规的简单，能提供更加真实的状况。

第三节　原子力显微镜

原子力显微镜（atomic force microscope，AFM），AFM 具有较宽的工作范围，可以在大气、超高真空、各种溶液以及反应性气氛等环境中使用，它通过极细的检测探针与样品表面顶端原子之间微弱的相互作用力，分析固体样品表面的形貌。还可以对各种材料的表面结构、相关力学性能以及表面微区摩擦性质进行研究，仪器可不抽真空，样品可以不具有导电性。

一、原子力显微镜基本原理

将一个对微弱力极为敏感的弹性微悬臂的一端固定，另一端固定一个微小针尖，针尖与样品表面可轻轻接触。针尖尖端的原子与样品表面原子间存在极微小的吸引力或排斥力，反馈系统控制探针和样品之间的作用力，微悬臂在样品表面上起伏运动，激光源发出的激光照在探针尖端背部表面，反射光被接收后记录下悬臂对应于扫描各点的位置变化，经计算机系统处理，从而获得样品表面原子级形貌图像。

二、测试方法介绍

（一）工作模式

AFM 探针与样品表面原子相互作用时，有几种力同时发生作用，最主要的是范德华力。使针尖与样品处于不同的距离，实现不同的工作模式。一般分为三种模式：

1. 接触模式　样品扫描时，针尖始终同样品“接触”，产生稳定、高分辨的图像。反馈回路根据检测器的信号不断调整针尖与样品的距离，并保持两者间作用力不变，获得表面形貌像，但针尖样品间的压缩力和摩擦力容易使样品发生变形，从而降低图像的质量。

2. 非接触模式　针尖在样品表面的上方振动,始终不与样品表面接触。针尖检测的是范德华吸引力和静电力,对样品没有破坏力。反馈系统通过调整针尖与样品的间距使得微悬臂的振幅在扫描时保持不变,得到样品的表面形貌像,由于针尖和样品距离较大,分辨率比接触式的低,在生物样品的研究中不常见。

3. 轻敲模式　是上述两种模式之间的扫描方式。反馈系统通过检测振幅不断调整针尖和样品距离进而控制微悬臂的振幅,使得作用在样品上的力保持恒定。其分辨率几乎与接触模式一样好,而且几乎不破坏样品。

(二) 样品的要求

AFM 的样品制备简单,一般要求如下:

1. 块状固体样品　观察微区表面平整,上下两表面应尽量平行,样品尺寸小于 4cm×4cm×0.5cm。

2. 粉末样品　固定在某一基体上,使其在扫描时不会移动,固定后样品的观察微区表面平整,起伏程度小于 2μm。

3. 样品在不同环境下无腐蚀性、无挥发性、无黏附性。

4. 薄膜材料　如金属氧化物薄膜、高聚物薄膜等可以直接观测。

三、口腔生物材料的应用及注意事项

(一) AFM 基本用途

通过检测探针-样品作用力可表征样品表面的三维形貌,这是 AFM 最基本的功能。图像分析可获得样品表面的粗糙度、颗粒度、孔结构和孔径分布等参数;对小范围表面图像分析可得到表面物质的晶形结构、分子的结构、表面积及体积等。通过分析针尖-样品作用力,能够了解样品表面区域的各种性质,如黏弹性、硬度等物理属性。AFM 在无机非金属材料研究中可应用于分析材料表面结构、表面缺陷以及表面吸附物质的形貌与结构、表面电子态与动态过程,研究晶粒生长。

AFM 在口腔生物材料的研究中,可用于釉质表面经酸蚀剂或漂白剂处理前后细微结构的直接观测,牙本质经各种处理后表面结构的变化,显示牙本质表面凝胶纤维的改变,牙本质小管内的沉积物状况。通过对不同浓度磷酸处理后的牙本质表面超微结构的研究,探讨牙本质的粘接机制。AFM 可以在纳米尺度上对牙本质及胶原同时进行定性和定量的分析,这对于牙周疾病的治疗和涉及应用胶原基材料,例如骨、软骨、筋腱和皮肤等组织工程和生物医学装置涂层的研究具有重要意义。

用 AFM 可以检查复合树脂层修复牙齿在抛光前后的表面改变,认识抛光过程对牙齿修复的意义。研究与种植体的生物相容性有关的蛋白吸附的控制机制。AFM 一个突出的特点在于可精确测定样品表面的粗糙度,包括不同处理剂对牙本质表面小管间区域处理后的粗糙度,这与粘接效果密切相关,观测各类铸造金属修复体支架的表面粗糙度,以提高修复体的表面质量。不同的抛光处理方法,酸蚀处理因素对陶瓷修复体表面粗糙度的影响。

(二) 注意事项

在进行原子力显微镜测试时,需要注意以下几个问题:

1. 避免针尖尖头污染,在实验前针头应进行必要的清洗和处理。

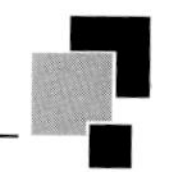

2. 在显微镜下检查样品表面是否洁净、平整，如果有污染或不平，必须重新制样。原子力的针尖能测试的有效高度小于6μm，而水平范围约有100μm。

3. 调整激光的位置，使之打在针尖上，否则会影响测试效果。

4. 确保测试环境安静。

第四节 电子探针X射线显微分析

电子探针X射线显微分析(electron probe microanalysis，EPMA)是一种显微分析和成分分析相结合的微区分析方法，是研究材料组织结构和元素分布状态的重要分析手段。电子探针镜筒部分的结构和扫描电子显微镜大体相同，只是在检测器部分使用的是X射线谱仪，检测X射线的特征波长或特征能量，对微区的化学成分进行分析。常用的X射线谱仪有两种：一种是利用特征X射线的波长，实现对不同波长X射线分别检测的波长色散谱仪，简称波谱仪(wavelength dispersive spectrometer，WDS)；另一种是利用特征X射线能量的能量色散谱仪，简称能谱仪(energy dispersive spectrometer，EDS)。

一、电子探针的工作原理

(一) 波谱仪的工作原理

在波谱仪中，在电子束照射下，样品发出所含元素的特征X射线。若在样品上方水平放置一块具有适当晶面间距的晶体，入射X射线的波长、入射角和晶面间距三者符合布拉格方程时，这个特征波长的X射线将在各自满足布拉格方程的2θ方向上被检测器接收，最后得到以波长为横坐标、强度为纵坐标的X射线能量色散谱。

(二) 能谱仪的工作原理

直接用检测器接收X射线量子，将其变为电信号加以放大，并进行脉冲幅度的分析，确定入射X射线量子的能量，区分不同特征X射线和确定所含元素的性质。由试样发出的具有各种能量的X光子会产生电子-空穴对，每产生一个电子-空穴对，会出现相应的电荷，搜集到的电荷量与入射的X射线量子的能量成正比，形成电流脉冲，再转变成电压脉冲，被输送至多道分析仪，多道分析仪分辨脉冲的不同电位，并将每一能带的脉冲进行积分后显示在荧光屏或记录仪上，最终得到以能量为横坐标、强度为纵坐标的X射线能量色散谱，再通过计算机进行元素定量分析。

波谱仪分析的元素范围广、探测极限小、分辨率高，适用于精确的定量分析。其缺点是要求试样表面平整光滑，分析速度较慢，需要用较大的束流，从而容易引起样品和镜筒的污染。

能谱仪虽然在分析元素范围、探测极限、分辨率等方面不如波谱仪，但其分析速度快，可用较小的束流和微细的电子束，对试样表面要求不如波谱仪那样严格，因此特别适合于与扫描电子显微镜配合使用。

目前，扫描电镜与电子探针仪可同时配用能谱仪和波谱仪，构成扫描电镜-波谱仪-能谱仪系统，使两种谱仪优势互补。

二、电子探针仪的测试方法介绍

电子探针分析有4种基本方法:定点定性分析、线扫描分析、面扫描分析和定点定量分析。

(一) 定点定性分析

是对试样某一选定点(区域)进行定性成分分析,确定存在的元素。先选定需要分析的点,使聚焦电子束照射在该点上,激发试样元素的特征X射线。用谱仪探测并显示X射线谱。根据谱线峰值位置的波长或能量确定试样分析点区域中存在的元素。

(二) 线扫描分析

使聚焦电子束在试样观察区内沿一选定直线(穿越粒子或界面)进行慢扫描,X射线谱仪处于探测某一元素特征X射线状态。显像管射线束的横向扫描与电子束在试样上的扫描同步,用谱仪探测到的X射线信号强度(计数率)调制显像管射线束的纵向位置,得到扫描线上该元素含量变化的特征X射线强度分布。

通常将电子束扫描线,特征X射线强度分布曲线重叠于二次电子图像之上,直观地表明元素含量分布与形貌、结构之间的关系。线扫描分析最多只能是半定量的,但对于测量元素在材料相界和晶界上的富集与贫化是十分有效的。在垂直于扩散界面的方向上进行线扫描,可以很快显示浓度与扩散距离的关系曲线。

(三) 面扫描分析

聚焦电子束在试样上作二维光栅扫描,X射线谱仪处于探测某一元素特征X射线状态,用谱仪输出的脉冲信号调制同步扫描的显像管亮度,在荧光屏上得到由许多亮点组成的图像,称为X射线扫描像或元素面分布图像。根据图像上亮点的疏密和分布,可确定该元素在试样中的分布情况。

(四) 定量分析

在稳定的电子束照射下,由谱仪得到的X射线谱在扣除了背景计数率之后,各元素的同类特征谱线的强度值应与它们的浓度相对应。在进行X射线定量分析时会受到各种因素的影响,要求对数进行值校正,才能用做样品中元素绝对量的测定,这些校正通常包括:仪器校正,逃逸峰和背景的去除,重选峰的剥离以及吸收校正、阻挡校正和背散射校正等。

三、口腔生物材料的应用及注意事项

(一) EPMA基本用途

扫描电镜与电子探针仪都是以电子束扫描固体样品的表面,前者提供表面形貌信息,后者检测和分析特征X射线,提供元素的定性和定量分布信息。在口腔生物材料的研究中,两者往往结合使用。

EPMA在口腔生物材料研究中的一个重要方面是检测一些实验因素对牙体组织所含各种元素成分的含量影响,像钙和磷等,如一些处理方法对脱矿牙体组织的再矿化的效果评价,可释放氟的粘接剂对周围牙体组织的氟释放效果检测,玻璃离子和树脂类充填材料在口腔环境中的离子交换和降解状况,对邻近牙体组织的渗透作用,盖髓剂与新生牙本质桥的形

成关系。EPMA 还可用于观察种植体表面涂层的显微结构、元素组成和结合界面的各种元素的变化。金瓷修复体结合界面，全瓷修复体的基底瓷和饰面瓷内部和结合界面的各种元素的变化，研究元素的相互渗透和扩散。各类包埋材、磨损条件和牙膏产品对纯钛表面的组织结构、成分和氧化膜形成的影响，一些牙科常用合金的抗腐蚀性能研究。陶瓷中物相的研究，合金中晶粒边界的确定，组分不均匀合金试样的微区成分分析等。

（二）注意事项

1. 样品　表面必须高度抛光；分析表面位于分光谱仪聚焦圆的圆周上；样品应具有良好的导电性，否则表面需喷镀一层不含分析元素的薄膜。

2. 生物样品的稳定度　在电子束多次轰击下，样品必须有很好的稳定度，保持其浓度和结构不变，对电子束有很低的辐射灵敏度，样品必须在真空中稳定。

3. 加速电压　加速电压的选择应考虑待分析元素及其谱线的类别，一般为分析元素临界激发电压的 2 ~3 倍。若加速电压选择过高，使 X 射线激发体积增大，空间分辨率下降。同时也影响微量元素的分析精度。

4. 电子束流　特征 X 射线的强度与入射电子束流成线性关系。在分析微量元素或轻元素时，需要选择大的束流，以提高分析灵敏度。要保持束流稳定，在定量分析同一组样品时应控制束流条件完全相同，以获取准确的分析结果。

第五节　俄歇电子能谱分析

俄歇电子能谱分析（Auger electron spectroscopy，AES）是建立在电子技术、弱信号检测技术和超真空技术基础上的表面分析技术，它与扫描电镜相结合，根据俄歇电子的能量和数量确定材料的元素种类和含量，对样品表面 0.5 ~2nm 范围内进行灵敏的分析，绝对灵敏可达到 10 ~3 单原子层，且分析速度较快。

一、俄歇电子能谱分析的工作原理

入射电子束和物质作用，可以激发出原子的内层电子。外层电子向内层跃迁过程中所释放的能量，可以产生特征 X 射线，也可能使核外另一电子激发成为自由电子，即俄歇电子。对于一个原子，激发态原子在释放能量时只能进行一种发射：特征 X 射线或俄歇电子。原子序数大的元素，特征 X 射线的发射几率较大，原子序数小的元素，俄歇电子发射几率较大，当原子序数为 33 时，两种发射几率大致相等。因此，俄歇电子能谱适用于轻元素的分析。检测俄歇电子的能量和强度，可以获得材料表层化学成分的定性或定量信息。

二、俄歇电子能谱分析的测试方法介绍

（一）定性定量分析

首先要根据经验公式和各元素的电子电离能，计算出各俄歇电子的能量，制成谱图手册，习惯上用微分谱进行定性分析。元素周期表中由 Li 到 U 的绝大多数元素和一些典型化合物的俄歇积分谱和微分谱已汇编成标准 AES 手册，由测得的俄歇谱鉴定样本表面的元素

组成是比较方便的。由于一次电子束能量远高于原子内层轨道的能量,可以激发出多个内层电子,产生多种俄歇跃迁,因此,电子能谱图上会有多组俄歇峰,尽管使定性分析变得复杂,仍会获得准确度很高的定性分析结果。AES 定量分析的依据是俄歇谱线强度,利用俄歇电子的强度和样品中原子浓度的线性关系,进行元素的半定量分析。

(二) 微区分析

利用俄歇能谱面分布或线分布进行的分析就是微区分析。

(三) 化学状态分析

对元素的结合状态的分析称为状态分析。AES 的状态分析是利用俄歇峰的化学位移、谱线变化(包括峰的出现或消失)、谱线宽度和特征强度变化等信息。根据这些变化可以推知被测原子的化学结合状态。

(四) 深度剖面分析

通常采用氩或其他惰性气体离子溅射蚀刻的深度剖面法,得到元素在原子尺度深度方向上的分布。由于溅射速率取决于被分析的元素,离子束的种类、入射角、能量和束流密度等多种因素,溅射速率数值很难确定,一般经常用溅射时间表示深度变化。深度剖面分析,是俄歇电子能谱仪的最有用功能。

三、口腔生物材料的应用及注意事项

AES 主要用于各类材料表层化学成分的定性或定量分析。应用在口腔生物材料方面的研究有牙科常用合金表面氧化膜成分和厚度分析,探讨其形成的影响因素,与合金抗腐蚀性能的关系,生物安全性的评价。各类烤瓷合金表面氧化膜对金瓷结合强度的影响,金属表面氧化膜对金属与树脂粘接强度的影响。一些金属研磨工具经实验因素处理后,表面成分改变后的性能检测,银汞合金表面氧化膜成分变化对银汞合金汞释放量的作用。

种植体表面经过各种喷砂、抛光、酸蚀、钝化、清洗和离子沉积等处理后,所形成氧化膜对种植体表面性状的影响,种植体植入动物体内一段时间后,分析钙、磷等成分在种植体表面几个纳米范围内含量变化,甚至获得种植体深度为100nm 的轮廓,从而研究骨性结合的状况。牙齿涂氟后表面成分分析,牙本质预处理剂与牙本质粘接剂的渗透关系。用于分析获得性薄膜中一些元素的含量和分布。

用做表面成分分析的样品,表面要平整不受污染,可采用传统的金相试样制作方法,避免表面成分因摩擦发热而发生变化。在与标准谱进行对照时,除重叠现象外还需注意如下情况:由于化学效应或物理因素引起峰位移或谱线形状变化引起的差异;由于与大气接触或在测量过程中试样表面被沾污而引起的沾污元素的峰。

第六节　X 射线衍射分析

X 射线衍射分析(X-ray diffraction spectrometry,XRD),是利用晶体形成的 X 射线衍射,对物质进行内部原子在空间分布状况的结构分析方法。一定波长的 X 射线照射到结晶性物质时,X 射线因在结晶内遇到规则排列的原子或离子而发生散射,从而显示与结晶结构相对应的特有的衍射现象。X 射线衍射方法具有不损伤样品、无污染、快捷、测量精度高、能得到

有关晶体完整性的大量信息等优点，成为晶体研究最方便、最重要的手段。

一、X 射线衍射分析的工作原理

每一种结晶物质，都有其特有的结构参数，并在 X 射线的衍射花样上有所反映。当一束单色 X 射线入射到晶体时，由于晶体中原子排列的规则性，各原子散射波互相干涉时，将会在某些方向互相加强，而在另一些方向上互相抵消，将这些信息记录下来，而得到物质的衍射花样或衍射线条谱图。

衍射线在空间分布的方位和强度，与晶体结构密切相关。衍射线空间方位与晶体结构的关系可用布拉格方程表示：

$$2d\sin\theta = n\lambda$$

式中：λ 是 X 射线的波长；θ 是衍射角；d 是结晶面间隔；n 是整数。波长 λ 可用已知的 X 射线衍射角测定，进而求得面间隔，即结晶内原子或离子的规则排列状态。将求出的衍射 X 射线强度和面间隔与已知的表对照，即可确定试样结晶的物质结构，此即定性分析。从衍射 X 射线强度的比较，可进行定量分析。

二、X 射线衍射分析的测试方法介绍

（一）衍射实验测试方法

现有多种衍射实验方法，最基本的有：粉末法、劳埃法和转晶法三种（表 11-1）。下表给出了这三种衍射方法的特点。

表 11-1　三种基本衍射实验方法

实验方法	所用辐射	样品	照相法		衍射仪法
粉末法	单色辐射	多晶或晶体粉末	样品转动或固定	德拜照相机	粉末衍射仪
劳埃法	连续辐射	单晶体	样品固定	劳埃相机	单晶或粉末衍射仪
转晶法	单色辐射	单晶体	样品转动或固定	转晶-回摆照相机	单晶衍射仪

照相法是用底片记录衍射花样，衍射仪法以辐射探测器记录衍射信息，后者简便、快捷、准确，可以自动进行数据处理，在许多领域取代了照相法。

（二）X 射线衍射分析的测试内容

1. 物相分析　每种晶体的结构与其 X 射线衍射图之间都有着一一对应的关系，其特征 X 射线衍射图谱不会因为与其他物质混聚在一起而发生变化。制备各种标准单相物质的衍射花样，将待分析物质的衍射花样与之对照，从而确定物质的组成相。鉴定出各个相后，根据各相花样的强度正比于该组分存在的量，可对各种组分进行定量分析。

2. 点阵常数的精确测定　点阵常数是晶体物质的基本结构参数，测定点阵常数在研究固态相变、确定固溶体类型、测定固溶体溶解度曲线、测定热膨胀系数等方面都得到了应用。

3. 应力的测定　X 射线测定应力以衍射花样特征的变化作为应变的量度。微观应力在

各晶粒间甚至一个晶粒内各部分间彼此不同,产生的不均匀应变表现为某些区域晶面间距增加、某些减少,结果使衍射线向不同方向位移,其衍射线漫散宽化。X射线测定应力具有非破坏性,可测小范围局部应力、表层应力,区别应力类型、测量时无需使材料处于应力状态等优点。

4. 晶粒尺寸和点阵畸变的测定　多晶材料的晶粒粉末衍射花样的谱线、形状和宽度由试样的平均晶粒尺寸、尺寸分布以及晶体点阵中的主要缺陷决定,对线形分析,可以得到上述信息。

(三) 样品的制备方法

利用XRD衍射仪测试试样的各条衍射线的相对强度,或定量比较不同样品中同一条衍射线强度时,要求入射X射线照射在试样上的面积必须小于试样本身的面积,而且试样的厚度要大于X射线透射的深度。对于粉末样品,一般要求所制备的样品厚度是样品对X射线的线性吸收系数的3倍以上。

1. 粉体样品的制备　样品的颗粒度对X射线的衍射强度以及重现性有很大的影响,因此制样方式对物相的定量也存在较大的影响。一般粉体样品的颗粒度要求磨成320目的粒度。在选择参比物质时,尽可能选择结晶完好、晶粒小于5μm、吸收系数小的样品,样品要制备均匀,否则会严重影响定量结果的重现性。

2. 薄膜样品的制备　需要注意薄膜的厚度,由于XRD分析中X射线的穿透能力很强,一般在几百微米的数量级,要求样品具有比较大的面积、较平整及表面粗糙度小。

3. 特殊样品的制备　金属样品要求磨成一个平面,面积不小于10mm×10mm。对于片状、圆柱状样品会存在严重的择优取向,要求测试时合理选择相应的方向平面。

三、口腔生物材料的应用及注意事项

(一) X射线衍射分析在口腔生物材料的应用

XRD在口腔生物材料应用中的一个重要方面是对陶瓷材料晶体结构的研究,牙科陶瓷经过抛光、磨损、老化及烧结后的不同程序处理,及模拟口腔环境的变化条件,陶瓷晶体结构出现的相应改变,这对陶瓷材料各种性能的影响。种植体表面喷涂材料的晶体结构和成分与材料生物相容性的关系。纯钛、钛合金经不同包埋材料包埋铸造,通过对铸件表面氧化层的物相分析,探讨氧化层的形成机制,对材料理化性能的影响。研究镍铬合金的晶体结构,表面成分在常规烤瓷程序前后的变化,与金属离子释放的相关性。水门汀的粉末和凝固后晶体结构特征,MTA及其他根管充填、修复材料的晶体结构与治疗效果关系的评价。羟基磷灰石支架的物相测定。

(二) 注意事项

粉末样品在加工过程中,要防止由于外加物理或化学因素而影响试样原有的性质,减少择优取向。物相定性分析应注意,尽可能根据试样的各种性能,将其分离成单一物相后进行衍射分析,试样为多物相化合物时,为尽可能避免衍射线的重叠,应提高照相或衍射仪的分辨率。对于数据d值,处理的精度要求高,只允许小数点后第二位才能出现偏差。要重视低角度区域衍射实验数据,因为在该区域衍射线相互重叠机会较小。

第七节　透射电子显微镜分析方法

透射电子显微镜（transmission electron microscope, TEM）分辨本领高，且可以做电子衍射，是揭示生物材料样品超微结构的重要工具，现代高性能透射电镜可兼有扫描电镜、扫描透射电镜和微区成分分析等功能，使人们对物质结构的认识有了进一步的提高。

一、透射电子显微镜的工作原理

在真空条件下，电子束经高压加速后形成极细的快速电子束流，此时为不带样品信息的入射电子射线。经过会聚镜得到的平行电子束照射到样品上，与样品发生作用时，由于样品的厚度和质量有差异，穿过样品后就带有反映样品特征的信息，而与透射电镜成像密切相关的有透射电子、非弹性散射电子和小角度弹性散射电子以及吸收电子。这些带有样品信息的电子束流经物镜作用形成一次电子图像，是最初放大像，经中间镜和投影镜两种电磁透镜再次放大之后，带有样品信息的电子最终激发荧光屏，产生强度不同的可见光，形成能用肉眼观察的电子显微图像。

二、透射电子显微镜的样品制备

透射电镜研究的样品尺度很小，必须对电子束是“透明”的，并要求保持高的分辨率和不失真。超薄切片技术的发展使得透射电镜在生物医学领域广泛应用，透射电镜应用的深度和广度在一定程度上有赖于样品制备技术的发展。

（一）对样品一般要求

1. 透射电镜样品置于载样铜网上，铜网直径为 2 ~ 3mm，式样最大尺度不超过 1mm。

2. 样品必须薄到电子束可以穿透。电子束穿透固体样品的能力主要取决于加速电压、样品的厚度以及物质的原子序数。一般来说，加速电压愈高，原子序数愈低，电子束可穿透的样品厚度就愈大。通常样品观察区域的厚度以控制在约 100 ~ 200nm 为宜。

3. 电镜镜筒中处于高真空状态，只能研究固体样品。样品中含有水分、易挥发物质或酸碱等腐蚀性物质时，要先加以处理。

4. 样品需要有足够的强度和稳定性，在电子轰击下不致损坏或变化，样品不荷电。

5. 样品要非常清洁，切忌尘埃、棉花毛、金属屑等物玷污样品，以保证图像的质量和真实性。

（二）透射电镜样品的制备

1. 粉末样品适当　因为透射电镜样品的厚度一般要求在 100nm 以下，如果样品过厚，先用研钵把样品的尺寸磨到 100nm 以下，然后将粉末样品溶解在无水乙醇中，用超声分散的方法将样品尽量分散，再用支持网捞起即可。

2. 薄膜样品　绝大多数的 TEM 样品是薄膜样品，可做静态观察，如金相组织，析出相形态、分布、结构、错位类型、密度等；也可以做动态原位观察，如相变、形变、位错运动及其相互作用。制备薄膜样品分四个步骤：将样品切成薄片；再将直径 3mm 的薄圆片从材料薄片上

切下来;预减薄;终减薄。

对于导电的样品如金属,可采用电解抛光减薄,这种方法速度快,没有机械损伤,但可能改变样品表面的电子状态。对非导电的样品采用离子减薄,可用于陶瓷、复合物、界面样品,甚至纤维和粉末样品。对于软的生物和高分子样品,可用超薄切片方法将样品切成小于100nm的薄膜。

(三) 金属试样的表面复型

把准备观察的试样的表面形貌用适宜的非晶薄膜复制下来,常用的复型材料有塑料,真空蒸发沉积炭膜,然后对这个复制膜进行透射电镜观察与分析。复型适用于金相组织、断口形貌、形变条纹、磨损表面、第二相形态及分布等的研究。

除萃取复型外,其余复型只不过是试样表面形貌的一个复制品,无法提供内部组成相、晶体结构、微区化学成分等本质信息,有很大的局限性。

三、口腔生物材料的应用及注意事项

TEM在口腔生物材料研究中可用于观察种植体表面的多孔涂层,与周围组织的界面反应,包括种植体周围胶原纤维形成,骨基质的矿化过程、矿化程度,骨移植材料的界面反应,如各类组织细胞反应。

釉质、牙本质中羟基磷灰石晶体的超微结构和特征的分析,如晶格缺陷、晶格融合、晶体溶解,晶界、晶体错位等。一些实验因素对牙体硬组织的影响。各类粘接剂固化后的超微结构与临床应用性能的关系,定量检测粘接剂与釉质、牙本质界面的边缘适合性,粘接效果评价,牙本质在自酸蚀和湿性粘接时产生的各种变化,包括胶原纤维状况。使用盖髓剂的牙髓反应,活髓切断术后牙齿钙化组织的超微结构。

TEM在口腔生物材料研究中另一个方面的应用是观察牙科各类材料的组织超微结构:不同固化方式的树脂基托组织结构分析;新型纳米复合树脂中填料的分散状况;纳米磷酸钙类材料对牙本质小管的封闭能力。常规烤瓷程序对几种钯合金超微结构、组成成分的影响,这些变化与材料物理机械性能之间的关系;不同实验因素导致的弓丝细微组织改变及临床意义。

注意事项包括:由于生物样品的化学成分多含有碳、氢、氧、氮等原子量较低的元素,加上样品都制成超薄切片,包埋介质又多为有机树脂,所以对电子的散射能力很小,得到的图像反差很低,常选用重金属盐类进行电子染色,提高成像的质量。厚度适当的样品可提高图像的反差,但样品过厚,会影响成像的效果。所制得的样品必须具有代表性,真实反映拟分析材料的某些特征。因此,样品制备时不能影响这些特征,如已产生影响则必须知道影响的方式和程度。

(朱　松)

参 考 文 献

1. 陈力. 生物电子显微术教程. 北京:北京师范大学出版社,1998
2. 冯靳秋,石四箴. 激光扫描共聚焦显微镜在口腔医学中的应用. 复旦学报,2003,30(3):293-294
3. 胡林彦,张庆军,沈毅. X射线衍射分析的实验方法及其应用. 河北理工学院学报,2004,26(3):83-86

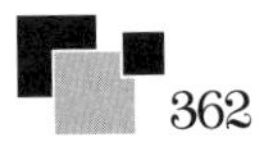

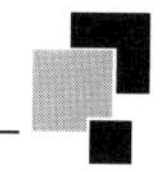

4. 黄新民,解挺.材料分析测试方法.北京:国防工业出版社,2006
5. 蒋建国.电子显微技术的现状与发展.扬州教育学院学报,2003,21(3):13-16
6. 黎兵.现代材料分析技术.北京:国防工业出版社,2008
7. 骆小平,钟斌.原子力显微镜在口腔医学中的应用.中华口腔医学杂志,2002,37(6):480-481
8. 王林芳,邝容,倪龙兴.环境扫描电镜在牙本质湿黏结界面观察中的应用.实验室研究与探索,2007,26(10):36-37
9. 张锐.现代材料分析方法.北京:化学工业出版社,2007
10. 周玉.材料分析方法.北京:机械工业出版社,2000

第十二章 材料物理与化学性能测试方法

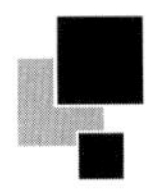

本章主要介绍口腔生物材料的一些常用的物理及化学性质的测试方法，包括：材料的X射线阻射性、光学性能，镜面光泽和粗糙度，颜色测试方法和颜色稳定性评价方法，表面张力和接触角。化学性能测试方法包括材料耐老化性能测定和金属材料耐腐蚀性能测定。为科研工作者提供比较科学规范的试验方法。

第一节 物理性能测试方法

一、X射线阻射性

根据YY 1042及ISO 4049，测试方法如下：

（一）试样的制备

试样为圆片，厚度1mm，每种材料制备5个试样。

对于通过调和引发剂和催化剂使其固化的材料（自凝材料），用两片金属板夹持模具，除去多余的材料。从调和开始60分钟后，将试样从模具中取出，注意避免表面污染。试样的直径不小于14.8mm。

对于通过外部能源使其固化和通过外部能源固化同时又具有自凝机制的双重固化材料，按照产品说明书将制备的材料填入模具内。用载玻片替换金属板，将光源的输出窗口抵在载玻片上，依照推荐的照射时间，重叠照射试样，直至试样的各部分均被照射。将模具翻转，同样方法对试样的第二个面进行照射。在照射开始15分钟后，将试样从模具中取出。

（二）检测步骤

将牙科X线胶片放在铅板上（厚度不小于2mm）。再将试样和楔状阶梯铝板放在胶片的中心，楔状阶梯铝板由纯度至少为质量分数98%、铜含量低于0.1%、铁含量低于1.0%的材料制成。长50mm、宽20mm，厚度范围为0.5～5.0mm。阶梯等距间隔为0.5mm。

使用单相牙科X射线机，总滤过量为1.5mm厚的铝板。管电压为65kV，并配有适当的附件，在距胶片300～400mm的距离处，对试样、楔状阶梯铝板和胶片进行照射。照射时间以能使试样和楔状阶梯铝板对胶片的感光密度范围在1.5～2之间为宜。

用千分尺测量试样的厚度，精确到0.01mm。在胶片显影和定影后，用光密度计（测试范围为0.5～2.5光密度）对试样和楔状阶梯铝板影像的光密度进行比较。

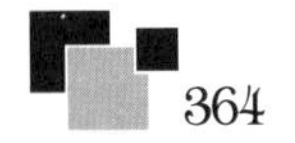

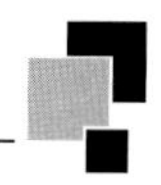

（三）试验结果判定

若材料具有 X 射线阻射性，其 X 射线阻射性应等于或大于与材料等厚的铝板，并且不小于厂家规定值的 0.5mm 以上。

二、光学性能

（一）颜色检测方法

见本章第五节。

（二）光学常数

陶瓷、复合树脂这类牙科材料和人牙齿结构是高度光散射或混浊性材料。当光线穿过试样时，光强度明显降低。材料的光学性能可以 Kubelka-Munk 等式来描述，该等式建立了单色光在无限厚材料上的反射和吸收及散射系数间的关系。

二级光学常数 a 和 b 可按下式计算出来：

$$a=[R(B)-R(W)-R_B+R_W-R(B)R(W)R_B+R(B)R(W)R_W+R(B)R_BR_W-R(W)R_BR_W]/2[R(B)R_W-R(W)R_B]$$

$$b=(a^2-1)^{1/2}$$

R_B是暗背景（标准黑板）的反射率；R_W是浅背景（标准白板）的反射率；R(B)是有暗背景试样的光反射率；R(W)是有浅背景试样的光反射率。

这些等式是在如下假设条件使用的：材料是混浊的、阴暗的且有恒定有限厚度；边缘被忽视；光学不均性比试样厚度小得多，而且均匀地分布；照明是均匀的且是漫散射的。

1. 散射系数　光线在基本粒子层发生方向反转所造成的入射光通量损失的分数。对于单位厚度的材料，散射系数 S 为：

$$S=(1/bX)\text{arctgh}[1-a(R+R_g)+RR_g/b(R-R_g)],\text{mm}^{-1}$$

X 是试样实际厚度；arctgh 是双曲线反余切；R 是背景反射率为 R_g的试样的光反射率。

2. 吸收系数　光线在基本粒子层被吸收所造成的入射光通量损失的分数。单位厚度材料的吸收系数 K 定义如下：

$$K=S(a-1),\text{mm}^{-1}$$

吸收系数也随入射光波长和着色剂层性质的变化而变化，吸收系数大的复合树脂透光性更差且颜色更深。

3. 光反射率　光反射率 RI 是指无限厚度材料的光反射率，定义为：

$$RI=a-b$$

这一性能也随入射光波长和着色剂层性质的变化而变化。

光反射率可被用于计算厚度 XI，在此厚度时，带有理想黑暗背景的材料反射率达到其反射率的 99.9%。单色光照射时的无线光学厚度 XI 可定义如下：

$$XI=(1/bs)\text{Ar ctgh}[(1-0.999aRI)/0.999bRI],\text{mm}$$

4. 反差比率　一旦获得 a、b 和 S,与任何反射率(R_g)背景有关的厚度(X),试样的光反射率(R)可通过下式计算:

$$R=[1-R_g(a-b\ ctgh\ bSX)]/(a+b\ ctgh\ bSX-R_g)$$

5. 反差比率的测定　牙科材料的不透明性可用反差比率来表示,即以标准黑色板作为试样背景时的日光反射率与以标准白色板作为试样背景时的日光反射率之比,标准白色板具有相对于氧化镁70%的表观日光反射率。复合树脂的反差比率($C_{0.70}$)应在0.55和0.70之间。1mm厚试样的不透明度的估算可从反差比率(C)计算出:

$$C=R_0/R$$

材料的光学常数可通过分光光谱仪测量获得。

三、粗 糙 度

表面粗糙度是指加工材料表面具有的较小间距和微小峰谷不平度。其两波峰或两波谷之间的距离很小,属于微观几何形状误差。粗糙度越小,表面越光滑。

对粗糙度的评定,主要分为定性和定量两种评定方法,最常用的定性观测手段是SEM,可以发现10μm数量级的结构;而定量评定是通过某些测量方法和相应的仪器,测出被测表面的粗糙度的主要参数,这些参数是Ra、Rz、Ry。

Ra值是表示表面粗糙度轮廓高度的算术平均值,能充分反映出表面微观几何形状的高度特性,是指在取样长度内,沿测量方向轮廓线上的点与基准线之间距离绝对值的算术平均值。Rz即微观不平度十点高度,为取样长度内5个最大轮廓峰高的平均值和5个最大轮廓谷深的平均值之和。Ry即轮廓最大高度,是取样长度内,轮廓最高峰顶线和最低谷底线之间的距离。

目前常用的表面粗糙度测量方法主要有光切法、干涉法、触针法等。光切法是利用光切原理进行测量,采用光切显微镜或者双管显微镜,测量准确度较高,但不适用于粗糙度较高的表面和不规则表面;干涉法是利用光学干涉原理测量,要找出干涉条纹及相邻干涉带距离和干涉带的弯曲高度,测得微观不平度的实际高度。这种方法调整仪器比较麻烦,准确度和光切显微镜相近;触针法进行粗糙度测量的原理是,探测头上的触针在被测表面轻轻划过。由于材料表面存在起伏,触针将在垂直于被测轮廓表面方向上产生上下的移动。这种移动量虽然非常细微,但足以被敏感的电子装置捕捉并加以放大,信息则通过指示表或其他输出装置以数据或图形的方式输出。触针法因测量迅速方便、测量精度较高、使用成本较低等良好特性而得到广泛使用,可分为便携式和台式电动轮廓仪,测量范围较大:Ra值一般在0.02~50μm。

四、镜 面 光 泽

材料光泽度是指材料表面反射光能力与完全镜面反射能力的接近程度,镜面光泽的定义为:在规定的入射角下,试样的镜面反射率,与同一条件下基准面的镜面反射率的百分比。通常省略百分号,以光泽单位表示。

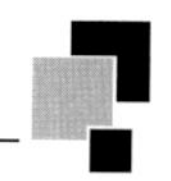

镜面光泽仪的测试原理：由光源发射的光束进入光谱修正滤光片，经聚光透镜会聚，进入光源光阑，到达入射透镜，形成平行光束，入射到试样表面，反射后进入接收透镜会聚，再经视见函数修正滤光片，进入接收器光阑场，形成图像，最后到达接收器，转换成电信号输出，显示出镜面光泽。

影响材料镜面光泽的主要因素有样品的折射率、表面的粗糙程度、光学特性及选择的入射角。镜面光泽仪可以选择不同的入射角进行测试，选择的原则应满足对样品易于进行镜面光泽分级。小角度方法适合对高光泽材料表面分级，大角度方法适合对低光泽表面分级，有的方法也可以通用，但须注明测试方法的角度。应用时要注意只有同种类型的材料，采用相同的测试方法，才能进行镜面光泽的比较。

五、颜色测试方法和颜色稳定性评价方法

颜色是人类视觉系统对光波刺激的反映，能够引起颜色知觉的可见辐射的辐射量为颜色刺激。人们通常选用红、绿、蓝作为三原色，用不同量的三原色直接混合，可获得经常用的所有颜色。在材料颜色匹配实验中，所需要的三原色的量，为三刺激值，每种颜色的三刺激值是唯一的。

（一）颜色测试方法

颜色测试方法有目视测色法和仪器测色法，其中，仪器测色又包括分光光度法和光电积分法（也称三刺激值法）两种。

目视测色法指通过人眼的观察，对颜色样品与标准颜色的差别直接进行视觉比较，要求操作人员具有丰富的颜色观察经验和敏锐的判断能力。实际操作时，应注意在规定的 CIE 标准照明体下进行，一般采用标准 A 光源或模拟 D65 照明体照明。目测比色法简便易行，在临床上普遍应用。由于人们对色彩的感受是生理与心理反应共同作用的结果，常受主观因素的影响。测量的结果精度低。

光电积分法的测试原理是通过把光电探测器的光谱响应，匹配成所要求的 CIE 标准色度观察者光谱三刺激值曲线，或某一特定的光谱响应函数，从而对探测器所接收到的光谱能量进行积分测量。使用模拟 D65 光源，探测器采用光电池，并设计三组校正滤色器。整个系统模拟人眼的 X、Y、Z 感光机制，把人眼所接受的刺激用光电池所产生的光电流表示。这类仪器的测量速度很快，并具有适当的测色精度，可用于离体牙颜色的研究，测量结果与分光光度计的测量结果相近，但无法处理牙齿的表面纹理、彩度，三个刺激值所代表的信息量也有限。

分光光度法的测试原理是测量物体反射的光谱功率分布，或物体本身的光谱光度特性，然后通过计算求得物体在各种标准光源和标准照明体下的三刺激值。分光光度法测量准确度高，但是系统体积较大，结构复杂，价格高而且测量速度很慢。可用于离体牙和口内活体牙的颜色测量，是目前牙齿颜色测量较准确的方法，检测时需注意，因牙齿所固有的一些特性（牙表面荧光作用、纹理差异、牙齿形态体积不规则），及每次测量时的测量孔与被测表面的距离等因素影响，使测量结果与牙齿的天然色存在一些差异。

仪器测试法具有较好的客观性、量化性，日益成为临床和科研测色、选色和配色的重要手段，测试的影响因素为照明和观察几何条件。

(二) 颜色稳定性评价方法

通过上述颜色测试方法可以进行材料的颜色稳定性评价。按照 ISO 7491,本试验方法可用于牙科材料在浸水光照射后的颜色稳定性测定,通过对照射后的和未照射的试样以及浸水后的和干燥贮存试样的比较,显示材料在氙灯照射和吸水后的颜色稳定性。

1. 检测步骤　制备3个片状试样。将试样1贮存在黑暗、干燥,温度为37℃的恒温箱中保存7天,作为参比试样。将试样2浸泡在黑暗恒温箱中的37℃蒸馏水内,保存7天,反映材料单纯吸水后的颜色变化。

将试样3放在试样1的恒温箱中保存24小时,然后用铝箔或锡箔遮住试样的1/2,浸泡在照射室内的37℃的水中,氙灯,中等压力,色温在5000~10 000K之间,照度达150 000lx,照射24小时。去除金属箔,放回试样1的恒温箱中保存5天。

2. 色调和颜色稳定性的比较　7天后,从恒温箱中取出三个试样,在北向非阳光直射下的明亮的漫射日光,或在光照度为1000~2000lx的氙灯或符合CIE出版物中的D65的同等灯下,无任何明显颜色反射下进行比较。以试样1为参比试样,与试样2的颜色比较,对比试样3两半圆之间的颜色差别。

六、线膨胀系数与尺寸稳定性

各种物体在温度变化时,其体积也发生改变,即所谓热胀冷缩现象。线膨胀系数的概念、测试原理参见全国高等学校教材《口腔材料学》(赵信义主编,第5版)。影响材料线膨胀系数测试数值的主要因素有:试样的化学成分、加工方法、几何形状和测量的设备和方法。根据 YY 0463 和 YY 0621,介绍两类常用口腔修复材料的具体测试方法。

(一) 牙科磷酸盐铸造包埋材料

试验要在无明显通风的环境下进行。试验设备应清洁、干燥。测试前,材料及测试设备放在试验环境中至少16小时。按产品说明书要求的粉、液比例称取所需剂量,精确至1%。在粉、液开始接触时开始计时,用手调和15秒,然后机械调和至规定的时间。最后于15秒内将调和好的糊剂倒入试验模具中,形成圆柱形或矩形,具有均一横截面的试样。试样长50mm,或符合所用线热膨胀仪的测量精度范围。

从调和开始计时,在58分钟时,将包埋材料顶部与模具刮平。60分钟,从模具中取出试样,放在23℃、相对湿度50%的环境中。120分钟时,将试样放于各向同性二氧化硅膨胀仪(该仪器应能测量样本长度的变化,精确至0.01mm。)中。将膨胀仪温度升至950℃,升温速度5℃/min,用记录仪记录试样的热膨胀。950℃保持15分钟,计算线热膨胀率,精确至0.02%。重复试验一次。

(二) 金属-陶瓷系统的线胀系数

1. 金属材料测试步骤　按照加工使用说明书,制备2个棒状或条状金属试样,横截面积约30~65mm^2。磨平试样的两端,使两端互相平行并垂直于试样的中轴。预热加热炉,将金属试样放入炉中,在厂家推荐的大气压下,保持15分钟。炉温为厂家推荐的陶瓷熔附金属的最高温度。从炉中取出试样,放到耐热板上,自然冷却。用热膨胀仪分别测量两个试样,加热速率5℃/min,加热至550℃。从测绘图曲线或膨胀-温度曲线的记录值确定每个样品从25~500℃之间的线胀系数。

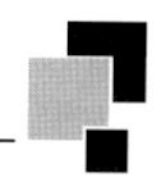

2. 陶瓷测试步骤　分别制备4个遮色底瓷、牙本质瓷和釉质瓷试样。其中,每种瓷粉的两个试样在真空下烧结一次,大气压力下的空气中再烧结一次。另两个试样在真空中烧结3次,在大气压力下的空气再烧结一次。烧结步骤按说明书进行。

用热膨胀仪分别测量每个试样,热膨胀仪以5℃/min的升温速率加热,直至达软化点温度。从测绘图曲线或膨胀-温度曲线的记录值确定每个样品从25~500℃之间的线胀系数。

(三) 尺寸稳定性

测量及计算方法参见全国高等学校教材《口腔材料学》(赵信义主编,第5版)。

七、表面张力和接触角

(一) 表面张力的测量方法

1. 毛细上升法　测量原理是干净的毛细管浸入液体内部时,如果液体间的分子力小于液体与管壁间的附着力,则液体表面呈凹形。此时表面张力产生的附加力为向上的拉力,并使毛细管内液面上升,直到液柱的重力与表面张力相平衡。

毛细上升法是测定表面张力最准确的一种方法,国际上也一直用此方法测得的数据作为标准。应用时,要注意选择管径均匀、透明干净的毛细管,并对毛细管直径进行仔细的标定,实验多采用双根毛细管的方法。

2. 吊环法　测量原理是将一个用铂丝制成的圆环平置于液面,当圆环被向上缓慢提起时,在圆环的内外表面会形成与环表面相垂直的液膜,内外液膜表面张力的合力竖直向下与拉力平衡。

很多商品化的表面张力测量仪都是采用的这种方法,并结合计算机实现自动化测量。吊环法的精度稍低,但是应用很方便,圆环要相当平整,用铬酸洗液和蒸馏水彻底清洗干净并烘干。

3. 滴重法　测量原理是液体从很细的管口中缓慢滴出,液滴在表面张力的支撑下缓慢长大,当重量比表面张力稍大时,液滴就将落下来。滴重法可以测量气-液界面张力、液-液界面张力。应用时要用标准液进行标定。此方法只适用于液滴很小的情况。

(二) 接触角的测量方法

1. 量角法　原理是直接或间接地量取接触角的大小。是应用最广、最直观、最直接的测量方法。主要有投影法、摄影法、量微角法、斜板法和光点反射法。量角法的突出缺点是需要做切线,测量结果往往受到操作者的影响,重现性差,误差较大。

2. 长度法　原理是通过测量相关的长度参数,利用接触角和这些参数的关联方程,求解出接触角,这就避免了做切线的困难。

例如小液滴(球冠)法,当液滴足够小时,重力可以忽略,液滴是理想的球冠型。测量在固体平面上小液滴的高度(h)和宽度(2r),则:

$$\sin\theta = \frac{2hr}{h^2 + r^2}$$

在实际操作中,对于空气中的液滴,要保证接触角的测量误差范围在0.1°,其底面直径应该在2~5mm。液滴的直径不能小于2mm,避免尺寸效应的影响。

3. 垂片法　将待测薄板竖直插入到液体中,由于毛细作用,液体会沿着薄板上升,液体沿薄片上升的高度 h 与接触角 θ 之间的关系如下:

$$\sin\theta = 1 - \frac{\rho g h^2}{2\gamma_{l-g}}$$

在已知液体密度 ρ 及表面张力 γ_{l-g}的情况下,可计算出接触角,在实际测量中,板宽 2cm 以上即可。

接触角测量的影响因素:接触角滞后,表面粗糙度、吸附和污染,重力作用,温度,读数的时间。

八、吸水值和溶解值

测量及计算方法参见全国高等学校教材《口腔材料学》(赵信义主编,第5版)。

第二节　化学性能测试方法

一、耐老化性能测定

老化是指随着时间的推移,材料发生了各种不可逆的物理和化学变化的总称。老化试验是用于评估、测试各种材料在一定环境条件下耐老化性能和老化规律的一种手段,可以分为自然老化、人工加速老化两大类。自然老化是评定材料耐老化性能的最好方法,但试验周期长,环境条件无法控制。而采用人工加速老化的方法,可以缩短试验周期,进行单一因素、组合因素研究。

根据 ISO/TS 11405,针对牙科材料的疲劳老化试验,主要采用以下方式:

唾液或水溶液浸泡的试验原理是,水可以使材料,尤其高分子材料发生溶胀,加快水吸收,产生的渗透压导致材料内部出现裂纹、微小裂缝等形态变化,水还能使高分子材料发生水解、分子链断裂、解交联,材料中一些成分出现降解、溶出。水对异种材料的界面也有影响,渗入界面的微裂纹处,使之增长,基体发生溶胀会产生剪应力,降低界面的结合力,破坏化学结合。具体试验方法是将试件浸泡在37℃的水中24小时,以区分材料是否耐受潮湿环境,为短期试验。37℃水中浸泡6个月为长期试验。浸泡试验多应用于树脂牙本质粘接性能、微渗漏研究、材料性能的比较研究、树脂颜色稳定性、义齿软衬的吸水膨胀等研究。

口腔材料的耐老化性能与人体口腔温度的冷热循环也密切相关,口内温度的变化对材料的物理机械性能、粘接材料的长期稳定性会产生较大影响。热水可加速粘接界面内水的运动,加速未聚合或聚合不完全的树脂成分的降解、滤出,不同材料的热膨胀系数有差异,在界面处产生应力,萌生裂纹和间隙,降低了结合强度。具体试验方法是将测试材料置于温度循环变化的环境中,使材料在5℃和55℃的冷热水中循环多次,实验开始前要先在37℃水中保存24小时。在冷热水中的停留时间可视不同材料而异(一般至少15秒)。两个温度水浴间转换时间为5~10秒。冷热循环试验的结果受循环次数、温度变化、试件形状等因素的影响,可用于异种材料结合界面、微渗漏及高分子和陶瓷材料的相关性能研究。

口腔修复材料在咀嚼力的反复作用下会产生疲劳和磨损，当载荷随时间变化循环加载时，材料会产生微观和宏观的塑形变形，降低了材料继续承载的能力并引起裂纹，最后发生断裂。对材料施加循环变化的轴向拉-拉、拉-压、高温/常温下旋转弯曲、冲击或扭应力等力学疲劳载荷，即为加速材料老化的实验方法。但这些研究往往没有现成的标准的实验方法可以遵循。由于口腔修复材料承受的咀嚼力多为高周次低应力，与下列因素相关：应力的最大值、交变应力的变化范围、循环次数。金属、陶瓷材料、复合树脂、异种材料结合界面的疲劳老化性能均是研究对象。

材料经疲劳老化处理后，通常采用测定常规机械强度变化和材料表面及内部形态变化等方法，了解材料的耐老化性能。另外，有限元分析法也是研究构件疲劳性能的常用方法。

二、金属材料耐腐蚀性能测定

金属腐蚀的概念、分类、原理及影响因素参见全国高等学校教材《口腔材料学》（赵信义主编，第5版）。根据ISO 22674及ISO 10271标准，介绍两个金属腐蚀实验方法。

（一）金属的耐腐蚀性能

1. 静态浸泡试验　将待测金属材料制备2个试样（34mm×13mm×1.5mm）或具有大致相等的10.2cm×10.2cm表面积的试样。若为烤瓷合金，按照推荐的烤瓷烧结的最高温度模拟氧化及4次烤瓷程序。

配制浸泡溶液时，在300ml水中溶解10.0g 90% $C_3H_6O_3$（乳酸）和5.85g NaCl，用水稀释至1000ml，pH值为2.3，将试样放置在溶液中，每1cm^2的试样对应1ml溶液。密封容器防止溶液蒸发。37℃浸泡7天，移出试样，记录剩余溶液中的pH值。设立空白对照。

使用具有足够灵敏度的分析方法（如AAS或ICP-OES），定量分析溶解的金属元素，每种元素的含量值，要减去对照溶液的基础含量值，再除以样品释放金属离子的面积，得到每种元素的单位值是“$\mu g/(7d \cdot cm^2)$”，通过这些含量值获得释放的全部金属离子量。金属材料在溶液中所释放的全部金属离子量不应超过200$\mu g/cm^2$。各种元素的质量分数以百分比的形式记录。

2. 电化学试验

（1）电解液准备：在950ml水中溶解9.0g NaCl，使用1%乳酸或4% NaOH调整pH值为7.4。用水稀释至1000ml，至少准备4个样品，样品表面积不少于0.1cm×0.1cm，按标准金相磨片程序制样。

（2）测试步骤：在电解池中放置平衡电极（由高纯度玻璃碳或铂制成）和参比电极（为饱和甘汞电极或银/氯化银电极），再放置工作电极，先不要浸泡在电解液里。打开磁力搅拌器，无氧的氮气或氩气以大约100cm^3/min的流速通过电解液至少30分钟。将工作电极浸入电解液里，开始测量。

（3）开路电位（Eocp）测量：记录开路电位与时间的关系曲线2小时，确定开路电位（mV）。

（4）电位测量（阳极极化）：动电位扫描速率为1mV/s，电流密度升到10^{-3}A/cm^2或电位提高到+1000mV，记录电位对电流密度对数的曲线。反向扫描初始电位可以获得点隙腐蚀的信息。

通过本试验还可以获得如下信息:击穿电位及相应的电流密度;活性峰值电位及相应的电流密度;电解液或合金表面的任何明显变化。

(二)耐失泽性能

制备两个试片,直径为10mm,厚度为0.5mm,准备0.1mol/L硫化钠水溶液,溶解22.3g硫化钠在水中,并用水稀释至1000ml。

将试片包埋在树脂中,按标准的金相磨片程序制片,用1μm水基抛光膏抛光。将试片固定在浸泡装置,试验温度23℃。浸泡装置可以自动将试片每分钟浸泡在硫化钠水溶液中10~15秒,持续72小时。每24小时更换一次溶液。在白光下,光照度至少1000lx,距离不超过25cm,对照没有浸泡的试样,检查浸泡试样的表面,用软刷或布轻擦试样的表面,以评价失泽产物是否容易去除,若容易去除,试验试片在颜色和反光性上没有细微的变化,则测试的金属材料具有抗失泽性能。

(朱 松)

参考文献

1. 曹童章. 塑料镜面光泽测试的研究. 中国塑料,1997,11(2):69-73
2. 丁晓峰,管蓉,陈沛智. 接触角测量技术的最新进展. 物理检验-物理分册,2008,44(2):84-89
3. 樊海燕. 颜色测量方法及基本原理. 印刷工业,2008,(6):78-82
4. 郭瑞. 表面张力测量方法综述. 计量与检测技术,2009,36(4):62-64
5. 刘利苹,牟月照. 牙齿颜色机械测量方法的研究进展. 临床口腔医学杂志,2003,19(11):701-702
6. 吴建昌. 表面粗糙度测量技术综述. 高等职业教育-天津职业大学学报,2008,17(5):76-78
7. ISO 10271. Dental metallic materials-Corrosion test methods. 2001
8. ISO 22674. Dentistry-Metallic materials for fixed and removable restorations and appliances. 2006
9. ISO 7491. Dental materials-Determination of colour stability. second edition,2000
10. ISO/TS 11405. Dental materials-Testing of adhesion to tooth structures. second edition,2003
11. YY 0463—2003. 牙科磷酸盐铸造包埋材料. 北京:中国标准出版社,2003
12. YY 0621—2008. 牙科金属 烤瓷修复体系. 北京:中国标准出版社,2008
13. YY 1042—2003. 牙科学 聚合物基充填、修复和粘固材料. 北京:中国标准出版社,2004

第十三章　材料机械性能测试方法

口腔生物材料的机械性能又称为力学性能，主要是指材料在外力作用下的力学行为。口腔生物材料包括高分子材料、非金属和金属材料、复合材料和生物活性材料等。这些材料用于口腔领域，在人体内承受着各种力的作用。了解材料机械性能及其测定方法并将其应用于口腔生物材料研究领域，对于深入研究各种材料在口腔医学领域的应用具有重要意义。

口腔的软、硬组织及修复体结构十分复杂，其组成和材料各不相同。每一种材料其实也不是所有部分力学性能都相一致。如何使样本的测量值对于整个材料具有普遍意义？为便于分析研究材料强度、刚度、稳定性、应力状态等，必须首先对材料性能、结构形式等作某些基本假设，适当简化模型和计算。这种假设或简化往往是按力学常规而进行的，通常有以下几点：

（一）连续性假设

固体材料内部分子结构间均存在不同程度的空隙，通常假设材料（或构件）的整体体积内均为无空隙地充满物质。当空隙的大小和结构尺寸相比极为微小时，通常将它忽略不计。

实际上，在牙本质、釉质和修复充填材料内部，存在着不同程度的空隙。然而，当空隙大小和构件尺寸相比极为微小时，通常可将它们忽略不计，而认为材料是均匀密实的。

（二）均匀性假设

各种材料其基本组成部分的性能都存在着不同程度的差异，但由于材料组成的构件尺寸远远大于基本组成部分的尺寸，按统计学观点，仍可把材料看成是均匀的，即认为其内部任何部位所取得的微小单元体（或称为微体）的性能与构件性能完全相同。可以认为通过试样所测得的材料特性，也可用于构件内的任何部位。

（三）各向同性假设

凡沿各个方向均具有相同性能的材料称其为各向同性材料。严格地说，材料沿各个方向往往具有不完全相同的性能。由于构件中微细的分子极多，而且它们在构件中的排列又极不规则，所以按统计学观点，可以看成各向同性材料。如釉质、牙本质、牙槽骨、牙周膜等单项材料，就自身而论，都视其为各向同性材料。为了简化计算，在对口腔材料有关力学问题进行计算分析时，也常常将研究对象假设为各向同性材料。

（四）线弹性假设

认为材料受载荷时的应力与应变的关系为线性关系，当载荷卸除以后，结构变形完全恢复。

第一节　力学性能测试方法

一、概　　述

材料的力学性能指标除了取决于其化学成分、内部结构、表面形态以外,还与测试方法、试样形状、尺寸、加工精度和方式以及环境温度等因素密切相关。因此,为了使测试的力学性能在国际、国内都能通用,便于交流,对试样、试验设备和试验方法均建立了相应的国际或国家标准。并对各种材料力学性能指标的定义、测试方法等都作出了统一规定。目前,材料的力学性能测试主要依据国标 GB/T 228—2002、GB/T 7314—2005 等。

二、力学性能测试原理及方法

材料在外力作用下所表现的力学性能需要通过力学加载试验来测定。下面介绍材料力学性能的常用测试方法和一些基本的力学概念。

(一) 万能力学试验机的基本原理

万能力学试验机(universal mechanical tester)是材料试验室最常用的基本设备。一般情况下,将能够进行拉伸、压缩、弯曲等三种以上力学性能测试的力学加载试验机称为万能力学试验机。万能试验机由驱动系统、控制系统和测量系统等组成。一般均配备有专业软件,可实现自动获取材料各种应力-应变曲线、弹性模量、屈服强度、拉伸强度、断裂强度-延伸率和断面收缩率等力学数据。

将拉伸试样固定于根据加载不同要求设计的钳形夹具上可进行材料的拉伸试验,将压缩试样固定于压板上可进行材料压缩试验,也可采用专用装配进行弯曲、剪切、扭转等试验。

(二) 材料拉伸力学性能测试方法

1. 拉伸试验　拉伸试验是研究材料力学性能最常用、最基本的试验。静态加载是最基本的材料力学测试加载方法。试验时,试样置于试验机中,将载荷缓慢匀速施加于试样两端(静态加载)使试样受到轴向拉伸力,试样在拉伸中沿轴向逐渐伸长直至拉断为止。通过拉伸试验,可以对试样拉伸状态下的一系列力学性能指标进行测试。

2. 拉伸试样　最常见的标准拉伸试样的截面是圆形和矩形。如图 13-1 所示。m 和 n 之间的杆段称为试验段,长度 L 称为标距。

要求试样尺寸如下:

圆截面试样:标距 $L=10d$ 或 $L=5d$(L 为标距,d 为试样试验段的直径)

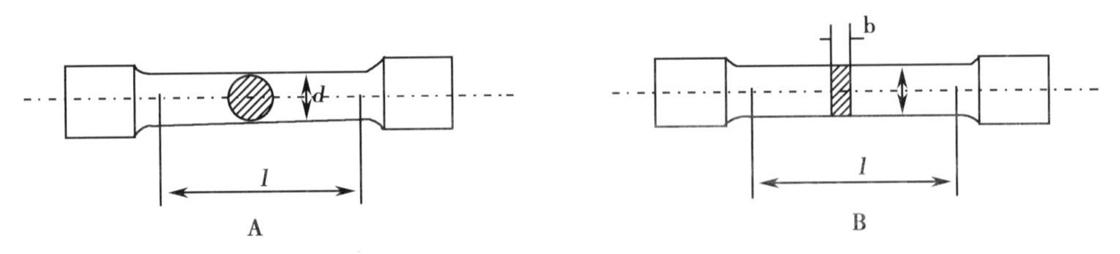

图 13-1　试样的截面形式

矩形截面试样：$L=11.3\sqrt{A}$，或 $L=5.65\sqrt{A}$（L 为标距，A 为矩形截面积）。

按国家标准 GB 228—2002 的规定，试样的有关尺寸规定如表 13-1 所示。

表 13-1　试样的尺寸规定

试样		标距 l_0(mm)		截面积 S_0(mm^2)	圆形试样直径 d (mm)	延伸率
比例	长	11.3	或 10d	任意	任意	A
	短	5.65	或 5d			A

3. 测试方法　力学性能指标通常在室温下测定。一般规定为 10～35℃ 范围内。首先将试样安装于力学试验机的夹具内，在试验段装上测量变形的仪器，然后开动机器，按照设定的横梁位移速度缓慢匀速加载。随着轴向载荷 P 不断增加，试样被逐渐拉长，直到试样断裂为止。试验机自动绘出应力—应变曲线图（图 13-2）。电脑采集数据，得出相关力学性能指标。

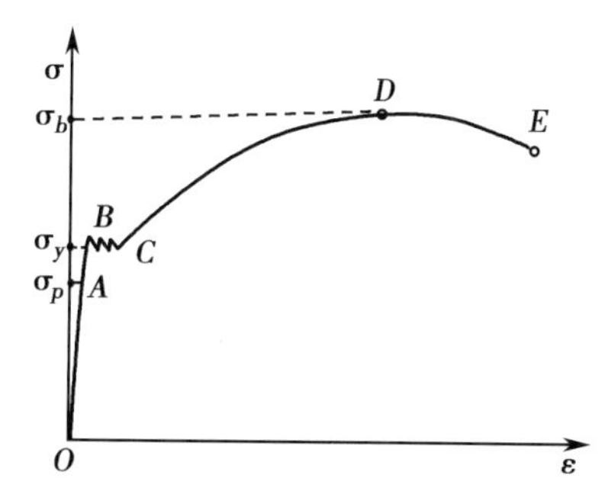

图 13-2　应力—应变曲线图

4. 弹性模量测试　弹性模量（modulus of elasticity）表示材料抵抗弹性变形的能力，亦称为杨氏模量，体现了材料的刚度。测定材料弹性模量 E 一般采用比例极限内的拉伸试验。材料在比例极限内服从虎克定律，其荷载与变形关系为线性关系。材料在轴向拉伸应力-应变曲线图中，在加载起始部分有一段弹性阶段，此时，应力与应变的比例常数即为材料的弹性模量 E。多数材料在弹性变形范围内的应力-应变曲线是一条直线，弹性模量为该段直线的斜率。弹性模量大，说明材料刚性大，材料抵抗变形的能力强。

弹性模量可通过下式计算：

$$E=\frac{\sigma}{\varepsilon}$$

式中：E 为弹性模量；σ 为应力；ε 为应变。

若已知载荷 ΔF 及试件尺寸，只要测得试件伸长 ΔL 或纵向应变即可得出弹性模量 E。

弹性模量的单位与应力单位相同，通常为 MPa 或 GPa。1GPa＝1000MPa。国标中也使用 N/mm^2，1GPa＝1000N/mm^2。

5. 比例极限、屈服强度和强度极限（proportional limit，yield strength，ultimate strength）不同材料的试样在拉伸过程中表现有所不同。一般情况下，材料拉伸时经历了正比、屈服、强化和局部收缩四个阶段，并存在三个特征点，相应应力依次为：比例极限、屈服强度和强度极限。

在正比阶段，材料变形为弹性变形，应力应变呈现出线性关系，材料服从胡克定律，材料具有抵抗弹性变形的能力。

在屈服阶段，载荷变化很小，应力几乎不变，试样的变形（伸长）却急剧增加，失去了抵抗变形的能力，这种现象称为屈服。由于最大的切应力，45°方向出现滑移线。

在强化阶段,经历了屈服之后,材料又增强了抵抗变形的能力。此时,要使得试样继续变形,需要增大应力,这种现象称为强化。强化阶段材料产生弹性和塑性变形,强化阶段的最高点所对应的应力称为强度极限。

在颈缩阶段,试样出现颈缩之后,横截面面积急剧缩小,出现局部收缩,材料变形增大而应力反而下降,最后材料被拉断。

如果是脆性材料,则拉伸时表现为在几乎没有变形的情况下产生断裂。

σ_b和 σ_s统称为材料的极限应力。应力达到强度极限 σ_b时会引起试样断裂,达到屈服应力 σ_s时出现显著塑性变形。口腔修复体在行使功能时断裂或显著塑性变形都是不允许的。对于脆性材料,强度极限 σ_b为其唯一强度指标,故以 σ_b为极限应力;对于塑性材料,由于 $\sigma_s<\sigma$,则应以 σ_s为极限应力。比如计算钴铬合金或镍铬合金可摘义齿支架在口腔内的强度,应该以相应材料的屈服应力作为强度极限。

材料在拉伸、压缩和剪切过程中的极限强度分别称为拉伸强度、压缩强度和剪切强度(tensile strength,compressive strength,shear strength)。

6. 延伸率和断面收缩率(elongation percentage,reduction area) 材料在拉伸断裂后,总伸长与原始标距长度的百分比称为材料的延伸率。用公式表示:

$$\delta=\frac{l-l_1}{l}\times100\%$$

式中:δ 为延伸率;l 为原长;l_1为式样断裂前的最大长度;试验段伸长量为 $l-l_1$。

延伸率是衡量材料塑性变形的一项重要指标。延伸率大的材料加工时不易断裂,且能抵抗较大冲击载荷。通常将延伸率≥5% 的材料称为塑性材料,延伸率<5% 的材料称为脆性材料。

衡量材料塑性变形的另外一项重要指标是断面收缩率 ψ。断面收缩率是材料断裂后试样横截面积的相对收缩值。假设试样横截面原来面积为 F,断裂后试样断面最小横截面面积为 F_1,则断面收缩率为:

$$\psi=\frac{F-F_1}{F}\times100\%$$

截面收缩率的测定:对于圆形截面,只需要测出断口处的最小直径(一般从相互垂直的方向测两次,取平均值)即可求出横截面积最大缩减量,最后求得断面收缩率。

7. 泊松比 在拉伸或压缩时,试样会同时产生轴向和侧向应变。拉伸时材料在加载方向被拉长,同时,材料横截面积减小,轴向压缩时则相反。试样在轴向荷载下、在弹性范围内横向应变与轴向应变之比的绝对值称为泊松比(Poisson ratio),记为 ν。在拉伸试验中,泊松比表明在弹性变形过程中,试样截面积减小与试样的伸长呈比例关系。

用公式表示:

$$\nu=\left|\frac{\varepsilon'}{\varepsilon}\right|$$

式中:ν 代表泊松比;ε'表示材料的横向应变;ε 表示材料的轴向(纵向)应变。

泊松比的测定:可通过拉伸试验测定。采用拉伸试样,于试样两侧沿轴线方向黏贴两个

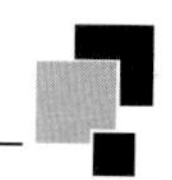

工作电阻应变片，另在垂直于试样轴线方向黏贴两个应变片，组成应变测量电桥，根据电桥测得的横向和轴向应变，即可求得泊松比。实验至少进行两次，取线性较好的一组记录为本次实验数据。（具体方法参见 GB/T 22315—2008 金属材料弹性模量和泊松比试验方法）

8. 注意事项　拉伸试验中对于加载速度以及试样尺寸应严格按照下列要求进行：

（1）加载速度对试验结果影响比较大，必须严格控制，保持恒定。应变速率控制今后可能成为加载速度的主要控制模式。目前口腔生物材料拉伸试验的加载速度多以横梁位移速度（crosshead speed）表示，一般为 1.0mm/min。试验中要注意不断测定试样所受载荷、伸长量或轴向横向应变参数，直至试样被拉断。根据测得数据求得相关力学性能数据。

（2）为了使材料的力学性能测定结果具有可比性，应按照 GB/6397 或 GB/T 2975 规定的尺寸制备试样。

试样横截面可为圆形、矩形等。对试样测试段表面及与夹持段过渡部分的加工有严格要求，以便使测试段处于均匀分布的轴向拉伸应力作用下，尽量使试样不产生应力集中。试件平行长度和夹持部分之间应该以过渡弧连接。过渡弧的半径应达到如下要求：圆形横截面试样不小于 0.75d，矩形横截面试样不小于 12mm。当试样横截面积太小（比如牙齿等体积小的样本），以至于采用比例系数 5.65 不能符合这一最小标距要求时，可采用 11.3 或采用非比例试样，非比例试样原始标距 L_0与其原始横截面积 S_0无关。

有时，需要对牙体硬组织或者牙体与树脂的粘结强度进行拉伸试验，测定在特定状态下牙体硬组织的拉伸力学性能或牙体与树脂的拉伸粘接强度。但对于牙齿试样，由于体积太小，无专用夹具，固定试样有一定困难。牙齿的拉伸实验必须另外设计专门的夹具，牙齿也必须加工成特定的形状。这就是微拉伸试验，关于微拉伸试验的详细介绍见第 15 章第 1 节。

（三）材料在压缩时的力学性能测试方法

拉伸试验可以得到材料的一系列力学性能指标，但是脆性材料如陶瓷、牙体硬组织等在拉伸时呈脆性断裂，因此有些力学指标无法求得。压缩试验是适合脆性材料的力学性能试验（金属材料压缩时的力学性能测定，可参照 GB/T 7314—2005）。

1. 压缩试样　拉伸试验使用的细长试样，在压缩时容易因失稳而导致破坏。所以，在压缩试验中，通常使用短而粗的圆柱形试样。试样直径 d_0通常取 10 ~ 20mm，短圆柱试样高度 h_0（图 13-3），通常取 1 ~ 3d_0。

压缩试验对于试样端面的加工要求很高，两端必须平行并且和轴线垂直，表面光洁度为 Δ7 ~ 9。压缩时一般采用两端平压法，此方法使试样上下两端与试验机承垫板之间产生很大摩擦力，阻碍试样上下部的横向变形，容易导致测得的压缩强度较实际偏高。当试样高度相对增加时，摩擦力对试样中部的影响则变小，因此，压缩强度与 h_o/d 比值密切相关。为了比较相同试验条件下不同材料压缩时的力学性能，需要对 h_o/d 的值作出规定。实践表明，此值取在 1 ~ 3 的范围内为宜。若小于 1，则摩擦力影响太大；若大于 3，摩擦力的影响虽然减小，但稳定性的影响却显著增大。

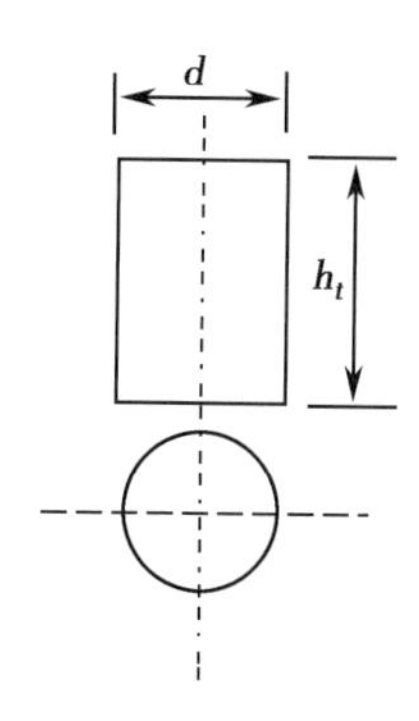

图 13-3　压缩试样

2. 测试原理和方法　塑性材料试样压缩时候，同样存在弹性极限、屈服极限，而且数值和拉伸所得的数值差不多，但是屈服却不像拉伸那样明显。从进入屈服阶段开始，试样塑性变形就有较大的增长，试样截面面积随之增大。由于截面面积的增大,要维持屈服时的应力,载荷要相应增大,载荷也在上升,看不到锯齿段。在缓慢均匀加载下,当材料发生屈服时,载荷增长缓慢,这时所对应的载荷即为屈服载荷 F_S,要结合自动绘图绘出的压缩曲线中的拐点判定。比如脆性材料的代表铸铁试样在压缩时,时间在达到最大载荷 F_B 前会产生较大的塑性变形,最后断裂。试样的断裂有两个特点:一是断口为斜断口;二是按照 F_B/A 求得的强度极限远比拉伸时的高,大致是拉伸时的 3 ~4 倍。

3. 实验条件　压缩试验对试验速率和环境温度有一定要求:

(1) 试验速率:采用控制应力速率的方法。一般 1 ~10MPa/s 范围内。

(2) 室温控制:一般在 10 ~35℃。对于材料在此温度范围内敏感而要求更为严格室温范围的实验,可采用 23℃±5℃的温度。

4. 压缩力学性能指标　主要有压缩强度、弹性模量 E、屈服极限 σ_s。对于脆性材料,试样压缩至破坏过程中的最大压缩应力称为压缩强度。对于塑形材料,因压缩变形后截面积增大,无法得到强度极限 σ_b。塑性材料的弹性模量 E、屈服极限 σ_s 都与拉伸基本相同。

脆性材料试样在试验时容易在较小的变形下突然破坏。脆性材料($\delta \leq 5\%$)没有明显的屈服与塑性变形阶段,试样在变形很小时即被拉断。某些脆性材料的应力-应变曲线上也无明显的直线阶段。弹性模量由应力-应变曲线的割线的斜率确定。

大多数脆性材料具有耐压而不耐拉的特点,压缩时的力学性能与拉伸时有较大差异。脆性材料的压缩强度远远高于其拉伸强度。釉质、牙本质与复合树脂材料均具有这样的特性。

5. 径向拉伸强度(diametral tensile strength)　塑性材料拉伸测试方法也可用于脆性材料。但是,脆性材料在拉伸试验时要非常小心,在试样任何部位只要产生应力集中就会造成试样过早断裂。虽然用特制夹具可确保脆性材料轴向拉伸加载而将局部应力集中减少到最小,但要想得到理想结果仍然非常困难。脆性材料拉伸试样制作时容易意外断裂,试验也比较难进行。可通过径向拉伸试验(diametral tensile test)来间接求得材料的拉伸强度。即采用压缩试样通过进行压缩试验来间接测试脆性材料的拉伸强度(图 13-4)。

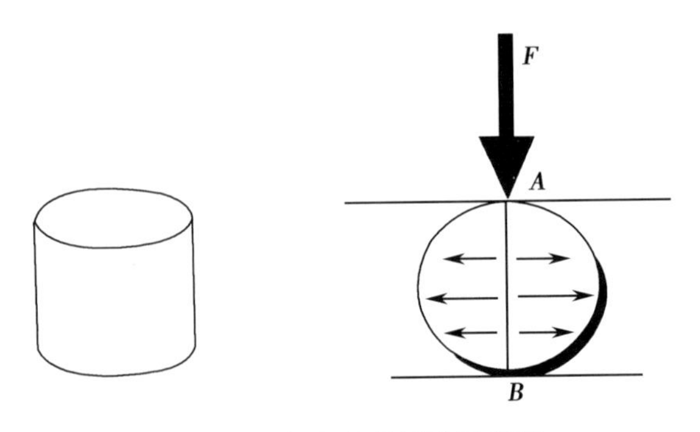

图 13-4　径向拉伸试验示意图

如图 13-4 示,试样径向受压时,在 AB 方向实际上受拉力作用。大量脆性材料试验结果表明,载荷达到一定值时,破坏从试样直径 AB 方向发生。这种典型破坏显然是最大拉应力所致。此时,拉应力与压缩载荷成正比。这种方法被广泛用来测定一些脆性材料的拉伸强度。

可根据断裂载荷按公式求出拉伸强度。

$$\sigma=\frac{2P}{\pi dt}$$

式中:σ 为拉伸强度;P 为载荷;d 为圆盘试样直径;t 为试样厚度。

6. 注意事项 对试样两端面的平行度与轴线的垂直度加工有严格要求。要保证在试验中实现单向压缩。压缩实验时试样难免有微弯、偏心等,从而影响试验结果。需给予一定限制条件:首先,试样不能太长,以免试验过程中失稳;其次是控制试样两个端面平行度,使其平行,以免试验时出现偏心受压;三是注意试验机加载头加力时只能沿试样轴向运动,不可有其他自由度的移动。对于径向拉伸试件,要求试件在压缩时上下受压面必须平行,否则会影响测试结果。

(四) 材料在弯曲时的力学性能测试方法

修复体和充填物在口腔的受力状况比较复杂,有时还受到弯曲力的作用。材料在弯曲加载下所表现的力学行为与单纯拉应力或者压应力作用下的表现不完全相同。因此,有时还要测定材料在弯曲时的力学性能,以作为材料选择的重要依据。

关于弯曲强度试验,可以参照国家标准 GB/T 232—1999(金属材料弯曲试验方法)和 GB/T 244—1999(金属管弯曲试验方法)

1. 弯曲试验(flexure test) 弯曲试验用来测试脆性材料和低塑性材料的抗弯强度,又称弯曲强度。试样在弯曲试验时承受弯矩作用,其内部应力与轴向拉伸和压缩时产生的应力相似。由于试样截面上的应力分布不均匀,外表面最大,中心为零,应力方向发生变化。

弯曲试验与拉伸试验相比具有以下特点:

(1) 弯曲实验试样形状简单,操作方便。不存在拉伸实验时试样容易产生偏斜对试样造成的影响。因此,弯曲试验常用于测定一些脆性材料的强度。

(2) 弯曲实验试样表面的应力最大,可以比较灵敏地反映材料的表面缺陷,在需要对表面缺陷进行研究时,可以选用弯曲试验。

2. 弯曲试样 弯曲试验所用圆形截面试样的直径 d 为 5 ~ 45mm,矩形截面试样的尺寸 h×b 为 5mm×7. 5mm(或 5mm×5mm)至 30mm×40mm(或 30mm×30mm),试样跨距为直径 d 或高度 h 的 16 倍。一般需要制备 5 个试样。

3. 试验条件 使用万能试验机,加载速度 0. 75mm/min±0. 25mm/min 或 50N/min±16N/min。设备主要由 2 个中心距为 20mm 彼此平行的圆柱(直径 2mm)和一个位于上述两圆柱中间与其平行的圆柱(直径 2mm)组成,构成对试样的三点加载。

4. 弯曲试验原理和试验方法 弯曲试验时,将圆柱形或矩形试样放置在一定跨距的支座上,进行三点弯曲或四点弯曲加载,记录弯曲力和试样挠度之间的关系曲线,可以确定材料在弯曲力作用下的力学性能(图 13-5)。

5. 弯曲强度(flexure strength) 弯曲强度又称挠曲强度,它是指材料抵抗弯曲不断裂的能力,主要用于考察陶瓷等脆性材料的强度。一般采用三点或四点测试方法。其中三点测试最常用。其值与承受的最大压力成正比。

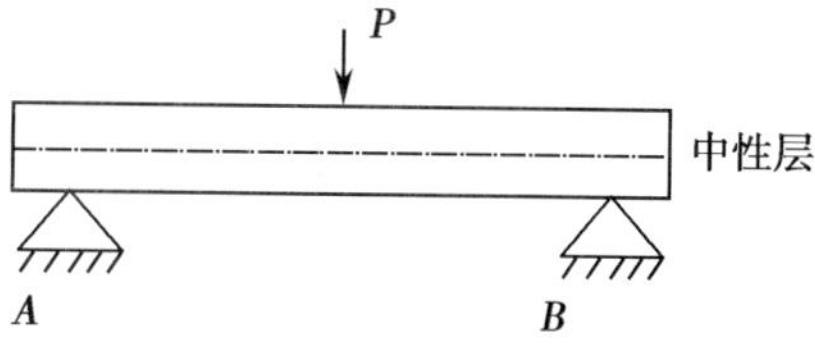

图 13-5 弯曲试验示意图

三点弯曲强度测试公式：

$$R=\frac{3F\times L}{2b\times h\times h}$$

式中：F 为破坏载荷；L 为跨距；b 为宽度；h 为厚度。

（五）材料在扭转时的力学性能测试方法

测试材料的力学性能，通常不做扭转试验，扭转试验主要用于对材料力学理论的研究提供必要的实验支持。（详见 GB 10128-889 金属室温扭转试验方法）。

1. 扭转试样　采用圆柱形试样，直径 $d_0=10$mm，标距长度 L_0 分别为 50mm 和 100mm，试验段长度可以为 70mm（图 13-6）。

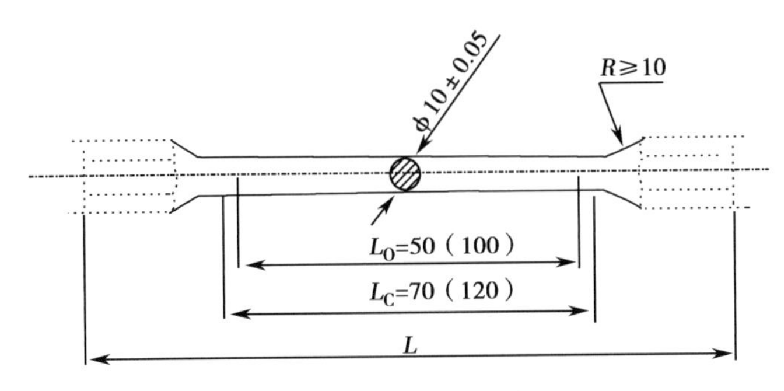

图 13-6　扭转试验试样标准

2. 试验条件　屈服前扭转速度 6°/min～30°/min，屈服后不大于 360°/min。速度的改变应该没有冲击效应。

3. 扭转试验原理　试验时，对试样施加扭矩 T，随扭矩增加，试样两个横截面产生相对转动，相对扭角为 ω，得出扭矩-扭角曲线（T-ω）曲线（扭转曲线）。

可以测定的性能指标：切变模量、扭转屈服点、扭转强度。

（六）材料的疲劳试验测试方法

自然牙、口腔修复体和充填体在连续咀嚼过程中，殆力类似于脉动循环的随机载荷，牙齿、牙周组织和修复材料如全口义齿、种植体和可摘局部义齿卡环等结构处于交变应力作用下，容易出现疲劳破坏。了解这些材料疲劳性能非常重要。

1. 疲劳和疲劳荷载　疲劳是指材料在反复加载下的渐进性破坏。人的咬合殆运循环使口腔生物材料在口腔内承受着随着时间做周期性变化的应力的作用，这种应力称为交变应力。在交变应力作用下，虽然所受应力小于其强度极限，但经过应力的多次重复后，材料将产生可见裂纹直至完全断裂。疲劳破坏是指经过足够应力或应变循环后，损伤累积到一定程度可使材料的结构产生裂纹，并使裂纹进一步扩展至完全断裂。对陶瓷材料而言，在静载荷下，陶瓷的承载能力随时间延长而下降的断裂现象也称为疲劳。

与静载荷或一次冲击加载破坏相比，疲劳破坏有以下特点：

（1）疲劳破坏是低应力循环延时破坏。破环时的应力水平一般低于材料的拉伸强度，甚至屈服强度。

（2）疲劳是脆性破坏。在疲劳破坏发生前不会发生塑形变形或者有变形预兆，它是一种潜在突发性脆性断裂。

（3）疲劳对缺口、裂纹以及组织缺陷非常敏感。缺口和裂纹导致应力集中，增加了对材料的损伤，材料有缺陷可降低其局部强度，这些都加速了疲劳破坏的开始和发展。

2. 疲劳试验原理　疲劳试验机是一种主要用于测定材料在室温状态下的拉伸、压缩或拉、压交变负荷的疲劳性能试验的机器。一般将试样置于小于屈服强度的交变应力下直到其破坏来进行疲劳破坏试验。其特点是可以实现高负荷、高频率、低消耗，从而缩短试验时间，降低试验费用。

口腔材料研究使用疲劳试验机主要是测定金属、合金和非金属材料（如纤维桩、全口义齿基托、可摘义齿支架等）在室温状态下的拉伸、压缩或拉压交变负荷的疲劳特性、疲劳寿命及裂纹扩展试验。高频疲劳试验机在配备相应试验夹具后，可进行交变载荷下的三点弯曲试验、四点弯曲试验等。比如，测定纤维桩的疲劳强度就是采用三点弯曲试验的方法，以一定频率的交变负荷循环加载，记录材料的疲劳强度。

3. 疲劳试样　试样形状可根据不同要求设计成圆柱形、圆锥形和漏斗形，其试验截面均为圆形。实验部分形状应该根据所用试验机的加力方式设计，加力部分形状应根据所用试验机的加力方式设计（详情参见 GB 4337—84）。试样夹持部分截面面积与试验部分截面面积之比要大于 1.5；如果为螺旋夹持，此比值不小于 3。

4. 疲劳强度　疲劳强度是指材料在反复载荷作用下发生失效时的应力，又称为疲劳极限。即试样不发生断裂的最大循环应力值，它取决于反复加载的循环载荷的大小及次数。常通过测定疲劳曲线求得材料疲劳强度。疲劳曲线是用旋转弯曲疲劳试验测定的。该曲线是以最大交变应力时，产生破坏的应力循环次数对应应力峰值绘出。

5. 注意事项　测试时要注意环境因素的影响，任何可能导致材料退化的环境改变都会影响测试结果。比如：温度、湿度、pH 等的变化都可能降低疲劳性能。

（七）材料的冲击试验测试方法

人在咀嚼过程中有时会突然咬到硬物，拔牙时有时需要锤击劈冠或者增隙，此时人牙受到与静载荷完全不同的冲击载荷的作用。一些材料在受到冲击载荷时的抗折裂性能远低于其受静态载荷时的抗折裂性能。为了研究材料在冲击载荷作用下的力学特性，需要进行冲击力学性能试验。

1. 冲击和冲击载荷　冲击载荷与静载荷的主要区别在于加载速率不同，加载速率是指载荷施加于物体上的速率，用单位时间内应力增加的数值表示。

2. 冲击强度　冲击强度是试样在冲击破坏过程中所吸收的能量与原始横截面积之比。

3. 冲击试验原理　材料受到突然打击而断裂时材料吸收的总能量可以反映材料的抗冲击性能。为了显示冲击载荷对材料的影响，需要进行缺口试样冲击弯曲实验，测定材料的抗冲击性能。缺口试样冲击弯曲实验原理见图 13-7 所示。

4. 冲击试样　标准试样是 U 形或 V 形缺口。如图 13-8（A）、（B）所示。测量一些脆性材料的冲击强度，通常采用 10mm×10mm×55mm 的无缺口冲击试样。

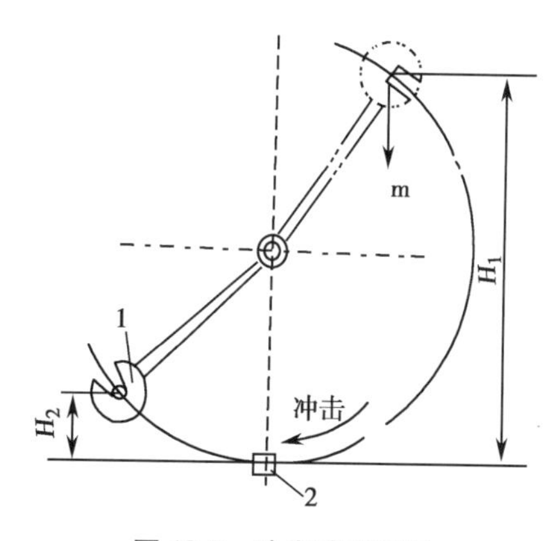

图 13-7　冲击试验原理

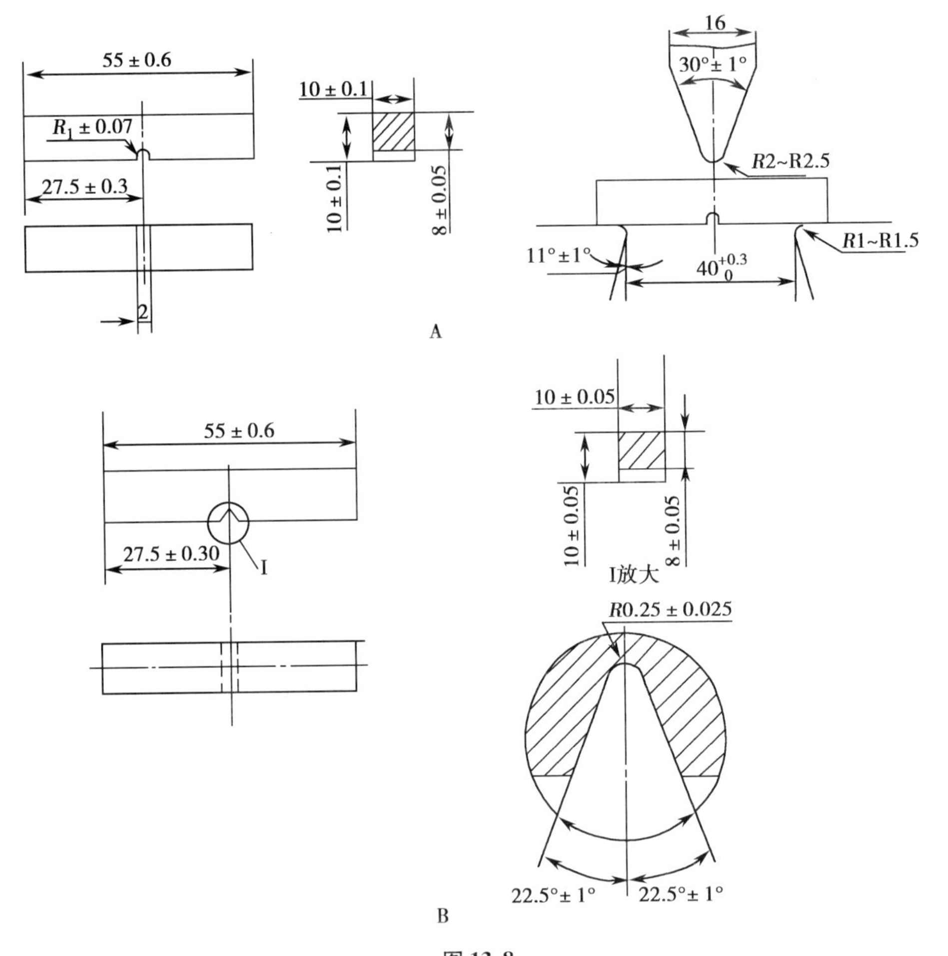

图 13-8

A. U形缺口标准试样 B. V形缺口标准试样

5. 试验方法 实验在摆锤式冲击试验机上进行。将试样水平放在试验机支座上，缺口位于冲击相反方向，然后将具有一定质量 m 的摆锤举至一定高度 H_1，使其获得一定位能 mgH_1，释放摆锤冲断试样，摆锤的剩余能量为 mgH_2，摆锤冲断试样失去的位能为 mgH_1-mgH_2，即试样变形和断裂所消耗的功，用 A_K 表示，即试样在一次冲击试验时，单位横截面积(m^2)上所消耗的冲击功(J)，其单位为 MJ/m^2。

6. 注意事项 对于冲击试验，有如下注意事项：

(1) 由于各种条件的不同，在不同试验机上测定的 A_K 值可能相差 10%~30%。

(2) 同一材料不仅在不同试验机上测得的 A_K 值不同，即使在同一试验机上进行冲击弯曲试验，由于试样不同，测得数据也不相同，不存在换算关系，不能对比。因此，查阅国内外文献，要注意冲击弯曲试验的条件。

(八) 材料的粘接强度测试方法

粘接强度测定是评价牙科材料粘接性能最常用的方法之一。主要有剪切粘接强度、拉伸粘接强度和剥离粘接强度测试。不同试验方法获得的粘接强度数值可以完全不同，因而缺乏可比性。有关粘接强度的具体测试方法详见第十五章第一节。

第二节　硬度测试

一、概　　述

材料局部抵抗硬物压入其表面的能力称为硬度。是固体材料抵抗永久表面压入的能力。一般认为硬度是指材料表面上不大体积内抵抗变形或者破裂的能力。硬度是衡量材料软硬程度的一项重要的性能指标。也是材料弹性、塑性、强度和韧性等力学性能的综合指标。

用各种硬度试验机采用静载荷压入法试验测定硬度是现代检测硬度常用的方法。常用的硬度单位有布氏硬度、洛氏硬度和维氏硬度等。

二、常用的硬度测试方法

（一）布氏硬度

1. 试验原理　在布氏硬度（Brinell hardness，HB）试验中，用来计算平均应力的面积为接触面积。布氏硬度的测定原理属于静载荷压入试验。是用一定大小的试验力 F（N），把直径为 D（mm）的淬火钢球或硬质合金球压入被测金属表面（图 13-9），保持规定时间后卸除试验力，用读数显微镜测出压痕平均直径 d（mm），然后按公式求出布氏硬度（HB）值，或者根据 d 从已备好的布氏硬度表中查出布氏硬度值。即试验力 F 除以压痕球形表面积 A（即材料表面压痕的接触面积）所得的商，单位为 N/mm^2。通常布氏硬度值不标出单位。

$$计算公式：HBW=\frac{0.102F}{A}=\frac{0.204F}{\pi D(D-\sqrt{D^2-d^2})}$$

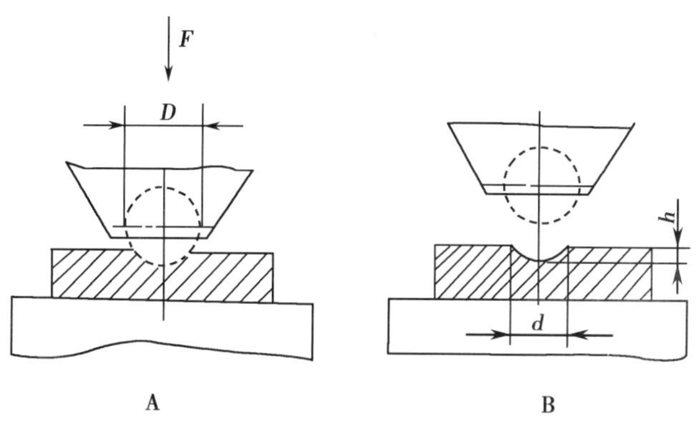

图 13-9　布氏硬度测量示意图

2. 试验条件　对于材料相同而厚薄不同的试样，要测得相同的布氏硬度值，或对于软硬不同的材料，要求测得的值有可比性，在选配压头球直径 D 以及试验力 F 时，应保证得到几何相似的压痕。同时，压痕直径应控制在 0.24～0.6D 之间，以确保得到有效的硬度值。

压头球直径 D 有 10mm、5mm、2.5mm 和 1mm 四种，主要根据试样的厚度选择，应使压痕深度h小于试样厚度的1/8,当试样厚度足够时,应尽量选用10mm的压头球(参照国家标准GB/T 231.1—2009金属材料-布氏硬度试验)。

布氏硬度试验测试时,由于压痕面积较大,基本可以反映较大范围内材料各组成相综合影响的平均性能,其测定的数据相对稳定、重复性好。其不足之处是所用的压头为淬火钢球,在测试较大硬度材料时可能会出现钢球变形影响测试结果,因此不能用该方法测定HB450以上的材料硬度。布氏硬度试验的另一个缺点是对不同材料进行硬度测试需要更换不同直径的压头和改变试验力,压痕直径的测量也比较麻烦。

(二)维氏硬度(HV)

1. 试验原理　与布氏硬度相同,也是根据压痕单位面积所承受的试验力计算硬度值。所不同的是维氏硬度试验的压头是两相对面夹角α为136°的金刚石四棱椎体。如图13-10所示。压头在试验力F(N)作用下将试样表面压出一个四方锥形的压痕,经过一定保持时间后卸除试验力,测量压痕对角线平均长度d,用以计算压痕表面积,维氏硬度值(HV)为试验力F除以压痕表面积A所得的商。

$$公式:HV=\frac{0.102F}{A}=0.1891\frac{F}{d^2}$$

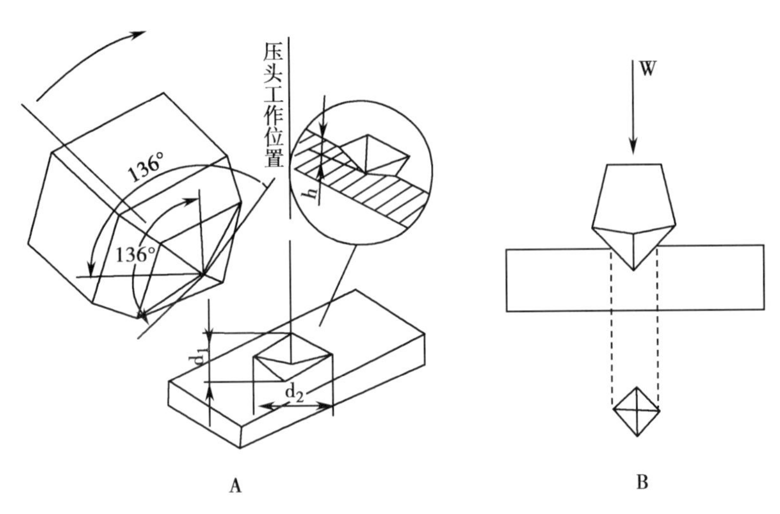

图13-10　维氏硬度测量示意图

2. 试验条件　为了在改变试验力时压痕的几何形状保持相似,不至于影响硬度值,试验采用正四棱椎体压头。维氏硬度的试验力可以查表得出,常用的试验力的范围为49.03~980.7N。使用时应该尽量选取较大的试验力,以减小压痕尺寸的测量误差。载荷可以从1~120kg范围内根据试样大小、厚薄和其他的条件进行适当选择。压痕对角线长度用试验机上的测微计测得,先测出压痕两根对角线的长度,求其平均值作为压痕对角线长度d,测出d后即可用计算方法或者从不同载荷下计算好的对照表中查出试样的维氏硬度值。维氏硬度的优点为不会出现布氏硬度测试时可能发生的压头钢球变形问题,四方形的锥形压痕轮廓清晰,采用对角线长度计算精确可靠(参照国家标准GB/T 4340.1—1999金属维氏硬度测试)。

(三)显微硬度

1. 试验原理　显微硬度(micro hardness)即显微压痕硬度的简称。实际上就是小负荷

的维氏硬度试验，其原理和维氏硬度试验相同，所不同的是，负荷是以克计算，压痕对角线长度以微米（μm）计算，用 HM 表示。维氏硬度试验时，如果选用的试验力比较小，达到 0.098～0.9807N，可以测量金属箔、极薄的表面的硬度以及合金中各种组成相的硬度。如果压痕尺寸小，为提高测量精度，需要配用显微镜，这就是显微硬度试验（显微硬度）。

2. 试验条件　测量仪器为显微硬度计，它是一台设有加负荷装置带有目镜测微器的显微镜。测定之前，先要将待测磨料制成反光磨片试样，置于显微硬度计载物台，通过加负荷装置对四棱锥形的金刚石压头加压。负荷大小可根据待测材料的硬度不同而增减。金刚石压头压入试样后，在试样表面上产生一个凹坑。把显微镜十字丝对准凹坑，用目镜测微器测量凹坑对角线长度。根据所加负荷及凹坑对角线长度可计算出所测物质的显微硬度值。

由于所用金刚石压头的形状不同，显微硬度又分为维氏（Vickers）显微硬度和努氏（Knoop）显微硬度两种。

（1）维氏显微硬度：维氏显微硬度是用对象为 130°的金刚石四棱锥做压入头，其值按下式计算：

$$HV = 18.18 \times \frac{P}{d^2}$$

式中：HV 为维氏硬度（单位 MPa）；P 为载荷（单位 kg）；d 为凹坑对角线长度（单位 mm）。显微硬度试验一般选用的载荷为 2、5、10、50、100 和 200 克力。

（2）努氏显微硬度：努氏显微硬度试验与显微硬度试验相似，所不同的是金刚石压头形状不同，努氏显微硬度是用对棱角为 170°30′和 130°的金刚石四棱锥做压入头，压痕为菱形。压头纵面夹角为 172.5°，横面夹角为 130°。如此可使压痕长对角线长度为短对角线的 7 倍。其值用 HK 表示，可按下式计算：

$$HK = 139.54 \times \frac{P}{L^2}$$

式中：HK 为努氏硬度（单位 MPa）；P 为负荷（单位 kg）；L 为凹坑对角线长度（单位 mm）。

努氏硬度试验没有专门的硬度计，通常是共用显微维氏硬度计，只要更换压头并改变硬度值的算法即可。努氏硬度试验主要用于金属学、金相学研究。它适于测试硬而脆的材料，常被用于测试瓷、玻璃、人造金刚石、金属陶瓷及矿物等材料。它还可用于表面硬化层有效深度的测定，用于细小试样、小面积、薄材料、细线材、刀刃附近的硬度及牙科材料硬度的测试。

（四）硬度测试注意事项

1. 我国和欧洲各国采用维氏硬度，美国则采用努氏硬度。兆帕（MPa）是显微硬度的法定计量单位，而 kg/mm^2 是以前常用的硬度计算单位。它们之间的换算公式为 $1kg/mm^2 = 9.80665MPa$。

2. 硬度有不同测试方法，因此有不同的硬度标准。各种硬度标准的力学含义不同，相互不能直接换算，但可通过试验加以对比。

3. 布氏硬度试验常用于测试口腔金属材料的硬度，该方法不适用于测试脆性或者具有弹性恢复性材料的硬度，钢球容易压碎脆性材料，导致压痕不清晰。比如牙体硬组织、模型石膏、人造石、瓷块等。维氏硬度试验可以用于对金属合金硬度的测定，也可以用于相当脆弱材料的硬度,但用于具弹力材料时,具有同布氏硬度试验同样的缺陷。努氏硬度试验的范围比较广,对极硬、很脆或极软的材料都可以测得其硬度值,可以用于各种材料硬度值的比较试验。

以上只是几种常用的硬度,另外还有肖氏(HS)硬度、邵氏(HS)硬度、巴氏硬度、摩氏硬度等。实践证明,金属材料各种硬度值之间,硬度值与强度值之间具有近似的相应关系。材料的强度越高,塑性变形抗力越高,硬度值也就越高。

第三节　耐磨耗性能测试

一、概　　述

(一) 磨耗

物体(固体或液体)之间的机械性接触并做相对运动(摩擦)造成材料表面的损失称为磨耗(abrasion and wear)。牙磨耗是指咀嚼运动和非咀嚼运动中,由于天然牙或人工牙的𬌗面摩擦、𬌗面与食物摩擦使牙齿硬组织或人工牙𬌗面缓慢丧失、渐进性消耗的现象。这一过程将可能导致牙齿生理学或病理学变化。生理学磨耗使牙𬌗面高度逐渐降低,导致缓慢的进行性牙尖曲度丧失,后牙牙尖顶变平,前牙切嵴变短。病理性磨耗将导致𬌗面破坏和咀嚼运动功能性轨迹改变,可改变前牙结构,破坏前牙切导功能和美观,最终可能导致牙齿、牙周组织甚至颞下颌关节的结构损伤。选择口腔生物材料进行口腔修复不仅要考虑材料的生物、机械、化学和美学性能,还要考虑材料拥有与天然釉质相似的生物摩擦性能。理想的口腔生物修复材料应具有与天然釉质相近的磨耗率、不会对釉质产生非生理性磨耗。磨耗性低于天然牙,会使人工牙𬌗面短期内磨耗大于天然牙,影响咬合功能,无法达到修复效果;相反则可能引起对颌牙过度磨耗,导致牙齿、牙周组织、口颌系统肌肉组织以及颞下颌关节损伤,甚至出现咬合紊乱症状。特别是对天然牙𬌗面已有严重磨耗或有紧咬牙、夜磨牙等不良习惯者,修复材料更会加速对颌天然牙的磨耗。因此,选择与天然牙磨耗性能相近的修复材料是临床修复的一项重要原则。

材料抵抗磨耗的能力,称为抗磨耗性能或者耐磨耗性能。对于牙体修复材料,其耐磨性能是衡量修复和充填材料的重要指标,具有重要的临床意义。

(二) 耐磨性

耐磨性(abrasive resistance)是材料抵抗磨耗的性能。磨耗是一个复杂的、受诸多因素影响的系统过程,迄今为止,还没有一个统一的、意义明确的耐磨性指标,也没有一个统一的、得到大家公认的标准去衡量。通常用磨耗量来表示材料的耐磨性,磨耗量越小,耐磨性越高。磨耗量可用试样摩擦表面法线方向的尺寸减小来表示,也可用试样体积或质量损失来表示。

二、影响磨耗的因素

1. 材料性能　不同的材料,其磨耗性能存在很大差别。

2. 硬度(hardness)　一般情况下,材料抗磨耗能力随表面硬度增加而增强,而表面硬度

一旦越过一定值，则情况相反。许多人认为某种修复材料的硬度可以代替其磨耗性能，实际上有时并不准确。过去认为硬度与材料对釉质的磨耗有关。有些材料，特别一些金属，其磨耗率与相对硬度有关。金属修复体硬度越大，对颌釉质的磨耗越多。相对较软的金合金比硬度高的金属合金导致的釉质磨耗要少。但近来很多研究显示仅修复体硬度这一项参数并不能很好地解释对颌釉质的磨耗。尤其对于那些脆性材料，磨耗和硬度的关系并不相关。

3. 摩擦(friction)　摩擦是一个物体抵抗另一物体运动的能力。摩擦有利也有害，例如，冠修复体与牙齿轴壁之间的摩擦被用来修复体的固位，精密附着体栓道与相应部件的摩擦则可能最终影响义齿的固位和稳定，夜磨牙或者咬紧牙的病人，其牙𬌗面过度磨耗产生的摩擦力可能会增加𬌗面的磨耗。

人类下颌运动通常被描述为三维运动(矢状面、额面和水平面)，导致的咀嚼效应也是三维的。牙齿的形态由许多尖窝的外形组成。在功能性咀嚼运动中，接触滑动的垂直和侧向分力会因不同运动方向而改变。力的改变可使摩擦阻力发生改变。摩擦阻力也随着接触材料和环境而改变。例如，有研究显示瓷-瓷的摩擦阻力是瓷-自凝塑料摩擦阻力的 2 倍，是釉质-釉质的摩擦阻力的 3 倍。体外二体磨耗研究中，显示瓷-瓷滑动摩擦导致的磨耗量更大。自凝塑料对瓷的相对较小的摩擦阻力部分归因于材料间的低摩擦系数。

摩擦系数与载荷和摩擦表面结构、接触面性状的一些参数有关。粗糙表面、高载荷、高滑动速度可以增加摩擦系数，导致更多的磨耗。即便是经过最精细抛光的表面，仍有细微的不规则，与对面摩擦的区域存在交替的凹凸部分。因玻璃或陶瓷的表面硬度在湿润环境中降低，这两种材料很容易就在唾液中显微水平上黏附在一起，接触紧密的表面使得其在湿润环境中摩擦系数更高。另外，当两种材料表面有离子或相对于对方有极性，例如玻璃或瓷，在水中或其他极性溶液中也可增加摩擦系数。

4. 表面粗糙度(surfaceness)　在接触应力一定的条件下，表面粗糙度值越小，抗磨耗能力越高；当表面粗糙度值小到一定值后，对抗磨耗能力的影响减小。

5. 摩擦力(frictional force)　当物体与另一物体沿接触面的切线方向运动或有相对运动的趋势时，在两物体接触面之间有阻碍它们相对运动的作用力，即摩擦力。由于摩擦材料和试验条件各不相同，可用磨耗指数表示或由用磨耗试验机在规定条件下进行试验所测得的材料减量(g/cm^2)，或其倒数表示。

三、常用口腔生物材料及牙齿磨耗测量方法

(一) 牙磨耗测量方法

1. 口内测量方法　主要有直接评估法、模型观测法、外形测量技术、三维磨耗测量法等。

(1) 直接评估法：20 世纪 70 年代由 Cvar 和 Ryge 首先提出，采用视诊和探诊法将磨耗分为三级：①无磨耗：修复体与洞缘的牙体组织相连续；②有磨耗：修复体与洞缘的牙体组织不连续，但未暴露牙本质或基底；③重度磨耗：牙本质或基底暴露。此外还有 Smith 等提出与三级分类法相似的牙磨耗指数 5 级分类法。

特点：方便快捷，适于大量病例的口内观察。但有很强的主观性，对 150μm 以内的磨耗无法测得，精度不够，只能用于普查和筛选。

(2) 模型观测法：1983 年，Leinfelder 使用标准模型，按修复体磨耗程度从 0～500μm 分

级,每100μm为一级共6级,在放大镜下用样本模型与标准模型比较,记录相应等级转换成平均磨耗量。

特点:测量精度达50μm,是国外常用磨耗测量方法。不足之处在于只通过边缘观察难以描述平均磨耗量的改变,高强光源下模型产生阴影影响其相对准确性。

(3) 外形测量技术:1983年,Roulet提出外形测量技术,使用机械针式外形描计,精细描绘翻制模型磨耗面上两参考点之间的微观外形图,通过磨耗前后对比,定量测取磨耗体积丧失量。

特点:测量精度较高,可测量人工牙及天然牙磨耗,但测定范围只限于主观规定的两点之间,会遗漏一些磨耗区域,目前已逐渐被三维磨耗测量所取代。

(4) 三维磨耗测量:在外形测量仪的基础上开发的三维成像系统(CAD)。数据摄入常采用机械探头以一定步距扫描模型表面,或以光学探头应用云纹图、散斑法、光栅法等将模型表面数据数字化,输入计算机形成实体三维图像。比较试验前后三维图像,测量磨耗量,描述磨耗特征。

特点:口内测量直观准确,可进行整个磨耗面定量测定,国外已有天然牙列和人工牙磨耗测量的报道。缺点在于模型技术对测量有影响。机械式探头需复杂的传感装置且数据获得缓慢,光学探头在无参照条件下三维叠加的准度及精度有争议。

2. 口外测量法　主要借助模拟口腔环境的磨耗机和电镜观察手段。

(1) 模拟口腔环境的磨耗机分为三类:划痕式、二体式和三体式。

1) 划痕式磨耗机使用一种较坚硬的刷子在材料试样表面滑动,然后观测划痕,测量划痕深度,分析磨耗机制。也可通过测量重量损失根据比重估算磨耗量。

2) 二体式磨耗机有针-盘式二体磨耗机(应用广泛)、针-鼓式二体磨耗机。原理是使用对磨材料模拟口内天然牙,循环运动方式模拟口腔咀嚼运动,测试材料的磨耗。对磨材料有拔除的天然牙、光滑坚硬的Co-Cr合金等。

3) 三体式磨耗机在相磨材料间加入磨耗介质,模拟口内被咀嚼食物,在一定运动方式下模拟牙列及材料受到的剪切和滑动摩擦力。如以大米、种子壳及一定量的水混合作为介质,也有用谷物壳、PMMA小珠等。

(2) 电镜观察:口外试验的磨耗通过电镜对材料表面细微变化、材料特征的观察,描述磨耗规律、材料性能。同时使用外形测量仪定量测量磨耗量变化。将磨耗机与三维磨耗测量技术结合,进行材料磨耗测量研究,既缩短观察周期,又保证了测量精度。

观察指标:①选用材料磨耗前、后体积或高度的损失(最凹点),但因磨耗深度不同及表面形态不同造成误差;②测量质量损失;③计算体积丧失量:以失水法测量每种测试材料的密度,将每种材料制作成d=4mm、L=10mm的试样,用密度法换算成磨耗后的体积丧失量。

(二) 树脂牙耐磨性能测试方法

1. 试验原理　树脂牙的磨耗性能直接影响到修复效果。磨耗性能是树脂牙临床性能的重要指标之一。通常选择使用结构简单的销-盘式摩擦磨损试验机磨耗机,将树脂牙做成盘销式接触试样,安装磨料碗,在一定负荷、速度下进行端面滑动湿摩擦试验。以此来测定树脂牙材料的磨耗性能。

2. 试验条件　将实验牙齿清洗吹干后包埋和固定在销-盘试验机上,对磨盘安装后倒入配制好的磨料浆中,加载后以一定转速对试样进行磨耗,称量磨耗前后树脂人工牙质量变化

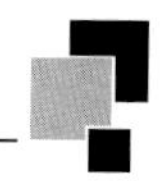

情况，进行对比。载荷选定为50N，机器转速为549r/min，每个试样磨耗时间20分钟，共选用5个试样。磨料浆配制：120g低脂大米放入电动研磨机中研磨1分钟，大米粉、30g小米白糠加到275ml缓冲液中，放入磁力搅拌器中混和1分钟。

（三）牙科复合树脂耐磨耗性能测试方法

主要用于测试光固化和化学固化复合树脂耐磨耗性能。

1. 试验条件　试验应在23℃±2℃，相对湿度为30%～80%环境中进行。

2. 试样要求　使用规定尺寸的不锈钢模具制作试样，每种材料制备3个试样，试样规格为直径10mm±0.1mm，高6mm±0.5mm，按照各自的固化要求完成固化并将试样在37℃±1℃蒸馏水中浸泡24小时。

（1）光固化复合树脂材料：将材料分层填入底部垫有载玻片的模具内，并按制造厂商推荐的光源和照射时间分别对每层表面照射，每层厚度不超过2mm。将试样从模具中取出，对未经照射的底面按上述时间照射一次。将制备的试样在（37±1）℃蒸馏水中浸泡24小时。

（2）化学固化复合树脂材料：按照制造厂商的使用说明书调和材料。调和结束后装入底部垫有载玻片的模具内。将另一载玻片放在模具顶端，轻压载玻片挤出多余材料。材料固化后立即将试样从模具中取出，放入（37±1）℃蒸馏水中浸泡24小时。

3. 测试方法　按照试验要求，将试样安装于加载设备上，磨耗过程中，试样在相对对磨偶件以匀速和恒定半径作圆周运动的同时，在垂直方向上作升高和自由落体运动。试样下落后，在磨耗负荷作用下挤压磨料与对磨偶件接触，并实现相对圆周运动方式的摩擦，摩擦周期为30°角。每个摩擦周期完成后，试样升高（10±0.5）mm，自转90°，并相对对磨偶间完成无接触圆周运动30°角。试样的圆周运动半径为27.5mm；摩擦时，试样中心的线速度为75mm/s。磨耗过程中，每当试样下落时，磨料可以被收集并铺垫在试样与对磨偶件之间，厚度不小于5mm。对磨偶件为特制专用橡胶板，直径（100±1）mm，厚（6±0.2）mm。邵氏硬度：75°±5°。

磨料为符合YB/T5217-2005、牌号FC-98、粒度110目～120目的萤石精矿与蒸馏水混合而成，经过砂纸预磨、磨料预磨和试样清洗等步骤，然后冷风吹干，立即称量。根据称量前后质量，按公式即可以计算出3个试样的磨耗量（详见GB YY/T0113—93）。

（1）磨耗试验方法一：以磨耗体积评价材料的耐磨耗性能。

砂纸预磨后试样装入夹具内，试样露出长度为（3±0.2）mm，锁紧夹具，将夹具安装在工作头上。对磨偶件上铺设400#水砂纸，料盘内加入20ml蒸馏水，以保证试样与水砂纸摩擦时有足够水分。磨耗负荷22N，摩擦次数75次。取下砂纸，对料盘、对磨偶件、试样、夹具冲洗并用绵纸揩干。

1）磨料预磨：将冲洗揩干的对磨偶件、料盘、夹具和试样重新安装。再将125g调制均匀的磨料，放置料盘内。以磨耗负荷172N，对试样摩擦150次。

2）试样清洗：从夹具上取下试样，放入盛有浓度2%中性清洗剂水溶液烧杯中。烧杯置入超声波清洗机水槽中，超声清洗5分钟后，再用蒸馏水超声洗涤5分钟。镊子取出试样用绵纸揩干。将试样悬起，对其上下端面用冷风各吹2.5分钟后，立即称量。

3）称量：用镊子将试样放在分析天平上称量，记为试样磨前质量m_1。

4）磨耗：将试样和夹具重新安装，以磨耗负荷172N，对试样摩擦1500次。记为试样磨后质量m_2。共磨耗三个试样，每次磨耗前更换对磨偶件和磨料。

5) 试样密度测定:按照GB 4472规定的测试方法测定试样密度ρ。

应用式(1)计算三个试样的磨耗量:

$$\Delta V=\frac{m_1-m_2}{\rho} \tag{1}$$

式中:ΔV——磨耗量,mm^3;

m_1——磨前质量,mg;

m_2——磨后质量,mg;

ρ——密度,mg/mm^3。

再按式(2)计算每组的偏差系数CV。如果CV超过15%,则该组试样应重做。

$$CV=\frac{s}{\Delta V} \tag{2}$$

式中:CV——偏差系数,%;

S——标准差,mm^3;

ΔV——磨耗量算术平均值,mm^3。

(2) 磨耗试验方法二:以磨耗高度评价材料的耐磨耗性能。

1) 预磨:同前。

2) 试样清洗:从磨耗机上卸下夹具,清水冲洗试样及夹具,去除磨耗表面及夹具表面磨料,吸水纸擦干试样及夹具表面水分。

3) 测量试样的原始高度:将夹具放于可以沿X、Y两个相互垂直方向运动的载物台(位移精度不小于±0.1mm)上,并标记夹具坐标和转角位置。用数显千分表[测量杆直径(1±0.1)mm,测量精度±1μm],测量试样表面13个点的高度,并对各点编号记录。通过平移载物台,使数显千分表的测量杆对准各测量点位置,测量每个点的读数值,记为初始高度H_1。

4) 磨耗:同前。

5) 试样磨耗高度测量:将试样按标记位置放置,用同样的方法,测量相对应的各点的读数值,记为高度H_2。试样的平均磨耗高度ΔH按下式计算:

$$\Delta H=(\sum_{k=1}^{13}H_1-\sum_{k=1}^{13}H_2)/13$$

国内外学者尽管努力模拟口腔的咀嚼情况,但咀嚼运动和磨耗机制非常复杂,目前还没能研制出能完全模拟口腔运动的磨耗机械装置,临床观察到的磨耗与试验测定的磨耗有较大的区别。目前所用的磨耗试验机还处于探索阶段,模拟的影响因素很少,对磨损机制尚未完全弄清,磨损试验机还存在技术上和性能上的不足。此外,评价牙科材料磨损的检测方法不同,尚无统一的评价标准,结果往往缺乏无可比性。因此,还有待于进一步研究。

(陈亚明)

参考文献

1. 陈治清. 口腔材料学. 第四版. 北京:人民卫生出版社,2008
2. 赵信义,易超. 牙科修复材料学. 第11版. 西安:世界图书出版社,2006

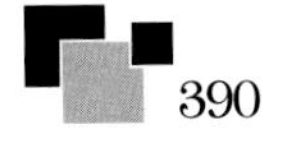

3. 张明,苏小光,王妮. 力学测试技术基础. 北京:国防工业出版社,2008
4. 束德林. 工程材料力学性能. 第 2 版. 北京:机械工业出版社,2007
5. 徐恒昌. 口腔材料学. 北京:北京大学医学出版社,2005
6. 单辉祖. 材料力学教程. 北京:国防工业出版社,1982
7. 薛淼. 口腔生物材料学. 上海:世界图书出版公司,2006
8. 邬雪颖,孙皎. 三种树脂牙耐磨性能的比较研究. 口腔材料器械杂志,2009,18(4):176-178
9. 郑靖,周仲荣,于海洋,等. 口腔环境因素对树脂牙摩擦学特性的影响. 摩擦学学报,2003,23(6):504-509
10. 抛光对 2 种全瓷材料表面粗糙度及磨耗性能的影响. 口腔医学,2014,(34)1:39-41

(陈亚明)

第十四章　口腔材料应用性能测试方法

口腔医疗活动中需使用各种口腔材料恢复缺损或缺失牙齿、牙列的外形和功能。了解口腔材料应用性能评价方法,对于正确使用材料及开发和评价材料有重要意义。

第一节　树脂及水门汀类材料操作性能测试方法

树脂类和水门汀类材料在使用前均为非固化状态,使用前调制成糊状或以膏状置于口内患牙处,在修复部位固化成具有一定强度的硬固状态。因此,材料的操作性能(manipulation properties)如工作时间、固化时间、固化深度、薄膜厚度等对修复质量有很大影响。

一、工 作 时 间

工作时间(working time)与医生的操作时间有关。化学固化类材料,从调和开始,其固化反应即开始,材料稠度不断增加,因此工作时间有限,临床医生必须在材料难以操作或难以塑型之前将它置于应用部位。临床操作应控制在材料的工作时间之内,否则将影响材料的性能和修复效果。

(一) 复合树脂的工作时间

1. 试验原理　化学固化复合树脂由两组分组成,一组分含引发剂如过氧化物,另一组分含促进剂如叔胺,固化反应机制是当两组分混合后,引发剂和促进剂组成的氧化还原引发体系可以迅速分解产生自由基,从而引发树脂聚合反应。该固化反应为放热反应,使材料的温度增加,材料内部整体固化速率一致,黏度逐渐增加。通过测量材料内部温度的变化,可测得其工作时间。双重固化复合树脂的工作时间也可采用此方法测定,因其固化反应兼具化学固化和光固化两种固化反应,工作时间主要针对化学固化部分。

ISO 4049:2009《聚合物基充填、修复和粘固材料》采用热电偶测试材料内部的温度变化,来测试复合树脂的工作时间。

2. 试验器具

(1) 样品槽,高 6mm、直径 4mm。

(2) 热电偶,其顶部嵌入试样槽 1mm。

(3) 温度记录仪,与热电偶相连接。

3. 试验步骤　在(23±1)℃的环境中。自材料调和开始30秒时，将材料放入样品槽中，记录材料的温度T_0，并持续记录材料的温度，直至温度达最高峰(图14-1)。

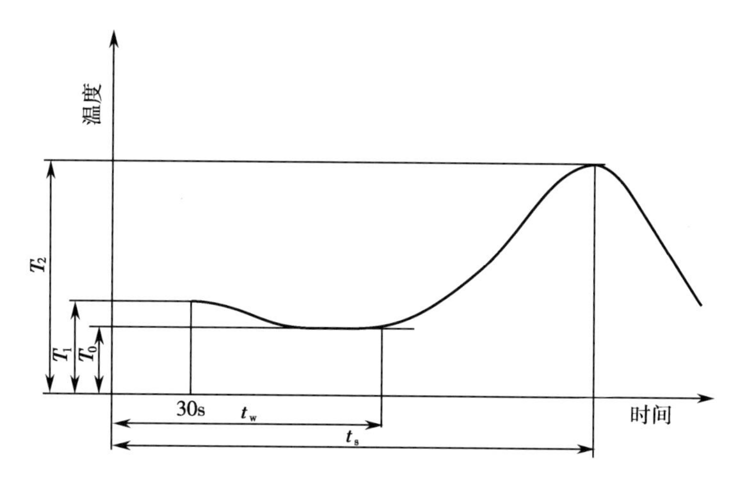

图14-1　工作时间和固化时间记录曲线

注：典型的记录曲线表明热电偶刚插入样品内的温度T_1，插入后温度轻微下降T_0，温度峰值T_2。温度开始上升的时间T_w，表示固化反应开始，也即工作时间的结束。温度峰值的时间T_s，表示固化时间

材料刚进入样品槽时，温度有轻微下降，之后稳定于T_0。随后温度开始上升。温度开始上升的点，表示固化反应开始，也即工作时间的结束。从调和开始至温度开始上升的时间记为工作时间t_w(温度达到峰值的时间t_s，表示固化时间)。

(二) 水门汀的工作时间

1. 试验原理　ISO 9917-2:2010《牙科水基水门汀 第2部分：树脂改性水门汀》将树脂改性水门汀分为三种：化学固化水门汀、光固化和双重固化(光固化+化学固化)水门汀。工作时间是指从调和开始直至一定负荷下的针入度计压头不能穿透5mm厚的水门汀的底部0.1mm以内的时间，要求不小于1.5分钟。

2. 试验器具

(1) 恒温恒湿装置，(37±1)℃、相对湿度至少50%。

(2) 压头：长度为5mm的圆柱体，压头末端为平面，且与长轴垂直。质量(28±0.25)g，直径(2.0±2.0)mm。

(3) 金属模具厚度(5±2)mm，带有直径(10±2)mm的圆孔或边长(10±2)mm方孔，面积至少$16cm^2$的金属片。

(4) 金属块，厚度至少8mm，体积至少$60cm^3$。

3. 试验步骤　试验在环境无400～550nm波长的光的暗室或有滤光的条件下进行。

将模具放于覆盖铝箔的金属块，然后将调和好的水门汀填入模具成一平面。

在生产厂声称的工作时间结束前10秒，小心地将压头垂直降低至水门汀表面，保持5秒。注意压头是否在水门汀表面形成完整的圆形压痕。共试验三次，三个压痕均应在生产厂声称的工作时间内在水门汀表面形成完整的圆形压痕。

(三) 注意事项

工作时间对试验环境敏感，应严格控制试验环境的温度和湿度。

二、固 化 时 间

化学固化类材料的固化时间(setting time)是指从调和开始至固化完成所需要的时间。固化时间决定了患牙修复后何时能承受咀嚼应力。

(一) 化学固化和双重固化复合树脂的固化时间

1. 试验原理　化学固化和双重固化复合树脂的固化过程均是放热反应,可以通过测定材料内部的温度变化来测定其固化时间。ISO 4049:2009 即采用此方法。

2. 试验器具　与复合树脂工作时间的器具相同。

3. 试验步骤　与复合树脂工作时间试验步骤相似,但试验器具置于(37±1)℃的环境中,以模拟口腔温度。用热电偶仪记录材料自调和开始至温度达最高峰(图14-1 中的 T_2)所需时间,该时间即为固化时间 t_s。

(二) 树脂改性水门汀的固化时间

1. 试验原理　水门汀随化学反应的进行而材料稠度增加,固化后材料整体变硬,因此临床对于化学固化和双固化树脂改性水门汀的固化时间有要求。ISO 9917—2:2010采用在一定外力加压下,观察材料达到能够抵抗外力作用的时间,作为其固化时间,即在无外部光照情况下,从调和开始至固化完成所需要的时间。粘固用水门汀固化时间最长 8 分钟,垫底衬层和修复用最长 6 分钟,且不长于生产厂给出值。

2. 试验环境和器具　同水门汀的工作时间,但压头质量为(400±5)g,直径(1.0±0.1)mm。

3. 试验步骤

(1) 从调和开始计时,将调和好的水门汀填入(23±1)℃的模具中并抹平。

(2) 调和结束后 60 秒,将模具、铝箔和水门汀试样组成的组件放在恒温恒湿箱中的金属块上。

(3) 在生产厂声称的固化时间结束后 10 秒,降低压头使之垂直于水门汀表面,保持 5 秒。借助 2 倍放大镜观察压头是否在水门汀表面不能形成完整的圆形压痕。共试验三次,三个试样均未在水门汀表面形成完整的圆形压痕。

(三) 水基水门汀的净固化时间

1. 试验原理　水基水门汀的净固化时间,是自调和时间结束后至其糊剂达到能抵抗一定外力作用时的固化状态所需要的时间。因不包含调和时间,故称之为净固化时间。ISO 9917—1:2007《牙科水基水门汀 1 部:粉/液酸碱基水门汀》对净固化时间的测定如下。

2. 试验环境和器具

(1) 试验环境,温度(23±2)℃,相对湿度(50±10)%。

(2) 恒温恒湿箱,(37±1)℃、相对湿度 90% 以上。

(3) 其余器具同树脂改性水门汀的固化时间

3. 试验步骤

(1) 将调和好的水门汀填入(23±2)℃的金属模具中,表面刮平。

(2) 调和结束后 60 秒时,将上述组件置于金属块上,放入恒温恒湿箱内。

(3) 调和结束后 90 秒时,将压头垂直向下移至水门汀的表面,停留 5 秒。随后,进行一

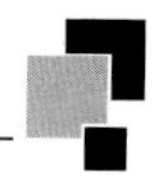

次测试,以确定受试水门汀的近似固化时间,并在 30 秒内反复进行压痕试验,直到用放大率为 2 倍的放大镜检查不到压头在水门汀表面刻画出一完整的压痕环时为止。记录自调和结束开始至此时所需的时间,为净固化时间。

（四）氧化锌/丁香酚水门汀固化时间

ISO 3107:2011《氧化锌/丁香酚水门汀和不含丁香酚的氧化锌水门汀》的固化时间测定方法类似水基水门汀净固化时间测定,但模具和不同类型材料的压头质量有所不同。

记录从调和开始至压头不能完全穿透 2mm 试样时的时间为固化时间。

（五）注意事项

固化时间对试验环境敏感,应严格控制试验环境的温度和湿度。

三、固化深度

光固化材料的固化模式为:光照后,光敏引发剂引发活化,首先由材料的表层开始,因为此处光强最高。活化潜力随距充填体表面的距离增加而呈指数递减。由于引发活化需要有一定强度的光,因此光固化复合树脂具有有限的固化深度(depth of cure),操作时需分层充填、分层固化。固化深度受材料组成、颜色、光源强度、照射时间的影响。因此,固化深度测试时,应按照厂家说明书规定的条件进行。

固化的材料变硬,未固化的仍软。因此,固化深度可以采用简单的刀刮法测试,如 ISO 4049:2009《牙科学 聚合物基充填、修复和粘固材料》。也可采用硬度测试方法进行,如 ISO 10477:2004《聚合物基冠桥材料》。

（一）光固化复合树脂固化深度

1. 试验器具

（1）不锈钢模具,能制备长 6mm、直径 4mm 的圆柱状试样。若固化深度大于 3mm,应改变模具的尺寸,使其至少为固化深度的 2 倍还长 2mm。

（2）能盖住模具上下表面的载玻片和可以透过照射光的薄膜,各 2 片。

（3）白色滤纸。

（4）厂家推荐的光源。

2. 试验步骤

（1）将材料填入模具至稍溢出。在模具上下均有一透明薄膜和载玻片。挤压载玻片去除多余的材料。

（2）将模具放在滤纸上,去除盖在上薄膜上的载玻片。光源抵在薄膜上。按照厂家推荐的能达到固化深度要求的照射时间,照射材料。

（3）照射后,立刻从模具中取出试样,用塑料刮刀去除未固化的材料。用卡尺测量固化材料圆柱的高度,再将测得的值除以 2。此值记做固化深度。

（4）对于需在口腔外完成光固化的材料,其固化深度测试应在经预照射后进行,而不是在固化箱中光照处理后进行。这样做的目的是为了证实材料从单体向聚合体的转化是在成型阶段完成的,从而使材料能够从代型转移到固化箱中。

（二）光固化聚合物基冠桥材料的固化深度

1. 试验原理　光固化型树脂基材料固化首先由接触光源的材料表层开始。活化潜力随距充填体表面的距离增加而呈指数递减。因此,其硬度也随材料的厚度而不同。ISO 10477:2004

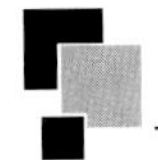

《牙科学 聚合物基冠桥材料》即采用测试材料的表面硬度的方法测量其固化深度。

2. 试验器具

(1) 开口环形模具,直径(15±1)mm,厚(1±0.1)mm。

(2) 透明玻璃板和无色、透明的厚(50±30)μm的聚酯薄膜,

(3) 抛光金属板。

(4) 厂家推荐的光源。

(5) 硬度计,可测量HV 0.5。

(6) 白色滤纸。

3. 试验步骤 在抛光金属板上覆盖一张白色滤纸,再盖一张聚酯薄膜,放上开口环形模具。将材料稍超填入模具中。上盖另一张聚酯薄膜和玻璃板,挤出多余的材料。按厂家说明透过聚酯薄膜照射模具中的试样。取出试样。保存于(37±1)℃的水中24小时。

对试样的上表面和下表面各进行三次硬度测量,取三个硬度值的平均值,作为该表面的硬度。试样下表面的硬度应不小于上表面硬度的70%。

(三) 注意事项

固化深度试验时,试样模具为不透光材料制成。且仅对试样的上表面进行照射。

四、对环境光线的敏感性

(一) 试验原理

光固化材料中含光敏引发体系,对光(如430~490nm可见光)敏感,在光敏促进剂的作用下,可引发树脂成分聚合。材料在光照射前,黏度增加很少,因此操作者有较长的工作时间。但可见光固化材料受到光照后即开始聚合反应,稠度增加或变硬,特别是在有口腔灯等较强的环境光源下,因此其使用特性与其对环境光线的敏感性(sensitivity to ambient light)有关。可观测光固化材料在环境光线照射下稠度的变化以及物理均匀性的改变,来评价其对环境光线的敏感性。

(二) 光固化材料对环境光线的敏感性试验

ISO 4049:2009《牙科学 聚合物基充填、修复和粘固材料》和ISO 9917—2:2010《齿科水基水门汀 第2部分:光固化水门汀》对光固化复合树脂和光固化水门汀对环境光线的敏感性试验如下:

1. 试验器具

(1) 氙灯或装有颜色转换滤光片和紫外线滤光片的等效光源(符合ISO 7491要求)

(2) 2片载玻片。

(3) 照度计。

(4) 可调节的工作台。

(5) 无反射的黑色罩,用于覆盖照度计。以防照度计的反射光线对试样观察的干扰。

(6) 计时器。

2. 试验步骤

(1) 环境光线包括自然光或人工光,都能使光固化类材料固化,试验应在暗室中进行。将照度计放在氙灯下。调节工作台的高度使氙灯在工作台上的照度为(8000±1000)lx。

(2) 用无反射黑色罩覆盖照度计。将30mg的材料放在载玻片上,移到照度计上,于氙

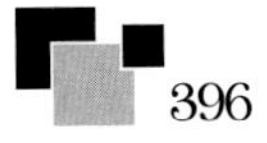

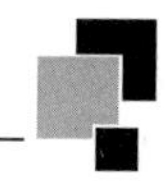

灯下复合树脂曝光照射(60±5)秒,光固化水门汀曝光照射30秒。

(3) 将带有试样的载玻片从照射区移出,立即用第二张载玻片压挤材料,形成一薄层。肉眼观察材料物理均匀性是否有可察觉的变化。

试验中,如果材料开始固化,薄层上便出现裂缝、孔隙。将试样与未被照射的试样进行比较,有助于观察。

五、薄膜厚度

冠、桥、嵌体等修复体需借助粘固材料粘固于牙齿上。修复体制作得越精密,则修复体与牙齿越密合,两者之间的空隙越小,因此粘固材料不能太厚,否则修复体就位困难,尤其是全冠。粘固材料越薄,修复体就位越容易,密合度也越高。且粘固材料溶解于唾液后修复体与牙体间的间隙越小,继发龋的发生率越小。因此,粘固材料本身能达到的最薄的厚度,即薄膜厚度(film thickness),对修复体的固位和长期寿命有重要影响。

(一) 试验原理

薄膜厚度主要与材料的稠度、流动性和颗粒细度有关,因此可通过测量在一定负荷下,材料能被压缩所达到的最小厚度。

ISO 9917—1:2007、ISO 3107:2011 和 ISO 4049:2009 分别对作为粘固用的水基水门汀、氧化锌丁香酚水门汀和树脂基粘固材料的薄膜厚度规定不能超过25μm。测试方法如下。

(二) 薄膜厚度试验

1. 试验器具

(1) 两片厚度均匀且不低于5mm厚的光学平玻璃片,两者接触面积(200±25)mm^2。

(2) 加荷装置,对试样平稳地施加(150±2)N的垂直力。

(3) 精度±1μm的测量器具。

2. 试验步骤

(1) 测量两玻璃片紧密接触时的厚度(A)。移开上玻璃片,将按照厂家说明书调和的材料放在下玻璃片中心,置于加荷装置上,使加荷头对准下玻璃片中心位置。将上玻璃片沿原测量方向放在试验材料上。

(2) 在规定的时间内,通过加荷装置对上玻璃片施加(150±2)N的垂直压力,保持一定时间,确保试样完全充满两个玻璃片之间。

(3) 光固化和双固化树脂基粘固材料保持(180±10)秒。卸下载荷,通过上玻璃板中央对试样进行照射,照射时间2倍于厂家推荐的光照时间。

(4) 测量两玻璃片及试样薄膜总厚度(B)。

(5) 计算含材料薄膜的玻璃片厚度与不含材料薄膜的玻璃片厚度的差值(B-A)为该材料的薄膜厚度,精确至2μm。

(三) 注意事项

薄膜厚度试验的关键是光学平玻璃片上下表面必须平行、紧密接触,测量时应定位。

六、充填性能

(一) 试验原理

大多树脂类口腔材料是以糊状或膏状使用,在一定压力下使其在修复部位或在模具中塑型并最终固化成型。因此,材料能否顺利充填于患牙或模具的各个部位,也即其充填性能(filling property),与最终修复体的精密度有关。对于义齿基托树脂可通过测定材料在工作状态下能挤入细孔的深度,评价其充填性能。

(二) 义齿基托树脂充填性能试验

义齿基托树脂的充填性能,体现在其装盒塑性。装盒是指将材料充填于义齿基托型盒中,采用加压、浇注、注入等技术形成义齿基托的操作过程。如热凝义齿基托树脂的面团期是其最佳的装盒期。义齿基托材料通过调和或其他操作,达到装盒所需稠度的最初时间称为初装盒时间(initial packing time)。而达到初装盒时间后,义齿基托材料能保持装盒稠度的最后时间为终装盒时间(final packing time)。在厂家推荐的初装盒时间和终装盒时间,义齿基托树脂应能满足装盒所需要的充填性能,即装盒塑性的要求。

ISO 20795-1:2013《牙科学 基托树脂 第1部分:义齿基托聚合物》规定义齿基托聚合物的装盒塑性为在厂家推荐的初装盒时间及终装盒时间,挤入模具深度不低于0.5mm的孔数都至少有2个。

1. 试验器具

(1) 带多个孔的黄铜模具,孔径(0.75±0.05)mm,孔深10mm。

(2) 玻璃板。

(3) (50±1)N配重。

(4) 聚乙烯或聚酯薄膜。

(5) 带有探针精度0.01mm的百分表。探针能进入黄铜模具孔内,测量材料挤入孔内的深度。

2. 试验步骤

(1) 初装盒时间:制备16~20g(自凝树脂8~10g)的试样,在即将到达厂家推荐的初装盒时间前,立即取试样的1/2制成约5mm厚的树脂饼,放在带孔的黄铜模具上面,其上覆盖薄膜。在推荐的初充填时间,将玻璃板和配重放在树脂饼上。10分钟±30秒后,移去配重。树脂硬化后,从带孔的黄铜模具的另一面,用测量探针深入孔内直至接触到树脂,测定孔中材料挤入的深度。

(2) 终装盒时间:在即将到达厂家规定的终装盒时间前,立即将试样的另一半制成一个树脂饼,按照上述步骤进行试验。

记录每一个试样中挤入深度不低于0.5mm的孔数。

(三) 目前存在的问题

除了义齿基托树脂需满足充填性能外,复合树脂也应有良好的充填性能。复合树脂充填于牙齿窝洞的性能直接影响充填质量和充填体的寿命。复合树脂在窝洞中应能具有良好的流动性,在恢复牙体外形时,应既能堆积成型,不易塌陷,又能便于医生塑型操作。复合树脂的充填性能目前虽有一些研究,但尚无规范的评价方法,有待于进一步研究。

七、抛光性能

修复体制作后,需进行打磨、抛光,使其表面光滑、防止残渣和微生物的沉积,减少异物感。同时降低修复材料因表面粗糙发生着色、失泽、腐蚀和应力集中而致的疲劳破坏的几率。材料的抛光性能(polishing property),是表明材料表面再加工性能的一种。有多种评价

方法。

(一) 抛光性能评价方法

1. 目测观察 目测检查抛光后的试样表面是否光滑、坚硬、有光泽。

2. 比较法 将抛光后的试样与表面粗糙度比较样块进行触觉和视觉比较检查。

表面粗糙度比较样块是一组标准样块,每个样块表面均有一定的表面粗糙度参数值。将抛光后的试样与标准样块进行比较,可估算出抛光试样的表面粗糙度。口腔修复体一般与 Ra 0.025μm 的比较样块进行比较,其表面光洁度应≤0.025μm。

如 GB/T 6060.1—1997《表面粗糙度比较样块 铸造表面》、GB/T 6060.3—2008《表面粗糙度比较样块 第3部分 电火花、抛(喷)丸、喷砂、研磨、锉、抛光加工表面》分别对不同表面粗糙度比较样块进行了描述。而 GB/T 15056—94《铸造表面粗糙度 评定方法》给出了采用比较样块对铸造表面粗糙度进行评定的方法,铸造表面和抛光加工表面的合金可参照采用。

采用比较法时,应注意尽量采用同种工艺、同种材质的比较样块进行比较。

3. 测量法 用仪器对试样表面进行测量,如用轮廓法测量表面粗糙度的轮廓测量仪、表面粗糙度测量仪,可以从不同角度对抛光的表面进行量化表征。GB/T 131—2006《产品几何技术规范(GPS)技术产品文件中表面结构的表示法》给出了表征表面结构的参数的信息。表面轮廓测量仪,可借助扫描针在试样表面移动,从其记录的运动轨迹,可以定量测量试样表面情况。可参考 GB/T 7220—2004《表面结构轮廓法 表面粗糙度 术语 参数测量》、JB/T7976—1999 轮《轮廓法测量表面粗糙度的仪器 术语》、GB/T 10610—2009《产品几何技术规范(GPS)表面结构轮廓法 评定表面结构的规则和方法》和 GB/T 6062—2009《产品几何技术规范(GPS)表面结构轮廓法 接触(触针)式仪器的标称特性》等标准。

(二) 表面抛光性试验

抛光的基本方法有机械抛光、化学抛光和电解抛光。口腔修复体的抛光主要是机械抛光。修复体经磨光后,先粗抛,最后是细抛。

ISO 20795—1:2013《牙科学 基托树脂 第1部分:义齿基托聚合物》和 ISO 10477:2004《聚合物基冠桥材料》,均采用抛光试验经目测法评价树脂类材料的可抛光性能。

1. 试验器具

(1) 制样模具:由金属或聚合物制成,尺寸约 40mm×65mm×5mm。

(2) 标准金相砂纸,粒径约为 30μm。

(3) 湿浮石粉,粒径范围约为 10~20μm。

(4) 抛光膏。

(5) 平纹细布轮:16~36层,直径 70~95mm,外缘与缝合处或其他增强部位之间的距离至少为 10mm。

(6) 未缝合的平纹细布轮,16~36层,直径 70~95mm。

2. 试样制备 将制样模具包埋在义齿型盒内,制成阴模。按说明书调和、成形、加工材料,在模具中制备出试样。

3. 抛光步骤 用标准金相砂纸对试样进行粗磨,用湿浮石粉和湿平纹细布轮以(650±350)m/min 的线速度对试样进行抛光,抛光时间不超过1分钟。然后,用未缝合平纹细布轮及抛光膏抛光。清洁后,用清水彻底清洗试样,抹干水分,检查抛光的义齿基托试样表面是否光滑、坚硬、有光泽。

注:直径为 70mm 的抛光轮,以 1500r/min 的转速转动,其线速度为 330m/min;直径为

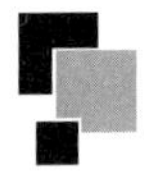

100mm 的抛光轮,以 3500r/min 的转速转动,其线速度为 1100m/min。

4. 结果评价　肉眼观察,经上述处理的试样表面应光滑、坚硬、有光泽。

(三) 注意事项

对材料表面抛光,一定要遵守循序渐进的原则,磨料硬度从硬到软、磨料粒度从大到小逐次顺序进行抛光。视评价的目的不同,抛光步骤应尽量与实际工作情况一致。

第二节　印模和模型材料的复制性能测试方法

取印模和灌制模型是制作义齿必不可少的步骤。印模材料的细节再现性和模型材料的复制再现性均直接关系到修复体的准确性。同时印模与模型材料的配伍性也是取得良好模型的关键因素。

一、印模材料的细节再现性

细节再现性(detail reproduction)是衡量印模材料能否取得细微部位清晰印模的关键性能指标。印模材料应能精确再现组织的细微结构,这样才能翻制精准的模型,从而制作出精细的修复体。细节再现性主要与印模材料颗粒的细度有关,与其流动性、弹性、韧性和强度也有一定关系。通常采用印模材料能复制或再现出细线的宽度来评价其细节再现性。

(一) 试验原理

国际标准规定不同类型的印模材料应能复制出不间断的一定细度的细线(表 14-1)。其试验原理是将印模材料放置于刻有一定宽度、一定深度、一定长度的细线的标准模具上,观察其具有能流动进入细线,并能全程完整复制细线的能力。能复制出的细线的宽度越小,则印模材的细节再现性越好,取制的印模精度越高。

表 14-1　印模材料的细节再现性和复制再现性

印模材料	类型	细节再现(复制的线的宽度)(μm)	与石膏的配伍性/复制再现性(复制的线的宽度)(μm)
弹性体印模材料	0 型	75	75
	1 型	50	50
	2 型	20	50
	3 型	20	50
藻酸盐印模材料		—	50
琼脂基水胶体印模材料		20	50
牙科复制材料		20	50

(二) 细节再现试验

以 ISO 4823:2000《牙科弹性体印模材料》为例。

1. 试验器具

(1) 划线试验块(图 14-2)及环形模具配件(图 14-3)。

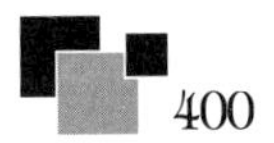

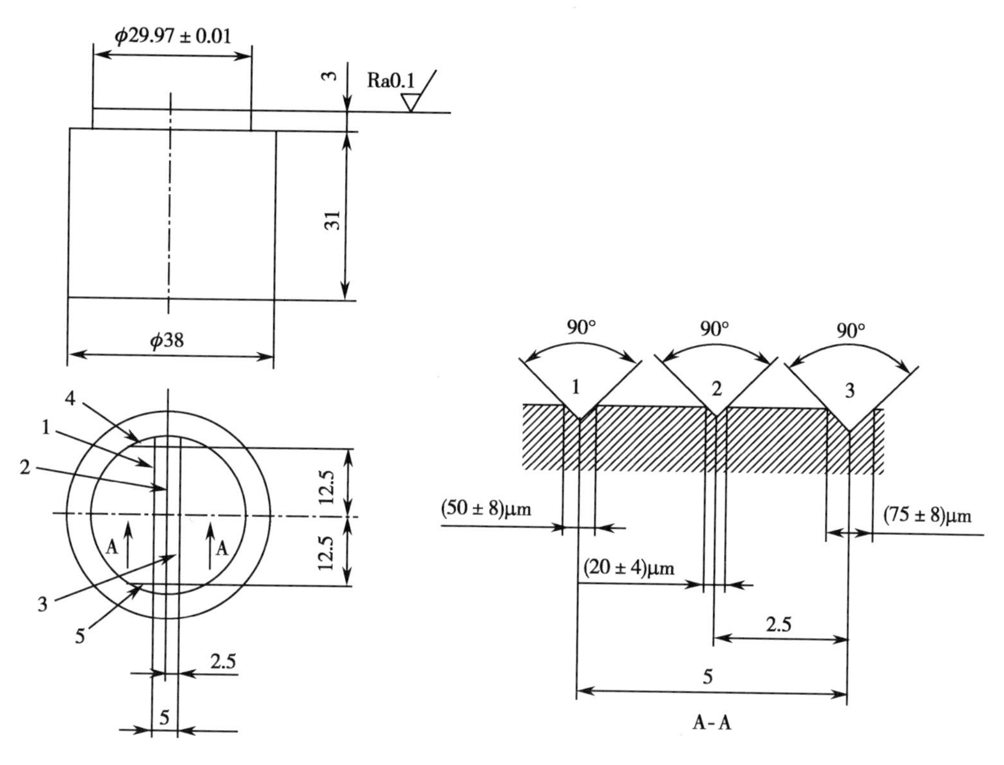

图 14-2　细节再现和与石膏的配伍性试验

注：1. a 线；2. b 线；3. c 线；4. d_1 线；5. d_2 线。除有特殊约定，尺寸均为 mm；公差为±0. 1mm；最大表面粗糙度 3. 2μ，材料为铸造或锻制奥氏体不锈钢

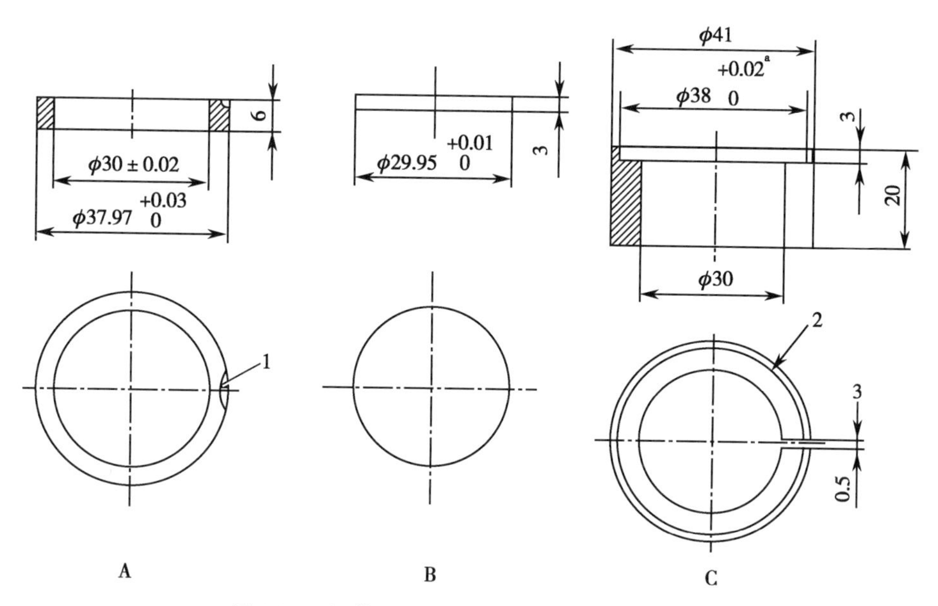

图 14-3　细节再现和与石膏的配伍性试验组件

注：1. 切下约 1mm 深；2. 开口模具的边缘凹陷；3. 开口关闭前的宽度；

a. 夹子夹紧关闭开口后模具的内直径；b. 由聚合物、黄铜或不锈钢制作；c. 由黄铜制作

A. 环形模具；B. 顶盖；C. 开口模具

(2) (35±1)℃的烤箱。

(3) 平玻璃板。

(4) 聚乙烯薄膜。

(5) 温度(35±1)℃的水浴,以模拟口腔环境。

(6) 显微镜,配有4~12倍的放大镜和低角度照明。

(7) 计时器。

2. 试样制备

(1) 试验前,试验块及环形模具置烤箱内至少15分钟。用聚乙烯薄膜覆盖玻璃板下表面。

(2) 在材料调和后的60秒内完成下列步骤:

1) 从烤箱中取出试验块及环形模具。

2) 将环形模具放于划线试验块上,形成试样成型腔。

3) 沿腔体一侧倒入调和好的材料(使材料稍溢出成型腔),使材料首先直接与划线试验块一侧的a、b和c线接触,在环型模具顶部压上聚乙烯薄膜覆盖的玻璃板,使材料流至线的另一端,并挤出过量的材料。

4) 在材料调和完成后60秒时,将整套试样成型装置放入水浴中,至少放置厂家推荐的将印模材放置于口腔内的时间。

(3) 水浴处理后,将试样取出,轻吹去湿气。试样上的线即为划线试验块表面上的线的阳模(突起的线)。

3. 观察评价 立即用显微镜检查试样是否符合表14-1细节再现性的要求。

二、与其他材料的配伍性和复制再现性

取印模后,在其内灌注模型。因此,模型材料与印模材料之间匹配性能应好,两者不应发生化学反应,灌注的模型表面光滑。且模型材料应能复制印模的细微结构,即模型材料的复制再现性(duplicating reproduction)应好。若印模材料与模型材料匹配性差,可造成模型表面不光滑,无法精准地复制印模,继而影响修复体的精度。例如某些藻酸盐印模材料会使有些人造石模型表面粗糙。因此,选择印模材料时,应注意与模型材料的配伍性。选择模型材料时,应考虑其复制再现性。

(一) 试验原理

可采用复制再现性试验来评价印模材料与模型材料的配伍性(compatibility)以及模型材料的复制再现性。即在取制好的印模内,灌注拟评价的模型材料(石膏、人造石、耐火包埋模型材等)。若在印模中灌注的模型表面光滑且模型与印模能容易地完全分离开,则该印模材料与该模型材料的配伍性好。若灌注的模型表面能清晰复制出印模上不间断的细线,则该模型材料的复制再现性好。对技工室用牙科复制材料及其内灌注的包埋材或石膏材也有同样的要求(见表14-1),也可采用相同的试验方法。

(二) 与石膏模型材料的配伍性及复制再现性试验

以ISO 4823:2000《牙科弹性体印模材料》方法为例。

1. 试验器具 同细节再现试验,并按细节再现性试验步骤制备试样。

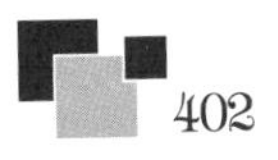

2. 试样制备

（1）前期准备：将从划线试验块上取得的细节再现性试样放于环形模具中，将顶盖对着试样底部压下，使试样带线的一面与环形模具顶部平面平齐。将带线面朝下连同顶盖一起将整个装置放入开口模具中。用平板盖住，将整个装置翻转过来。

（2）试样形成：在厂家推荐的将印模从口腔内取出后灌制石膏的最短时间内，将调和好的石膏沿模具内壁倒入，使石膏最先与印模的 a、b 和 c 线的一端接触。再让其流至线的另一端。加入足量的石膏使稍欠填于模具内。

在石膏初凝时间之后 45 分钟，松开夹具，将浇注的石膏试样分开。

3. 观察评价　用显微镜检查石膏试样表面的线是否能满足表 14-1 的规定。

第三节　合金的铸造性能测试方法

铸造工艺广泛用于义齿的制作。铸造的实质是液态金属逐步冷却凝固成形。铸造过程常伴随金属的结晶、偏析、气体逸出、冷凝、收缩和应力的形成。合金的铸造性能是合金在铸造成形的整个工艺过程中表现出来的工艺性能，也是其容易获得外形正确、内部健全铸件的性能。铸造性能(casting property)通常指流动性、收缩、偏析和吸气倾向。它是一个复杂的综合性能，通常用充型能力、收缩性等来衡量。铸造性能除受合金的化学组成影响外，更受工艺因素的影响。掌握合金的铸造性能，采取合适的工艺措施，可以防止缺陷，提高铸件质量。

一、合金的充型能力

（一）影响合金充型能力的因素

合金的充型能力，是指液态合金充满型腔，形成轮廓清晰、形态完整的铸件的能力。

合金的流动性(fluidity)，是指熔融合金的流动能力。流动性好，可以减少气体和非金属夹杂物，以及缩孔和缩松，提高内部质量和尺寸精度。液态金属的充型能力，首先取决于熔融金属本身的流动能力，同时也受铸型条件、浇注条件、铸件结构等因素的影响。这些因素可以通过改变金属液的流动时间或流动速度而影响其充型能力。延长金属液的流动时间或提高金属液的流动速度，均可改善金属液的充型能力。

影响合金的流动性，并影响其充型能力的主要因素有合金的化学成分、铸型条件、铸件结构和浇注条件。合金的流动性取决于合金的凝固方式，而凝固方式又由合金的化学成分所决定。铸型的导热速度越大或对金属液流动阻力越大，合金的充型能力越差。当铸件壁过薄或壁厚急剧变化、结构复杂时，可造成金属液的流动困难，影响充型能力。提高浇注温度、浇注压力和浇注速度以及设计简单的浇注系统结构，可减少流动阻力，提高合金的流动性。但浇注温度过高，液态合金吸气多，反而影响其充型能力。

（二）充型能力的评价

流动性是影响熔融合金充型能力的主要因素。流动性好，充型能力强，铸件质量好。流动性差，充型能力弱，易使铸件产生缺陷。

通常以螺旋形流动性试样的长度来衡量铸造合金流动性的好坏。将金属液浇入螺旋形试样的铸型中，在相同的铸型及浇注条件下，得到的螺旋形试样越长，表示该合金的流动性越好。

合金的组成成分、结晶温度范围、合金液的黏度、结晶潜热、导热系数等都影响合金的流动性。

二、合金的收缩

(一) 概述

合金从液态冷却到常温的过程中，体积和尺寸缩小的现象称为收缩(shrinkage)。收缩是铸造合金的物理本性，又是影响铸件几何形状、尺寸和致密性及铸造缺陷的重要铸造性能之一。

铸件在凝固冷却过程中，尺寸缩小的百分率称铸造收缩率。有体收缩率和线收缩率。体收缩是指金属从液态到常温的体积改变量；线收缩是指金属在固态由高温到常温的线尺寸改变量。

(二) 影响合金收缩的因素

液态金属浇入铸型后，都要经历下列三个收缩阶段，并对铸件质量造成不同影响。

1. 液态收缩　指合金因温度降低从液态到开始凝固之前(浇注温度冷却到液相线温度)发生的体积收缩。浇注温度越高，收缩越大。一般浇注温度控制在高于液相线温度50～150℃。

2. 凝固收缩　指合金从凝固开始到凝固完毕，由液态变为固态(在液相线和固相线之间凝固阶段)发生的体积收缩。凝固温度范围越大，则凝固收缩越大。

液态收缩和凝固收缩使合金体积减小，且是铸件中产生缩孔和缩松的根本原因。

3. 固态收缩　指合金从凝固后因温度降低(固相线温度冷却到常温)而发生的体积收缩。表现为铸件外形尺寸减小，通常用线收缩率表示。它影响铸件形状和尺寸精度，又是铸件产生铸造应力、变形和裂纹的根本原因。

合金的总体积收缩为上述三个阶段收缩之和，它和金属本身的成分、温度以及冷却凝固过程中的组织转变有关。铸件的实际收缩不仅与合金本身的收缩性能有关，还与浇注条件、铸型条件和铸件结构等因素有关。

(三) 合金的收缩的评价

铸造收缩率受合金成分、铸件结构、铸型退让性、冷却条件等影响，尤其是液态收缩和凝固收缩。合金的固态收缩可采用测量合金的线收缩率来评价。线收缩率是金属在固态由高温到常温的线尺寸改变量。金属本身的线收缩率可采用热膨胀仪测量，从室温加热到一定的温度，观察此温度范围内金属长度的变化，继而测算出其线收缩率(线膨胀率)。

三、铸造缺陷

修复体能否达到设计规定的使用要求，取决于其外部质量和内部质量。外部质量指修复体的形貌和尺寸，包括精度、表面粗糙度和外观缺陷等。内部质量指材料的化学成分和金属组织及由它们所决定的材料的物理、化学和力学性能以及内部缺陷状况等。

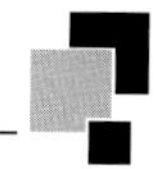

（一）铸造缺陷的表现和原因

铸造性能对铸件质量有显著的影响。充型能力不好，铸件易产生浇不到、气孔、夹杂、缩孔、热裂等缺陷。而收缩是铸件许多铸造缺陷（casting disfigurement），如缩孔、缩松、应力、变形和裂纹等产生的基本原因。

1. 缩孔和缩松　铸件凝固后在某些部位出现大而集中的孔洞称为缩孔，细小而分散的孔洞称为缩松。该缺陷可降低铸件的力学性能、气密性和物理学性能。其产生的原因是铸件在凝固过程中，合金的液态和凝固收缩之和大于固态收缩且得不到补偿。缩孔一般产生在铸件最后凝固部位，如铸件两壁相交处以及铸件内浇口附近。缩松一般出现在铸件壁的轴线区域、热节处、冒口根部等。

预防措施：采用合理的工艺，尽量使缩松转为缩孔，再使缩松转移到冒口。如定向凝固、建立良好的补缩条件，高温慢浇；合理设置内浇口、浇注工艺及冒口等。

2. 铸造应力　铸件在凝固、冷却过程中收缩受阻，在铸件中形成的应力，称铸造应力。有热应力和收缩应力。热应力是铸件各部冷却快慢不一致、彼此制约、不同部位不均衡收缩，也即热阻碍而引起，是永久的残留应力。收缩应力是铸件在固态收缩，受铸型、浇冒口等外力机械阻碍引起的机械阻碍应力，是临时应力。铸造应力过大，使铸件发生变形或裂纹，降低耐腐蚀性。

减小铸件各部分之间的温度差可减小铸造应力。如选择弹性模量和收缩系数小的合金；内浇口和冒口的设置利于铸件各部温度均匀分布；采用壁厚均匀、热节小而分散等减少阻碍收缩的结构。去应力退火可消除铸件中残留应力。将铸件加热到弹塑性状态。保温一段时间，使应力消失，再缓慢冷却到室温。

3. 变形　铸件内有残余应力是不稳定的，会自发变形使应力减少。当铸造应力值超过合金的屈服强度时，铸件将发生塑性变形。厚薄不均匀、截面不对称及细长的杆、板等铸件，常产生翘曲变形。薄壁或外层部位常产生伸长或外凸变形；厚壁或内层部位会导致压缩或内凹变形。

防止应力的方法对防止变形也是有效的。

4. 裂纹　铸造应力超过合金的拉伸强度，引起铸件的开裂（裂纹）。有热裂和冷裂。裂纹降低铸件的力学性能，引起应力集中，使用时因裂纹扩展而导致铸件断裂。

热裂是在铸件凝固末期高温下形成的裂纹。一般分布在应力集中部位或热节处。预防措施是改进铸件结构，壁厚均匀，避免热节；改善铸型的退让性，减小浇、冒口对铸件收缩的机械阻碍，使铸件均匀冷却等。

冷裂是铸件冷却到弹性状态，即在低温时铸件内应力超过拉伸强度引起的裂纹。常出现在铸件受拉应力的部位，尤其是在应力集中处。脆性大、塑性差的合金，大型复杂铸件易形成冷裂纹。预防措施是改进铸件结构、壁厚均匀、使铸件均匀冷却等或退火处理。

5. 气孔和夹杂　气孔是合金在凝固时气体析出而形成的孔洞。是铸件中最常见的一种缺陷。可因在凝固过程中气体来不及逸出或因化学反应产生的气体保留在铸件中而致。它产生局部应力集中，显著降低铸件的强度和塑性，成为铸件断裂裂纹源。

预防措施：减少金属液的含气量、熔炼时使金属液与空气隔离、对金属液进行除气处理、提高铸件冷却速度或提高金属凝固时的外压等。

夹杂是指混在合金组织中与组成相成分和结构完全不同的化合物颗粒。有外来夹杂和内生夹杂。非金属夹杂物主要有氧化物、硅酸盐、硫化物、氮化物等。夹杂可降低疲劳强度、冲击韧性及铸造性能。固体夹杂物降低流动性,低熔点夹杂物可造成热裂纹和缩孔。

预防措施:控制易氧化元素的含量、向金属液加入熔剂以吸收或捕捉夹杂物、采用真空熔炼和浇注、保证充型平稳、避免金属液在浇注和充型时发生飞溅或涡流。

6. 偏析　合金在非平衡凝固条件下,使得先后结晶的固相中成分不均匀的现象。据偏析范围,分为宏观偏析和微观偏析。宏观偏析表现为铸件从上到下或从里到外成分不均匀。微观偏析是在一个晶粒范围内成分不均匀的现象。偏析可造成合金组织结构不均匀,影响铸件的物理机械性能。

(二)铸造缺陷的无损检验

铸件质量检验方法有破坏性检验和非破坏性检验。破坏性检验有化学成分分析、金相分析、组织结构观察(如对偏析的检验)、力学性能检测等。非破坏性检验,又称无损检测,是以不破坏被检对象的使用性能为前提,采用物理或化学的方法,检验其完整性、连续性或其他性能。以下是几种常用的无损检测技术。

1. 致密性检验　有煤油试验、气压试验、水压试验等。

铸造修复体,可以采用煤油试验,即在铸件的一面的可疑部位,涂以白垩粉溶液,干燥后在另一面的对应部位涂以煤油。煤油的渗透性强,即使存在极细小的穿透性缺陷,也能渗透过去,使白垩粉出现油渍。若涂抹煤油后,15~30分钟不出现油渍,则致密性好。

2. 渗透检验　可检查铸件表面细微开口缺陷。可参照JB/T 9218—2007《无损检测 渗透检测》和JB/T6062—2007《无损检测 焊缝渗透检测》。主要步骤如下:

(1)清洗:用酸、碱或刷除铸件表面的氧化皮、油污等,但不能用喷砂、砂轮打磨等,以免将缺陷粘合。

(2)渗透:将渗透剂涂敷到铸件表面。渗透剂有荧光型和着色型两类。

(3)去除:用酒精、丙酮等有机溶剂将铸件表面的渗透剂去除干净,但已渗入缺陷缝隙中的渗透剂得以保留。

(4)干燥:擦干、晾干、吹干。

(5)显像:将显像剂涂敷到被检部位,通过毛细作用,缺陷内残留的渗透剂被“吸出”,并在显像剂上被放大显现。

(6)检验:采用萤光型渗透剂在暗室内的紫外灯光下检验,缺陷呈黄绿色荧光。采用着色型渗透剂在白光下检验,缺陷呈红色印迹。根据显现印迹的形貌特征,可以大致判别缺陷的类别,但不能判断缺陷的深度。

3. 磁粉检验　又称磁力探伤或磁粉探伤。可检查表面缺陷和表层缺陷,如裂纹、冷隔、夹层、疏松、气孔、夹渣、未焊透及非金属夹杂物等表层缺陷。尤其适用于铁磁性材料(铁、钴、镍及其合金)的铸件。

磁粉检验在磁粉探伤机上进行。步骤是:清理、磁化、布磁、观察、退磁、清洗。方法是先使铸件磁化,使磁力线通过。在铸件表面撒布磁粉或磁悬液。若铸件存在缺陷,则该部位产生磁阻,造成磁力线发生变化,在磁极附近磁粉积聚,形成与缺陷形状相似的图案,从而发现肉眼难以观察到的细微缺陷。

铸件的磁化方向对有方向性的缺陷(如裂纹、夹层、未焊透等)检验的灵敏度影响很大。当缺陷方向与磁场方向垂直时,灵敏度最高;当缺陷方向与磁场方向平行时,缺陷难以检出。

同一铸件,应进行不同方向的磁化检验。

4. 超声波检验　又称超声波探伤或超声探伤,是利用频率20 000Hz以上的超声波在不同介质中具有不同的声抗阻,并在不同介质的界面上发生反射的原理检查铸件内部缺陷的。根据接收到的超声波的能量,可以对缺陷的深度定位,并估计缺陷的大小。

该法的灵敏度与缺陷和超声波传递的方向有关。因此,对同一铸件的同一部位,有时需要从不同方向多次探测,或利用两个或多个探头从不同方向进行探测。

5. 射线检验　又称射线探伤,是利用放射线在不同密度的介质内穿透能力的差异检查铸件内部缺陷的,常用的有X射线检验和γ射线检验。

X射线能穿透金属,使底片感光。当X射线穿过有缺陷的铸件时,因缺陷处的密度小,穿过的射线能量大,使底片显示出缺陷图形,可判断缺陷的性质和尺寸。

该法能准确地探测缺陷在垂直于射线方向上的位置及轮廓尺寸,根据底片的感光程度估计缺陷在深度方向(平行射线方向)的尺寸,但不能确定缺陷在深度方向的位置。它易于定性、定量地检查气孔、夹渣、缩孔等体积型缺陷。对于裂纹、夹层、未熔合、冷隔等缝隙型缺陷,若缺陷方向与射线方向大致平行,也有较高的灵敏度,若缺陷方向与射线方向垂直,探测的灵敏度大大降低。

该法可与超声波检验配合使用,在超声波检验的基础上,对可疑部位进行重点检查。

除此以外,无损检测技术还有涡流、激光全息、声振(声阻)、微波、声发射和红外检测方法。

(林　红)

参考文献

1. 严绍华,主编.材料成形工艺基础(金属工艺学热加工部分).北京:清华大学出版社,2001
2. 任福东.热加工工艺基础(工程材料及机械制造基础Ⅱ).北京:机械工业出版社,1997
3. 杜西灵.铸造工艺问答.北京:机械工业出版社,1986
4. 任怀亮.金相实验技术.北京:冶金工业出版社,2008
5. 李喜孟.无损检测.北京:机械工业出版社,2001
6. ISO 4049:2009　Dentistry-Polymer-based filling,restorative and luting materials
7. ISO 9917—2:2010《牙科水基水门汀 第2部分:树脂改性水门汀》
8. ISO 9917—1:2007《牙科水基水门汀 1部:粉/液酸碱基水门汀》
9. ISO3107:2011《氧化锌/丁香酚水门汀和不含丁香酚的氧化锌水门汀》
10. ISO 20795—1:2013《牙科学 基托树脂 第1部分:义齿基托聚合物》
11. GB/T6060.1—1997《表面粗糙度比较样块 铸造表面》
12. GB/T6060.3—2008《表面粗糙度比较样块 第3部分 电火花、抛(喷)丸、喷砂、研磨、锉、抛光加工表面》
13. GB/T15056—94《铸造表面粗糙度 评定方法》
14. ISO 4823:2000《牙科弹性体印模材料》

第十五章　材料粘接性能测试方法

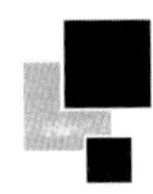

口腔粘接材料粘接性能的优劣是其临床应用成功与否的决定性因素。评价一种口腔粘接材料粘接有效性的终极方法是进行临床观察与评价。但是，由于临床观察与评价的影响因素太多，时间太长，而且成本巨大，因此，在实验室评价口腔粘接材料的粘接有效性成为重要的评价手段。大多数的实验室粘接性能测试方法及结果基本上能反映粘接材料临床应用中的效果趋势。当然，粘接过程及测试方法模拟临床程度越高，测试结果越能反映临床效果。

第一节　粘接强度测定方法

一、粘接强度的概念及测试要求

（一）概念

粘接强度（bonding strength）是指引起粘接剂与被粘物界面内或附近的粘接发生破坏时单位粘接面积所能承受的最大载荷。

粘接材料在口腔内具有多种用途。具体试验方法的选择必须根据材料的预期应用进行考虑。正确评价一种材料的粘接强度有可能需要一系列的试验。口腔医学常用的粘接强度测试法有拉伸粘接强度、剪切粘接强度、剥离粘接强度。其中，用于牙齿结构粘接强度的测试方法主要是前两种。具体可参照 ISO/TS 11405 标准。

（二）测试要求

在理想的情况下，评价粘接接头性能的测试方法应该具有以下特征：①考虑到材料内部的裂纹或缺陷；②破坏发生在粘接界面处；③能够区分内部的粘接力量和粘接弹性能量的丧失各自对粘接强度的影响。

测量一个粘接体系的拉伸粘接强度、剪切粘接强度、剥离粘接强度一般需用很多装置（包括试样夹持装置），特别是测定那些小而易碎的试样时，选择合适的夹持装置非常关键。对测试装置的具体要求如下：

1. 能够在装置和万能材料试验机内放置牙齿-材料粘接试样，且测试前不会对试样施加载荷（拉伸、弯曲、剪切或挠曲）。

2. 具有良好的刚性，以防止装置的弹性变形（或移位）和与试验机的接合。

3. 对于拉伸试验，能够施加缓慢且均匀的拉伸载荷并能调整试样以避免不均匀应力的

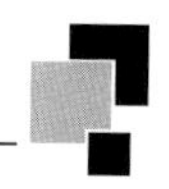

加载。

4. 对于剪切试验，能够在试样明确界定的面积和位置上施加载荷，确保试样在加载直至断裂过程中都处在准确的位置。

粘接强度测定值一般表现出较大的变异系数，因此每组受试试样至少需要 10 个，最好为 15～20 个。

（三）被粘物为牙齿时应注意的问题

1. 应选用人恒前磨牙或磨牙，最好用 16～40 岁人的第三磨牙。如果使用牛牙，应当选用年龄不超过 5 岁的牛切牙。

2. 用于粘接强度测试的牙齿应是无龋坏、无裂缝的牙齿。如果选用人牙的话，最好是未修复过的。也可以使用在非粘接试验区域有小且表浅修复的牙齿。一般不能使用已根管充填过的牙齿。

3. 牙齿拔除后，牙本质发生的变化会影响测定的粘接强度。理想情况是牙齿拔除后立即测定粘接强度，但这通常是不现实的。大多数牙齿的变化发生在牙齿拔除后的最初几天或几周。因此，一般可以使用拔除后一个月内的牙齿，在某些情况下，不超过 6 个月的牙齿也可使用。牙齿拔除后 6 个月或以上，牙本质内的胶原蛋白会发生变性，影响所测得的粘接强度。

牙齿拔除后立即用流水彻底清洗，并除去附着的组织。对于牛牙，应去除髓腔中的软组织。然后把牙齿放于蒸馏水中，或在 0.5% 的三水氯胺 T 抑菌剂或叠氮钠溶液中最多放置一周，之后放于蒸馏水中，置于冰箱中 4℃ 冷藏或低于 -5℃ 冷冻。储存介质应定期更换以减少变质。不能使用其他化学试剂溶液来储存牙齿，因为它们可能被牙齿结构吸收并改变牙齿结构。

4. 当测试对人牙本质的粘接强度时，粘接面在牙本质的位置（离牙髓的远近）会影响所测得的粘接强度值。为了减小数据变异，应当使用离牙髓距离相同的牙本质粘接面，例如，使用牙齿颊面的表层牙本质（即尽可能接近釉质）。

5. 牙齿的粘接面应当是一个标准的、可重现的平面。在制备牙齿粘接面过程中，牙面应时刻保持湿润，因为牙齿表面暴露在空气中几分钟即可导致其粘接特性发生不可逆的改变，其中牙本质尤其对失水敏感。

在牙齿粘接面制备过程中，为了控制表面角度和磨平，应当事先用人造石或自凝树脂将牙齿包埋固定。但是，在用自凝树脂包埋时，牙齿硬组织吸收单体以及树脂产生的聚合热都可能会对牙齿结构产生不利影响。因此，最好用固化时间长、稠度大的树脂。在用自凝树脂包埋牛牙时，应事先将牛牙髓腔堵塞（如：用蜡），以防止树脂渗入牙本质。

包埋时，应确保牙齿有一定的固位形（如倒凹、洞或固位钉），以使牙齿在包埋介质内获得可靠的固位。

牙齿欲磨平、抛光和粘接的部分应高于包埋材料表面，以防止抛光时包埋材料的碎屑污染牙齿表面。包埋后应尽快把包埋的牙齿放于 23℃ ±2℃ 的湿环境中。树脂包埋的试样应放在水中，人造石包埋的试样应放在 100% 相对湿度下。

6. 结果的数据处理　拉伸试验或剪切试验中测得的粘接强度，一般表现出较大的变异系数（20%～50%），需要用适当的方法进行统计学检验。如果变异高于 50%，应当彻底检查整个过程，找出原因。

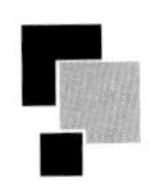

粘接强度的结果可靠性取决于合理的统计方法和足够数量的样本。如果数据符合正态分布,可以计算平均值、标准差和变异系数,以此表征结果,并可通过方差分析比较平均值。然而,粘接试验的结果常常不符合正态分布,数据变异很大。采用通过 Weibull 分布函数的计算得出的失败概率方法可为多种材料的比较提供适宜的方法。

二、拉伸粘接强度

(一) 适用范围及一般要求

1. 适用范围　拉伸粘接强度(tensile bonding strength)是指粘接接头在单位面积上所能承受垂直于粘接面的最大拉伸载荷,用兆帕(MPa)表示。它适用于被粘物体具有一定韧性的、测试过程中夹具夹持不会破坏的被粘物体。

2. 一般要求　受拉伸应力作用时,粘接接头存在着三种不同的受力方式:

(1) 均匀拉伸:拉伸应力与粘接面互相垂直,并且通过粘接面中心均匀地分布在整个粘接面上。

(2) 不均匀拉伸:拉伸应力分布在整个粘接面上,但力呈不均匀分布。

(3) 不对称拉伸:与不均匀拉伸相比,它的力作用线不是通过粘接面中心,而偏于试样的一端,它的受力面是不对称的。人们有时将这一试验称为撕离试验或劈裂试验,以示与剥离相区别。

拉伸粘接强度测定时的受力情况应当符合上述第一种情况。为确保受力均匀,试样的粘接面应为平面,并与试样的纵轴垂直。试样上与粘接面相对的另一端应有销孔或其他固定装置,可与拉力机的夹持器连接。可在夹持器和万能试验机的十字头之间使用万能关节、链或绳来连接。从粘接界面受力的均匀性来看,圆的棒状被粘物最好,其次是方的棒状被粘物。另外,粘接面积应当能准确限定。

测定拉伸粘接强度的仪器(拉力试验机)应使试样破坏载荷在仪器满量程的 10% ~ 90%。仪器的响应时间应短至不影响测量精度,应能测得试样断裂时的破坏载荷。仪器的测量误差不大于 1%,而且应能保证恒定的拉伸速度,并备有能自动校直的夹持器,加载后,夹持器应能带着试样沿直线位移,试样的纵轴与通过夹持器中心线的载荷方向一致。

一般在 23℃±2℃ 和 50%±5% 相对湿度下制备粘接试样、测试粘接强度。

(二) 常用拉伸粘接强度的测定方法

1. 棒状粘接试样拉伸粘接强度测定方法　典型的拉伸粘接强度测定示意见图 15-1。由两根棒状被粘物对接构成的粘接接头,其粘接面和试样纵轴垂直,拉伸力通过试样纵轴传至粘接面直至破坏,以单位粘接面积所承受的最大载荷计算其拉伸强度。

2. 牙齿粘接试样拉伸粘接强度测定方法　由于牙齿硬组织体积较小,而且脆性较大,很难将牙齿粘接试样制备成图 15-1 所示的棒状粘接试样。测定对牙齿硬组织的拉伸粘接强度时,粘接试样的制备过程比较复杂,夹持器械需要特制。

(1) 较大粘接面积的试样:图 15-2 是一种测定复合树脂对牙本质的拉伸粘接强度的测定方法示意图,粘接面积通过单面胶带上圆孔的直径来控制。显然,这样的测定方法,一个牙齿只能制备一个粘接试样,牙齿的利用率低下。另外,由于粘接面积较大,在受到拉伸外力时,粘接界面的应力不易均匀分布,容易导致被粘物断裂破坏,并且测定的粘接强度也不高。

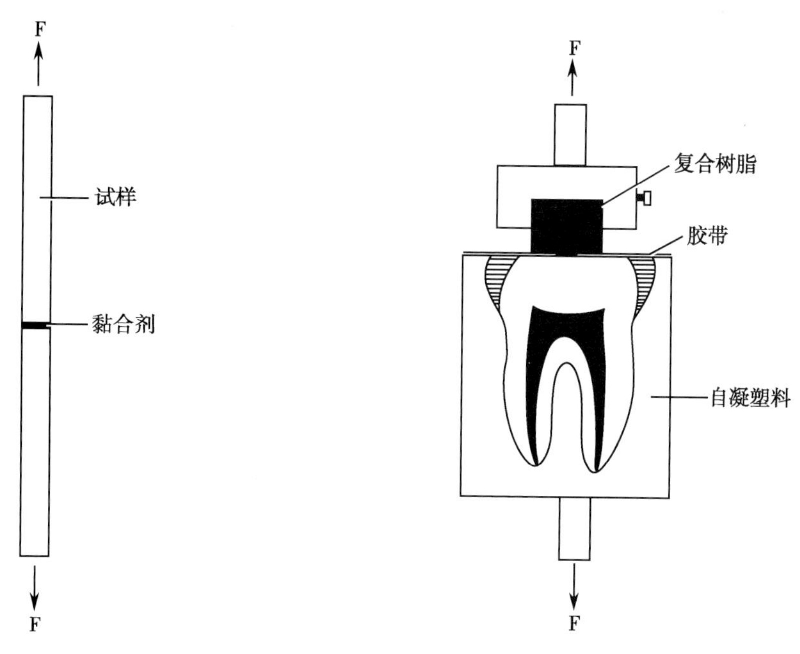

图 15-1　棒状粘接试样拉伸粘接强度测定示意(第四军医大学口腔医学院 赵信义供图)

图 15-2　一种测定复合树脂对牙本质的拉伸粘接强度的测定方法示意图(第四军医大学口腔医学院 赵信义供图)

(2) 片状哑铃形试样:为了充分利用牙齿,牙齿的粘接试样制备后往往通过切割制备成片状哑铃形以供测试用,这样可用一颗牙齿制备较多的粘接试样。图 15-3 所示的拉伸粘接强度粘接试样制备方法可在 1 颗牙齿上制备出 4 ~6 个片状哑铃形试样。

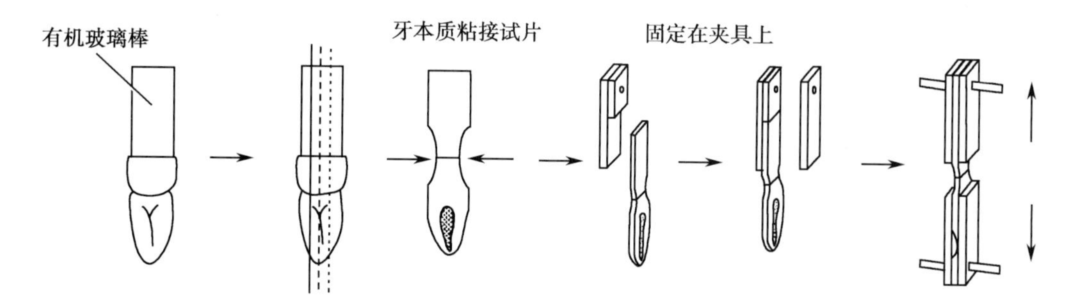

图 15-3　片状哑铃形试样制备及测试过程(第四军医大学口腔医学院 赵信义供图)

通过制备微小的粘接试样,可以测定、研究牙齿表面特定区域的粘接强度。如图 15-4 所示,可以测定粘接剂对后牙殆侧、中部及龈侧釉质的粘接强度。

如图 15-5 所示,还可以测定粘接材料对牙齿颈部楔状缺损处的粘接强度。

(3) 方条形微拉伸粘接试样:为了在同一颗牙齿上获得更多的拉伸粘接强度测试试样,可以用超薄金刚石锯以垂直粘接界面的方向在互相垂直的角度切割牙齿,片切厚度为 1. 0mm,这样在同一颗牙齿上可获得几十根方条形拉伸粘接强度测试试样(图 15-6)。这样测试的粘接强度被称为微拉伸粘接强度(microtensile bonding strength)。

在测定微拉伸粘接强度时,由于试样微小,需要将试样粘固到有导杆的试样夹持装置

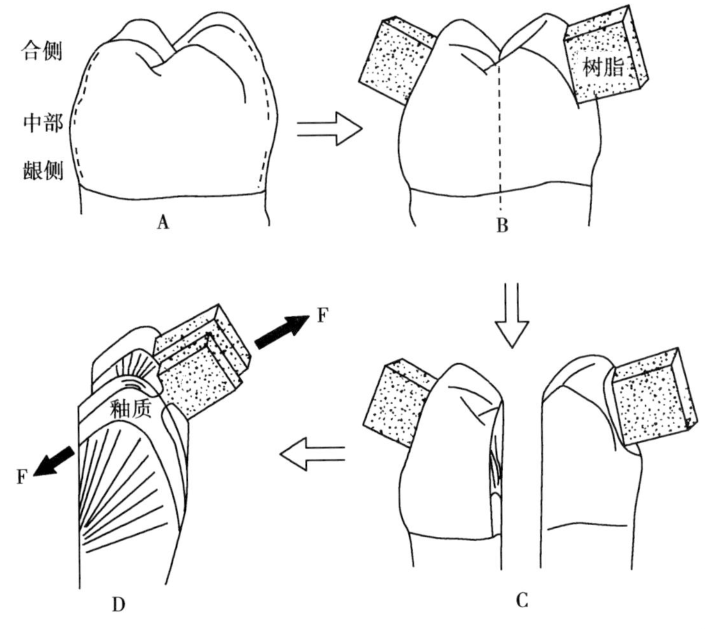

图 15-4　牙齿特定区域的粘接试样制备示意图(第四军医大学口腔医学院　赵信义供图)

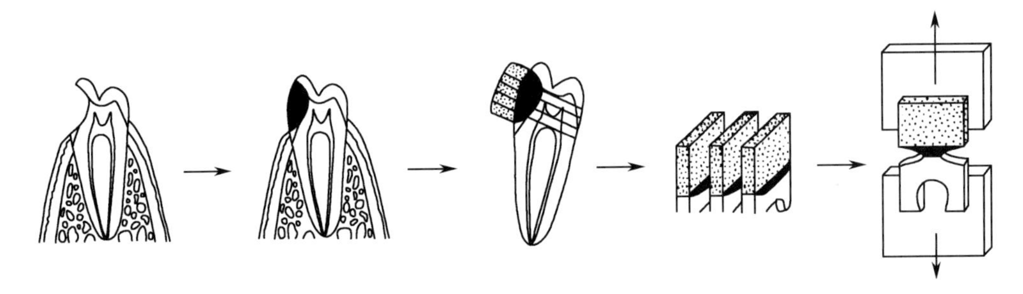

图 15-5　牙齿颈部楔状缺损处的粘接试样制备示意图(第四军医大学口腔医学院　赵信义供图)

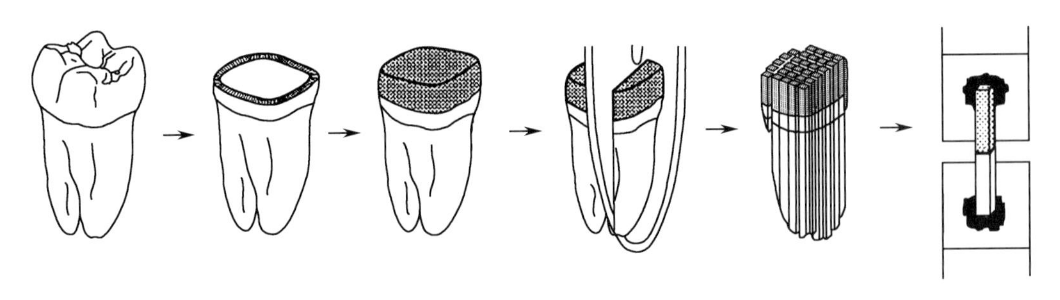

图 15-6　方条形拉伸粘接强度测试试样制备示意图(第四军医大学口腔医学院　赵信义供图)

上,然后将夹持装置固定到拉力试验机上测试拉伸粘接强度,大多数采用侧面粘固法将试样粘固到夹持装置上(图15-7)。

3. 影响拉伸粘接强度测定结果的因素

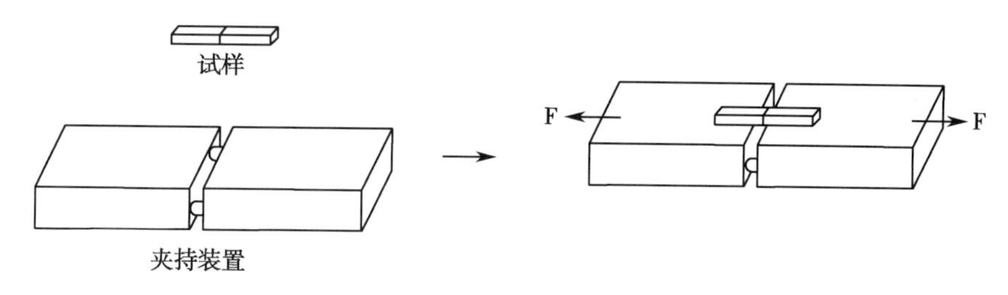

图 15-7　微拉伸粘接强度测试示意图(第四军医大学口腔医学院 赵信义供图)

(1) 试验截面形状及面积大小:对于采用侧面粘固法将试样粘固到夹持装置上的方法,由于试样仅通过侧面传递应力,在拉伸过程中拉伸应力在粘接面分布不均匀,而且试样在夹具上的粘贴处容易形成应力集中。在试样截面积相同的情况下,试样厚度越大,粘贴处的应力集中也明显,结果容易造成在粘贴处发生断裂。图 15-8 是 2 组微拉伸粘接强度测试试样,A 组试样粘接界面积均为 $2mm^2$,其中一个试样厚 2mm、宽 1mm,另一个试样厚 1mm、宽 2mm。B 组试样粘接界面积均为 $3mm^2$,其中一个试样厚 3mm、宽 1mm,另一个试样厚 1mm、宽 3mm。

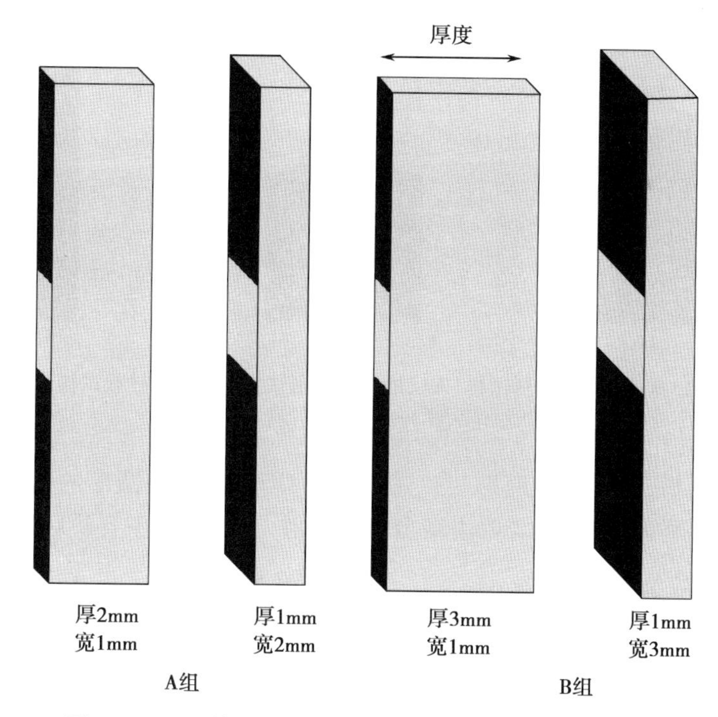

图 15-8　两组粘接面积相同但厚度不同的微拉伸粘接试样
(第四军医大学口腔医学院 赵信义供图)

表 15-1 是上述 2 组试样的微拉伸粘接强度测试结果,可见当试样通过侧面粘贴到夹持装置上时,在试样截面积相同的情况下,试样厚度越大,微拉伸粘接强度越小。因此,采用侧贴法测定微拉伸粘接强度时,试样截面一般为正方形,厚度不超过 1.0mm。

一般来说,哑铃形的试样在受到拉伸应力时,应力更容易在试样最窄处形成应力集中,如果此处是粘接界面,则容易形成界面破坏。哑铃形试样有片状及柱状之分。片状哑铃形试样和方条形试样粘接截面均为方形,柱状哑铃形试样粘接截面为圆形(图 15-9)。

表 15-1 2组试样的微拉伸粘接强度测试结果

试样	粘接强度(MPa)
A组	
厚2mm,宽1mm	27.7±6.6
厚1mm,宽2mm	38.7±9.4
B组	
厚3mm,宽1mm	19.0±4.2
厚1mm,宽3mm	36.5±8.7

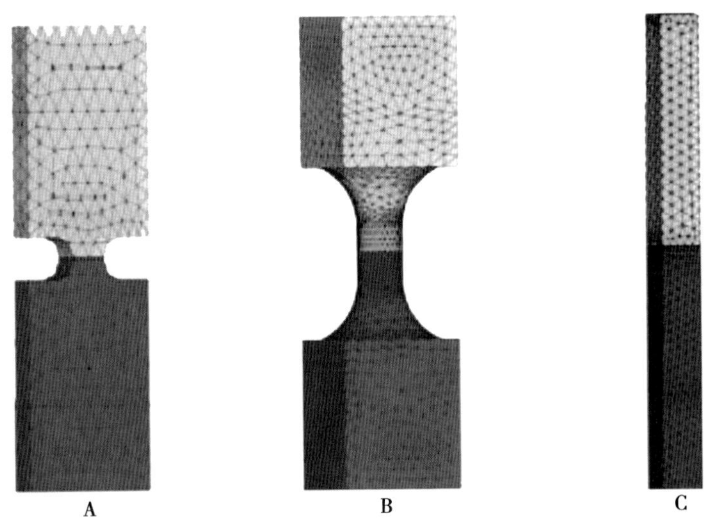

图 15-9 片状哑铃形试样(A)、柱状哑铃形试样(B)及方柱状试样(C)
(第四军医大学口腔医学院 赵信义供图)

从截面形状来看,圆形的截面形状优于方形的,因为应力在圆形的截面上分布得更均匀。哑铃形粘接试样制作困难,需要用微型车床切屑,在此过程中容易对试样造成损伤,影响最终的测定结果。

研究表明,试样的粘接面积对所测得的粘接强度有重要影响。一般地,随着试样粘接面积的减小,所测得的粘接强度随之增高。Perinka 等用粘接剂 Clearfil Liner Bond 粘接牛牙本质,粘接面积为 0.238cm^2(直径 5.5mm),测得的粘接强度为 9.2MPa,82% 的破坏为牙本质内聚破坏;用粘接剂 Scotchbond 2 粘接牛牙本质,粘接面积为 0.123cm^2(直径为 3.5mm),测得的粘接强度为 16.9MPa,有 80% 的破坏为内聚破坏。这一结果表明,较大粘接面积会导致更多的牙本质内聚破坏和较低的粘接强度。

1994 年,Sano 等发现当粘接面积在 0.005 ~ 0.12cm^2 时,粘接强度与粘接面积呈负相关关系,即随着粘接面积的减小,粘接强度有上升的趋势。此时粘接试样牙本质内聚破坏率降低近于零,几乎全都为界面破坏。

根据 Griffith 缺陷理论,脆性材料的拉伸强度随着其截面积的增大而减小,因为大试样比小试样含有更多的缺陷。牙本质粘接界面中含有的气泡、相分离、表面粗糙度以及粘接剂厚度的不均匀分布可能导致不均匀的应力分布，在局部产生应力集中。

粘接界面，特别是界面边缘不均匀的应力分布使得缺陷对断裂的形成和扩散的影响十分显著，可以引发断裂并使较大试样的粘接强度低于小试样。粘接面积较小的试样的界面应力集中较小，应力分布相对更均匀，测得的结果更接近于真实的粘接强度。

那么试样多大的截面积是合适的呢？应当根据破坏部位来判断，如果绝大多数粘接试样在拉伸应力的作用下，破坏发生在粘接界面，则这样的截面积是合适的。目前，微拉伸粘接强度测试试样的截面积一般为 1.0mm^2。

微拉伸方法提出后，许多学者应用这一方法对不同的粘接剂进行了测试，都得出相似的结论，即微拉伸方法产生较少的牙本质、复合树脂的内聚破坏，所测得的粘接强度也较传统方法高。这说明以往的测试方法并不能真实、客观地反映所测试的粘接材料的粘接强度。

微拉伸方法的优点：①产生更多的粘接层破坏，更少的内聚破坏；②可以获得较高的粘接强度；③可对牙齿不同部位进行粘接强度测试；④可以测得同一牙齿粘接强度的变化和平均强度；⑤可以在不规则表面进行测试；⑥可以在很小的表面进行测试；⑦由于粘接面积在 1mm^2左右，方便进行扫描电镜观察。

微拉伸方法的不足：①试样制作的技术要求高，工作强度大；②当粘接强度小于 5MPa 时，不宜进行；③需要特殊的夹具，对设备和操作者都有较高的要求；④试件小，容易失水、干燥，影响真实的粘接强度，尤其是某些对湿度较为敏感的粘接剂；⑤在用金刚砂车针制备哑铃形试样时，难以对磨切力量进行精确控制，对磨切力量控制失当或车针的同轴性欠佳而产生的摆动，都可能使粘接试样意外折断，同时在整个操作中粘接试样应始终保持润湿状态。

（2）载荷加载速度：高分子粘接剂具有黏弹性，因此测试时破坏应力的施加速度越大，粘接剂的强度越大，粘接强度的测试值就越高。所以合理的施力速度对于获得准确的粘接强度甚为重要。有学者考察了几种拉伸载荷的加载速度对粘接强度测试值的影响，发现拉伸速度从 10mm/min 提高至 30mm/min 时，拉伸强度值也随之增大，呈同步变化之势。剪切强度的变化规律与之相近，Hara 等采用相同的处理手段将离体牙与复合树脂粘接后，随机分为四组，分别以 0.5mm/min、0.75mm/min、1.0mm/min 和 5.0mm/min 加载速度测定剪切强度，发现后两组的粘接强度值明显高于前两组，而最能标示粘接强度的界面型破坏的比例分别为 92.5%、91.6%、70.0%、47.0%，说明加载速度对测定强度和断裂方式有直接的影响。已有的相关文献的剪切力加载速度从 0.1mm/min 到 5.0mm/min 都有记载，其中 0.5mm/min 和 1.0mm/min 最为常见。目前，国内外学者普遍认为较低的加载速度有助于提高测试数据的准确性。

Yamaguchi 等研究表明，在测定微拉伸粘接强度时，当拉伸速度在 0.5 ~ 10.0mm/min 范围内时，拉伸速度对所测得的粘接强度无明显影响。

三、剪切粘接强度

（一）适用范围及一般要求

1. 适用范围　剪切粘接强度（shear bonding strength）是指在平行于粘接界面的载荷作用下，粘接破坏时，单位粘接面所承受的剪切力，用兆帕（MPa）表示。

根据载荷的方向有拉伸剪切粘接强度（tensile shear bonding strength）和压缩剪切粘接强

度(compressive shear bonding strength)(图15-10)。

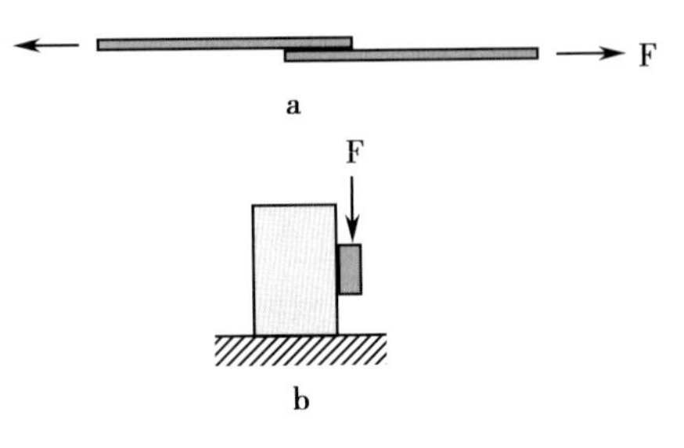

图15-10 拉伸剪切(a)和压缩剪切(b)示意图(第四军医大学口腔医学院 赵信义供图)

拉伸剪切粘接强度适用于被粘物体能制成较长的试样或者一侧夹具较长,且具有良好拉伸性能(拉伸时不变形、拉伸强度高等)。压缩剪切粘接强度适用于被粘物体较小且拉伸性能不好的情况。

2. 一般要求 成功测定剪切粘接强度的关键是粘接界面或粘接剂层受到的是单纯剪切力。

为粘接强度的剪切试验设计试验设备和准备试样时,需要仔细考虑两个关键因素:①粘接面积的准确限定;②器具和试样组件应具有允许重复施加剪切力的位置,而且该位置应尽可能贴近每一试样的粘接界面。

(二) 常用剪切粘接强度的测定方法

1. 拉伸剪切粘接强度 拉伸剪切粘接强度是指对粘接界面的粘接剂层施加拉伸剪切载荷,至接头破坏时单位粘接面积承受的载荷。此法是一种单搭接拉伸剪切强度测试法,常用于金属片样试样粘接强度的测试。常用试样尺寸:长度为12.5mm±0.5mm,厚度为1.6mm±0.1mm。

影响拉伸剪切粘接强度测定结果的因素有:

(1) 粘接接头的应力分布:由于拉伸剪切粘接接头的应力分布是不均匀的,剪切加载测试中应力集中在搭接头的端部,渐渐地引起破坏。

(2) 被粘物和粘接剂的影响:被粘物的弹性模量和厚度越大,则应力集中系数越小,粘接头的剪切强度越大。粘接剂模量高,应力集中严重,粘接接头的剪切强度就越小。

(3) 粘接剂层厚度的影响:根据应力分布,粘接剂层越厚,接头应力集中系数越小,剪切强度应越大。实际上,粘接剂层越厚剪切强度越低,这是因为粘接剂层越厚,内部缺陷呈指数关系增加,使粘接剂层内聚强度下降。此外,粘接剂层越厚,由于温度变化引起收缩应力和热应力等内应力的产生,导致内聚强度的损失。但是,这并不是说粘接剂层越簿越好,粘接剂层太簿就容易造成局部粘接剂润湿不良而缺少粘接剂,致使粘接强度下降。

(4) 搭接长度的影响:由应力分布可知,应力集中系数随着搭接长度的增加而增加,接头的剪切强度却下降了。因此,必须确定最佳的搭接长度。

2. 压缩剪切强度测试方法 压缩剪切强度是指对粘接界面的粘接剂层施加压缩剪切载荷,至接头破坏时单位粘接面积承受的载荷。该法用于韧性较低的被粘物体的粘接强度的测定。牙齿修复材料与牙齿硬组织间的剪切强度测试通常采用压缩剪切强度测试方法,剪切粘接强度测试试样的粘接面形状一般都是圆形的。粘接面积应严格限定。图15-11为复合树脂充填材料与牙本质压缩剪切强度测试试样制备过程及测试方法示意。

(1) 传统剪切强度测试方法:传统剪切强度测试测试试样的粘接面积直径大于3mm,具有试样制备相对容易、测试过程相对简单、易行等优点,广泛应用于口腔粘接材料的测试。但是传统剪切粘接强度测定中容易出现剪切力和拉伸力并存、加载部位应力集中现象,在某

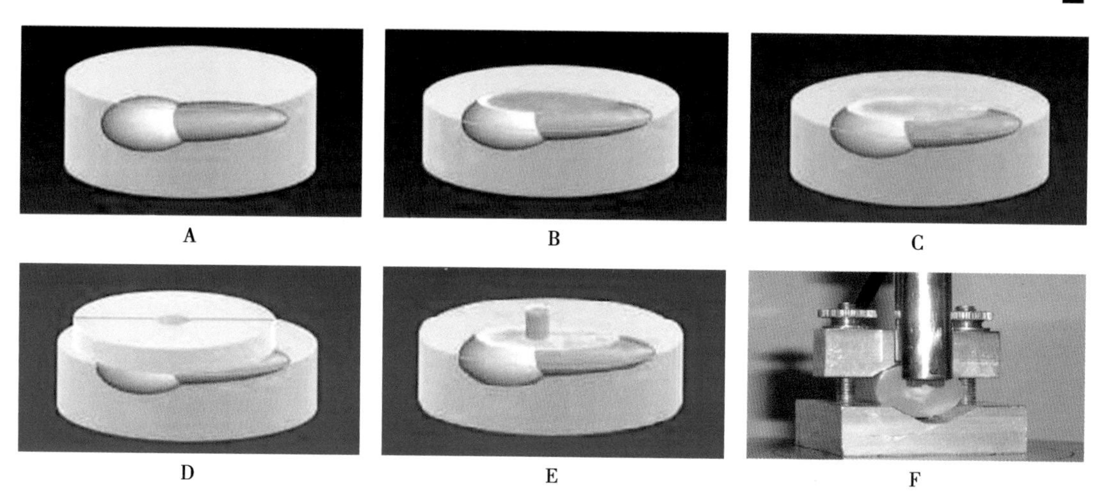

图 15-11　牙本质剪切粘接强度试样制备过程示意图(第四军医大学口腔医学院 赵信义供图)
A. 包埋牙齿;B. 打磨以暴露牙本质;C. 涂布粘接剂;D. 在牙本质表面制备树脂柱;
E. 制备好的粘接试样;F. 进行剪切测试

些情况下,虽然加载应力远小于被粘物体(如牙齿硬组织)的拉伸强度,但也会造成被粘物破坏现象。这一点是剪切粘接强度测试中的一大缺点,因为测定的粘接强度值并不是粘接强度,也不代表被粘物体的强度。

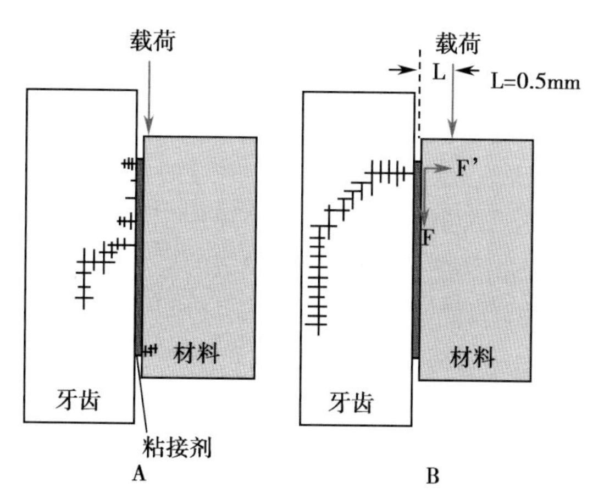

图 15-12　剪切试验中被粘物容易被拉断(第四军医大学口腔医学院 赵信义供图)

在剪切粘接强度测定中,由于两个被粘物体间的粘接剂存在一定厚度,外力加载点又不可能作用于粘接剂层,因而在外力加载点与另一个被粘物体的粘接界面间形成力矩,外力加载点离粘接界面越远,力矩越大。力矩在另一个被粘物体粘接界面上产生垂直于粘接界面的分力-拉力(F'),而且粘接面积越大,这种分力越大,越容易出现被粘物体被拉断现象(见图 15-12)。减小粘接面积可以减少分力 F',进而减少被粘物体被拉断现象的发生。由此,微剪切粘接强度测试法被提了出来。所谓的微剪切粘接强度测试法是指测试的粘接试样的粘接面积小于 $3mm^2$。

(2) 微剪切粘接强度测试法:图 15-13 所示是一种微剪切粘接试样制作装置结构示意图,该装置可在牙齿粘接面上制备直径 2.0mm、高 5.0mm 的复合树脂等材料小圆柱,用于测定剪切粘接强度。图中树脂充填模型由聚四氟乙烯或聚乙烯制成,复合树脂等材料对其黏附性很低,试样容易取出。图 15-14 为对充填孔内的光固化复合树脂进行光照固化。

测试时应注意以下问题:

1) 压头形状:在测定剪切粘接强度时,试验机上用于加载外力的压头的形状主要有两种,一种是有半圆形缺口薄板状压头,缺口大小与粘接到牙齿上的柱状被粘物相匹配;另一

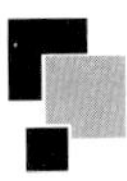

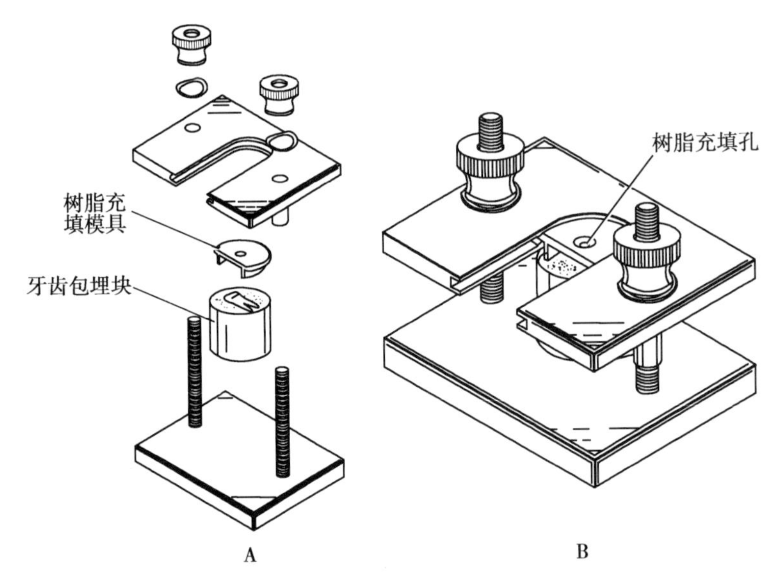

图 15-13 微剪切粘接试样制作装置结构示意图(A)及装配好的外形(B)
(第四军医大学口腔医学院 赵信义供图)

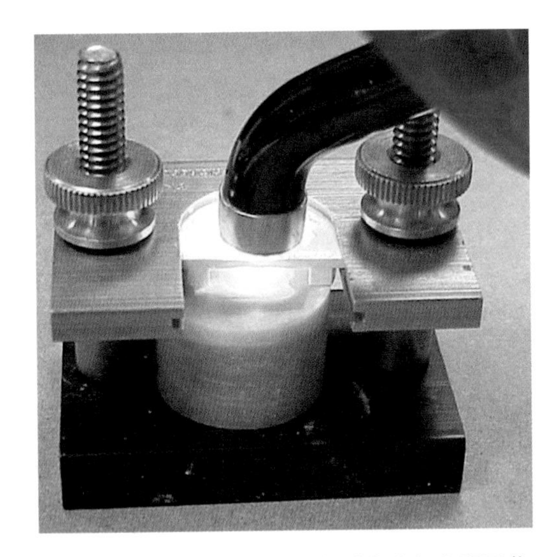

图 15-14 对充填孔内的复合树脂进行光照固化
(第四军医大学口腔医学院 赵信义供图)

种为单刃刀状压头(图 15-15)。前者要求半圆形缺口能与柱状被粘物侧面(加载面)平行接触,以便柱状被粘物受到的是平行于粘接面的外力,应避免柱状被粘物远离粘接面的一侧先于内侧接触到外力。使用单刃刀状压头时,压头与试样的接触面积很小,如果加载点不靠近粘接界面,容易使柱状被粘物产生扭矩,因此要求加载点尽量靠近粘接界面。显然,半圆形缺口压头能够更好地传递载荷,测定的结果优于单刃刀状压头。

2)测试时压头速度:牙科粘接剂固化后具有黏弹性性质,在测定剪切粘接强度时,粘接剂层在低应力速率下有较大的应变而不易断裂,因此,外力加载速度会影响所测得的粘接强度值和断面破坏模式,低加载速率往往能获得较高的粘接强度。另一方面,加载速度较大时,粘接剂层表现为脆性固体,也能表现较高的强度。

但是,外力加载速度在一定范围内变化并不明显影响测定结果。Lindemuth 研究了加载速度对剪切粘接强度测定值的影响,加载速度设定为 0.1mm/min、0.5mm/min、1.0mm/min、5.0mm/min、10.0mm/min,结果表明,粘接釉质时,加载速度对所测定的剪切粘接强度值无明显影响;测定牙本质粘接试样时,加载速度过慢(0.1mm/min)或过快(10.0mm/min)时,所得剪切粘接强度明显降低。目前测定剪切粘接强度时的加载速度一般为 0.5mm/min 或 1.0mm/min。

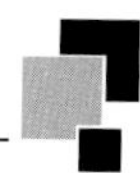

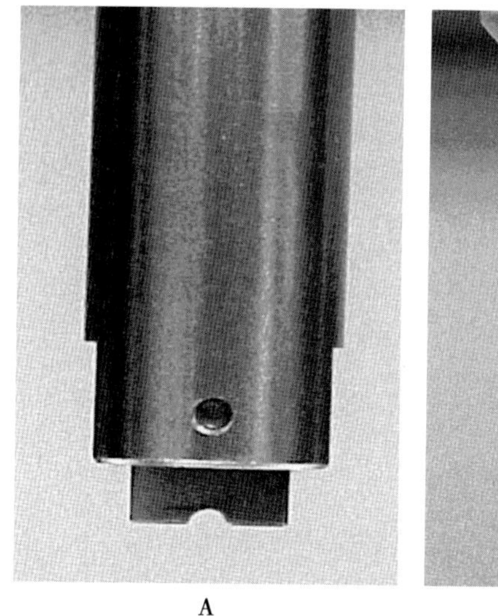
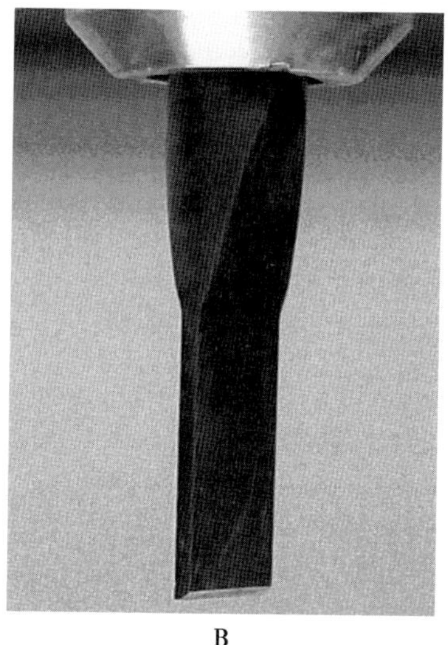

A　　　　B

图 15-15　半圆形缺口薄板状压头和单刃刀状压头
（第四军医大学口腔医学院 赵信义供图）

3）外力加载点的位置：如上所述，外力加载点的位置明显影响测定结果及断裂破坏模式，外力加载点应尽量靠近粘接界面。

4）外力方向应当与粘接界面平行：为了确保外力方向与粘接界面平行，可使用图 15-16 所示的剪切力加载装置，该装置的剪切力加载板在滑动槽内向下移动，能确保剪切载荷与粘接界面平行，并可紧贴粘接界面。

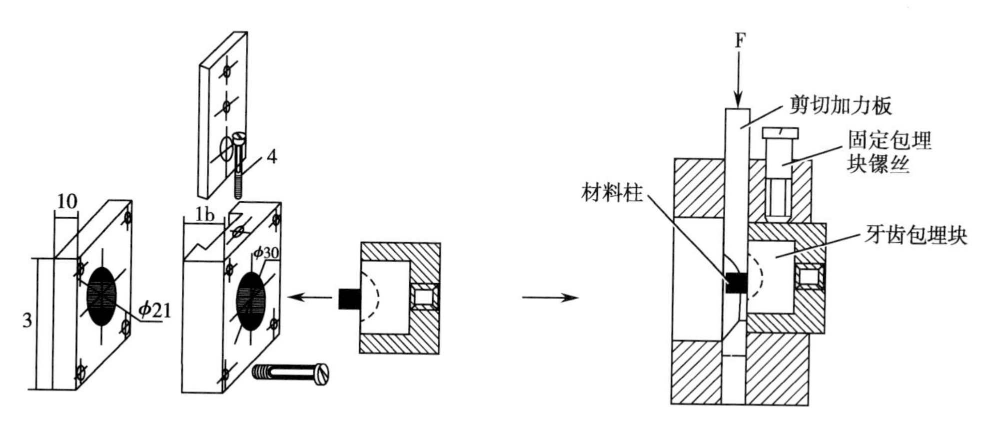

图 15-16　带有滑动槽的剪切力加载装置
（第四军医大学口腔医学院 赵信义供图）

（3）推出剪切粘接强度测试法（push-out shear test）：该方法主要用于测定根管充填材料与根管壁间的粘接强度。通常选择因正畸或牙周病原因拔除的单根管前牙，要求牙齿形态、长度和粗细相近。按照试验设计及临床操作过程对牙齿进行根管充填，然后于釉牙骨质界处横向截除牙冠，在精密切割机上于垂直于根管长轴的方向将牙根片切为厚 1mm 的薄片。将薄片夹在两个厚 1mm 的支撑铁片之间（图 15-17），使根管充填物暴露于支撑铁片的圆孔中，放置到测试支撑座上，并使牙根薄片根尖侧截面面向加载头。根据预备根管的直径

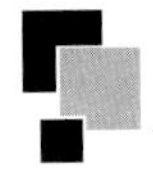

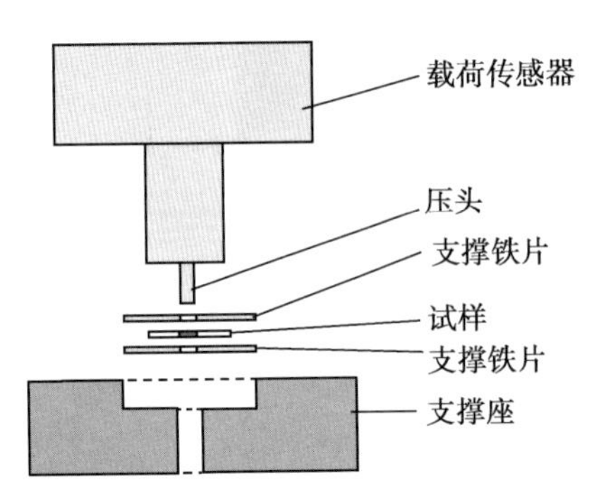

图15-17 推出剪切粘接强度测试示意图(第四军医大学口腔医学院 赵信义供图)

选择粗细匹配的加载压头杆,对根管充填物进行加压(图15-17),记录最大载荷,最后以最大载荷除以管壁粘接面积来计算剪切粘接强度。

推出试验的优点:①在同一个牙根上可以制取较多的薄片试样;②可以克服较厚试样受力时应力分布不均的现象;③较薄的试样可以减少材料内部缺陷,测定的数值更接近于真实的粘接强度;④粘接破坏主要发生在粘接界面。

尽管剪切粘接强度的测试被广泛应用于牙科,但是,许多学者质疑其与临床结果的相关性。并认为测定中的影响因素太多,而且试样在测定过程中受力复杂,容易在粘接界面边缘形成应力集中。

四、剥离粘接强度

(一) 概念

剥离粘接强度(peel adhesive strength)是指当应力集中在试片胶缝边缘时的拉伸粘接强度。具体地讲,是在规定的试验条件下,测量两个相互粘接的被粘物的试样沿着粘接线逐渐分离时单位宽度上所需的平均力,以kN/m表示。剥离粘接强度通常测定的是有效部分的平均值,规定测试结果中必须前15mm后10mm数值去掉,不参与计算结果中。

挠性材料与挠性材料粘接时或挠性材料与刚性材料粘接时(如义齿软衬材料粘接到义齿基托上),需测定剥离粘接强度。

(二) 剥离粘接强度测试方法

常用的剥离粘接强度测试方法有90°剥离测试法和180°剥离测试法(图15-18)。

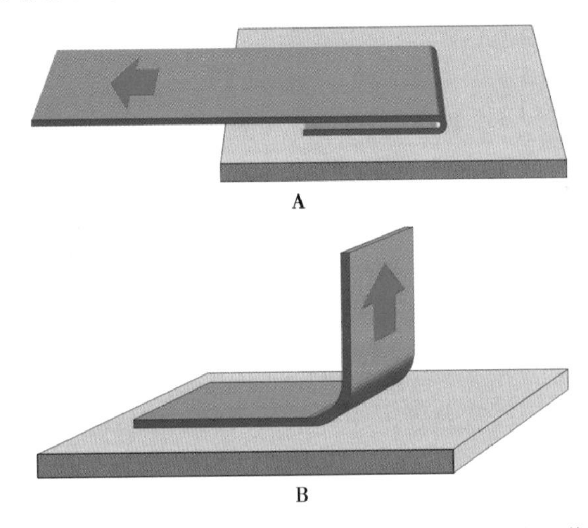

图15-18 常用的剥离粘接强度测试方法示意(第四军医大学口腔医学院 赵信义供图)
A. 180°剥离;B. 90°剥离

1. 180°剥离测试法　此法适用于测定由两种被粘材料(一种是挠性材料,另一种是刚性材料)组成的粘接试样在规定条件下,粘接剂抗180°剥离性能。两块被粘材料用粘接剂制备成粘接试样,然后将粘接试样以规定的速率从粘接的开口处剥开,两块被粘物沿着被粘面长度的方向逐渐分离。通过挠性被粘物所施加的剥离力基本上平行于粘接面。

(1) 一般要求:刚性被粘试样为宽25.0mm±0.5mm、长200mm以上的长条。挠性被粘材料能弯曲180°而无严重的不可回复的变形。挠性被粘试样的宽度与刚性被粘试样的宽度相同,长度不小于350mm。

挠性被粘试样在制作时可能引起困难,并且由于试样制作和试验期间的挠曲或摆动破损使试验结果的偏差增大。将挠性被粘试样设计成比刚性被粘试样两边各宽5mm可以降低上述效应。

(2) 仪器要求:180°剥离测试法所用的测试仪器(拉力试验机)的夹头能以恒定的速率分离并施加拉伸力,该仪器应配备有拉伸力的测量系统和指示记录系统,力的示值误差应不超过2%。整个装置的响应时间应足够得短,以不影响测量的准确性为宜,即当粘接试样破坏时,所施加的力能被测量到,而且试样的破坏负荷应处于满标负荷的10%~80%之间。装置应配置适当的自校准型夹头,夹头应能牢固地夹在挠性被粘物外端部25mm处。夹头和剥离试验夹具应能在受力时与试样同时移动校直,以便试样中的挠性体与通过剥离夹具装置中心线所施加的拉力的方向一致。

(3) 结果计算:测试时,测定从剥离力和剥离长度的关系曲线上的平均剥离力(N)。计算剥离力的剥离长度至少要100mm,但不包括最初的25mm,可以用划一条估计的等高线(图15-19)或用测面积法来得到平均剥离力。

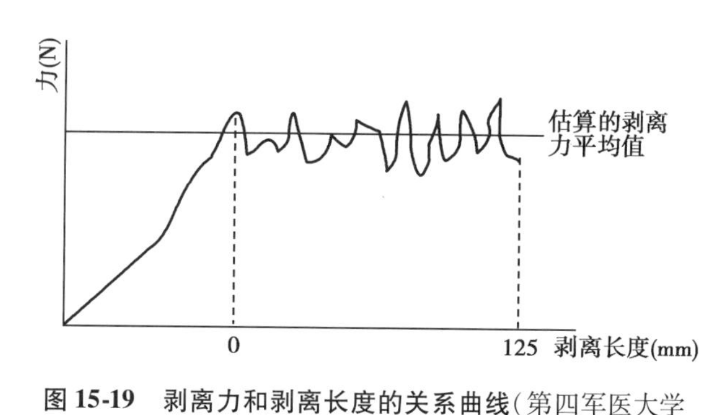

图15-19　剥离力和剥离长度的关系曲线(第四军医大学口腔医学院　赵信义供图)

记录下在这至少100mm剥离长度内的剥离力的最大值和最小值,按下式计算剥离强度值。

$$б_{180°}=F/B$$

式中:　$б_{180°}$—180°剥离强度,kN/m;

F—剥离力,N;

B—试样宽度,mm。

计算所有试验试样的平均剥离强度、最小剥离强度和最大剥离强度以及它们的算术平均值。

2. 90°剥离测试法　此法又称"T"型剥离测试法,适用于测定由两种被粘材料(一种是

挠性材料,另一种是刚性材料)组成的粘接试样在规定条件下,粘接剂抗90°剥离性能。

此法的试验过程及对仪器和试样的要求与180°剥离测试法基本相同,只是剥离力的方向与粘接界面垂直。

剥离角对剥离强度的影响:剥离强度随剥离角度的增加而迅速下降,当剥离角接近90°后剥离强度就趋于一个定值。

第二节　粘接界面人工老化方法

一、冷热循环

(一) 概述

冷热循环(thermal cycling)是一种在口腔医学研究中广泛应用的实验室模拟口腔环境冷热疲劳的加速老化试验(accelerated aging test)方法,特别是在评价材料粘接性能及修复体边缘密合性方面应用最为广泛。冷热循环可以促进牙齿硬组织/修复材料间应力的释放,因为牙齿硬组织和修复材料的热膨胀系数不同,在温度变化过程中体积变化不同,这样会在牙齿硬组织/修复材料界面产生破坏性应力,短时间内反复的温度变化是一种经典的人工加速老化方法。

(二) 原理

冷热循环试验一般是将受试试样放入高温水浴槽一段时间(停留时间)后再移入低温水浴槽内放置一段时间(停留时间),完成一次冷热循环。然后再将受试试样放入高温恒温槽和低温水浴槽,如此反复循环,直至所需的循环次数。

冷热循环可能通过2种途径加速界面老化:①热水可以加速粘接界面成分的水解,水的摄取、分解产物和聚合不完全的树脂低聚物滤出这一过程;②由于修复材料的热膨胀系数比牙体组织大,温度的反复变化使得修复材料和牙体组织反复收缩和膨胀,这样在界面产生应力,使界面内的微小缺陷沿着界面逐渐扩大,导致口腔内液体和某些大分子可以自由进出。

(三) 要求

冷热循环试验高温水浴槽的温度一般为55℃或60℃,低温水浴槽的温度一般为4～5℃,这两个温度是口腔环境内平均的温度变化极值。水浴槽的温度控制精度应为±1℃。

试样在高温水浴槽及低温水浴槽内的停留时间一般为30秒,文献报道的停留时间有15秒、30秒、60秒甚至120秒。Wendt论证认为停留时间应为15秒,因为15秒与口腔实际情况更接近。但是,由于人牙齿硬组织及一些牙齿缺损修复材料(如复合树脂和玻璃离子水门汀)导热性能差,停留时间短于30秒时,温度的变化尚不能传递到粘接界面,不能对粘接界面起到冷热交替变化作用。因此,停留时间要视试样大小及充填材料的热传导性而定。对于一般V类洞的试样,如果充填材料是导热性好的金属类材料,如银汞合金,停留时间可选择15秒;如果充填材料是导热性差的材料,如复合树脂或玻璃离子水门汀,则停留时间最少应为30秒。

Gale指出在体外冷热循环10 000次大概相当于在体内行使功能1年,500次是冷热循环次数的最低限度。

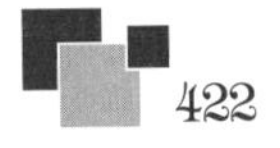

二、长期浸泡

（一）概述

粘接修复体在口腔内要受到复杂的理化因素的作用。除了咬合力等机械作用外，水、口腔唾液和其中所含的细菌及其代谢产物可能是对粘接修复体产生化学作用众多因素中比较常见的因素。因此，用模拟口腔唾液长期浸泡粘接修复体是一种常用的人工老化方法。

（二）浸泡介质

常用的浸泡介质有水和人工唾液。水（如蒸馏水或去离子水）是最简单的浸泡介质，而人工唾液在化学组成上与人唾液相似，其产生的老化作用更接近口腔实际情况。

人工唾液有多种配方。由于牙齿粘接界面的老化受到唾液中有机物的影响，特别是牙本质（含有胶原纤维）的粘接界面，因此，用于口腔材料粘接老化的浸泡介质应当含有胶原酶、口腔常见微生物（如细菌）等。表 15-2 是含有胶原酶的人工唾液。

表 15-2　含有胶原酶的人工唾液

成分	含量	成分	含量
NaCl	0.4g	$Na_2S \cdot 2H_2O$	0.005g
$CaCl_2 \cdot 2H_2O$	0.4g	尿素	1.0g
KCl	0.795g	胶原酶	25 000U
$NaH_2PO_4 \cdot 2H_2O$	0.78g	水	1000ml

表 15-3 是含有口腔常见细菌的人工唾液，可选择 ATCC15987 黏性放线菌、ATCC25175 变型链球菌、乳酸杆菌作为口腔常见细菌的代表。

表 15-3　用于含有细菌的人工唾液

成分	含量	成分	含量
NaCl	0.4g	牛心浸出液	250ml
$CaCl_2 \cdot 2H_2O$	0.4g	牛肝浸出液	250ml
KCl	0.795g	酵母粉	5g
$NaH_2PO_4 \cdot 2H_2O$	0.78g	葡萄糖	2g
$Na_2S \cdot 2H_2O$	0.005g	小牛血清	200ml
KSCN	0.3g	水	350ml
尿素	1.0g		

菌种经纯化后，用麦氏比浊管配制成 1×10^9 个/ml 待用。在无菌试管中添加含有培养基的人工唾液 3ml，每种细菌加 0.1ml，混匀。放入 37℃厌氧环境培养（N_2 80%，H_2 10%，CO_2 10%），每 3 天更换一次。

浸泡温度一般为 37℃，浸泡过程中要定期更换浸泡介质，一般一周更换 1 次，目的要防止浸泡介质内细菌生长或酸化变质而导致 pH 下降，成为酸性，酸性浸泡介质会使牙齿硬组织脱矿。长期浸泡的最短期限为 6 个月，最长可达 2～3 年。经过长期浸泡，粘接试样的粘接强度会下降。

(三) 原理

长期浸泡过程中水逐渐扩散进入粘接界面,水解作用将破坏树脂和胶原纤维分子间的共价键,细菌和牙本质自身释放的各种酶类可以加速这一过程;随后分解产物和未聚合的残留单体被滤出界面,形成微小孔隙,导致界面的力学性能降低,同时粘接界面形成的孔隙允许更多的水渗入。水还能减少聚合物(粘接剂)分子链间的摩擦力,使聚合物塑性增加,力学性能下降。

在体牙本质粘接老化试样断面观察发现,粘接降解还可能是由于脱矿的未被树脂保护的胶原纤维去蛋白作用造成的,因此有学者用脱蛋白剂模仿这种降解,加速界面老化,其中次氯酸钠溶液就是一种常用的非特异性脱蛋白剂。例如,把微拉伸粘接试样浸泡在10%次氯酸钠溶液中一个小时,粘接强度显著下降。断面观察发现,粘接强度下降与混合层溶解有关,与在体实验的破坏模式相似。这种方法的缺点在于次氯酸钠的非特异性,而且次氯酸钠本身也可以引起牙本质力学性能下降。此外,目前还没有数据把这种实验方法和临床表现直接联系起来。

三、外加载荷

牙齿修复体在口腔内长期受到咬合力的作用,因此,体外评价修复体与牙齿粘接界面耐受咬合力的影响具有重要的意义。外加载荷试验一般是向粘接修复体反复施加低于极限应力的外力,然后观察粘接界面或测定粘接强度的变化。

目前,关于粘接界面的外加应力负载试验方法主要有两类,一类用于测定外加载荷对牙齿充填修复体边缘密合性的影响;另一类用于测定外加载荷对牙齿硬组织粘接界面结构的影响,或测定其对粘接强度的影响。

(一) 外加载荷对牙齿充填修复体边缘密合性影响的试验方法

一般选用磨牙,在磨牙制备𬌗面Ⅰ类洞,然后按照材料说明书应用粘接剂及充填修复材料,修复完毕后浸入水中24小时。之后,取出牙齿并用自凝树脂包埋牙根,使牙齿直立。将包埋的牙齿安装在循环压力试验机上,其下有一柱状橡胶缓冲垫。图15-20所示是一种电磁驱动的轴向载荷循环疲劳试验机工作原理示意图。疲劳试验机的纵向运动杆在电磁线圈驱动下可以周期性上下移动,运动杆下端装有直径5mm的钢球,钢球压触牙齿颊尖或舌尖,加压一段时间后(一般为5秒),压杆抬起5秒,然后再次压触牙齿,如此反复循环,直至所需要的次数。另外,在试验过程中,可向固定有试验牙齿的容器内交替注入5℃冷水和60℃热水,也可只注入37℃水。

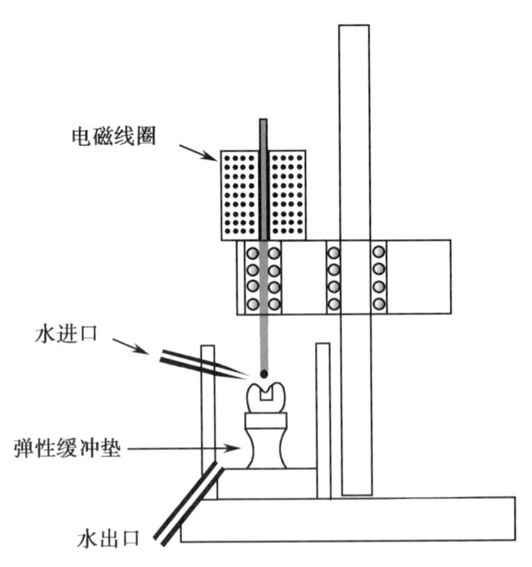

图15-20 一种电磁驱动的轴向载荷循环疲劳试验机工作原理示意图(第四军医大学口腔医学院 赵信义供图)

运动杆的载荷可以通过调节电磁线圈的电流来调节,多数研究选用125N的压

力，加载次数一般为 10 000 次。

外加载荷试验后可进行充填修复体边缘微渗漏的观察，具体方法参见微渗透一节。

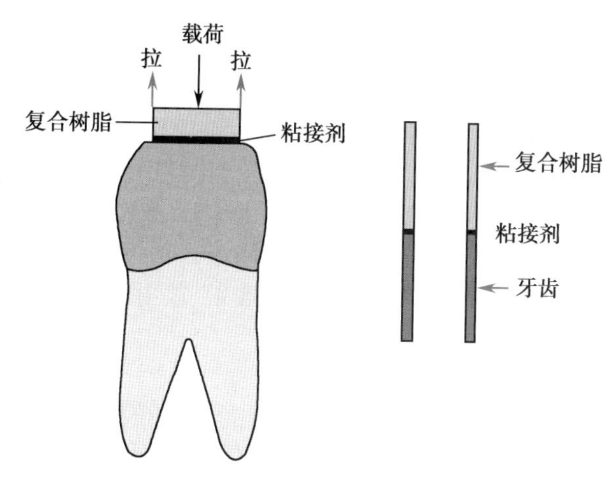

图 15-21　施加循环拉、压载荷示意图（第四军医大学口腔医学院 赵信义供图）

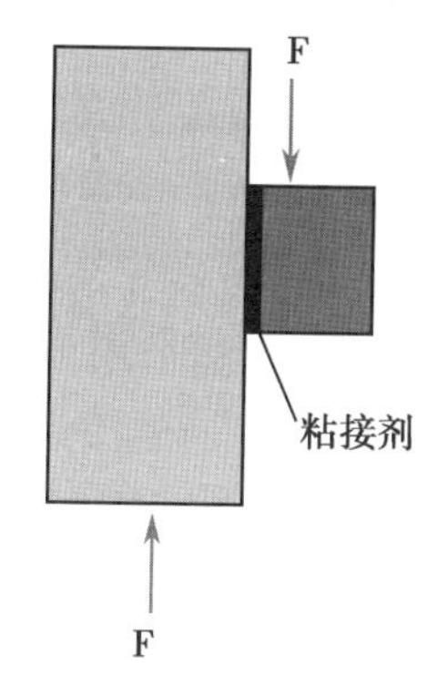

图 15-22　施加循环剪切载荷示意图（第四军医大学口腔医学院 赵信义供图）

（二）外加载荷对牙齿硬组织粘接强度影响的试验方法

根据外加载荷与粘接界面的方向，外加载荷对牙齿硬组织粘接强度影响的试验方法有两种，一种外加载荷为循环拉、压力，力的方向与粘接界面垂直，如图 15-21 所示；另一种的外加载荷为循环剪切力，力的方向与粘接界面平行，如图 15-22 所示。

外加循环拉、压载荷后，将粘接试样片切成规范的测试试样，如微拉伸强度测试试样，然后进行粘接强度测定。外加循环剪切力后，可直接对粘接试样进行剪切粘接强度测定。

在进行根管桩粘固材料耐外加循环载荷试验中，需要进行循环推力载荷试验。一般是将根管桩粘固到离体牙根管内，然后横向片切牙根，获得许多一定厚度的牙根横切片，将切片固定到夹具上，使切片冠侧向上。将循环加压压头压向切片中央根管桩部分，经过一定的次数的循环加压后测定推出剪切粘接强度（图 15-23）。

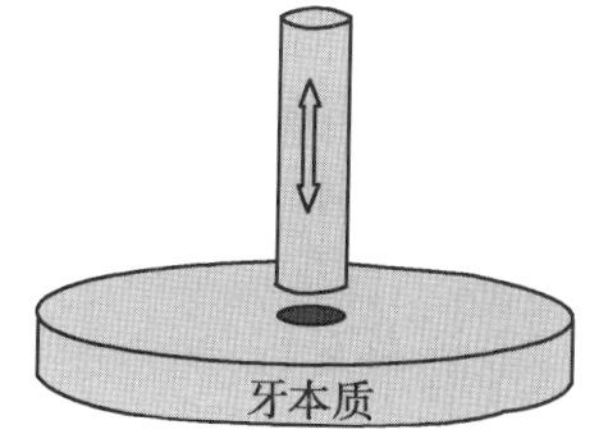

图 15-23　施加循环推出剪切应力示意图（第四军医大学口腔医学院 赵信义供图）

第三节　边缘密合性测试方法

牙齿修复材料边缘密合性（marginal sealing）是指修复材料与牙体组织结合界面的密合程度，又称边缘适合性（marginal adaptation），它是修复成功与否的重要性能指标。若修复体与牙体组织之间由于密合程度不佳而出现微小通道，口腔中的液体及细菌等物质通过通道进入牙体组织或修复体的粘接界面，将导致一系列不良后果，如修复体边缘变色、术后牙齿出现敏感症状、继发龋，甚至修复体松动脱落。因此，评价修复体边缘密合性是一项重要的研究方面。实验室评价修复体边缘密合性的方法较多，有渗漏法、电阻测定法。

一、渗 漏 法

(一) 微渗漏法

微渗漏法是一种广泛应用的检测牙齿修复体边缘密合性的方法。微渗漏(microleakage)是指修复材料和洞壁间的物质通道,这些物质可以是离子、化合物,也可以是唾液、细菌及其代谢产物。微渗漏试验方法很多,主要有示踪物渗入法、微生物渗入法、化学追踪法、电化学方法、电阻抗方法、空气压力法、热力循环法等。示踪物渗入法使用示踪物溶液渗入粘接界面,然后纵向或横向剖开粘接界面,通过光学显微镜、电镜等观察示踪物渗入粘接界面的深度或宽度,以此来表征粘接界面的渗漏情况。常用的示踪物有染料、硝酸银、放射性核素等,其中染料是最常用的示踪物之一。

1. 示踪物渗入法

(1) 染料渗入法:染料渗入法是通过观察染料渗入窝洞壁的深度来评价微渗漏的程度。该法的优点是简单易行、直观性强、敏感性高。缺点是观察的剖面的渗漏情况并不能反映整个窝洞的渗漏情况,而且所得结果是半定量资料,有一定的主观性,结果只能通过非参数统计方法进行处理,减少了试验敏感性。

1) 常用的染料:常用的染料有碱性品红、中性红、亚甲蓝、印度墨汁等。碱性品红分子质量小,分子直径为0.1μm,易于渗透。亚甲蓝是一种低分子量物质,渗透力较强,其缺点为染色后的牙齿经有机酸脱矿时亚甲蓝会发生分解,而且其染色渗透的顶端界限不清晰。印度墨汁分子可以透过0.22μm孔径的细菌过滤器,因此,若印度墨汁分子都不能透过的孔隙,细菌也无法透过,说明其孔隙小于0.22μm。印度墨汁主要应用于根充微渗漏的测定。

已有研究表明,有机染料颗粒的大小以及染料与基质吸附力的不同都对测量结果有着显著的影响。但是,除可以显示水沿清晰渗漏界面外的紧密界面扩散的放射性示踪剂之外,染料物质的类型不是最重要的。

2) 所用牙齿:微渗漏试验所用牙齿应是无龋坏、无裂缝的离体牙,最好是未修复过的人牙,不能使用已根管充填的牙齿。虽然一些证据已表明不同牙位的牙齿的釉质或牙本质粘接效果不同。但是,既不可能完全控制像捐赠牙齿的患者的年龄、文化和饮食习惯或健康状况这样的差异因素,也不可能使牙齿的结构和成分标准化。

牙齿拔除后应立即使用流水彻底清洗。对于人牙,最好由临床医生除去所有血液和附着组织。使用牛牙时,应机械去除牛牙髓室中的软组织。

把牙齿放于蒸馏水中或0.5%的三水氯胺T抑菌剂或杀菌剂溶液中,最多放置一周,然后放于蒸馏水中,置于冰箱中4℃冷藏或低于-5℃冷冻。储存介质应定期更换以减少损坏。其他化学试剂可能改变牙齿结构或者被牙齿结构吸收,因此不能使用。酚类化合物,如麝香草酚能阻止诸如丙烯酸树脂这样的烯类单体或树脂的聚合,因而不能作为贮存牙齿的抑菌剂使用,应使用对结果影响不大的储存液存放牙齿。

试验前牙齿应放在23℃±2℃的蒸馏水中至少12小时。

3) 窝洞制备:传统的微渗漏离体试验是在离体磨牙颊面颈部制备直径3.0mm、深1.5~2.0mm的V类洞,洞的下缘一般位于釉牙骨质交界的龈侧,洞的上缘位于釉质。这样的窝洞位置有利于比较釉质边缘和牙本质边缘的密合性。但是,牙齿颈部坡度太大,窝洞殆壁深度与龈壁深度差异较大,不利于比较,而且颈部牙本质小管走向与龈壁呈一定角度的相交,

染液能从外部经牙本质小管进入到窝洞龈壁处，导致渗漏假阳性的结果（图15-24）。

为了消除牙本质小管走向对渗漏结果的影响，可在前牙牙根上1/3交界处制备窝洞，进行渗漏试验。此处的牙本质小管近似垂直于根管，小管外端略向冠侧弯曲，染液不能从外部经牙本质小管进入到洞壁（粘接界面）（图15-25）。

国际标准ISO/TS 11405推荐在磨牙颊面中央制备窝洞，窝洞直径3mm，深度至少深及牙本质内1mm。若只对仅由牙本质围绕的窝洞感兴趣，则可先将磨牙中部磨出一个牙本质平面，然后在平面处制备窝洞。

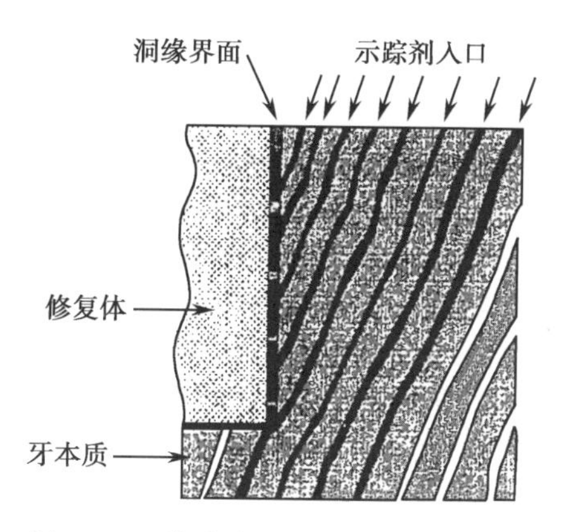

图15-24　染液能从外部经牙本质小管进入到V类洞龈壁处（第四军医大学口腔医学院 赵信义供图）

制备窝洞时，先用高速柱状金刚石车针在釉质内制备窝洞，最后用头端无横切的平头碳化钨直裂钻在大约4000r/min、流水冷却下修整窝洞制备洞壁直径为3mm±0.2mm的窝洞。窝洞底部不能与髓腔贯通。一般要求窝洞大小应相同，而且每个试验组至少应检测10个窝洞。

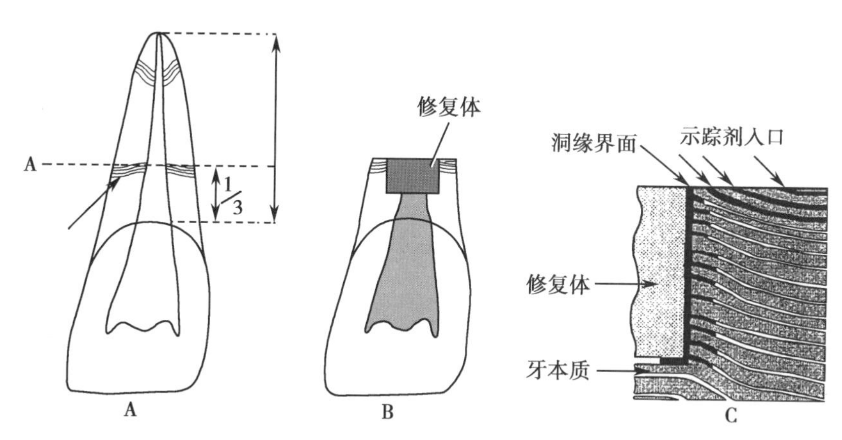

图15-25　前牙牙根上1/3交界处的牙本质小管近似垂直于根管（A），在此处制备窝洞，进行渗漏试验（B）可减少牙本质小管对界面渗漏的影响（C）（第四军医大学口腔医学院 赵信义供图）

粘接剂的应用与材料的充填应当严格按照产品说明书规定的方法与步骤进行。

在将粘接修复体浸入染液之前，用蜡或氧化锌丁香油水门汀充填封闭根尖孔，然后用诸如指甲油这样的涂料封闭粘接界面或充填物边缘周围0.5mm范围以外牙齿表面，一般要涂两层，目的是防止染液从粘接界面或充填物边缘以外地方渗入髓腔，污染需要评价的粘接界面，造成假阳性。

4）结果评定：窝洞充填完毕后，立即将试样浸入示踪液内，23℃±2℃下储存24小时。如果需要对试样进行冷热循环，则在23℃±2℃下储存24小时后开始冷热循环。冷热循环后，把试样浸入示踪液中10分钟。

之后，在窝洞中线的任一侧，用低速金刚石锯于水冷却下把牙齿纵向切两刀。在10倍的放大镜下或体视显微镜下沿窝洞壁观察示踪剂的渗透情况(如果可能的话,对所有四个面的微渗漏记分。)。

正常情况下,使用如下量化标准(图 15-26):

——无渗透=0

——渗入洞壁内釉质部分=1

——渗入洞壁内牙本质部分但未达窝洞髓底=2

——渗入达窝洞髓底=3

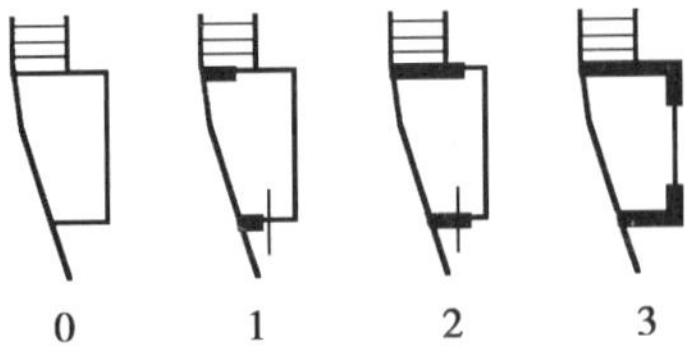

图 15-26　V 类洞微渗漏判定标准(第四军医大学口腔医学院 赵信义供图)

如果只使用牙本质窝洞,使用如下量化标准:

——无渗入=0

——渗入牙本质/材料界面内,但不包括窝洞髓底=1

——渗入达窝洞髓底=2

当比较不同产品或操作步骤时使用非参数统计方法计算观察的数据。

5)存在的问题:尽管窝洞边缘渗漏观察是一种广泛应用的方法,但它存在着一些不足。首先,传统的染料渗入剖面观测法仅观察 1~2 个剖面,有限数量剖面上的渗漏的深度并不能反映整个充填物洞壁的渗漏程度和情况,而且不能反映整个充填物边缘渗漏情况。其次,这种方法在评价某单一试验因素对边缘渗漏影响时,容易受到一些难于控制因素的影响。例如,在充填后对修复体表面(特别是边缘部位)打磨、抛光时,边缘粘接界面因打磨的外力作用而容易出现微裂纹等缺陷,不同牙齿的这些缺陷程度一致性较差,而这些缺陷对边缘密合性,造成传统微渗漏评价结果变异性较大。另一方面,V 类洞法受充填料(复合树脂)的体积收缩影响很大。研究表明,修复体边缘的密合性受到窝洞构型因素值(configuration factor values)的影响,构型因素越小,粘接界面的密合性越好。构型因素值是指窝洞粘接面的面积与自由面(暴露在外的)面积的比值。V 类洞的构型因素值最大,受复合树脂充填料收缩影响最大,其边缘密合性最差。在评价某单一试验因素对边缘渗漏影响时,应尽量减少构型因素的影响,以防后者的影响掩盖试验因素的作用。

6)平面粘接法:该法是在牙齿硬组织的打磨平面上进行粘接,然后观察染料渗入粘接界面的深度(图 15-27)。

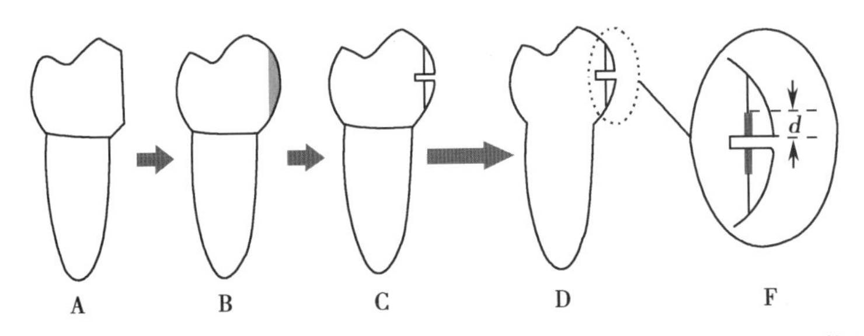

图 15-27　平面粘接法观察粘接界面渗漏情况(第四军医大学口腔医学院 赵信义供图)

首先在磨平机上,用 600#水砂纸于水冷下将每个牙齿的唇颊面釉质磨出一个直径大约为 3mm 的平面(图 15-27A),冲击、吹干后应用粘接剂,光照固化后在粘接剂上覆盖充填一层厚 1.5mm 的光固化复合树脂,复合树脂周缘厚度逐渐变薄(图 15-27B),最后光照固化。24 小时后,用低速切割机于水冷下,在粘接部位中部切割一个细槽,细槽垂直于粘接界面和牙齿长轴,

深度超过粘接界面(图 15-27C)。切割用刀片为厚 0.2mm 的侧面光滑的金刚石烧结刀片。最后在体视显微镜下测量染料从细槽处沿粘接界面向两侧的渗漏深度(图 15-27D)。

与窝洞法相比,平面粘接法可将构型因素值降至最小,最大程度地减少复合树脂聚合收缩对试验因素的影响。而且,由于采用水冷下的低速锯切槽法,所用锯片为侧面光滑的超薄刀片,因而可将切割过程对粘接界面的影响降至较低的水平。

(2) 放射性元素渗透法:渗漏试验也可用放射性元素作为示踪物。方法是将充填修复后的牙齿浸入放射性核素标记的蛋白溶液中,之后片切牙齿,制成切片放入耐热玻璃试管,用计算机γ射线计数器测定标本中放射性核素值。常用的放射性核素包括^{4}C、^{99}Tc、^{45}Ca、^{25}I 等。^{4}C 分子小,穿透力强,半衰期长,较稳定。^{99}Tc 半衰期短(6 小时)。^{45}Ca 和根管矿化物质可发生反应。^{25}I 半衰期为 60 天,分子体积小,分子质量小,能量低,可修饰蛋白的酪氨酸和组氨酸残基,其标记蛋白的过程简单方便。使用标记蛋白的优点是因为微渗漏多是由细菌产物和内毒素所致,检查蛋白溶液的渗漏更接近临床实际情况,该方法也可对结果进行定量分析。

(3) 细菌及内毒素渗透法:用细菌及内毒素作为渗透物质,然后用细菌染色剂进行染色,优点是临床相关性强,因为微渗漏多为细菌介入引起。临床研究发现,细菌代谢产物可以进入直径小于 0.5μm 孔隙,其渗漏主要发生于渗漏早期。细菌直径较大,细菌侵入多发生在渗漏晚期,所以使用内毒素作为示踪剂临床相关性好。

(二) 纳米渗漏观测法

1. 概述　1994 年,Sano 等利用硝酸银观察牙本质粘接界面的渗透,在扫描电镜下发现混合层中有网状的银颗粒沉积,称为纳米渗漏(nanoleakage),并猜测这些被银离子渗入的孔隙是混合层和脱矿的牙本质内未被粘接剂充满的孔隙。尽管这些孔隙很小,细菌不能进入,但它们可能导致粘接界面对水解降解和细菌代谢产物如酸和各种酶更加敏感。

2. 原理　纳米渗漏需要用非常小的银离子进行示踪观察。银离子非常小,渗透性强,灵敏度高,可以和暴露的胶原形成结合。还原成银颗粒后,由于银原子序数高,电镜下容易识别。一般情况下,用硝酸银溶液浸泡粘接试样,使银离子渗入裂缝,再通过显影及曝光过程,还原出银颗粒,最后在透射电镜或扫描电镜下观察银渗漏范围。用透射电镜观察牙齿硬组织粘接界面时,需要对未脱矿或半脱矿的试样进行超薄切片,样品处理过程复杂,技术要求高,难度很大。

在透射电镜下,银渗透部位呈现为不透射线的黑色(图 15-28)。

3. 观察方法

(1) 透射电镜观察法:透射电镜观察牙本质粘接界面的纳米渗漏具有放大倍数高、观察的是剖面等优点,但是,不脱矿牙本质的超薄切片非常困难,成功率极低。半脱矿牙本质的超薄切片相对容易。具体样品制备方法如下:将粘接试样牙齿沿殆龈向片切成 0.8mm 厚的牙片,干燥后在粘接界面 0.5mm 以外区域涂两层指甲油,然后浸于 50% 硝酸银溶液中 24 小时,水流冲洗后再浸于显影液中并进行荧光照射 8 小时。修整切片端,使牙本质厚度约为 0.5mm,再用 0.3mol/L EDTA(pH 7.5)溶液脱矿处理 12 小时。经过漂洗、脱水、渗透、包埋后制备超薄切片,切片时应当用金刚石切刀。

(2) 扫描电镜观察法:用扫描电镜观察粘接界面方法简单,容易进行。在扫描电镜下,特别是在背散射电子模式(backscattered electron mode)下,电镜探测到的电子信号随样品中元素原子序数的增大而增强,样品上原子序数较高的区域产生较强的信号,因而显示较高的

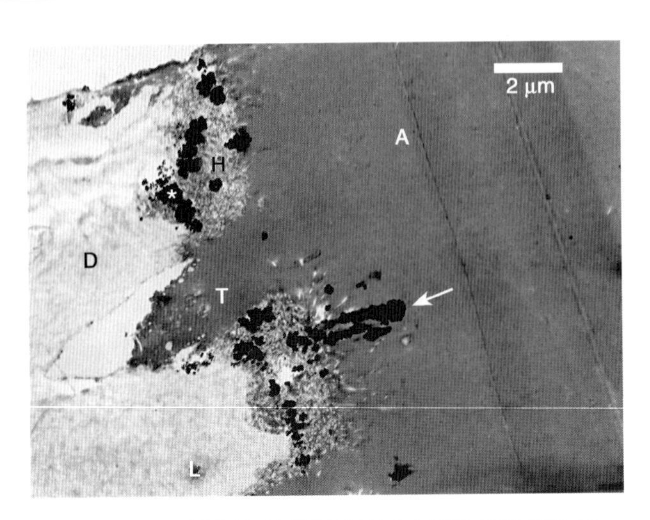

图 15-28　透射电镜下观察到的牙本质粘接界面的纳米渗漏(星号及箭头所指)(第四军医大学口腔医学院 赵信义供图)

A. 粘接剂;D. 牙本质;H. 混合层;
T. 牙本质小管中的树脂突

衬度,这样就可以根据背散射电子像亮暗衬度来区别不同原子序数的区域。由于构成牙齿釉质及粘接剂的元素主要是 C、H、O、P、Ca,它们的原子序数远小于银,因而在背散射模式下,有银渗入的部位亮度较高,因而可清晰显示出有银渗漏的部位(图 15-29)。

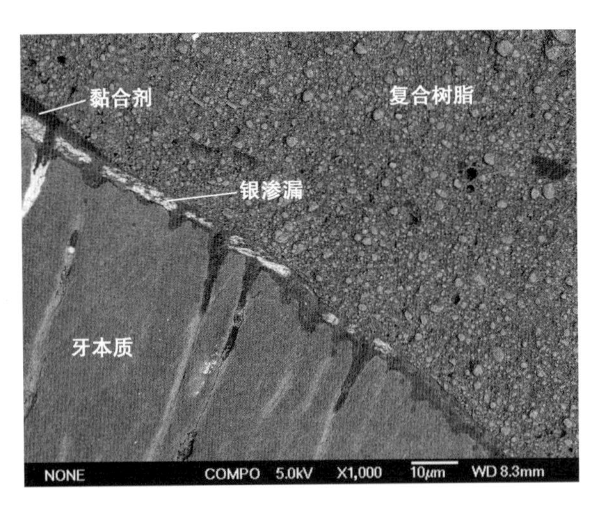

图 15-29　扫描电镜下观察到的牙本质粘接界面的纳米渗漏(第四军医大学口腔医学院 赵信义供图)

牙本质粘接界面扫描电镜观察样品制备方法:在试样的表面涂一层指甲油,粘接界面两侧 0.5mm 范围内除外。然后将试样浸泡于 50% 的氨化硝酸银溶液中,24 小时后取出,流水冲洗后再浸泡于显影液中 8 小时,同时用荧光灯照射。之后取出牙齿,在低速切割机上,以平行于牙体长轴并垂直于充填物表面方向片切牙齿,得到粘接界面的剖面。流水冲洗剖面,然后置于干燥瓶中干燥 48 小时。经常规喷金后在扫描电镜下以背散射电子模式观察粘接

界面的银渗漏情况。

（三）微渗漏的三维观察法

人们一直探索如何全面展现窝洞边缘的微渗漏，因为通过了解微渗漏的整体形态、分布等特点，有助于深入了解微渗漏形成的可能原因及其好发部位。1994年，Gale等介绍了一种通过逐层磨除、逐层照相及图像整合方法建立窝洞壁染料渗漏的三维模型。2004年，Iwami等采用类似的方法对6个牙齿颈部的V类洞微渗漏的三维形态进行了观察。但是，上述方法每层磨除厚度0.1～0.3mm，图层数量较少，建立的微渗漏三维形态精确性低，而且这种方法是破坏性的，费时、费力，难于对多试样进行研究。

2014年，赵信义等以银为渗漏标记物，采用micro-CT测定了牙齿V类洞复合树脂充填物边缘微渗漏的三维形貌、分布及深度。在micro-CT图像中，渗漏的银形成与牙齿硬组织区别明显的影像（图15-30A）。用micro-CT观察窝洞充填修复体边缘微渗漏的优势主要有3点：①它可以通过软件很容易地展现洞壁微渗漏的三维形貌（图15-30B），能为研究微渗漏的好发部位、分布和走向及可能的原因提供重要信息；②它可以精确地计算出窝洞壁银渗漏的总面积及选定区域的银渗漏面积，通过比较渗漏面积或渗漏面积占洞壁总面积的百分率来评价洞壁的密合性，这种评价方法能全面反映洞壁渗漏的整体情况，更具有代表性；③它是一种非破坏性方法，试样测定后还可以用于后续研究或其他测定，例如可以制备微拉伸粘接强度测定试样，进一步研究微渗漏与粘接强度的关系。

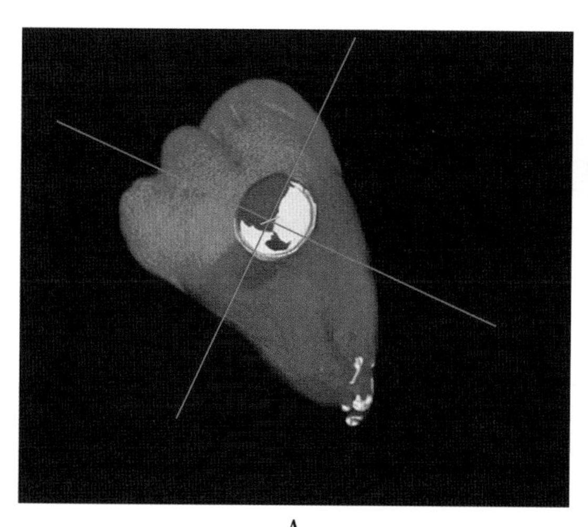

A

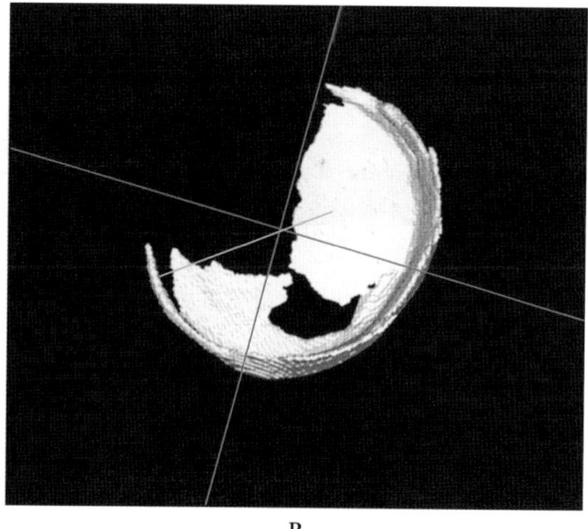

B

图15-30　牙齿充填物边缘银渗漏的三维形状（第四军医大学口腔医学院 赵信义供图）
A. 充填物边缘银渗漏的三维图像；B. 数字化去除牙齿组织和充填物后银渗漏的图像

二、电阻测定法

当充填体边缘出现微渗漏，牙面到髓腔的电阻会发生改变，利用电学仪器测定这种电阻的微小变化就能测定微渗漏的程度。一般方法是将髓腔充满生理盐水，放置电极，另一个电极为可持续接触牙面的实验电极（如带有弹簧伸缩装置的电极）。将两电极串接到电感电容电阻测定仪上。在充填体边缘1.5mm左右设置起点和终点，用油性染料标记，用毛细吸液管吸生理盐水滴在充填体边缘，从起点到终点连续测量电阻值。电阻测定微渗漏的方法有临床使用的前景,它不需对样本进行切割,不需特殊物质标定微渗漏,而是根据电阻的改变来评价微渗漏。但这种方法一般只能用于树脂、陶瓷、水门汀等非导电材料充填的修复体边缘渗漏进行测定,不能用于金属嵌体、高嵌体、冠等修复体边缘微渗漏的测量。

三、光学显微镜观察法

(一) 落射光显微镜法

用落射光显微镜观察充填修复体边缘密合性或粘接界面是最常用、最简便的方法。常用的落射光显微镜有体视显微镜和金相显微镜。体视显微镜图像立体感强,但放大倍数低,适用于初步观察。金相显微镜的放大倍数可达400倍,但图像立体感差,也只能作为体视显微镜观察的补充,应当与体视显微镜联合应用。

在体视显微镜下观察经硝酸银渗漏标记的粘接试样破坏断面时,由于粘接剂有一定的光学透明度,因此可以透过断面上残留的粘接剂观察到其下的银渗漏,而在扫描电镜下却看不见这些渗漏(图15-31)。

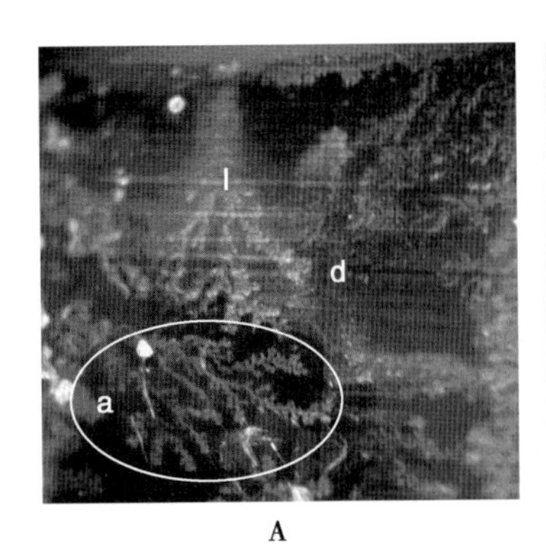

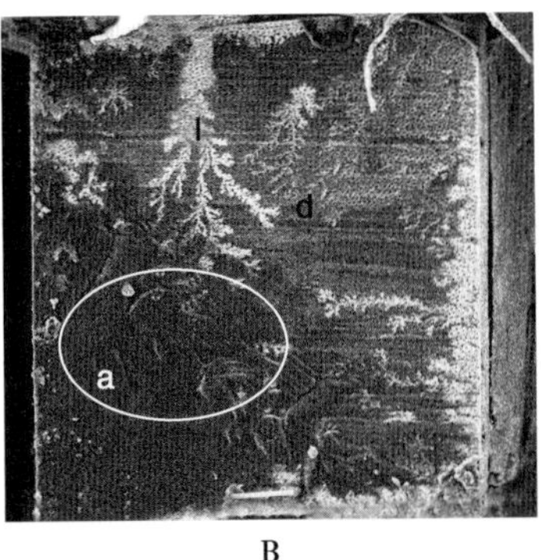

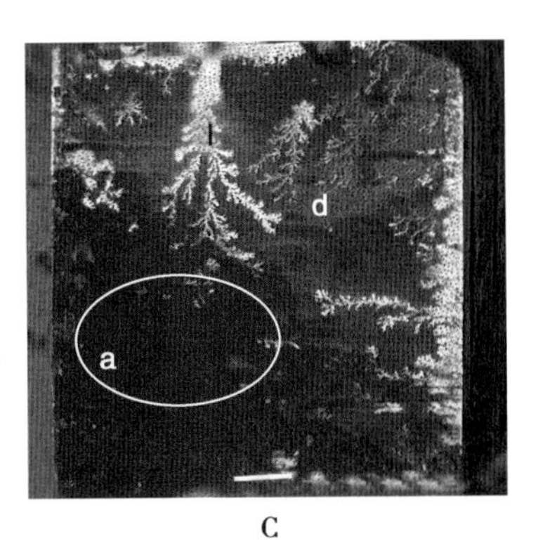

A　　B　　C

图15-31　同一个牙本质粘接试样的断面图像,已经硝酸银渗漏标记(第四军医大学口腔医学院赵信义供图)

A. 光镜下可以发亮的银渗漏呈树枝状伸入粘接界面;B. 扫描电镜二次电子图像,椭圆区域看不见银渗漏;C. 扫描电镜背散射电子图像,椭圆区域看不见银渗漏

a. 粘接剂;d. 牙本质;l. 银渗漏

(二) 激光扫描共焦显微镜法

1. 概念及原理　激光扫描共焦显微镜(laser scanning confocal microscope,LSCM)是采用激光作为光源,在传统光学显微镜基础上采用共轭聚焦原理和装置,并利用计算机对所观察的对象进行数字图像处理的一套观察、分析和输出系统,可把光学成像的分辨率提高30%~40%。

传统光学显微镜观察到的图像是二维的,其极限有效分辨率是0.35微米,该分辨率下的景深在1μm以下。因此,如果要在高倍率下观察表面的三维形态,特别是纵向方向的形态,通常一般需要使用扫描电镜。虽然扫描电镜是这一方面非常成熟有效的观察工具,但是扫描电镜观察的样品均需要干燥、脱水,这一过程会导致含水样品发生龟裂、尺寸及形貌变化,产生一些假象。另外,目前扫描电镜无法测量多种尺寸数据,比如体积、面积、粗糙度等。

LSCM采用激光束做光源,激光束经照明针孔,由分光镜反射至物镜,聚焦于样品上,对样品内焦平面上的每一点进行扫描,激发焦平面上的物质发出荧光。荧光经原来的入射光

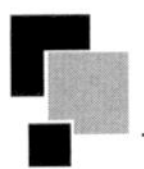

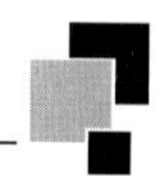

路直接反向回到分光镜，经过探测针孔时先聚焦，聚焦后的光被光电倍增管探测收集，并将信号输送到计算机，在彩色显示器上显示图像。由于只有焦平面上的光才能穿过探测针孔，焦平面以外区域射来的光线在检测小孔平面是离焦的，不能通过小孔。因此，非观察点的背景呈黑色，反差增加而成像清晰。由于照明针孔和探测针孔相对于物镜平面是共焦的，焦平面上的点同时聚焦于照明针孔和发射针孔，焦平面以外的点不会在探测针孔处成像，即共聚焦（图 15-32）。

2. 类型及特点　目前，LSCM 有落射光型和透射光型两种，前者主要用于材料表面形貌观察，后者用于观察具有一定透明度物体内部结构，例如活体细胞。

透射光型 LSCM 可以对有一定透明度的标本内部不同深度层次进行聚焦观察，可以排除该标本其他深度层次的影响，进行无损伤的“光学切片”。通过计算机可将不同深度层次的平面图像合成一个立体图像。

LSCM 观察标本内部的图像时，被观察物应当具受激后发出荧光的能力。如果不能发出荧光，就需要用荧光物质对被观察的结构进行标记。

落射光型 LSCM 用来观察样品表面亚微米程度（0. 12μm）的三维形态和形貌，并可以测量多种微小的尺寸，诸如体积、面积、晶粒、膜厚、深度、长宽、线粗糙度、面粗糙度等。

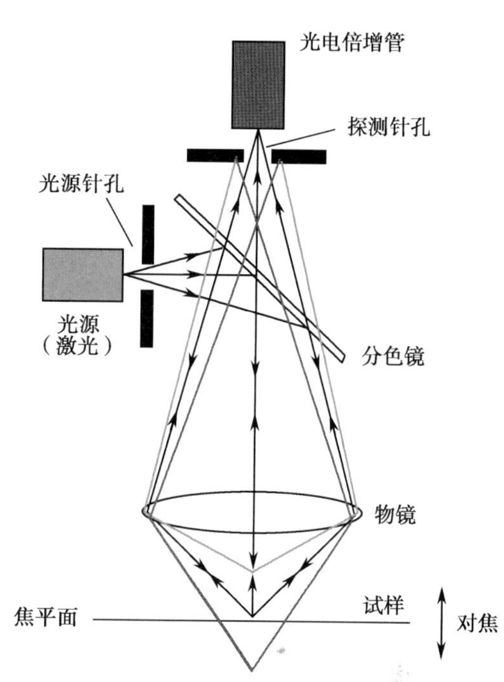

图 15-32　激光扫描共焦显微镜工作原理示意图
（第四军医大学口腔医学院　赵信义供图）

LSCM 有以下特点：①使用方便，与一般光学显微镜相似，且全部采用计算机控制；②基本无须制样，不损伤样品，是原状态的标本，不需干燥、脱水，完全不破坏样品，它观察到的情况是标本的真实状况；③不需要做导电处理，也容许大尺寸样品直接观察；④几十秒到一两分钟即完成全部的扫描、成像、测量采样工作；⑤LSCM 还可在 100% 的湿度中进行观察。

在用 LSCM 作为牙本质粘接界面分析手段时，可用荧光标记物对牙本质粘接剂进行标记，然后用标记后的粘接剂粘接牙齿硬组织（如牙本质），完成粘接后，制备粘接界面的剖面切片，在 LSCM 下观察粘接界面，对标记后的样本进行无损伤的光学切片，可以观测到标记的粘接剂在被粘物表面的渗透、扩散情况。此法可观察到粘接界面一定深度的内部结构，并可通过计算机将不同深度层次的平面图像合成为一个立体图像，显示混合层的形态、厚度及粘接剂在牙本质及复合树脂内的渗透情况。

用于标记粘接剂的荧光染料主要是脂溶性荧光染料，易溶于有机溶剂，如罗丹明 B（rhodamine B），能很好地溶于粘接剂中，产生对比度适中的荧光图像。罗丹明 B 的添加量一般为被标记物的 0. 1%。当荧光剂浓度过高时，分子间过于紧密，某个分子被激发产生的光子被邻近分子吸收，不会产生荧光，这种现象被称为淬灭。荧光剂除了可在粘接系统中混合均匀外,还应有合适的发射波长,经共聚焦激光激发,发射出足够强度,能与粘接系统本身自发荧光相区别的荧光。

3. 在牙本质粘接界面研究中的应用 LSCM 可用于观察玷污层厚度对粘接剂的渗透性和适合性的影响,观察牙齿结构对粘接剂渗透性的影响,比较不同粘接剂及其不同的操作方法对粘接界面微观结构的影响。通过观察标记后的粘接剂或底涂剂在粘接界面的分布情况,可以对不同的粘接系统和不同的操作方法形成的粘接界面进行比较,从而分析各种情况对粘接界面的影响。

LSCM 可以对混合层精确聚焦,特别是在高放大倍数时,可以观察到混合层的清晰结构,并通过一系列不同深度的光学切片重建的三维图像,使观察过程更为直观。

粘接界面十分复杂,仅靠一种技术难以反映界面的形成情况。许多学者将 LSCM 技术与扫描电镜或透射电镜结合,利用各种方法的不同特点,从表面和深层同时观察牙本质粘接界面的微观形态,以期全面反映各种因素对牙本质粘接界面的影响。

界面研究的最终目的在于揭示微观结构和宏观的粘接强度之间的关系,因此将 LSCM 与粘接强度的测试结合,可以较为真实地反映宏观和微观之间的联系。通过对界面中各种构成部分的厚度和长度进行测量,结合 LSCM 可以对荧光量进行检测的性能,从而使研究结果量化,更为客观地反映界面的微观形态。

四、扫描电镜观察法

扫描电镜是观察修复体边缘密合性的常用方法,它能在非常高的放大倍数下观察,图像清晰,立体感强。但是,扫描电镜观察的试样已严重脱水、干燥,对于含水的牙齿硬组织来说,此过程极容易造成充填修复体边缘或粘接界面开裂,造成有缝隙的假象。因此,如果在扫描电镜下观察到充填修复体边缘或粘接界面有缝隙,有可能是脱水、干燥造成的。当然,如果未观察到缝隙,可以肯定边缘是密合的。为了排除脱水、干燥对样品的影响,可采用复模法或标记法来观察修复体边缘密合性。

扫描电镜一般有两种观察模式,一种是试样发出的二次电子所形成的图像模式,另一种是试样反射的电子所形成的背散射电子图像模式。由于二次电子信号主要来自样品表层 5~10nm 深度范围,其强度与原子序数没有明确关系,而仅对观察区域相对于入射电子束的位向十分敏感,试样表面凸出结构边缘亮度较高,所以能很好地显示形貌衬度。在背散射电子图像模式下,样品上原子序数较高的区域产生较强的信号,呈现出较高的亮度,通过背散射电子图像可以根据亮度对观察区域的元素组成进行识别或定性分析。

(一) 复模法

复模法是在牙齿充填修复体未脱水、干燥前用印模材料对修复体边缘或粘接界面制取精细印模,然后用模型材料灌制阳模,最后在扫描电镜下观察阳模。复模法要求印模材料能准确反映修复体边缘密合性。常用的印模材料有低稠度、流动性好的牙科加成型硅橡胶印模材料、聚醚橡胶印模材料。模型材料要求稠度适中、流动性好、能快速固化,表面固化性能好,固化后在真空干燥过程中不会开裂。常用的模型材料是环氧树脂,可以选择市售的双组分环氧树脂粘接剂作为模型材料,初步固化时间应为 30~60 分钟。

（二）标记法

标记法是用在扫描电镜下能够被识别的物质预先标记充填修复体边缘或粘接界面的缝隙或渗漏通道，然后在扫描电镜下观测，标记物的部位即为缝隙或渗漏通道。常用的标记物为原子序数远大于牙齿硬组织及充填修复材料中组成元素的银。标记方法为硝酸银浸泡渗漏，然后还原剂浸泡，将渗入充填修复体边缘缝隙或粘接界面渗漏通道部位的银离子还原成银颗粒。在扫描电镜下，由于银的原子序数远大于牙齿硬组织及充填修复材料（包括粘接剂）中组成元素，在背散射电子像上其亮度明显大于牙齿硬组织及充填修复材料，很容易识别。背散射电子对观察区域内原子序数或化学成分的变化很敏感，可以显示原子序数或化学成分的差别。粘接剂由原子序数较低的元素（C、H、O、P）构成，而牙本质和复合树脂中还含有相对较高的元素（Ca、Si等），因此在背散射电子图像中，粘接剂亮度最低，复合树脂亮度高于粘接剂，但远低于元素银。

常用硝酸银溶液为50%硝酸银水溶液或氨化硝酸银水溶液。硝酸银溶液中的银离子非常微小，可以渗入粘接界面内的微小（甚至纳米尺度）孔隙或含水结构中。硝酸银水溶液呈弱酸性，对牙齿硬组织有微弱脱矿作用，可能会影响观察结果。可以用稀氨水中和硝酸银水溶液，形成中性的氨化硝酸银溶液，氨化硝酸银对牙齿硬组织无脱矿作用。常用的还原剂为照相用的显影液。

（赵信义）

参考文献

1. 赵信义，何惠明，李石保. 牙本质粘接界面微渗漏观察方法的研究. 口腔医学研究，2007，23（5）：488
2. 赵信义，王庆昱，薛云鹏，等. 3种黏结剂黏结釉质的界面微渗漏研究. 牙体牙髓牙周病学杂志，2007，17（9）：525
3. 赵信义，殷红. 牙本质黏结界面的微渗漏与纳米渗漏. 牙体牙髓牙周病学杂志，2007，17（8）：463
4. 古林娟，赵信义，李石保. 应用显微CT观测V类洞修复体边缘渗漏的初探. 中华口腔医学杂志，2012，47（9）：534-537
5. Alani AH, Toh CG. Detection of microleakage around dental restorations: A review. Oper Dent, 1997, 22(4): 173
6. Arao T, Nakabayashi N. Effect of miniaturized dumbbell-shaped specimen to identify bonding of resin to bovine dentin. J Jpn Dent Mater, 1997, 16: 175
7. Armstrong SR, Boyer DB, Keller JC. Microtensile bond strength testing and failure analysis of two dentine adhesives. Dent Mater, 1998, 14(1): 44
8. Cardoso PEC, Braga RR. Evaluation of microtensile, shear and tensile tests determining the bond strength of three adhesive systems. Dent Mater, 1998, 14: 394
9. Dubois RJ, Kyriakakis P, Weiner S, Vaidyanathan TK. Effects of occlusal loading and thermocycling on the marginal gaps of light-polymerized and autopolymerized resin provisional crowns. J Prosthet Dent 1999; 82: 161-166
10. El Zohairy AA, de Gee AJ, de Jager N, et al. The influence of specimen attachment and dimension on microtensile strength. J Dent Res, 2004, 83(5): 420
11. Erickson RL, Glasspoole EA, Retief DG. Influence of test parameters of dentin bond strength measurements. J Dent Res, 1989, 68: 374
12. Hara AT, Pimenta LA, Rodrigues AL. Influence of cross-head speed on resin-dentin shear bond strength. Dent Mater, 2001, 17(2): 165
13. Nikaido T, Kunzelman KH, Chen H. Evaluation of thermal cycling and mechanical loading on bond strength of a

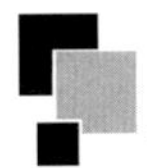

self-etching primer system to dentin. Dent Mater,2002,18:269-275

14. Pashley DH,Sano H,Ciucchi B,et al. Adhesion testing of dentine bonding agents:a review. Dent Mater,1995,11:117
15. Phrukkanon S,Burrow MF,Tyas MJ. Effect of cross-sectional surface area on bond strengths between resin and dentin. Dent Mater,1998,14(2):120-128
16. Phrukkanon S,Burrow MF,Tyas MJ. The influence of cross-sectional shape and surface area on the microtensile bond test. Dent Mater,1998,14(3):212-221
17. Rossomando KJ,Stanley L,Wendt Jr. Thermocycling and dwell times in microleakage evaluation for bonded restorations. Dent Mater,1995,11(1):47-51
18. Schreiner RF,Chappell RP,Glaros AG,et al. Microtensile testing of dentin adhesives. Dent Mater,1998,14(3):194-201
19. VanMeerbeek B,Peumans M,Poitevin A,et al. Relationship between bond-strength tests and clinical outcomes. Dent Mater,2010,26(2):e100-121
20. Wason TF,Wilmot DM. A confocal microscopic evaluation of the interface between Syntac adhesive and tooth tissue. J Dent,1992,20:302
21. Watanabe LG,Marshall GW,Marshall S. Dentin shear strength:Effects of tubule orientation and intra tooth location. Dent Mater,1996,12(2):109
22. ISO/TS 11405-2003 Dental materials-Testing of adhesion to tooth structure
23. ISO/CD 29022-2010 Dentistry-Adhesion-Notched-edge shear bond strength test
24. Goracci C,Sadek FT,Fabianelli A,et al. Evaluation of the adhesion of fiber posts to intraradicular dentin. Oper Dent,2005,30B:627-635
25. Scherrer SS,Cesar PF,Swain MV. Direct comparison of the bond strength results of the different test methods:a critical literature review. Dent Mater,2010,26(2):e78-93
26. Van Meerbeek B, Peumans M, Poitevin A, et al. Relationship between bond-strength tests and clinical outcomes. Dent Mater,2010,26(2):e100-121
27. Soares CJ,Soares PV,Santos-Filho PC,et al. Microtensile specimen attachment and shape—finite element analysis. J Dent Res,2008,87(1):89-93
28. Zhao Xin-yi,Gu Linjuan. Detection of Marginal Leakage of Class V Restorations In Vitro by Micro-Computed Tomography. Operative Dentistry,2014,39(2):174-180

第十六章　口腔医疗器械的生物学评价与试验方法

口腔生物材料也是口腔医疗器械中的一类。任何一种预期直接或间接与人体接触的材料或器械,在用于人体之前都需要进行生物学评价,评价包括对其成分进行定性或定量分析、对已有的毒理学资料或相关信息进行综合分析与判断以及必要时开展一系列的生物学试验等。生物学评价的意义在于预测与评估器械或材料在与人体接触使用过程中的潜在危害性,将其可能出现的不安全风险减少到最低程度,达到一种“可接受”的水平。本章将简要介绍口腔医疗器械的生物学评价与试验的一些概念和基本内容,重点介绍生物学评价中的生物学试验方法。

第一节　生物学评价与试验

口腔医疗器械生物学评价与生物学试验是两个不同的概念,生物学评价需要综合性的分析与评估,其中可以包含或不包含生物学试验,获得的是对该器械在未来应用时是否相对安全或者说其风险是否可接受的结论;而生物学试验则仅仅是器械进行一项或多项生物学性能方面的试验,获得的只是该器械在所受检的生物性能范围内是否符合相关标准要求的试验结果。

一、生物学评价的流程

医疗器械生物学评价过程中需要作出一系列的判断,其中包括:判断器械是否直接或间接与人体接触?是否与上市产品相同?其产品的生产过程、加工工艺、灭菌方式、与人体的接触方式等是否与上市产品具有相同的特性?针对产品本身的安全性是否有足够的试验数据或相关证明?如果上述的分析结果得出该器械与已上市的产品都相同,同时从风险分析的角度也能预期判断该器械基本上对生物体不存在危害,那么,只需要对该产品作出一份生物学评价的书面分析报告即可。反之,就需要通过生物学试验方式来帮助评价医疗器械的生物安全性。有关生物学评价的流程参见 GB/T 16886.1 标准中的流程图(图 16-1)。

医疗器械生物学评价流程中一个非常关键的程序就是材料的化学表征,通过化学表征,可以得到一些对预测材料的生物学反应极其有价值的信息,比如:材料的定性;加工过程中所用材料的化学成分,包括加工时加入的添加剂和残留物;加工过程引起的从器械中潜在释放的物质或分解产物;加工过程的改变或加工过程质量控制不严而导致的材料结构改变等。

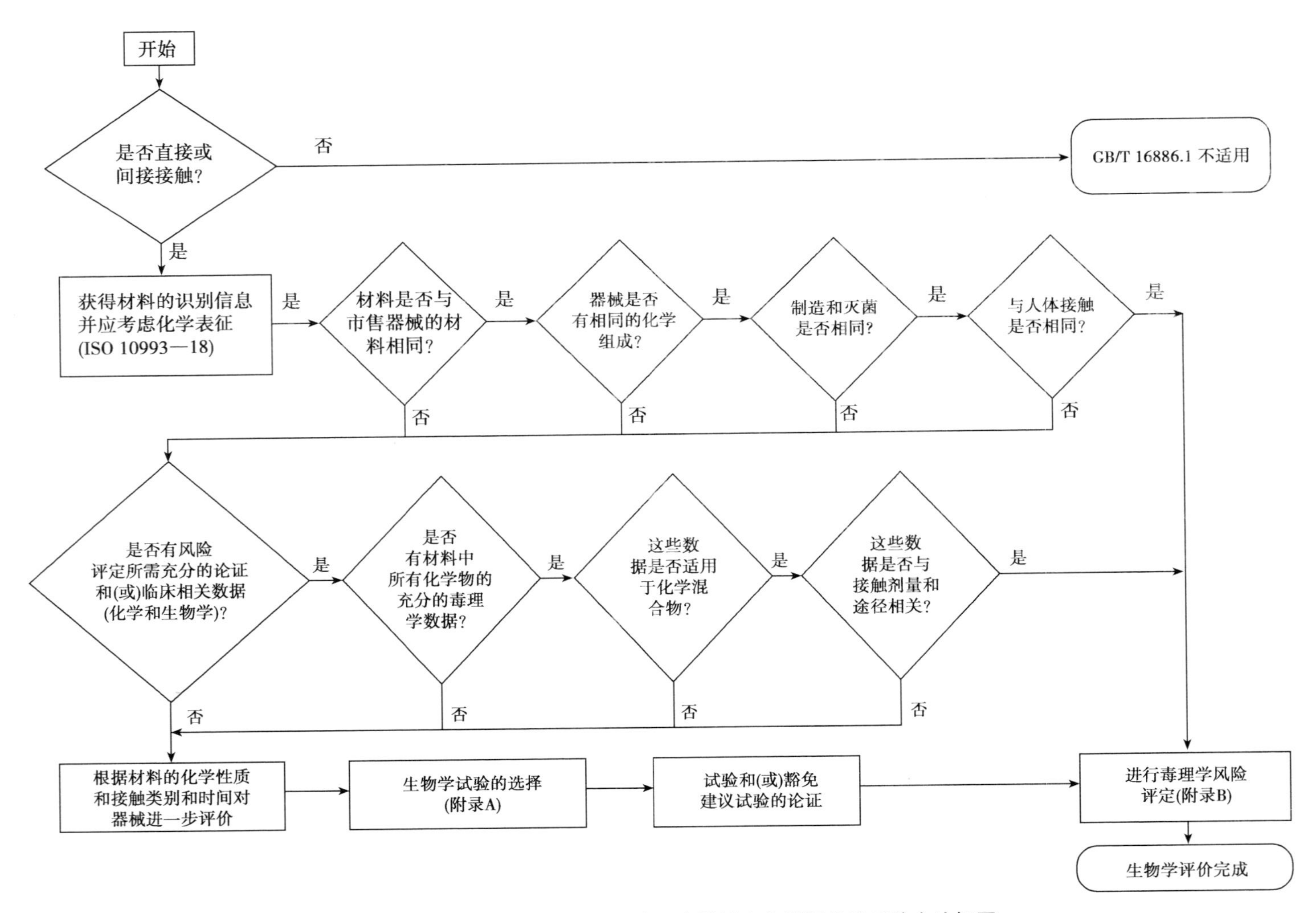

图 16-1　作为风险管理组成部分的医疗器械生物学评价的系统方法框图

二、生物学评价的基本原则

生物学评价除了需要按照上述流程图的要求进行以外，还应遵循以下一些基本原则：

1. 所有被评价的对象都应该是处于“使用”状态的医疗器械产品，即与临床使用状态保持一致（包括灭菌方式）的最终产品。

2. 生物学评价需要考虑除原材料本身特性以外的其他影响产品生物安全性的因素，比如：生产或加工过程中所用的其他材料，一些助剂、工艺污染和残留，可沥滤物质，降解产物，其他成分以及它们在最终产品上的相互作用等。

3. 生物学评价前，需要确定医疗器械最终在人体应用时的作用类型以及与人体的接触性质、程度、时间和频次等，因为器械的潜在危害性与这些因素密切相关。

4. 生物学评价试验项目的选择，原则上应参照现行 GB/T 16886.1 和 YY/T 0268 标准推荐的评价框架，但有时还需要根据产品的具体情况增加或减少某些试验项目。

5. 生物学评价试验方法选择的依据，应根据器械的预期用途、可能接触的组织以及接触的时间，尽量选择最模拟或接近应用的试验方法。

6. 生物学评价试验应尽可能先进行体外筛选试验，然后再考虑体内试验。对某些器械来讲，如果体外试验不符合要求，就不必再做体内动物试验。

7. 针对口腔内固化的材料（如银汞合金、复合树脂、水门汀等），既应考虑固化后材料对机体的影响，又要考虑未固化（刚调和状态下）的材料特性对机体的毒性作用。

8. 生物学评价试验必须在符合 GLP 或 ISO 17025 要求的专业实验室中进行，评价必须由具有专业理论知识和丰富实践经验的专业技术人员进行，综合分析是生物学评价过程中一个十分重要的环节。

9. 医疗器械产品投放市场后，一旦制造产品的材料来源和性质、技术条件、配方、工艺、初级包装、灭菌条件、用途等发生改变，或者有迹象表明产品用于人体时会产生副作用时，需要对产品重新进行生物学评价。

三、生物学评价试验的样品制备要求

口腔医疗器械生物学评价试验的样品制备原则上应参照 GB/T 16886.12 有关医疗器械生物学评价对样品制备的要求，同时也应符合 YY/T 0268 中的相关规定。然而，由于部分口腔材料的应用特性不同于其他医疗器械，特别是试样制备过程受环境和操作因素影响比较大，因此，样品制备时需考虑以下相关因素：①温度；②湿度；③光照射：对光敏感的材料，应在确保环境光线不会对材料发生干扰的条件下制样；④样品模具：应确保所用制备试样的模具材料和润滑剂不干扰材料的固化过程；⑤接触氧气：应确保光固化材料在固化过程中试样模具被适当封闭；⑥灭菌：应在无菌条件下制备试样，或者需要和可能的话，采用合适的灭菌方式对材料进行灭菌，确保灭菌对材料无影响；⑦试样大小与细胞层表面或细胞培养介质的比例：应论证选择的试样形状和大小及其与细胞层表面或细胞培养介质的比例。

1. 光固化材料样品制备的基本要求

（1）模具材料：模具材料的反射系数应尽可能与牙本质一致以模拟临床实际状态。

（2）光照射：对光固化材料应使用与临床实际使用状态同等的光照条件。

（3）接触氧气：在光固化过程中，试样模具的两端应均匀覆盖一层透明的能隔绝氧气的薄膜（如聚酯薄膜），以防止空气中氧的作用会使试样表面出现阻聚层。

2. 化学固化材料样品制备的基本要求

（1）调和：调和足够量的材料以确保每一个试样不仅新鲜，而且均从同一次调和物中制得。

（2）接触氧气：与上述光固化材料类似，同样需要在试样模具的两端覆盖隔绝氧气的薄膜。

3. 材料浸提液的制备要求

（1）浸提介质：常用的浸提介质有含血清的培养基、无血清的培养基、用去离子水配制的9g/L氯化钠溶液和其他适宜的溶剂，包括纯水、植物油和二甲基亚砜（DMSO）等。其中二甲基亚砜的浓度在所选测试体系中不能大于0.5%（V/V），否则会引起细胞毒性。在浸提介质选择时，有时还需要根据供试品的特性考虑使用极性和非极性两种溶剂。

（2）材料与介质的浸提比例：参照GB/T16886.12要求，详见表16-1。

（3）浸提条件：应参照GB/T16886.12要求，浸提条件应模拟或严于临床使用条件，但不应导致供试品发生熔化、溶解或化学结构改变等明显变化。通常37℃、不少于24小时是优先考虑的条件，同时当浸提介质是含血清的培养基时，亦只能选用这种浸提条件。

表16-1　标准表面积和浸提液体积

厚度（mm）	浸提比例（表面积或质量/体积）±10%	材料形态
<0.5	6cm²/ml	膜、薄片、管壁
0.5～1.0	3cm²/ml	管壁、厚板、小型模制件
>1.0	1.25cm²/ml	大型模制件
不规则形状固体器械	0.2g/ml	粉剂、球体、泡沫材料、非吸收性材料、模制件
不规则形状多孔器械（低密度材料）	0.1g/ml	薄膜

注：现在尚无测试吸收剂和水胶体的标准化方法，推荐下面一个方案：

测定材料“吸收容量”，即每克材料所吸收的浸提液总量。试验样品除材料的“吸收容量”外，应以0.1g/ml比例进行浸提

第二节　体外细胞毒性试验

一、概　　述

细胞毒性试验是运用体外细胞培养技术，检测医疗器械和（或）其浸提液可能造成的细胞生长抑制、细胞变异、细胞溶解、细胞死亡等影响细胞正常功能和生物学行为的作用。细胞毒性试验是医疗器械生物学评价体系中最重要的检测指标之一，也是几乎各种用途的医疗器械临床前安全性评价的首选和必选项目。该试验的特点是能在短期内检出供试品对细

胞新陈代谢功能的影响，能对毒性物质具有较大的敏感性，能低价快速筛选批量样品，能定量分析实验结果，试验重复性好，操作相对简便，试验方法容易标准化，同时该方法可减少不必要的动物体内实验。

细胞毒性试验的对照材料可以选用高密度聚乙烯作为合成聚合物的阴性对照，氧化铝陶瓷棒作为牙科无机材料的阴性对照，以有机锡为稳定剂的聚氯乙烯作为固体材料和浸提液的阳性对照，酚的稀释液作为浸提液的阳性对照。

通常在细胞生物学水平上有以下两种细胞毒性的评价形式：

1. 生物学终点评价　生物学终点评价包括：①细胞形态学评价，主要是观察细胞的形态变化；②膜效应评价，主要是从细胞膜的通透性改变方面来鉴别存活细胞与死亡细胞；③细胞代谢活性评价，主要是检测细胞生物代谢活性或生物合成功能的改变；④细胞活力评价，主要是观察存活细胞的增殖活力；⑤细胞凋亡评价，主要是检测细胞发生凋亡的几率。

2. 接触方式评价　接触方式评价有以下3种形式：

（1）浸提液接触：该方法是指细胞与受试品的浸提液接触，特点是浸提液可以与培养的细胞广泛地接触，且能分析材料中各成分及其浓度对细胞的影响。

（2）直接接触：该方法是指细胞与受试品直接接触，特点是基本模拟大多数口腔生物材料的实际应用状况，但是这种方式有时会因重力、形状和接触方式等因素对细胞产生机械损伤，由此影响评价的准确性。

（3）间接接触：该方法是指细胞与受试品之间隔有一层琼脂或醋酸纤维素膜，特点是模拟了部分口腔材料的应用状况。

有关细胞毒性试验所选用的细胞系和培养基可以参见GB/T 16886.5标准，细胞毒性的试验方法可参见ISO 10993.5、GB/T 16175等标准，本节将简要介绍几种常用的口腔医疗器械细胞毒性试验方法。

二、琼脂扩散试验

琼脂扩散试验（间接接触试验）适用于固体（包括粉末）和液体等试验材料的检测，通过琼脂或琼脂糖扩散后来评价材料的特异性细胞毒性。试验方法详见YY/T 0127.9。

1. 样品制备　对固体样品，可直接制成直径约5mm的圆片，一面需光滑以保证与覆盖的琼脂紧密接触；对固化的材料，可将刚调和的材料填入内径5mm、高5mm的玻璃或聚四氟乙烯模具中；对液体样品或浸提液，可吸取0.1ml液体于直径为5mm的圆形硼硅酸盐微孔玻璃滤盘中。对照样品同法制备。

2. 细胞系及主要试剂　通常选用ATCC CCL1（NCTC lone 929）（小鼠成纤维细胞）为试验用细胞，分别配制Eagle基础培养基、Engle×2基础培养基、3%琼脂或琼脂糖以及使用前制备中性红活性染色液（避光保存）。

3. 试验步骤简述　将10ml细胞悬液（2.5×10^5细胞/ml）置于直径90～100mm组织培养皿中，在37℃±2℃含5%（V/V）CO_2培养箱内孵育24小时。第二天，将琼脂加热至100℃，冷却至48℃左右，用1份琼脂与1份新配制的Engle×2培养基混合后置换原细胞培养基。室温固化后加入中性红溶液并在暗处保存15～20分钟。每一平皿的琼脂表面放置两个试验样品，一个阳性对照和一个阴性对照样品，若使用浸提介质还应放一个浸提介质对照。每个样本尽量彼此远离。每种试验样品至少应检查四个平行样。将培养皿于上述培养箱中继续孵育24小时。

4. 结果评价　采用有显微标尺的倒置显微镜，观察试验样品和对照样品下方及其周围的褪色区域和细胞溶解情况，按YY/T 0127.9的规定，计算每一样本的褪色指数和溶解指数。细胞反应=褪色指数/溶解指数。细胞毒性与细胞反应程度有关，可分为无、轻度、中度和重度4个等级的细胞毒性。

三、滤膜扩散试验

滤膜扩散试验(间接接触试验)适用于固体(包括粉末)和液体等试验材料的检测，通过乙酸纤维素滤膜扩散后评价材料的非特异性细胞毒性。试验方法详见YY/T 0127.9。

1. 样品制备　按琼脂扩散法制备试样，样品的重量不应超过3.5g。

2. 细胞系及主要试剂　细胞系、培养基及琼脂同上述琼脂扩散试验。另需制备琥珀酸脱氢酶染色液或非特异性水解酶染色液(详见YY/T 0127.9)。

3. 试验步骤　在培养皿底部放置直径47mm、孔径0.45μm乙酸纤维素滤膜，吸取6ml细胞悬液(2.5×10^5细胞/ml)置于每一培养皿中，在37℃±2℃含5%(V/V)CO_2培养箱内培养24小时。第二天，吸取5ml新制备的保温在48℃的琼脂营养培养基混合物于空培养皿中，室温下固化，取出生长有单层细胞的滤膜，将其放于琼脂顶部，细胞面朝下，上方放3~5个试验样品，每一培养皿中需含一个阳性和一个阴性对照样品，另外，还应含有无试样的单层细胞滤膜以及无细胞仅含试样的滤膜作为对照。当测试浸提液时，应有浸提介质对照。每一试样至少有四个平行样。将上述所有皿继续培养2小时和24小时。孵育后，去除试样，轻轻揭开滤膜，用下面的A或B细胞化学方法评价细胞酶活性减少的面积。

(1) 方法A：按Barka和Anderson(1963年)的方法显示琥珀酸脱氢酶。孵育时间为3小时、37℃±2℃。测量前用去离子水冲洗滤膜，并于空气中干燥。

(2) 方法B：在4℃下孵育双醋酸盐荧光素30分钟，显示非特异性水解酶。在紫外光下检查滤膜。

4. 结果评价　根据YY/T 0127.9的规定，通过测量褪色区面积(如通过图像分析系统)或者观察褪色区面积来评价细胞毒性，按无、轻度、中度和重度4个等级判定细胞毒性。

四、四唑盐(MTT)比色法

四唑盐(MTT)比色法(浸提液试验)适用于定性和定量评价材料浸提液或液体材料的细胞毒性。试验方法参照ISO 10993.5、GB/T 16885.5和GB/T 16175。

1. 样品制备　按照GB/T 16886.12要求制备材料浸提液。

2. 试验步骤　将配制好的1×10^4/ml细胞悬液接种于96孔培养板，设置空白对照、阴性对照、阳性对照和试验样品组，每组各设至少6孔，每孔接种100μl细胞悬液。置37℃±2℃含5%(V/V)CO_2培养箱内培养24小时后，弃去原培养液。空白对照组加入新鲜细胞培养液，阴性对照组加入阴性对照品浸提液，阳性对照组加入阳性对照溶液或阳性对照品浸提液，试验样品组加入试验材料浸提液，每孔100μl，置于上述培养箱内继续培养48小时或72

小时。然后，置于显微镜下观察细胞形态。每孔加入20μl质量浓度为5g/L的MTT溶液，继续培养4小时后弃去孔内液体，加入150μl DMSO，置振荡器上振荡10分钟，在酶标仪570nm和630nm波长下测定吸光度，计算细胞活力或相对增殖率。

3. 结果评价　按照GB/T 16885.5和GB/T 16175规定，评价试验材料的细胞毒性。

第三节　皮肤致敏试验

一、概　　述

皮肤致敏试验是通过动物试验来评价医疗器械引发过敏反应的潜能。过敏反应是一种免疫反应，ISO 10993.10和GB/T 16886.10标准给出了豚鼠最大剂量试验（GPMT）、豚鼠封闭贴敷试验（Buehler试验）和小鼠淋巴结试验（LLNA）三种试验方法，用于测定材料的致敏作用，即接触性皮炎和迟发型（Ⅳ型）超敏反应。其中GPMT的灵敏度更高，适用于绝大部分口腔生物材料致敏反应的评价，也是首选的方法。

GPMT主要是评价Ⅳ型免疫变态反应，其反应过程一般分为两个阶段：第一阶段是T细胞致敏阶段（诱导阶段），由外来的（非己体）抗原物质接触生物体后刺激机体免疫系统的T细胞增殖分化，形成具有针对某一特定抗原的致敏淋巴细胞，这一阶段大约需要1～2周；第二阶段是致敏T细胞的效应阶段（激发阶段），当致敏的淋巴细胞再次接触相同抗原时，一方面试图杀伤这些抗原靶细胞，另一方面释放一系列淋巴因子，产生免疫效应和导致以单核细胞为主的局部浸润、组织变性坏死为特征的超敏反应性炎症，具体表现为皮肤局部红斑、水肿等反应。本节将简要介绍最大剂量试验方法。

二、最大剂量试验

最大剂量试验适用于评价单一化学物作用于豚鼠后使之产生皮肤致敏反应的潜能。试验按GB/T 16886.12和GB/T 16886.10规定制备固体或液体材料样品以及所有的试验试剂，选用健康、初成年的白化豚鼠，体重为300～500g，试验组至少10只动物，对照组5只。

1. 皮内诱导阶段　首先在动物背部去毛的肩胛骨内侧部位自上而下分别成对注射0.1ml：A为稳定性乳化液（弗氏完全佐剂与选定溶剂以50∶50体积比混合而成）；B为试验样品（未经稀释的材料浸提液）或对照组（仅注射相应的溶剂）；C为A+B（以50∶50体积比混合而成的乳化液）。

2. 局部诱导阶段　皮内诱导阶段后7天（±1天），若皮肤未产生刺激反应，则应在试验区用10%十二烷基硫酸钠进行预处理，按摩导入皮肤，24小时±2小时后，按上述B中选定的浓度，采用面积约8cm^{2}的敷贴片局部贴敷，覆盖诱导注射点，用封闭式包扎带固定敷贴片，并于48小时±2小时后除去。对照组动物使用空白液同法操作。

3. 激发阶段　局部诱导阶段后14天（±1天），用试验样品激发全部试验动物和对照动物，按上述C中选定的浓度，将适宜的敷贴片浸透，局部贴敷于诱导阶段未试验部位，如上腹部。用封闭式包扎带固定，于24小时±2小时后除去。对照组动物同法操作。

4. 结果观察与评价　除去敷贴后24小时和48小时，在自然光下观察试验组与对照组

动物激发部位皮肤情况,按照 GB/T 16886.10 规定,描述每一激发部位和每一观察时间点皮肤红斑与水肿反应,并给予分级与评价。

第四节　口腔黏膜刺激与皮内反应试验

一、概　　述

口腔黏膜刺激试验是将材料和(或)其浸提液直接接触规定的动物口腔黏膜试验部位,在一定的时间内观察动物局部的黏膜组织反应,以评价材料的潜在局部组织刺激作用。试验涉及到接触方式、接触次数、接触持续时间等的确定,而这些都需要与被测材料实际使用的持续时间相适应。皮内反应试验是通过给动物皮内注射材料的浸提液,在规定的时间内观察注射局部皮肤组织的红斑和水肿反应,以评价材料中可沥滤物是否具有潜在的非特异性的急性毒性刺激作用。

二、口腔黏膜刺激试验

口腔黏膜刺激试验适用于评价暂时或长期与口腔黏膜组织接触的口腔医疗器械对口腔黏膜组织产生的刺激作用。选择健康、初成年的金黄色地鼠,按照不同的标准,可采用不同的试验方法。

1. 根据 YY/T 0127.13 规定,分为长期接触法、急性接触法和反复接触试验。长期接触法适用于与口腔黏膜接触时间≥24 小时的材料。长期接触法有缝合接触法和项圈法两种:缝合法,是将固体样品制成直径 5mm、厚 0.5 ~0.7mm 的圆片,圆片周边制备 4 个等距离的直径小于 1mm 的圆片,以便缝线穿过,以牙科用牙胶为对照。动物麻醉后将试验样品缝合固定在一侧颊黏膜上,另一侧为对照样品。术后第 14 天处死动物。项圈法,则是选择大小合适的项圈防止试样从颊囊中脱出,用棉球浸透液体材料、浸提液或半固体材料后放入一侧颊囊内,另一侧放置对照样品,观察 7 天处死动物。通过肉眼观察和组织学检查,记录刺激指数,按无、极轻、轻度、中度和重度 5 个等级评价口腔黏膜刺激性。

急性接触法根据材料实际使用情况选择一次接触法或多次接触法,肉眼观察颊囊,末次接触后 24 小时,处死动物。

反复接触试验,应根据预期临床应用确定试验用量、接触次数、时间和间隔期。

2. 根据 GB/T 16886.10 规定,选择适宜的动物项圈,使动物能维持正常进食,且能防止试样移出。将直径不大于 5mm 的固体样品放入颊囊内,或者将棉球浸透液体材料/材料浸提液放入一侧颊囊内,另一侧颊囊不放样品作为对照。接触时间应尽可能与材料实际使用时间一致,但至少不少于 5 分钟。对于急性接触,每小时重复上述步骤 1 次,共 4 次;对于多次接触试验,应根据预期临床应用确定试验用量、接触次数、时间和间隔期。通过肉眼观察和组织学检查,记录刺激指数,并将组织反应分为无、极轻、轻度、中度和重度 5 个等级。

三、皮内反应试验

皮内反应试验适用于评价器械或材料的可沥滤物质接触机体任何部位后可能引起的非

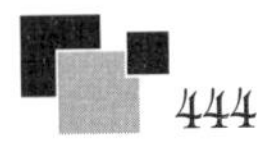

特异性急性局部毒性作用。该试验具有灵敏度高、耗用的动物少、方法简单,试验周期短(5天内)等特点。试验方法更接近植入性或外部接入医疗器械的应用实际。具体可参照 GB/T 16886.10。

1. 样品制备与动物选择　参照 GB/T 16886.12 的规定,选择适宜的浸提介质制备材料浸提液,其中介质应包括极性介质和非极性介质。动物选择健康、初成年的白化兔,雌雄不限,体重不低于 2kg。

2. 试验步骤　动物脊柱两侧备皮和消毒。一侧选择 10 个皮内注射点,其中 5 个点注射极性浸提液,5 个点注射非极性浸提液。同法在对侧选择 10 个点分别注射极性浸提介质和非极性浸提介质。

3. 结果评价　于注射后即刻、24 小时、48 小时和 72 小时,观察各注射点周围皮肤红斑和水肿反应情况,参照 GB/T 16886.10 规定的记分系统,对结果进行评价。

第五节　全身毒性试验

一、概　　述

全身毒性试验是将材料或其浸提液在一定时期内作用于动物体内,以评价是否存在因毒性物质被机体吸收后可能产生的潜在的全身性损害作用。由于不同材料最终在临床使用时与人体接触的时间不相同,因此,全身毒性试验可以分为急性、亚急性、亚慢性和慢性等 4 个不同试验。急性全身毒性试验是评价材料或其浸提液在 24 小时以内一次或多次作用试验动物而产生的全身毒性反应;亚急性全身毒性试验是评价动物在多次或持续接触材料或其浸提液 24 小时 ~28 天内发生的全身毒性反应;亚慢性全身毒性试验是评价动物在多次或持续接触材料或其浸提液 90 天内发生的全身毒性反应;慢性毒性试验是评价材料或其浸体液多次或持续接触试验动物后,在动物平均寿命期的主要时间内产生的慢性全身毒性作用,通常该时期为 6 ~12 个月。

根据口腔医疗器械的应用特点,大多数都需要采用经口接触途径,本节将重点介绍经口全身毒性试验。对于口腔植入类材料或外科创伤用材料,通常需要选用静脉注射途径,该试验可参照 GB/T 16175—2008 和 YY/T 0127.2。

二、急性经口全身毒性试验

急性经口全身毒性试验是通过 24 小时内经口染毒以评估材料或其浸提液的毒性作用,试验结果可提供亚急(慢)性、慢性试验接触剂量的参考。该试验方法简便、实验周期短、动物数量和成本相对较低。具体可参照 GB/T 16886.11 和 YY/T 0127.14。

1. 样品制备与动物选择　选择适宜的介质,介质包括蒸馏水、2% 淀粉溶液、食用级芝麻油或橄榄油、1% ~3% 羧甲基纤维素溶液、明胶溶液或 0.154mol/L 氯化钠溶液等,一般首选水,其次是植物油或其他介质。将材料溶解或悬浮于适宜的介质中,以不含材料的相同介质为对照组。材料浸提液的制备按照 GB/T 16886.12 的规定进行。动物首选小鼠或大鼠,其体重之间相差不得超过平均体重的 20% ,同性别,若雌性动物应无孕。

2. 剂量设定　有两种方法选择剂量:①至少设3个剂量水平,每个剂量组5只动物,各剂量组间距大小以兼顾产生毒性大小和死亡为宜。数据应可以画出剂量反应曲线。尽量可以推导出LD50。②限度试验:用10只动物(雌雄各半)口服至少2000mg/kg体重剂量,经口给服浸提液的量为50ml/kg。

3. 试验步骤　动物称重,用管饲法一次给予受试物,若不能一次给予,也可在24小时内分多次小剂量给予,然后继续禁食3～4小时。管饲后,对每只动物都应定时观察其中毒表现和死亡情况,仔细检查并详细记录中毒体征出现和消失的时间和死亡时间。根据不同的标准要求选择试验周期,在实验前、中以及结束时均应对动物称重,观察末期应进行大体解剖学检查,记录全部大体病理改变。对死亡和存在大体病理改变的存活动物的器官进行病理组织学检查。

4. 结果评价　参照GB/T 16886.11和YY/T 0127.14的规定,对结果进行评价,其内容应包括试验物质剂量与动物异常表现(包括行为和临床改变、大体损伤、体重变化、致死效应及其他毒性作用)的发生率和严重程度之间的关系。

三、亚急性(亚慢性)和慢性经口全身毒性试验

急性毒性往往是以单剂量(有限的接触)的有害反应来显示,而口腔医疗器械与人体接触更多的是以反复或持续的接触形式,这就可能发生某些化学物质在组织中的蓄积或通过其他机制对生物体产生潜在的危害,只有通过较长期的试验(亚急性、亚慢性、慢性),才能评价这些潜在的反应。这些试验的主要特点是试验周期相对较长、动物数量多、试验要求比较高、耗费大、观察指标多且相对较客观、工作量大等。评价指标一般是采用血液学检查、临床生化检查以及对全身各主要脏器组织病理学检查,通过这三部分结果的综合分析,最终评价口腔医疗器械对生物体全身系统的毒性作用。亚急性、亚慢性和慢性经口全身毒性试验的选择应视材料实际与人体接触的时间长短而定,试验方法拟参照GB/T 16886.11和YY/T 0127.15。

1. 试验样品制备与动物选择　介质的选择基本同急性经口全身毒性试验。

(1) 固体材料:冷研成或切削成粒度小于200μm的颗粒。

(2) 糊状或橡皮样材料:将一定量的材料放于分散介质中达到指定的浓度。

(3) 液体材料:水溶性材料制成20%的水溶液;油溶性材料制成20%油溶液;水油均难溶者可制成20%混悬液;若上述均不能或材料难以制成粒度小于200μm的颗粒,则制备材料浸提液。

动物一般首选大鼠,试验开始时体重范围为130g±20g,同性别动物体重之间相差不得超过平均体重的20%。亚急性、亚慢性和慢性经口全身毒性试验每剂量组的最少动物数分别为10只、20只和40只,雌雄各半。

2. 剂量设定　每一种试验样品应至少设立三个试验组(高、中、低)和一个对照组。可按以下原则设定剂量:①若预期给予1000mg/(kg·d)剂量不会出现毒性反应时,可采用单剂量试验(即限量试验),试验剂量为1000mg/(kg·d);②若无任何数据可以参考,则需进行剂量筛选试验以确定剂量,其中最高剂量水平应为引起动物明显毒性反应而不造成动物死亡,中间剂量应引起较轻的毒性反应,低剂量组应不产生任何毒性反应;③若采用浸提液试

验，可设定单剂量组试验。根据 GB/T 16886.12 的要求制备浸提液，以此浸提液为试验剂量水平。对照组给服同体积的浸提介质。

3. 试验方法　亚急性经口全身毒性试验每周 7 天连续灌胃持续 28 天；亚慢性经口全身毒性试验每周 5 天连续灌胃持续 90 天；慢性经口全身毒性试验每周 5 天连续灌胃，持续 180 天或更长。给服液体体积不超过 1ml/100g 体重，水溶液不超过 2ml/100g 体重。给服试样前需禁食过夜，不禁水。观察与检查内容包括：

（1）临床观察：每天定时观察试验动物的临床表现，每天至少两次记录动物的发病率和死亡率。观察并记录以下方面：皮肤、被毛、眼睛和黏膜的改变，分泌物、排泄物，以及呼吸系统、循环系统、神经系统、肢体活动、行为方式等变化发生的程度和持续时间。

（2）体重和摄食量：所有动物至少每周称重一次，并至少每周测量一次饲料的消耗量。

（3）血液学检查：试验结束时测定血细胞比容、血红蛋白浓度、红细胞数、白细胞总数和分类、血小板数、凝血（PT、APTT）等。

（4）临床生化检查：指标包括钠、钾、血糖、总胆固醇、尿氮、肌酐、总蛋白、白蛋白、至少两种评价肝细胞功能的酶类等。必要时作尿液检验。

（5）大体尸检：动物无痛处死后进行大体尸检，包括体表及体腔开孔、颅、胸、腹腔及其内容物等，将动物的肝、肾、肾上腺、睾丸（卵巢）、附睾、胸腺、脾、脑和心脏等取下后去除其上附着组织后尽快称量其湿质量，以防水分丢失。

（6）组织病理学检查：需要按要求检查动物的器官和组织，包括所有显示有大体损害迹象或尺寸改变的器官和组织、脑、脊髓、胃、小肠和大肠、肝、肾、肾上腺、脾、心脏、甲状腺、气管、肺、性腺、附属性器官（如子宫、前列腺）、膀胱、淋巴结、接近肌肉的外周神经、骨髓切片以及供试品作用靶器官。

4. 结果评价　参照 GB/T 16886.11，采用统计学方法，将上述所有试验组数据与对照组数据进行统计学上的显著性检验，综合临床观察、临床检查、大体尸检、组织病理学检查的结果进行分析与评价。

四、热原试验

热原试验是评价一种由化学制剂或其他物质引起的致生物体出现发热反应的能力，发热也可以视为全身急性毒性的一种表现。发热反应可能是由材料介导的、内毒素介导的或其他物质如革兰氏阳性细菌和真菌中某些成分介导的。热原试验包括两种方法：第一种是采用兔法，通过将医疗器械的浸提液注入兔耳缘静脉，在规定的时间里测量动物的体温，观察体温变化以评价供试品是否存在诱发机体发热反应的潜在可能性；第二种是采用细菌内毒素检测法（即鲎试剂法），该方法是用于判断浸提液中革兰氏阴性菌的生物活性内毒素的限量是否符合规定。

兔法与鲎试剂法的主要不同点在于：兔法可以检测出由各种原因（细菌内毒素、病毒及其他微生物、类固醇、材料或器械中存在的致热原物质等）引起的体温升高反应，它无法区分发热反应是因材料本身引起的还是由细菌内毒素污染所致；而鲎试剂法只能单纯检测由细菌内毒素所致的发热反应。

1. 器皿及供试液准备　实验前应将所有与实验用液接触的玻璃器皿采用干热灭菌法

去除热原(180℃至少2小时,或250℃ 30分钟)。按GB/T 16886.12规定,选择适宜的浸提条件,采用质量浓度为9g/L的无菌无热原氯化钠注射液制备材料浸提液作为供试液。

2. 试验方法　试验前1~2天,供试用家兔应处于同一温度环境中,实验室和饲养室的温度相差不得大于3℃,实验室温度应控制在17~25℃。在试验全过程中,室温变化应不大于3℃,避免噪音干扰。按《中国药典(三部)》附录"热原检查法"中规定挑选试验用兔,供试液注射剂量为10ml/kg。家兔体温测试应使用精密度为±0.1℃的热原测温仪或肛门体温计。注射后每隔30分钟测体温1次,共6次。

3. 结果评价　试验样品经初试或复试后符合中国药典三部附录《热原检查法》中规定时,均判定试验材料无致热作用。

第六节　遗传毒性试验

一、概　　述

遗传毒性试验是采用哺乳动物或非哺乳动物细胞、细菌、酵母菌或真菌测定供试品是否引起基因突变、染色体结构畸变以及其他DNA或基因变化的试验,通过直接检测原发性遗传终点或检测导致某一终点的DNA损伤过程伴随的现象,来确定口腔医疗器械或其浸提液产生遗传物质损伤并导致遗传性改变的能力。

在GB/T 16886.3中特别强调了在确定进行遗传毒性试验之前,首先应考虑对材料进行化学表征,如果在被分析的器械或材料中存在已经明确具有致突变或致癌性的化学物质,那么就不需要再进行遗传毒性试验。若一旦确定必须进行遗传毒性试验时,应采用体外系列的试验,该系列试验推荐了两套方案:第一套方案是选择细菌基因突变试验(OECD 471)以及应覆盖两个终点(诱裂性和基因突变)的哺乳动物细胞基因突变试验(OECD 476);第二套方案是在第一套方案的基础上,再增加哺乳动物细胞诱裂性试验(OECD 473)。

如果按照上述方案所获得的体外试验结果均呈阴性,那么就不再需要进行体内(动物)遗传毒性试验。若体外试验中任意一项出现阳性结果,则应进行体内致突变试验,或者直接推定该化合物具有致突变性。通常采用的体内遗传毒性试验有:①啮齿动物微核试验(OECD 474);②啮齿动物骨髓中期分析(OECD 475);③哺乳动物肝细胞程序外DNA合成试验(OECD 486)。本节将简要介绍常用的体外系列试验和体内微核试验。

二、鼠伤寒沙门菌回复突变试验

鼠伤寒沙门菌回复突变试验(Ames试验)是在有或无代谢活化系统的情况下,通过试验样品诱导组氨酸营养缺陷型鼠伤寒沙门菌的突变情况,以评价试验材料潜在的致突变性。试验方法可参照YY/T 0127.10及GB/T 16175标准。

1. 菌株与代谢活化剂(S9)　试验采用TA97、TA98、TA100、TA102四株鼠伤寒沙门菌,也可采用其他菌株如TA1535、TA1537、TA1538。菌株需经过组氨酸缺陷型、脂多糖屏障缺陷、菌株R因子丢失、uvrB修复缺陷型和四环素抗性的鉴定,并进行自发回变数的测定,保证回变菌落数值在一个恒定的范围内。代谢活化剂(S9)的制备具体参照YY/T 0127.10。

2. 样品制备 试验样品可以制备成溶液、混悬液或浸提液。最好使用两种适宜的浸提介质,一种是极性溶液(如质量浓度为9g/L的氯化钠注射液),另一种是非极性溶液(如植物油)或其他溶液(如二甲亚砜)。浸提液的制备方法可参照GB/T 16886.12,最高剂量浸提液浓度不低于400mg/ml。阴性对照采用同批号试验材料浸提介质;阳性对照需要针对每一试验菌株设定已知的诱变剂。具体可参见GB/T 16175。

3. 试验方法(平板掺入法)提要 通常试验应设至少3个剂量组、阴性对照组和阳性对照组,代谢活化和非代谢活化两种试验条件应同时进行。实验将含0.5mmol/L组氨酸生物素的顶层培养基分装于无菌小试管,每管2ml,在45℃水浴中保温。每管依次加入0.1ml受试样品液、阴性对照液、各阳性对照液以及试验菌株新鲜菌液,有活化组再加0.5ml 10% S9混合液,无活化组加0.5ml 0.2mol/L磷酸盐缓冲液。经混匀,迅速倾入底层培养基上,转动平皿使顶层培养基均匀分布在底层上,固化后翻转平皿,置37℃培养48小时观察结果。对未知或怀疑可能对试验菌株有抑制作用的试验样品,应考虑试验前进行预试验。

4. 结果评价 计数并记录每一平皿的回变菌落数,计算出三个平行皿的平均值和标准差。在背景生长良好的条件下,试验样品组的回变菌落数高于阴性对照的回变菌落数2倍以上(即回变菌落数≥2×阴性对照数),并有剂量-效应关系或某一个或某几个剂量点的可重复性,且有统计学意义的阳性反应,则判为诱变阳性。

三、小鼠淋巴瘤细胞(TK)基因突变试验

小鼠淋巴瘤细胞(TK)基因突变试验是在有或无代谢活化系统的情况下,通过材料或材料浸提液诱导小鼠淋巴瘤细胞(L5178Y $tk^{+/-}$ 3.7.2C)基因正向突变情况,以评价材料潜在的致突变性。试验方法可参照YY/T 0127.17。

1. 样品制备 采用无血清RPMI 1640培养基或质量浓度为9g/L的氯化钠注射液等其他适宜溶剂作为浸提介质,按GB/T 16886.12原则选择适宜的浸提条件,设计高、中、低三个剂量组。也可根据细胞毒性预试验的相对存活率进行剂量设计,一般在相对存活率为阴性对照组的20%~80%范围内设三个剂量组,按等比级数分组,低剂量组应无细胞毒性或略有细胞毒性。或者,对于有毒性的材料,最高剂量可选择10%~20%相对悬浮生长的剂量。阴性对照为同批浸提介质,阳性对照为:①无活化系统采用新鲜配制的10μg/ml甲磺酸甲酯(methyl methanesulphonate,MMS);②有活化系统采用2.5μg/ml的7,12-二甲基苯蒽[7,12-dimethylbenz(a)anthracene,DMBA],也可采用其他适宜的阳性对照品。

2. 试验方法(微孔板法)提要 参照GB/T 16175—2008中推荐的方法,选用小鼠淋巴瘤细胞株(L5178Y $tk^{+/-}$3.7.2C),取生长良好的细胞,调整细胞密度为1×10^6/ml。无活化系统组取10ml细胞悬液与9ml试验或对照样品以及150mmol/L氯化钾溶液1ml混合;有活化系统组取10ml细胞悬液,加入9ml试验或对照样品以及S9混合液1ml,在有或无代谢活化系统条件下,置37℃、5% CO_2饱和湿度培养箱继续培养,通常为3~6小时,若试验结果均为阴性时,则无代谢活化组接触样品时间应延长至24小时。以200g离心5分钟,去除上清液,重悬于培养基中,调整细胞密度为2×10^5个/mL,梯度稀释至8个/ml,制备PE_0平板,置于CO_2培养箱37℃培养12天。上述细胞悬液37℃继续培养2天,于24小时检查细胞密度并调整为2×10^5,于第2天梯度稀释至8个/ml后制备平板接种效率PE_2和梯度稀释至2000

个/孔后制备 TFT 抗性突变频率(T-MF)拮抗平板,所有平板均置于 CO_2 培养箱 37℃ 培养 12 天。12 天后,观察计数各平板有集落生长的孔数及其集落尺寸的大小。

3. 结果评价　参照 YY/T 0127.17 的规定,评价材料的潜在的致突变性。

四、体外哺乳动物细胞染色体畸变试验

体外哺乳动物细胞染色体畸变试验是在有或无代谢活化系统的条件下,将培养细胞与材料接触,通过加入中期分裂相阻断剂(如秋水仙素)处理,抑制处于有丝分裂中期阶段的细胞,分析中期细胞染色体畸变情况,评价材料潜在的致突变性。试验方法可参照 YY/T 0127.16。

1. 样品制备　材料的浸提介质选用无血清培养基或质量浓度为 9g/L 的氯化钠注射液等其他适宜的溶剂,浸提条件参照 GB/T 16886.12,设置高、中、低三个剂量组,或当出现细胞毒性时,高剂量组采用 50% 细胞生长抑制的剂量,中、低剂量采用倍数稀释剂量。阴性对照采用同批号浸提介质,阳性对照为:①无活化系统采用甲磺酸甲酯(methyl methanesulphonate,MMS)、甲磺酸乙酯(ethyl methanesulphonate,EMS)、乙基亚硝基脲(ethyl nitrosourea)、丝裂霉素 C(mitomycin C)、4-硝基喹啉-N-氧化物(4-nitroquinoline-N-oxide);②有活化系统采用苯并(a)芘[benzo(a)pyrene]、环磷酰胺(cyclophosphamide)。也可采用其他适宜的阳性对照品。如无法证明所用浸提介质无致突变性时,应设空白对照。

2. 试验方法提要　将一定数量的中国仓鼠肺细胞(CHL)或中国仓鼠卵巢细胞(CHO)或 V79(中国仓鼠肺细胞)接种于培养皿(瓶)内,于 37℃、CO_2 培养箱内培养 24 小时。第二天,吸去培养液,加入试验或对照液、S9 混合液(不加 S9 混合液时,需用培养液补足)以及细胞培养液,在有或无代谢活化系统条件下培养 3 ~6 小时,若在有或无代谢活化系统条件下均得出阴性结果,则无代谢活化组接触样品时间应延长至 24 小时。然后,吸去液体,洗涤细胞,加入含血清培养液继续培养 24 小时。于收获细胞前 2 ~4 小时加入细胞分裂中期阻断剂(如 1μg/ml 秋水仙素)。收获时,用胰蛋白酶液消化细胞,常规离心,弃去上清液,加入 0.075mol/L 氯化钾溶液,放入 37℃ 水浴中低渗处理 10 ~20 分钟,加入固定液(甲醇∶冰醋酸为3∶1)混匀,离心,弃上清液,同法重复固定 2 ~3 次,弃去上清液,加入数滴新鲜固定液,混匀、滴片,自然干燥。最后用 Giemsa 染液染色,光学显微镜下对每一试验组至少选择 200 个分散良好的中期分裂相(染色体数为 $2n \pm 2$)进行染色体畸变分析。记录各组染色体畸变的类型及数目,计算染色体畸变细胞率。

3. 结果评价　采用 χ^2 检验,比较各试验组与对照组的差异。若试验组引起染色体结构畸变数出现有统计学意义的剂量-反应关系;或者试验组在任何一个剂量条件下畸变数具有统计学意义,并出现可重复性的阳性反应,均可判定该材料具有潜在的致突变性。

五、微 核 试 验

微核试验是通过观察动物骨髓嗜多染红细胞中微核发生频率,以评价口腔医疗器械及其组分或其浸提液潜在的致突变作用。

1. 样品制备　参照 YY/T 0127.12 规定,制备固体/液体材料的溶液、混悬液或按照

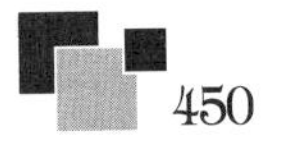

GB/T 16886.12 制备浸提液。

2. 剂量设定　按需要可以从以下剂量中选择其中的一种：①遗传毒性初评：选择一个最大耐受剂量或产生一些细胞毒性指标的剂量。应采样三次，第一次不得早于给试验物质后 18～24 小时，第三次不得晚于 72 小时。②以最大耐受剂量为最高剂量，下设两个剂量组，中剂量组为最高剂量的 1/2，低剂量组为高剂量组的 1/5，其采样时间为第二次给试验物质后的 6 小时。③根据 GB/T 16886.12 的规定制备溶液或浸提液，若为溶液，高剂量组为 40mg/kg；若为浸提液，以浸提液原液为高剂量组。中剂量组为高剂量组的 1/5，低剂量组为中剂量组的 1/5，采样时间为第二次给受试物后的 6 小时。阴性对照设溶剂或浸提介质；阳性对照可选环磷酰胺或已知产生微核细胞数增加的化合物。

3. 试验方法　选择小鼠或大鼠，采用经口灌胃、腹腔注射或静脉注射途径，按 50ml/kg 量接触动物，常选用 30 小时内给药 2 次，间隔 24 小时，于第二次给受试物后 6 小时处死动物，取胸骨或股骨的骨髓进行骨髓涂片，经固定、Giemsa 染色，在显微镜下观察计数含有微核的嗜多染红细胞数，每一动物至少计数 1000 个嗜多染红细胞。PCE/RBC 可作为细胞毒性指标之一，一般计数 200 个细胞中 PCE 所占的比例。

4. 结果评价　若受试物的微核细胞率既没有统计学意义的剂量-效应关系，又没有在某一试验点上出现可重复的阳性反应，则认为在该试验系统中无致突变作用。具体可参照 YY/T 0127.12—2008 的规定。

第七节　植 入 试 验

一、概　　述

植入试验是直接将材料植入到动物的皮下、肌肉或骨组织内，经一定时间后，运用组织病理学技术，观察植入后试样周围组织的反应程度，评价材料的组织相容性。植入试验是生物学评价试验项目中最接近或模拟临床应用状况的一项试验。但是，由于该试验需要使用一定数量的动物，耗费大，实验周期相对长，因此，必须事先通过体外试验评价的基础上才考虑使用，以减少不必要的资源浪费。

植入试验中对动物选择、被植入的组织、观察与处死动物的时间等都因材料实际接触人体的部位以及在体内持续时间的长短而异，一般应根据植入试验的样品大小、试验周期、动物寿命、种属间硬组织和软组织生物反应的差异等因素来选择试验动物，最常用的动物是大鼠、兔和狗；被植入的组织有皮下组织、肌肉组织和骨组织；试验观察期可以从 1 周到 104 周，根据不同的产品使用期限而变化，原则上对应用期短于 3 个月的材料可选择 12 周为末期观察期；对应用期短于 6 个月的医疗器械可选择 26 周为末期观察期，对应用期短于一年的医疗器械可选择 52 周为末期观察期，对应用期大于一年或更长期的医疗器械可选择 104 周为末期观察期。植入试验可参照 GB/T 16886.6 标准进行。

影响植入试验结果评价的因素主要有：①植入试样的形状，一般圆片或圆柱状试样明显比其他形状的试样对组织的刺激性小；②试样表面的光洁程度；③手术造成的机械创伤；④植入试样在组织内的固定情况等。

二、软组织植入试验

参照GB/T 16886.6的规定,软组织植入试验包括皮下植入试验和肌肉植入试验。选择适宜的试验动物(如大鼠或兔),植入观察期视不同材料临床使用的时间长短而定,一般可选1周、4周、12周、26周和52周等。

(一) 样品制备

1. 固体材料　片状材料制成直径10~12mm、厚0.3~1mm的试样;块状材料制成直径1.5mm、长5mm的柱状试样。椎旁肌植入试样,采用宽1~3mm、长10mm的植入物。

2. 非固体材料　使用前调和,装入内径1.5mm、长约5mm的聚乙烯管或聚丙烯管或聚四氟乙烯管中,材料表面应与管端部位保持平整和光滑。

3. 对照材料　金属材料可选用外科植入用不锈钢、钛和钛合金等,非金属材料可选用超高分子量聚乙烯、高纯度陶瓷。

(二) 试验步骤

1. 皮下植入试验　短期植入试验周期一般选1周、4周与12周。按GB/T 16886.6或YY/T 0127.8规定进行动物麻醉。①背部植入法采用手术刀切开植入点皮肤,用止血钳分离制备皮下囊,每个囊内放置一个植入物,植入物之间应不能互相接触,最后缝合皮肤切口。亦可采用套针植入法,即用穿刺针与皮肤成30°角刺入皮下,将试样推入皮下组织内。②颈部植入法是在大鼠骶骨上方用手术刀切一10mm长的切口,用止血钳向颈部开一隧道,通过隧道向颈部推入植入物并使之固定。通常试验样品和对照样品各置一侧。

2. 肌肉植入试验　按GB/T 16886.6中规定,优先采用套针植入法,直接用穿刺针刺入肌肉内,沿肌纤维长轴用探条将试验样品推入肌肉内。对侧植入对照样品。

(三) 结果观察

术后定期观察动物局部、全身及异常行为。试验周期结束时无痛处死试验动物,切取包裹样品周围约0.5~1.0cm的组织,肉眼观察植入部位组织有无异常病变。经固定、脱水、石蜡包埋、切片、HE染色,在光学显微镜下观察各植入点的组织学反应。

(四) 结果评价

比较试验样品与对照样品周围组织反应,应评价的生物学反应指标包括:

1. 纤维化/纤维囊腔和炎症程度。

2. 由组织形态学改变而确定的变性。

3. 材料、组织界面炎性细胞类型,即中性粒细胞、淋巴细胞、浆细胞、嗜酸性粒细胞、巨噬细胞和多核细胞的数量及分布。

4. 根据核碎片和(或)毛细血管壁的破裂情况确定是否存在坏死。

5. 其他组织改变,组织坏死如细胞核出现碎片及(或)血管壁破裂、血管分布、脂肪浸润、肉芽肿和骨形成。

6. 材料变化,如破裂、纤维存在、降解材料残留物的形态和物质。

7. 对于多孔和降解植入物,定性、定量测定长入材料内的组织。

对于降解(吸收性)试验材料,在降解1/2和接近完全降解时,在评价的组织标本中应有可降解植入物的残留物。

参照 GB/T 16886.6 或 YY/T 0127.8 的规定，通过组织反应分级（无反应或轻度、中度和重度），并分析比较各植入期试验样品与对照材料之间组织反应的差异，综合评价试验样品与活体组织间的生物相容性。

三、骨植入试验

骨植入试验应按 GB/T 16886.6 或 YY/T 0127.4 中的规定，选择家兔或狗为实验动物，通过将材料植入动物适宜部位的骨组织内，评价骨组织对材料的生物学反应。试验周期可以按需要选择 4 周、12 周、26 周和 52 周等不同时间。

1. 试样制备　对于固体材料，一般制成直径 2mm、高 6mm 的圆柱体，表面光滑，或选择直径 2～4.5mm 带螺纹的植入体；对于固化类材料，应模拟实际应用情况，选择材料未固化前植入或植入前先固化的方式；对于非固化材料（如粉体），可将材料灌入两端暴露的圆柱体管内，材料表面应与管端部位保持平整和光滑，管材可以选择聚乙烯、聚丙烯或聚四氟乙烯。对照材料应参照 GB/T 16886.12 中推荐的合适材料，或选择已经被证明具有良好生物相容性和临床可接受的生物材料。

2. 试验步骤　采用常规手术操作切开植入部位皮肤，用止血钳分离组织暴露出股骨或胫骨的皮质，采用低转速间歇地在骨皮质上钻孔，操作时用质量浓度为 9g/L 的无菌氯化钠注射液和引液器充分灌洗，以免过热使局部组织坏死。植入前将孔扩至所需直径或用丝锥攻出螺纹。每侧肢体骨制孔最多不超过 3 个，孔间距应大于 8mm，柱状试样用手直接按压植入，螺纹状植入体逐步旋入孔内，最后，逐层缝合肌肉、肌筋膜和皮肤。

3. 结果观察　在植入周期内观察动物的一般状态，记录植入点局部和全身的任何异常现象。观察期结束时无痛处死试验动物，切取包裹样品周围约 1.0cm 的组织，肉眼观察植入部位组织有无异常病变，标本经固定、脱水、包埋、切片、染色后，在光学显微镜下观察各植入点的组织学反应。

4. 结果评价　比较试验样品与对照材料周围组织反应，除了上述类似软组织植入试验需评价的指标外，应重点关注骨组织与植入材料之间的界面状况，评价植入物与骨的接触面积和植入物周围骨的数量以及其间的非钙化组织，描述骨吸收和骨形成情况。参照标准的规定，对组织反应进行分级评定。

第八节　应用试验

一、概　　述

应用试验是指模拟临床实际应用的动物试验，其中包括牙髓牙本质应用试验、盖髓试验和根管内应用试验。该类试验具有明确的针对性，只有部分预期与这些组织接触的材料才适用于这些试验，同时，从保护动物或节省人力和物力等角度，这些试验必须在经过上述相关的一系列生物学评价试验之后才考虑进行，因此，应用试验是部分口腔材料临床前评价的最终需考虑的试验。

二、牙髓牙本质应用试验

牙髓牙本质应用试验适用于评价与牙本质及牙髓接触材料的生物相容性。通过该试验可直接了解到与牙齿硬组织接触的材料,比如牙体充填材料在充填后或者充填过程中所使用的一些辅助材料如处理剂等可能引起的牙髓牙本质组织的反应。方法可参见 YY/T 0127.7。

1. 试验动物与对照材料的选择　选用猴、狗或小型猪为试验动物,动物应有完整的恒牙(除 M3 外),且牙根尖已形成,必要时可拍摄 X 线片。所选牙齿应无龋坏、缺损及磨耗,以免影响评价。每一试验周期至少使用 1 只动物。阴性对照材料可选择快凝氧化锌丁香酚水门汀,上面用粘接技术充填复合树脂或充填玻璃离子水门汀;阳性对照可选择在未暴露的牙髓上所用的充填材料或技术能引起牙髓的中~重度反应的材料,例如硅酸盐水门汀(补牙瓷粉)、磷酸锌水门汀。

2. 试验步骤　在全麻下去除动物牙齿表面所有牙石及食物残渣,用 3%(V/V)过氧化氢清洁牙面后,用含碘或氯已定的消毒剂消毒。在水冷却下,用钻针在牙齿颊侧或唇侧颈部制备所需数量的Ⅴ类洞。洞底剩余牙本质厚度小于 1mm,不暴露牙髓。除充填试验材料要求不同操作外,均应用水清洗窝洞并用脱脂棉擦干窝洞。按产品说明使用或不使用衬层材料或窝洞处理剂,最后,预备试验材料,充填窝洞。试验周期一般选择 7 天±2 天、28 天±3 天以及 70 天±5 天。根据随机分配的原则,每一试验周期至少充填 7 个窝洞为试验材料,4 个窝洞为阴性对照材料,4 个窝洞为阳性对照材料,对于以前获得有阳性对照材料数据库的试验室,可不必再做阳性对照,除非需验证阳性反应。

3. 结果观察　在整个试验期内,定期观察每只动物的饮食改变或口腔组织的炎症或化脓等反应。各试验期采用过量麻醉剂处死动物,获得至少 7 颗含试验材料的牙齿,检查充填体、牙齿及其支持组织的任何异常现象。切取每一颗牙齿连同其周围的软硬支持组织,固定后,用合适的脱钙剂脱钙(如 10% 甲酸或 pH 7.4 的 0.5mol/L EDTA 液),石蜡包埋沿牙齿长轴制作连续切片,间隔取片,HE 染色。另外,选择合适的检测微渗漏的染色方法,观察牙髓反应是由材料本身的刺激引起,还是由于材料与窝洞边缘不密合细菌侵入而引起。

4. 牙本质及牙髓评价　在光学显微镜下,观察材料与牙本质界面、牙髓及根周组织的全部组织学特点,包括任何可能由窝洞制备所引起的组织学变化。从连续切片中,通过窝洞等间距地选择至少 5 张切片。按无、轻度、中度、重度(包括脓肿形成或炎症扩散至窝洞底以外的组织区)4 个等级对牙髓组织炎症浸润进行分级。对分级的每一切片,记录剩余牙本质的最小厚度。最后,参照 YY/T 0127.7 规定,按每一试验周期牙髓的平均炎症反应指数评价材料对牙本质及牙髓组织的反应。

三、盖 髓 试 验

盖髓试验主要适用于评价直接盖髓材料与暴露的牙髓接触后引起的牙髓组织反应。若该试验稍作改动,用于评价活髓切断术后所用的直接盖髓材料对剩余牙髓的反应可称为切髓试验。具体方法可参见 YY/T 0127.11。

1. 试验动物与参照材料的选择　选用猴、狗或小型猪为试验动物，每一周期至少使用1只动物。动物口腔的健康要求似牙髓牙本质应用试验。参照材料可选择公认的、临床证明对牙髓组织无刺激的材料，或者采用灭菌生理盐水[0.9%(m/m)]与氢氧化钙新调和成的腻子状混合物。按随机原则，每一试验周期保证试验材料充填至少10个窝洞，参照材料充填5个窝洞。

2. 试验步骤　全麻醉下对动物牙面进行彻底地清洁与消毒处理，然后，在水冷却下用钻针在牙齿的唇或颊面制备V类洞，洞周均应保留釉质，深达内1/3牙本质。在无菌生理盐水冲洗下，在窝洞中央制备一直径0.5～1.0mm露髓孔，注意钻针不能进入牙髓组织内。用无菌生理盐水清洗露髓区直至出血停止，用无菌棉球干燥。按使用说明书要求调和盖髓及参照材料，将材料置于牙髓创口上，不施压，用聚酸改性的树脂基复合材料或树脂改性的玻璃离子水门汀垫底，上面再用粘接性的树脂基复合材料修复。试验周期选择7天±2天和70天±5天。

3. 观察与评价　试验动物的处理与观察要求基本同牙髓牙本质应用试验。应参照YY/T 0127.11的规定，评价牙髓组织的组织学反应程度。

四、根管内应用试验

根管内应用试验主要适用于评价根管内应用的材料与根尖区牙髓断端组织及根尖周组织的生物相容性。具体方法可参见YY/T 0127.3。

1. 试验动物与对照材料的选择　选用猴、狗或小型猪为试验动物，每一周期至少使用2只动物。动物的口腔健康要求基本同牙髓牙本质应用试验。参照材料可选用氧化锌丁香酚水门汀或含添加剂(如Grossman封闭剂中的添加剂)的氧化锌丁香酚水门汀。按随机原则，每一试验周期保证试验材料充填至少10颗牙齿，参照材料充填5颗牙齿。

2. 试验步骤　全麻下对拟充填的牙齿拍摄根尖周X线片，并对动物牙面进行彻底地清洁与消毒处理。在无菌条件下，用锋利的钻针开髓。用灭菌生理盐水冲洗露髓区，并用消毒棉球干燥。用无菌根管锉或倒刺髓针从距根尖狭窄1.0mm±0.5mm处拔除牙髓，1.0%～5.25%(m/m)的次氯酸钠溶液冲洗根管后用灭菌生理盐水反复清洗根管。然后，按照试验工作长度，使用逐级增大的、无菌根管锉进行根管预备，直到根管扩大到合适的充填尺寸。机械预备完成后，用上述次氯酸钠溶液之后用灭菌生理盐水冲洗根管，无菌棉球及大而钝的无菌纸捻干燥根管且不接触根尖牙髓残余。按使用说明书要求调和盖髓及参照材料，用牙胶尖将试验材料或参照材料填入根管至断髓处，用增强型氧化锌丁香酚水门汀封闭连接窝洞的根管口，其上使用聚羧酸水门汀或传统(自固化)玻璃离子水门汀或酸蚀固位的树脂基复合材料充填。试验周期选择28天±3天和90天±5天。

3. 观察与评价　试验动物的处理与观察要求基本同牙髓牙本质应用试验。应参照YY/T 0127.3规定，评价根管内应用材料的组织学反应程度。

(孙　皎)

参考文献

1. 黄嘉华. 医疗器械注册与管理. 北京：科学出版社，2008

2. 孙皎.生物材料和医疗器械的生物学评价.中国医疗器械杂志,2003,27(1):1-3
3. 奚廷斐,主编.医疗器械生物学评价.北京:中国质检出版社,2012
4. GB/T 16175—2008 医用有机硅材料生物学评价试验方法
5. GB/T 16886.1—2011 医疗器械生物学评价.第1部分:风险管理过程中的评价与试验
6. GB/T 16886.5—2003 医疗器械生物学评价.第5部分:体外细胞毒性试验
7. GB/T 16886.6—1997 医疗器械生物学评价.第6部分:植入后局部反应试验
8. GB/T 16886.10—2005 医疗器械生物学评价.第10部分:刺激与迟发型超敏反应试验
9. GB/T 16886.11—2011 医疗器械生物学评价.第11部分:全身毒性试验
10. GB/T 16886.12—2005 医疗器械生物学评价.第12部分:样品制备与参照样品
11. YY/T 0127.3—2014 口腔医疗器械生物学评价.第3部分:根管内应用试验
12. YY/T 0127.4—2009 口腔医疗器械生物学评价.第2单元:试验方法 骨埋植试验
13. YY/T 0127.7—2001 口腔材料生物学评价.第2单元:口腔材料生物试验方法 牙髓牙本质应用试验
14. YY/T 0127.8—2001 口腔材料生物学评价.第2单元:口腔材料生物试验方法 皮下植入试验
15. YY/T 0127.9—2009 口腔医疗器械生物学评价.第2单元:试验方法 细胞毒性试验:琼脂扩散法及滤膜扩散法
16. YY/T 0127.10—2009 口腔材料生物学评价.第2单元:口腔材料生物试验方法 鼠伤寒沙门氏杆菌回复突变试验(Ames试验)
17. YY/T 0127.11—2014 口腔医疗器械生物学评价.第11部分:盖髓试验
18. YY/T 0127.12—2008 口腔医疗器械生物学评价.第2单元:试验方法.微核试验
19. YY/T 0127.13—2009 口腔医疗器械生物学评价.第2单元:试验方法.口腔粘膜刺激试验
20. YY/T 0127.14—2008 口腔医疗器械生物学评价.第2单元:试验方法.急性经口全身毒性试验
21. YY/T 0127.15—2009 口腔医疗器械生物学评价.第2单元:试验方法.亚急性和亚慢性全身毒性试验:经口途径
22. YY/T 0127.16—2009 口腔医疗器械生物学评价.第2单元:试验方法.哺乳动物细胞体外染色体畸变试验
23. YY/T 0127.17—2014 口腔医疗器械生物学评价.第17部分:小鼠淋巴瘤细胞(TK)基因突变试验
24. YY/T 0268—2008 牙科学 口腔医疗器械生物学评价.第1单元:评价与试验

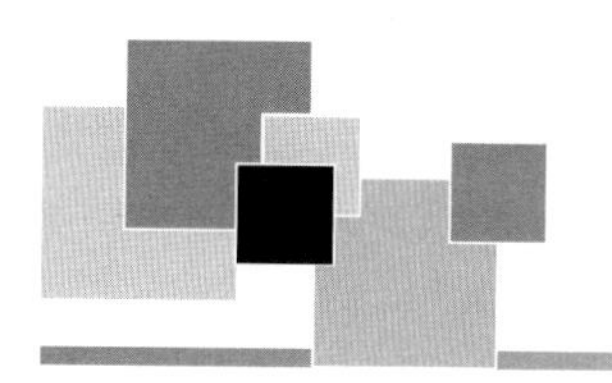

中英文名词索引

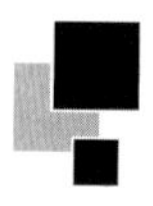

G

H

J

K

L

M

N

P

Q

R

S

T

W

X

Y

Z